胎儿治疗学

Fetal Therapy

Scientific Basis and Critical Appraisal of Clinical Benefits

第 2 版

主　编　Mark D. Kilby

　　　　Anthony Johnson

　　　　Dick Oepkes

主　译　杨　芳

人民卫生出版社
·北　京·

版权所有，侵权必究！

图书在版编目（CIP）数据

胎儿治疗学/（英）马克·D. 基尔比
（Mark D. Kilby）主编；杨芳主译. —北京：人民卫
生出版社，2022.8
　　ISBN 978-7-117-33246-0

　　Ⅰ.①胎…　Ⅱ.①马…②杨…　Ⅲ.①胎儿疾病-诊
疗　Ⅳ.①R714.5

中国版本图书馆 CIP 数据核字（2022）第 108004 号

人卫智网	www.ipmph.com	医学教育、学术、考试、健康，购书智慧智能综合服务平台
人卫官网	www.pmph.com	人卫官方资讯发布平台

图字:01-2020-3969 号

胎儿治疗学
Tai'er Zhiliaoxue

主　　译：杨　芳
出版发行：人民卫生出版社(中继线 010-59780011)
地　　址：北京市朝阳区潘家园南里 19 号
邮　　编：100021
E - mail：pmph @ pmph.com
购书热线：010-59787592　010-59787584　010-65264830
印　　刷：北京盛通印刷股份有限公司
经　　销：新华书店
开　　本：889×1194　1/16　印张：37
字　　数：1094 千字
版　　次：2022 年 8 月第 1 版
印　　次：2022 年 8 月第 1 次印刷
标准书号：ISBN 978-7-117-33246-0
定　　价：449.00 元

打击盗版举报电话：010-59787491　E-mail：WQ @ pmph.com
质量问题联系电话：010-59787234　E-mail：zhiliang @ pmph.com
数字融合服务电话：4001118166　E-mail：zengzhi @ pmph.com

胎儿治疗学

Fetal Therapy
Scientific Basis and Critical Appraisal of Clinical Benefits

第 2 版

主　编　Mark D. Kilby
　　　　Anthony Johnson
　　　　Dick Oepkes

主　译　杨　芳

副主译　魏　瑗　郑明明　邹　刚

译　者（按姓氏笔画排序）

马海鸥	王彦林	王新霞	华人意	刘　云　闫瑞玲
许婷婷	李　洁	杨　芳	吴　娟	邹　刚　宋文龄
郑明明	胡芷洋	胡佳琪	南　钰	姜海利　祝鑫瑜
栗河舟	夏　珣	顾圆圆	黄郁馨	黄振宇　盛　超
潘　微	魏　瑗			

秘　书　陆倩文

人民卫生出版社
·北　京·

译者单位

主　译　杨　芳　南方医科大学珠江医院

副主译　魏　瑷　北京大学第三医院
　　　　郑明明　南京大学医学院附属鼓楼医院
　　　　邹　刚　同济大学附属第一妇婴保健院

译　者（按姓氏笔画排序）
　　　　马海鸥　吉林大学第二医院
　　　　王彦林　中国福利会国际和平妇幼保健院
　　　　王新霞　郑州大学第三附属医院
　　　　华人意　中国福利会国际和平妇幼保健院
　　　　刘　云　郑州大学第三附属医院
　　　　闫瑞玲　暨南大学附属第一医院
　　　　许婷婷　南方医科大学珠江医院
　　　　李　洁　郑州大学第三附属医院
　　　　杨　芳　南方医科大学珠江医院
　　　　吴　娟　郑州大学第三附属医院
　　　　邹　刚　同济大学附属第一妇婴保健院
　　　　宋文龄　吉林大学第一医院
　　　　郑明明　南京大学医学院附属鼓楼医院
　　　　胡芷洋　深圳市人民医院
　　　　胡佳琪　武汉大学人民医院
　　　　南　钰　吉林大学第二医院
　　　　姜海利　首都医科大学附属北京妇产医院
　　　　祝鑫瑜　中国人民武装警察部队北京市总队医院
　　　　栗河舟　郑州大学第三附属医院
　　　　夏　珣　深圳市南山区妇幼保健院
　　　　顾圆圆　广州市妇女儿童医疗中心,广东省儿童健康与疾病临床医学研究中心
　　　　黄郁馨　南方医科大学珠江医院
　　　　黄振宇　清华大学附属北京清华长庚医院
　　　　盛　超　南方医科大学南方医院
　　　　潘　微　广东省人民医院(广东省医学科学院)、广东省心血管病研究所
　　　　魏　瑷　北京大学第三医院

秘　书　陆倩文　南方医科大学珠江医院

献辞

To the patients and families who entrust us with their most precious possession, their developing child, and those who have been our teachers and mentors over the years. A special thank you to each of our families for their support, tolerance, and understanding.

作者名单

Nimrah Abbasi MD
Fetal Medicine Unit, Ontario Fetal Centre, Mount Sinai Hospital, and Division of Maternal-Fetal Medicine, Department of Obstetrics and Gynaecology, University of Toronto, Toronto, Canada

N. Scott Adzick MD
The Center for Fetal Diagnosis and Treatment, The Children's Hospital of Philadelphia, Philadelphia, PA, USA

Karel Allegaert MD, PhD
Unit Woman and Child, Department of Development and Regeneration, Group Biomedical Sciences, Katholieke Universiteit Leuven, Leuven, Belgium

David W. Barrett PhD
Institute of Bioengineering, School of Engineering and Materials Science, Queen Mary University of London, London, UK

Margot M. Bartelings MD, PhD
Department of Anatomy and Embryology, Leiden University Medical Center, Leiden, the Netherlands

Ahmet A. Baschat MD
Johns Hopkins Center for Fetal Therapy, Department of Gynecology and Obstetrics, Johns Hopkins University School of Medicine, Baltimore, MD, USA

David Basurto MD
Department of Development and Regeneration, Cluster Woman and Child, and University Hospitals Leuven, KU Leuven, Leuven, Belgium

David Baud MD, PhD
Materno-Fetal and Obstetrics Research Unit, Department Woman – Mother – Child, Lausanne University Hospital, Lausanne, Switzerland

Marie H. Beall MD
Department of Obstetrics and Gynecology, David Geffen School of Medicine at UCLA, Los Angeles, CA, USA

Michael A. Belfort MBBCH, MD, PhD
Department of Obstetrics and Gynecology (courtesy appointments in the Departments of Neurosurgery and Surgery) Baylor College of Medicine and Texas Children's Hospital Fetal Center Houston, Texas

Mar Bennasar PhD
Fetal Medicine Reseach Center, BCNatal, Hospital Clinic and Hospital Sant Joan de Déu, University of Barcelona, and Institut d'Investigacions Biomèdiques August Pi I Sunyer (IDIBAPS), Barcelona, Spain

Phillip Bennett BSc, PhD, MD, FRCOG, FMedSci
Institute for Reproductive and Developmental Biology and Department of Obstetrics and Gynaecology, Imperial College London and Imperial College Healthcare NHS Trust, London, UK

Guillaume Benoist MD
Department of Obstetrics and Fetal Medicine, Paris Descartes University, Assistance Publique-Hôpitaux de Paris, Hôpital Necker-Enfants-Malades, Paris, France

Nico A. Blom MD, PhD
Department of Pediatric Cardiology, Amsterdam University Medical Center, Amsterdam, and Leiden University Medical Center, Leiden, the Netherlands

Janet E. Brennand MD, FRCOG
The Ian Donald Fetal Medicine Centre, The Queen Elizabeth University Hospital, Glasgow, UK

David W. Britt PhD
Fetal Medicine Foundation of America, New York, NY, USA

Suzanne M. K. Buckley BSc (Hons), PhD
Elizabeth Garrett Anderson Institute for Women's Health, University College London, London, UK

Julene S. Carvalho MD, PhD, FRCPCH
Brompton Centre for Fetal Cardiology, Royal Brompton Hospital; Fetal Medicine Unit, St. George's University Hospital and Molecular and Clinical Sciences Research Institute, St. George's, University of London, London, UK

Gihad E. Chalouhi MD
National Reference Centre for the Management of Complicated Monochorionic Pregnancies, and Department of Obstetrics and Fetal Medicine, Paris Descartes University, Assistance Publique-Hôpitaux de Paris, Hôpital Necker-Enfants-Malades, Paris, France

Min Chen PhD
Department of Fetal Medicine and Prenatal Diagnosis, The Third Affiliated Hospital of Guangzhou Medical University, Obstetrics and Gynecology Institute of Guangzhou, The Medical Centre for Critical Pregnant Women in Guangzhou, Key Laboratory for Major Obstetric Diseases of Guangdong Province, and Key Laboratory for Reproduction and

Genetics of Guangdong Higher Education Institutes, Guangzhou, China

K. W. Cheung MBBS, MRCOG
Birmingham Women's and Children's Hospital, Birmingham, UK; and Department of Obstetrics and Gynaecology, Queen Mary Hospital, University of Hong Kong, Hong Kong SAR, China

Hsu Phern Chong PhD
Fetal Medicine Centre, Birmingham Women's & Children's NHS Foundation Trust, Birmingham, UK

Tina T. Chowdhury PhD, SFHEA
Institute of Bioengineering, School of Engineering and Materials Science, Queen Mary University of London, London, UK

Claire L. Colmant MD
National Reference Centre for the Management of Complicated Monochorionic Pregnancies, and Department of Obstetrics and Fetal Medicine, Paris Descartes University, Assistance Publique-Hôpitaux de Paris, Hôpital Necker-Enfants-Malades, Paris, France

Isabel Couck MD
Department of Obstetrics and Gynecology, University Hospitals Leuven, and Department of Development and Regeneration, Biomedical Sciences, Katholieke Universiteit Leuven, Leuven, Belgium

Timothy M. Crombleholme MD
Fetal Care Center Dallas, Medical City Children's Hospital, Dallas, TX, USA

Jenifer Curtis ARDMS
Fetal Medicine Foundation of America, New York, NY, USA

Nicolas Dauby MD, PhD
Department of Infectious Diseases, CHU Saint-Pierre, and Institute for Medical Immunology, Université Libre de Bruxelles, Brussels, Belgium

Anna L. David MBChB, PhD, FRCOG
Elizabeth Garrett Anderson Institute for Women's Health, University College London, and National Institute for Health Research University College London Hospitals Biomedical Research Centre, London, UK

Joseph Davidson MBBS, MRCS
Stem Cell and Regenerative Medicine Section, Great Ormond Street Institute of Child Health, University College London, London, UK

Luc De Catte MD, PhD
Fetal Diagnosis and Therapy Unit, Division of Woman and Child, Department of Obstetrics and Gynecology, University Hospitals Leuven, Leuven, Belgium

Paolo De Coppi MD, PhD
Stem Cell and Regenerative Medicine Section, Great Ormond Street Institute of Child Health, University College London, London, UK

Guido de Wert MD
Department of Health, Ethics and Society, Faculty of Health, Medicine and Life Sciences, Research Schools of CAPHRI and GROW, Maastricht University, Maastricht, the Netherlands

Anne Debeer MD, PhD
Division of Woman and Child, Department of Neonatology, University Hospitals Leuven, Leuven, Belgium

Jan Deprest MD, PhD, FRCOG
Fetal Diagnosis and Therapy Unit, Division of Woman and Child, Department of Obstetrics and Gynecology, University Hospitals Leuven, Leuven, Belgium; and Department of Maternal Fetal Medicine, Institute for Women's Health, University College London, London, UK

Roland Devlieger MD, PhD
Department of Development and Regeneration, Cluster Woman and Child, and University Hospitals Leuven, KU Leuven, Leuven, Belgium

Koen Devriendt MD, PhD
Department of Human Genetics, University Hospitals Leuven, KU Leuven, Leuven, Belgium

Jodie Dodd MB BS, PhD, FRANZCOG, CMFM
Discipline of Obstetrics and Gynaecology, Women's and Children's Hospital, North Adelaide, SA, Australia

Wybo J. Dondorp MD
Department of Health, Ethics and Society, Faculty of Health, Medicine and Life Sciences, Research Schools of CAPHRI and GROW, Maastricht University, Maastricht, the Netherlands

Sascha Drewlo PhD
Department of Obstetrics and Gynecology, Michigan State University, Grand Rapids, MI, USA

Alex J. Eggink MD, PhD
Department of Obstetrics and Gynecology, Division of Obstetrics and Fetal Medicine, Erasmus MC, University Medical Center Rotterdam, Rotterdam, the Netherlands

Elisenda Eixarch PhD
Fetal Medicine Reseach Center, BCNatal, Hospital Clinic and Hospital Sant Joan de Déu, University of Barcelona and Institut d'Investigacions Biomèdiques August Pi I Sunyer (IDIBAPS), Barcelona; and Centre for Biomedical Research on Rare Diseases (CIBER-ER), Madrid, Spain

Åsa Ekblad PhD
Division of Obstetrics and Gynecology, Department of Clinical Science, Intervention and Technology, Karolinska Institutet, Stockholm, Sweden

Mark I. Evans MD
Fetal Medicine Foundation of America; and Comprehensive Genetics, Mount Sinai School of Medicine, New York, NY, USA

Shara M. Evans MSc, MPH
Department of Maternal and Child Health, Gillings
School of Public Health, University of North Carolina,
Chapel Hill, NC, USA

Alan W. Flake MD
Division of General, Thoracic and Fetal Surgery, Children's
Hospital of Philadelphia, Philadelphia, PA, USA

Vicki Flenady RM, PhD
Centre of Research Excellence in Stillbirth, Mater Research
Institute, University of Queensland, Brisbane, Australia

Philippa Francis-West BA, PhD
Cell and Developmental Biology, Centre for Craniofacial and
Regenerative Biology, King's College London, London, UK

**Helena M. Gardiner MD, PhD, FRCP, FRCPCH, DCH
(retired)**
Department of Obstetrics and Gynecology, McGovern Medical
School, University of Texas Health Sciences Center, Houston,
TX, USA

Janice L. Gibson MD, MRCOG
The Ian Donald Fetal Medicine Centre, The Queen Elizabeth
University Hospital, Glasgow, UK

Adriana C. Gittenberger-de Groot PhD
Department of Cardiology, Leiden University Medical Center,
Leiden, the Netherlands

Cecilia Götherström PhD
Division of Obstetrics and Gynecology, Department of Clinical
Science, Intervention and Technology, Karolinska Institutet,
Stockholm, Sweden

Eduard Gratacós PhD
Fetal Medicine Reseach Center, BCNatal, Hospital Clinic and
Hospital Sant Joan de Déu, University of Barcelona and
Institut d'Investigacions Biomèdiques August Pi I Sunyer
(IDIBAPS), Barcelona; Institut de Recerca Sant Joan de Déu,
Esplugues de Llobregat and Centre for Biomedical Research on
Rare Diseases (CIBER-ER), Madrid, Spain

Lucy R. Green BSc, PhD
Assistant Director, Institute of Developmental Sciences,
University of Southampton, University Hospital
Southampton, Southampton, UK

Mark A. Hanson MA, DPhil, CertEd, FRCOG
British Heart Foundation Professor, Director, Institute of
Developmental Sciences, University of Southampton,
University Hospital Southampton, Southampton, UK

Alexander Heazell PhD, MRCOG
Maternal and Fetal Health Research Centre, School of Medical
Sciences, Faculty of Biology, Medicine and Health, University
of Manchester, and St. Mary's Hospital, Manchester
University NHS Foundation Trust, Manchester Academic
Health Science Centre, Manchester, UK

Gregory G. Heuer MD
The Center for Fetal Diagnosis and Treatment, The Children's
Hospital of Philadelphia, Philadelphia, PA, USA

Alice E. Hughes BSc (Hons), BMBS, MSc
Department of Obstetrics and Gynaecology, University of
Cambridge, Cambridge, UK

Edgar Jaeggi MD, FRCP(C)
Fetal Cardiac Program, Labatt Family Heart Center,
Hospital for Sick Children, University of Toronto,
Toronto, Canada

Monique R.M. Jongbloed MD, PhD
Departments of Anatomy and Embryology and
Cardiology, Leiden University Medical Center, Leiden,
the Netherlands

Brenda M. Kazemier MD, PhD
Department of Obstetrics and Gynecology, Amsterdam
UMC, University of Amsterdam, Amsterdam,
the Netherlands

Sarah Keating MD
Department of Laboratory Medicine and Pathobiology,
University of Toronto, and Mount Sinai Hospital, Toronto,
Canada

Sundeep G. Keswani MD
Fetal Center, Division of Pediatric General, Thoracic and Fetal
Surgery, Texas Children's Hospital and Baylor University
School of Medicine, Houston, TX, USA

**Asma Khalil MBBCh, MD, MRCOG, MSc (Epi), DFSRH, Dip
(GUM)**
Fetal Medicine Unit, St George's Hospital NHS Foundation
Trust, London, UK

Mark D. Kilby DSc, MD, FRCOG, FRCPI
Institute of Metabolism and Systems Research, University of
Birmingham, and Birmingham Women's Hospital NHS
Foundation Trust, Birmingham, UK

John Kingdom MD
Maternal-Fetal Medicine Division, Mount Sinai Hospital, and
Department of Obstetrics and Gynaecology, University of
Toronto, Toronto, Canada

Marianne Leruez-Ville MD
Department of Obstetrics and Fetal Medicine, Paris Descartes
University, Assistance Publique-Hôpitaux de Paris, Hôpital
Necker-Enfants-Malades, Paris, France

Tak Yeung Leung MD FRCOG
Department of Obstetrics and Gynaecology, Faculty of
Medicine, The Chinese University of Hong Kong, Hong Kong

Liesbeth Lewi MD, PhD
Fetal Diagnosis and Therapy Unit, Division of Woman and
Child, Department of Obstetrics and Gynecology, University
Hospitals Leuven, and Department of Development and
Regeneration, Biomedical Sciences, Katholieke Universiteit
Leuven, Leuven, Belgium

9

David Lissauer PhD, MBChB
Malawi-Liverpool-Wellcome Research Institute, Blantyre,
Malawi; and Institute of Translational Medicine, University of
Liverpool, Liverpool, UK

Enrico Lopriore MD, PhD
Division of Neonatology, Department of Pediatrics, Leiden
University Medical Center, Leiden, the Netherlands

Fiona L. Mackie MBChB, MRes, PhD
Obstetrics and Gynaecology Academic Department,
Birmingham Women's Hospital NHS Foundation Trust,
Birmingham, UK

Eamonn R. Maher MD
Academic Department of Medical Genetics, Addenbrooke's
Treatment Centre, Addenbrooke's Hospital, Cambridge, UK

Katarzyna M. Maksym MD, MRCOG
Institute for Women's Health, University College London,
London, UK

Arnaud Marchant MD, PhD
Institute for Medical Immunology, Université Libre de
Bruxelles, Brussels, Belgium

Josep Maria Martinez PhD
Fetal Medicine Reseach Center, BCNatal, Hospital Clinic and
Hospital Sant Joan de Déu, University of Barcelona and
Institut d'Investigacions Biomèdiques August Pi I Sunyer
(IDIBAPS), Barcelona; and Centre for Biomedical Research on
Rare Diseases (CIBER-ER), Madrid, Spain

Fergus P. McCarthy MB ChB, PhD, MRCOG
Anu Research Centre, Department of Obstetrics and
Gynaecology, University College Cork, Cork, Ireland

Dominic McMullan PhD
West Midlands Regional Genetics Laboratory, Birmingham
Women's and Children's NHS Foundation Trust,
Birmingham, UK

Catherine L. Mercer BA, BM, PhD, MRCPCH
Centre for Human Development, Stem Cells and
Regeneration, Faculty of Medicine, University of
Southampton, Southampton, UK

Isabelle Miletich DDS, BSc, MSc, PhD
Centre for Craniofacial and Regenerative Biology, King's
College London, London, UK

Tim J. Mohun PhD
The Francis Crick Institute, London, UK

Ben W. Mol MD, PhD
Department of Obstetrics and Gynaecology, School of
Medicine, Monash University, Clayton, Australia

Julie S. Moldenhauer MD
The Center for Fetal Diagnosis and Treatment,
The Children's Hospital of Philadelphia, Philadelphia,
PA, USA

Fionnuala Mone PhD
Fetal Medicine Centre, Birmingham Women's and Children's
NHS Foundation Trust, Birmingham, UK

Rachel Katie Morris MBChB, PhD, MRCOG
Birmingham Women's and Children's Hospital, and The
Institute of Metabolism and Systems Research, University of
Birmingham, Birmingham, UK

Sarah Murray MBChB, MSc, PhD, MRCOG
University of Edinburgh MRC Centre for Reproductive
Health, Edinburgh, UK

**Jane E. Norman MD, MBChB, FRCOG, FRCPE,
FMedSci, FRSE**
Faculty of Health Sciences, University of Bristol, Bristol, UK

Dick Oepkes MD, PhD, FRCOG
Division of Fetal Medicine, Department of Obstetrics,
Leiden University Medical Center, Leiden, the Netherlands

Oluyinka O. Olutoye MD, PhD
Department of Surgery, Nationwide Children's Hospital, Ohio
State University, Columbus, OH, USA

Emily A. Partridge MD, PhD
Division of General, Thoracic and Fetal Surgery,
Children's Hospital of Philadelphia, Philadelphia,
PA, USA

Jonna Petzold PhD
Centre for Craniofacial and Regenerative Biology, King's
College London, London, UK

Robert E. Poelmann PhD
Department of Animal Science and Health, Leiden University,
Leiden, the Netherlands

Léo Pomar MSc
Materno-foetal and Obstetrics Research Unit, Obstetric
Service, Department "Femme-Mère-Enfant," University
Hospital, Lausanne, Switzerland; and Department of
Obstetrics and Gynecology, Centre Hospitalier de
l'Ouest Guyanais Franck Joly, Saint-Laurent-du-Maroni,
France

Judith Rankin BSc (Hons), PhD, FFPH
Maternal and Child Health, Institute of Health and Society,
Newcastle University, Newcastle-upon-Tyne, UK

Michael G. Ross MD, MPH
Obstetrics and Gynecology and Public Health, David Geffen
School of Medicine at UCLA, Los Angeles, and Department of
Obstetrics and Gynecology, Harbor-UCLA Medical Center,
Torrance, CA, USA

Francesca Russo MD, PhD
Department of Development and Regeneration, Cluster
Woman and Child, University Hospitals Leuven, KU Leuven,
Leuven, Belgium

Greg Ryan MD
Fetal Medicine Unit, Ontario Fetal Centre, Mount Sinai Hospital, and Division of Maternal-Fetal Medicine, Department of Obstetrics and Gynaecology, University of Toronto, Toronto, Canada

Mike Seed MBBS
Department of Pediatrics, University of Toronto, and Division of Cardiology, The Hospital for Sick Children, Toronto, Canada

Alireza A. Shamshirsaz MD
Department of Obstetrics and Gynecology (courtesy appointment in the Department of Surgery) Baylor College of Medicine and Texas Children's Hospital Fetal Center Houston, Texas

Femke Slaghekke MD, PhD
Department of Obstetrics, Division of Fetal Medicine, Leiden University Medical Center, Leiden, the Netherlands

Gordon C. S. Smith MD, PhD, DSc, FRCOG, FMedSci
Department of Obstetrics and Gynaecology, University of Cambridge, Cambridge, UK

Marjolijn S. Spruijt MD
Division of Neonatology, Department of Pediatrics, Leiden University Medical Center, Leiden, the Netherlands

Regine P. M. Steegers-Theunissen MD, PhD
Department of Obstetrics and Gynecology, Erasmus MC, University Medical Center Rotterdam, Rotterdam, the Netherlands

Julien Stirnemann MD
National Reference Centre for the Management of Complicated Monochorionic Pregnancies, and Department of Obstetrics and Fetal Medicine, Paris Descartes University, Assistance Publique-Hôpitaux de Paris, Hôpital Necker-Enfants-Malades, Paris, France

Dorota Szumska PhD
Department of Cardiovascular Medicine, BHF Centre of Research Excellence, and Wellcome Trust Centre for Human Genetics, University of Oxford, Oxford, UK

Danielle R. M. Timmermans PhD
Department of Public and Occupational Health, Amsterdam Public Health Research Institute, Amsterdam UMC, Vrije Universiteit Amsterdam, Amsterdam, the Netherlands

Lisanne S. A. Tollenaar BSc
Division of Fetal Medicine, Department of Obstetrics, Leiden University Medical Center, Leiden, the Netherlands

Rosemary Townsend MBChB, MRCOG
Fetal Medicine Unit, St George's University of London, London, UK

Sanne van der Hout PhD
Department of Health, Ethics and Society, Faculty of Health,

Medicine and Life Sciences, Research Schools of CAPHRI and GROW, Maastricht University, Maastricht, the Netherlands

Lennart Van der Veeken MD
Fetal Diagnosis and Therapy Unit, Department of Obstetrics and Gynecology, Division of Woman and Child, University Hospitals Leuven, Leuven, Belgium

Inge L. van Kamp MD, PhD
Division of Fetal Medicine, Department of Obstetrics, Leiden University Medical Center, Leiden, the Netherlands

Jeanine M. M. van Klink PhD
Division of Child and Adolescent Psychology, Department of Pediatrics, Leiden University Medical Center, Leiden, the Netherlands

Tim Van Mieghem MD, PhD
Fetal Medicine Unit, Department of Obstetrics and Gynaecology, Mount Sinai Hospital and University of Toronto, Toronto, Canada

Janneke van 't Hooft MD, PhD
Department of Obstetrics and Gynecology, Amsterdam UMC (Academic Medical Center), Amsterdam, the Netherlands

Maud D. van Zijl MD
Department of Obstetrics and Gynecology, Amsterdam UMC, University of Amsterdam, Amsterdam, the Netherlands

Guillermo Villagomez Olea PhD
Centre for Craniofacial and Regenerative Biology, King's College London, London, UK

Yves Ville MD
National Reference Centre for the Management of Complicated Monochorionic Pregnancies, and Department of Obstetrics and Fetal Medicine, Paris Descartes University, Assistance Publique-Hôpitaux de Paris, Hôpital Necker-Enfants-Malades, Paris, France

Melissa Walker MD, MSc
Department of Obstetrics and Gynaecology, University of Toronto, Toronto, Canada

Wolfgang Weninger, PhD
Center for Anatomy and Cell Biology, Medical University of Vienna, Vienna, Austria

Eleanor Whitaker BA, BM BCh
University of Edinburgh MRC Centre for Reproductive Health, Edinburgh, UK

Clare L. Whitehead MB ChB, PhD, FRANZCOG
Department of Obstetrics and Gynaecology, University of Adelaide, Adelaide, Australia

David I. Wilson BA, MBBS, PhD, FRCP
Centre for Human Development, Stem Cells and
Regeneration, Faculty of Medicine, University of
Southampton, UK

William E. Whitehead MD
Department of Neurosurgery (courtesy appointment in the
Department of Obstetrics and Gynecology) Baylor College of
Medicine and Texas Children's Hospital Fetal Center
Houston, Texas

Robert Wilson PhD
The Francis Crick Institute, London, UK

Dian Winkelhorst MD
Department of Obstetrics, Leiden University Medical Center,
Leiden, the Netherlands

Carolien Zwiers MD, PhD
Division of Fetal Medicine, Department of Obstetrics,
Leiden University Medical Center, Leiden,
the Netherlands

前言

胎儿治疗学的曙光出现在 50 多年前。William Liley 先生开展了第一例成功的胎儿治疗，他在一名患有 Rh(D)同种免疫性疾病的孕妇中将供体红细胞输注到贫血胎儿的腹腔内。最值得注意的是，这项手术是在引进产科超声之前完成的。为了定位胎儿腹腔，Liley 将不透光的染料注入羊膜腔中，用羊膜图勾勒出胎儿的轮廓。自此以来，胎儿诊断和治疗领域已经取得了显著的进展。随着超声技术的日益成熟，并成为常规产科操作的一部分，大多数胎儿结构异常能够很容易被诊断出来。快速采集，高分辨磁共振成像更是进一步细化了这些诊断。染色体微阵列和全外显子组测序提高了诊断能力。获取绒毛或羊水的有创性操作正迅速被分析母体循环中游离的胎儿 DNA 的方法所取代。

这些方法使胎儿治疗学得到了迅速发展。早期小儿外科团队曾通过开放性子宫切开术，试图矫正下尿路梗阻、膈疝和骶尾部畸胎瘤等主要的先天性畸形。结果往往是早产或胎儿死亡，人们质疑胎儿结构异常治疗的未来。当胎盘吻合口激光电凝术被证实成功治愈了严重的双胎输血综合征时，曾经主要作为诊断工具的胎儿镜重新引起了人们的兴趣。开放性子宫切开术也重新成为人们关注的焦点，其目的是纠正胎儿脊髓脊膜膨出，这是第一种非致命性的先天性疾病，胎儿治疗试图改善其长期病状，而不是围生期死亡率。

在过去的十年中，胎儿治疗学的观念发生了显著的转变。新治疗方法随着一段时间的变迁，很快就不再是治疗的标准，已是司空见惯。激光治疗双胎输血综合征和胎儿脊髓脊膜膨出修复术的随机临床试验已经证实这些治疗方法是科学可靠的。气道阻塞术对小儿膈疝的疗效也正在进行试验评估中。诸如欧洲胎儿组织和北美胎儿治疗网络等多中心联盟已经建立起来，以寻求进一步的研究合作。

第 2 版的《胎儿治疗学》聚焦于新的以循证方法为基础的治疗策略，以帮助未出生的患者。主编们已经在各自的领域组建了著名的国际专家小组。自从第 1 版出版以来，胎儿治疗学的许多方面已经有了快速发展，在这个更新的版本中将进行阐述。值得注意的是，新版本还增加了关于早产的病理生理学和预防的新章节。一些正在进行的研究和潜在的治疗方法也加入新章节中，其目的是改善因严重生长受限、先天性心脏病、双胎输血综合征和一般早产儿而引起的神经系统后遗症。先进的治疗方法，如人造子宫、胎儿脊髓脊膜膨出的胎儿镜修复术，以及使用干细胞解决胎儿镜后胎膜早破的问题，都纳入了这个新版本中。

这本书值得在任何提供胎儿医学的图书馆中占据显著位置。作者将提供当代权威参考，使具有复杂问题的未出生患者得到正确的治疗。

Kenneth J. Moise，Jr.，MD
Professor of Obstetrics，Gynecology and
Reproductive Sciences and Pediatric Surgery
McGovern School of Medicine-UTHealth
Co-Director，The Fetal Center
Children's Memorial Hermann Hospital
Houston，TX，USA

目录

第1章　胎儿治疗的基本原理

Ahmet Baschat

引言

1982 年,胎儿医学、小儿外科、儿科、放射学、遗传学和生物伦理学的专家们在一次讨论新兴领域"胎儿治疗(fetal therapy)"的会议上发表了报告[1]。他们的总结陈述为治疗产前诊断的先天性异常奠定了基础和原则,这类疾病的自然史可能受到产前干预的影响(表 1-1)。原则上,该文件定义了胎儿治疗候选条件的标准,胎儿治疗的目标,以及在何处进行胎儿治疗。自从这篇总结陈述发表以来,在产前诊断和胎儿预后评估、治疗范围、治疗地点、护理设置方面都有了显著的进展[2]。

表 1-1　胎儿治疗的进展标准:1982

主题	观点
疾病的性质	这类疾病必须是一种具有重要性质且干扰器官发育的单一结构缺陷,其缓解可以保证胎儿的发育正常进行
适宜的标准	胎儿为单胎且无进一步超声检查、羊膜腔穿刺术检查的核型、甲胎蛋白和培养异常
候选疾病	治疗方法的选择必须基于仔细的临床评估和对胎儿疾病自然史的充分了解;只有在合理的获益概率下,干预才是合乎伦理的
治疗的目标	家属应充分了解风险和益处,并同意治疗,包括长期随访以确定疗效
孕产妇安全和自主权	隐含但为声明:母体的风险应该是母亲及家庭能够接受的轻微风险
中心基础设施	应提供三级高危产科病房以及生物伦理和心理社会咨询服务
检查和平衡	一个多学科团队组,包括一名在胎儿诊断和宫内输血经验丰富的围生期产科医生,一名在诊断胎儿异常方面经验丰富的超声学家,以及一名在出生后管理婴儿的儿外科和新生儿科医生,应同意创新治疗计划,并获得机构审查委员会的批准
报告要求	无论结果如何,所有病例资料都应报告给胎儿治疗注册处或者在医学文献中报道(或两者兼有)

产前诊断与预后评估——确定胎儿治疗的候选条件

胎儿治疗的目标是在胎儿有重大风险情况下进行产前干预以显著改善预后。为了确定一种疾病符合这些基本要求,需要进行精确的产前诊断和预后评估。主要的诊断工具包括超声、MRI 或专门的计算机化断层扫描(CT)成像[3]。在确定初步诊断和鉴别诊断之后,适合胎儿治疗与否的主要决定因素是否存在影响预后的潜在无法治疗的情况。自从开展胎儿治疗以来,基因检测取得了重要发展。产前遗传学研究的范围从传统的核型分析进展到微阵列分析、靶向单基因检测和外显子组测序[4,5]。另一个重要发展,羊水的感染检测从病毒颗粒或病毒培养过渡到聚合酶链反应扩增技术(PCR)[6,7]。当代的产前基因检测和感染检测方法提高了对重要潜在遗传或其他异常的诊断率,可以更谨慎地识别出可能从产前干预中获益的胎儿,排除那些不会获益的胎儿。这种方法的重要性可以通过胎儿脑积水分流治疗的结果来说明,在没有排除预期获益疾病的时代,这类胎儿会被放弃。现在,患有导水管狭窄的胎儿更有可能被识别,这类特殊患者的胎儿治疗方式可能需要被重新探索[8]。

对胎儿情况作出精确诊断的同时,评估胎儿病情的严重程度也是确认胎儿治疗候选者的一部分。尽管超声在评估胎儿结构异常中起着突出的作用,但 MRI 在许多情况下的异常描述和预后中有着补充的作用,比如脊柱裂(spina bifida)和先天性膈疝(congenital diaphragmatic hernia,CDH),认识到这一点非常重要[9,10]。由于目前胎儿治疗提供给多数被认为情况严重的胎儿,大多数预后评估的是与特定情况相关的死亡率或不可逆损害,而不是发病率。为了评估预后,一些具体参数实现了特定疾病严重程度的量化。包括用于先天性膈疝的传统[11]和预期肺头比(lung-to-head ratio)[12],和用于肺囊腺瘤样畸形的囊体积比[13]。除个别测量外,几个参数组合的评分和分级系统已经用来描述胎儿心血管疾病[14,15]、水肿[16]或双胎输血综合征(twin-twin transfusion syndrome,TTTS)[17,18,19]的严重程度。从多个角度来看,标准化产前预后指标至关重要。与结果的关系是风险-获益评估和选择合适的胎儿治疗方案的基础。对条件的统一评估可以研究自然疾病的演变,更一致的病例选择有助于对胎儿治疗的作用进行更有力的评估。重新评估关键预后指标的能力还能对胎儿治疗后结局进行适当的有针对性的监测。

理想情况下,对任何产前异常的评估都应最准确地判断所有潜在因素对病情、对终身健康影响,以及如果不加以治疗,从其预期的产前和产后结果来看,病情的严重程度。只有在获得这一水平的信息时,才能权衡疾病的风险与治疗的风险,并为父母提供选择适当治疗范围的机会。在做出这些决定的任何过程中,胎儿医学提供者都有义务制订保障措施,保护孕妇免受不必要的风险。

对于不符合干预标准的情况,通常需要在适当的监测间隔内进行纵向观察,以确保检测到病情进展到符合治疗标准的程度。这种情况通常见于复杂的单绒毛膜多胎妊娠[20],或因红细胞异源免疫导致的胎儿贫血[21]。

胎儿治疗的范围和目标

胎儿治疗涉及在胎儿从胎盘分离之前进行的药物和外科治疗。在此范围内,胎儿治疗可分为药物或外科方法,其目的是实现一个完整的产前解决方案,缓解严重的儿童发育或功能缺陷,或优化胎儿过渡到宫外生活。在后两种情况下,治疗需要在出生后完成,因此依赖于合适的儿科亚专科设置(图1-1)。

胎儿干预有不同程度的复杂性,操作者需有一定操作培训及经验以保证安全。最基本的层面上,超声引导下的穿刺操作已经从羊水或者绒毛取样做出了调整。基于此方法的胎儿治疗技术包括胎儿采血、宫内输血(intrauterine transfusion,IUT)[22],肾或胸部异常的分流放置[23],心脏瓣膜病变的球囊成形术[24],以及利用激光、射频消融或微波技术的间质凝固技术[25,26]。胎儿镜诊断或手术存在更大的复杂性。虽然器械穿刺依赖于超声引导,但所需的仪器更复杂,最好在手术室中进行。可视技术现在包括激光消融TTTS中的交

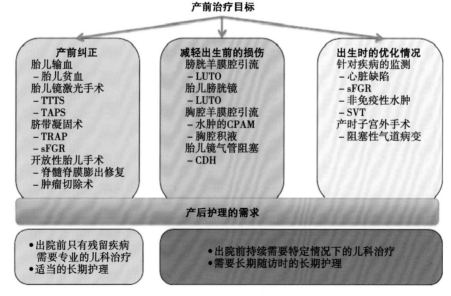

图1-1 胎儿治疗的目标。原理图展示了各种胎儿干预的产前治疗目标和相关产后护理要求。CDH,先天性膈疝;CPAM,先天性肺气道畸形;LUTO,下尿路梗阻;sFGR,选择性胎儿生长受限;SVT,室上性心动过速;TAPS,双胎贫血红细胞增多症序列;TRAP,双胎动脉反向灌注;TTTS,双胎输血综合征

通血管[27]，脐带阻塞[28]，气管球囊阻塞和倒置[29]，羊膜带松解[30]，激光消融治疗下尿路梗阻[31]，以及更复杂的手术程序，如脊髓脊膜膨出（myelomeningocele，MMC）修复[32]。

最复杂的是开放式胎儿手术，通过切开子宫下段肌层进行手术或产时子宫外手术（ex utero intrapartum treatment，EXIT），这是一种通过胎盘旁路保护胎儿气道的特殊分娩技术。这些类型的手术对胎儿解剖及术中术后母婴健康监测有很高的要求，对产科出血或母体心肺衰竭等并发症能立即作出反应[33]。开放式胎儿手术最常见的是MMC 修复[34]，切除肺肿块或畸胎瘤较少见[35]。EXIT 分娩技术专门用于处理出生时危及新生儿气道的异常情况[36,37,38]。

这些治疗技术是在考虑到未经治疗的胎儿/新生儿和终身风险、治疗对胎儿的潜在益处以及对母体和胎儿的风险之后发展起来的。关于胎儿的获益，治疗可以实现产前治疗或减轻损伤。例如，旨在实现产前治疗的方法包括对贫血的胎儿输血[22]和对 TTTS 的胎盘进行胎儿镜下激光电凝[39]。

除了适当的护理设备，实现这些不同复杂程度治疗的预期效果取决于操作者的经验和工作量[40-44]。在没有治疗的情况下，潜在疾病的死亡率很高，建立治疗中心的门槛应低于更复杂的治疗。胎儿 MMC 的修复也是产前治疗方式。然而，无论选择开放还是胎儿镜的方法，都要求配置多学科治疗团队来实现预期的结果[45]。由于胎儿 MMC 不是一种致命的疾病，而且产妇的护理要求使治疗也变得复杂，产前修复只能在提供了适当资源的条件下进行。事实上开放式胎儿MMC 修复术有显著的母体风险，这是转变为可视的胎儿镜技术以维持胎儿利益的驱动力[46]。

严重 CDH 的胎儿镜下气管内阻塞（fetoscopic tracheal occlusion，FETO）是一种达不到产前治愈，但可减轻产前损害，直到出生后完成最终的修复的方法[12]。在 FETO 成功后，需要交付到专业的新生儿 CDH 管理中心来完成治疗。病例量和操作者经验对改善产前 FETO 及产后 CDH 手术的结局都很重要[47,48]。因此，FETO 项目的理想条件是同时有经验丰富的胎儿医学团队及儿科CDH 团队[49]。对于心脏缺陷等异常，产时恰当的儿科护理非常重要，胎儿医学专家的主要是优化分娩条件，促进出生后手术修复[50]。因此，随

着胎儿治疗的管理目标从产前治疗转向减轻损伤，在适当的儿科护理环境中分娩的重视程度也随之增加，所有的胎儿治疗中心都普遍需要一个高水平的新生儿重症监护病房（NICU）[1,2,45]。

胎儿治疗的风险-获益评估

胎儿治疗的基础是建立一个风险-获益评估，考虑平衡胎儿、新生儿和母亲的潜在利益与风险。所有的胎儿治疗，无论是药物或外科手术，必须通过母亲的知情同意才能进行，并提供必要的保障措施，充分考虑母婴风险。准确产前诊断后，在对疾病的自然史、治疗成功的可能性、对潜在意外的应对力等基础上进行合理评估。胎儿治疗的独特之处在于，特定手术的潜在并发症可能包括母亲或胎儿。对于外科手术而言，意外后果的可能性取决于手术的复杂性以及操作人员的经验和工作量。因此，正确的风险-获益评估依赖于所有这些因素。

新生儿风险与早产的可能性及潜在病情的额外后果有关，在具有适当新生儿护理水平的机构分娩，可以降低新生儿风险[1]。对于出生后需要手术矫正的情况，风险来自胎儿治疗后的残余发病率和新生儿并发症。由于早产是与许多胎儿治疗相关的一个危险因素，对胎儿治疗中心的机构特异性、疾病特异性结果的准确描述，最能评估总体影响[1,2,45]。随着时间的推移，任何涉及胎儿患者护理的亚专科的进步都可能改变预后，需要对风险获益比进行持续的重新评估。例如，治疗先天性肺气道畸形[51]的主要治疗手段，从开放胎儿手术，转变为母亲使用糖皮质激素，到重新评价 CO_2 注入对[52]手术的相对安全性。一旦胎儿治疗的风险-效益评估完成，在适当的护理环境下给药对减轻一些不良影响是必要的。

胎儿治疗的护理设置

所有的胎儿治疗都经过产妇，因此对所有胎儿治疗而言，建立最合适的产妇护理机构是普遍适用的。确保产妇安全所需的资源可以从产科护理设施，包括产科麻醉，一直到医疗和重症监护设施[38]。这些要求取决于胎儿手术的复杂性。超声引导下的操作，例如羊膜腔穿刺和绒毛取样的流产率可以忽略不计，在高危人群中的流产风险

为 0.4%～1%[53,54]。胎儿血取样和宫内输血需要更高水平的操作者，有 5%～10% 的胎儿心动过缓的风险，在复杂胎儿情况下，流产率高达 25%[55,56,57]。胎儿分流技术和胎儿镜下激光消融治疗 TTTS 使用直径较大的宫内器械，因此，发生产科并发症的风险高达 40%，包括未足月胎膜早破（preterm premature rupture of membranes，PPROM），早产临产和早产出生[58,59]。如果对胎儿的干预是恰当的，作为管理计划的一部分，应认识到严重产科并发症的风险，应在分娩机构附近进行胎儿治疗，以确保及时进行产科管理，包括分娩。在有生存能力、有严重产科风险或需要多学科合作的，在分娩间附近的专门的操作间进行手术可能获益。胎儿心脏介入治疗的胎儿死亡率为 10%～30%，在 27%～52% 的手术中可能需要对并发症进行额外治疗，如心动过缓和心包积血[60,61]。FETO 及随后球囊的取出与 47% 的 PPROM 相关，并且超过 50% 的病例需要紧急取出球囊。如果不能在出生前取出球囊，可能会导致近 5% 的新生儿死亡[29]。混合或开放式胎儿手术，包括胎儿镜下脊柱裂的修复[62]和 EXIT，自然需要一个配备合适人员的手术室[6,63]。子宫切开术后 2.3% 的患者出现部分或完全子宫破裂的风险，8% 需要在分娩时输血，这强调了产科护理的重要性[34]。由于亚专科的整合是推动胎儿治疗中心的核心成果之一，因此完全整合产妇护理水平是必要的。对于风险最高的操作，需要机构自身提供适当水平的产妇护理服务，包括重症监护和成人医疗专业人员。

由于所有经过胎儿治疗后分娩的新生儿都要进行产后评估，稳定和潜在的进一步管理，因此高水平的 NICU 被推荐给所有胎儿治疗中心为有生机儿提供治疗[1,2,45]。推荐这一级别的护理，是因为大多数需要胎儿治疗的疾病都有新生儿护理的要求，不局限于早产相关的并发症，也包括对异常和相关问题进行管理[64,65]。特别是对于先天性异常的新生儿，如 CDH、MMC 或心脏缺陷，机构内有适当的儿外专科是非常可取的。在美国，"儿外科护理特别小组"（Task Force for Children Surgical Care）通过在病房和门诊处理先天性异常的能力来定义机构的最高级别[66]。这类中心护理的新生儿，已经有记录在几种情况下预后得到

改善，包括 CDH 和 MMC，其部分原因在于基础设施和较高的手术量，与较低手术量中心相比对并发症的分类、识别和处理能力更强[67-69]。

胎儿治疗中心的要求

胎儿治疗中心在伦理上有义务考虑母亲和胎儿的健康以及可能提供的胎儿干预的任何并发症。为了提供安全的护理，需要有适当的基础设施、专门的机构支持和监督。基础设施和支持的水平取决于因胎儿干预而产生的产妇、胎儿和新生儿护理的需求水平。一旦建立了合适的多学科护理环境，对结果的监测和报告就可以在机构一级进行有效的监督和监测。进行有创胎儿操作的中心尽可能透明的报告其母亲、胎儿及新生儿的结局，以便进行持续的科学审查[1,2,45]。这可以采取机构、国家、地区或国际注册或试验的形式。例如重度 CDH 和 FETO 的治疗登记[29]，或者胎儿心脏干预[24]以及激光治疗 TTTS 的随机试验[27,70]和开放性胎儿 MMC 手术[34]。尤其是对于那些仍被认为是创新的或正在研究中的操作，多学科机构监督委员会非常重要，理想情况下包括不直接参与患者临床护理的个人。这些委员会有时也可以充当审查机构，以便在机构或道德审查委员会提交文件时进行审查。

胎儿治疗中心的一个重要职责是为医生和其他保健人员提供教育，培训胎儿治疗专家。虽然目前还没有正式的胎儿治疗培训计划，但课程正式化和适当培训模式的发展只是时间问题，在这种模式中，初级医师可以逐渐培养独立操作所需要的技能。

结论

随着诊断技术和外科技术的不断发展，产前诊断疾病的胎儿治疗技术也在不断发展。随着胎儿治疗技术和母体风险管理的进步，胎儿治疗的重点可能会从仅仅维持生存转移到提高生活质量（如胎儿 MMC 修复）。将适当的护理环境和潜在的护理水平正规化，不仅可以确保母亲和胎儿的安全，而且可以扩大未来胎儿治疗的理论基础。

（翻译　杨芳　审校　郑明明）

参考文献

[1] Harrison MR, Filly RA, Golbus MS, Berkowitz RL, Callen PW, Canty TG, et al. Fetal treatment 1982. *N Engl J Med*. 1982; 307: 1651–2.

[2] Moon-Grady A, Baschat A, Cass D, et al. Fetal treatment 2017: the evolution of fetal therapy centers – a joint opinion from the International Fetal Medicine and Surgical Society (IFMSS) and the North American Fetal Therapy Network (NAFTNet). *Fetal Diagn Ther*. 2017; 42: 241–8.

[3] Snyder E, Baschat A, Huisman TAGM, Tekes A. Value of fetal MRI in the era of fetal therapy for management of abnormalities involving the chest, abdomen, or pelvis. *Am J Roentgenol*. 2018; 210: 998–1009.

[4] Wapner RJ, Martin CL, Levy B, Ballif BC, Eng CM, Zachary JM, et al. Chromosomal microarray versus karyotyping for prenatal diagnosis. *N Engl J Med*. 2012; 367: 2175–84.

[5] Drury S, Williams H, Trump N, Boustred C, GOSGene, Lench N, Scott RH, Chitty LS. Exome sequencing for prenatal diagnosis of fetuses with sonographic abnormalities. *Prenat Diagn*. 2015; 35: 1010–7.

[6] Reddy UM, Baschat AA, Zlatnik MG, Towbin JA, Harman CR, Weiner CP. Detection of viral deoxyribonucleic acid in amniotic fluid: association with fetal malformation and pregnancy abnormalities. *Fetal Diagn Ther*. 2005; 20: 203–7.

[7] Adams LL, Gungor S, Turan S, Kopelman JN, Harman CR, Baschat AA. When are amniotic fluid viral PCR studies indicated in prenatal diagnosis? *Prenat Diagn*. 2012; 32: 88–93.

[8] Emery SP, Greene S, Hogge WA. Fetal Therapy for Isolated Aqueductal Stenosis. *Fetal Diagn Ther*. 2015; 38: 81–5.

[9] Micu R, Chicea AL, Bratu DG, Nita P, Nemeti G, Chicea R. Ultrasound and magnetic resonance imaging in the prenatal diagnosis of open spina bifida. *Med Ultrason*. 2018; 20: 221–9.

[10] Madenci AL, Sjogren AR, Treadwell MC, Ladino-Torres MF, Drongowski RA, Kreutzman J, Bruch SW, Mychaliska GB. Another dimension to survival: predicting outcomes with fetal MRI versus prenatal ultrasound in patients with congenital diaphragmatic hernia. *J Pediatr Surg*. 2013; 48: 1190–7.

[11] Metkus AP, Filly RA, Stringer MD, Harrison MR, Adzick NS. Sonographic predictors of survival in fetal diaphragmatic hernia. *J Pediatr Surg*. 1996; 31: 148–51.

[12] Jani J, Nicolaides KH, Keller RL, Benachi A, Peralta CF, Favre R, et al. Observed to expected lung area to head circumference ratio in the prediction of survival in fetuses with isolated diaphragmatic hernia. *Ultrasound Obstet Gynecol*. 2007; 30: 67–71.

[13] Crombleholme TM, Coleman B, Hedrick H, Liechty K, Howell L, Flake AW, Johnson M, Adzick NS. Cystic adenomatoid malformation ratio predicts outcome in prenatally diagnosed cystic adenomatoid malformation of the lung. *J Pediatr Surg*. 2002; 37: 331–8.

[14] Wieczorek A, Hernandez-Robles J, Ewing L, Leshko J, Luther S, Huhta J. Prediction of outcome of fetal congenital heart disease using a cardiovascular profile score. *Ultrasound Obstet Gynecol*. 2008; 31: 284–8.

[15] Huhta JC, Paul JJ. Doppler in fetal heart failure. *Clin Obstet Gynecol*. 2010; 53: 915–29.

[16] Kim SA, Lee SM, Hong JS, Lee J, Park CW, Kim BJ, et al. Ultrasonographic severity scoring of non-immune hydrops: a predictor of perinatal mortality. *J Perinat Med*. 2015; 43: 53–9.

[17] Quintero RA, Morales WJ, Allen MH, Bornick PW, Johnson PK, Kruger M. Staging of twin-twin transfusion syndrome. *J Perinatol*. 1999; 19: 550–5.

[18] Rychik J, Tian Z, Bebbington M, Xu F, McCann M, Mann S, Wilson RD, Johnson MP. The twin-twin transfusion syndrome: spectrum of cardiovascular abnormality and development of a cardiovascular score to assess severity of disease. *Am J Obstet Gynecol*. 2007; 197: 392. e1–8.

[19] Shah AD, Border WL, Crombleholme TM, Michelfelder EC. Initial fetal cardiovascular profile score predicts recipient twin outcome in twin-twin transfusion syndrome. *J Am Soc Echocardiogr*. 2008; 21: 1105–8.

[20] O'Donoghue K, Cartwright E, Galea P, Fisk NM. Stage I twin-twin transfusion syndrome: rates of progression and regression in relation to outcome. *Ultrasound Obstet Gynecol*. 2007; 30: 958–64.

[21] Oepkes D, Seaward PG, Vandenbussche FP, Windrim R, Kingdom J, Beyene J, Kanhai HH, Ohlsson A, Ryan G, DIAMOND Study Group. Doppler ultrasonography versus amniocentesis to predict fetal anemia. *N Engl J Med*. 2006; 355: 156–64.

[22] Zwiers C, Lindenburg ITM, Klumper FJ, de Haas M, Oepkes D, Van Kamp IL. Complications of intrauterine intravascular blood transfusion: lessons learned after 1678 procedures. *Ultrasound Obstet Gynecol*. 2017; 50: 180–6.

[23] Manning FA, Harrison MR, Rodeck C. Catheter shunts for fetal hydronephrosis and hydrocephalus. Report of the International Fetal Surgery Registry. *N Engl J Med*. 1986; 315: 336–40.

[24] Moon-Grady AJ, Morris SA, Belfort M, Chmait R, Dangel J, Devlieger R, et al. International Fetal Cardiac Intervention Registry: a worldwide collaborative description and preliminary outcomes. *J Am Coll Cardiol*. 2015; 66: 388–99.

[25] Bebbington MW, Danzer E, Moldenhauer J, Khalek N, Johnson MP. Radiofrequency ablation vs bipolar umbilical cord coagulation in the management of complicated monochorionic pregnancies. *Ultrasound Obstet Gynecol*. 2012; 40: 319–24.

[26] Stephenson CD, Temming LA, Pollack R, Iannitti DA. Microwave ablation for twin-reversed arterial perfusion sequence: a novel application of technology. *Fetal Diagn Ther*. 2015; 38: 35–40.

[27] Senat MV, Deprest J, Boulvain M, Paupe A, Winer N, Ville Y. Endoscopic laser surgery versus serial amnioreduction for severe twin-to-twin transfusion syndrome. *N Engl J Med*. 2004; 351: 136–44.

[28] Quintero RA, Reich H, Puder KS, Bardicef M, Evans MI, Cotton DB, Romero R: Brief re- port: umbilical-cord ligation of an acardiac twin by fetoscopy at 19 weeks of gestation. *N Engl J Med* 1994; 330: 469–471.

[29] Jani JC, Nicolaides KH, Gratacós E, Valencia CM, Doné E, Martinez JM, Gucciardo L, Cruz R, Deprest JA. Severe diaphragmatic hernia treated by fetal endoscopic tracheal occlusion. *Ultrasound Obstet Gynecol*. 2009; 34: 304–10.

[30] Richter J, Wergeland H, DeKoninck P, De Catte L, Deprest JA. Fetoscopic release of an amniotic band with risk of amputation: case report and review of the literature. *Fetal Diagn Ther*. 2012; 31: 134–7.

[31] Sananes N, Cruz-Martinez R, Favre R, Ordorica-Flores R, Moog R, Zaloszyc A, Giron AM, Ruano R. Two-year outcomes after diagnostic and therapeutic fetal cystoscopy for lower urinary tract obstruction. *Prenat Diagn*. 2016; 36: 297–303.

[32] Kohl T, Hering R, Heep A, Schaller C, Meyer B, Greive C, et al. Percutaneous fetoscopic patch coverage of spina bifida aperta in the human – early clinical experience and potential. *Fetal Diagn Ther*. 2006; 21: 185–93.

[33] Abraham RJ, Sau A, Maxwell D. A review of the EXIT (Ex utero Intrapartum Treatment) procedure. *J Obstet Gynaecol*. 2010; 30: 1–5.

[34] Adzick NS, Thom EA, Spong CY, Brock JW 3rd, Burrows PK, Johnson MP, et al.

A randomized trial of prenatal versus postnatal repair of myelomeningocele. *N Engl J Med.* 2011; 364: 993–1004.

[35] Cass DL, Olutoye OO, Ayres NA, Moise KJ Jr., Altman CA, Johnson A, Cassady CI, Lazar DA, Lee TC, Lantin MR. Defining hydrops and indications for open fetal surgery for fetuses with lung masses and vascular tumors. *J Pediatr Surg.* 2012; 47: 40–5.

[36] Liechty KW, Crombleholme TM, Flake AW, Morgan MA, Kurth CD, Hubbard AM, Adzick NS. Intrapartum airway management for giant fetal neck masses: the EXIT (ex utero intrapartum treatment) procedure. *Am J Obstet Gynecol.* 1997; 177: 870–4.

[37] Mychaliska GB, Bealer JF, Graf JL, Rosen MA, Adzick NS, Harrison MR. Operating on placental support: the ex utero intrapartum treatment procedure. *J Pediatr Surg.* 1997; 32: 227–30.

[38] Norris MC, Joseph J, Leighton BL. Anaesthesia for perinatal surgery. *Am J Perinatol.* 1989; 6: 39–40.

[39] Slaghekke F, Lopriore E, Lewi L, Middeldorp JM, van Zwet EW, Weingertner AS, et al. Fetoscopic laser coagulation of the vascular equator versus selective coagulation for twin-to-twin transfusion syndrome: an open-label randomised controlled trial. *Lancet.* 2014; 383: 2144–51.

[40] Peeters SH, Van Zwet EW, Oepkes D, Lopriore E, Klumper FJ, Middeldorp JM. Learning curve for fetoscopic laser surgery using cumulative sum analysis. *Acta Obstet Gynecol Scand.* 2014; 93: 705–11.

[41] Inglis SR, Lysikiewicz A, Sonnenblick AL, Streltzoff JL, Bussel JB, Chervenak FA. Advantages of larger volume, less frequent intrauterine red blood cell transfusions for maternal red cell alloimmunization. *Am J Perinatol.* 1996; 13: 27–33.

[42] Edwards AG, Teoh M, Hodges RJ, Palma-Dias R, Cole SA, Fung AM, Walker SP. Balancing Patient Access to fetoscopic laser photocoagulation for twin-to-twin transfusion syndrome with maintaining procedural competence: are collaborative services part of the solution? *Twin Res Hum Genet.* 2016; 19: 276–84.

[43] Perry KG Jr., Hess LW, Roberts WE, Allbert JR, Floyd RC, McCaul JF, Martin RW, Martin JN Jr., Morrison JC. Cordocentesis (funipuncture) by maternal-fetal fellows: the learning curve. *Fetal Diagn Ther.* 1991; 6: 87–92.

[44] Chang YL, Chao AS, Chang SD, Hsieh PC, Wang CN. Short-term outcomes of fetoscopic laser surgery for severe twin-twin transfusion syndrome from Taiwan single center experience: demonstration of learning curve effect on the fetal outcomes. *Taiwan J Obstet Gynecol.* 2012; 51: 350–3.

[45] Cohen AR, Couto J, Cummings JJ, Johnson A, Joseph G, Kaufman BA, et al. Position statement on fetal myelomeningocele repair. *Am J Obstet Gynecol.* 2014; 210: 107–11.

[46] Belfort MA, Whitehead WE, Shamshirsaz AA, Ruano R, Cass DL, Olutoye OO. Fetoscopic repair of meningomyelocele. *Obstet Gynecol.* 2015; 126: 881–4.

[47] Araujo Júnior E, Tonni G, Martins WP, Ruano R. Procedure-related complications and survival following Fetoscopic Endotracheal Occlusion (FETO) for severe congenital diaphragmatic hernia: systematic review and meta-analysis in the FETO Era. *Eur J Pediatr Surg.* 2016; 27: 297–305.

[48] Grushka JR, Laberge JM, Puligandla P, Skarsgard ED, Canadian Pediatric Surgery Network: effect of hospital case volume on outcome in congenital diaphragmatic hernia: the experience of the Canadian Pediatric Surgery Network. *J Pediatr Surg.* 2009; 44: 873–6.

[49] Snoek KG, Greenough A, van Rosmalen J, Capolupo I, Schaible T, Ali K, Wijnen RM, Tibboel D. Congenital diaphragmatic hernia: 10-Year evaluation of survival, extracorporeal membrane oxygenation, and foetoscopic endotracheal occlusion in four high-volume centres. *Neonatology.* 2018; 113: 63–8.

[50] Sanapo L, Moon-Grady AJ, Donofrio MT. Perinatal and delivery management of infants with congenital heart disease. *Clin Perinatol.* 2016; 43: 55–71.

[51] Loh KC, Jelin E, Hirose S, Feldstein V, Goldstein R, Lee H. Microcystic congenital pulmonary airway malformation with hydrops fetalis: steroids vs open fetal resection. *J Pediatr Surg.* 2012; 47: 36–9.

[52] Baschat AA, Ahn ES, Murphy J, Miller JL. Fetal blood gas values during fetoscopic myelomeningocele repair performed under carbon dioxide insufflation. *Ultrasound Obstet Gynecol.* 2018; 52: 400–402.

[53] Wulff CB, Gerds TA, Rode L, Ekelund CK, Petersen OB, Tabor A, Danish Fetal Medicine Study Group: risk of fetal loss associated with invasive testing following combined first-trimester screening for Down syndrome: a national cohort of 147,987 singleton pregnancies. *Ultrasound Obstet Gynecol.* 2016; 47: 38–44.

[54] Enzensberger C, Pulvermacher C, Degenhardt J, Kawacki A, Germer U, Gembruch U, Krapp M, Weichert J, Axt-Fliedner R. Fetal loss rate and associated risk factors after amniocentesis, chorionic villus sampling and fetal blood sampling. *Ultraschall Med.* 2012; 33: E75–9.

[55] Society for Maternal-Fetal Medicine, Berry SM, Stone J, Norton ME, Johnson D, Berghella V. Fetal blood sampling. *Am J Obstet Gynecol.* 2013; 209: 170–80.

[56] Bigelow CA, Cinelli CM, Little SE, Benson CB, Frates MC, Wilkins-Haug LE. Percutaneous umbilical blood sampling: current trends and outcomes. *Eur J Obstet Gynecol Reprod Biol.* 2016; 200: 98–101.

[57] Wilson RD, Gagnon A, Audibert F, Campagnolo C, Carroll J, Genetics committee: prenatal diagnosis procedures and techniques to obtain a diagnostic fetal specimen or tissue: maternal and fetal risks and benefits. *J Obstet Gynaecol Can.* 2015; 37: 656–68.

[58] Papanna R, Block-Abraham D, Mann LK, Buhimschi IA, Bebbington M, Garcia E, Kahlek N, Harman C, Johnson A, Baschat A, Moise KJ Jr. Risk factors associated with preterm delivery after fetoscopic laser surgery for twin-twin transfusion syndrome. *Ultrasound Obstet Gynecol.* 2014; 43: 48–53.

[59] Ruano R, Sananes N, Sangi-Haghpeykar H, Hernandez-Ruano S, Moog R, Becmeur F, Zaloszyc A, Giron A, Morin B, Favre R. Fetal intervention for severe lower urinary tract obstruction: a multicenter case-control study comparing fetal cystoscopy with vesicoamniotic shunting. *Ultrasound Obstet Gynecol.* 2015; 45: 452–8.

[60] Moon-Grady AJ, Morris SA, Belfort M, Chmait R, Dangel J, Devlieger R, et al. International fetal cardiac intervention registry: a worldwide collaborative description and preliminary outcomes. *J Am Coll Cardiol.* 2015; 66: 388–99.

[61] Araujo Júnior E, Tonni G, Chung M, Ruano R, Martins WP. Perinatal outcomes and intrauterine complications following fetal intervention for congenital heart disease: systematic review and meta-analysis of observational studies. *Ultrasound Obstet Gynecol.* 2016; 48: 426–33.

[62] Belfort MA, Whitehead WE, Shamshirsaz AA, Ruano R, Cass DL, Olutoye OO. Fetoscopic repair of meningomyelocele. *Obstet Gynecol.* 2015; 126: 881–4.

[63] Johnson MP, Bennett KA, Rand L, Burrows PK, Thom EA, Howell LJ, et al. The Management of Myelomeningocele Study: obstetrical outcomes and risk factors for obstetrical complications following prenatal surgery. *Am J Obstet Gynecol.* 2016; 215: 778. e1–778. e9.

[64] Crenshaw C Jr., Payne P, Blackmon L, Bowen C, Gutberlet R. Prematurity and the obstetrician. A regional neonatal

intensive care nursery is not enough. *Am J Obstet Gynecol.* 1983; 147: 125–32.

[65] American Academy of Pediatrics Committee on Fetus and Newborn. Policy statement: Levels of Neonatal Care. *Pediatrics.* 2012; 130: 587–97.

[66] Task Force for Children's Surgical Care. Optimal resources for children's surgical care in the United States. *J Am Coll Surg.* 2014; 218: 479–87.

[67] Birkmeyer JD, Stukel TA, Siewers AE, Goodney PP, Wennberg DE, Lucas FL. Surgeon volume and operative mortality in the United States. *New Engl J Med.* 2003; 349: 2117–27.

[68] Grayson AD, Moore RK, Jackson M, Rathore S, Sastry S, Gray TP, Schofield I, Chauhan A, Ordoubadi FF, Prendergast B, Stables RH. north west quality improvement programme in cardiac interventions: multivariate prediction of major adverse cardiac events after 9914 percutaneous coronary interventions in the north west of England. *Heart.* 2006; 92: 658–63.

[69] Wright JD, Herzog TJ, Siddiq Z, Arend R, Neugut AI, Burke WM, Lewin SN, Ananth CV, Hershman DL. Failure to rescue as a source of variation in hospital mortality for ovarian cancer. *J Clin Oncol.* 2012; 30: 3976–82.

[70] Slaghekke F, Lopriore E, Lewi L, Middledorp JM, van Zwet EW, Weingertner AS, et al. Fetoscopic laser coagulation of the vascular equator versus selective coagulation for twin-to-twin transfusion syndrome: an open-label randomised controlled trial. *Lancet.* 2014; 383: 2144–51.

成人疾病的胎儿起源

第2章

Mark Hanson ◆ Lucy Green

引言

非传染性疾病（non-communicable diseases，NCD）在全球流行，包括心血管疾病（cardiovascular disease，CVD）、2型糖尿病、慢性肺病和某些类型的癌症；这些疾病的易感性与肥胖相关。尽管个人努力改变自己的饮食和生活方式，并且政府和旨在促进健康饮食或增加体育活动的全球计划付出了努力，但这种情况仍未改善。针对儿童的饮食和活动的一些倡议已经开始。但是，强大的国际科学机构和流行病学数据表明，健康干预应该集中在更早的发育阶段：妊娠。准夫妻们通常会关注他们妊娠的直接结果——一个有活力的孩子。他们中的许多人可能会为此理论感到惊讶：塑造婴儿更精细的细节实际上是终身健康的基础。

许多潜在的严重临床疾病起源于胎儿时期，包括神经障碍、早产、胎儿生长受限（fetal growth restriction，FGR）和肺发育不全。这些通常被认为是"病理"状态，即正常发育（或生理）被子宫内的一种挑战所破坏，这种挑战具有直接和长期的破坏作用。但是，目前的概念表明，发育中的有机体可能会对来自环境的信号（如营养供应、母体压力）做出反应，其发育是被"引导"（而不是中断），以产生一种适应分娩后环境的最优化的表型。然而，发育中的有机体（如胎儿）所能作出的反应可能是有限的，或者出生后的环境可能不是预期的那样。这两种情况中的一种或两种都可能导致成年后疾病风险的增加[1]。在本章中，我们将探讨人类和动物的研究，研究妊娠前和妊娠期间来源于环境的信号（如营养供应）是如何激发一种或几种胎儿适应策略，包括出生时间、胎儿生长、新陈代谢和心血管控制。这些策略并不是简单地与即时生存联系在一起，而是可能会使后代在以后的生活中处于健康劣势。

成人非传染性疾病流行的早期起源

问题

在英国，超过40%的成年人患有心血管疾病。尽管在20世纪后半叶，冠心病（coronary heart disease）的死亡人数有所下降，但年轻人不健康的生活方式加上人口老龄化，预计会增加患心血管疾病如心力衰竭的人数。据估计，2016年全球有1 790万人死于心血管疾病，如果不采取干预措施，这一数字预计还会上升[2]。糖尿病患者人数从1980年的1.08亿上升到2014年的4.22亿[3]。肥胖是代谢综合征的一个组成部分，被认为是心血管疾病的中风险因素，即使在年轻人中也是如此。这些疾病的发病率上升的速度归因于生活方式的改变，特别是进食高血糖指数、高脂肪、高盐分的食物以及久坐的生活方式。然而，即使在相同的环境中，并不是所有的人都有相同的发病风险。在过去的30年里，发现发育环境（从受孕前期到出生后早期）影响了个体对其成年环境和生活方式的反应，从而在一定程度上决定了他们的疾病风险。

DOHaD概念

流行病学研究表明，出生时和婴儿期体型较小的人在日后发生冠心病、高血压和卒中的风险更大[4]。重要的是，这些变化的程度以及由此而来的疾病风险，是在出生时的正常大小范围内进行分级，也就是说，这不仅仅是FGR的结果。健康与疾病的发育起源（developmental origins of health and disease，DOHaD）概念认为，低出生体重-疾病风险关联可能低估了早期环境效应的真正影响。出生大小是衡量胎儿环境的一个指标，DOHaD可能被更好地视为对环境信号的正常发育反应的后期结果。如果出生时和婴儿期体型较小,而儿童期体重迅速增加,则成人冠心病的风险尤其增加[5]。最近的研究表明,发育中的有机体对其环境作出反应,以形成一种最适合生存的表型,以便在它预测将生存的产后环境中繁殖,而子宫内和儿童营养环境之间的不匹配会增加心血管疾病的风险[1,6]。不健康的生活方式(饮食不均衡、运动减少、吸烟和过量饮酒)会增加不匹配的程度,鉴于儿童肥胖发病率的上升以及肥胖症和心血管疾病之间的联系,这一点尤其令人关注。

人类和动物证据

胚胎和胎儿有可能暴露于一系列这样的信号中,包括环境毒素、"母体限制"(如身体成分、身材、营养、年龄和产次)、母体压力、脐带胎盘并发症(包括由此导致的缺氧/窒息)和母体疾病。环境因素如母体营养可以引导发育(如影响发育可塑性)。所做的适应可能具有即时适应性价值并有助于生存,或者可能几乎没有直接的好处,但仍然可以预测出生后的环境。如果出生后的环境不像预测的那样,这可能会增加患病的风险[1]。但是,试图研究 DOHaD 应该将这些适应性反应与环境的病理生理效应(干扰发育,例如毒素或脐带胎盘并发症)区分开来,那些环境的病理生理效应在生命过程中的任何时候都没有明显的适应价值。这一点很重要,因为这些只是扰乱了正常的发育模式,并不一定会增加疾病风险。

有几个关键的人类队列已经对 DOHaD 概念进行了研究[7]。此外,已经在一系列物种中建立了一些实验动物模型。在动物模型中确定疾病风险通常是不可能的,但确保挑战是生理性的,而不是病理性的,并且是与 DOHaD 相关的类型,对这一领域的进展仍然至关重要。在这一章中,我们主要关注母体限制类型的线索上,对于这些线索,存在着具有凝聚力和说服力的证据。

在英国,许多女性饮食不均衡或"不谨慎",包括在妊娠期间。荷兰冬季饥荒队列研究突显了不良宫内环境对后期心血管疾病的影响[8]。母体的身体成分和代谢提供了节食行为发生更剧烈变化的背景,并影响母体、胎盘和胎儿之间营养物质的分配。在英格兰,15.6% 的女性在妊娠初期为肥胖[体重指数(body mass index,BMI)≥30kg/m²],较小比例(2.88%)为体重过轻(BMI<18.5kg/m²)[9]。在医学标准研究所的南安普顿妇女调查(2009)中,怀孕期间体重增加过多

(49%)和体重增加不足(21%)的现象普遍存在[10]。母亲体重状况的两个极端都被认为对母体和胎儿/新生儿的健康构成重大威胁,并可能对以后的心血管健康产生重大影响。过多的体重增加与后代肥胖[10,11]和进入成年早期(21 岁)的收缩压升高有关[12]。人类数据表明,虽然妊娠期体重增加与 9 岁时不良心血管危险因素有关,但孕前体重的总体影响更大[11]。母亲的苗条与冠心病和血压升高有关,而母亲高体重/肥胖与冠心病有关[13,14]。在这方面,2010 年发布了新的孕期体重管理指南[9],其实施可能有助于打破肥胖的循环,降低心血管疾病的发病率。

在动物模型(啮齿动物、豚鼠、绵羊和非人类灵长类动物)中的大量研究证实了这一观点,即孕期和哺乳期的母体饮食在决定成人肥胖倾向、心血管和肾功能不全[15-23]和左心室肥厚[23,24]方面非常重要,这类似于随着年龄的增长而易患心血管疾病。早期环境改变的表型效应包括成人生长发育的改变、葡萄糖不耐受和胰岛素抵抗[15,25,26]以及交感肾上腺功能和下丘脑-垂体-肾上腺(HPA)轴反应的改变[20,24,27,28],这些可能是影响心血管调控机制的一部分。有新的证据表明这种反应本质与性别相关[15,23]。令人惊讶的是,在 F1 孕期没有进一步的饮食挑战的情况下,F0 母体饮食挑战后成年豚鼠后代心血管功能障碍的特征可以持续到 F2 代[24,29]。在绵羊身上,母体肥胖会消除其新生后代的正常瘦素峰值(对下丘脑食欲回路的发育很重要),这种影响也在它们的孙女身上观察到[30]。重要的是,母亲在怀孕前就限制饮食会对成年后代的血管功能产生影响[31],这强调了终身良好营养的重要性。在绵羊中,母体身体成分可以通过饮食得到可靠的控制,并且可以在后代中产生长期的不良代谢反应和骨骼肌结构改变,以及心血管和肾脏的影响[32,33]。这强调了这样一个概念,即这些效应是影响一系列组织发育的协同策略的一部分,而不是病理效应。

一些相对较少的动物研究已经直接验证了这样的概念,即子宫内和儿童营养环境之间的不匹配会增加心血管疾病的风险。在绵羊中,当断奶前和断奶后环境相似时,单独暴露于产前或出生后营养不良的后代中没有发现心血管功能障碍(图 2-1)[23]。此外,妊娠早期和中期营养不良与年轻成年肥胖绵羊肾脏脂质沉积增加有关[34]。

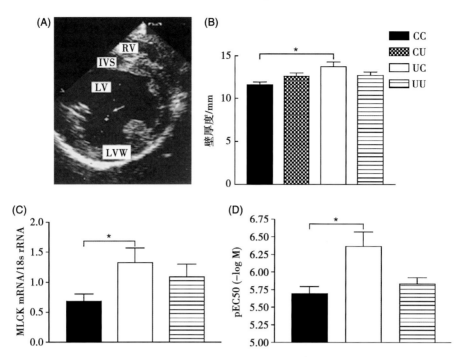

图 2-1　当出生前和出生营养的不匹配最小化时,成年雄性绵羊的心脏形态和冠状动脉功能没有改变。CC 组绵羊在出生前和出生后的整个生命周期中都被饲喂对照饮食,UC 组绵羊在妊娠早期(妊娠 1～31d,足月为 147d)暴露于中度营养不良,CU 组绵羊在出生后早期(12～25 周)暴露于中度营养不良,UU 组绵羊在妊娠早期和出生后早期都暴露于中度营养不良。(A)超声心动图显示绵羊心脏的右心室(RV)、室间隔(IVS)、左心室(LV)和左心室壁(LVW)。(B)室间隔厚度:CC($n = 14$)、CU($n = 10$)、UC($n = 14$)、UU($n = 14$)。(C)实时定量 PCR 检测雄性绵羊冠状动脉肌球蛋白轻链激酶(MLCK)相对 mRNA 的表达[CC($n=7$),UC($n=7$),UU($n=4$)]。(D)冠状动脉对乙酰胆碱的血管反应[CC($n=10$),UC($n=9$),UU($n=7$)]。*,$P<0.05$,与 CC 组有显著性差异(单因素方差分析)。数值为平均值±均数标准误(SEM)。CU 组动物的 PCR 和肌肉造影数据不足。摘自 Cleal et al[23]

妊娠晚期的绵羊营养不良增加了新生儿对脂肪的食欲,改变了脂肪沉积模式[35],并使成年绵羊后代在致肥胖环境中易患高胆固醇血症[36]。在大鼠中,通过饮食控制将断奶前和断奶后营养之间的不匹配最小化,可以将后代的内皮功能障碍和调节食欲和能量消耗的机制的破坏降至最低[17,37]。在大鼠中,出生前和出生后较大的饮食不匹配会恶化肝功能[38],缩短寿命[39]。在猪中,通过事先喂食与怀孕母亲相似的饮食可以防止高脂肪饮食对冠状动脉粥样硬化的影响[40]。

胎儿对环境的反应

适应性还是破坏性?

及早发现有患病风险的个体是预防医学和个性化医学的基石。儿童可以表现出包括动脉粥样硬化在内的心血管疾病的早期迹象,在 8～9 岁的儿童中,低出生体重与内皮功能受损[41]和心脏结构改变[42]相关。在绵羊中,观察到 3 个月大的母羊后代的血压升高和 HPA 轴反应性,这些母羊在妊娠前半段喂养了 85% 的总需求量[20]。然而,胎儿甚至在生命早期就提供了检测个体患病风险的潜力,并可能为未来的早期干预提供途径。但是,目前的想法认为,这些胎儿变化中的一些可能具有即时适应性价值(优先考虑并节约能源使用),并优化表型,以便在整个生命过程中获得更好的生存机会,而不是被视为病理过程的开始[1]。这种产前生理适应性反应可能在更广泛的正常发育范围内起作用(图 2-2)。

心血管系统是协调适应反应的关键部分,旨在从真正需要的地方获取营养。心血管资源的任何再分配都可能以牺牲其他器官为代价来保护某些器官的生长。胎儿通过心血管或生长适应的能力也可能受到限制(因挑战的持续时间或严重程度被拉到极限),在这一点上,来自母亲环境的信号变得具有“破坏性”[1],或者如果它所做的适应不适合出生后环境,这可能会导致出生后功能受

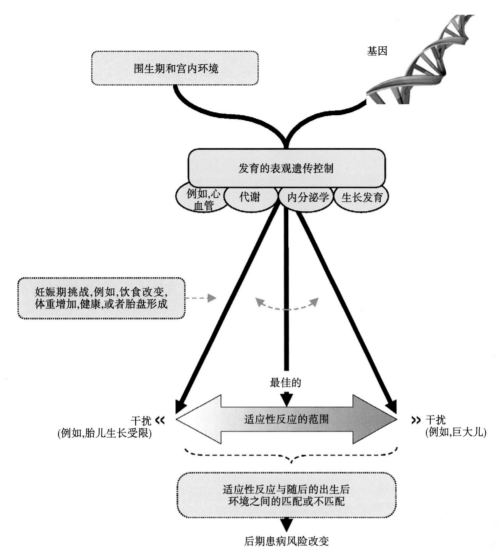

图 2-2　胎儿对产前挑战的适应性反应。个体的发育(心血管等)以及后期患病的风险是由基因与孕前、妊娠和产后环境之间的相互作用控制的。正是在这种背景下,额外的妊娠期挑战可能会通过激发胎儿适应性反应来改变个体的发育轨迹。这种适应可能与随后的产后环境相匹配或不匹配,并导致日后疾病(如高血压、糖尿病、脂肪沉积)的风险逐渐增加。在极端情况下(如胎儿生长受限或巨大儿),胎儿发育受到干扰,有早产或难产等风险

损和长期的健康问题。另一种策略是让胎儿早产,当宫内环境如此恶劣,以至于子宫外的生活提供了更大的生存机会时,这可能是一个很好的行动方案。关于母亲肥胖和妊娠体重增加对胎儿血压、血流和组织灌注的影响的研究较少。

现代西方饮食带来的这些环境挑战是相对较新的问题,人类不太可能进化出保护机制来抵御[1]。与营养不良不同,它们被认为会破坏发育(非适应性的胎儿反应),这种方式可能会对胎儿产生一些直接的好处,但可能会导致严重的缺陷或围生期死亡。在本节中,我们总结了应对次优宫内环境(偶尔参考过度喂养和肥胖研究)的胎儿表型变化(胎儿心血管稳态、器官灌注、器官生

长和功能)的一些证据,显然,在人类胎儿研究的伦理限制下,动物模型在推进这一研究领域起着至关重要的作用。

从实验室到临床,再到实验室

目前,在发达国家,胎儿超声成像是一种评估胎儿生长情况、识别胎儿结构异常和胎儿主要器官、脐带和子宫胎盘循环内的血流异常的产科工具。重大的技术进步已经将这一工具的应用扩展到胎儿运动和血流的评估上。能量多普勒最常用于评估通过实体器官内血管的血流,而彩色多普勒和频谱多普勒都能揭示血流的方向。这些信息,再加上胎心率监测、估算羊水量和胎儿胎龄相

关体重,对于产科管理至关重要,目的是识别有严重宫内缺氧风险的生长受限胎儿,监测其健康状况,并在即将发生不良结局时分娩。这种测量在预测新生儿健康和存活方面还有额外的价值[43]。

将这些技术与足月时的脐带组织和血液采样,以及与生长、心血管功能和代谢相关的基因和产物的测量相结合,可以提供机制洞察,为以后的功能障碍和疾病风险提供预测标记物,助于治疗干预。然而,对人体研究的伦理约束是此类机制研究的重大障碍。因此,在临床研究开展的同时,已经开发了动物模型来研究临床问题,这些问题起源于怀孕期间,并对胎儿有病理生理(如 FGR、神经障碍、呼吸窘迫综合征)或适应性(有或无长期后果-见下文)的影响。在人类队列中的观察结果经常推动动物实验的发展和方向。

小型啮齿动物模型在购买和饲养成本相对较低、易于操作、孕期短和寿命短等方面具有明显的优势,便于跨代研究[29],而且随着基因组的完全测序,基因靶向和转基因工作也得到了很好的建立。缺点是它们是多胎物种,宫内生长速度不同于单胎物种,而且大鼠和小鼠所生的幼鼠与人类相比相对不成熟。此外,在小动物模型中对胎儿心血管系统进行活体研究的范围是有限的。应用最广泛的胎儿生理学模型是绵羊。它们在许多国家都很容易买到,撇开成本不谈,它们的好处包括在单胎后代的比例(这对胎儿生长模式有重要影响)和器官发育的时间上与人类相似(就大脑发育而言,它们是早熟物种,足月时心肌细胞和肾单位充足)。绵羊胚胎足够大,可以在全身麻醉下使用无菌技术从大约70%的妊娠期开始进行手术。这允许植入血管导管、电极和其他设备,通过这些设备可以在数周内研究正常的妊娠晚期胎儿生理(心血管、代谢、呼吸、生长、大脑活动),而不会出现麻醉的复杂影响[44]。这种纵向发育方法可以延伸到出生后的生活中,并被证明在研究产前环境变化对后期生理和健康的长期影响方面很重要[23]。在绵羊和人类中采用平行方法,例如使用多普勒超声测量血流,对于基础科学和临床科学之间的转换非常重要。非人灵长类与人类的关系更密切,通过将母体环境的受控操作与人类产科监测工具(如多普勒超声)相结合,可能有助于将动物模型数据外推到人类[45]。

心血管调节

多项研究表明胎儿心血管稳态(包括内皮功能)和胎儿器官灌注与早期生长发育的营养环境有关。低血糖时,绵羊胎儿会将血液从肝脏和骨骼肌等器官重新分配到肾上腺。这种模式与胎儿缺氧反应类似[44]。我们的绵羊研究表明,母体妊娠期体重增加较低与胎儿肝脏重量较低以及肾上腺重量和脑-肝重量比较高相关,这与营养供给的重新分配更倾向于肾上腺的结果一致[46]。绵羊的母体低血糖会改变胎儿应对随后挑战的心血管反应,如脐带阻塞[47]。《Southampton 妇女调查》提到,其母亲较苗条且体脂存储含量较低,以及那些母亲饮食不均衡的胎儿,在妊娠36周时肝血流量更大,而经静脉导管分流的血液更少[48]。的确,妊娠体重增加较低(而非孕前母体 BMI)对人类胎儿左、右肝叶之间的血流分布有很大影响,而很少影响左叶[49]。这证明,母体环境会影响妊娠晚期胎儿的心血管调节,即使是受孕之前的母体环境也是如此,并由绵羊研究证实了妊娠早期营养不良会改变妊娠晚期的胎儿血压和血流量[20,21],绵羊后肢循环的阻力血管功能[50,51](图2-3),以及进一步营养限制的心血管反应[44]。在一些研究中,绵羊最后20%的妊娠期间母体营养不良会使胎儿血压升高[52]。孕妇营养不良改变胎儿心血管调节的潜在机制包括:通过胎儿颈动脉体葡萄糖感受器(已知在成年人中发生)[46],下丘脑-垂体轴和肾素-血管紧张素系统(RAS)。胎儿性别不同,其影响不同,而对双胎胎儿的影响更大。

胎儿的生长和功能——什么水平?

早期的流行病学文献将出生体重,通过正常出生体重范围和成年人健康联系在一起(DOHaD概念,见上文)。但是,出生体重不能精确地衡量产前环境,因为不同的胎儿生长方式会导致相似的出生体重,并且影响胎儿生长的过程也很复杂。在临床实践中,通常认为出生体重在第50百分位数时能确保最佳的出生结局。但是,越来越多的证据表明出生体重在第80~90百分位数时,表明母体操作受到一定限制,具有更好的围生期生存率[53]。世界卫生组织的一项倡议正在引领胎儿生长图的修订改善,以达到能反映多个人群的目标。这可以改善产科并发症,围生期死亡率,儿童发病率和成人健康风险的预测和诊断[54]。

在人类和动物研究中,大小继续被报告为结果变量和其他与结果变量可能相关的挑战的附加

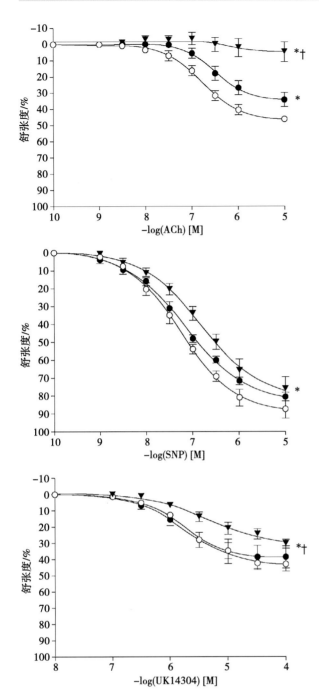

图 2-3　对照组和母羊营养受限组的胎儿股动脉对乙酰胆碱（ACh），硝普钠（SNP）和 UK14304（α_2-肾上腺素受体激动剂）进行血管舒张反应。数据表示为初始预收缩的百分比。值是对照组的平均值±SEM（○），70% 整体（●）和 70% 蛋白质（▲）胎儿。＊ $P<0.05$（ANOVA），与对照明显不同；† $P<0.05$（ANOVA），与全球研究组有明显差异。
摘自 Nishina et al[50]

式差异很大。因此，全面了解胎儿对母体营养的变化所采取的生长策略是很复杂的。然而，就胎儿的体重和身长而言，重度母体营养不良会导致绵羊胎儿的生长降低[55]，而中度则不会[21,44]。重度妊娠晚期母体营养不良对生长的减慢受到妊娠早期的生长速度和母体营养的影响[55]。重要的是，中度营养不良会影响心血管调节，并与器官和细胞水平的生长改变有关[46,56]，因此，生长发育的细胞标志物更重要，而非基础胎儿生物特征。

胎儿对营养不良的反应包括重新分配可能有利于心脏等重要器官的血液来源，并对生长和功能引起器官特异性影响[44]。在绵羊中，从妊娠中期开始的母体营养不良会改变孤立性胎儿冠状血管松弛的机制[57]。孕期前后[58] 或妊娠早期至中期的母亲营养不良与妊娠中期两个心室的代偿性生长以及相关基因的表达增加有关[59,60]，即使再恢复营养也会使已改变的心室发育持续到妊娠晚期[61]，并伴有增加的心包脂肪过多。孕前和妊娠期间过度喂养引起的绵羊母体肥胖与妊娠中晚期胎羊心壁增厚和心室增大、脂肪沉积、炎症和离体心脏功能受损有关[62]。

许多研究表明，母体营养不良时会使胎儿周围如肢体的灌注减少。对体重或器官重量没有影响，但有肌肉特异性结构变化。中度（限制为 40%~50%）妊娠早期营养不良和妊娠晚期营养不良会降低肱三头肌的骨骼肌纤维和毛细血管密度，但不能减少妊娠晚期绵羊胎儿的比目鱼肌，并且在妊娠晚期组的绵羊胎儿中观察到胰岛素受体和 IGF1 受体的 mRNA 水平升高，这可能是维持生长的代偿反应[56]（图 2-4）。在母牛中的确观察到代谢能量需求的 85%（妊娠期后半部分时间）似乎并未影响整体胎儿生长（约妊娠期的 90%），但在胎儿背长肌（而非半腱肌）中 IGF 轴和胰岛素感应相关基因的 mRNA 丰度却增加了[63]。在绵羊中，甚至观察到围孕期和着床前营养不良都会改变妊娠晚期股四头肌中调控肌生成的基因表达[64] 和胰岛素信号转导[65]，并且是对宫内营养限制期的确定生长轨迹和生长反应中起重要作用。肝脏疾病（如非酒精性脂肪肝）的产前起源可能与母体肥胖的病理生理类型反应有关[66]。同样，绵羊的围孕期，妊娠早期或中期妊娠晚期的母体营养不良会改变胎儿的代谢状况[67]，并与更肥胖和内脏脂肪中产热能力以及胰岛素和脂肪酸氧化信号通路的改变有关[68]，改变了肾上腺的生

标记。但是，从体重/尺寸（如头臀径）到各个器官的重量，到细胞数（如骨骼肌纤维或肾单位数量），到生长调节基因如 1 型胰岛素样生长因子（IGF1）的表达，各个研究之间报道胎儿生长的方

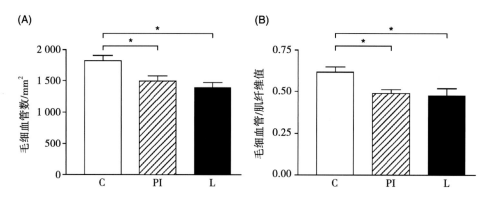

图2-4 孕晚期胎儿肱三头肌的毛细血管密度和毛细血管/肌纤维值。对照组(C,n=6),围植入手术期限制(PI,n=9)和孕晚期限制(L,n=6)组的毛细血管密度(A)和毛细血管/肌纤维值率(B)。值是平均值±SEM。*P<0.05。摘自 Costello et al[56]

长和HPA功能[20],并改变了胎肝的肝脏生长,糖异生和脂质代谢途径[69,70]。总的来说,胎儿的肌肉,肝脏和脂肪对母体营养的适应性反应也很可能在以后的生活中产生新陈代谢的衍生物。

分娩时机

自发性早产是严重的产科问题,但对其病因的讨论不在本章范围之内。但是,调整分娩时机是母胎个体面对母体营养环境的变化时可以采用的一种潜在策略。在绵羊中,最初20%孕期的母体体重增加不佳(营养不良导致)会使雄性双胎妊娠胎儿出生体重和妊娠长度增加[25]。其潜在的机制可能是HPA轴通过产前胎儿皮质醇激增的变化(对于正常分娩的启动是必要的)而改变,因为营养限制早期还可降低孕龄(dGA)30d时母体血浆皮质醇的水平,这可能已经影响到胎儿HPA轴的发育。孕早期轻度营养不良(孕妇营养摄入量减少15%)的确降低了孕晚期绵羊胎儿的垂体和肾上腺反应性[27]。相反,胎儿HPA轴的加速成熟伴随着更严重的营养不良问题[71],这似乎触发了胎儿的早期成熟和分娩。综上所述,这些发现表明,母体环境对分娩时间的影响在很大程度上取决于损伤的发作时间,持续时间和严重程度。如果环境问题超出了胎儿适应能力的限制(如生长和心血管调节),早产可能是有意义的;而面对轻度母体环境问题时,增加妊娠时长(无论是否适度)可能是允许子宫内有更多时间成熟和生长的策略的一部分。

胎儿适应性反应途径

面对发育营养环境的变化,胎儿心血管调节和生长变化的候选机制包括糖皮质激素(即HPA轴),肾RAS轴和IGF轴。已经对关于妊娠期饮食不平衡可能传递给胎儿的机制进行了其他相关研究。这些机制包括颈动脉化学感受器,其介导胎儿心血管对缺氧的快速适应,并对循环血浆葡萄糖的减少有反应[46,72]。在本节中,将阐述母体适应、胎盘适应和表观遗传机制在胎儿适应途径中的作用。

妊娠期的母体适应

在妊娠中期和晚期,营养限制显著降低了母体子宫动脉、胎儿血浆、胎儿尿囊液和羊水中的总α-氨基酸(尤其是丝氨酸,精氨酸家族氨基酸和支链氨基酸)和多胺的浓度。在正常妊娠期间,心输出量会重新分配使其有利于生殖道。在人类中,这是通过血管内皮生长因子(vascular endothelial growth factor,VEGF)/氧化亚氮机制使子宫床上血管舒张引起的。在大鼠中,母体的饮食限制(50%)导致了母体肝血流量维持不变是以牺牲妊娠子宫血流为代价的情况[73],并且母体低蛋白饮食在体外影响了妊娠晚期子宫动脉对VEGF的血管舒张反应[74]。在绵羊中,限制母亲营养的40%会降低子宫动脉血流量[75]。在蛋白限制性高血压大鼠的后代中,肠系膜对乙酰胆碱的血管舒张反应减弱[18]。随后的研究表明,通过饮食补充叶酸(基因甲基化的关键因素)或有条件的补充必需氨基酸的甘氨酸,可以改善低蛋白饮食在孕妇子宫/肠系膜动脉以及后代肠系膜血管(和高血压)中引起的血管功能障碍[76]。女性后代的子宫血管功能障碍可能是导致F2代子代成年后血压升高和肠系膜动脉内皮功能障碍的代际效应的原因[29]。

胎盘的作用

众所周知,植入前胚胎的环境会影响细胞向

内细胞团（成为胎儿）和滋养外胚层（成为胎盘）的分配[77]。胎盘一旦建立，就可以充当营养从母体循环到胎儿的简单管道。但是，越来越多的证据表明，胎盘可能在母体限制发育介导的胎儿反应中发挥更积极的作用，并且提示胎盘反应的方式将受到进化选择性压力的影响，以增加达尔文适应度（即生殖成功）[78]。已知胎盘的大小和功能会受到来自母体和胎儿的各种激素和营养的影响。在人类中，孕前母体的上臂肌肉质量（非脂质含量指标）与足月胎盘中氨基酸转运蛋白系统 A 的活性有关[78]（图 2-5）。这些数据提供了母亲身体成分和胎盘功能之间的第一个联系，这可能会影响传输到胎儿的环境信号。在恒河猴中，由于受孕时和整个妊娠期间的低蛋白饮食，胎盘灌注（母体螺旋动脉多普勒）降低，这可能是由于妊娠早期螺旋动脉重塑改变（包括氧化亚氮和/或组织炎症）引起的[79]。此外，当胎盘的生长受到普通母体营养不良甚至特异性维生素 D 缺乏的影响时，胎盘会适应其功能（如葡萄糖和 A 系统转运蛋白）以帮助维持胎儿的生长[80]。在小鼠中，使用过度生长和胎儿-胎盘错配遗传模型进行机制研究表明，胎盘可以根据胎儿的生长动力和母体提供所需的营养能力通过 p110α（PIK3CA）来微调母体资源的供给[81]。

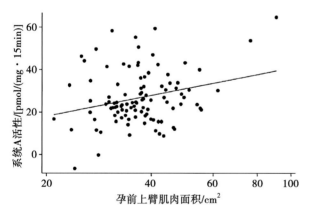

图 2-5　出生时胎盘系统 A 活性与孕前孕妇的上臂肌肉质量有关，$r=0.27$，$P=0.007$，$n=103$。摘自 Lewis et al[82]

表观遗传学修饰

早期营养环境对子代后来的心血管表型的持续影响可能是通过改变基因表达而不改变 DNA 序列的表观遗传过程介导的。这可能会建立起对转录因子的后续反应，并且它们的影响可能要等到以后的生活中才会显现出来，也许是在受到其

他挑战的时候。母羊在围孕期饮食中耗竭维生素 B₁₂、叶酸和甲硫氨酸会导致其后代成年肝脏中 DNA 甲基化的广泛改变，这与血压升高有关[83]。在大鼠中，妊娠期间限制母体蛋白质导致甲基化增加，并降低调节心血管和代谢功能的基因［如过氧化物酶体增殖物激活受体（PPAR）γ 和糖皮质激素受体（GR）］的表达。这些影响可以通过孕妇膳食补充叶酸来预防，并可以传递给 F2 代[84]。在绵羊胎儿中，围孕期营养不良改变了下丘脑 POMC（促黑素皮质激素）和 GR 基因的表观遗传调控机制（即组蛋白乙酰化和甲基化），这些基因影响后来生活的食物摄入，能量消耗和葡萄糖稳态[85]。在狒狒中度母体营养不良（0.16 ~ 0.9）中，观察到其胎儿肝脏中 PCK1 基因启动子区域异常甲基化[86]。在绵羊中，产前和产后营养不良改变了其后代成年时肝脏中印记基因簇 DLK1/MEG3 和 IGF2 的印记控制区的甲基化，并以性别特异性的方式出现[87]，可能是这些后代中观察到的代谢和生长表型的基础。总体而言，迄今为止的证据表明，表观遗传修饰提供了一种机制：可以从发育早期开始，通过对心血管调控，新陈代谢和生长的环境影响整合到生命过程的响应中。

调整成年人健康干预的焦点

从动物生理学，人类流行病学到试验，有关胎儿适应早期环境的大量工作从根本上重新关注了我们如何看待什么使我们更健康。发育早期设定个人后续患病风险大大破坏了人们对成年（有时在儿童期）生活方式和营养方面的健康干预措施能够成功战胜非传染性疾病的希望。有一个希望是，动物模型数据与当前的临床诊断工具（如脐带采样，无创胎儿心率监测以及胎儿循环和生长的超声评估）相结合，将有助于得出心血管疾病风险的早期生命指标并为未来的早期（甚至胎儿）干预提供参考。现在，人类脐带组织中几种基因的甲基化（包括长非编码 RNA 中 ANRIL、CDKN2A 的启动子）与新生儿/儿童的身体组成，骨量和心血管疾病风险有关，在某些情况下还额外与产前环境标志物连锁[87,88]。确实，更具针对性的干预措施的安全性仍在争论中，包括药理学方法（如他汀类或二甲双胍）和基因治疗以改善子宫胎盘灌注[89]。然而，最大的变化可能来自将饮食和生活方式建议的重点从成年生活调整到人生的更早阶段。一项针对肥胖的孕妇的随机对照试验,从妊娠15~18周开始进行饮食和身体活动的复杂干预措施后的结果可能有助于强化这一观点[90],尽管对6个月左右的后代肥胖影响不大。绵羊研究表明,在围孕期进行减肥等干预措施可能更为有益[69],而南安普敦大学正在进行的人类饮食干预试验将增加这一想法[91]。

计划组建家庭的夫妇可能会专注于孕育一个足够大的健康婴儿。但是他们可能没有意识到胎儿对子宫内环境的反应能力,以及这种适应对整个生命过程中健康的影响。他们热衷于听取有关(父亲和母亲)在孕前[92]和怀孕期间进行有关运动、饮食和体重管理的具体而明智的建议,他们及

其后代显然是潜在的受益者。青春期是健康和发育的关键时期。正在进行的教育干预研究表明,如果青少年[93]甚至小学的儿童能够理解发育生理学,他们可能会改变与健康相关的行为,这是为了他们自己的利益,以及为了他们将来可能拥有的孩子的利益。将健康知识从一代传给下一代的概念是急需新的、乐观的视角,通过它人们可以每天从媒体、社交和网络等查看大量针对他们生活方式和健康的信息。

致谢

M. A. H 由英国心脏基金会提供。

（翻译　杨芳　审校　郑明明）

参考文献

[1] Hanson MA, Gluckman PD. Early developmental conditioning of later health and disease: physiology or pathophysiology? *Physiol Rev*. 2014; 94: 1027–76.

[2] World Health Organization (2017). Cardiovascular Diseases (CVDs). https://www.who.int/news-room/fact-sheets/detail/cardiovascular-diseases-(cvds).

[3] World Health Organization (2018). Diabetes. https://www.who.int/news-room/fact-sheets/detail/diabetes.

[4] Godfrey KM, Barker D J. Fetal programming and adult health. *Public Health Nutr*. 2001; 4: 611–24.

[5] Barker D J, Osmond C, Forsen T J, Kajantie E, Eriksson JG. Trajectories of growth among children who have coronary events as adults. *New Engl J Med*. 2005; 353: 1802–9.

[6] Gluckman PD, Hanson MA, Spencer HG, Bateson P. Environmental influences during development and their later consequences for health and disease: implications for the interpretation of empirical studies. *Proc Biol Sci*. 2005; 272: 671–7.

[7] Godfrey KM. The 'developmental origins' hypothesis: epidemiology. In PD Gluckman and M Hanson, eds., *Developmental Origins of Health and Disease*. Cambridge, UK: Cambridge University Press, 2006, pp. 6–32.

[8] Roseboom T J, van der Meulen JH, Osmond C, Barker DJ, Ravelli AC, Schroeder-Tanka JM, et al. Coronary heart disease after prenatal exposure to the Dutch famine, 1944-45. *Heart*. 2000; 84: 595–8.

[9] National Institute for Health and Care Excellence (NICE). Public health guideline: dietary interventions and physical activity interventions for weight management before, during and after pregnancy. London, 2010.

[10] Crozier SR, Inskip HM, Godfrey KM, Cooper C, Harvey NC, Cole ZA, Robinson SM, Southampton Women's Survey Study Group: weight gain in pregnancy and childhood body composition: findings from the Southampton Women's Survey. *Am J Clin Nutr*. 2010; 91: 1745–51.

[11] Fraser A, Tilling K, Macdonald-Wallis C, Sattar N, Brion MJ, Benfield L, et al. Association of maternal weight gain in pregnancy with offspring obesity and metabolic and vascular traits in childhood. *Circulation*. 2010; 121: 2557–64.

[12] Mamun AA, O'Callaghan M, Callaway L, Williams G, Najman J, Lawlor DA. Associations of gestational weight gain with offspring body mass index and blood pressure at 21 Years of age: evidence from a birth cohort study. *Circulation*. 2009; 199: 1720–7.

[13] Forsen T, Eriksson JG, Tuomilehto J, Teramo K, Osmond C, Barker DJ. Mother's weight in pregnancy and coronary heart disease in a cohort of Finnish men: follow up study. *BMJ*. 1997; 315: 837–40.

[14] Stein CE, Fall CH, Kumaran K, Osmond C, Cox V, Barker DJ. Fetal growth and coronary heart disease in south India. *Lancet*. 1996; 348: 1269–73.

[15] Poore KR, Cleal JK, Newman JP, Boullin JP, Noakes DE, Hanson MA, Green LR. Nutritional challenges during development induce sex-specific changes in glucose homeostasis in the adult sheep. *Am J Physiol*. 2007; 292: E32–9.

[16] Vickers MH, Breier BH, Cutfield WS, Hofman PL, Gluckman PD. Fetal origins of hyperphagia, obesity, and hypertension and postnatal amplification by hypercaloric nutrition. *Am J Physiol Endocrinol Metab*. 2000; 279: E83–7.

[17] Sellayah D, Sek K, Anthony FW, Watkins AJ, Osmond C, Fleming TP, Hanson MA, Cagampang FR. Appetite regulatory mechanisms and food intake in mice are sensitive to mismatch in diets between pregnancy and postnatal periods. *Brain Res*. 2008; 1237: 146–52.

[18] Brawley L, Itoh S, Torrens C, Barker A, Bertram C, Poston L, Hanson M. Dietary protein restriction in pregnancy induces hypertension and vascular defects in rat male offspring. *Pediatr Res*. 2003; 54: 83–90.

[19] Gopalakrishnan GS, Gardner DS, Rhind SM, Rae MT, Kyle CE, Brooks AN, et al. Programming of adult cardiovascular function after early maternal undernutrition in sheep. *Am J Physiol Regul Integr Comp Physiol*. 2004; 287: R12–R20.

[20] Hawkins P, Steyn C, McGarrigle HH, Calder NA, Saito T, Stratford LL, et al. Cardiovascular and hypothalamic-pituitary-adrenal axis development in late gestation fetal sheep and young lambs following modest maternal nutrient restriction in early gestation. *Reprod Fertil Dev*. 2000; 12: 443–56.

[21] Hawkins P, Steyn C, Ozaki T, Saito T, Noakes DE, Hanson MA. Effect of maternal undernutrition in early gestation on ovine fetal blood pressure and cardiovascular reflexes. *Am J Physiol*. 2000; 279: R340–8.

[22] Langley-Evans SC, Welham SJ, Jackson AA. Fetal exposure to a maternal low protein diet impairs nephrogenesis and promotes hypertension in the rat. *Life Sci*. 1999; 64: 965–74.

[23] Cleal JK, Poore KR, Boullin JP, Khan O, Chau R, Hambidge O, et al. Mismatched pre- and postnatal nutrition leads to cardiovascular dysfunction and altered renal function in adulthood. *Proc Natl Acad Sci U.S.A.* 2007; 104: 9529–33.

[24] Bertram C, Khan O, Ohri S, Phillips DI, Matthews SG, Hanson MA. Transgenerational effects of prenatal nutrient restriction on cardiovascular and hypothalamic-pituitary-adrenal function. *J Physiol.* 2008; 586: 2217–29.

[25] Cleal JK, Poore KR, Newman JP, Noakes DE, Hanson MA, Green LR. The effect of maternal undernutrition in early gestation on gestation length and fetal and postnatal growth in sheep. *Pediatr Res.* 2007; 62: 422–7.

[26] Gardner DS, Tingey K, Van Bon BW, Ozanne SE, Wilson V, Dandrea J, et al. Programming of glucose-insulin metabolism in adult sheep after maternal undernutrition. *Am J Physiol Regul Integr Comp Physiol.* 2005; 289: R947–54.

[27] Hawkins P, Hanson MA, Matthews SG. Maternal undernutrition in early gestation alters molecular regulation of the hypothalamic-pituitary-adrenal axis in the ovine fetus. *J Neuroendocrinol.* 2001; 13: 855–61.

[28] Poore KR, Boullin JP, Cleal JK, Newman JP, Noakes DE, Hanson MA, Green LR. Sex- and age-specific effects of nutrition in early gestation and early postnatal life on hypothalamo-pituitary-adrenal axis and sympathoadrenal function in adult sheep. *J Physiol.* 2010; 588: 2219–37.

[29] Torrens C, Poston L, Hanson MA. Transmission of raised blood pressure and endothelial dysfunction to the F2 generation induced by maternal protein restriction in the F0, in the absence of dietary challenge in the F1 generation. *Br J Nutr.* 2008; 100: 760–6.

[30] Shasa DR, Odhiambo JF, Long NM, Tuersunjiang N, Nathanielsz PW, Ford SP. Multigenerational impact of maternal overnutrition/obesity in the sheep on the neonatal leptin surge in granddaughters. *Int J Obes.* 2015; 39: 695–701.

[31] Torrens C, Snelling TH, Chau R, Shanmuganathan M, Cleal JK, Poore KR, et al. Effects of pre- and periconceptional undernutrition on arterial function in adult female sheep are vascular bed dependent. *Exp Physiol.* 2009; 94: 1024–33.

[32] Gopalakrishnan GS, Gardner DS, Dandrea J, Langley-Evans SC, Pearce S, Kurlak LO, et al. Influence of maternal pre-pregnancy body composition and diet during early-mid pregnancy on cardiovascular function and nephron number in juvenile sheep. *Br J Nutr.* 2005; 94: 938–47.

[33] Costello PM, Hollis LJ, Cripps RL, Bearpark N, Patel HP, Sayer AA, et al. Lower maternal body condition during pregnancy affects skeletal muscle structure and glut-4 protein levels but not glucose tolerance in mature adult sheep. *Reprod Sci.* 2013; 20: 1144–55.

[34] Fainberg HP, Sharkey D, Sebert S, Wilson V, Pope M, Budge H, Symonds ME. Suboptimal maternal nutrition during early fetal kidney development specifically promotes renal lipid accumulation following juvenile obesity in the offspring. *Reprod Fertil Dev.* 2013; 25: 728–36.

[35] Nielsen MO, Kongsted AH, Thygesen MP, Strathe AB, Caddy S, Quistorff B, et al. Late gestation undernutrition can predispose for visceral adiposity by altering fat distribution patterns and increasing the preference for a high-fat diet in early postnatal life. *Br J Nutr.* 2013; 109: 2098–110.

[36] Khanal P, Johnsen L, Axel AM, Hansen PW, Kongsted AH, Lyckegaard NB, Nielsen MO. Long-term impacts of foetal malnutrition followed by early postnatal obesity on fat distribution pattern and metabolic adaptability in adult sheep. *PLoS One.* 2016; 11: e0156700.

[37] Khan I, Dekou V, Hanson M, Poston L, Taylor P. Predictive adaptive responses to maternal high-fat diet prevent endothelial dysfunction but not hypertension in adult rat offspring. *Circulation.* 2004; 110: 1097–102.

[38] Desai M, Byrne CD, Meeran K, Martenz ND, Bloom SR, Hales CN. Regulation of hepatic enzymes and insulin levels in offspring of rat dams fed a reduced-protein diet. *Am J Physiol.* 1997; 273: G899–904.

[39] Ozanne SE, Hales CN. Lifespan: catch-up growth and obesity in male mice. *Nature.* 2004; 427: 411–12.

[40] Norman JF, LeVeen RF. Maternal atherogenic diet in swine is protective against early atherosclerosis development in offspring consuming an atherogenic diet post-natally. *Atherosclerosis.* 2001; 157: 41–7.

[41] Halvorsen CP, Andolf E, Hu J, Pilo C, Winbladh B, Norman M. Discordant twin growth in utero and differences in blood pressure and endothelial function at 8 years of age. *J Intern Med.* 2006; 259: 155–63.

[42] Jiang BY, Godfrey KM, Martyn CN, Gale CR. Birth weight and cardiac structure in children. *Pediatrics.* 2006; 117: E257–61.

[43] Torrance HL, Bloemen MC, Mulder EJ, Nikkels PG, Derks JB, de Vries LS, Visser GH. Predictors of outcome at 2 years of age after early intrauterine growth restriction. *Ultrasound Obs.* 2010; 36: 171–7.

[44] Burrage DM, Braddick L, Cleal JK, Costello P, Noakes DE, Hanson MA, Green LR. The late gestation fetal cardiovascular response to hypoglycaemia is modified by prior peri-implantation undernutrition in sheep. *J Physiol.* 2009; 587: 611–24.

[45] Aberdeen GW, Baschat AA, Harman CR, Weiner CP, Langenberg PW, Pepe GJ, Albrecht ED. Uterine and fetal blood flow indexes and fetal growth assessment after chronic estrogen suppression in the second half of baboon pregnancy. *Am J Physiol Heart Circ Physiol.* 2010; 298: H881–9.

[46] Burrage D, Green LR, Moss TJ, Sloboda DM, Nitsos I, Newnham JP, Hanson MA. The carotid bodies influence growth responses to moderate maternal undernutrition in late-gestation fetal sheep. *BJOG.* 2008; 115: 261–8.

[47] Cleal JK, Bagby S, Hanson MA, Gardiner HM, Green LR. The effect of late gestation foetal hypoglycaemia on cardiovascular and endocrine function in sheep. *J Dev Orig Health Dis.* 2010; 1: 42–9.

[48] Haugen G, Hanson M, Kiserud T, Crozier S, Inskip H, Godfrey KM. Fetal liver-sparing cardiovascular adaptations linked to mother's slimness and diet. *Circ Res.* 2005; 96: 12–14.

[49] Kessler J, Rasmussen S, Godfrey K, Hanson M, Kiserud T. Longitudinal study of umbilical and portal venous blood flow to the fetal liver: low pregnancy weight gain is associated with preferential supply to the fetal left liver lobe. *Pediatr Res.* 2008; 63: 315–20.

[50] Nishina H, Green LR, McGarrigle HH, Noakes DE, Poston L, Hanson MA. Effect of nutritional restriction in early pregnancy on isolated femoral artery function in mid-gestation fetal sheep. *J Physiol.* 2003; 553: 637–47.

[51] Ozaki T, Hawkins P, Nishina H, Steyn C, Poston L, Hanson MA. Effects of undernutrition in early pregnancy on systemic small artery function in late-gestation fetal sheep. *Am J Obstet Gynecol.* 2000; 183: 1301–7.

[52] Edwards L, McMillen I. Maternal undernutrition increases arterial blood pressure in the sheep fetus during late gestation. *J Physiol.* 2001; 533: 561–70.

[53] Vasak B, Koenen SV, Koster MP, Hukkelhoven CW, Franx A, Hanson MA, Visser GH. Human fetal growth is constrained below optimal for perinatal survival. *Ultrasound Obstet Gynecol.* 2015; 45: 162–7.

[54] Kiserud T, Piaggio G, Carroli G, Widmer M, Carvalho J, Neerup Jensen L, et al. The World Health Organization Fetal Growth Charts: A Multinational Longitudinal Study of Ultrasound Biometric Measurements and Estimated Fetal Weight. *PLOS Med.* 2017; 14: e1002220.

[55] Oliver MH, Hawkins P, Harding JE. Periconceptional undernutrition alters growth trajectory and metabolic and endocrine responses to fasting in late-gestation fetal sheep. *Pediatr Res.* 2005; 57: 591–8.

[56] Costello PM, Rowlerson A, Astaman NA, Anthony FE, Sayer AA, Cooper C, Hanson MA, Green LR. Peri-implantation and late gestation maternal undernutrition differentially affect fetal sheep skeletal muscle development. *J Physiol.* 2008; 586: 2371–9.

[57] Shukla P, Ghatta S, Dubey N, Lemley CO, Johnson ML, Modgil A, et al. Maternal nutrient restriction during pregnancy impairs an endothelium-derived hyperpolarizing factor-like pathway in sheep fetal coronary arteries. *Am J Physiol Heart Circ Physiol.* 2014; 307: H134–42.

[58] Lie S, Sim SM, McMillen IC, Williams-Wyss O, MacLaughlin SM, Kleemann DO, et al. Maternal undernutrition around the time of conception and embryo number each impact on the abundance of key regulators of cardiac growth and metabolism in the fetal sheep heart. *J Dev Orig Health Dis.* 2013; 4: 377–90.

[59] Han H-C, Austin KJ, Nathanielsz PW, Ford SP, Nijland MJ, Hansen TR. Maternal nutrient restriction alters gene expression in the ovine fetal heart. *J Physiol.* 2004; 558: 111–21.

[60] Vonnahme KA, Hess BW, Hansen TR, McCormick RJ, Rule DC, Moss GE, et al. Maternal undernutrition from early- to mid-gestation leads to growth retardation, cardiac ventricular hypertrophy, and increased liver weight in the fetal sheep. *Biol Reprod.* 2003; 69: 133–40.

[61] Dong F, Ford SP, Fang CX, Nijland MJ, Nathanielsz PW, Ren J. Maternal nutrient restriction during early to mid gestation up-regulates cardiac insulin-like growth factor (IGF) receptors associated with enlarged ventricular size in fetal sheep. *Growth Horm IGF Res.* 2005; 15: 291–9.

[62] Wang J, Ma H, Tong C, Zhang H, Lawlis GB, Li Y, et al. Overnutrition and maternal obesity in sheep pregnancy alter the JNK-IRS-1 signaling cascades and cardiac function in the fetal heart. *FASEB J.* 2010; 24: 2066–76.

[63] Paradis F, Wood KM, Swanson KC, Miller SP, McBride BW, Fitzsimmons C. Maternal nutrient restriction in mid-to-late gestation influences fetal mRNA expression in muscle tissues in beef cattle. *BMC Genomics.* 2017; 18: 632.

[64] Lie S, Morrison JL. Impact of periconceptional and preimplantation undernutrition on factors regulating myogenesis and protein synthesis in muscle of singleton and twin fetal sheep. *Physiol Rep.* 2015; 3: e12495.

[65] Lie S, Morrison JL, Williams-Wyss O, Suter CM, Humphreys DT, Ozanne SE, et al. Periconceptional undernutrition programs changes in insulin-signaling molecules and microRNAs in skeletal muscle in singleton and twin fetal sheep. *Biol Reprod.* 2014; 90: 5.

[66] Green LR, Hester RL (eds). *Parental Obesity: Intergenerational Programming and Consequences.* New York: Springer-Verlag, 2016.

[67] Hellmuth C, Uhl O, Kirchberg FF, Harder U, Peissner W, Koletzko B, Nathanielsz PW. Influence of moderate maternal nutrition restriction on the fetal baboon metabolome at 0.5 and 0.9 gestation. *Nutr Metab Cardiovasc Dis.* 2016; 26: 786–96.

[68] Lie S, Morrison JL, Williams-Wyss O, Ozanne SE, Zhang S, Walker SK, et al. Impact of embryo number and periconceptional undernutrition on factors regulating adipogenesis, lipogenesis, and metabolism in adipose tissue in the sheep fetus. *Am J Physiol Endocrinol Metab.* 2013; 305: E931–41.

[69] Nicholas LM, Rattanatray L, MacLaughlin SM, Ozanne SE, Kleemann DO, Walker SK, et al. Differential effects of maternal obesity and weight loss in the periconceptional period on the epigenetic regulation of hepatic insulin-signaling pathways in the offspring. *FASEB J.* 2013; 27: 3786–96.

[70] Poore KR, Hollis LJ, Murray RJ, Warlow A, Brewin A, Fulford L, et al. Differential pathways to adult metabolic dysfunction following poor nutrition at two critical developmental periods in sheep. *PLoS One.* 2014; 9: e90994.

[71] Bloomfield FH, Oliver MH, Hawkins P, Campbell M, Phillips DJ, Gluckman PD, Challis JR, Harding JE. A periconceptional nutritional origin for noninfectious preterm birth. *Science.* 2003; 300: 606.

[72] Pardal R, Lopez-Barneo J. Low glucose-sensing cells in the carotid body. *Nat. Neurosci.* 2002; 5: 197–8.

[73] Ahokas RA, Reynolds SL, Anderson GD, Lipshitz J. Maternal organ distribution of cardiac output in the diet-restricted pregnant rat. *J Nutr.* 1984; 114: 2262–8.

[74] Itoh S, Brawley L, Wheeler T, Anthony FW, Poston L, Hanson MA. Vasodilation to vascular endothelial growth factor in the uterine artery of the pregnant rat is blunted by low dietary protein intake. *Pediatr Res.* 2002; 51: 485–91.

[75] Lemley CO, Meyer AM, Camacho LE, Neville TL, Newman DJ, Caton JS, Vonnahme KA. Melatonin supplementation alters uteroplacental hemodynamics and fetal development in an ovine model of intrauterine growth restriction. *Am J Physiol Integr Comp Physiol.* 2012; 302: R454–67.

[76] Torrens C, Brawley L, Anthony FW, Dance CS, Dunn R, Jackson AA, Poston L, Hanson MA. Folate supplementation during pregnancy improves offspring cardiovascular dysfunction induced by protein restriction. *Hypertension.* 2006; 47: 982–7.

[77] Fleming TP, Watkins AJ, Velazquez MA, Mathers JC, Prentice AM, Stephenson J, et al. Origins of lifetime health around the time of conception: causes and consequences. *Lancet.* 2018; 391: 1842–52.

[78] Lewis RM, Cleal JK, Hanson MA. Review: Placenta, evolution and lifelong health. *Placenta.* 2012; 33 (Suppl.): S28–S32.

[79] Roberts VHJ, Lo JO, Lewandowski KS, Blundell P, Grove KL, Kroenke CD, Sullivan EL, Roberts CT Jr., Frias AE. Adverse placental perfusion and pregnancy outcomes in a new nonhuman primate model of gestational protein restriction. *Reprod Sci.* 2018; 25: 110–19.

[80] Cleal JK, Day PE, Simner CL, Barton SJ, Mahon PA, Inskip HM, et al. Placental amino acid transport may be regulated by maternal vitamin D and vitamin D-binding protein: results from the Southampton Women's Survey. *Br J Nutr.* 2015; 113: 1903–10.

[81] Sferruzzi-Perri AN, López-Tello J, Fowden AL, Constancia M. Maternal and fetal genomes interplay through phosphoinositol 3-kinase(PI3K)-p110α signaling to modify placental resource allocation. *Proc Natl Acad Sci.* 2016; 113: 11255–60.

[82] Lewis RM, Greenwood SL, Cleal JK, Crozier SR, Verrall L, Inskip HM, et al. Maternal muscle mass may influence system A activity in human placenta. *Placenta.* 2010; 31: 418–22.

[83] Sinclair KD, Allegrucci C, Singh R, Gardner DS, Sebastian S, Bispham J, et al. DNA methylation, insulin resistance, and blood pressure in offspring determined by maternal periconceptional B vitamin and methionine status. *Proc Natl Acad Sci U.S.A.* 2007; 104: 19351–6.

[84] Burdge GC, Hanson MA, Slater-Jefferies JL, Lillycrop KA. Epigenetic regulation of transcription: a mechanism for inducing variations in phenotype (fetal programming) by differences in nutrition during early life? *Br J Nutr.* 2007; 97: 1036–46.

[85] Begum G, Stevens A, Smith EB, Connor K, Challis JR, Bloomfield F, White A. Epigenetic changes in fetal hypothalamic energy regulating pathways are associated with maternal undernutrition and twinning. *FASEB J.* 2012; 26: 1694–1703.

[86] Nijland MJ, Mitsuya K, Li C, Ford S, McDonald TJ, Nathanielsz PW, Cox LA. Epigenetic modification of fetal baboon hepatic phosphoenolpyruvate

carboxykinase following exposure to moderately reduced nutrient availability. *J Physiol.* 2010; 588: 1349–59.

[87] Murray R, Bryant J, Titcombe P, Barton SJ, Inskip H, Harvey NC, et al. DNA methylation at birth within the promoter of ANRIL predicts markers of cardiovascular risk at 9 years. *Clin. Epigenetics.* 2016; 8: 90.

[88] Curtis EM, Murray R, Titcombe P, Cook E, Clarke-Harris R, Costello P, et al. Perinatal DNA methylation at CDKN2A is associated with offspring bone mass: findings from the Southampton women's survey. *J Bone Miner Res.* 2017; 32: 2030–40.

[89] Carr DJ, Wallace JM, Aitken RP, Milne JS, Martin JF, Zachary IC, Peebles DM, David AL. Peri- and postnatal effects of prenatal adenoviral VEGF gene therapy in growth-restricted sheep. *Biol Reprod.* 2016; 94: 1–12.

[90] Patel N, Godfrey KM, Pasupathy D, Levin J, Flynn AC, Hayes L, et al. Infant adiposity following a randomised controlled trial of a behavioural intervention in obese pregnancy. *Int J Obes.* 2017; 41: 1018–26.

[91] Kermack AJ, Calder PC, Houghton FD, Godfrey KM, Macklon NS. A randomised controlled trial of a preconceptional dietary intervention in women undergoing IVF treatment (PREPARE trial). *BMC Womens Health.* 2014; 14: 130.

[92] Barker M, Dombrowski SU, Colbourn T, Fall CHD, Kriznik NM, Lawrence WT, et al. Intervention strategies to improve nutrition and health behaviours before conception. *Lancet.* 2018; 391: 1853–64.

[93] Woods-Townsend K, Bagust L, Barker M, Christodoulou A, Davey H, Godfrey K, et al. Engaging teenagers in improving their health behaviours and increasing their interest in science (Evaluation of LifeLab Southampton): study protocol for a cluster randomized controlled trial. *Trials.* 2015; 16: 372.

人类胚胎学：胚胎疾病的分子机制

第3章

Philippa Francis-West ◆ Jonna Petzold ◆ Guillermo Villago-mez Olea ◆ Isabelle Miletich

胚胎是如何发育的？

早期发育的胚胎最初由三个组织层组成，即外胚层（ectoderm）、内胚层（endoderm）和中胚层（mesoderm），它们是在第 3 周由原肠胚的上胚层形成。最背侧的外胚层形成皮肤，而在外胚层中线诱导产生的神经外胚层，卷曲形成包含脑和脊髓的祖细胞的神经管（图 3-1A）。内胚层是最腹

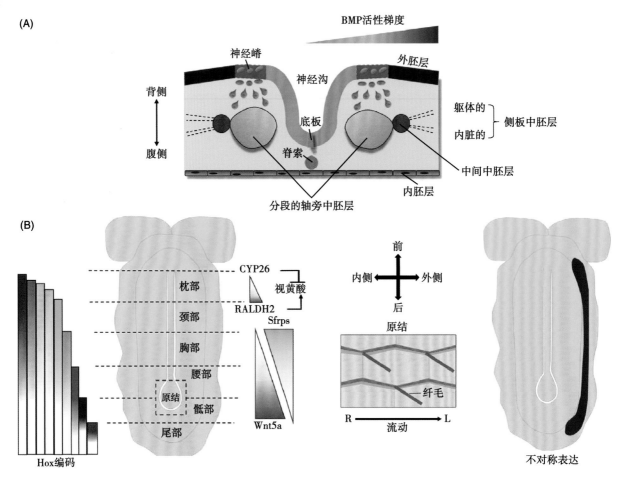

图 3-1 胚胎结构的模式形成。(A)早期发育胚胎的草图显示的是胚胎层。这些不同的组织层是在原肠形成过程中产生的，并将在体内产生不同的结构。这些不同层的分化和发育是由生长因子信号决定的。例如，骨形态发生素蛋白（BMP）和 Nodal 以形态发生素依赖的方式特化不同类型的中胚层[脊索（轴向）、近轴、中间或侧板中胚层]，而转化生长因子-β（TGF-β）、BMP 和 Wnt 信号通过上皮-间质转化，协同促进神经管与外胚层交界处的神经嵴细胞的生成。由神经管底板表达的 Shh 与来自脊索的 Shh 共同决定了神经管的背-腹轴（也可参见图 3-3）和分段近轴中胚层（体节）的不同衍生物：生骨节、肌节和皮肌节。(B)早期胚胎的背视图。前-后（a-p）轴由 Hox 编码建立，Hox 编码是一组沿着 a-p 轴差异表达的同源异型基因。视黄酸的梯度，这里显示的发育中的后脑，也通过调节 Hox 基因的表达来建立 a-p 轴。内侧-外侧轴是由胚胎原结内运动的纤毛建立的。Wnt-PCP 活性的 a-p 梯度（由 Wnt5a 和 Wnt 拮抗剂 Sfrp 的对立梯度建立）使纤毛向同一方向运动，导致 Wnt-PCP 成分沿细胞 a-p 轴不对称分布。运动纤毛的协调极性和运动促进液体从右向左流动。这导致在侧板中胚层中建立不对称基因表达，引导胃肠道的不对称发育。改编自 Viotti M，Niu L，Shi S-H，Hadjan-tonakis A-K. Role of the Gut Endoderm in Relaying Left-Right Patterning in Mice. PLoS Biol. 2012；10：e1001276[2]

侧的一层,形成肺、前列腺、胃肠道及其相关器官的上皮细胞。夹在这些层之间的是中胚层,中胚层又再细分。轴旁中胚层参与形成躯干的肌肉骨骼系统和真皮,间介中胚层形成泌尿生殖系统和内部生殖器官,侧板中胚层的体壁部分形成四肢的骨骼和结缔组织,而侧板中胚层的脏壁部分则形成内胚层器官的平滑肌层。生心中胚层(未显示)参与形成心脏,而脊索(或轴中胚层)则形成椎间盘髓核(图 3-1A)。此外,在外胚层和神经外胚层的交界处形成第四层组织神经嵴(图 3-1A)。神经嵴细胞通过上皮间充质转化形成,具有多潜能和可迁移性。在躯干,神经嵴细胞参与形成周围神经系统,而在头部,神经嵴细胞衍生物包括成牙本质细胞、骨骼系统和面部真皮。此外,脑神经

嵴细胞参与形成心脏流出道和心内膜垫。关于胚胎发育的更多细节,读者可以参考 *Larsen human Embryology*[1]。

有 5 种主要的生长因子信号通路控制胚胎发育,包括 hedgehog、Wnt、TGF-β/BMP、Notch 和成纤维细胞生长因子(fibroblast growth factor,FGF)信号家族。此外,还有整合素受体家族和细胞内 Hippo通路[3,4],它们对局部环境信号如细胞外基质、硬度和细胞密度作出反应。最后,小分子如类维生素 A类物质和钙离子可以作为可扩散信号。这些因素共同控制细胞增殖、细胞存活、细胞形态变化、迁移、黏附和细胞分化。这些通路中分子的突变会导致许多人类综合征,表3-1列出了其中一些综合征,以阐明这些途径在发育过程中的多种多样的作用。

表 3-1　生长因子信号通路成分突变导致一系列人类疾病

基因	综合征	突变类型	细胞结局
FGFR1,*FGFR2*,*FGFR3*	颅缝早闭	功能获得	增殖减少
			成骨细胞分化增强
FGFR3	软骨发育不全	功能获得	软骨细胞增殖减少
FGF10	LADD 综合征	功能缺失	上皮-间质相互作用缺陷
FGFR2,*FGF8*	卡尔曼综合征±唇/腭裂	功能缺失	GnRH 神经元特化缺陷
			上皮-间质相互作用缺陷
DELTA3,*LFRG*,*HES7*	脊椎肋骨发育不良	功能缺失	发育中体节边界形成的缺陷
GDF5	Grebe 软骨发育不良	功能缺失	软骨细胞分化缺陷
NOGGIN	多发性骨性粘连综合征Ⅰ型	功能缺失	软骨细胞分化增加
BMP4	唇裂	功能缺失	细胞增殖减少
AMH,*AMHR*	持续性 Müllerian 管综合征	功能缺失	细胞死亡缺陷
SHH	全前脑畸形	功能缺失	中线特化失败
	多指	功能获得	诱导异位指
			细胞增殖增加
	无手足畸形	功能缺失	上皮-间质相互作用缺陷
			肢体 A-p 模式形成缺陷
Wnt3a	先天性四肢切断症	功能缺失	上皮-间质相互作用缺陷
			细胞增殖缺陷
LRP5	骨质疏松-假性胶质瘤综合征	功能缺失	细胞增殖与成骨细胞分化缺陷
	常染色体显性骨硬化病	功能获得	成骨细胞分化增加
VANG1,*VANG2*	脊柱裂	功能缺失	神经管汇聚伸展缺陷
ROR2	Robinow 综合征	功能缺失	Wnt-PCP 信号缺陷

GnRH,促性腺激素释放激素;LADD 综合征,泪腺-耳郭-齿-指综合征。

使用各种动物模型(小鼠、雏鸡、斑马鱼、爪蟾、果蝇和秀丽隐杆线虫)已经阐明了这些因子中有多少控制发育过程,以及基因突变是如何导致出生缺陷的。至关重要的是,这些认识,连同对基因突变和染色体改变的识别,也提供了修复这些出生缺陷的潜在的新的治疗策略。例如,小鼠模型已经证明,由于 FGF 受体(FGFR)的激活突变可导致颅缝提前闭合(颅缝早闭),通过给孕妇或出生后受影响的后代使用抑制该通路的药物,就可以防止颅缝早闭[5]。在人类身上,希望类似的治疗方法可以降低缺陷的严重程度,并减少治疗该类疾病外科手术的数量。识别导致颅缝早闭的特定 FGFR 突变也有助于更准确的诊断、预后和临床规划,因为现在可以预测某些综合征的严重程度以及治疗是否需要多次手术[6,7]。

使用动物模型为治疗策略提供帮助的另一个例子是少汗性外胚叶发育不良综合征,其特征是上皮衍生物如毛发、牙齿、唾液腺和汗腺的发育不良。这种综合征是由于配体 EDA(外异蛋白 a)或其受体 EDAR 发生突变所致,他们属于 EDA/EDAR 通路中的另一分子家族[8]。在自然发生的携带有类似 EDA/EDAR 途径突变的小鼠和狗模型中,这些异常可以通过给孕母服用 EDA 来挽救,而一些缺陷(泪腺、汗腺和支气管腺体、恒牙列的发育)也可以通过生后给予 EDA 来挽救,这也为在出生后修复受累器官提供了潜在的治疗策略。一旦该综合征被诊断时[8]对汗腺和支气管腺异常的治疗尤其重要,因为高温和幼儿感染风险的增加可能危及生命,占并发症的 30%。同样,使用小鼠模型已经发现了可以用来治疗与 21 三体综合征相关认知缺陷的潜在药物[9,10]。这些小鼠模型也增进了对出生后的疾病诸如白血病和阿尔茨海默病的认识。

这些例子说明了基因突变和染色体变化的识别,以及动物模型的使用,终将有助于受累个体的恢复和治疗。对调控胚胎细胞如何分化为各种组织衍生物的分子信号的理解也具有更广泛的意义,因为这一过程还可在胚胎和成人干细胞中重现,以生成用于修复成年期受损器官的组织。例如,目前可以使用各种转录因子的混合物将成年成纤维细胞重编程为诱导多能干细胞(iPSC),然后可以分化成不同的细胞系,如肌细胞、神经元、心肌细胞或血细胞祖细胞[11]。在过去的十年里,出现了三种新的技术(类器官,CRISPR,器官芯片),它们不仅为了解胚胎发育的机制提供了新的策略,而且还有用于修复的潜能。首先是从胚胎干细胞或 iPSC 发育出类器官或微型器官。类器官在时空上重现胚胎过程,并形成具有合适组织的器官三维结构[12]。它们已经从一系列器官中建立起来,包括结肠、乳腺、眼睛和大脑,在某些情况下甚至是从单个干细胞。它们可以用来分析细胞的行为和特性,这在整个胚胎中是不可能的。例如,可以跟踪细胞运动,确定机械特性如何影响形态发生。此外,动物模型不能囊括人类发育的所有方面,类器官可以用来帮助理解这些发育过程,并弥补我们知识上的空白。人类与啮齿类动物的差异包括更复杂的新皮质,以及人脑胶质细胞的数量和生理学的差异[13]。类器官也可以用来测试病原体比如寨卡病毒如何影响细胞行为。最后,患者的干细胞可以用来确定特定的基因改变是如何影响细胞行为和器官形态发生的。

同时,一种新的基因编辑方法 CRISPR 已可供。CRISPR 由细菌免疫系统的成分组成,可用于基因编辑,并通过转录或表观遗传改变来调节基因表达[14,15]。CRISPR 也可以被光或化学物质激活,允许基因表达/活性的时空调控。这种 CRISPR 技术快速,使用简单,可以迅速生成疾病过程的模型系统(如小鼠基因敲除/细胞系/干细胞)。CRISPR 基因编辑复合物也可用于修复细胞治疗中的基因突变。虽然这非常令人兴奋,但递送至靶细胞效率低以及可能缺乏特异性仍需引起注意。类器官和 CRISPR 技术也正与工程方法结合到"器官芯片"中,从而提供一个更可控的环境,包括调节机械和电气性能以及液体流动[16]。这些技术提供了理解发育和疾病的生物学机制的新机会,也使高通量药物分析成为可能,这毫无疑问将成为个性化医疗时代。

生长和模式化过程中的细胞相互作用

胚胎轴如图 3-1A 和 B 所示。先建立前-后(头-尾)和背-腹轴,然后建立内侧-外侧轴。这些不同的轴从一个全能细胞球中产生,这些细胞对细胞外信号(生长因子、化学物质、基质、机械)作出反应,通过转录复合物的差异表达形成不同的细胞特性。例如,Hox 转录基因复合体沿前-后轴的嵌套模式决定了椎体的特性(图 3-1B)。这种 Hox 基因的差异性编码是通过视黄酸信号转导建立起来的(图 3-1B,显示的是后脑)。随着胚胎的发育,细胞的发育潜能逐渐受到限制,即丧失感受性。

胚胎的模式化和生长受两种类型的相互作用控制:

1. 主导作用,即作为组织中心的一群细胞决定周围细胞的分化。这是一个诱导的相互作用。在这种情况下,组织中心是引导性的,而接收单元必须有感受性才能接收信号。组织中心的例子包括决定周围中胚层的不同分化以及左-右不对称性的原结,在神经管和体节发育中决定背-腹侧模式的神经管底板和脊索(图 3-1A、图 3-1B,图 3-3A),决定肢体前后轴的极化活性区(图 3-3B),以及决定前脑中线的脊索前的中胚层。

2. 相互作用,即两种组织之间的信号相互作用,其中每一种组织都是必要的,而且两种组织都不占优势。示例包括在肢体生长、面部原基以及肺、肾、前列腺和唾液腺的分支形态发生过程中发生的上皮-间充质相互作用。

组织中心可以在反应组织内诱导一系列细胞分化。经典情况下它们是通过形成形态发生素梯度来实现这一点。在这里,生长因子由组织中心表达并扩散。离组织中心最近的细胞接收到最高水平的信号,而离组织中心较远的细胞接收到的信号较低。形态发生素的一个例子是音猬因子(sonic hedgehog,Shh),它在神经管的背-腹轴和肢体的前-后轴上模式形成中起作用,这将在本章后面讨论。形态发生素梯度的另一个例子是在原肠形成过程中建立不同类型的中胚层[即轴向(脊索)、近轴、中间和侧板]。在爪蟾中,不同水平的 TGF-β/BMP 信号确立了不同的中胚层衍生物:BMP 活性在原肠期胚胎的腹侧区域最高,促进侧板中胚层的形成,而较低水平则促进中间中胚层和近轴中胚层的发育(图 3-1A)[17]。轴向中胚层在缺乏 BMP 信号的情况下形成。BMP 配体在整个胚胎中都有表达,但是 BMP 信号的梯度是由胚胎背部区域合成的细胞外 BMP 拮抗剂(脊索蛋白、头蛋白和卵泡抑素)产生的,由于其被移植到腹侧时能够诱导出连体双胎,因此被认为是组织者。这些拮抗剂从组织者扩散并隔离 BMP 分子,阻止它们与受体结合,形成从腹侧(高)至背侧(低)BMP 活性梯度[17]。

拮抗剂或通路调节剂形成或增强形态发生素梯度的斜率,从而决定不同的细胞结局,这是发育

上的一个共同的主题。上面清楚地说明了这一点。梯度重要性的另一个例子是形成后脑的视黄酸梯度[18]。后脑被短暂地分割成被称为菱脑原节的小室,这些小室对于神经元的适当特化和隔离非常重要。不同剂量的视黄酸会产生不同的菱脑原节,从而决定后脑的神经元特性和模式(图 3-3B)。视黄酸是由酶 Raldh2 在发育中的后脑后部的中胚层产生的(图 3-3B)。后脑前部的中胚层表达 Cyp26,一种降解视黄酸的酶(图 3-3B)。因此,Raldh2 和 Cyp26 分别充当"源",即产生因子的区域,和"汇",即去除因子的区域,从而在发育中的后脑产生视黄酸的梯度。高水平的视黄酸作用于后脑后部,而低水平的视黄酸作用于后脑前部。拮抗剂也可以用其他方式来干预组织模式的形成。毛发和味蕾产生于基板,它是同时表达 BMP 和 BMP 拮抗剂的上皮增厚区。BMP 抑制基板的形成,但是 BMP 拮抗剂的共表达使基板的发育得以进行[19]。然而,基板的发育在周围上皮中是受到抑制的,因为 BMP 分子比细胞外拮抗剂扩散得更远,形成了 BMP 活性高和低的区域。这样就形成了一系列相对有序的结构。

除了决定细胞分化外,生长因子的梯度也可以决定细胞的极性。这表现在 Wnt5a 在早期发育过程中的前-后梯度(可通过一种 Wnt 拮抗剂 Sfrp 的对抗表达而放大)。这个梯度决定了原结细胞内运动纤毛的后部位置(图 3-1B)。纤毛也沿背-腹轴响应信号向腹侧突出。因此,运动纤毛有一个协调的极性,确保它们向一个方向移动液体。在小鼠和鱼类中,这些活动的纤毛通过在侧板中胚层中诱导 nodal、lefty(nodal 拮抗剂)和转录因子 Pitx2,建立胚胎左右不对称性(图 3-1B;[20])。

猬因子信号通路

在哺乳动物中,猬因子(hedgehog,Hh)家族由三种分泌配体组成:音猬因子(sonic hedgehog,Shh)、印度猬因子(Indian hedgehog,Ihh)和沙漠猬因子(desert hedgehog,Dhh)。Shh 的表达最为广泛,它控制着许多器官的发育,包括神经管、体节、颅面部复合体、肢芽、胃肠道和牙胚[21-24]。在细胞水平上,Shh 调节着模块相互作用、细胞存活和增殖。下面将给出每个作用的示例。表型上,Shh 突变体中最显著的缺陷是独眼畸形,原因是上脸中线模式形成失败,而后指缺失是由于肢芽

的模式化缺陷造成的(图 3-3B;[21])。椎骨也有缺失,因为 Shh 在维持椎骨的体节前体生骨节中起作用。这三个缺陷说明了 Shh 在胚胎发生过程中的主要细胞机制。首先,在中线的特化期间需要一个引导性作用。来自脊索前的 Shh 信号,即在发育中的眼区下面的中线结构,抑制了眼形成所需的转录因子 Pax6 的表达,并诱导相关转录因子 Pax2 的表达。这将最初单个表达 Pax6 的眼区分为左右两个表达 Pax6 的眼区[25]。在肢芽发育中,Shh 是上皮-间充质相互作用和促进后肢肢芽生长的细胞增殖所必需的[23,24]。在生骨节发育过程中,脊索和底板中的 Shh 是细胞存活所必需的[22]。人类由于 SHH 基因(编码序列)或增强子突变而导致的 SHH 功能丧失有类似的相关表型,例如全前脑畸形、面中线变窄、无手足畸形以及四肢远端结构缺失/发育不全(图 3-3B;[26,27])。相反,Shh 的功能获得也可以改变发展中的结构。在肢芽前部异位表达 hedgehog 蛋白可导致轴前多指畸形就清楚显示了这一点。(图 3-3B;[26])。

Dhh 和 Ihh 的作用更为有限,但这些基因的突变还是与人类的综合征有关。Dhh 主要表达于发育中睾丸的 Sertoli 细胞,而 Ihh 主要表达于发育中的骨骼部分;特别是在增生前的软骨细胞和成骨细胞中。人类 DHH 和 IHH 的突变分别导致性腺发育不全(XY 性反转)和短肢 A1 型(中指骨缩短)。人类 DHH 和 IHH 的突变分别导致性腺发育不全(XY 性反转)和短肢畸形 A1 型(中间指骨缩短)。

Hh 蛋白通过自溶裂解产生 19kD N-端片段和 25kD C-端片段[28]。N-端结构域是信号结构域,并通过向 C-端添加胆固醇基团和向 N-端添加棕榈酰基团进一步调节。这些添加基团对于 Hh 功能是必需的,并决定 Hh 可以扩散多远。其来源分泌 Hh 需要膜蛋白,Dispatched。猬因子通过两种跨膜蛋白发出信号:Patched(Ptc),即一种结合猬因子配体的具有 12 次跨膜结构的膜受体,以及 Smo,一种具有 7 次跨膜结构 G 蛋白偶联受体(图 3-2;[28])。至少有一个共受体 Gas1、Cdon 和 Boc 也是需要的。在细胞内,猬因子信号通过锌指转录因子 Gli1、Gli2 或 Gli3 介导。Gli1 是一种转录激活因子,而 Gli2 和 Gli3 可以作为转录激活因子(GliA)或抑制因子(GliR)。

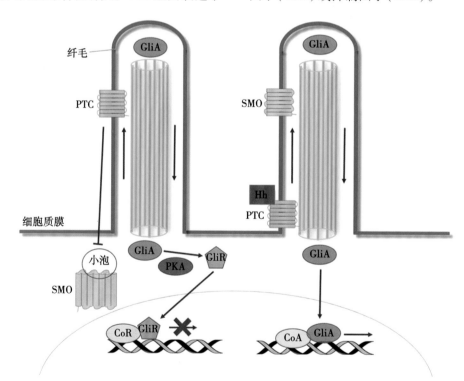

图 3-2 猬因子信号通路。图显示的是未经诱导和猬因子(hedgehog,Hh)诱导的细胞中的 Hh 信号通路。在没有 Hh 配体的情况下,Ptc 抑制 smoothened(SMO),Gli2 和 Gli3 被蛋白激酶 A (PKA)蛋白水解裂解,产生抑制物形式(GliR),进入细胞核调节转录。Hh 配体与 Ptc 的结合阻止了 Ptc 抑制 SMO。现在就形成了 Gli2A 和 Gli3A 形式,它们与 Gli1 一起进入细胞核激活转录。Hh 通路的处理发生在初级纤毛内,依赖于顺行和逆行的鞭毛内运输(纤毛内的箭头)

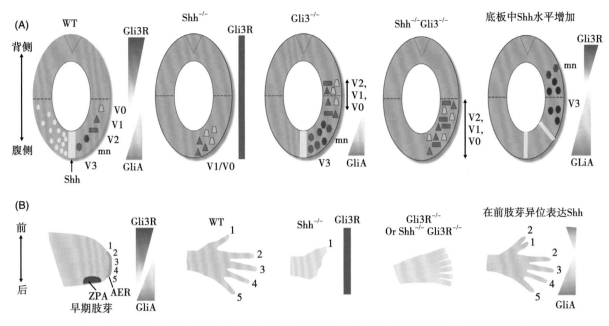

图 3-3 音猬因子(Shh)在神经管和肢芽模式形成过程中充当形态发生素。(A)显示野生型(WT)神经管中神经元/间神经元的发育以及 Hh 信号通路中相关成分的损失或获得。Shh 在底板和下方的脊索(未显示；见图 3-1)中表达，并通过神经管的腹-背轴扩散，如野生型神经管左侧的小点所示。梯度联合细胞暴露于 Hh 的时间，在神经管的背-腹轴上形成了六种类型的神经元/中间神经元：底板(FP)、v3、MN、v2、v1 和 v0。Hh 的梯度转化为 GliA 和 Gli3R 的相互拮抗的梯度，在没有 Hh 的情况下，Gli3R 在整个神经管中表达，只有 v1 和 v0 神经元形成。在没有 Gli3 的情况下，大多数腹侧神经元 v3 和 MN 是由于 Gli1 和 Gli2A 的存在而形成的，而其他腹侧神经元则是无序的。在缺乏 Shh 和 Gli3 的情况下，大部分腹侧神经元不形成，其他神经元则排列紊乱。当 Hh 在底板中表达增加时，底板、v3 和 MN 神经元/中间神经元在背-腹轴上扩增。(B)Shh 控制着肢芽的前-后模式形成。(左侧)早期发育的肢芽。Shh 在肢芽后部的一个小区域极化活性区(ZPA)中表达，并在肢芽的前-后轴上扩散(以点表示)：Shh 的水平在后部最高。最前面的手指，第 1 指，不暴露于 Shh。指 2~5 暴露于不断增加的 Shh 水平。在没有 Shh 的情况下，肢体生长减少，只有一个截断的第 1 指形成。在没有 Gli3 情况下，肢芽生长过度，许多手指形成，但没有前-后特征。这与 Shh 和 Gli3 缺失后的表型相同，表明 Shh 的关键作用是产生 Gli3A/Gli3R 的梯度，以形成指节模式并减少指节数量。猬因子在前肢芽的异位表达导致多指畸形：指的数目和特征取决于暴露于异位 Hh 信号的剂量和时间。暴露时间越长，剂量越高，产生的具有后部特征的指越多。Shh 还调节顶端外胚层脊(AER)中 FGF 的表达，AER 是肢体远端外胚层增厚的区域。FGF 反过来维持 Shh 在 ZPA 中的表达，形成一个促进肢体生长和肢芽前-后模式形成的反馈环

Gli 转录因子的处理发生在一个微小的细胞器，初级纤毛(图 3-2)。在没有猬因子的情况下，Ptc 与 Smo 相互作用以抑制其活性，而 Gli3 和较少的 Gli2 在初级纤毛内经历蛋白体介导的裂解，形成抑制物(Gli2R，Gli3R)，这些抑制物被运送到细胞核以沉默猬因子的靶基因(图 3-2)。在猬因子信号存在的情况下，Ptc1 不能再抑制 Smo，Smo 进入初级纤毛抑制蛋白体介导的 Gli2 和 Gli3 的裂解。Gli2 和 Gli3 则可以作为转录激活因子(Gli2A，Gli3A；图 3-2)。GliA/GliR 比例决定了细胞结局。猬因子信号通路的成分在纤毛周围的运动需要鞭毛内蛋白质，其参与顺行(向纤毛顶端移动)和逆行(远离纤毛顶端)运输[29]。

鉴于猬因子信号对胆固醇和初级纤毛的需求，胆固醇合成途径[如 Smith-Lemli-Optiz 综合征

中的 7-脱氢胆固醇还原酶(DHCR7)]或纤毛形成或鞭毛内运输所需的蛋白质(如 Kif3a 和 Ift88)的突变可导致类似于猬因子信号缺失的表型[29]。纤毛成分的突变也可能导致类似于 Hh 信号功能获得的表型，如多指畸形。这被认为是由于是对 GliA/GliR 处理的失调导致的 GliA/GliR 比例增加造成的。

Shh 作为神经管和肢芽的形态发生素

神经管产生不同类型的运动神经元和中间神经元，它们在背-腹轴的不同位置形成。在腹侧神经管中，有六种类型的神经元和中间神经元被称为(从腹侧到背侧)底板(FP)、v3、MN、v2、v1 和 v0，它们由与转录因子的独特组合来分型(图

3-3A）。这些不同的结构域是通过 Shh 沿脊索（神经管下的中线结构，图 3-1）和底板（构成神经管最腹侧部分，图 3-3A；[30]）扩散而形成的。神经管最腹侧区域的细胞暴露于最高水平的 Shh，而离底板最远的细胞暴露于低水平的 Shh。形态发生素梯度是由 GliA 活性的梯度调节的，在腹侧神经管中 GliA 的水平最高（图 3-3A）。通过 Ptc1 的失活而获得 Shh 的功能只会产生 FP、MN 和 v3 神经元/中间神经元，即通常最靠近底板形成的神经元（图 3-3A）；v2、v1 和 v0 中间神经元不形成。相反，Shh 或 Smo 缺失突变体中 Shh 功能的丧失导致 FP、v2、MN 和 v3 神经元/中间神经元的缺失，这些神经元通常形成于最靠近底板的位置（图 3-3A）。

就最简单的层面而言，Shh 起到了一种形态发生素的作用：高剂量决定了更多的腹侧结局，而低剂量决定了更多的背部结局。然而，这并不是那么简单。如果神经管细胞短时间暴露在高剂量的 Shh 中，它们将形成背侧细胞类型（即 v0 和 v1），如果长时间接触低剂量 Shh，则这些细胞将形成更多的腹侧神经元/中间神经元（即 v2、v3、MN）。因此，暴露于 Shh 的时间也很关键，在发育过程中，首先分化出更背侧的神经元，之后形成更腹侧的神经元。因此，Shh 信号有附加成分，暴露于 Shh 的剂量和时间长短决定了神经管细胞的分化。

Hh 信号也有两个结局必须考虑到。首先，Hh 必须激活 Gli 转录因子（主要是 Gli1 和 Gli2A），然后激活下游靶点；其次，Hh 必须降低 GliR 水平，主要是 Gli3R，后者抑制基因转录。因此，在 Shh 突变小鼠中观察到的一些表型是由于异位 GliR 的存在（图 3-3A）。Gli1 和 Gli2 的功能丧失导致 FP 和 v3 神经元的缺失，这与它们在调节 Shh 信号的转录中的作用一致。失去 Gli3 后，所有的神经元都会形成，但 v0、v1 和 v2 神经元排列紊乱（图 3-3A）。然而，由于 Gli1 和 Gli2A 仍然存在，最腹侧的神经元 v3 和 MN 可以适当地形成。在 Shh 和 Gli3 都缺失的情况下，v3 和 MN 神经元不会形成（由于缺乏 GliA），而 v0、v1 和 v2 神经元则排列紊乱（图 3-3A）。这说明 GliA（Gli1、Gli2A 和 Gli3A）和 GliR（Gli3R）都必须在适当的水平上出现，以形成神经管的模式。

同样，Shh 参与发育中的肢体的前-后轴的模式形成，其特征是具有不同的手指特征[23,24]。人类位于最前面的手指是拇指，而最后面的手指，即

第 5 手指，是小指（图 3-3B）。Shh 在 ZPA 中表达，ZPA 是肢芽的一个后部区域，决定了前-后模式形成（图 3-3B）。将 ZPA 移植到肢体前部可诱导异位指的形成，应用 Shh 可以模拟这种活性。Shh 从 ZPA 扩散沿前-后轴形成一个梯度，以特化第 2~5 指（图 3-3B）。在 Shh 缺失的情况下，只有第 1 指，即最前面的手指，会形成（图 3-3B）。同样，关于 Shh 如何发挥作用的最简单的模型是来自 ZPA 的形态发生素梯度，决定了周围间质中不同的第 2~5 指的分化（图 3-3B）。接收到最低 Shh 信号的细胞发育为第 2 指，而最接近 Shh 信号源的细胞发育为第 5 指。然而，它也不是如此简单，还有时间的作用。因此，应用 Shh 至肢体芽前部，首先特化出前指，随着暴露时间的延长，逐渐形成更多的后指。ZPA 形成肢芽的细胞分化图显示，第 3~5 指是 ZPA 的衍生物，从 ZPA 序贯产生，即先是第 3 指，然后是第 4 指，最后是第 5 指。因此，与第 4 指相比第 3 指暴露 Hh 信号的时间更短。第 2 指并非由 ZPA 形成，而是由 Shh 从 ZPA 扩散形成（图 3-3B）。

与神经管不同的是，Hh 信号的结局是由 GliA（GliA1，Gli2A，Gli3A）和 GliR（Gli2R；Gli3R）两种相互拮抗的梯度调节的，其中 Gli3A/Gli3R 的梯度似乎是肢体芽形成过程中的中心成分，因为 Gli1/Gli2 小鼠双突变体没有任何肢体缺陷。高水平的 Gli3R 出现在间质前部，而低水平的 Gli3R 则出现在后部，推测它们呈梯度分布（图 3-3B）。在 Shh 突变体中，Gli3R 在整个前-后轴表达，抑制后肢芽的发育，因此只形成第 1 指（图 3-3B）。*Gli3* 基因突变导致肢芽过度生长，并形成具有相同手指的多指肢（图 3-3B）。双 Gli3/Shh 突变体具有相同的表型，因此 Shh 的唯一功能似乎是建立 Gli3A/Gli3R 活性梯度，该梯度决定手指的数量和前-后模式（图 3-3B）。

Wnt 信号通路

在脊椎动物中，Wnt 家族由 19 种分泌的糖基化生长因子组成，它们具有从控制胚胎结构的模式化和形态发生到增殖和细胞分化决定等多种功能[31,32]。Wnt 可通过多种途径发出信号，包括经典的平面细胞极性（PCP）或钙离子通路（图 3-4A）。通过这三种途径发出的信号包括 Wnt 与 serpentine 受体 frizzled（Fz）结合，后者在脊椎动物

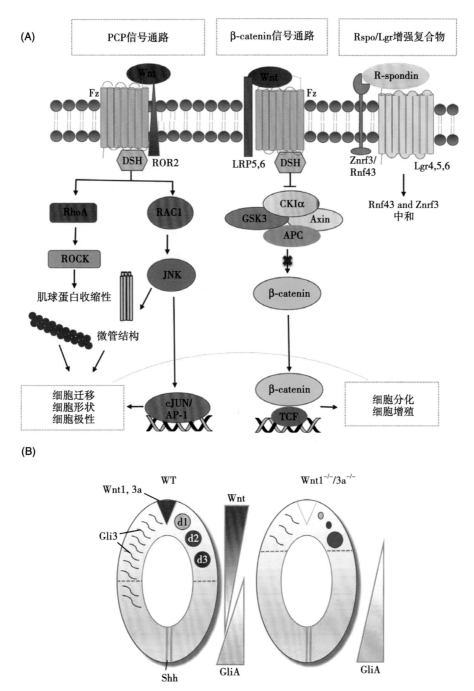

图 3-4 平面极性(PCP)和经典的 Wnt 信号通路。(a)LHS:非经典的或 Wnt PCP 通路。Wnt 与 Fz 受体结合,激活 disheveled(Dsh)和 Rho/Rac GTPase,最终控制细胞运动、细胞形状和细胞极性。中心和 RH:经典的 Wnt 通路也被配体结合到 FZ 受体激活。在没有 Wnt 配体的情况下,β-catenin(β-cat)被磷酸化并被包括 APC、axin、GSK3β 和酪蛋白激酶 I(CKIα)的破坏复合物所清除。TCF/LEF 转录因子起转录抑制作用。在 Wnt 配体存在下,破坏复合物被招募到膜上,与 Dsh 相互作用而失活。β-cat 被转运到细胞核,与 Tcf/Lef 一起激活基因转录,促进细胞分化或增殖。LRP5 和 LRP6 是经典 Wnt 通路的共受体。R-Spondin 通过结合 LGR 和 Znrf3/RNF43 增强经典 Wnt 信号转导。在缺乏 R-Spondin 的情况下,Znrf3/Rnf43 通过将 Fz 受体内化来抑制经典 Wnt 信号转导,降低与 Wnt 配体结合的受体供应。(B)图示神经管中经典的 Wnt 通路的作用。Wnt1 和 Wnt3a 在神经管的顶板上表达,并在背神经管上参与模式形成,例如特化 dl1(d1)、dl2(d2)和 dl3(d3)中间神经元,拮抗脊索和底板 Hh 活性的梯度。Wnt 通过激活 Gli3 的表达来拮抗 Hh 信号(野生型神经管左侧的波浪线所示)。在缺乏 Wnt1 和 Wnt3a 的情况下,由于 Gli3 表达的缺失和 Hh(GliA)信号转导域的增加,背侧神经管缩小,腹侧神经管扩增

中由 10 个家族成员组成。与 Hh 家族一样,Wnt 也被棕榈酰化,这是其分泌和信号活性所必需的。在发育过程中,经典的和 PCP 途径是最具有特色的,将进一步讨论。

在经典的 Wnt 信号通路中,β-catenin(β-cat)是细胞内的核心参与者[31]。这一途径还涉及单跨膜共受体,低密度脂蛋白受体相关蛋白(LRP)5 或 6(图 3-4A)。在未经诱导的细胞中,β-cat 被磷酸化并被一种破坏性复合物除去,该复合物包括轴蛋白、糖原合成酶激酶 3β(GSK3β)、腺瘤性结肠息肉病蛋白(APC)和酪蛋白激酶 I。然而,在 Wnt 激活后,破坏复合物的成分被招募到细胞膜上,在那里它们与细胞内蛋白 disheveled(Dsh)相互作用(图 3-4A)。破坏复合物则被抑制,β-cat 被转运到细胞核,在那里它与转录因子 Lef1 和 Tcf1~3 相互作用以激活转录(图 3-4A)。经典途径的直接转录靶点包括细胞周期调节因子 cyclin d1 和 c-Myc。因此,这个途径调节胚胎许多区域的细胞增殖,包括神经管和肠道的干细胞前体。经典的 Wnt 信号还促进上皮-间充质转化,这种转化发生在神经嵴生成过程中,并参与决定特定的细胞分化。后一种功能的一个例子是促进黑素细胞分化,而牺牲神经嵴前体中的神经元和胶质细胞谱系。典型的 Wnt 信号对于成骨细胞分化也是必需的,并调节在背神经管中发育的神经元的特性(Ⅰ类神经元 dl1~6;图 3-4B[33])。这些神经元由来自顶板的 Wnt1 和 Wnt3a 信号指定,在正常神经管发育过程中,神经管的背轴和腹轴是由 Wnt 和 Shh 活性的相互拮抗的梯度所决定的(图 3-4B)。高水平的 Wnt 活性促进前体细胞向背侧神经元分化,而高水平的 Shh 则促进前体细胞向腹侧神经元分化。在 Wnt1/3a 双突变的小鼠中,腹侧神经元扩展,背侧神经元缺失(图 3-4B)。神经管腹侧区域的扩大是由于 Shh 信号的增加造成的。相反,如果 β-catenin 错误表达在腹侧前体细胞中,它们将发展成背侧神经元。这两条途径相互关联,因为 Wnt 通过 Gli3 启动子中的 Tcf/Lef 结合位点直接调节 Gli3 的表达[33]。虽然这显示了 Wnt 和 Shh 途径如何相互拮抗的例子,Wnt 和 Shh 也可以协同作用来促动细胞分化。例如,在体节的发育过程中,低水平的 Shh 信号与 Wnt 信号一起作用,促进皮节(真皮的前体)和肌节(轴肌的前体)在离脊索和底板较远的地方形成[34]。

另一种 Wnt 通路是 PCP 通路,它在发育过程中起很多作用[32]。PCP 的经典定义是上皮内垂直于根尖-基轴具有有序极性的结构,如表皮中毛发的方向或内耳毛细胞中静纤毛的平行排列(图 3-5B)。在 PCP 突变体中,这种模式被打乱,毛发和静纤毛排列紊乱(图 3-5B)。PCP 还控制大脑、气管和原结中纤毛细胞中纤毛的协调极性和运动,这是左-右模式形成所必需的结构(图 3-1B[20])。PCP 信号的另一个作用是在体轴的收缩和延伸过程中一个被称为汇聚伸展的过程所必需的。汇聚伸展过程也涉及上皮结构的延伸和收缩,如发育中的神经管、耳蜗和肾小管。在汇聚伸展过程中,细胞沿着中-侧轴与相邻细胞相互嵌入,同时使其结构延长并变窄(图 3-5A)。PCP 的缺陷可以表现为短而宽的身体或神经管[35]。其结果是神经管太宽而无法闭合,导致脊柱裂或露脑畸形。同样,PCP 控制着发育中指节的协调细胞行为。在这里,Wnt5a 的梯度在浓缩的间充质内协调细胞极性,使发育中的指节变窄和延长[36]。PCP 信号还调节定向细胞分裂(OCD),这在肾小管等结构的延长过程中尤为重要。这里的细胞分裂是沿着肾小管的长轴进行的。在 PCP 突变体中,细胞分裂不再定向,产生更宽、更短和多囊小管(图 3-5C)。

Wnt 信号的梯度(如沿着前-后轴的 Wnt5a,沿着肢芽的近-远端轴的 Wnt5a 或机械张力(如在皮肤中)可以帮助建立 PCP。在 PCP 途径中,Wnt 通过 frizzled 受体发出信号,激活 Rho/Rac GTP 酶并改变肌动蛋白细胞骨架(图 3-4A[32])。单跨膜受体 Ror2 是这一通路的共同受体。PCP 通路的特殊成分包括膜蛋白 Vangl/strabismus、Celsr 和 Pinkle,以及细胞内蛋白 Daam1,它们通常在细胞内不对称分布。正是这种 PCP 通路成分的不对称分布被认为是为细胞沿组织平面提供了位置信息(图 3-1B 中的原结所示)。

Wnt 活性受细胞外拮抗剂调控,包括 Sfrp(分泌性 frizzled 相关蛋白)、cerebeus 和 Wifs(Wnt 抑制因子)。这些拮抗剂与 Wnt 配体结合,阻止其与 frizzled 受体结合,并抑制经典的和非经典途径。另一种细胞外拮抗剂 Dkk 特异性地阻断经典的 Wnt 信号通路,它通过与 LRP 共受体结合而起作用。相反,细胞外蛋白 R-spondins 可增强经典的信号通路。R-spondins 与 Lgr4、5 或 6 结合(富含亮氨酸重复序列的 G 蛋白偶联受体),并招募跨膜 E3 泛素连接酶 ZNRF3 或 RNF43 形成一

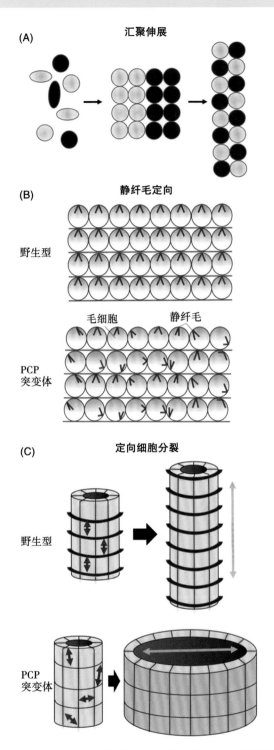

图3-5 PCP调节细胞行为和极性。(A)PCP信号控制细胞嵌入。图示在原肠形成和上皮结构(如肾小管、神经管和耳蜗)延长过程中发生的细胞嵌入过程。在汇聚伸展过程中,细胞嵌入,改变它们最近的邻居。这同时增加了长度和缩小了结构的宽度。(B)PCP控制组织结构的极性和条理。例如,在正常的耳蜗中,毛细胞上的静纤毛都朝向同一个方向(在每个毛细胞上用倒"V"表示)。在一个PCP突变体中,立体纤毛是紊乱的。(C)PCP定向细胞分裂。在伸长的结构中,PCP信号可以控制细胞分裂的方向,使细胞优先沿着小管的长轴分裂(如双向箭头所示)。这会拉长小管。在PCP突变体中,细胞分裂不再定向,导致小管变短和变宽

个复合物,然后内化(图3-4A)。在缺乏R-spondins的情况下,ZNRF3/RNF43降解frizzled受体。因此,R-spondins的存在增加了用于Wnt结合的Fz受体的可用性,从而提高Wnt信号的水平。

鉴于Wnt通路的多重作用,这条通路的突变或失调导致的人类综合征反映了它们在发育过程中的不同作用,这一点也就不足为奇了。例如,Wnt3缺失会导致无肢畸形(四肢缺失[37])和唇腭裂,这反映了在控制肢体和面部发育的上皮-间充质相互作用过程中需要Wnt信号。LRP5的功能缺失或功能获得性突变分别与骨质疏松或骨硬化病相关,说明了经典的Wnt信号在成骨细胞分化中的作用。最后,虽然不是先天缺陷,但经典Wnt途径的突变是结肠癌的首要原因。由于β-cat的组成型激活或APC(β-cat破坏复合物的一部分)的功能缺失导致经典β-cat途径功能的获得,都可能导致或增加结肠癌的风险。这反映了结肠隐窝里未分化细胞后代的增殖需要β-cat。过量的β-cat信号转导会促进未分化细胞的增殖,导致大量息肉的形成。作为PCP通路的组成部分,VANGL1和VANGL2的突变与脊柱裂有关,反映了在发育中神经管的汇聚伸展运动过程中对PCP信号的需求[35]。同样,由于PCP成分突变(ROR2、Wnt5a),Robinow综合征中也不会出现协调的极化细胞行为;该综合征的一个特征是由于细胞无法集体定向而导致指节较短[36]。

TGF-β 信号通路

TGF-β超家族由脊椎动物中30多种分泌配体组成,包括TGF-β、BMP、nodal、activin和生长分化因子(GDF)[38]。简单地说,它们分为两个亚家族,转化TGF-β/nodal/activin和BMP/GDF,它们通过不同的途径发出信号(图3-6A)。

它们共同控制着许多发育过程,如中胚层的特化、肢体的生长和指节的模式形成、细胞增殖、细胞黏附、分化、凋亡和上皮-间充质转化。TGF-β家族通过两丝种氨酸/苏氨酸激酶受体发出信号,Ⅰ型(Alk,activin受体样激酶)和Ⅱ型[38]。人类有7种Ⅰ型受体和5种Ⅱ型受体。Ⅰ型和Ⅱ型受体的不同组合,以及转录辅因子的差异表达,创造了对TGF-β信号的多样性反应。至于Shh,有明确的证据表明这个家族的成员(BMP、nodal和activin)可以作为形态发生素,例如,正如前面在中

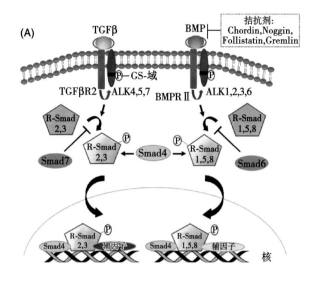

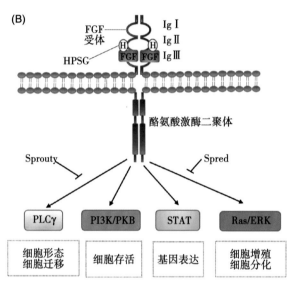

图 3-6　TGF-β 和 FGF 信号通路。(A)TGF-β 家族通过两种丝氨酸/苏氨酸激酶受体发出信号。在配体结合之后，I 型受体在其 GS 结构域中磷酸化。然后受体 Smad(RSmad)被磷酸化，与 Smad4 结合，并转移到细胞核中，在那里它们与转录因子共同作用。TGF-β 亚家族通过 Alk4、5 和 7 受体激活 Smad2/3，而 BMP 信号通过 Alk1、2、3 或 6 受体激活 Smad1、5 和 8。细胞内拮抗剂 Smad7 和 Smad6 分别通过与 RSmad 竞争受体和与 Smad4 结合来阻断 TGF-β 和 BMP 通路。此外，细胞外拮抗剂如 chordin、noggin、gremlin 和 follistatin 可通过结合 BMP 配体来阻断信号通路的激活，从而将其与受体隔离。(B)FGF 配体与 FGFR 酪氨酸激酶受体(FGFR1~4)的 IgⅢ结构域结合。FGF 信号还需要硫酸肝素蛋白多糖(HSPG)。配体结合导致 FGFR 细胞内酪氨酸激酶(TK)二聚体结构域磷酸化。这导致了 PLCγ、PI3K/PKB、STAT 或 Ras/ERK 通路的激活，从而导致不同的细胞结局。细胞内拮抗剂 sprouty 和 spred 分别优先抑制 PLCγ 和 Ras/ERK 通路，因此在发育过程中 sprouty 和 spred 的差异表达可以控制细胞的分化。改编自 Turner 和 Grose[29]

胚层背-腹侧模式形成过程中所讨论的那样。Nodal 还通过形态发生素梯度决定前-后和左-右胚胎轴[20,39]。此外，不同浓度的 BMP 决定外胚层模式形成：低水平产生神经外胚层，高水平则形成非神经元外胚层，而中间水平则诱导神经嵴细胞的形成，这些细胞出现在神经外胚层和非神经元外胚层的交界处(图 3-1A[40])。最后，指节的前-后特征也取决于来自指间间质中 BMP 信号水平[41]。

TGF-β 家族作为二聚体前体分泌，然后被 furin 样蛋白酶裂解生成活性 TGF-β 配体。在配体与受体结合后，I 型受体在其 GS 结构域中磷酸化(图 3-6A)。在经典的 TGF-β/BMP 途径中，这种激活导致受体 Smad(RSmad)的细胞内分子磷酸化，该分子与辅因子 Smad4 结合，直接穿梭到细胞核，与转录辅因子如 Runx、FoxH1 和 Mix 一起激活靶基因转录(图 3-6A[38])。有两种类型的 RSmad：Smad2 和 3 被 TGF-β/activin/nodal 亚家族激活，而 Smad 1、5 和 8 被 BMP 亚家族激活(图 3-6A)。TGF-β 信号在细胞内和细胞外均被拮抗，例如在细胞内被阻断 RSmad 激活的抑制性 Smad(Smad 6 和 7)拮抗，在细胞外则被分泌性拮抗剂如 noggin、gremlin、follistatin 和 chordin 拮抗(图 3-6A)。如前所述，这些分泌性的拮抗剂可以帮助形成 BMP 活性的形态发生素梯度，或用于毛囊等结构的模式化形成。

TGF-β₁、TGF-β₂ 和 TGF-β₃ 在发育过程中有一些关键作用。首先，它们通过激活细胞周期抑制剂 p15 和 p21 抑制上皮细胞增殖。第二，TGF-β 可以促进上皮-间质转化[42]。例如，TGF-β₂ 和 3 是房室通道心内膜垫形成过程中发生上皮-间质转化所必需的。第三，TGF-β 能诱导细胞凋亡，这是塑造器官形态所必需的。这方面的一个例子是 TGF-β₂ 和-3 以及 BMP 诱导指节间肢体间质细胞死亡。这个过程中的一个缺陷将导致并指畸形，即指的融合。BMP 顾名思义在骨骼发育过程中起着关键作用[43]。但是这个家族，连同它们的拮抗剂，在上皮-间质相互作用中也起着根本性的作用，控制肢体和面部原基的生长、分支形态发生和牙胚的发育。

BMP 家族成员的突变与骨骼发育不良相关：BMP 信号的功能缺失，如生长分化因子 5(GDF5)下游突变，可导致一系列综合征，从以肢体骨骼显著缩短为特征的 Grebe 型软骨发育不良，到以指骨缩短为特征的短肢畸形[44]。这些综合征是由于骨骼发育缺陷引起的。相反,BMP 信号的获得,例如细胞外拮抗剂 NOGGIN 的功能缺失,会导致关节骨性结合,这是由于过度的软骨生成而导致关节闭合[44]。BMP4 的突变也与微形唇裂有关,可能反映了其在上皮-间质相互作用中的作用[45]。TGF-β 超家族成员之一抗 Müllerian 管激素(AMH)在胚胎发育过程中起着非常特殊的作用。在男性胎儿中,AMH 是 Müllerian 管退行所必需的,而女性的 Müllerian 管参与女性内生殖道(子宫和输卵管)发育。AMH 或其受体(AMHR)突变导致 Müllerian 管发育,导致持续性 Müllerian 管综合征,其特征是在男性中女性和男性内生殖器官都发育[46]。

FGF 信号通路

FGF 家族由哺乳动物中的 18 个分泌配体组成,这些配体通过 4 个酪氨酸激酶受体(FGFR1～4)中的 1 个发出信号[47]。FGFR 在其细胞外区域包含三个免疫球蛋白样结构域(IgI、II 和 III)(图 3-6B)。FGF 配体与 IgIII 结构域结合,该结构域的选择性剪接在一定程度上决定了配体的特异性。例如,FGF1、2、3 和 7(非 FGF4 和 8)可以结合到 IgIIIb 剪接型 FGFR2,而 FGF1、2、4 和 8(非 FGF7)可以结合到 FGFR2 的 IgIIIc 剪接变异体。信号的特异性也受 FGFR 的差异表达控制。简单地说,FGFR1 在间充质中表达,FGFR2 在上皮细胞中表达,FGFR3 在发育中的神经和骨骼系统中表达,而 FGFR4 在发育中的内胚层和体细胞的肌小体、背部和体壁的肌肉祖细胞中表达。FGF 与信号活性所需的硫酸肝素盐紧密结合(图 3-6B)。FGF 信号调节细胞增殖、存活、迁移、分化和模式化,这些功能的例子将在下面给出。

FGF 可通过四种途径之一发出信号:PLCγ、PI3K/PKB、Ras/ERK 途径和 Stat1、3 或 5(信号转导和转录激活剂)。简单地说,FGF 信号通过 PLCγ 控制细胞形态和迁移,PI3K/PKB 通路控制细胞存活,Ras/ERK 通路通过诱导细胞周期抑制剂 p21 来调节细胞增殖和细胞分化(图 3-6B)。Stat 通路控制基因表达。FGF 配体激活哪一条通路部分地受两种细胞内拮抗剂的差异表达控制,sprouty 阻断 PLCγ 信号,spred 阻断 Ras/ERK 通路(图 3-6B)。例如,在中胚层诱导过程中,当 FGF 途径的 Ras/ERK 分支特化中胚层时,sprouty 水平很高,而随后,sprouty 水平降低,spred 表达增加。这导致了 PLCγ 途径的激活,这是新生中胚层迁移所必需的。因此,这些拮抗剂的差异表达导致了对 FGF 信号产生两种细胞结局:首先 FGF 通过 Ras/ERK 途径促进中胚层的形成,而随后的 FGF 信号则激活 PLCγ 以促进细胞迁移[48]。

FGF 在发育中起着关键作用,因此 FGF 家族成员功能缺失引起一系列表型,从早期胚胎致死[因为原肠作用期间囊胚形成和迁移过程中需要 FGF(FGF4 和 FGF8)]到更细微缺陷,如 FGF10 突变后在人类身上发现的泪腺唾液腺发育不全(ALSG)或泪腺-耳郭-齿-指综合征(LADD 综合征)。不同器官的先天萎缩/发育不全反映了 FGF 在介导上皮-间质相互作用中的作用,包括分支形态发生。这种在上皮-间质相互作用中的关键作用在肢体发育中得到了明确的证明,其中 FGF 控制着肢芽的生长。FGF4、8、9 和 17 在顶端外胚层脊(AER)中表达,后者是肢芽远端一层增厚的外胚层(图 3-3B;[23,24])。移除 AER 会截短肢体发育,并且 AER 的功能可以通过异位应用 FGF 来替代。FGF 控制上皮-间质相互作用,调节细胞增殖和上皮下间质细胞的存活。FGF 还通过调节极化活性区(ZPA)的 Shh 的水平间接控制前后模式。在 FGF 信号缺失的情况下,Shh 表达下调。Shh 反过来维持了在 AER 中 FGF 的表达,为肢体的生长提供了一个正反馈回路。因此,在 Shh 功能缺失的情况下肢体的截短部分是由于 Shh 在调节 AER 中 FGF 表达的作用。值得注意的是,将 FGF 异位应用于肢体间侧翼中胚层可诱导异位肢芽的形成,说明 FGF 在肢体发育的第一步中具有诱导作用。

如上所述,FGF 信号的功能缺失会导致发育缺陷。此外,FGF8 或 FGFR1 突变可导致卡尔曼综合征(Kallmann syndrome),其特征是低促性腺激素性腺功能减退和嗅觉缺失[49]。在 FGF8 信号缺失的情况下,促性腺激素释放激素(GnRH)神经元不会形成。FGFR 中的功能获得性突变,即当受体组成性激活或活性增加时,会导致颅缝早闭,即颅骨复合体中的颅缝过早融合[6]。在正常的颅缝发育过程中,由发育中的骨骼表达的 FGF 扩散到相邻的颅缝间质:低水平的 FGF 存在于颅缝间质中,它们调节细胞增殖,而高水平的 FGF 则靠近骨骼,促进成骨细胞分化。因此,高水平的

FGF 信号通过 FGFR1、2 或 3 的结构性激活,促进颅缝间质内成骨细胞的分化来闭合颅缝。FGFR3 的功能获得性突变也会导致软骨发育不全,这是最常见的身材矮小的形式[50]。在发育中的骨骼成分中,FGF 信号抑制软骨细胞的增殖和肥大(即软骨细胞的增大),这两个过程都有助于骨骼的伸长。因 FGFR3 的结构性激活而增加 FGF 信号,分别通过 Stat 和 MAPK 途径抑制软骨细胞的增殖和肥大,从而减少软骨细胞增殖池和产生骨骼的肥大软骨细胞的数量[50]。了解细胞内通路及其对细胞行为的影响已为潜在的药物治疗开辟了新的途径;例如,抑制 MAPK 信号的 C 型钠尿肽(CNP)目前正被用于软骨发育不全患者的 Ⅲ 期试验。

Notch 通路

在这个通路中,配体和受体都是膜结合的。因此,这个通路并不是通过产生一个可扩散的配体来控制发育,而是控制相邻细胞之间的细胞分化。这样,Notch 通路被用来产生精确的空间模式和细胞分化。近分泌信号的就是一个例子。Notch 通路由 5 个配体(delta1、3、4 和 jagged1、2)和 4 个受体 Notch1~4 组成[51,52]。delta3 和 Notch4 是非典型的,因为它们抑制 Notch 信号的机制不明确。受体和配体的细胞外区域都由多个表皮生长因子样(EGF)重复序列组成(图 3-7A)。配体与 Notch 受体的结合后使其发生两次蛋白酶裂解:第一次是由金属蛋白酶(TACE 或 ADAM10)裂解 S2,第二次是由 γ-分泌酶复合物裂解 S3。这些裂解释放出 Notch 细胞内结构域(NICD),它包含一个转录的反式激活域。NICD 转移到细胞核内,与 CSL(CBF1,Su/H,Lag-1)/RBJK 转录因子和共激活剂 mastermind(mam)一起以激活基因转录(图 3-7A)。在未诱导的细胞中,CBF1/RBJK 起转录抑制作用。Notch 信号转导的靶基因包括属于 hairy 家族的碱性螺旋-环-螺旋构型转录因子(HES 基因)。

Notch 受体经过翻译后修饰,包括对 Notch 功能至关重要的 O-岩藻糖基团的添加。第二个翻译后修饰随着糖化基团的添加而发生。这种添加依赖于糖基转移酶的 fringe 家族,并改变 Notch 受体来被不同 Notch 配体激活。因此,fringe 的差异表达可以在同潜能的细胞群中创造出低活性与高活性的界限。脊椎动物的 *fringe* 基因有三种:疯

狂型、激进型和狂躁型。

Notch 信号以四种可能的方式控制发育,并可在器官发育过程中以各种模式反复使用[51,52]。首先,Notch 信号可以通过侧向抑制来决定细胞的分化,即一个相等潜能的细胞群被特化形成为排列成"盐和胡椒"模式的两种细胞类型(图 3-7C)。这一途径的关键步骤是在一个等效的细胞场中的一个细胞上调配体,激活相邻细胞中的 Notch 信号(图 3-7C)。这一途径的关键步骤是等价领域的一个细胞的配体上调,激活相邻细胞中的 Notch 信号(图 3-7C)。接收细胞随后降低 Notch 配体的表达,同时增加 Notch 受体的表达。相反,发送细胞减少 Notch 受体的表达,同时增加 Notch 配体的表达。这被称为反馈放大,确保 Notch 信号中的初始差异稳定,以产生相邻但不同分化的细胞类型。侧向抑制的最好例子发生在耳蜗感觉区内毛细胞和支持细胞的产生过程中。假定的毛细胞表达 Notch 配体并激活邻近细胞中的 Notch 信号以抑制毛细胞的分化和促进支持细胞的分化。

第二,Notch 信号可以调节二元决策。在这里,细胞分裂后,两个子细胞形成两种不同的细胞类型。一种减少子细胞中 Notch 信号转导的简单方法是不对称地继承 Notch 信号的抑制剂,如 numb 或 Notch 通路的组成部分。如图 3-7B 所示,其中一个子细胞接受了 Notch 拮抗剂 numb。Notch 调节二元决策的例子包括神经管细胞分化(胶质细胞与神经元)、胃肠道(肠细胞与分泌细胞)和造血系统的 T 细胞分化(图 3-7B)。

第三,Notch 可以进行诱导性相互作用,形成不同细胞类型的群或边界,如从不分节中胚层(图 3-7D)发育形成分段轴旁中胚层(体节),脊椎和轴肌的前体;中脑/后脑连接部的发育;以及从肝母细胞前体诱导胆管细胞的发育过程[53,54]。对 Notch 信号(与侧向抑制相反),配体的表达增加可以产生一组相同的细胞。以这种方式,Notch 信号可以通过细胞场传播(图 3-7C)。或者,fringe 的差异表达可以产生一个边界,这导致一组细胞中 Notch 信号的优先激活(图 3-7D 示体节的形成)。

最后,Notch 信号是维持干细胞群所必需的,例如,在神经管和胃肠道内(图 3-7B[55,56])。

Notch 信号成分的功能缺失会导致一系列出生缺陷和生后疾病[53]。Alagilles 综合征(典型的

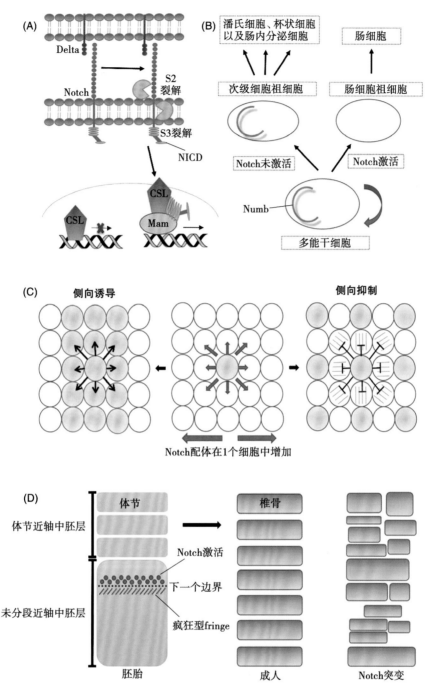

图 3-7　Notch 信号通路及其在发育过程中的作用。(A)配体(这里显示的是 delta)和受体(Notch)都是膜结合的,因此 Notch 信号在相邻细胞之间发生。配体激活受体导致 Notch 受体的两次蛋白水解裂解(S2 和 S3)以释放胞内结构域(NICD)。NICD 被运送到细胞核,在那里它与 CSL 转录因子和辅因子调控因子(Mam)相互作用以激活基因转录。(B)Notch 信号调节发育中胃肠道的二元决定。多能干细胞的两个子细胞不对称地继承 Notch 通路的成分,包括膜结合拮抗剂 numb。因此,在一个子细胞中,Notch 信号是激活的;在胃肠道,这个细胞将成为肠细胞。在另一个子细胞中,Notch 信号不激活。这个细胞将成为分泌细胞的祖细胞。Notch 信号还维持干细胞前体的增殖。改编自 Fre 等人的文章。[55](C)侧向抑制和侧向诱导。在一个相等的细胞群中,一个细胞(蓝色箭头)上调 Notch 配体的表达,激活相邻细胞中的 Notch 信号。在侧向抑制过程中,发送细胞减少受体表达,降低其对邻近细胞 Notch 配体的敏感性,而接收细胞增加受体表达,增加其对 Notch 配体的敏感性,并降低配体的表达。这就是所谓的反馈放大。这些差异通过细胞层传播,产生两种不同的细胞类型。在侧向诱导过程中,接受细胞上调 Notch 配体的表达,而 Notch 配体现在向邻近细胞发出信号。这样,一个 Notch 信号可以在一组细胞中传播。(D)Notch 信号和边界形成。体节,椎骨的前体,是从未分段的近轴中胚层连续出芽产生的。边界是由 fringe 在未分段的中胚层中的表达决定的,该中胚层调节 Notch 信号,以产生高和低 Notch 活性的边界。Notch 通路也控制着体节的规则形成,使其大小均匀。Notch 通路的突变阻止了规则体节和边界的形成,从而导致不规则和紊乱的脊椎;在人类中这被称为脊椎肋骨发育不良

33

是由于配体 jagged1 缺失）的特征是肝脏（胆管缺乏）、心脏、脊柱和眼的缺陷，以及明显的面部特征。LUNATIC FRINGE、DELTA3、HES7 或 Notch 信号的直接下游靶点，MESoderm Posterior 2 同源物（MESP2）的突变会导致脊椎肋骨发育不良，表现为椎骨畸形和紊乱（图 3-7D）。在胚胎发育过程中，脊椎和轴肌组织从体节发育而来，体节是上皮球周期性地从未分节的近轴中胚层萌发出来的（图 3-7D）。体节的产生是由一个分子钟决定的，它涉及 Notch、Wnt、视黄酸和 FGF 通路的协调，这确保了体节的大小恒定[57,58]。未分节的近轴中胚层和新形成的体节之间的边界也受 Notch 信号控制。边界前的细胞具有高水平的 Notch 信号，而位于边界后面的表达 fringe 的细胞则具有较低水平的 Notch 信号（图 3-7D）。Notch 通路的失调会导致分子钟的失调和阻止边界的形成从而影响体节的发育。

功能获得性突变也可能发生。比如 Hajdu-Cheney 综合征，其特征是颅面改变、多囊肾、听力缺陷和骨质疏松症[53]。这种综合征是由于 NOTCH2 的 ICD（细胞内结构域）中 PEST 结构域的突变引起的。PEST 结构域是 ICD 降解所必需的，即 Notch 信号的下调，在这种综合征中，ICD 稳定，Notch 信号增加。PEST 结构域的突变也与生后的病理学有关，最主要的例子是 T 细胞白血病，其中 Notch 信号的增强增加了造血前体细胞产生的 T 细胞[59]。

总结

我们已经讨论了控制胚胎发育的五条关键信号通路，描述了每一条通路的不同角色及作用机制，并强调了由于这些信号通路组成部分的突变而引起的综合征。虽然我们通常都是单独描述每一条通路，但事实是这些通路并不是单独作用的，它们必须相互汇聚、协同和拮抗，才能产生大量的组织类型和复杂的细胞结构排列。神经管的 Wnt-Shh 模式化说明了这一点。由于篇幅的限制，我们没有包括其他基因突变，如转录因子和基质分子，以及表观遗传和机械因素如何影响胚胎发育的讨论。至于生长因子信号，我们对胚胎发育各个领域的理解正在取得巨大的飞跃。利用这些知识，我们也许最终能够挽救缺陷基因的功能。如前所述，针对某些综合征的治疗策略已经出现，希望不仅可以降低出生缺陷的风险，而且当出生缺陷确实存在时，它们可以更容易被修复，从而降低个人和社会经济成本。

致谢

我们感谢 Les Dale 对原稿的批判性阅读，感谢 Sana Zakaria 对插图的帮助。我们向因篇幅不足而无法直接引用的作者致歉。

（翻译　顾圆圆　审校　杨芳）

参考文献

[1] Schoenwolf G, Brauer BS, Francis-West P. *Larsen's Human Embryology*, 5th edn. Philadelphia: Elsevier, Churchill, Livingstone, 2014.

[2] Viotti M, Niu L, Shi S-H, Hadjantonakis A-K. Role of the Gut Endoderm in Relaying Left-Right Patterning in Mice. *PLoS Biol.* 2012; 10: e1001276.

[3] Fu V, Plouffe SW, Guan KL. The Hippo pathway in organ development, homeostasis, and regeneration. *Curr Opin Cell Biol.* 2017; 49: 99–107.

[4] Varelas X. The Hippo pathway effectors TAZ and YAP in development, homeostasis and disease. *Development.* 2014; 141: 1614–26.

[5] Shukla V, Coumoul X, Wang RH, Kim HS, Deng CX. RNA interference and inhibition of MEK-ERK signaling prevent abnormal skeletal phenotypes in a mouse model of craniosynostosis. *Nat Genet.* 2007; 39: 1145–50.

[6] Twigg SR, Wilkie AO. A Genetic-Pathophysiological Framework for Craniosynostosis. *Am J Hum Genet.* 2015; 97: 359–77.

[7] Twigg SR, Wilkie AO. New insights into craniofacial malformations. *Hum Mol Genet.* 2015; 24: R50–9.

[8] Lefebvre S, Mikkola ML. Ectodysplasin research—where to next? *Sem Immunol.* 2014; 26: 220–8.

[9] Antonarakis, SE. Down syndrome and the complexity of genome dosage imbalance. *Nat Rev Genet.* 2017; 18: 147–63.

[10] Das I, Reeves RH. The use of mouse models to understand and improve cognitive deficits in Down syndrome. *Dis Model Mech.* 2011; 4: 596–606.

[11] Chambers SM, Studer L. Cell fate plug and play: direct reprogramming and induced pluripotency. *Cell.* 2011; 145: 827–30.

[12] Clevers H. Modeling Development and Disease with Organoids. *Cell.* 2016; 165: 1586–97.

[13] Brown J, Quadrato G, Arlotta P. Studying the Brain in a Dish: 3D Cell Culture Models of Human Brain Development and Disease. *Curr Top Dev Biol.* 2018; 129: 99–122.

[14] Adli M. The CRISPR tool kit for genome editing and beyond. *Nat Commun.* 2018; 9: 1911.

[15] Zhang C, Quan R, Wang J. Development and application of CRISPR/Cas9 technologies in genomic editing. *Hum Mol Genet.* 2018; 27: R79–88.

[16] Takebe T, Zhang B, Radisic M. Synergistic Engineering: Organoids Meet Organs-on-a-Chip. *Cell Stem Cell.* 2017; 21: 297–300.

[17] Bier E, De Robertis EM. EMBRYO DEVELOPMENT. BMP gradients: A paradigm for morphogen-mediated developmental patterning. *Science.* 2015; 348: aaa5838.

[18] White RJ, Schilling TF. How degrading: Cyp26s in hindbrain development. *Dev Dyn.* 2008; 237: 2775–90.

[19] Zhou Y, Liu HX, Mistretta CM. Bone

morphogenetic proteins and noggin: inhibiting and inducing fungiform taste papilla development. *Dev Biol*. 2006; 297: 198–213.

[20] Hamada H, Tam PP. Mechanisms of left-right asymmetry and patterning: driver, mediator and responder. *F1000Prime Rep*. 2014; 6: 110.

[21] Chiang C, Litingtung Y, Lee E, Young KE, Corden JL, Westphal H, Beachy PA. Cyclopia and defective axial patterning in mice lacking Sonic hedgehog gene function. *Nature*. 1996; 383: 407–13.

[22] Teillet M, Watanabe Y, Jeffs P, Duprez D, Lapointe F, Le Douarin NM. Sonic hedgehog is required for survival of both myogenic and chondrogenic somitic lineages. *Development*. 1998; 125: 2019–30.

[23] Tickle C, Towers M. Sonic Hedgehog Signaling in Limb Development. *Front Cell Dev Biol*. 2017; 5: 14.

[24] Zhu J, Mackem S. John Saunders' ZPA, Sonic hedgehog and digit identity – How does it really all work? *Dev Biol*. 2017; 429: 391–400.

[25] Roessler E, Muenke M. The molecular genetics of holoprosencephaly. *Am J Med Genet C Semin Med Genet*. 2010; 154C: 52–61.

[26] Al-Qattan, MM. Zone of polarizing activity regulatory sequence mutations/duplications with preaxial polydactyly and longitudinal preaxial ray deficiency in the phenotype: a review of human cases, animal models, and insights regarding the pathogenesis. *Biomed Res Int*. 2018; 2018: 1573871.

[27] Roessler E, Hu P, Muenke M. Holoprosencephaly in the genomics era. *Am J Med Genet C Semin Med Genet*. 2018; 178: 165–74.

[28] Petrov K, Wierbowski BM, Salic A. Sending and receiving Hedgehog signals. *Annu Rev Cell Dev Biol*. 2017; 33: 145–68.

[29] Elliott KH, Brugmann SA. Sending mixed signals: cilia-dependent signaling during development and disease. *Dev Biol*. 2019; 447: 28–41.

[30] Briscoe J, Small S. Morphogen rules: design principles of gradient-mediated embryo patterning. *Development*. 2015; 142: 3996–4009.

[31] Grainger S, Willert K. Mechanisms of Wnt signaling and control. *Wiley Interdiscip Rev Syst Biol Med*. 2018; e1422 [Epub ahead of print].

[32] Butler MT, Wallingford JB. Planar cell polarity in development and disease. *Nat Rev Mol Cell Biol*. 2017; 18: 375–88.

[33] Ulloa F, Marti E. Wnt won the war: antagonistic role of Wnt over Shh controls dorso-ventral patterning of the vertebrate neural tube. *Dev Dyn*. 2010; 239: 69–76.

[34] Cairns DM, Sato ME, Lee PG, Lassar AB, Zeng L. A gradient of Shh establishes mutually repressing somitic cell fates induced by Nkx3.2 and Pax3. *Dev Biol*. 2008; 323: 152–165.

[35] Copp AJ, Adzick NS, Chitty LS, Fletcher JM, Holmbeck GN, Shaw GM. Spina bifida. *Nat Rev Dis Primers*. 2015; 1: 15007.

[36] Yang Y. Wnt signaling in development and disease. *Cell Biosci*. 2012; 2: 14.

[37] Al-Qattan MM. WNT pathways and upper limb anomalies. *J Hand Surg Eur*. 2011; 36: 9–22.

[38] Weiss A, Attisano L. The TGFbeta superfamily signaling pathway. *Wiley Interdiscip Rev Dev Biol*. 2013; 2: 47–63.

[39] Zinski J, Tajer B, Mullins MC. TGF-beta Family Signaling in Early Vertebrate Development. *Cold Spring Harb Perspect Biol*. 2018; 10: pii: a033274.

[40] Pla P, Monsoro-Burq AH. The Neural Border: Induction, Specification and Maturation of the territory that generates Neural Crest cells. *Dev Biol*. 2018; 444 (Suppl. 1): S36–46.

[41] Dahn RD, Fallon JF. Interdigital regulation of digit identity and homeotic transformation by modulated BMP signaling. *Science*. 2000; 289: 438–41.

[42] Kahata K, Dadras MS, Moustakas A. TGF-beta Family Signaling in Epithelial Differentiation and Epithelial-Mesenchymal Transition. *Cold Spring Harb Perspect Biol*. 2018; 10: pii: a022194.

[43] Wu M, Chen G, Li YP. TGF-beta and BMP signaling in osteoblast, skeletal development, and bone formation, homeostasis and disease. *Bone Res*. 2016; 4: 16009.

[44] Stricker S, Mundlos S. Mechanisms of digit formation: Human malformation syndromes tell the story. *Dev Dyn*. 2011; 240: 990–1004.

[45] Suzuki S, Marazita ML, Cooper ME, Miwa N, Hing A, Jugessur A, et al. Mutations in BMP4 are associated with subepithelial, microform, and overt cleft lip. *Am J Hum Genet*. 2009; 84: 406–11.

[46] Josso N, Belville C, di Clemente N, Picard JY. AMH and AMH receptor defects in persistent Mullerian duct syndrome. *Hum Reprod Update*. 2005; 11: 351–6.

[47] Ornitz DM, Itoh N. The Fibroblast Growth Factor signaling pathway. *Wiley Interdiscip Rev Dev Biol*. 2015; 4: 215–66.

[48] Dorey K, Amaya E. FGF signalling: diverse roles during early vertebrate embryogenesis. *Development*. 2010; 137: 3731–42.

[49] Bhagavath B, Layman LC. The genetics of hypogonadotropic hypogonadism. *Semin Reprod Med*. 2007; 25: 272–86.

[50] Ornitz DM, Legeai-Mallet L. Achondroplasia: Development, pathogenesis, and therapy. *Dev Dyn*. 2017; 246: 291–309.

[51] Bray SJ. Notch signalling in context. *Nat Rev Mol Cell Biol*. 2016; 17: 722–35.

[52] Sjoqvist M, Andersson ER. Do as I say, Not(ch) as I do: Lateral control of cell fate. *Dev Biol*. 2019; 447: 58–70.

[53] Masek J, Andersson ER. The developmental biology of genetic Notch disorders. *Development*. 2017; 144: 1743–63.

[54] Tossell K, Kiecker C, Wizenmann A, Lang E, Irving C. Notch signalling stabilises boundary formation at the midbrain-hindbrain organiser. *Development*. 2011; 138: 3745–57.

[55] Fre S, Bardin A, Robine S, Louvard D. Notch signaling in intestinal homeostasis across species: the cases of Drosophila, Zebrafish and the mouse. *Exp Cell Res*. 2011; 317: 2740–7.

[56] Hori K, Sen A, Artavanis-Tsakonas S. Notch signaling at a glance. *J Cell Sci*. 2013; 126: 2135–40.

[57] Carrieri, FA, Dale JK. Turn it down a notch. *Front Cell Dev Biol*. 2016; 4: 151.

[58] Wahi, K, Bochter MS, Cole SE. The many roles of Notch signaling during vertebrate somitogenesis. *Semin Cell Dev Biol*. 2016; 49: 68–75.

[59] Chiang MY, Radojcic V, Maillard I. Oncogenic notch signaling in T-cell and B-cell lymphoproliferative disorders. *Curr Opin Hematol*. 2016; 23: 362–70.

第4章 人类遗传学与胎儿疾病：胎儿基因组的评估

Hsu Chong ◆ Fionnuala Mone ◆ Dominic McMullan ◆ Eamonn Maher ◆ Mark D. Kilby

引言

高达 5% 的妊娠并发胎儿结构异常，而高达一半的病例是由潜在的染色体或遗传病因引起的。了解胎儿基因组在进行产前诊断和预测预后方面越来越重要。在过去的几十年里，产前基因组学领域已经呈指数级发展，从 20 世纪 60 年代开始传统的"全"核型分析，到现在和以后应用二代测序（next-generation sequencing，NGS）（图 4-1）。目前和未来在产前诊断方面取得的进展，将使夫妇能够对他们的怀孕前瞻性地作出更明智的决定，此外，还可以帮助决定和发展胎儿治疗[1]。随着先进技术和大型前瞻性研究的发展，如英国的"原理证明"性 100 000 基因组项目[2]以及产前评估基因组和外显子组（PAGE）研究[3]，更先进的生物信息分析途径将可能使获得信息的程度和周转时间迅速提高。胎儿医学的亚专科医生，产科医生、儿科医生、遗传学家、基因组科学家和遗传咨询师有责任及时了解这些丰富的进展，以使夫妇能够得到相应的信息。

在英国，国家胎儿异常筛查计划倡导的检测染色体异常的主要产前筛查方法是孕早期联合筛查试验（first trimester combined screening test，FCT）[4]。FCT 使用的算法基于：①母体年龄；②颈部透明层（translucency，NT）测量；③游离 β-人绒毛膜促性腺素（β-HCG）；④妊娠相关血浆蛋白 A（pregnancy-associated plasma protein A，PAPP-A）与测量的胎儿头臀径（CRL）的关系，以评估常见染色体异常（13、18 和 21 三体）的妊娠背景风险[5]。这是在妊娠 $11 \sim 13^{+6}$ 周进行的（相当于胎儿 CRL 测量值 $45 \sim 84 \mathrm{mm}$）。如果该检测显示胎儿非整倍体的风险大于 $1:150$，则应提供绒毛取样（CVS）或羊膜腔穿刺术行染色体分析的侵入性检查。使用 $1:150$ 为统一截断值，常见常染色体非整倍体的检出率为 84%，假阳性率（FPR）为 2.25%[6]。孕 14 周至 20 周（CRL>84mm），可提供孕中期四联血清学筛查。这结合了：①母体年龄；② β-HCG；③甲胎蛋白（alpha fetoprotein，AFP）；④抑制素-A；和⑤雌三醇来计算风险值。虽然这种生物标志物的组合筛查比联合筛查的灵敏度（FPR 为 3.5% 时的检出率为 80%）低，但它是英国国家推荐的孕 14^{+2} 周后的筛查策略[4]。

在现代产科实践中，夫妻现在可以决定接受无创产前检查（NIPT），它可以检测母体循环中的

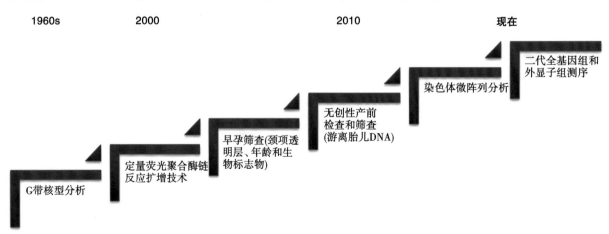

1960s　　2000　　2010　　现在

二代全基因组和外显子组测序

染色体微阵列分析

无创性产前检查和筛查（游离胎儿DNA）

早孕筛查（颈项透明层、年龄和生物标志物）

定量荧光聚合酶链反应扩增技术

G带核型分析

图 4-1　染色体和基因异常产前筛查和诊断的演变。从 20 世纪 60 年代开始到现在描述产前筛查的发展

游离胎儿 DNA。这种高度敏感的检测在怀孕 9 周后进行,可以筛查常见的常染色体非整倍体[7-10]。同期队列研究结果的荟萃分析(检测后确定核型的)表明,21、18 和 13 三体的检出率分别为 99.7% (95% *CI*: 99.1% ~ 99.9%),97.9% (95% *CI*: 94.9% ~ 99.1%) 和 99.0% (95% *CI*: 65.8% ~ 100%),总体 FPR 为 0.04% (95% *CI*: 0.02% ~ 0.07%)[11,12]。由于这种技术的高敏感性和特异性,当其应用于染色体异常筛查时,极有可能导致有创产前检查的显著减少[13]。因此,争论的焦点是 NIPT 是否应该作为一线筛查,还是

在 FCT 后依情况提供(同时需修改 1 : 150 的截断值)。使用 NIPT 作为一线筛查工具将减少进行的侵入性检查的数量,但 NIPT 比 FCT 更昂贵,会增加筛查的财政开支。此外,完全不用 FCT 可能会影响其他医疗途径,如发现有子痫前期、生长受限或早孕结构性胎儿异常风险的孕妇,图 4-2 显示了筛查和诊断染色体异常的建议路径。

本章的重点是对有结构异常的胎儿进行基因组学研究。3% ~ 5% 的孕妇在孕早期(11 ~ 13⁺⁶ 周)或 18~21⁺⁶ 周的详细超声结构筛查扫描时发现胎儿结构异常。此外,在这之后进行"胎儿生

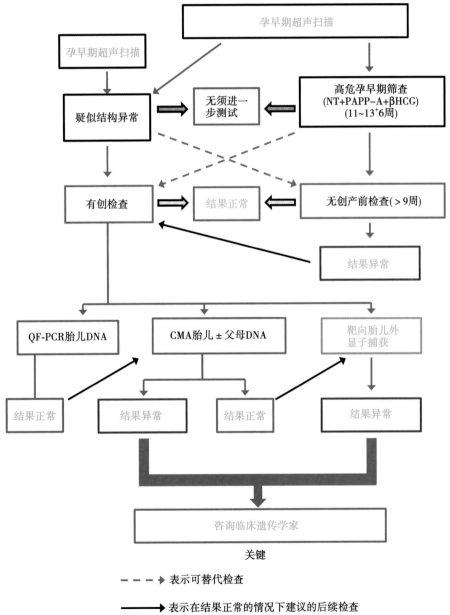

图 4-2 染色体异常筛查和产前诊断的建议路径。如果孕早期联合检查结果提示高风险,或者孕中期超声检查发现异常,可向患者提供进一步检查。流程图显示的是如果发现异常结果贯进行染色体微阵列和外显子组测序检查的流程

长扫描"或其他原因的扫描,也可能会偶然发现结构异常。这些异常可能从单一的、相对较小的异常(如唇裂)到与围产儿死亡率增加相关的严重多系统异常[14]。相关的结构染色体异常和单基因异常的风险将取决于:①结构异常的类型和受影响的解剖系统;②超声扫描发现异常的数量。然而,表面上"孤立"的异常(如唇裂和马蹄内翻足)也可能与遗传疾病有关,因为胎儿细微的表型异常并不总是能用产前超声检测到。在这种情况下,通常为患者提供侵入性产前检查作为一线检查方法,因为随后的基因组分析可能在评估和预测预后中发挥重要作用[15]。传统上,染色体检查常规进行核型分析。自 20 世纪 90 年代初以来,随着间期荧光原位杂交(FISH)和定量荧光聚合酶链反应扩增技术(QF-PCR)等分子技术的引入,使检测常见非整倍体的染色体分析出结果的周转时间从 2 周缩短到 48h,它几乎与核型分析一样准确,从而避免了更具挑战性的父母要求晚期终止妊娠的情况[16]。

胎儿医学的遗传学领域正在迅速发展,许多情况下染色体微阵列(CMA)分析取代核型分析成为标准实践做法[17]。CMA 有助于亚显微染色体分析,分辨率远高于常规核型分析的 5Mb,提高了微缺失和微重复的诊断率。展望未来,基因组检测和 NGS 在儿科和成人医学中的下一步应用是使分辨

率达到单个碱基对的水平,从而有助于发现以前只能通过对具有表型的遗传综合征进行靶向基因突变分析来诊断的单基因疾病[18]。然而,目前国际综述文献并不建议在研究背景之外的产前诊断中常规使用 NGS[19]。我们必须记住,所有的筛查和诊断检查都有自己的优势和缺陷,在临床情况下适当选择检查是产前遗传学的一个重要问题。

染色体分析

自 20 世纪 60 年代以来,使用传统细胞遗传学技术进行染色体分析已成为胎儿医学的一个组成部分。13、18 和 21 三体总共在非整倍体中占 95%[20]。Nadler 和 Gerbie 在 1970 年描述了在孕中期应用羊膜腔穿刺处理"高危"妊娠,证明羊水中含有可以在实验室条件下生长的羊水细胞[21]。从那时起,遗传疾病的产前鉴定变得更加普遍,并最终成为标准产前保健的一部分[4]。

常规核型分析

相对于常规核型分析,染色体评估起步于细胞分裂中期显微镜下的染色体计数(图 4-3)。这一过程是通过 G 显带改进的,在光学显微镜下可见基因贫乏/丰富区域的染色体的亮带和暗带。这样的分析有助于发现三倍体(triploid)、染色体

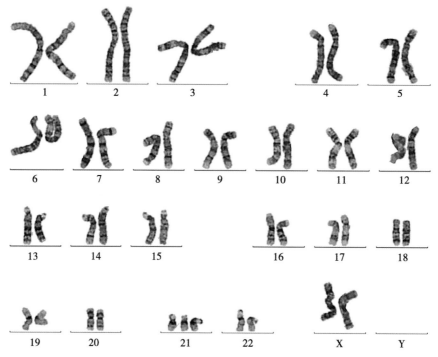

图 4-3　21 三体的核型图。核型图是女胎的。注意 G 带染色产生的每个染色单体的暗带和亮带,以及额外的 21 号染色体。由 Susan Hamilton 提供,WestMidlands 区域遗传学实验室,伯明翰,英国

倒位(chromosome inversion)、缺失(deletion)、重复(duplication)和 5 ~ 10Mb 的易位。可识别的综合征包括 cri-duchat 综合征(5p 缺失)、Miller-Dieker 综合征(17p13.3 缺失) 和 Wolf-Hirschhorn 综合征(4p16.3 缺失)[20]。常规全核型分析是一种用于产前诊断的成熟的有用的方法,但由于需要采集活的分裂中期细胞来培养以显示染色体,其分辨率相对较低,周转时间长达 21d。

FISH and QF-PCR

FISH 利用核苷酸与其互补碱基对的结合特异性,使用 100 ~ 250kb 的大片段插入性"克隆探针"结合到人类基因组,这些基因组序列是人类基因组测序项目的一部分。这些克隆探针连接着一个"标记物"会发出荧光,从而能够检测到特定的 DNA 序列(图 4-4)。

术语原位是指染色体的克隆探针标记处于细胞分裂间期状态;因此不需要细胞周期停滞,从而缩短非整倍体检测的周转时间。FISH 的主要局限性在于它是一种有针对性的检测,虽然对非整倍体的检测很有用,但需要事先已有怀疑的遗传病变。此外,所涉及的区域必须大于所使用的克隆探针,从而限制了分辨率。荧光图像是在显微镜下分析的,包括计数细胞的数量,并对信号模式与染色体互补一致的细胞比例进行评分。周转时间明显短于核型分析,仅需 10min。

QF-PCR 可用于培养或未培养细胞中提取的 DNA。短多态串联重复序列的扩增构成了试验的基础[20]。多个代表染色体拷贝数的多态性标记

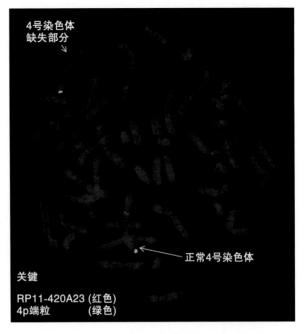

图 4-4　FISH 显示 4 号染色体的缺失。绿色探针突出了 4 号染色体短臂的端粒末端。细胞分裂间期 FISH 红色探针的缺失表示 4 号染色体长臂缺失。由 Susan Hamilton 提供,West Midlands 区域遗传学实验室,伯明翰,英国

被评估。在"正常"核型的样本中,出现两个峰,以 1∶1 的比例出现,表示相同比例的兴趣位点[22]。在三体中,三个峰被描记出,两个峰的比例为 2∶1,很少有一个单一峰的纯合子模式。在 X 单体中,只有一个峰出现。在性别鉴定中,除了检测 X 染色体外,Y 染色体的扩增产物区域有没有峰值也用于性别鉴定。图 4-5 所示为 18 三体综合征胎儿的电泳图。

QF-PCR 检测常见三体的敏感性估计为

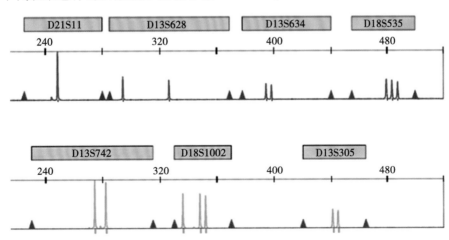

图 4-5　显示 18 三体的 QF-PCR 电泳图。电泳图顶部的灰色方框表示用于检测特定染色体的探针组。前两个数字表示染色体数目。因此,D21S11 对应于 21 号染色体。红色三角形表示基因编码区的开始和结束。注意,探针组 D18S535 和 D18S1002 检测到 3 个峰,表明存在额外的 18 号染色体。所有其他探针组都检测到 2 个峰,即染色体 13 和 21 的正常拷贝数。由 Susan Hamilton 提供,West Midlands 区域遗传学实验室,伯明翰,英国

98.6%(21、18 和 13 三体分别为 86.3% ~ 100%，95%CI:97.8% ~ 99.3%)。与 FISH 相比，QF-PCR 有许多优点；最显著的是能够同时分析多个样本并识别母体细胞污染[22]。此外，分析可以自动化，结果可以在更短的时间内回报。在可能终止妊娠的情况下，缩短周转时间有助于及时提供这项服务。QF-PCR 的本质决定了通常只识别染色体拷贝数的变异。

染色体微阵列

在过去的 10 年里，随着染色体微阵列(CMA)的广泛应用，胎儿遗传学得到了进一步的发展。利用阵列比较基因组杂交(aCGH)技术，将寡核苷酸探针固定到玻片(芯片)上，多个探针代表基因组的特定区域，分辨率随临床应用而变化。从产前样本中提取后，目标 DNA(在这里指胎儿)被荧光标记并与"正常"对照 DNA 一起杂交到微阵列。比较试验样品和对照品中不同基因位点核苷酸拷贝数的差异，并使用软件包(如 Agilent®)来确定试验样品中拷贝数是否存在显著的增加和缺失(图4-6)。这些分析有具体的标准(图4-7)。显著拷贝数变异(CNV)通过在线资料库比较健康对照组和异常个体基因组变异进行解释(如 DECIPHER 数据库:https://decipher.sanger.ac.uk)。CNV 的鉴定通常是通过有针对性的替代技术，如 FISH、多重连接探针扩增技术(ML-PA)或重复 CMA 进行验证。

另一种阵列方法是单核苷酸多态性(SNP)微阵列。SNP 是基因组核苷酸中的一个点，在人群中会发生变异，并发现与糖尿病和自闭症谱系障碍等常见疾病有关联。这种方法在将测试 DNA 扩增并裂解为寡核苷酸后，再将其杂交到含有数十万个等位基因特异性寡核苷酸探针对的芯片上。通过比较杂交程度可以确定基因型。与 aCGH 相比，SNP 阵列的优势在于能够检测三倍体并识别杂合性缺失区域，这些区域可能表明单亲二倍体或亲缘关系[17]。

最初的 CMA 平台可以识别分辨率在 0.5 ~ 1MB 的染色体拷贝数差异[24]，而目前的 CMA 平台的最佳分辨率为 2kB，分辨率明显高于标准核型[25]。有了分辨率各异的平台，使用 CMA 带来的主要困境是，优化使用更高分辨率的 CMA 平台和生成的信息量之间的平衡，以防止检测到的具有不确定意义的变异(VU)数量增加的风险，因为这对结果的咨询带来了挑战[24]。Hillman 等人的一项研究在有先天性异常的胎儿将低分辨率 CMA 平台(1Mb)与高分辨率(60K)微阵列进行了比较，发现虽然 60K 微阵列提供了一个未达到显著差异的额外致病性 CNV 检测率(4.8% vs 4.1%，$P = 0.31$)，但不明意义变异(VUS)的检出比例也显著增加(8.0% vs 0.4%，$P < 0.001$)[26]。一项更大的研究也使用了高分辨率平台(75K)，

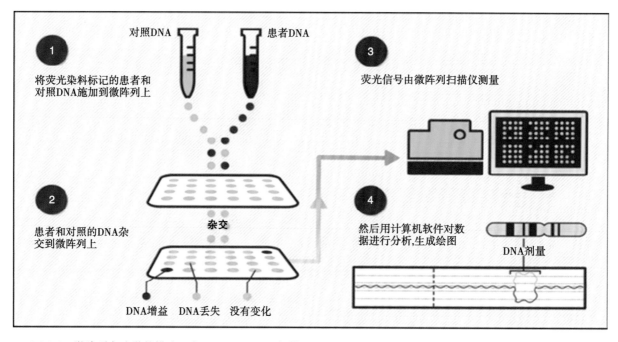

图 4-6　微阵列方法学的描述。由 Susan Hamilton 提供，West Midlands 区域遗传学实验室，伯明翰，英国

(A)

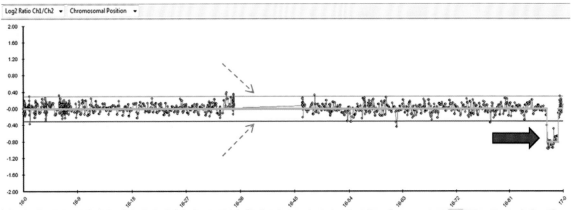

(B)

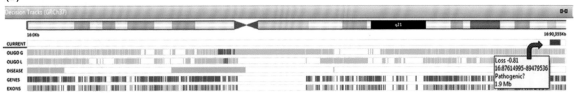

(C)

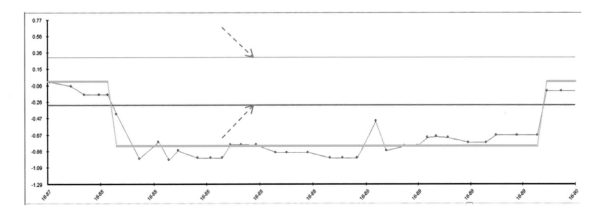

(D)

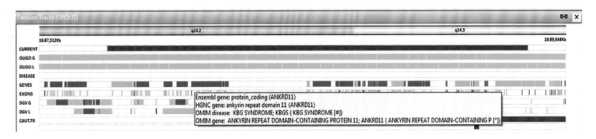

图 4-7　描述 16 号染色体缺失的微阵列图谱。(A)阵列比较基因组杂交(aCGH)电泳图谱。虚线箭头对应于信号强度的正常变化范围。加粗的红色箭头显示信号强度降低,表明与对照组相比,试验基因组 DNA 杂交减少。这表明该区域有缺失。(B)测试的基因组 DNA 被画上了下划线,并被标记为"当前"。缺失似乎定位到了 16 号染色体的长臂上。缺失的区域跨度为 1.9MB。虽然这代表了一个很大的片段,但仅仅存在一个缺失并不表明其致病性。需要在基因组学和疾病的在线资料库中进行进一步的分析。(C)图(A)的放大区域。虚线箭头对应于信号的正常变化范围。粗体红色箭头表示已缺失的区域。注意杂交减少到 29 个探针(圆圈)。(D)图(B)放大图。这显示了缺失区域内的外显子(绿色垂直小条)。在这个例子中,编码 ankrin 重复结构域 11 的基因已经被明确(ANKRD11)。因此,aCGH 结果表明该基因由于该区域的缺失而缺失。ANKRD11 缺失导致 KBG 综合征。这是一种常染色体显性综合征,导致牙齿、神经行为、颜面和骨骼异常。[23] 由 Susan Hamilton 提供,West Midlands 区域遗传学实验室,伯明翰,英国

41

发现致病性 CNV 检测率为 6.0% 和 VUS 检出率 1.5%,在 2015 年修订 VUS 标准之后,进一步下降到 0.5%。这项研究的作者建议,随着 CMA 检查的时间积累,越来越多的临床级数据存入公共数据库,VUS 报告率将下降,这表明应使用具有最大可能分辨率的平台来优化发现致病性 CNV 的机会[26,27]。

一些国际组织已经评估了 CMA 的诊断率和产前检查中 VUS 的患病率,其结果总结在表 4-1 中。除了评估诊断率外,最大的产前微阵列研究之一,EACH(评估阵列比较基因组杂交技术在胎儿异常产前诊断中的作用)发现,与核型分析相比,CMA 的周转时间快 5d,但比核型多花费 113 英镑。检测到的致病性 CNV 数量随着发现的异常数量而增加,并且在可疑心脏异常组中也高于任何其他系统(1.5% 对 11.2%,P < 0.001)[28]。这已经被其他研究证实[29,30]。CMA 评估 NT 升高(>3.5mm)时相对于核型分析在不同的研究中增加的收益也各异。EACH 在评估了文献后得出结论,CMA 在孤立性 NT 升高中只发挥了有限的作用,比用于其他结构异常获益较少,成本更高[25]。

CMA 相比标准核型的优缺点见表 4-2[17]。在

表 4-1 诊断率和 VUS 患病率

	人群	研究类型	主要 CMA 平台	额外诊断率	VUS 率
Wapner 等,2012	4 406 名接受产前诊断的女性①孕妇年龄;②高危 FTS;和③结构异常	前瞻性病例对照研究 CMA 与核型	寡核苷酸 CGH 阵列设计:4 重阵列,有 44 000 个寡核苷酸探针,覆盖 71% 已知疾病关联的靶区(1 个探针覆盖 75kb)	在孕妇年龄和高危 FCT 结果的情况下 1.7%;在胎儿结构异常的情况下 6%	1.5% 的 CNV(2015 年修订为 0.9%)
Hillman 等,2013	因胎儿结构异常接受产前诊断的 243 名妇女;来自荟萃分析的 18 113 名产前样本,因任何原因接受了产前检查	前瞻性病例对照研究 CMA 与核型以及 CMA 比较核型荟萃分析	全基因组 BAC(细菌人工染色体)微阵列,基因组主链分辨率>2Mb,靶区分辨率>200kb	病例对照研究为 4.1%;荟萃分析(胎儿结构异常)为 5%~10%	病例对照研究为 0.8%;荟萃分析(任何指征)为 1.4%;结构异常为 2.1%
Robson 等,2017	因为一个或多个胎儿结构性异常或 NT 升高接受产前检查的 1 123 名妇女,其主要非整倍体的 QF-PCR 检测为阴性	前瞻性病例对照研究 CMA 与核型成本效益分析与定性子研究	寡核苷酸 CGH-阵列设计;8 重,6 万个,60 聚体寡核苷酸,主链分辨率 ≈ 75kb	胎儿结构异常 3.7%	任何结构异常 2.4%

产前应用染色体微阵列比较核型进行评估的不同研究的诊断率和 VUS 率。请注意,当分辨率增加时,诊断率会增加,但 VUS 速率也会增加。最低 VUS 发生率与 Hillman 等人进行的病例对照研究相关。FCT,孕早期联合筛查试验。

表 4-2 aCGH 分析与 G 显带核型相比的优势和不足

aCGH 与 G 显带核型相比的优势	aCGH 与 G 显带核型相比的不足
更高的分辨率检测微重复和微缺失	无法检测平衡易位
客观评价	四倍体和或三倍体可能会漏诊,这取决于所使用的 CMA 技术
可以分析更广泛的组织类型	不能评估 CNV 的机制,例如通过不平衡易位或标记染色体
不需要组织培养	检出不明意义的变异
可以对平台进行定制,以专注于感兴趣的领域	漏诊低水平嵌合体的可能性更大
可检测单亲二体和血缘关系(用 SNP-CMA)	
获得的数据可以与遗传数据库进行比较,以评估与该地区相关的表型	
使用自动化设备可以处理更大的样本量	

欧洲和美国，CMA已经取代了传统的核型分析在产前诊断中的地位，只在需要时才额外使用核型分析，其他国际中心也一样。在CMA上检测到的拷贝数变异可分为良性、可能良性、VUS、可能致病或致病。如前所述，除了临床指南，还有临床变异的数据库，如DECIPHER和ISCA（http://db-search. clinicalgenome. org/search）可以帮助临床医生和科学家确定CNV的临床意义[31-35]。患者咨询和知情同意必须集中于：①致病性CNV具有各异的疾病谱；以及②CMA无法检测出所有遗传学异常的事实。

基因测序策略

使用NGS可以检测致病性核苷酸变异，达到一个碱基对的分辨率。这类NGS策略包括全外显子组测序（WES），即检测所有已知疾病的编码外显子-编码基因（占人类基因组的1%～2%）和全基因组测序（WGS），即包括非编码区在内的整个基因组都被评估[36]。国际产前诊断学会、母胎医学会和围生期质量基金会发表了一份联合共识声明，认识到NGS技术的快速发展和新出现的证据，支持其在产前诊断方面的有效性。但是，建议谨慎行事，同时需要对卫生专业人员进行广泛的教育，并在这一领域进行更多的研究[19]。图4-8显示了使用NGS后染色体和遗传疾病诊断率的历史性增长。

全外显子组测序

全外显子组测序在儿科罕见孟德尔遗传疾病领域已显示出重要的临床应用价值，并促成了一些发现，如Kabuki、Fowler、Schinzel-Giedion、Bohring-Opitz以及Miller综合征[36-38]。可以预见的是，将这种测试转变为常规临床实践将有助于避免大多数患有罕见遗传病的儿童所经历的漫长的"诊断之旅"[36]。在这种临床情况下应用WES可使诊断率比标准方法提高25%，随着对技术进步应用范围的理解，这一数字可能会随着时间的推移而进一步增加。已经证实，对于具有潜在神经系统表型的儿童和胎儿诊断率最高，并发现了与智力障碍疾病相关的致病性新发突变[37,38]，表明神经系统与遗传异常关系密切。

全外显子组测序可以进一步细分为临床外显子组，这是一种有针对性的靶向区域测序，精选一些（可能数百个）与特定的综合征相关的已知基因。Chandler等人在一项研究中展示了使用这种靶向测序的一个例子，在该研究中，使用三联（先证者和双亲）分析对怀疑孕有潜在骨骼发育不良胎儿的孕妇进行临床外显子组分析，同时集多学科团队优化表型分型，结果表明：利用一组含240个已知的骨骼发育不良基因突变的靶向测序组，对13/16（81%）的病例做出了分子诊断[39]。鉴于这样的研究，已经发布指南建议在进一步研究证明临床实用性和安全性之前，产前NGS不应用于

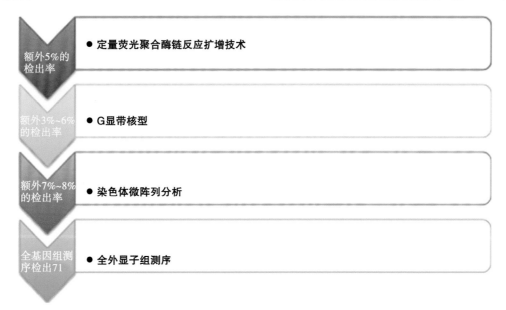

图4-8 产前检查的诊断率。此流程图描述了每个后续检查如何在前一个检查之上提供附加信息。例如，与传统的G显带核型分析相比，染色体微阵列可以提供7%～9%的额外信息

常规临床实践。该指南建议,参考多学科建议后,在以下情况下根据具体情况进行此类检测是合理的:①胎儿异常提示遗传疾病,且 CMA 为阴性;②没有 CMA 结果,但异常强烈提示单一基因疾病;③以前有一个未被诊断的胎儿/儿童有一个或多个异常提示遗传综合征,现在再次妊娠中再发;和④有反复死产/胎史,核型和/或 CMA 阴性,再次妊娠出现类似异常[19]。

全外显子组测序将发现人类基因组中约>20 000 个蛋白质编码基因中的任何一个的核苷酸变化[18]。尽管 WGS 比 WES 提供了更多的遗传信息,但目前它的成本更高,需要更大量的 DNA,并且生成的大量数据难以快速分析。因此,WES 目前被广泛用于研究胎儿结构异常的遗传学基础,主要用于临床研究。然而,与 CMA 一样,人们可以预测,测序的更广泛应用将使对发现的变异的意义有更多认识,并且正如最近的指南所建议的那样,有必要确定这项技术的临床实用性和成本效益,然后才能将其常规用于产前遗传学。WES 已被用于评估结构异常的胎儿(以及他们的父母,即三联分析)。这项研究在 37%(n = 10/27)的病例中发现了致病变异,说明优化表型信息有助于解释遗传变异的重要性,从而提高诊断率[40]。

PAGE 研究正在调查 WES 在前瞻性收集的一系列有结构异常的胎儿上的应用。对 610 例胎儿和 1 206 例双亲样本(597 例父母三人组和 14 例父母双生子组)的前瞻性队列进行中期分析,发现 8.7% 的临床相关的病理性变异(n = 34/392)[3]。重要的是,不同表型亚组的诊断率不同,致病性变异在复杂多系统异常、胎儿水肿和心脏或骨骼异常的胎儿中更为常见(分别为 10.5%、18.4% 和 15.4%),但在只有孤立性 NT 升高的胎儿中诊断率较低(1.1%)[3]。

外显子组测序有一些局限性,最明显的是周转时间和如何向父母反馈结果。此外,外显子组测序失败也可能发生[41]。研究表明,11 ~ 41d 的周转时间是可能的,随着更多生物信息分析途径的开发,这一点应该能得到改善[39,42]。如果没有亲本序列,那么对 WES 检测到的变异的解释就更困难了,并且 WES 可能无法可靠地识别结构性染色体变异(因此,CMA 通常仍用于检测 CNV)、三连体重复性疾病或内含子(非蛋白质编码基因)内的遗传异常。

全基因组测序

全基因组测序除了可以检测 CNV 和结构重排之外,还可以识别整个基因组中的致病性变异。基因编码区以外的遗传变异也会导致疾病——我们对这些基因的作用的理解正在增加,但外显子以外的遗传学变异与胎儿结构异常的相关性仍有待确定[43]。此外,不同的分子遗传学检测策略(如 WES 和 WGS)的成本效益仍有待在产前和产后的遗传学实践中确定。因此,在不久的将来,WES 联合 CMA 将成为检测遗传变异的最广泛使用的策略,尽管 WGS 成本的降低可能会改变这一点。

对产前诊断检查进展的关注点

更多的信息是要付费的,与标准的细胞遗传学检测相比,NGS 检测更昂贵,周转时间更长。患者也需要了解当地的检测失败率。然而,当发现结构异常时,CMA 比核型分析更有可能发现致病性 CNV,并且周转时间更快,每个致病性 CNV 的增加成本较低,而且随着时间的推移,成本可能会随着更多批次的同时运行而显著降低。目前尚不清楚哪些医疗服务提供者愿意为提高诊断率而付费。当 CMA 评估染色体拷贝数的变化时,不能检测到平衡重组。尽管可能有人认为染色体的平衡重组不太可能致病,但有必要对后续妊娠及后代(或兄弟姐妹,如果平衡易位是遗传的)中致病性 CNV 增加的风险进行讨论。

关于 WES 和 WGS,关注点集中在成本、周转时间、生物信息学途径的标准化、变异的解释和偶然发现的报告。最后,潜在致病性 CNV 或基因变异的鉴定依赖于准确的表型特征,这在产前超声检查中有局限性。与 CMA 一样,随着时间的推移,NGS 将不断发展,变得更高效、性价比更高。

伦理学

我们在遗传学和胎儿疾病方面不断扩大的知识基础带来了深远的伦理困境。NGS 不仅可以识别与研究中表型特征一致的基因突变,而且可以扩展到检测"偶然"或"次要"发现,例如成人发病的易感基因。有人可能会争辩说,例如,在发现 BRCA 基因突变的情况下,父母可能会选择终止妊娠或干预,以限制他们孩子"开放的未来"。有共识指南来协助管理这种具有挑战性的情况[35,44,45]。

正如 Horn 和 Parker 所言，NGS 可能打开了一个"潘多拉盒子"。伦理困境围绕五个主要问题展开[1]：

（1）知情同意-临床医生如何获得知情同意以及患者分享的信息量，很大程度上取决于患者希望知道的内容。在多学科团队的支持、适当的文献资料，以及充足的决策时间下，检查前充分的咨询是至关重要的。临床医生有责任确保夫妇知情同意，这意味着他们必须了解检查的可能带来的影响，例如不能解释 VUS 或发现最初检查试图发现的以外基因突变。给夫妇提供的信息量可能会让他们有点难以承受，伴随着对胎儿异常的焦虑，要充分理解检查的意义可能是一个挑战。

（2）结果反馈-除了充分的检查前咨询，还必须提供同样有用的检查后支持。NGS 提供的信息可能很难解释，不能回答最初的诊断疑问，并且可以揭示其他偶然发现和非亲子关系。究竟有多少结果必须被揭露是一个伦理挑战，因为在产前检查的情况下，所提供的信息可能无法完全告知一对夫妇是否继续妊娠，结果可能会对其他家庭成员产生影响，可能因此需要采取行动。最终，除了告知他们非亲子关系的可能性之外，还应以夫妻双方想知道的内容为指引提供初步指导，这一点在伦理上应该予以透露。这也提出了一个问题，即谁拥有对检查产生的基因信息的合法权利。例如，如果结果对其他家庭成员具有重要意义，作为所谓的共同体的一部分，他们是否伦理上有权在"知情权"的基础上获取这些信息？

（3）卫生专业人员的责任-除了 NGS 为临床科学家、生物信息统计学家、临床胎儿医学和遗传学工作人员解释结果带来的巨大工作量外，我们必须提出疑问的是，他们是否也有责任对临床相关的 VUS 不断进行再分析。另外，对于偶然的发现，医护人员是否也有责任为达到适当年龄的受检儿童及更多的家庭成员提供咨询。这除了对相关卫生服务的工作量造成影响外，还带来了进一步的伦理挑战。

（4）社会的多样性-随着产前遗传学检查技术的进步，可能有人会说，我们正在见证一种设计好的人口结构转变，人人完美无缺、残疾及多样性有限。这具有更广泛的社会和神学意义，可能意味着整个人类的改变，因此在技术的精确性和复杂性改进时必须考虑到这一点。

结论

在一生中，遗传医学领域以惊人的速度发展，这在科学家首次使用光学显微镜评估人类染色体时是没有意料到的。发现产前染色体和遗传异常对于咨询再次妊娠的预后和获取未来怀孕的信息非常重要。随着现代技术的进步，如 NGS，现在可以将产前 DNA 序列测序达到一个碱基对的分辨率，从而有助于我们进一步了解胎儿结构异常的病因。要求进行基因检查（包括 CMA 和 NGS）的临床医生必须意识到检查可能带来的好处和隐患，并确保为父母提供充分的检查前和检查后咨询。由于 NGS 技术（如 WES）的广泛应用，其他医学专业也必须接受其应用方面的教育，并与当地的临床遗传学服务相结合。产前诊断是一个独特的亚专科，需要快速出结果，并让所有可能的患者都能获得检查，因此，在合适的时间为合适的患者选择正确的检查至关重要。

（翻译　顾圆圆　审校　杨芳）

参考文献

[1] Horn R, Parker M. Opening Pandora's box?: ethical issues in prenatal whole genome and exome sequencing. *Prenat Diagn*. 2018; 38: 20–25.

[2] Genomics England. 2018. 100,000 Genomes Project. https://www.genomicsengland.co.uk

[3] Lord J, McMullan DJ, Eberhardt RY, Rinck G, Hamilton SJ, Quinlan-Jones E, et al. Prenatal exome sequencing analysis in fetal structural anomalies detected by ultrasonography (PAGE): a cohort study. *Lancet*. 2019; 393: 747–57.

[4] *Fetal Anomaly Screening Programme Handbook*. London: Public Health England, 2018.

[5] Nicolaides KH. Nuchal translucency and other first-trimester sonographic markers of chromosomal abnormalities. *Am J Obstet Gynecol*. 2004; 191: 45–67.

[6] Chiu RW, Lo YM. Clinical applications of maternal plasma fetal DNA analysis: translating the fruits of 15 years of research. *Clin Chem Lab Med*. 2013; 51: 197–204.

[7] Gil MM, Brik M, Casanova C, Martin-Alonso R, Verdejo M, Ramírez E, Santacruz B. Screening for trisomies 21 and 18 in a Spanish public hospital: from the combined test to the cell-free DNA test. *J Matern Fetal Neonatal Med*. 2017; 30: 2476–82.

[8] Vinante V, Keller B, Huhn EA, Huang D, Lapaire O, Manegold-Brauer G. Impact of nationwide health insurance coverage for non-invasive prenatal testing. *Int J Gynaecol Obstet*. 2018; 141: 189–93.

[9] Lewis C, Hill M, Silcock C, Daley R, Chitty LS. Non-invasive prenatal testing for trisomy 21: a cross-sectional survey of service users' views and likely uptake. *BJOG*. 2014; 121: 582–94.

[10] Mackie FL, Hemming K, Allen S, Morris RK, Kilby MD. The accuracy of

cell-free fetal DNA-based non-invasive prenatal testing in singleton pregnancies: a systematic review and bivariate meta-analysis. *BJOG*. 2017; 124: 32–46.

[11] Gil MM, Accurti V, Santacruz B, Plana MN, Nicolaides KH. Analysis of cell-free DNA in maternal blood in screening for aneuploidies: updated meta-analysis. *Ultrasound Obstet Gynecol*. 2017; 50: 302–14.

[12] Hui L, Tabor A, Walker SP, Kilby MD. How to safeguard competency and training in invasive prenatal diagnosis: 'the elephant in the room'. *Ultrasound Obstet Gynecol*. 2016; 47: 8–13.

[13] Persson M, Cnattingius S, Villamor E, Söderling J, Pasternak B, Stephansson O, Neovius M. Risk of major congenital malformations in relation to maternal overweight and obesity severity: cohort study of 1.2 million singletons. *BMJ*. 2017; 357: j2563.

[14] Chitty LS. Cell-free DNA testing: an aid to prenatal sonographic diagnosis. *Best Pract Res Clin Obstet Gynaecol*. 2014 ; 28 : 453–66.

[15] Ogilvie CM, Lashwood A, Chitty L, Waters JJ, Scriven PN, Flinter F. The future of prenatal diagnosis: rapid testing or full karyotype? An audit of chromosome abnormalities and pregnancy outcomes for women referred for Down's Syndrome testing. *BJOG*. 2005; 112: 1369–75.

[16] Stosic M, Levy, B, Wapner R. The Use of Chromosomal Microarray Analysis in Prenatal Diagnosis. *Obstet Gynecol Clin North Am*. 2018; 45: 55–68.

[17] Best S, Wou K, Vora N, Van der Veyver IB, Wapner R, Chitty LS. Promises, pitfalls and practicalities of prenatal whole exome sequencing. *Prenat Diagn*. 2018; 38: 10–19.

[18] International Society for Prenatal Diagnosis, Society for Maternal Fetal Medicine, Perinatal Quality Foundation. Joint Position Statement from the International Society for Prenatal Diagnosis (ISPD), the Society for Maternal Fetal Medicine (SMFM), and the Perinatal Quality Foundation (PQF) on the use of genome-wide sequencing for fetal diagnosis. *Prenat Diagn*. 2018; 38: 6–9.

[19] Luthardt FW, Keitges E. Chromosome Syndromes and Genetic Disease. In *Encyclopedia of Life Sciences*. Chichester: John Wiley & Sons, 2001.

[20] Nadler HL, Gerbie AB. Role of amniocentesis in the intrauterine detection of genetic disorders. *N Engl J Med*. 1970; 282: 596–9.

[21] Nicolini U, Lalatta F, Natacci F, Curcio C, Bui TH. The introduction of QF-PCR in prenatal diagnosis of fetal aneuploidies: time for reconsideration. *Hum Reprod Update*. 2004; 10: 541–8.

[22] Wolfson Institute of Preventive Medicine. The Combined Test. https://www.qmul.ac.uk/wolfson/services/antenatal-screening/screening-tests/combined-test

[23] Ockeloen CW, Willemsen MH, de Munnik S, van Bon BW, de Leeuw N, Verrips A, et al. Further delineation of the KBG syndrome phenotype caused by ANKRD11 aberrations. *Eur J Hum Genet*. 2015; 23: 1176–85.

[24] Hillman SC, McMullan DJ, Hall G, Togneri FS, James N, Maher EJ, et al. Use of prenatal chromosomal microarray: prospective cohort study and systematic review and meta-analysis. *Ultrasound Obstet Gynecol*. 2013; 41: 610–20.

[25] Robson SC, Chitty LS, Morris S, Verhoef T, Ambler G, Wellesley DG, et al. Evaluation of array comparative genomic hybridisation in prenatal diagnosis of fetal anomalies: a multicentre cohort study with cost analysis and assessment of patient, health professional and commissioner preferences for array comparative genomic hybridisation. *Efficacy Mech Eval*. 2017; 4(1).

[26] Hillman SC, McMullan DJ, Silcock L, Maher ER, Kilby MD. How does altering the resolution of chromosomal microarray analysis in the prenatal setting affect the rates of pathological and uncertain findings? *J Matern Fetal Neonatal Med*. 2014; 27: 649–57.

[27] Wapner RJ, Levy B, Ballif BC, Eng CM, Zachary JM, Savage M, et al. Chromosomal microarray versus karyotyping for prenatal diagnosis. *N Engl J Med*. 2012; 367: 2175–84.

[28] Wapner RJ, Zachary J, Clifton R. Change in classification of prenatal microarray analysis copy number variants over time [abstract]. *Prenat Diagn*. 2015; 35 (Suppl. S1): 1–26.

[29] Xia Y, Yang Y, Huang S, Wu Y, Li P, Zhuang J. Clinical application of chromosomal microarray analysis for the prenatal diagnosis of chromosomal abnormalities and copy number variations in fetuses with congenital heart disease. *Prenat Diagn*. 2018; 38: 406–413.

[30] Egloff M, Hervé B, Quibel T, Jaillard S, Le Bouar G, Uguen K, et al. Diagnostic yield of chromosomal microarray analysis in fetuses with increased nuchal translucency: a French multicenter retrospective study. *Ultrasound Obstet Gynecol*. 2017; 52: 715–21.

[31] Richards S, Aziz N, Bale S, Bick D, Das S, Gastier-Foster J, et al. Standards and guidelines for the interpretation of sequence variants: a joint consensus recommendation of the American College of Medical Genetics and Genomics and the Association for Molecular Pathology. *Genet Med*. 2015; 17: 405–24.

[32] Society for Maternal-Fetal Medicine (SMFM). The use of chromosomal microarray for prenatal diagnosis. *Am J Obstet Gynecol*. 2016; 215: B2–9.

[33] American College of Obstetricians and Gynecologists Committee on Genetics. Committee Opinion No. 581: the use of chromosomal microarray analysis in prenatal diagnosis. *Obstet Gynecol*. 2013; 122: 1374–7.

[34] Armour CM, Dougan SD, Brock JA, Chari R, Chodirker BN, DeBie I, et al. Practice guideline: joint CCMG-SOGC recommendations for the use of chromosomal microarray analysis for prenatal diagnosis and assessment of fetal loss in Canada. *J Med Genet*. 2018; 55: 215–221.

[35] Gardiner C, Wellesley D, Kilby MD, Bronwyn K, on behalf of the Joint Committee on Genomics in Medicine (2015). G144: Recommendations for the use of chromosome microarray in pregnancy. https://www.rcpath.org/uploads/assets/uploaded/bdde58eb-4852-4ce8-95f6325a71c3d550.pdf

[36] Yang Y, Muzny DM, Reid JG, Bainbridge MN, Willis A, Ward PA, et al. Clinical whole-exome sequencing for the diagnosis of Mendelian disorders. *N Eng J Med*. 2013; 369: 1502–12.

[37] Deciphering Developmental Disorders Study. Large-scale discovery of novel genetic causes of developmental disorders. *Nature*. 2015; 519: 223–8.

[38] Ku CS, Naidoo N, Pawitan Y. Revisiting Mendelian disorders through exome sequencing. *Hum Genet*. 2011; 129: 351–70.

[39] Chandler N, Best S, Hayward J, Faravelli F, Mansour S, Kivuva E, et al. Rapid prenatal diagnosis using targeted exome sequencing: a cohort study to assess feasibility and potential impact on prenatal counseling and pregnancy management. *Genet Med*. 2018; 20: 1430–7.

[40] Quinlan-Jones E, Lord J, Williams D, Hamilton S, Marton T, Eberhardt RY, et al. Molecular autopsy by trio exome sequencing (ES) and postmortem examination in fetuses and neonates with prenatally identified structural anomalies. *Genet Med*. 2018; 21: 1065–73.

[41] Carss KJ, Hillman SC, Parthiban V, McMullan DJ, Maher ER, Kilby MD, Hurles ME. Exome sequencing

improves genetic diagnosis of structural fetal abnormalities revealed by ultrasound. *Hum Mol Genet.* 2014; 23: 3269–77.

[42] Talkowski ME, Ordulu Z, Pillalamarri V, Benson CB, Blumenthal I, Connolly S, et al. Clinical diagnosis by whole-genome sequencing of a prenatal sample. *N Engl J Med.* 2012; 367: 2226–32.

[43] Bodian DL, Klein E, Iyer RK, Wong WS, Kothiyal P, Stauffer D, et al. Utility of whole-genome sequencing for detection of newborn screening disorders in a population cohort of 1,696 neonates. *Genet Med.* 2016; 18: 221–30.

[44] American College of Obstetricians & Gynecologists Committee on Genetics. Committee Opinion No. 581: the use of chromosomal microarray analysis in prenatal diagnosis. *Obstet Gynecol.* 2013; 122: 1374–7.

[45] Joint Committee on Medical Genetics (2011). Consent and confidentiality in clinical genetic practice: Guidance on genetic testing and sharing genetic information. https://www.bsgm.org.uk/media/678746/consent_and_confidentiality_2011.pdf

第5章

妊娠期降低死胎风险的干预措施
Alexander Heazell ◆ Vicki Flenady

死胎(stillbirth)仍然是一项全球性的健康挑战,每年有超过 260 万例死胎[1]。尽管全球仅 2%的死胎发生在高收入国家,但 20 多年来其死胎发生率几无变化,高收入国家(high-income country,HIC)也需要有所行动[2]。各国间死胎最高和最低的发生率间相差 6 倍(乌克兰 28 周后每千名出生儿中有 8.8 例死胎,而冰岛每千名出生儿中有 1.3 例死胎)。除各国间差异明显外,各国内部也存在差异,土著或少数族裔群体、移民或社会经济贫困群体的妇女以及处于极端孕产年龄的妇女死胎的风险增加[2]。各国间和各国内的差异表明在 HIC 可以做更多的工作来降低死胎率:包括减少死胎调查中反复提及的护理次数不足等,并实施相应的策略以减轻特定妇女群体中死胎风险的增加[3,4]。

多种流行病学研究对高收入国家死胎的危险因素进行了调查,其中一些采用了出生登记、队列或病例对照的设计。已有可能开展观察性研究的系统回顾和荟萃分析,以更好地理解这些危险因素。2011 年 Flenady 等对 HIC 死胎的危险因素进行了系统回顾[5]。他们描述了一系列死胎的危险因素,其中孕前的危险因素包括:吸烟[校正比值比(aOR)1.36]、糖尿病(aOR = 2.90)、高血压(aOR = 2.58)、年龄 > 35 岁(aOR = 1.65)、超重(aOR = 1.23)和肥胖(aOR = 1.63)[5]。此外,还有一些孕期的危险因素,如胎儿生长受限(fetal growth restriction,FGR)、致死性先天畸形、胎动减少(reduced fetal movements,RFM)和产科胆汁淤积症(obstetric cholestasis,OC)。孕期出现的危险因素无疑与死胎具有更大的相关性,因为仅 19%发生死胎的妇女在产前预约检查中存在危险因素[6]。英国相隔约 15 年的两次调查均注意到孕期疾病(如 FGR、RFM 和妊娠期糖尿病)的筛查和管理不太理想[4,7]。因此,重要的是在母亲的预约检查中评估其死胎(和其他不良妊娠结局)的风险状况,并在随后的产前检查中再次评估(妇女以适当的频率进行产前检查)。本章将讨论产前存在的危险因素,以及如何管理这些因素以减少死胎(表 5-1)。

表 5-1　死胎的危险因素

因素	高收入国家[β]		全球范围内[±]	
	aOR(95%CI)	PAR%[*]	aOR 范围	PAR%[*]
人口统计和生育力				
孕妇年龄(参考<35)[¥]				
35~39	1.5(1.2~1.7)	—	—	—
40~44	1.8(1.4~2.3)	—	—	—
≥45	2.9(1.9~4.4)	—	—	—
>35	1.7(1.6~1.7)	12	1.7(1.6~1.7)[β]	6.7
教育程度低	1.7(1.4~2.0)	4.9		
社会经济地位低下	1.2(1.0~1.4)	9.0		
无产前护理	3.3(3.1~3.6)	0.7		
ART(单胎妊娠)	2.7(1.6~4.7)	3.1		

续表

因素	高收入国家[β]		全球范围内[±]	
	aOR(95%CI)	PAR%[*]	aOR 范围	PAR%[*]
初产	1.4(1.3~1.4)	15	—	—
既往死胎	3.4(2.6~4.4)[π]	1[π]	—	
种族	虽然对妇女来说是一个重要的风险因素(往往是其对照风险的两倍),但报告的 aOR 值各不相同(请参阅脚注)[±]			
非传染性疾病和肥胖				
BMI(kg/m²)[€]				
25~30	1.2(1.1~1.4)	—	1.2(1.1~1.4)[β]	—
>40	2.1(1.6~2.7)			
>30	1.6(1.4~2.0)	—	1.6(1.4~2.0)[β]	—
>25		8~18		10
先前存在糖尿病	2.9(2.1~4.1)	2~3	2.9(2.1~4.1)[β]	7.6
先前存在高血压	2.6(2.1~3.1)	5~10	2.6(2.1~3.1)[β]	10.4
子痫前期	1.6(1.1~2.2)	3.1	1.6(1.1~2.2)[β]	2.6
子痫	2.2(1.5~3.2)	0.1	2.2(1.5~3.2)[β]	2.1
胎儿因素				
SGA(<第 10 百分位数)	3.9(3.0~5.1)	23.3	—	—
过期妊娠(≥42 周)	1.3(1.1~1.7)	0.3	3.3(1.0~11.1)	14.0
Rhesus 病	2.6(2.0~3.2)[※]	0.6[※]	2.6(2.0~3.2)	0.7
感染	—	—		
疟疾	—	—	2.3(0.8~6.7)	8
梅毒	—	—	10.9(6.6~17.9)	7.7
HIV	—	—	1.2(1.2~2.2)	0.3
生活方式因素				
吸烟	1.4(1.4~1.3)	4~7	1.5(1.4~1.6)	1.6
使用非法药物	1.9(1.2~3.0)	2.1	—	—

[*] 人群归因风险(表示如果消除该因素,人口中不会发生的病例比例);[¥] 参考<35 岁;[€] 参考 BMI<25。ART,辅助生殖技术;SGA,小于胎龄儿。

[β] 来源于 Flenady V,Koopmans L,Middleton P,et al. Major risk factor for stillbirth in high-income country:a systematic review and meta-analysis. Lancet. 2011;377:1331-1340。

[±] Lawn JE,Blencowe H,Waiswa P,et al. Stillbirths:Stillbirths:rates,risk factor and potential for progress towards 2030. Lancet. 2016;387:587-603。

[π] 来源于 Lamont K,Scott NW,Jones GT,Bhattacharya S. Risk of recurrent stillbirth:systematic review and meta-analysis. BMJ. 2015;350:h3080. 章节作者计算 PAR 使用的流行率为 0.05%(V Flenady)。

[※] 摘录自 Flenady V,Koopmans L,Middleton P,et al. Major risk factor for stillbirth in high-income country:a systematic review and meta-analysis. Lancet. 2011;377:1331-1340。

产科胆汁淤积症

产科胆汁淤积症是一种母体血清中胆汁酸升高的病症;可出现瘙痒而无皮疹(但可能有明显抓痕)。瘙痒一般在手足部位。死胎的风险可能与母体血清中胆汁酸水平有关。一项对 669 名重度 ICP 妇女的研究发现,胆汁酸超过 40μmol/L 妇女的死胎风险最高,风险增加 2.58 倍(95%CI:

$1.03 \sim 6.49)^{[8]}$。Logistic 回归分析发现,胆汁酸水平增加一倍可导致死胎增加 200%。另一项对 487 名妇女的研究发现,严重 ICP(胆汁酸 > $100 \mu mol/L$)与多种新生儿不良结局的风险增加有关[校正风险比(aRR)5.6,95%CI:1.3~23.5],而升高<$40 \mu mol/L$ 与不良结局增加无关($aRR = 0.94$, 95%CI:0.32~2.82)$^{[9]}$。最近对观察性研究的荟萃分析发现,当胆汁酸<$40 \mu mol/L$ 时,死胎发生率为 0.13%,胆汁酸 40~99$\mu mol/L$ 时为 0.28%(危险比率 $HR = 2.3$, $P = 0.26$),胆汁酸≥$100 \mu mol/L$ 时为 3.44%($HR = 30.5$;$P < 0.0001$)$^{[10]}$。因此,减少 OC 死胎的一种方法是识别母体症状和测量胆汁酸。

ICP 导致死胎风险增加的机制尚不清楚,动物模型中发现胆汁酸浓度升高导致心律失常,表明可能与心脏功能异常有关$^{[11]}$。另一项研究在合并 ICP 的妊娠中发现了胎盘结构和功能异常的证据$^{[12]}$。ICP 管理中的一个挑战是死胎发生前缺乏特定的征兆和症状,这可能是由于终末事件的突发性导致的。目前英国皇家妇产科医师协会(Royal College of Obstetricians and Gynaecologists, RCOG)建议在死胎后对胆汁酸进行检测,因为在随后的妊娠中复发风险增加$^{[13]}$。然而没有证据指导妊娠期间监测胆汁酸的频率,建议孕妇及时报告相关症状。

初步证据表明熊去氧胆酸(ursodeoxycholic acid,UDCA)治疗与瘙痒症状减轻和血清胆汁酸减少有关$^{[14]}$;药物治疗对死胎的影响尚不清楚,因为干预和观察性研究尚无证据(一项荟萃分析发现 UDCA 治疗组死胎发生率为 0/356,对照组为 3/399)$^{[15]}$。UDCA 治疗与早产率、转新生儿重症监护病房率下降以及活产率增加有关。由于死胎没有确定的临床预测指标,RCOG 建议妊娠 37 周予以分娩。令人鼓舞的是,积极管理 ICP 与死胎风险增加无关($OR = 0.92$, 95%CI:0.51~1.62)$^{[16]}$。

妊娠期糖尿病

全球 18 岁以上成人糖尿病患病率从 1980 年的 4.7%上升至 2014 年的 8.5%,低收入和中等收入国家的糖尿病患病率上升更快$^{[17]}$。在英国,5%的妇女孕期患有糖尿病,据估计这些妇女中约 87.5%患妊娠期糖尿病(gestational diabetes mellitus,GDM),12.5%孕前即患有糖尿病(1 型和 2

型)$^{[18]}$。虽然 GDM 的诊断标准在国际上各不相同,但总体患病率随着世界人口肥胖水平的增加而增加$^{[18]}$。与 GDM 相关的危险因素包括高龄、肥胖、种族、糖尿病家族史以及既往有 GDM、巨大儿或不明原因死胎病史。

孕前糖尿病包括 1 型和 2 型糖尿病。1 型糖尿病的特点是胰岛素分泌不足,需要日常注射胰岛素,而 2 型糖尿病是由于胰岛素抵抗引起的。世界上大多数糖尿病患者是 2 型糖尿病,主要与精细的碳水化合物饮食、肥胖和缺乏运动有关。GDM 被定义为一种导致高血糖的碳水化合物不耐受或任何程度的葡萄糖不耐受疾病,妊娠期发病或首次识别,从妊娠 24 周开始,并在婴儿出生后恢复$^{[19]}$。怀孕期间,胎盘释放的激素会引起妊娠诱发的胰岛素抵抗,以确保不断向生长的胎儿供应葡萄糖和其他营养物质,从而导致更多胰岛素代偿性分泌。当这种代偿机制失效,胰岛素不足以代谢葡萄糖时,GDM 就会发生,导致母体高血糖,胎儿葡萄糖量增加和胰岛素分泌$^{[20]}$。一项包括了 23 316 名空腹血糖水平≤5.8mmol/L 和口服 75g 葡萄糖后 2h 的血糖水平≤11.1mmol/L 的妇女的有关高血糖和不良妊娠结局的队列研究$^{[21]}$证实了高浓度的母体血糖与出生体重增加和高水平的脐带血血清 C 肽(胎儿高胰岛素血症的标志)之间存在强且持续的关联。该研究没有得出明显的提示风险增加的阈值$^{[21]}$。

孕前糖尿病增加了妇女及其婴儿发生严重不良结局的风险,包括流产、先天性畸形、子痫前期、早产、胎儿生长受限、巨大儿、分娩损伤、新生儿呼吸窘迫、低血糖以及围生期死亡$^{[22]}$。孕前糖尿病妇女的围生期死亡率比背景人群高 3~4 倍,社会地位低与糖尿病妊娠的不良结局密切相关$^{[23]}$。这些数据与一项结合了 1998—2009 年死胎危险因素高质量研究的荟萃分析一致,显示孕前糖尿病妇女死胎风险翻三倍$^{[5]}$。这一综述还发现,GDM 不是死胎的独立危险因素$^{[5]}$。妊娠期间的糖尿病使婴儿以后患超重$^{[24]}$和高血压、心脏病等代谢和心血管疾病概率更大$^{[25]}$,大于胎龄儿(large for gestational age,LGA)和母亲肥胖的婴儿尤甚$^{[26]}$。长远来看,患 GDM 的妇女患心血管疾病的风险显著增加,超过一半的妇女将在 5~10 年内患 2 型糖尿病$^{[27]}$。

孕前糖尿病妇女的系统孕前护理可降低先天性畸形和围生期死亡的风险$^{[28,29]}$。孕前的临床评估应包括血红蛋白 A1c(HbA1c)水平、BMI 和糖尿病相关并发症的评估,包括神经病变、视网膜病变、血管和肾脏疾病。计划怀孕的孕前糖尿病妇女应在怀孕之前使其毛细血管血糖水平达到最优,并持续至整个孕期。应向妇女提供关于糖尿病如何影响怀孕、分娩和育儿的教育、信息和建议。孕期应补充 5mg/d 叶酸。

GDM 的筛查和诊断仍存在争议。一些国家建议对所有 24~28 孕周的孕妇进行普查[30],另一些国家则根据存在的风险因素进行选择性筛查[31]。用于诊断的口服葡萄糖耐量试验的葡萄糖量也不同,诊断 GDM 的空腹餐后血糖浓度也存在差异[19,32-39]。一项将孕 28 周后死胎的妇女与健康对照比较的病例对照研究的数据发现,与无危险因素的妇女相比,存在 GDM 风险但未经筛查的妇女出现晚期死胎的风险增加 44%(aOR = 1.44),然而接受筛查的有 GDM 风险的妇女则没有这种增加(aOR = 0.98)。重要的是,未被诊断为 GDM 的空腹血糖(fasting plasma glucose,FPG)升高(≥5.6mmol/L)的妇女出现晚期死胎的风险比正常 FPG 的妇女高 4 倍(aOR = 4.22),但被诊断为 GDM 的 FPG 升高的妇女没有出现这样的增加(OR = 1.10),这表明治疗方案改善了死胎的风险[40]。因此,对 GDM 进行适当的筛查、诊断和管理是预防死胎的手段。

由于随机试验中比较不同血糖控制强度的证据有限,临床实践指南目前是基于共识和观察性研究结果。一项观察性研究的系统综述表明[38],空腹血糖控制目标<5.0mmol/L 与巨大儿、LGA 婴儿、新生儿低血糖和新生儿黄疸的显著减少有关。这些妇女子痫前期也明显减少。目前尚不清楚高于或低于 5.0mmol/L 的空腹血糖控制目标是否能更好地提供利益和风险平衡[38]。没有足够的测量餐后血糖指导临床实践的证据。对母亲血糖控制的建议各不相同[30,39,41-43]。空腹血糖的治疗目标建议为 3.5~5.9mmol/L,餐后 1h 血糖为 5.5 至<8.0mmol/L,餐后 2h 血糖为 5.0 至<7.0mmol/L[38]。

尽管存在这些挑战,但随机试验表明,对于 GDM 妇女,个体化的饮食和生活方式建议、血糖监测及必要时的药物治疗,可降低 LGA 婴儿的风险[风险比(risk ratio,RR)= 0.60,95%CI:0.50~0.71;6 项试验,2 994 名婴儿;I² = 4%;中等质量证据][44]。此外,生活方式干预似乎与产后抑郁

症的减少有关(RR = 0.49,95%CI:0.31~0.78;一项试验,n = 573 名妇女;低质量证据),还和产后一年达到产后目标体重的比例增加有关(RR = 1.75,95%CI:1.05~2.90;156 名妇女;一项试验,低质量证据)[44]。

应向所有孕期患糖尿病的妇女提供专门护理,包括提供关于糖尿病如何影响怀孕、分娩和育儿的教育信息和建议。妊娠 20 周时,应进行超声检查,评估胎儿的结构畸形,特别是影响心脏的畸形。应通过连续超声评估胎儿生长和羊水量来监测胎儿健康,从妊娠 28 周起每 4 周一次。个性化的饮食建议是必不可少的,同时每 1~2 周在糖尿病产前门诊进行血糖管理审查。36 周计划分娩最为理想,分娩计划应包括决定分娩时机和方式以及新生儿护理,强调母乳喂养的重要性(母乳喂养对母亲和婴儿都有益处)。根据临床情况,通常有必要提前分娩;对于孕前糖尿病妇女,计划妊娠 38⁺⁶ 周前分娩,而对于妊娠期糖尿病妇女,计划妊娠 40⁺⁶ 周前分娩。由于患 2 型糖尿病的风险增加,所有患 GDM 的妇女应在分娩后进行定期检测。

英国全国糖尿病妊娠的审计报告显示 2015 年的死胎率低于 2002—2003 年,这表明改善孕前、产前和围生期护理可以降低妊娠中与糖尿病相关的围生期死亡率[45]。目前 GDM 的争议包括早期诊断是否有用,哪个葡萄糖控制目标可用于指导管理,以及口服降糖药的作用。4 项正在进行的研究可能有助于阐明 GDM 妇女治疗的最佳血糖控制目标[19]。考虑到妊娠糖尿病与妇女及其新生儿的长期心脏代谢风险增加之间关系密切,怀孕期间对 GDM、肥胖和孕前糖尿病的最佳管理有可能减少代谢性疾病的跨代影响和人群影响[22]。

既往死胎

既往死胎史是目前已知的最强的死胎危险因素之一。在对 16 项观察性研究的系统综述中,Lamont 等对 3 412 079 例分娩进行了荟萃分析。这项研究控制了潜在的混杂因素,发现对于曾有过死胎的妇女,随后妊娠中出现死胎的风险增加三倍(aOR = 3.38,95%CI:2.61~4.38)。这与 Flenady 等人的一项对高质量研究的荟萃分析结果一致(aOR = 2.61,95%CI:1.50~4.55)[5]。在

一项评估既往死胎对随后不明原因死胎影响的荟萃分析(该荟萃分析包含两项研究)也显示了类似的结论($aOR = 2.68$,$95\% CI$:$1.15 \sim 6.22$)。而确定哪些死胎原因与复发风险增加有关的数据有限[46];然而,报告单个产科或地区数据的几项小型研究提供了一些见解。Nijkamp 研究的 163 个病例中 11 例(6.7%)有复发性死胎其中有 7 例确定了病因,包括:胎盘床异常、胎盘异常和未足月胎膜早破[47]。Monari 等报道 24.5% 妊娠发生复合不良结局[围生期死亡、FGR、<34 周早产、缺氧缺血性脑病(hypoxic ischemic encephalopathy,HIE)和呼吸窘迫]。与不明原因死胎或其他原因导致的死胎相比($OR = 2.1$,$95\% CI$:$1.2 \sim 3.8$),胎盘内母体血管灌注不良(maternal vascular malperfusion,MVM)相关的死胎发生新生儿不良结局的风险更高(39.6%)[48]。

综合这些研究表明,复发风险增加一部分是由胎盘疾病介导的,其中已知一些胎盘疾病如 MVM、病因不明的绒毛炎(villitis of unknown etiology,VUE)、慢性组织细胞绒毛间隙炎(chronic histiocytic intervillositis,CHI)会复发[49,50]。因此,处理后续妊娠死胎风险的一种方法是全面调查死胎指标。这理论上包括尸检、胎盘组织病理学检查和染色体分析。如果父母希望探讨死胎原因,那么比较好的做法是提供尸检调查结果,并为随后的怀孕制订计划[13]。

关于后续妊娠如何进行医疗管理的证据有限[51],尽管有高水平的证据表明,父母需要额外的心理支持,并在很大程度上渴望通过超声扫描得到慰藉,虽然这种慰藉往往是短暂的[52]。关于如何管理后续妊娠的建议因地理位置不同而有所不同,其依据的证据基础非常有限[51]。然而,妇女应在随后妊娠的早期就被关注,并制订一个性化的管理计划,该计划要能反映出死胎原因和其他并发症(如糖尿病,高血压)。应酌情提供促进健康的建议和支持,特别是关于戒烟和肥胖孕妇的体重增加。药物治疗应在早孕时开始。对于既往死胎与 MVM 或绒毛加速成熟相关的妇女,应提供阿司匹林 150mg。这一建议源于观察到阿司匹林可降低围生期死亡的风险($RR = 0.41$,$95\% CI$:$0.19 \sim 0.92$)[53],并且 150mg 阿司匹林似乎比 75mg 对预防子痫前期有更大的保护作用[54]。特定的胎盘疾病可能会得益于更密集的治疗。CHI 是一种严重的胎盘炎症性疾病,与 70% ~ 100% 的复发风险和相关不良结局有关。现有的有限证据表明,阿司匹林、低分子肝素和抗炎药物(如泼尼松龙,羟基氯喹)可能与减少不良结局有关[55]。

应提供额外的胎儿监测;可能是详细的排畸检查以排除致死性胎儿畸形的复发,或对胎盘原因导致的死胎病例进行胎盘功能评估。定期评估胎儿生物测量指标可以发现胎儿生长异常,并为胎儿健康提供保证。一些地区建议每周进行一次无应激试验(心分娩力描记法),但系统回顾研究和荟萃分析表明产前心分娩力描记法与死胎或胎儿发病率的降低无关,因此常规实践中不推荐[56]。妊娠的最佳分娩时机和分娩方式尚不清楚,但很可能与母亲的产科病史,包括既往分娩方式和既往死胎时间。比如,分娩时死产的妇女可能更喜欢选择剖宫产,而不是自发分娩或引产,因为这避免了死胎的原因。观察数据表明,既往死胎的妇女 38 ~ 39 周引产与辅助分娩或剖宫产增加无关,但与围生期死亡减少有关[57]。

预防过期妊娠

胎龄超过 41 周除增加死胎风险外,还与围生期并发症的风险增加有关,包括窒息、胎粪吸入和转新生儿科[58,59]。这种联系在生物学上是合理的,胎盘凋亡(细胞死亡)和合体细胞核聚集增加,都与过期妊娠的胎盘功能恶化相一致[60,61]。一项包含 30 个随机对照试验(randomized controlled trial,RCT)、12 479 名妇女的系统综述发现,与期待管理相比,分娩诱导策略(≥41 周时)与围生期死亡减少有关($RR = 0.33$,$95\% CI$:$0.14 \sim 0.78$)[62]。为防止死胎而需要治疗的妇女人数为 426 人。在这一人群中,引产(induction of labor,IOL)可以使剖宫产减少($RR = 0.92$,$95\% CI$:$0.85 \sim 0.99$),还可以减少新生儿重症监护病房住院率($RR = 0.88$,$95\% CI$:$0.77 \sim 1.01$,临界显著)。因此,几个 HIC 的指南推荐 41 周开始提供引产。重要的是,过期妊娠实施 IOL 可减少死胎($aOR = 0.50$,$95\% CI$:$0.29 \sim 0.89$),但不增加剖宫产率或器械助产率,这表明 RCT 的发现转化为了临床实践[63]。

妊娠的死胎风险约 37 ~ 38 孕周急剧上升[64],对于一些风险增加的妇女,如先前患糖尿病或 35 岁以上,提前分娩可能是必要的。35 岁以上妇女的死胎风险比年轻妇女高 70% 左右。风险随着孕妇年龄的增加而增加[5,65]，35～39 岁妇女的风险增加 50%，40 岁或以上妇女的风险[5,65]增加 200%～300%。HIC 中，孕妇高龄的人群归因风险为 5%～8%[5]，并且随着人口生育年龄的增加，其对死胎发生影响越大。死胎的危险在妊娠 40 周后尤为明显，这可能是由胎盘加速老化介导的[66]。因此应于 40 周时给高龄孕妇提供 IOL。这一策略可以减少围生期死亡（$aRR = 0.33$，$95\%\ CI$：$0.13～0.80$）和胎粪吸入综合征（$aRR = 0.52$，$95\%\ CI$：$0.35～0.78$）[67]。在这一人群中，有 562 名妇女需要 IOL 以预防围生期死亡。一项对 35 岁以上妇女妊娠 39 周时实施引产的随机对照试验发现，IOL 后分娩方式、母亲或新生儿结局无差异[68]。

与医源性早产相关的发病率和死亡率增加的风险是有详细记载的[69,70]。即使在足月妊娠中，婴儿发生短期和长期健康问题的风险也可能增加；37 周和 38 周分娩也可以增加短期和长期发病率，其教育结果较 39～40 周出生的婴儿差[71]。与产科干预（引产或计划剖宫产）相关的母体并发症是一个重要的考量[72]。因此，需要仔细权衡提前分娩的好处与继续妊娠的风险。

胎动减少

报告胎动减少（reduced fetal movements，RFM）的妇女发生胎儿生长受限和死胎的风险增加三至四倍[73]。RFM（强度或频率减少）也与其他不良妊娠结局有关，包括胎母输血、脐带并发症、早产和神经发育障碍[73]。可能是胎儿在胎盘功能不全的情况下保持能量的一种保护性反应。最近的一项研究提供了这一联系的客观证据，发现 RFM 妇女胎盘异常的发生率较高[74]。产妇对 RFM 的关注是常见的。约 40% 的孕妇关心孕期的胎动[75]，约 16%～30% 的孕妇因为担忧而联系保健医生[76-78]。

尽管存在与 RFM 相关的风险，但往往缺乏认识和临床管理[79,80]。最佳推荐做法包括鼓励保健医生向妇女提供书面和口头建议，说明了解胎儿运动模式的重要性，毫不拖延地报告担忧，并在每次产检时重复这一建议[81-84]。然而，在一项对澳大利亚一家三级孕产服务机构的妇女进行的调查中，几乎一半人不记得收到过任何关于 RFM 的信息，一系列多中心研究表明 60% 报告 RFM 延迟

24h 或更长时间[85]。研究表明，妇女报告 RFM 时的护理往往不太理想[79,86]。报告 RFM 的妇女常被告知去吃一些非常甜或含糖的东西，或者喝冰的冷饮，然后等待胎儿"回应"。没有证据支持这一建议[81]。胎儿运动已被证明不会因静脉注射葡萄糖或最近吃一顿饭而改变[87-89]。临床和广泛社区中另一个普遍持有的荒诞说法是，妊娠接近结束时胎动减缓。虽然胎儿运动的类型在妊娠晚期可能随着怀孕进展而改变，但没有证据表明胎儿运动会随着怀孕进展或分娩发作而减少[90]。因为 37～38 孕周开始死胎风险急剧上升[64]，这一建议有可能把高危情况当作正常。

母体对 RFM 的感知被认为是 RFM 的最佳度量方法，超越了任何基于一段时间内计数指定数量胎动的客观度量方法[73,91]。对规范胎动计数（踢计数）妇女的试验未显示死胎率降低，并且增加了产科干预[92]；然而，一项小型关于踢计数的试验显示改善了 FGR 的产前检测[93]。一项大型的非随机研究，通过向妇女提供信息和最佳处理方案，评价 RFM 最佳处理的实施策略，结果显示妊娠晚期死胎减少 30%，孕妇因担忧 RFM 而进行的产前报告和超声评估增加[94]。然而，英国的一项类似方法的大型试验（AFFIRM）显示死胎率降低较少（10%），无统计学意义，同时剖宫产和早产率增加[95]。澳大利亚和新西兰正在进行的一项结合 RFM 最佳处理方案的手机应用程序的试验，将进一步验证对 RFM 认识提高的获益[96]。HIC 中正越来越多地开展关于 RFM 的公众宣传活动。虽然作为减少死胎的干预措施，这类活动尚未得到充分检验，但在这种环境下对 RFM 的认识似乎提高了。这种"背景噪声"可能会影响单个试验评估干预引起死胎率变化的能力。

指导 RFM 临床管理的证据有限。然而人们一致认为及时复查是合适的，包括心分娩力描记法检查，以排除需要紧急分娩的濒死胎儿，然后可以常规或临床担忧时进行超声检查[81,83]。还建议对胎母输血（fetomaternal hemorrhage，FMH）进行检测。设备和专业技能都具备的机构，可以运用多普勒超声测量胎儿大脑中动脉血流速度来评估胎儿贫血情况。约 4% 的死胎和 0.04% 的新生儿死亡，已证实存在严重的 FMH（从 >50ml 到 >150ml 不等）[97,98]；活产中约 0.3% 发生中至重度 FMH[99]。在 RFM 最初发生时，排除胎儿陷入危险后，孕妇对 RFM 的担忧可能持续存在，或可能

导致随后的 RFM 咨询。越来越多的证据表明,出现一次以上 RFM 妇女的风险增加[100,101]。因此,无论产前超声或多普勒评估结果如何,反复出现 RFM 的妇女都应被视为胎盘功能障碍高风险,需要更密切的监测并考虑提前分娩。

任何 RFM 的管理策略都需要考虑到其他危险因素和胎龄(表 5-1,死胎的危险因素)。选择是否提前分娩需要对在特定胎龄时母亲和婴儿的风险进行权衡。

睡眠练习

令人惊讶的是人类生命的约 1/3 时间处于睡眠状态,但仍缺乏关于睡眠对妊娠结局影响的证据。一项系统范围综述发现几乎没有证据表明阻塞性睡眠呼吸暂停或睡眠障碍性呼吸与死胎有关(每种疾病有 3 项研究)[102],但这些研究未能检测这些疾病与死胎之间的独立联系。

母体睡眠状况的问题首先由 Stacey 等人提出,他们对有死胎的妇女和活产的妇女通过胎龄匹配并进行了病例对照研究[103]。这项研究发现,仰卧睡的妇女死胎概率增加 2.5 倍(95% CI:1.0~6.2)。对于这项研究的结果最初是谨慎看待的,但此后又有 6 项观察性研究,这些研究采用病例对照或横断面设计,效应量可比。这项范围综述中的荟萃分析发现,估计效应量与仰卧睡妇女出现死胎增加 3.1 倍(95% CI:2.2~4.5)的合并效应量之间的异质性很低(I² 约 0.0%)(图 5-1)[102]。一项对 5 个病例对照研究中个体病例数据的荟萃分析发现,仰卧睡的影响与胎儿大小、母体 BMI、胎儿活动以及胎龄无关。

生物学上可以合理解释仰卧睡与死胎间的关系在。仰卧位时,妊娠子宫压迫下腔静脉,导致静脉回心减少,从而导致心输出量减少[104]。此外,人入睡的姿势会保持长时间不变,死胎与长时间睡眠和不间断睡眠之间似乎存在联系(因为起床上厕所是起保护作用的)[105]。由于仰卧睡是一种相对不常见的行为,死胎的人群归因风险(population attributable risk,PAR)是适中的(3.7%~9.4%);然而,建议孕妇妊娠 28 周后侧卧睡也并

睡眠姿势和死胎

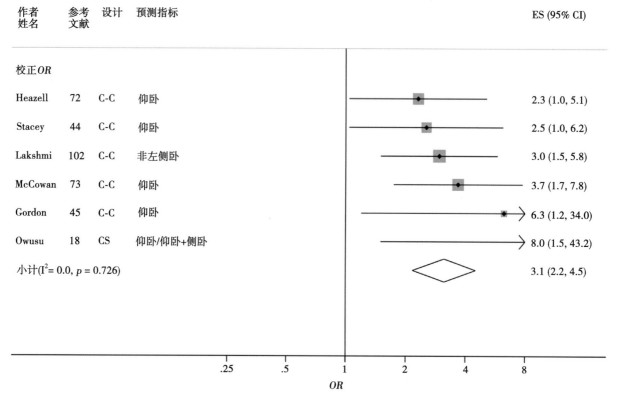

作者姓名	参考文献	设计	预测指标	ES (95% CI)
校正 *OR*				
Heazell	72	C-C	仰卧	2.3 (1.0, 5.1)
Stacey	44	C-C	仰卧	2.5 (1.0, 6.2)
Lakshmi	102	C-C	非左侧卧	3.0 (1.5, 5.8)
McCowan	73	C-C	仰卧	3.7 (1.7, 7.8)
Gordon	45	C-C	仰卧	6.3 (1.2, 34.0)
Owusu	18	CS	仰卧/仰卧+侧卧	8.0 (1.5, 43.2)
小计(I² = 0.0, *p* = 0.726)				3.1 (2.2, 4.5)

图 5-1 仰卧睡对晚期死胎影响的森林图。C-C,病例对照设计;CS,横断面设计;ES,效应量。摘自 2018 年睡眠医学综述 Warland J,Dorrian J,Morrison JL,O'Brien LM,Maternal sleep during pregnancy and poor fetal outcomes:A scoping review of the literature with meta-analysis

无明显不良后果[105,106]。

在英国[107]、新西兰[108]和西班牙[109],一些不同的方案已被用来提高母亲对晚期死胎和仰卧睡风险的认识。还有一些设备可以有助于侧卧睡。根据 PAR 和 RCT 来明确改变母体入睡姿势的效果是不可行的。然而,正在进行一些试验,以确定母亲入睡姿势是否可以通过建议或使用设备得到最好的修正。

孕期吸烟

孕期吸烟仍然是一个重要的公共卫生问题,也是造成妊娠和儿童严重不良结局的最重要但可避免的原因之一。尽管在过去十年里,HIC 的总体孕期吸烟率已经下降至约 4% ~ 17%[5],但低收入妇女的吸烟率往往是相对高收入妇女的 3 倍[5]。

孕期吸烟通过减少血流量直接或间接影响胎盘发育,给发育中的胎儿造成了一个病态的低氧环境[110],导致胎儿生长受限、早产和死胎。保守地说,吸烟可以使死胎增加 40%($OR = 1.36,95\%CI:1.27 \sim 1.46$)[5]。重度吸烟(每天吸烟 10 支以上)与风险翻倍有关[5]。吸烟和死胎的 PAR 保守估计为 7% 左右。然而,由于吸烟率较高,母体吸烟对生活在不利社会经济环境下的妇女的影响要大得多。例如,在澳大利亚和加拿大土著妇女中吸烟率为 50% ~ 60%,吸烟的 PAR 可能为 20% 或更高。支持恶劣环境下生活的妇女戒烟,对于缩小这些妇女妊娠结局的巨大差距至关重要[2]。

与孕期吸烟有关的其他不良结果包括先天性畸形、自然流产、异位妊娠、胎盘早剥、前置胎盘、先兆早产、早产临产、胎膜早破和早产[111,112]。然而,孕期吸烟妇女的一些妊娠并发症的发生率低于不吸烟妇女,如妊娠期高血压[113]。母亲吸烟还与婴儿期突发不明原因死亡(sudden unexplained death in infancy,SUDI)[114]的风险翻倍有关,也与儿童广泛的其他不良结果风险加倍有关,包括儿童癌症、不良呼吸健康结果(哮喘和呼吸道感染、视力障碍、神经发育和行为问题)[112,115]。对儿童的长期影响包括 2 型糖尿病、成年期肥胖和心血管疾病[112]。吸烟妇女的长期健康危险包括心脏病、癌症、早期死亡,并与许多其他疾病和健康问题有关。重要的是要注意怀孕期间被动吸烟(接触二手烟或环境烟草烟雾)也可能与低出生体重或早产的风险增加有关[116]。

早孕戒烟的妇女与不吸烟者的妊娠结局相似,尽管怀孕期间任何时候戒烟都对健康有益[117]。怀孕为戒烟提供了一个机会,妇女戒烟往往更有动力。尼古丁是一种高度上瘾的化学物质,这使得大多数吸烟者很难在没有帮助的情况下戒烟。怀孕期间戒烟的妇女可能在妊娠后期或分娩后复吸。伴侣吸烟与复吸高度相关。因此,保健医生应继续监测和帮助新近戒烟的妇女,并给予其伴侣戒烟帮助[82]。尽管有高水平的证据支持孕期妇女戒烟[111,118],但实践应用并不理想,孕期戒烟率有很大差异[119]。支持妇女孕期戒烟必须考虑到妇女的吸烟状况,分为三大类:

- 发现自己怀孕后就自动戒烟的人。应鼓励这一类保持戒烟。
- 继续吸烟并需要戒烟帮助的人。
- 戒烟但产后复吸的人,可能会从进一步的咨询中受益[120]。

常规产前护理中,支持戒烟的一般方法通常包括 5 步:

- 询问烟草使用情况
- 建议戒烟
- 评估是否愿意尝试戒烟
- 协助尝试戒烟
- 安排后续随访[121,122]

应询问所有妇女在孕早期的吸烟状况,以及其他家庭成员是否吸烟。吸烟妇女可能很难发现她们吸烟是由于内疚感或耻辱感,问题应以非评判的方式表达或以书面形式提供[82,122]。一些指南推荐了呼出气一氧化碳检测[123]。应尽可能让伴侣和其他家庭成员参与支持妇女戒烟并自己戒烟。建议对青年和土著妇女等特定群体采用当地和文化上的具体办法,或建议适当的帮助[82]。

有关帮助妇女孕期戒烟的社会心理干预的 Cochrane 系统评价(包括 88 项试验、涉及 28 000 多名妇女)发现咨询、反馈和经济激励等干预措施减少了孕晚期吸烟妇女的数量[111]。与通常护理(30 项研究;平均 $RR = 1.44,95\% CI:1.19 \sim 1.73$)和低强度干预(18 项研究;平均 $RR = 1.25,95\%CI:1.07 \sim 1.47$)相比,咨询使晚期妊娠的戒烟增加。在产后 0 ~ 5 个月(11 项研究;平均 $RR = 1.59,95\%CI:1.26 \sim 2.01$)和 12 ~ 17 个月(2 项研究,平均 $RR = 2.20,95\%CI:1.23 \sim 3.96$)戒烟也有所改善。与通常护理相比,反馈结合其他策略(如咨询)是有中等水平的证据(戒烟 $aRR = 4.39$,$95\%CI$:$1.89 \sim 10.21$)的,反馈是指向母亲反馈关于胎儿健康状况或烟草吸烟副产物测定的信息,如超声监测和一氧化碳或尿可替宁测定。该审查指出,与备选方案(非特征激励)相比,基于激励的干预措施在增加戒烟方面有高质量证据(4项研究;$RR = 2.36$,$95\%CI$:$1.36 \sim 4.09$)。重要的是,接受社会心理干预的妇女生育低体重婴儿的比例减少 17%,转入新生儿重症监护的比例减少 22%。健康教育和社会支持的效果尚不清楚[111]。

有关孕期戒烟的药物干预的 Cochrane 系统评价表明,尼古丁替代疗法(nicotine replacement therapy,NRT)使妊娠晚期戒烟率增加约 40%($RR = 1.41$,$95\%CI$:$1.03 \sim 1.93$)[118]。虽然这项审查无任何证据表明 NRT 对出生结果有影响,但一项对婴儿出生后随访的试验表明使用 NRT 可以促进健康的婴儿发育结果。孕期使用辅助戒烟的其他药物(如安非他酮或伐尼克兰)或电子烟的证据尚不清楚[118]。

结论

死胎和新生儿死亡对父母及其家庭产生重大的心理、社会和经济后果。可悲的是,这些死亡中有相当一部分是可预防的。由于死胎的病因和危险因素多种多样,独立实施单一干预措施不太可能使这些死亡显著减少。因此已经制订了一些方案,如英国的"拯救婴儿生命护理集束化治疗",它将增加戒烟率、检测胎儿生长受限、提供准确的胎动管理和提高分娩期胎儿监测依从性相结合[124]。这种复杂的干预措施的有效性有待验证,以确保减少围生期死亡的同时不对分娩方式和新生儿发病率产生不必要的影响。仍需要为其他危险因素制订其他策略,最值得注意的是肥胖,因为这是一种会对母体和胎儿健康产生不利影响的全球流行病。

致谢

我们要感谢 Sarah Henry 协助编写这一章。

(翻译 胡佳琪 审校 马海鸥)

参考文献

[1] Lawn JE, Blencowe H, Waiswa P, Amouzou A, Mathers C, Hogan D, The Lancet Ending Preventable Stillbirths series study group. Stillbirths: rates, risk factors, and acceleration towards 2030. *Lancet.* 2016; 387: 587–603.

[2] Flenady V, Wojcieszek AM, Middleton P, Ellwood D, Erwich JJ, Coory M, et al. Stillbirths: recall to action in high-income countries. *Lancet.* 2016; 387: 691–702.

[3] Draper E, Kurinczuk, JJ, Kenyon, S (eds.), on behalf of MBRRACE-UK. *MBRRACE-UK 2017 Perinatal Confidential Enquiry: Term, Singleton, Intrapartum Stillbirth and Intrapartum-Related Neonatal Death. The Infant Mortality and Morbidity Studies.* Leicester: Department of Health Sciences, University of Leicester, 2017.

[4] Draper ES KJ, Kenyon S. (eds.), on behalf of MBRRACE-UK. *MBRRACE-UK Perinatal Confidential Enquiry: Term, Singleton, Normally Formed, Antepartum Stillbirth. The Infant Mortality and Morbidity Studies.* Leicester: Department of Health Sciences, University of Leicester, 2015.

[5] Flenady V, Koopmans L, Middleton P, Frøen JF, Smith GC, Gibbons K, et al. Major risk factors for stillbirth in high-income countries: A systematic review and meta-analysis. *Lancet.* 2011; 377: 1331–40.

[6] Stillbirth Collaborative Research Network Writing Group. Association between stillbirth and risk factors known at pregnancy confirmation. *JAMA.* 2011; 306: 2469–79.

[7] Maternal and Child Health Consortium. (2001). Confidential Enquiry Into Stillbirths and Deaths in Infancy: 8th Annual Report of the Confidential Enquiries into Stillbirths and Deaths in Infancy (CESDI).

[8] Geenes V, Chappell LC, Seed PT, Steer PJ, Knight M, Williamson C. Association of severe intrahepatic cholestasis of pregnancy with adverse pregnancy outcomes: a prospective population-based case-control study. *Hepatology.* 2014; 59: 1482–91.

[9] Herrera CA, Manuck TA, Stoddard GJ, Varner MW, Esplin S, Clark EAS, et al. Perinatal outcomes associated with intrahepatic cholestasis of pregnancy. *J Matern Fetal Neonatal Med.* 2018; 31: 1913–20.

[10] Ovadia C, Seed PT, Sklavounos A, Geenes V, Di Ilio C, Chambers J, et al. Association of adverse perinatal outcomes of intrahepatic cholestasis of pregnancy with biochemical markers: results of aggregate and individual patient data meta-analyses. *Lancet.* 2019; 393: 899–909.

[11] Williamson C, Gorelik J, Eaton BM, Lab M, de Swiet M, Korchev Y. The bile acid taurocholate impairs rat cardiomyocyte function: a proposed mechanism for intra-uterine fetal death in obstetric cholestasis. *Clin Sci.* 2001; 100: 363–9.

[12] Geenes VL, Lim YH, Bowman N, Tailor H, Dixon PH, Chambers J, et al. A placental phenotype for intrahepatic cholestasis of pregnancy. *Placenta.* 2011; 32: 1026–32.

[13] Royal College of Obstetricians and Gynaecologists. *Green Top Guidelines 55: Late Intrauterine Fetal Death and Stillbirth*, 1st edn. London: RCOG, 2010.

[14] Chappell LC, Gurung V, Seed PT, Chambers J, Williamson C, Thornton JG. Ursodeoxycholic acid versus placebo, and early term delivery versus expectant management, in women with intrahepatic cholestasis of pregnancy: semifactorial randomised clinical trial. *BMJ.* 2012; 344: e3799.

[15] Grand'Maison S, Durand M, Mahone M. The effects of ursodeoxycholic acid treatment for intrahepatic cholestasis of pregnancy on maternal and fetal outcomes: A meta-analysis including non-randomized studies. *J Obstet Gynaecol Can.* 2014; 36: 632–41.

[16] Kohari KS, Carroll R, Capogna S, Ditchik A, Fox NS, Ferrara LA. Outcome after implementation of a modern management strategy for

intrahepatic cholestasis of pregnancy. *J Matern Fetal Neonatal Med.* 2017; 30: 1342–6.

[17] Mathers CD, Loncar D. Projections of global mortality and burden of disease from 2002 to 2030. *PLoS Medicine.* 2006; 3: e442.

[18] Egan AM, Hod M, Mahmood T, Dunne FP. Perspectives on diagnostic strategies for hyperglycaemia in pregnancy – dealing with the barriers and challenges: Europe. *Diabetes Res Clin Pract.* 2018; 145: 67–72.

[19] Martis R, Brown J, Alsweiler J, Crawford TJ, Crowther CA. Different intensities of glycaemic control for women with gestational diabetes mellitus. *Cochrane Database Syst Rev.* 2016; 4: Cd011624.

[20] McCurdy CE, Friedman JE. Mechanisms Underlying Insulin Resistance in Human Pregnancy and Gestational Diabetes Mellitus. In C Kim and A Ferrara, eds., *Gestational Diabetes During and After Pregnancy.* London: Springer London, 2010, pp. 125–38.

[21] The HAPO study cooperative research group. hyperglycemia and adverse pregnancy outcomes. *N Engl J Med.* 2008; 358: 1991–2002.

[22] Schaefer-Graf U, Napoli A, Nolan CJ. Diabetes in pregnancy: a new decade of challenges ahead. *Diabetologia.* 2018; 61: 1012–21.

[23] Macintosh MC, Fleming KM, Bailey JA, Doyle P, Modder J, Acolet D, et al. Perinatal mortality and congenital anomalies in babies of women with type 1 or type 2 diabetes in England, Wales, and Northern Ireland: Population based study. *BMJ.* 2006; 333: 177.

[24] Baptiste-Roberts K, Nicholson WK, Wang NY, Brancati FL. Gestational diabetes and subsequent growth patterns of offspring: the National Collaborative Perinatal Project. *Matern Child Health J.* 2012; 16: 125–32.

[25] West NA, Crume TL, Maligie MA, Dabelea D. Cardiovascular risk factors in children exposed to maternal diabetes in utero. *Diabetologia.* 2011; 54: 504–7.

[26] Philipps LH, Santhakumaran S, Gale C, Prior E, Logan KM, Hyde MJ, Modi, N. The diabetic pregnancy and offspring BMI in childhood: a systematic review and meta-analysis. *Diabetologia.* 2011; 54: 1957–66.

[27] Bellamy L, Casas JP, Hingorani AD, Williams D. Type 2 diabetes mellitus after gestational diabetes: a systematic review and meta-analysis. *Lancet.* 2009; 373: 1773–9.

[28] Wahabi HA, Alzeidan RA, Esmaeil SA. Pre-pregnancy care for women with pre-gestational diabetes mellitus: a systematic review and meta-analysis. *BMC Public Health.* 2012; 12: 792.

[29] Scheffler RM, Feuchtbaum LB, Phibbs CS. Prevention: the cost-effectiveness of the California Diabetes and Pregnancy Program. *Am J Public Health.* 1992; 82: 168–75.

[30] Nankervis A, McIntyre HD, Moses R, Ross GP, Callaway L, Porter C, et al. (2013). Australasian Diabetes In Pregnancy Society (ADIPS) Consensus Guidelines for the Testing and Diagnosis of Gestational Diabetes Mellitus in Australia. http://www.adips.org/downloads/ADIPSConsensusGuidelinesGDM-03.05.13VersionACCEPTEDFINAL.pdf

[31] National Institute for Health and Care Excellence (2015). Diabetes in pregnancy: management from preconception to the postnatal period. https://www.nice.org.uk/guidance/ng3/resources/diabetes-in-pregnancy-management-from-preconception-to-the-postnatal-period-51038446021

[32] American College of Obstetricians and Gynecologists. ACOG Practice Bulletin No. 190: Gestational Diabetes Mellitus. *Obstet Gynecol.* 2018; 131: e49–64.

[33] Ministry of Health. *Screening, Diagnosis and Management of Gestational Diabetes in New Zealand: A Clinical Practice Guideline.* Wellington: Ministry of Health, 2014.

[34] Scottish Intercollegiate Guidelines Network, Healthcare Improvement Scotland (2017). Management of Diabetes: A National Clinical Guideline. https://www.sign.ac.uk/assets/sign116.pdf

[35] Canadian Diabetes Association Clinical Practice Guidelines Expert Committee, Thompson D, Berger H, Feig D, Gagnon R, Kader T, et al. Diabetes and pregnancy. *Can J Diabetes.* 2013; 37: S168–83.

[36] World Health Organization. *Diagnostic Criteria and Classification of Hyperglycaemia First Detected in Pregnancy.* Geneva, Switzerland: WHO, 2013.

[37] Nankervis A, Conn J. Gestational diabetes mellitus: negotiating the confusion. *Aust Fam Physician.* 2013; 42: 528–31.

[38] Prutsky GJ, Domecq JP, Wang Z, Carranza Leon BG, Elraiyah T, Nabhan M, et al. Glucose targets in pregnant women with diabetes: a systematic review and meta-analysis. *J Clin Endocrinol Metab.* 2013; 98: 4319–24.

[39] American Diabetes Association. Standards of Medical Care in Diabetes —2013. *Diabetes Care.* 2013; 36 (Suppl. 1): S11–66.

[40] Stacey T, Tennant P, McCowan L, Mitchell EA, Budd J, Li M, et al. Gestational diabetes and the risk of late stillbirth: a case-control study from England, UK. *BJOG.* 2019; 126: 973–82.

[41] Metzger BE, Buchanan TA, Coustan DR, de Leiva A, Dunger DB, Hadden DR, et al. Summary and recommendations of the Fifth International Workshop-Conference on Gestational Diabetes Mellitus. *Diabetes Care.* 2007; 30 (Suppl. 2): S251–60.

[42] Scottish Intercollegiate Guidelines Network. *Management of Diabetes. A National Clinical Guideline.* Edinburgh: Scottish Intercollegiate Guidelines Network, 2010.

[43] National Collaborating Centre for Women's and Children's Health (UK). *Diabetes in Pregnancy: Management of Diabetes and Its Complications from Preconception to the Postnatal Period.* London: Royal College of Obstetricians and Gynaecologists, 2008.

[44] Brown J, Alwan NA, West J, Brown S, McKinlay CJ, Farrar D, Crowther CA. Lifestyle interventions for the treatment of women with gestational diabetes. *Cochrane Database Syst Rev.* 2017; 5: Cd011970.

[45] NHS (2016). National Pregnancy in Diabetes Audit Report, 2015 England, Wales and the Isle of Man. https://digital.nhs.uk/data-and-information/publications/statistical/national-pregnancy-in-diabetes-audit/national-pregnancy-in-diabetes-audit-report-2015.

[46] Flenady V, Middleton P, Smith GC, Duke W, Erwich JJ, Khong TY, et al. Stillbirths: The way forward in high-income countries. *Lancet.* 2011; 377: 1703–17.

[47] Nijkamp JW, Korteweg FJ, Holm JP, Timmer A, Erwich JJHM, van Pampus MG. Subsequent pregnancy outcome after previous foetal death. *Eur J Obstet Gynecol Reprod Biol.* 2013; 166: 37–42.

[48] Monari F, Pedrielli G, Vergani P, Pozzi E, Mecacci F, Serena C, et al. Adverse perinatal outcome in subsequent pregnancy after stillbirth by placental vascular disorders. *PLOS One.* 2016; 11: e0155761.

[49] Derricott H, Jones RL, Heazell AE. Investigating the association of villitis of unknown etiology with stillbirth and fetal growth restriction – a systematic review. *Placenta.* 2013; 34: 856–62.

[50] Contro E, deSouza R, Bhide A. Chronic intervillositis of the placenta: a systematic review. *Placenta.* 2010; 31: 1106–10.

[51] Wojcieszek AM, Shepherd E, Middleton P, Lassi ZS, Wilson T, Murphy MM, et al. Care prior to and during subsequent pregnancies following stillbirth for improving outcomes. *Cochrane Database Syst Rev.* 2018; 5: CD012203.

[52] Mills TA, Ricklesford C, Cooke A, Heazell AE, Whitworth M, Lavender T. Parents' experiences and expectations of care in pregnancy after stillbirth or neonatal death: a metasynthesis. *BJOG.* 2014; 121: 943–50.

[53] Bujold E, Roberge S, Nicolaides KH. Low-dose aspirin for prevention of adverse outcomes related to abnormal placentation. *Prenat Diagn*. 2014; 34: 642–8.

[54] Rolnik DL, Wright D, Poon LC, O'Gorman N, Syngelaki A, de Paco Matallana C, et al. Aspirin versus placebo in pregnancies at high risk for preterm preeclampsia. *N Engl J Med*. 2017; 377: 613–22.

[55] Mekinian A, Costedoat-Chalumeau N, Masseau A, Botta A, Chudzinski A, Theulin A, et al. Chronic histiocytic intervillositis: outcome, associated diseases and treatment in a multicenter prospective study. *Autoimmunity*. 2015; 48: 40–5.

[56] Grivell RM, Alfirevic Z, Gyte GM, Devane D. Antenatal cardiotocography for fetal assessment. *Cochrane Database Syst Rev*. 2015; 9: Cd007863.

[57] Stock SJ, Ferguson E, Duffy A, Ford I, Chalmers J, Norman JE. Outcomes of elective induction of labour compared with expectant management: population based study. *BMJ*. 2012; 344: e2838.

[58] Hilder L, Costeloe K, Thilaganathan B. Prolonged pregnancy: evaluating gestation-specific risks of fetal and infant mortality. *Br J Obstet Gynaecol*. 1998; 105: 169–73.

[59] Olesen AW, Westergaard JG, Olsen J. Perinatal and maternal complications related to postterm delivery: a national register-based study, 1978-1993. *Am J Obstet Gynecol*. 2003; 189: 222–7.

[60] Jones CJ, Fox H. Ultrastructure of the placenta in prolonged pregnancy. *J Pathol*. 1978; 126: 173–9.

[61] Smith SC, Baker PN. Placental apoptosis is increased in post-term pregnancies. *Br J Obstet Gynaecol*. 1999; 106: 861–2.

[62] Middleton P, Shepherd E, Crowther CA. Induction of labour for improving birth outcomes for women at or beyond term. *Cochrane Database Syst Rev*. 2018; 5: Cd004945.

[63] Zizzo AR, Kirkegaard I, Pinborg A, Ulbjerg N. Decline in stillbirths and perinatal mortality after implementation of a more aggressive induction policy in post-date pregnancies: a nationwide register study. *Acta Obstet Gynecol Scand*. 2017; 96: 862–7.

[64] Yudkin PL, Wood L, Redman CW. Risk of unexplained stillbirth at different gestational ages. *Lancet*. 1987; 1: 1192–4.

[65] Lean SC, Derricott H, Jones RL, Heazell AEP. Advanced maternal age and adverse pregnancy outcomes: A systematic review and meta-analysis. *PLoS One*. 2017; 12: e0186287.

[66] Lean SC, Heazell AEP, Dilworth MR, Mills TA, Jones RL. Placental

dysfunction underlies increased risk of fetal growth restriction and stillbirth in advanced maternal age women. *Sci Rep*. 2017; 7: 9677.

[67] Knight HE, Cromwell DA, Gurol-Urganci I, Harron K, van der Meulen JH, Smith GCS. Perinatal mortality associated with induction of labour versus expectant management in nulliparous women aged 35 years or over: An English national cohort study. *PLoS Medicine*. 2017; 14: e1002425.

[68] Walker KF, Bugg GJ, Macpherson M, McCormick C, Grace N, Wildsmith C, et al. Randomized Trial of Labor Induction in Women 35 Years of Age or Older. *N Engl J Med*. 2016; 374: 813–22.

[69] Crump C, Sundquist K, Winkleby MA, Sundquist J. Early-term birth (37-38 weeks) and mortality in young adulthood. *Epidemiology* (Cambridge, MA). 2013; 24: 270–6.

[70] Spong CY, Mercer BM, D'Alton M, Kilpatrick S, Blackwell S, Saade G. Timing of indicated late-preterm and early-term birth. *Obstet Gynecol*. 2011; 118: 323–33.

[71] Chan E, Leong P, Malouf R, Quigley MA. Long-term cognitive and school outcomes of late-preterm and early-term births: a systematic review. *Child Care Health Dev*. 2016; 42: 297–312.

[72] Bentley JP, Roberts CL, Bowen JR, Martin AJ, Morris JM, Nassar N. Planned birth before 39 weeks and child development: A population-based study. *Pediatrics*. 2016; 138: e20162002.

[73] Frøen JF, Tveit JV, Saastad E, Bordahl PE, Stray-Pedersen B, Heazell AE, et al. Management of decreased fetal movements. *Semin Perinatol*. 2008; 32: 307–11.

[74] Warrander LK, Batra G, Bernatavicius G, Greenwood SL, Dutton P, Jones RL, et al. Maternal perception of reduced fetal movements is associated with altered placental structure and function. *PloS One*. 2012; 7: e34851.

[75] Saastad E, Winje BA, Israel P, Froen JF. Fetal movement counting – maternal concern and experiences: A multicenter, randomized, controlled trial. *Birth*. 2012; 39: 10–20.

[76] Frøen JF. A kick from within – fetal movement counting and the cancelled progress in antenatal care. *J Perinat Med*. 2004; 32: 13–24.

[77] Sergent F, Lefevre A, Verspyck E, Marpeau L. Decreased fetal movements in the third trimester: What to do? *Gynecol Obstet Fertil*. 2005; 33: 861–9.

[78] Tveit JVH, Saastad E, Stray-Pedersen B, Børdahl PE, Flenady V, Fretts R, Frøen JF. Reduction of late stillbirth with the introduction of fetal movement information and guidelines – a clinical quality improvement. *BMC Pregnancy Childbirth*. 2009; 9: 32.

[79] Flenady V, MacPhail J, Gardener G, Chadha Y, Mahomed K, Heazell A, et al. Detection and management of decreased fetal movements in Australia and New Zealand: A survey of obstetric practice. *Aust N Z J Obstet Gynaecol*. 2009; 49: 358–63.

[80] Heazell AE, Green M, Wright C, Flenady V, Froen JF. Midwives' and obstetricians' knowledge and management of women presenting with decreased fetal movements. *Acta Obstet Gynecol Scand*. 2008; 87: 331–9.

[81] Gardener G, Daly L, Bowring V, Burton G, Chadha Y, Ellwood D, et al. *Clinical Practice Guideline for the Care of Women with Decreased Fetal Movements*. Brisbane: Centre of Research Excellence in Stillbirth, 2017.

[82] Department of Health. *Clinical Practice Guidelines: Pregnancy Care*. Canberra: Australian Government Department of Health, 2018.

[83] Royal College of Obstetrics and Gynacologists (2011). Green-top guideline 57: Reduced fetal Movement. https://www.rcog.org.uk/en/guidelines-research-services/guidelines/gtg57/

[84] International Stillbirth Alliance (2017). Position Statement: Fetal Movement Monitoring, Version 2. http://stillbirthalliance.org/wp-content/uploads/2017/04/ISA_DFM_Position_Statement_Final-V2-June-2017.pdf

[85] Flenady V. *Making Stillbirths Visible and Moving to Action (Invited Speaker). 2018 International Conference on Stillbirths, SIDS and Baby Survival*. Glasgow, 2018. Abstract available at https://ispid-isa.org/2018/PublishingImages/abstract-information/abstract-e-book/ISPID2018ebook.pdf

[86] McArdle A, Flenady V, Toohill J, Gamble J, Creedy D. How pregnant women learn about foetal movements: sources and preferences for information. *Women And Birth*. 2015; 28: 54–9.

[87] Birkenfeld A, Laufer N, Sadovsky E. Diurnal variation of fetal activity. *Obstet Gynecol*. 1980; 55: 417–19.

[88] Druzin M, Foodim J, Fox A, Weiss C. The effect of maternal glucose ingestion (MGI) compared to maternal water ingestion (MWI) on the non stress test (NST). In *Scientific Abstracts of the Thirtieth Annual Meeting of the Society for Gynecologic Investigation, March 17–20, 1983* [Abstract 59]. Washington, DC: Society for Gynecologic Investigation, 1983.

[89] Esin S, Baser E, Cakir C, Ustun Tuncal GN, Kucukozkan T. Chocolate or orange juice for non-reactive non-stress test (NST) patterns: a randomized prospective controlled study. *J Matern Fetal Neonatal Med*. 2013; 26: 915–19.

[90] Tveit JV, Saastad E, Stray-Pedersen B, Bordahl PE, Flenady V, Fretts R, Frøen JF. Reduction of late stillbirth with the introduction of fetal movement information and guidelines – a clinical quality improvement. *BMC Pregnancy Childbirth.* 2009; 9: 32.

[91] Daly LM, Gardener G, Bowring V, Burton W, Chadha Y, Ellwood D, et al. Care of pregnant women with decreased fetal movements: Update of a clinical practice guideline for Australia and New Zealand. *Aust N Z J Obstet Gynaecol.* 2018: 58: 463–8.

[92] Mangesi L, Hofmeyr GJ, Smith V, Smyth RM. Fetal movement counting for assessment of fetal wellbeing. *Cochrane Database Syst Rev.* 2015; 10: Cd004909.

[93] Saastad E, Winje BA, Stray-Pedersen B, Froen JF. Fetal movement counting improved identification of fetal growth restriction and perinatal outcomes – a multi-centre, randomized, controlled trial. *PloS One.* 2011; 6: e28482.

[94] Saastad E, Tveit JV, Flenady V, Stray-Pedersen B, Fretts R, Bordahl PE, Frøen JF. Implementation of uniform information on fetal movement in a Norwegian population reduces delayed reporting of decreased fetal movement and stillbirths in primiparous women – a clinical quality improvement. *BMC Res Notes.* 2010; 3: 2.

[95] Norman J, Heazell AEP, Rodriguez A, Weir CJ, Stock SJE, Calderwood CJ, et al. The AFFIRM study: Can promoting awareness of fetal movements and focusing interventions reduce fetal mortality? A stepped-wedge cluster randomised trial. *Am J Obstet Gynecol.* 2018; 218: S603.

[96] The Australian and New Zealand Stillbirth Alliance Research Consortium. My Baby's Movements: A stepped-wedge, cluster-randomised controlled trial testing a mobile application intervention aimed at lowering stillbirth rates. *BMC Pregnancy Childbirth.* 2017; 17 (Suppl. 1): 35.

[97] Eichbaum M, Gast AS, Sohn C. Doppler sonography of the fetal middle cerebral artery in the management of massive fetomaternal hemorrhage. *Fetal Diagn Ther.* 2006; 21: 334–8.

[98] Samadi R, Greenspoon JS, Gviazda I, Settlage RH, Goodwin TM. Massive fetomaternal hemorrhage and fetal death: are they predictable? *J Perinatol.* 1999; 19: 227–9.

[99] Wylie BJ, D'Alton ME. Fetomaternal hemorrhage. *Obstet Gynecol.* 2010; 115: 1039–51.

[100] O'Sullivan O, Stephen G, Martindale E, Heazell AE. Predicting poor perinatal outcome in women who present with decreased fetal movements. *J Obstet Gynaecol.* 2009; 29: 705–10.

[101] Scala C, Bhide A, Familiari A, Pagani G, Khalil A, Papageorghiou A, Thilaganathan B. Number of episodes of reduced fetal movement at term: association with adverse perinatal outcome. *Am J Obstet Gynecol.* 2015; 213: 678. e1–6.

[102] Warland J, Dorrian J, Morrison JL, O'Brien LM. Maternal sleep during pregnancy and poor fetal outcomes: A scoping review of the literature with meta-analysis. *Sleep Med Rev.* 2018; 41: 197–219.

[103] Stacey T, Thompson JMD, Mitchell EA, Ekeroma AJ, Zuccollo JM, McCowan LME. Association between maternal sleep practices and risk of late stillbirth: a case-control study. *BMJ.* 2011; 342: d3403.

[104] Humphries A, Mirjalili SA, Tarr GP, Thompson JMD, Stone P. The effect of supine positioning on maternal hemodynamics during late pregnancy. *J Matern Fetal Neonatal Med.* 2018: 1–8.

[105] Heazell A, Li M, Budd J, Thompson J, Stacey T, Cronin RS, et al. Association between maternal sleep practices and late stillbirth – findings from a stillbirth case-control study. *BJOG.* 2018; 125: 254–62.

[106] McCowan LME, Thompson JMD, Cronin RS, Li M, Stacey T, Stone PR, et al. Going to sleep in the supine position is a modifiable risk factor for late pregnancy stillbirth; Findings from the New Zealand multicentre stillbirth case-control study. *PloS One.* 2017; 12: e0179396.

[107] Tommy's. (2017). Sleep On Side – a pregnancy campaign https://www.tommys.org/pregnancy-information/sleep-side-pregnancy-campaign.

[108] Sleep on Side (2018). Sleep on side when baby's inside. Website. https://www.sleeponside.org. .

[109] Tommy's (22 June 2018). Umamanita DormirDeLado. Online video clip. https://www.youtube.com/watch?v=yLTO1qGp_I0.

[110] Zdravkovic T, Genbacev O, McMaster MT, Fisher SJ. The adverse effects of maternal smoking on the human placenta: a review. *Placenta.* 2005; 26 (Suppl. A): S81–6.

[111] Chamberlain C, O'Mara-Eves A, Porter J, Coleman T, Perlen SM, Thomas J, McKenzie JE. Psychosocial interventions for supporting women to stop smoking in pregnancy. *Cochrane Database Syst Rev.* 2017; 2: CD001055.

[112] Mund M, Louwen F, Klingelhoefer D, Gerber A. Smoking and pregnancy – A review on the first major environmental risk factor of the unborn. *Int J Environ Res Public Health.* 2013; 10: 6485–99.

[113] Karumanchi SA, Levine RJ. How Does Smoking Reduce the Risk of Preeclampsia? *Hypertension.* 2010; 55: 1100–1.

[114] Zhang K, Wang X. Maternal smoking and increased risk of sudden infant death syndrome: a meta-analysis. *Legal Med* (Tokyo, Japan). 2013; 15: 115–21.

[115] Hofhuis W, de Jongste JC, Merkus PJFM. Adverse health effects of prenatal and postnatal tobacco smoke exposure on children. *Arch Dis Child.* 2003; 88: 1086–90.

[116] Khader M, Bresgen N, Eckl PM. Antimutagenic effects of ethanolic extracts from selected Palestinian medicinal plants. *J Ethnopharmacol.* 2010; 127: 319–24.

[117] Tobacco Use and Dependence Guideline Panel. *Treating Tobacco Use and Dependence: 2008 Update.* Rockville, MD: US Department of Health and Human Services, 2008.

[118] Coleman T, Chamberlain C, Davey MA, Cooper SE, Leonardi-Bee J. Pharmacological interventions for promoting smoking cessation during pregnancy. *Cochrane Database Syst Rev.* 2015; 12: Cd010078.

[119] Hunt R, Davey, M, Anil, S, Kenny, S, Wills, G, Simon, D, Wallace, E. on behalf of the Perinatal Safety and Quality Committee. *Victorian Perinatal Services Performance Indicators Report 2016–17.* Melbourne: Safer Care Victoria, Victorian Government, 2018.

[120] Mendelsohn CP, Gould GS, Oncken C. Management of smoking in pregnant women. *Aboriginal and Torres Strait Islander Health.* 2014; 43: 46–51.

[121] Flenady V, New K, MacPhail J. *Clinical Practice Guideline Working Party on Smoking Cessation in Pregnancy.* Brisbane: Centre for Clinical Studies, Mater Health Services, 2005.

[122] American College of Obstetricians and Gynecologists (2011). Smoking Cessation during Pregnancy: A Clinician's Guide to Helping Pregnant Women Quit Smoking. https://www.acog.org/~/media/Departments/Tobacco%20Alcohol%20and%20Substance%20Abuse/SCDP.pdf.

[123] National Institute for Health and Care Excellence (2010). Smoking: stopping in pregnancy and after childbirth. https://www.nice.org.uk/guidance/PH26.

[124] Widdows K, Reid HE, Roberts SA, Camacho EM, Heazell AEP. Saving babies' lives project impact and results evaluation (SPiRE): a mixed methodology study. *BMC Pregnancy Childbirth.* 2018; 18: 43.

第6章

胎儿治疗的抉择：不确定性和感性以及医生的作用

Danielle R. M. Timmermans

引言

前瞻性地做出正确决定是困难的,特别是当人们认为风险很大时。预后通常是不确定的,在夫妻之间以及与他们的医疗保健专业团队沟通中,情感往往占主导地位。当父母不得不决定胎儿先天性畸形的治疗和面对胎儿的健康问题时情况就是这样。父母常常对胎儿所患的罕见疾病毫无准备。他们仍处在震惊状态,并收到了大量详细而晦涩难懂的信息,需要决定是选择胎儿治疗(这通常会带来围生期死亡或早产的并发症风险)还是期待管理,甚至有时是终止妊娠的艰难选择。产科医生或胎儿医学专家旨在向父母提供所有相关的事实信息,并在他们的决策过程中提供支持。

父母如何做出这些决定的? 他们是否能够处理和理解这些信息? 他们是否理解传达的风险,以及如何将风险纳入他们的决策? 情绪如何影响他们的决策? 医生在促进这一过程中的作用是什么,他们如何在这一困难的决策过程中指导父母? 他们应该如何提供关于畸形和不同治疗方案的利弊的信息? 这些是本章要讨论的问题。更好地了解父母的决策过程和医生在这一过程中的促进作用是提高这方面护理质量的先决条件。

在这一章中,我将以一例胎儿肺异常为例谈论父母在理解信息和做出决策方面的困难,并讨论医生在"共同决策"背景下支持父母做出这一困难决策的作用。

首先,描述 D 夫人的案例以举例说明可能的困境。

决策问题:D 夫人与其患肺畸形的未出生的儿子的案例

D 夫人,此前育有一女,自然妊娠。约 20 周时,她感觉腹部似乎突然"增大"了。产科医生指出 D 夫人的子宫比胎龄预期的大,并进行了超声检查。发现胎儿左胸有一"肿瘤性肿块",还并发了胎儿水肿。该肿块被认为是肺隔离症,一种无功能的肺组织,此外还有胎儿心脏功能障碍的超声证据,对侧胸腔积液还影响了左肺的正常生长。医生解释说,虽然胎儿在子宫内其他方面生长良好,但他很可能在出生时和出生后出现严重的呼吸问题,这些问题可能与死亡或严重患病的重大风险有关。医生向 D 夫人及其丈夫说明基本上有 5 种选择:

1. 顺其自然,计划自然分娩。怀孕无额外风险。然后,婴儿将在新生儿早期进行评估,并计划在分娩后进行手术。这可能导致长期肺功能下降。

2. 考虑进行一种微创手术,置入胸腔-羊膜腔引流管。这是为了尽可能延长妊娠和子宫内改善肺发育。

3. 用超声引导的激光纤维治疗"胎儿肿瘤",以消融供应肺异常的血管。这仅使用一根细针,然而只有少数病例发表,它给胎儿带来了潜在的风险(如同选项 2)

4. 考虑"开放式"胎儿手术。这将涉及母体剖腹手术和子宫切开术,暴露胎儿胸部切除肺肿瘤,关闭子宫,一旦可存活,婴儿将通过剖宫产出生。

5. 终止妊娠。

决策过程是复杂的,会受母亲(和父亲)的个人、道德和宗教信仰以及医疗保健专业人员提供给夫妇的信息影响。胎儿诊断、干预和治疗的可能选择以及胎儿最终的长期结果,都存在一定程度的不确定性。

由于胎儿治疗是一个快速变化的领域,告知某些治疗的有效性及其并发症的前瞻性数据仍然相对缺乏。这些不确定显然使父母和医生的决策复杂化。

信息和决策

除了必须处理与婴儿患严重先天性异常有关的情感上的痛苦外，D 夫人及其伴侣还要考虑产前和/或产后治疗这种畸形可能的选择。即使当时情绪激动且焦虑，他们也不得不试图理解和评估卫生专业人员提供的大量并往往复杂的信息。然后他们必须"权衡"各项选择的利弊，并最终做出管理未出生婴儿的相关决定。这些决定的后果可能对他们自己、他们的家庭、当然还有未出生的孩子都有深远影响。关于胎儿异常和手术的父母决策的研究很少。一项研究表明，根据对在线博客的分析，大多数父母选择了手术，很少有人对做出的决定表示遗憾[1]。McCoyd 等人研究表明，父母决策的重要方面包括母亲的宗教观点、对生活品质的信念以及是否获得官方和非官方支持[2]。因此，在本章中我将就 D 夫人的案例讨论更多关于决策和支持父母决策的一般性见解。

在向父母和家庭提供此类信息时，以下方面很重要：

（1）一般来说，人们只能处理有限数量的信息。

（2）人们以直觉和情感的方式处理信息。

（3）一般情况下，人们很难理解风险信息。

之后将讨论这三个方面。

处理和理解信息的能力有限

对于 D 夫人及其丈夫来说，他们面对的有关其未出生婴儿的信息是全新且复杂的，并且情绪激动的同时还要理解和消化这些信息。他们很可能无法准确地回忆起第一次面谈时的大部分信息。研究表明，患者对信息的回忆是有限的，总体上只有大约 50% 的医疗专业人员提供的信息被保留[3]。不同条件和状况下，最多 80% 的信息会立即被忘记[4]。此外，回想起的信息中约一半记忆错误[4]。人们往往忽视和忘记他们不理解的信息。除了难以理解和技术性语言的使用外，父母对健康妊娠的期望和先前存在的信念也可能阻碍其对信息的充分回忆。一般情况下，出乎意料的信息和不符合预期的信息更容易被遗忘[5]。

作为人类，我们受到储存和处理信息能力的限制。在这种令人痛苦的情况下，父母往往按顺序处理信息，并使用快捷方式进行决策，以减少处理复杂的信息[6,7]。鉴于 D 夫人的情况十分复杂，D 夫人及其丈夫很可能只会记住和理解有限数量的信息。

了解与胎儿疾病（实际上所有疾病）有关的信息并合理解释的能力在一定程度上取决于个人的智力和受教育水平。英国约一半的成年人难以充分了解保健信息[8]。这个估计值很可能代表了世界上大多数国家的情况。此外，世界各地乃至一个国家内的识字率各不相同。据估计，在美国超过 4 000 万人的识字能力有限。健康素养低下和对书面或口头健康交流理解力的缺乏会产生很多不良后果。保健信息往往非常复杂，提供这些信息可能对患者理解健康信息和提高保健能力没有帮助。当个人对诸如胎儿疾病和结局等高度情绪化的问题做出决定时，这些问题可能会加剧。"健康素养"低下的概念已被用以描述那些无法"获得、处理和理解基本健康信息和服务以做出适当健康决策"的患者[9]。

尤其在沟通健康风险时，必须考虑到人们的健康素养能力。计算能力或能够轻松使用概率和数学概念是健康素养的一个方面。计算能力较低的人做决定时，较少依据数字，而更多依据其他非数字来源的信息，如他们的情感、情绪状态或专家，他们倾向于更多地依赖对信息的非分析处理[10]。

此外，令人痛苦的信息带来的压力和焦虑使充分理解和记住信息更加困难[11]。在情绪化状态下，人们更多启发式地处理信息，而更少关注细节。这显然使做出明智决定变得非常困难。

情感，直觉和决策

直觉和理性

心理学旧观念认为，人类对信息的处理是在许多层次上同时和相对独立地运作进行的。"认知过程"可分为两大类，即直觉和理性，这一观点目前在双过程理论中被广泛接受[12]。双过程理论区分了快速、联想和自动的心理过程（直觉思维）和较慢的分析过程（理性思维）。

审议系统的特点是它会受到工作记忆容量的限制或约束，并被认为与一般智力有关，而直觉系统则独立于工作记忆起作用。特别是在情感上和信息的认知复杂性超出人们能力时，人们往往诉诸直觉[13]。

D 夫妇很可能会以启发和联想的方式处理医疗保健专业人员提供的信息。他们不太可能注意具体细节。有关畸形的一般信息可能会被记住，如婴儿先天性肺部病变和产前干预的可能性，而有关不同选择和所涉及风险的具体信息往往详细而复杂，将不会被记住。由于处在一种情感化情境下，启发式处理信息的倾向甚至更强。

情绪

情绪可以影响决策，并常从几个方面产生影响。情绪可能是即时的或预期的，即时情绪（immediate emotions）对决策的影响应与预期情绪（anticipated emotions）区分开来。即时情绪是指在决策过程中经历的情绪，而预期情绪是人们对自己感受和选择可能后果的思考的结果。

即时情绪可能有直接影响。可能发生在将个人对一种情况的感觉用作判断信息时。即时情绪也可能产生间接影响[14]。当人们对特定的治疗有"不好的感觉"时，它可能会影响决定而不去选择这种治疗。即时情绪的间接影响是通过影响人们对预期后果的判断及其对这些结果的情感反应来发生的。例如，当人们没有痛苦时，他们会低估痛苦的感觉。患者可能不会对引起疼痛的治疗产生负面的想法，因为他们在做出治疗决定时没有充分考虑到这方面。此外，即时情绪可因决策者有选择地关注和检索与情感相关的信息而使信息的解释产生偏见。研究发现，负面情绪会缩小注意的焦点，而正面情绪则会扩大注意的焦点。与正面情绪相比，负面情绪更能触发系统的处理。Loewenstein 和 Lerner 给出的一个解释是，负面情绪提醒个人有些事情是错误的，必须有所行动[15]。幸福或正面的情绪可能意味着一切都很好，因此可能导致更多的启发式处理。

预期情绪人们经常将决策的后果与在不同情况下可能发生的事情进行比较，这会导致不切实际的情绪。其中一种情绪是预期遗憾，这是由一个人将做出决定后会经历的结果与如果选择不同时会经历的结果进行比较而产生的。例如，D 先生和夫人可能会选择期待治疗，因为他们认为如果他们选择产前干预并且胎儿随后死亡或流产，他们会感到非常消极。预期情绪也可以解释患者做出情绪化的决定，比如关于产前检查或手术，而通常不考虑概率。人们对概率缺乏反应的一个解释是，预期情绪是对决策结果的心理图像的反应。

这种图像是互无关联的，不太受概率的影响。怀有患唐氏综合征胎儿的概率为 1/50 所产生的心理图像可能与概率为 1/500 的心理图像的影响相同。因此，妇女决定接受或反对产前检查的决定可能更多地受她们对生唐氏综合征孩子的感受的影响，而不是受概率的影响[16]。这些预期情绪在一定程度上是认知性的，因为人们可能会有意识地想到，并在权衡几种选择的利弊时考虑到。另一方面，它们充满了情感，而且很大程度上是直觉性的。

感知和理解风险

在大多数临床病例中，每个不同的治疗方案的益处和风险之间都存在权衡。为了做出明智的决定，D 夫人及其丈夫需要了解相关信息和所有选择的风险。特别是，了解所涉及的不同风险是困难的，大多数患者不熟悉概率思维。然而，风险被认为是做出明智决定所需信息的重要组成部分。人们合理考虑风险的程度取决于他们的认知能力以及当前的形势。

正如所描述的，人们会通过分析和直觉来处理信息。同样人们对风险也做出认知和情感反应。人们对风险的情感反应取决于各种因素，这些因素只对风险的认知评估产生微弱影响或根本不影响。其中包括想象后果的生动性，以及个人对结果的接触或体验。另一方面，风险的认知评估往往取决于更客观的风险特征，如结果的概率和结果严重程度的评估[15]。

风险的"心理图像"对决策结果的情感影响有助于风险的双重感知（即事件将发生或不会发生，不涉及概率）。由于这些图像是互无关联的，不受概率的影响，因此它们产生的情绪对概率变化同样不敏感。因此风险的概率特征被转换为确定性的明确陈述。因此，对风险的感觉和对风险的认知往往不同。一位孕妇在接受采访时回答了她如何看待羊膜穿刺术导致流产风险的问题："在应该保持实体的东西上扎针，有风险是非常合乎逻辑的。所以你无法回避风险。然而，我的感觉说风险非常大。事实上我知道风险相对较小，但我的感觉说它很大。所以这就是为什么我说不喜欢它（产前测试）"[17]。

当对风险的认知和情感评价发生分歧时，情感评价往往占上风[18]。医生最可能比患者更理性地权衡不同治疗方案的风险和益处。医生和患者处理风险信息的差异显然会使风险的沟通变得极为复杂。

共同决策和医生顾问

在医疗实践中，人们越来越认识到患者应该参与医疗决策。尊重患者的自主权很重要。另一方面也是因为实践中的多样性，治疗的差异与患者的特征和偏好无关。这对非标准护理的治疗选择尤为相关，如决定胎儿手术。Antiel 等人表明，医生在如何权衡母体-胎儿手术的社会和伦理考量方面各不相同，可能导致不同的治疗决定[19]。一些医生更倾向于胎儿获益，而另一些医生则认为母亲自主权或家庭影响和社会支持更重要。由于有关新近干预措施和终止妊娠的时机的意见各异，Brown 等人关注了宫内胎儿手术实践中的多样性[20]。这使得做出这些决定时考虑父母的偏好和价值观变得更加重要。

卫生专业人员也在支持患者做出明智决定方面发挥作用。共同决策是临床医生和患者一起使用最好的现有证据做出决定的一种方法。鼓励患者考虑现有的筛查，治疗或管理方案，以及每种方案可能带来的好处和危害，以便他们能够沟通自己的喜好，并帮助他们选择最佳方案。共同决策尊重患者自主性，促进患者参与。有证据表明共同决策会使结局更好、患者更满意[21]。

共同决策与家长式的决策方法相比，后者中医生决定患者需要哪些信息，以及哪些治疗方案对他们来说是最好的；与知情决策方法相比，后者假设患者完全理性且在做决定时考虑所有相关信息，让患者做决定，但在临床实践中不会考虑这种决策方法，因为大多数患者并不是完全理性的人。虽然有许多人认为个别患者由于无知、恐惧、能力有限或文化障碍而不想参与决策过程，但已证明许多可能不愿意参与的患者可以迅速学会采用共同决策[22]。

因此，对于患者或父母来说，仅仅是医生概述备选方案和分享信息是不够的。医生不仅需要向患者提供所有相关信息，而且还需要帮助他们理解这些信息，并权衡几种选择的风险和好处。他们需要建议患者明确表达偏好，并最后做出选择。共享决策过程的不同方面包括：

（1）明确问题。

（2）概述备选方案以及风险和后果。

（3）探讨患者对参与决策过程以及治疗结果的偏好。

（4）与患者一起做出最后决定[23]。

（概览见表 6-1）。

表 6-1　与患者共同决策的步骤
（摘自 Elwyn et al. 2003）

明确问题：明确说明需要决定的问题，采纳你的观点和患者的观点
表达均衡：要明确的是，即使考虑到患者的优先选择，专业人员不可对哪种治疗方案最好给予确定意见
概述备选方案：描述一个或多个治疗方案和相关的不治疗的后果
以首选格式提供信息：如果在决策过程中有用则确定患者的偏好
核实理解：确定患者对选项的理解
探索思路：探出患者对临床状况、可能的治疗方案，以及结果的关注和期望
确定患者偏好的角色：检查患者是否接受共同决策，并确定其在沟通中偏好的角色
让患者参与：在患者意愿范围内，让患者参与决策过程
如必要可推迟：在患者有时间进一步考虑之后，回顾其需求和偏好，如果需要也可与朋友或家人一起
审查安排：在特定时间段后审查治疗决定

为了促进这一进程，为各种状况开发了许多决策辅助工具[24]。这些决策辅助工具告诉患者备选方案、选择的风险以及可能的后果，以帮助他们准备与医生讨论治疗方案。它们的目标是创造现实期望，并弄清患者的价值观和偏好。大多数情况下，这些决策辅助工具不是作为独立的工具，而是常常被用在卫生专业人士的咨询过程中[25]。

接下来我将讨论医生如何通过提供有关风险的信息，讨论偏好和价值观，以及决策中涉及的问题来促进这一过程。

沟通风险

理解风险对于健康和幸福的良好决策至关重要。风险的定义是利害关系的结果以及这种结果在未来发生的可能性。风险所传达的数量性和不确定性都增加了理解的困难，因为它们使信息在本质上变抽象了。风险定量可以用口头术语表达（"高风险"）、通过数值估计（"7%的风险"）或用示意图或图表的形式呈现。Blumenthal-Barby 等人在一项定性研究中表明,医生倾向于定性而非定量地讨论胎儿预后风险[26]。不同的风险信息呈现方式会影响人们如何感知风险,并能影响所做的决定。我将讨论不同形式风险沟通的特点,以及它们在不同情况下适合风险沟通的证据。我将重点讨论风险的口头术语、数值形式和图表表示[27]。

用口头术语表达概率在日常生活中,口头术语可能是沟通风险信息最常用的形式。医生通常用口头概率术语来表示诊断的可能性或治疗的风险,例如说:"虽然胎儿在子宫内其他方面生长良好,但他很可能在出生时和出生后出现严重的呼吸问题,这些问题可能使死亡或患严重疾病的风险明显升高"。乍一看,这似乎是一种非常清晰的传递概率信息的方法,因为这些术语有一种非常直观的感觉和意义。然而往往不清楚如何准确地解释这些口语词。许多研究表明,人们对言语标签的理解和使用存在很大差异[27]。这些差异不仅仅反映了知识或经验的差异,因为经验丰富的医生在判断自己领域内的病例时也存在差异。在一项针对内科医生和外科医生的研究中[28],"极其罕见"等术语有广泛的数值解释,即从 0.001% 到 10%。同样,"很可能"一词与 40%~100% 的概率有关。因此,使用口头术语来表达不确定的事物会导致模棱两可的信息,信息接受者可能并不总是与信息提供者理解相同。当不同个体用口头风险术语而非概率来反映严重程度(如医疗状况的)时,极有可能会出现沟通困难。

虽然口头风险术语的不明确性可能限制了其作为风险沟通的普遍标准的效能,但当提供指导比提供确切风险大小更重要时,它们的丰富含义是实用的。口头风险术语可能是有用的,因为它们允许医生在患者明显需要帮助时纳入有说服力的含义。例如,医生可能希望安抚那些看上去过于担心的患者,或者让患者相信某些选择的风险。概率的口头表达可以指导患者理解风险。有时流行病学数据可能缺乏或不具体,无法提供确切的风险估计。此时不那么准确但有意义的口头描述可能最合适。至于 D 夫人的决定,因缺乏不同选择的确切风险信息,她可能不容易权衡每种选择的风险和益处。

因此,使用口头术语而非数值会导致信息的丢失,因为其确切的含义不清楚。但使用口头表达会传达超越概率的附加意义。这可能解释了为什么大多数人更喜欢以数值的方式接收概率或不确定的信息,但在传达这些信息时喜欢使用口头术语[29]。

用数字表示不确定性数值形式的风险表达方式使风险信息量化,成为风险沟通的逻辑工具。使用数字可以使人对风险的绝对和相对大小有具体、准确和真实的了解。此外,许多人表示,他们被告知风险时更信任数值信息而不是口头术语。遗憾的是,人们往往很难理解和使用风险的数值估计[30]。许多人对数值信息的直观感受有限。如果对风险不够熟悉,可能问题更严重,医学领域通常如此。

有各种数值形式可用于传递风险信息,例如百分比(0~100%)、概率(0~1)和频率(X/100 或 1/X)。将风险表达为真实的概率(如"0.10 的机会"或"Y 事件发生的机会是 10%")比风险声明中明确说明哪个样本处于风险中更难理解(如"100 名接受 X 手术的患者中,10 例将发生 Y 事件"[27])。其中一个原因是在后一种陈述中清楚说明了参考类别,即处于危险中的人群。此外一些研究观察到,风险以频率的形式表示比以百分比表示可产生更好感知。Slovic 等人[31]发现,如果精神病患者实施暴力行为的风险用频率表示(如"与此类似的 100 名患者中有 20 人实施了暴力行为"),而不是以百分比表示(即"20% 的机会"),约两倍精神病医生(40% 比 20%)拒绝将患者从护理中释放。使用提及具体人员的风险表达形式似乎比提及发生概率的表达方式更容易理解。

因此,使用引用具体事件或案例的数值风险表达形式可以提高人们对风险信息的理解。使用较小的分母(如"1/X")可能会产生最具体的风险图像,应避免使用小数。

用图表表示概率鉴于口头术语模糊,数值形式困难,研究者已在寻求风险沟通的替代形式。其中视觉展示或图表形式最受欢迎。在一篇广泛的综述中,Lipkus[32]提出了使用图表形式的三个潜在好处:

(1)它们可以说明复杂的因果关系、时间趋势或部分到全部数量上的比例。

(2)它们可以引起特定的数学运算,例如无须认知的比较。

(3)它们生动且可以吸引注意力,因此可用于强调特定的信息。

由于这些假定的好处,图表形式如条形图或人口图,经常在日常实践中使用。然而它们在多大程度上有助于决策尚不明确。条形图更容易比较风险,但表示受影响和未受影响患者的人口图（如它们所指的离散事件）可能更适合于提供单一风险的信息。研究表明,人口图呈现的风险产生了更强的情感反应,但不影响理解[33]。这种更强烈的情感影响,可能反映了对风险更高的认识,经常可以观察到。然而迄今为止,仅有有限的证据表明图表形式大大改善了理解并有助于决策。然而,它们似乎确实有益于健康素养低的人[34]。

因此图表形式的真正好处可能重在提高对风险信息的认识。考虑到人们在决策中易于忽视风险信息,这些方面和影响可能是重要的。

弄清价值观和偏好

做出明智决定的一个关键组成部分是决定要符合他们的价值观。由于偏好直接反映了患者潜在的价值观,所以当涉及决定相关的价值观时,患者间确实可能会有很大不同。一种假设是,人们对决策的几个方面都有明确的价值观,这些明确的价值观是可以衡量的。然而,研究表明,偏好并不是简单地从某个主列表中读出来的,而是由一个适应性强的决策者当场构建的[35]。人们的价值观往往不稳定,或者不确定自己偏好什么。人们在对不同选择的后果没有经验的陌生情况下更是如此。D 夫人及其丈夫需要做出的决定也可能如此。如果他们以前从未经历过这种情况,他们怎么会知道如何考虑胎儿手术？在这种情况下,人们往往依赖于其他人的经验或以前和其他患者讨论过这些选择的医生。然而,这也可能导致人们误入歧途,可能没有弄清他们的偏好而是造成混乱。研究还表明医生往往没有充分评估患者的偏好[36]。

许多基于理性决策理论的技术可用于探出患者的治疗偏好[37],如成对选择偏好问题、支付意愿法或时间权衡法。然而一些研究表明不同的技术可能导致完全不同的结果,从而支持了这样一种假设：偏好（特别是对于不熟悉的选项）是在过程中构建的,因而受到用于探出偏好的技术的影响。

因此一些人认为,使用分析方法明确患者偏好的技术可能没有帮助。明确选项的利弊并不一定能阐明一个人的真正偏好。Wilson 认为[38],大部分的思想是无法接近我们的意识的,包括态度和偏好。反思不能对这些心理状态提供更好的了解,当人们被要求这样做时他们就会产生可信的、易于口头说明的理由,说明为什么他们更喜欢一种选择而不是另一种。然而不确定这是否反映了他们真正的偏好。当人们被要求系统地思考一个决策的利弊时,他们往往会忽视自己的感受,从而影响决策的质量。Wilson 反对理性决策,例如使用 Benjamin Franklin 建议并在许多决策辅助工具中使用的资产负债表。他建议我们不要以过于刻意的意识方式分析信息。他说"诀窍是收集足够的信息来发展一种有依据的直觉,然后不要太多地分析这种感觉"[38]。

许多决策辅助包括了"益处和风险"的清单。近来,患者的故事被用来帮助人们明确偏好。描述个人经历比抽象的统计数据更具体、更有吸引力。患者的故事可以说明一系列关于健康状况的观点,并为其他人做决定提供指导。但缺点是其可能包含不平衡的信息,会不适当地影响决策,而不是帮助决策。

医生应该考虑如何帮助 D 夫人及其丈夫思考他们的偏好和价值观。也许他们儿子的健康对他们来说非常重要,但是他们如何权衡这和母亲在剩余孕期里要卧床休息时的不适和不便呢？由于许多治疗选择都没有决策辅助,医生必须依靠他或她的技能来为患者提供咨询。

帮助决策:选择什么?

在提供不同治疗方案的好处和风险信息,并咨询患者弄清其价值观和偏好之后,必须做出决定[39]。患者想参与决策过程的程度不同。与知情决策相反,有的患者未被要求做出自主决定。也有患者由于认知局限或个人意愿,参与决策过程有限。也可能存在像急诊这样的情况,共同决定并不总是有利于患者或不可能实施。在这些情况下难点是要维持共同决策的基本原则,并找到其他方法让患者参与[40]。

对于 D 夫人及其丈夫而言,选择包括期待管理（顺其自然）,目标是自然分娩,不涉及额外的风险。不利的是,婴儿可能在出生前死亡,或在分娩后进行手术,有可能终身患病。微创手术的选择有风险,但开放式胎儿手术的总体风险明显较高。所有手术都有风险和获益。如果 D 夫人及其丈夫了解所涉及的风险,仔细考虑他们的偏好,并与医生讨论,他们的选择虽不容易,但至少是明智的。有些人会认为,D 夫妇不必有意地深思熟虑,其决定也可能会获益[41],但是做出一个好的决定——一个对他们自己及家庭都正确的决定——也需要时间。

(翻译 胡佳琪 审校 南钰)

参考文献

[1] Fry JT, Frader J. "We want to do everything": how parents represent their experiences with maternal–fetal surgery online. *J Perinatol*. 2018; 38: 226.

[2] McCoyd JLM. Critical Aspects of Decision-Making and Grieving After Diagnosis of Fetal Anomaly. In J Paley Galst andM Verp, eds., *Prenatal and Preimplantation Diagnosis*. Cham: Springer, 2015.

[3] Shapiro DE, Boggs SR, Melamed BG, Graham-Pole J. The effect of varied physician affect on recall, anxiety, and perceptions in women at risk for breast cancer: an analogue study. *Health Psychol*. 1992; 11: 61–66.

[4] Kessels PC. Patients' memory for medical information *J R Soc Med*. 2003; 96: 219–222.

[5] Baron J. *Thinking and Deciding*. Cambridge, UK: Cambridge University Press, 2008.

[6] Marois R, Ivanoff J. Capacity limits of information processing in the brain. *Trends Cogn Sci*. 2005; 9: 296–305.

[7] Timmermans DRM. Bounded Rationality and Emotions. In MW Kattan, ed., *Encyclopedia of Medical Decision Making*. London: Sage Publications, 2009.

[8] National Literary Trust. http://www.literacytrust.org.uk

[9] Williams MV, Davis T, Parker RM, Weiss BD. The Role of Health Literacy in Patient-Physician Communication. *Fam Med*. 2002; 34: 383–9.

[10] Peters E, Västfjäll D, Slovic P, Metz CK, Mazzocco K, Dickert S. Numeracy and decision making. *Psychol Sci*. 2006; 17: 407–13.

[11] Tiedens LZ, Linton S. Judgment under emotional certainty and uncertainty: The effects of specific emotions on information processing. *J Pers Soc Psychol*. 2001; 81: 973–88.

[12] Evans JS. Dual-Processing Accounts of Reasoning, Judgment and Social Cognition. *Annu Rev Psychol*. 2008; 59: 255–78.

[13] Gilovich T, Griffin D, Kahneman D. *Heuristics and Biases: The Psychology of Intuitive Judgment*. Cambridge, UK: Cambridge University Press, 2002.

[14] Schwartz N, Clore GL. Mood as information: 20 years later. *Psychol Inq*. 2003; 14: 296–303.

[15] Loewenstein G, Lerner JS. *The Role of Affect in Decision Making*. In RJ Davidson, KR Scherer, HH Goldsmith. *Handbook of Affective Sciences*. Oxford: Oxford University Press, 2003.

[16] Van den Berg M, Timmermans DRM, Knol D, Eijk JTM, Smit D, van Vugt J, Van der Wal G. Understanding pregnant women's decision making concerning prenatal screening. *Health Psychol*. 2008; 27; 430–37.

[17] Timmermans DRM. Understanding and perception of risks about prenatal screening: interviews with pregnant women. Unpublished material.

[18] Wang XT. Emotions with reason: Resolving conflicts in risk preference. *Cogn Emot*. 2006; 20: 1132–52.

[19] Antiel RM, Flake AW, Collura CA, Johnson MP, Rintoul NE, Lantos JD, et al. Weighing the Social and Ethical Considerations of Maternal-Fetal Surgery. *Pediatrics*. 2017; 140: e20170608.

[20] Brown SD, Feudtner C, Truog RD. Prenatal Decision-Making for Myelomeningocele: Can We Minimize Bias and Variability? *Pediatrics*. 2015; 136: 409–11.

[21] Clayman ML, Bylund CL, Chewning B, Makoul G. The impact of patient participation in health decisions within medical encounters: a systematic review. *Med Decis Making*. 2016; 36: 427–52.

[22] Elwyn G Laitner S, Coulter A, Walker E, Watson P, Thomson R. Implementing shared decision making in the NHS. *BMJ*. 2010; 341: c5146.

[23] Elwyn G, Edwards A, Britten N. "Doing prescribing": how doctors can be more effective. *BMJ*. 2003; 327: 864–7.

[24] O'Connor A, Llewellyn-Thomas H, Stacey D. (2005). IPDAS Collaboration Background Document. International Patient Decision Aid Standards (IPDAS) Collaboration. http://ipdas.ohri.ca/IPDAS_Background.pdf

[25] Stacey D, Légaré F, Col NF, Bennett CL, Barry MJ, Eden KB, et al. Decision aids for people facing health treatment or screening decisions. *Cochrane Database Syst Rev*. 2014; 1: CD001431.

[26] Blumenthal-Barby JS, Krieger H, Wei A, Kim D, Olutoye OO, Cass DL. Communication about maternal-fetal surgery for myelomeningocele and congenital diaphragmatic hernia: preliminary findings with implications for informed consent and shared decision-making. *J Perinat Med*. 2016; 44: 645–53.

[27] Timmermans DRM, Oudhoff J. Different formats for the Communication of risks: Verbal, numerical, and graphical formats. In JJ Cochran, ed., *Wiley Encyclopedia of Operations Research and Management Science*. Hoboken: John Wiley & Sons, 2010.

[28] Timmermans DRM. The Role of Experience and Domain of Expertise in Using Numerical and Verbal Probability Terms in Medical Decisions. *Med Decis Making*. 1994; 14: 146–56.

[29] Wallsten TS, Budescu DV, Zwick R, Kemp SM. Preferences and reasons for communicating probabilistic information in verbal or numerical terms. *Bull Psychon Soc*. 1993; 31: 135–38.

[30] Gigerenzer G, Gassmaier W, Kurz-Milcke E, Schwartz LM, Woloshin S. Helping doctors and patients make sense of health statistics. *Psychol Sci Public Interest*. 2007; 8: 53–96.

[31] Slovic P, Monahan J, MacGregor DG. Violence risk assessment and risk communication: the effects of using actual cases, providing instruction, and employing probability versus frequency formats. *Law Hum Behav*. 2000; 24: 271–96.

[32] Lipkus IM. Numeric, Verbal, and Visual Formats of Conveying Health Risks: Suggested Best Practices and Future Recommendations. *Med Decis Making*. 2007; 27: 696–713.

[33] Timmermans D, Molewijk B, Stiggelbout A, Kievit J. Different formats for communicating surgical risks to patients and the effect on choice of treatment. *Patient Educ Couns*. 2004; 54: 255–63.

[34] Galesic M, Garcia-Retamero R, Gigerenzer G. Using icon arrays to communicate medical risks: Overcoming low numeracy. *Health Psychol*. 2009; 28: 210–16.

[35] Fischhoff, B, Slovic P, Lichtenstein S. Knowing what you want: measuring labile values. In TS Wallsten, ed., *Cognitive Processes in Choice and Decision Behavior*. Hillsdale, NJ: Lawrence Erlbaum Associates, 1980.

[36] Montgomery AA, Fahey T. How do patients' treatment preferences compare

with those of clinicians? *Qual Health Care.* 2001; 10 (Suppl. I): i39–43.

[37] Stiggelbout AM, De Haes JCJM. Patient Preference for Cancer Therapy: An Overview of Measurement Approaches. *J Clin Oncol.* 2001; 19: 220–30.

[38] Wilson T. *Strangers to Ourselves: Discovering the Adaptive Unconscious.*
Cambridge, MA: Harvard University Press, 2002.

[39] Robinson A, Thomson R. Variability in patient preferences for participating in medical decision making: implication for the use of decision support tools. *Qual Health Care.* 2001; 10 (Suppl. I): i34–38.

[40] Gibb A, Entwistle V. Shared decision making: trade-offs between narrower and broader conceptions. *Health Expect.* 2011; 14: 210–19.

[41] Dijksterhuis A. On making the right choice: the deliberation without attention effect. *Science.* 2006; 311: 1005–7.

胎儿治疗的伦理同意

第 7 章

Sanne van der Hout ◆ Wybo J. Dondorp ◆ Guido deWert

引言

在这一章中,我们将讨论胎儿治疗的伦理同意。胎儿治疗(fetal therapy)指的是一个非常广泛的领域,从开放手术到药物治疗,从试验性手术到已经得到公认的治疗,从拯救宫内或围生期胎儿死亡的干预措施到改善长期健康的治疗。因为胎儿治疗只能通过孕妇的身体来实现,所以胎儿治疗通常是一种"母胎医学",未经母亲(或她的代表)的知情同意(informed consent)不能进行。然而,与其他医疗情况不同,胎儿治疗知情同意的特殊之处在于,孕妇做出同意(或不同意)的决定时不仅要为自己考虑,也要为胎儿(存活/不能存活)、婴幼儿(未来可能受益或不受益)考虑。因此,孕妇作为准母亲被认为有胎儿治疗知情同意的责任,做出的决定无论是正确还是错误,相应的责任,或由她内部承担,或由外部归因于她。

本章的设置如下:下一节我们将简要介绍知情同意的概念,它是医疗保健和临床研究伦理的一般规范。然后我们将讨论伴随胎儿治疗的知情同意而产生的具体挑战。在另一节中,我们将展示这些挑战是如何在治疗方法的创新、相关研究的进行、治疗方法的推广这一系列不同的情境下体现的。

澄清说明:我们侧重于孕妇的决策,并不意味着我们认为其伴侣的作用不重要,也不意味着应将后者排除在决策过程之外。然而胎儿治疗直接涉及孕妇,干预措施将使她成为患者或研究对象。

知情同意

医学治疗或研究的知情同意是很重要的伦理规范之一,已被列入大多数国家的法律。知情同意作为一项法律要求,在世界各地的日常医疗实践中起着至关重要的作用。医生在没有得到患者或患者代表的同意的情况下不能进行合法治疗,医学研究也一样。正如 Manson 和 O'Neill 所指出的,"知情同意在临床和研究实践中是很重要的,医生和研究人员若想帮助患者或者开发更好的治疗方法,那么患者身体的完整性受到侵犯往往是无法避免的,会在一定程度上对健康、生活和肢体造成伤害"[1]。他们解释说,知情同意可以被理解为在限定时间和特定内容背景下放弃道德和法律权利以及相应的义务,否则就会阻碍人类同胞得到治疗。

尊重个人

与这一想法相联系,要求同意的基本道德理由是承认我们作为人对自己的生活拥有自主权。这通常称为"尊重自主权"原则[2]。显然,在道德上不应尊重自主权本身,而应尊重人的自主权,Kant 著名的格言中提到,人们应该以尊重自身为目的的方式对待自己。请求同意接受治疗或纳入研究,正是这样做的一个实例。

为了有资格自主行事,行为主体必须"①有意,②理智,③不受控制影响"地行事[2]。这些条件中的第一个和最后一个(意向性和自愿性)对做出自己同意的行为是必不可少的。第二个条件要求行为主体充分了解对其而言同意拟议的干预意味着什么,包括可预见的结果和可能的结果。如果行为主体的理解是基于错误的看法,他或她的同意就不那么自主了。

信息标准

为了使同意有效,必须履行告知义务,这意味着必须向患者或候选研究对象提供必要的信息,使他们能够就拟议的干预做出深思熟虑的决定。医生或研究者有责任确保提供相关信息。基本要素包括干预或研究的性质,相关责任和风险,以及可能的替代办法。应该提供多少关于这些问题的信息,"合理人标准"要求医生或研究人员考虑在这种情况下,一般人会期望被告知什么。虽然这可能适合于大多数情况下法律上有效的同意,但问题是它没有考虑到被寻求同意的人认为可能相关的内容。另一方面,"个人标准"要求告知的信息要适合个别患者或候选研究对象的需要,这将增加医生或研究人员对单一患者或受试者的态度和观点的了解。

作为一种介于两者之间的方法,有人建议除了遵循合理人标准提供"核心披露"外,专业人员还应询问个人还想知道什么,或者至少提供获得个人资料的额外信息的选择。正如 Faden 和 Beauchamp 所说的那样,这种方法的重点不是确切地披露什么,而是如何为有效沟通创造条件,使患者或候选研究对象能够"以高度自主的方式行事"[2]。

共同决策

人们非常支持这样一种观点:强调沟通而不仅仅是告知,至少在更复杂的选择方面,有意义的知情同意需要制订共同决策(shared decision-making)。正如 Elwyn 及其同事所总结的那样,"共同决策是一个以协作方式做出决定的过程,以可理解的形式提供有关选项的可信信息,通常是在患者及其家属的关切、个人情况和背景在决策中发挥主要作用的情况下实施的"[3]。

然而,从伦理的角度来看,出现了这样一个问题:"协作决策"的概念如何与知情同意概念背后的自主理想相联系。正如 Sandman 和 Munthe 明确指出的,共同决策实际上可能涵盖一系列可能的方法,从减轻家长作风到启发患者选择[4]。这方面,Emanuel 和 Emanuel 所说的医患关系的解释模式和审议模式提供了有用的进一步区分[5]。在"解释"模式中,医生根据患者自己的价值观和理想帮助患者理解相关的选择及其含义,并做出决定,让患者能够认为符合这一观点,在很大程度上是他或她自己的决定。在采取这种解释立场时,医生通常不会提出自己对这一问题的看法。相比之下,"审议"模式需要一幅共同决策的图景,在这幅图景中双方寻求共识。在这种模式下,专业人士很可能试图说服患者,从医学角度看什么是最好的决定。理想情况下,这是一个邀请,"不是简单地遵循未经调查过的偏好或调查过的价值观,而是通过对话考虑与健康相关的其他的

价值观、它们的价值以及它们对治疗的影响"[5]。其中一个医生可能有理由采取更有指导意义立场的咨询环境是儿科护理病房,在那里父母被要求同意他们作为孩子的代表。Emanuel 和 Emanuel 的模型未提及相关利益超过有决定权的患者利益的情况。稍后将会清楚地看到,这一观点与我们的进一步讨论非常相关。

胎儿治疗的知情同意

在胎儿治疗方面,知情同意出现了具体挑战。鉴于大多数孕妇往往认为胎儿已经是她们的孩子,而她们自己也已经是母亲,她们可能主要从"父母责任"的角度对提供的治疗做出反应。虽然这在道德上可能是合适的,特别是在未来儿童的健康前景方面,但也有一种担忧,即妇女"可能忽视(她们自己)可能面临的任何风险,并可能在道德上感到有义务为"未出生的孩子"尽最大努力,只关注其生存的一线希望"[6]。这可能不仅反映了一个女人想把一个健康的婴儿带回家的兴趣和愿望,而且还反映了女性为了符合"好母亲"的标准所受到的社会压力。多位作者提出,我们的社会期望并且要求孕妇利他[7]。通过同意胎儿治疗,妇女将证明她们已经内化了这些期望[8]。即使如此,只要她们的选择确实是她们的,我们并不认为妇女同意胎儿治疗的决定不够自主。正如 Smajdor 指出的那样,她们的同意不是问题,但是这些期望有问题[7]。然而,一个妇女是否真正认同其选择,或者这些选择是否应该被认为是外部控制影响的反映,这些问题应该在咨询期间讨论。

抓住胎儿存活的哪怕一线希望或改善出生后健康结局的强烈愿望,也可能使孕妇在参与胎儿治疗研究方面特别容易受到所谓的"治疗误解"的影响[9]。Lidz 和 Appelbaum 将治疗误解描述为参与临床研究的知情同意中被广泛认可的问题。当受试者"因为相信他们将接受与非研究临床背景下相同的个体化治疗"而同意时,就会发生这种情况[10]。然而,这个词在更广泛的意义上也被用来指研究参与者可能存在的一系列与结果相关的误解。例如,参与者往往高估预期收益,低估危害的概率。由于这在描述上和道德上与更狭义的治疗误解截然不同,Horng 和 Grady 将其称为"治疗误估计"[11]。在 Sheppard 对治疗误解的描述

中,上述两种形式的误解都是狭隘地交织在一起的。她解释说,即使研究对象被告知他们被邀请参加一项试验,他们仍然可能加入它,"希望治疗有效,他们从中受益"[6]。在这一章中,我们将遵循对这一术语的广泛含义。当然在伦理上,问题在于基于错误信念的同意不是完全自主[2]。

虽然治疗误解是临床研究中一个普遍存在的问题,但在胎儿治疗的背景下,它提出了一个特别的挑战:妇女不切实际的期望可能会干扰在不乐观的产前诊断后是否终止妊娠的决定。虽然妇女可能希望通过接受参加临床试验的邀请改善妊娠结局,但情况可能恰恰相反。面对更糟糕的结局,可能不再有终止妊娠的选择。如果没有获得参加临床试验的邀请,原本计划选择性人工流产的妇女现在可能不得不调整自己的生活,以照顾有严重健康问题或残疾的儿童。

提供胎儿治疗的医生可能无意中导致治疗误解,例如当建议参加试验时至少意味着"一切可能"已经尝试[9]。正如各位作者所指出的,顾问应该采取比通常更多的关心,以确定被要求参加胎儿治疗研究的妇女确实充分了解研究的性质、目的、责任和风险[6,12]。为了支持孕妇在做出这种决定时仍然掌控局面,美国妇产科医师协会(American College of Obstetricians and Gynecologists,ACOG)和美国儿科学会(American Academy of Pediatrics,AAP)建议列入一些保护措施,例如任命一名不与试验协议直接相关的"研究受试对象支持者"[13]。

此外,医生可能会通过说"胎儿是患者"来强化人们对"好母亲"的期望。当然这样做的意义仅此而已,事实上,越来越多的胎儿的健康问题可以得到治疗。但"患者"也是一个与社会角色相关的具有规范意义的概念。作为一个患者意味着与医生有关系,要求医疗照顾。有几位评论员指出,关于胎儿是患者的说法在概念上将胎儿与孕妇分开,这种方式不仅与怀孕的实际情况相矛盾,而且威胁到孕妇作为患者在她自己权力中的地位[14]。令人担心的是,随着胎儿被理解为第二,甚至是首要的患者,医生可能会觉得有理由迫使妇女成为"英雄母亲",并同意接受胎儿所需的干预。社会学家 Monica Casper 在对胎儿手术早期历史的研究中,展示了这种态度是如何体现在一些开创性外科医生使用的语言中的。她指出在这一领域,"胎儿患者的利益被认为是至高无上的,

孕妇被概念化为促进胎儿权力的工具,或者成为限制胎儿权力的障碍。孕妇的自主权在这种框架中可能会被严重削弱[15]。

世界观相关的伦理辩论中,如果胎儿的道德地位没有存在争议,那么胎儿在规范意义上就很难被视为患者。正如我们之前指出的[16],这是伦理学家 Laurence McCullough 和产科医生 Frank Chervenak 围绕胎儿是患者的概念[17]建立的具有影响力的母胎医学伦理框架中的一个根本缺陷。为了避免通过对妇女施加道德压力以达到挽救胎儿生命的目的,我们的观点是最好放弃这个概念。然而,这并不意味着在母胎医学中,除了妇女本人之外,没有任何其他明确的道德利益受到威胁。虽然这是一些妇女权利倡导者所捍卫的[18],但它忽视了父母和职业责任对未来儿童的观点。因为如果怀孕带来了一个孩子,那么这个人的利益就已经可能因为怀孕期间胎儿发生的事情而受到损害或促进[19,20]。担心这种推理会损害妇女的终止妊娠权是错误的,因为如果她利用这种权利,就不会有任何孩子的利益在产前受到损害或促进。但是如果她决定怀孕至足月,未来孩子的利益可能会成为让医生提出胎儿治疗的一个独立理由,除了她自己的利益外,也要考虑孩子的利益。

当然,应该承认这一观点与我们之前提及的胎儿患者谈话一样,都有使母亲承担过多责任的危险。然而,由于未来的人的利益(不像胎儿的利益)是无可争议的,这里的答案不是否认孕妇的责任,而是坚持妇女不应被要求做出不合理的牺牲。当然,这与胎儿治疗的指导咨询在道德上可接受的程度直接相关。

胎儿治疗的知情同意:不同的情境

上一节中讨论的担忧在不同的情境下是如何表现出来的?重要的是要观察到,虽然"胎儿治疗"或"治疗"可能建议接受胎儿治疗作为常规产前护理的一部分,但事实上许多产前干预仍然是试验性的,这可能意味着它们是或不是在正式研究的背景下提供的。虽然新的医学治疗的价值在前瞻性对照研究确定后就能纳入常规护理,但在决定启动这类研究之前往往会有一个预试验阶段,即对少数患者进行新的治疗[21]。这通常被描述为创新治疗,或临床创新[22]。显然,必须让妇女充分了解将要实行的干预措施的性质和状况:

是否仍然是试验性的,还是有足够的证据将其视为公认治疗?如果是前者,它是创新治疗,还是在正式研究背景下提供的干预?除了避免毫无根据的期待外,弄清这一点对于确保妇女意识到医生可能戴着"双层帽"也很重要。事实上,创新、研究和治疗之间的界限在实践中往往是模糊的,这对咨询和决策来说是一个更大的挑战[23]。

胎儿创新治疗的知情同意

在胎儿治疗领域,创新治疗就是采取新的手术干预形式[23]或超说明书使用医药产品[24]。基于试错,首次干预医生往往尝试应用于胎儿患严重疾病且别无他法的孕妇[25,26]。在这方面存在一些与同意有关的伦理挑战。第一个问题涉及上述对"胎儿是患者"概念的讨论。特别是在危及生命的情况下,干预作为"最后手段"可能会招致将胎儿视为单独患者的医生推断,如果没有其他方法避免产前或围生期死亡,假如它能活下来,任何孕妇和儿童可能的风险都是合理的。正如几位评论员所指出的,这可能导致一些开创性的临床医生提出过于危险的治疗,并且患者可能在不完全知情的情况下同意接受治疗[27]。第二个与同意有关的挑战与此有关。鉴于妇女希望尽一切努力挽救婴儿生命的绝望情绪,提出创新治疗方案的医生应该意识到高风险干预措施不应因患者同意就理由充分,这些措施本不应该被首先提出。与其他医学领域一样,患者同意不代表可以免除医生这方面的专业责任。第三,由于创新治疗还没有证据支持,妇女和儿童接受干预可能会存在潜在危险,而得不到证实的疗效。当然,也应该向妇女说明其他不确定因素,以便其能够做出深思熟虑的决策。虽然这能够获得正式有效的同意,但不仅在仁慈和不伤害的道德原则方面,而且在尊重自主权方面,情况仍然不理想[2]。虽然循证胎儿治疗的理想目前在该领域已被广泛接受,但实践中,其实现是滞后的。2011 年 ACOG 和 AAP 的推荐再次提出了对这一问题的关注,指出"虽然最初几次使用新干预措施的动机可能是希望帮助特定胎儿,但一旦确定了可行性和潜在获益,创新治疗应尽快进行系统的正式研究"[13]。该文件强调,提供产前治疗的全面循证对于孕妇做出真正的知情决定至关重要。

胎儿治疗试验的知情同意

在试验研究中,我们也会发现知情同意方面

的一些难题。首先,那些相信自己开发的创新治疗好处的医生建议患者参加研究,但研究中却可能将患者随机分配到对照组,这是一个难题,甚至是"不道德的"[27]。事实上,患者也会这样想。虽然美国脊髓脊膜膨出研究管理(management of myelomeningocele study,MOMS)[28]的实施是基于各中心不在试验外进行手术的一般协议,但欧洲气管阻塞加速肺生长(tracheal occlusion to accelerate lung growth,TOTAL)试验选择了一种不同的方法。在这里,试验之外的治疗"后门"被开放,以适应那些试验中选择无法"均衡"的医生。无可回避的是,这意味着根据他们医生的信念,患者对干预的可能好处有不同的了解和咨询[29]。

第二个难题与上一节讨论的治疗误解的概念有关。据 Sheppard 所说,发现胎儿疾病的妇女,除了谨慎等待之外,唯一的选择就是参与临床试验,她们非常有可能高估治疗的益处。缺乏替代选择可能对她们理解和权衡信息产生不利影响[6]。为了防止孕妇基于不切实际的期望而决定参加临床试验,各种研究人员认为,应仔细考虑纳入和排除研究参与者的标准。这特别适用于早期阶段试验,这时研究参与者通常没有希望获得直接好处。有人建议不邀请更符合试验纳入标准的妇女(即包容性设计 I),而最好只包括在研究讨论之前已经决定继续妊娠的那些人(即包容性设计 II)。后一种方案的优点是,它只包括已经接受胎儿严重预后的妇女。因此,它将避免研究试验干扰终止妊娠的决定[30,31]。

一个基于包容性设计 II 的研究例子是"出生前增强脆性骨骼"(Boost Brittle Bones Before Birth,BOOSTB4)项目。这个项目的目的是将胎儿源性间充质干细胞移植用于临床治疗严重成骨不全(osteogenesis imperfecta,OI)。研究小组建议,"只有当父母已经决定继续怀孕或不可能终止妊娠时,才能增加移植的可能性"[32]。这一建议是因为产前干细胞移植仍然是高度试验性的。正如 Götherström 及其同事所说,在这一阶段提供的信息"会创造希望(夸大或虚假),它会鼓动患者在充分考虑问题之前就予以同意"[33]。

包容性设计 II 也引起了一些伦理问题。首先,这可能会对妇女施加压力,迫使她们不能改变主意:妇女可能会感到被迫坚持至足月[34]。与研究人员交流可能会产生这种感觉。毕竟,研究人员不仅对研究对象有承诺,对研究目标也有承诺;

研究进展顺利符合他们的利益。另一个令人担忧的问题是,包容性设计Ⅱ不邀请打算人工流产的妇女参加试验,这可能导致有意义的生殖选择机会不平等。Verweij 认为,关于试验治疗方案的信息可能会分散妇女对更基本问题的注意力,即她是否希望继续怀孕。妇女"被所提供的复杂信息所迷惑、感到苦恼或不知所措,她们可能无法做出符合自己价值观的选择"[30]。然而,我们是否应该不向想人工流产的妇女提供信息,也值得怀疑。假设这些妇女没有被告知试验治疗机会而"被服务",这显示了一种相当家长式的态度。我们还必须记住,在决定终止妊娠之前,要经过一个复杂而情绪化的考虑过程。选择人工流产而没有被告知试验性治疗机会的妇女可能会感到被背叛,并很难接受做出的决定[8]。

当妇女面临严重的胎儿疾病时,负责支持她的专业人员应始终意识到她可能会后悔自己的决定。不仅选择择期终止妊娠的妇女,那些决定继续妊娠的妇女,都可能会因为参与研究而失去一些东西。如果参与使胎儿状况恶化,妇女可能会后悔选择接受邀请。我们认为,孕妇的生殖自主权不是通过包括或排除那些有特定人工流产倾向的人来促进的,而是通过更彻底地评估妇女是否了解参加临床试验不仅可能有益,而且可能对胎儿有害。在我们看来,Emanuel 和 Emanuel 所概述的解释模型最适合于医患沟通,其中讨论了试验性治疗方案(包括创新治疗和正式研究)。这种模式的关键是,医生不评价妇女的选择,而是考虑具体的医疗情况,并帮助她探索哪些决定最适合她自己的价值观[5]。

接受胎儿治疗的知情同意

在本节的最后一部分,我们认为越来越多胎儿治疗被证明是安全和有效的。例如胎儿贫血的宫内输血[35],胸部病变合并水肿胎儿的胸腔-羊膜腔引流[36],以及双胎输血综合征病例的激光凝固[37]。并非巧合的是,这些都是针对致死性疾病的拯救生命的治疗,如果没有宫内干预就会导致高的胎儿或围生期死亡率。虽然越来越多的胎儿治疗也针对非致死性疾病进行,产前干预有望改善儿童的健康结局,但只有长期的随访才能确定这些治疗在安全性和有效性方面是否确实优于产后治疗[38]。

获得公认的胎儿治疗(已被证明是安全和有

效的)为胎儿患严重疾病(致死或非致死性)的妇女提供了另一种生殖选择。没有这种新治疗方案,妇女可能考虑终止妊娠,而现在她们可以决定继续妊娠。妇女应该如何被告知这些选择呢?

首先,应该指出的是,在用别的方法"毫无希望"的病例中,致死性疾病的胎儿治疗可以成功地避免产前或围生期死亡,但孩子仍然可能存在神经健康受损[38]。考虑到这点,ACOG 和 AAP 2011 年的推荐强调了帮助妇女避免错误认为"只有两种可能的结果:成功(胎儿治愈)或失败(胎儿死亡)"的重要性[13]。

此外,我们认为必须强调,胎儿治疗作为终止妊娠的替代选择,既不应强加于孕妇也不应剥夺其权利。从"反人工流产"的角度来看,胎儿治疗可能被认为是道德上更可取的选择,但持有这种观点的专业人员不应因此就将其呈现给面临这种悲惨选择的孕妇。鉴于胎儿地位的基本观点存在争议,这样做在伦理上是有问题的。相反道德陷阱是把胎儿治疗说成是"不必要的"。在最近一篇关于胎儿手术伦理的论文中,引用了一位临床医生的话,她说不明白"为什么本可以简单地流产并重新开始,可有人却费那么大劲"[39]。这在伦理上是有问题的,因为对于相当多的妇女或夫妇来说,人工流产根本是不可接受的,而且对于许多不坚决反对人工流产的人而言,决定终止妊娠仍然极其困难,可能会产生终身的社会心理影响。再者,当临床医生个人认为终止妊娠更好,但其也要注意不能传递这一信息。根据 Emanuel 和 Emanuel 的模型,终止妊娠决定的咨询应该采用解释的方式。

当妇女决定不终止妊娠时,道德状况会发生变化,因为需要考虑未来儿童的利益[19]。父母的责任不仅从出生时开始,虽然胎儿(在规范意义上)不是患者,但专业人员也有责任考虑其作为与否如何影响儿童的健康和幸福。正如我们在前面的章节中所表明的,这不是大多数孕妇需要被提醒的事情。主要的关注似乎是,他们会接受给自己带来的任何可能的风险或负担,以造福他们未出生的孩子[6-8]。虽然如前所述,应该认真对待母体责任过度增大的风险,但我们并不认为专业顾问永远不应该试图说服妇女接受胎儿治疗。鉴于上述原因,我们同意当原本的治疗是为了挽救胎儿免于致死性疾病时,他们应该避免以此为目的进行指导性咨询。但当未来儿童的健康和幸福受到威胁时,我们认为进一步证明原本治疗的有效性和合适性之后,专业人员可以在必要时提醒妇女她们的责任。这也符合 ACOG 最近关于如何处理怀孕期间拒绝医学推荐治疗的声明[40]。根据这份文件,在这种情况下指导性咨询可能很合适,因为非强制性建议"不违反而是加强知情同意的要求"。我们同意:在打算妊娠至足月的情况下,处理妇女在父母角色中的问题无须与尊重她们作为自主的人相矛盾。根据 Emanuel 和 Emanuel 的模型,这将意味着从解释方式转为审议方式。

当然,提醒孕妇对未来孩子的责任,只应在已被认可和普遍接受的胎儿治疗时加以考虑,这种治疗将比产后治疗方案更有效地保护孩子免受重大和不可逆转的伤害,而且不会使孕妇面临严重风险。经典的例子是胎儿贫血的宫内输血[21,41],但目前这类治疗的数目仍然很少。然而这可能会改变,目前的研究或将带来具有良好风险效益比的微创或基于药物的新形式的胎儿治疗[42]。这方面的例子是一项胎儿治疗研究,旨在通过美国食品药品管理局(FDA)批准的对孕妇的食品补充剂的管理,改善唐氏综合征儿童的认知结果[43]。如果这样做是安全和有效的,那么如果一个决心要生唐氏综合征孩子的妇女选择拒绝这种治疗,她的选择就不能认为在道德上是无关紧要的。正如我们在之前讨论的那样,在这种情况下,专业人士有理由试图说服妇女同意接受胎儿治疗[44]。

结论

在这一章中,我们讨论了胎儿治疗的知情同意所产生的一些伦理挑战。由于大多数孕妇往往会把胎儿看作自己的孩子,把自己已经视为母亲,她们可能倾向于接受巨大的健康风险,以造福胎儿。医生可能会强化孕妇的这种倾向,通过谈论"胎儿是患者"来做出自我贬低的选择。不惜一切代价挽救胎儿的生命的愿望,也可能使孕妇在参与胎儿治疗研究时容易陷入治疗误解;他们不切实际的期望可能会干扰其决定是否在糟糕的产前诊断后终止妊娠。

我们认为,孕妇对胎儿治疗做出自主选择很大程度上取决于提供的信息和咨询的质量。在讨论试验性治疗方案的医患沟通中,解释方式可能是最合适的,因为这将指导妇女做出与自己价值观相应的决定。如果有已被认可的胎儿治疗,医患沟通的首选方法取决于妇女需要做出怎样的选择。如果将胎儿治疗作为终止妊娠的一种替代选择,咨询过程似乎同样最好采用解释方式,因为这将使妇女能够自行决定是人工流产还是接受治疗。然而当妇女决定怀至足月、胎儿治疗会比产后治疗更有效保护未来儿童免受重大和不可逆转伤害、且不使孕妇面临严重的负担或风险时,考虑到保护未来儿童的健康和幸福的共同责任,审议方式可能更合适。

(翻译 胡佳琪　审校 宋文龄)

参考文献

[1] Manson NC, O'Neill O. *Rethinking Informed Consent in Bioethics.* Cambridge, UK: Cambridge University Press, 2007.

[2] Faden RR, Beauchamp TL. *A History and Theory of Informed Consent.* New York: Oxford University Press, 1986.

[3] Elwyn GA, Durand MA, Song J, Aarts J, Barr PJ, Berger Z, et al. A three-talk model for shared-decision making: multistage consultation process. *BMJ.* 2017; 359: j4891.

[4] Sandman L, Munthe C. Shared decision making, paternalism and patient choice. *Health Care Anal.* 2010; 18: 60–84.

[5] Emanuel EJ, Emanuel LL. Four models of the physician-patient relationship. *JAMA.* 1992; 267: 2221–6.

[6] Sheppard MK. Vulnerability, therapeutic misconception and informed consent: is there a need for special treatment of pregnant women in fetus-regarding clinical trials? *J Med Ethics.* 2016; 42: 127–31.

[7] Smajdor A. Ethical challenges in fetal surgery. *J Med Ethics.* 2011; 37: 88–91.

[8] Blizzard D. A trying experience: fetoscopy and maternal decision making. *Clin Obstet Gynecol.* 2005; 48: 562–73.

[9] Clarke A. Treatments and trials for the fetal patient: imposing the burdens of enthusiasm? In D Schmitz, A Clarke, W Dondorp, eds., *The Fetus as a Patient: A Contested Concept and Its Normative Implications.* London: Routledge, 2018. p. 117–132.

[10] Lidz CW, Appelbaum PS. The therapeutic misconception: problems and solutions. *Med Care.* 2002; 40: V55–63.

[11] Horng S, Grady C. Misunderstanding in clinical research: distinguishing therapeutic misconception, therapeutic misestimation, and therapeutic optimism. *IRB.* 2003; 25: 11–16.

[12] Helmreich RJ, Hundley V, Norman A, Ighedosa A, Chow E. Research in pregnant women: the challenges of informed consent. *Nurs Womens Health.* 2007; 11: 576–85.

[13] American College of Obstetricians and Gynecologists Committee on Ethics, American Academy of Pediatrics Committee on Bioethics. Maternal-fetal intervention and fetal care centers. *Pediatrics.* 2011; 128: e473–8.

[14] Lyerly AD, Little MO, Faden RR. A critique of the 'fetus as patient'. *Am J Bioeth.* 2008; 8: 42–4; discussion W4–6.

[15] Casper MJ. *The Making of the Unborn Patient. A Social Anatomy of Fetal Surgery.* New Brunswick: Rutgers University Press, 1998.

[16] Dondorp W, De Wert G. Ethical issues in maternal-fetal medicine. In CH Rodeck, MJ Whittle, eds., *Fetal Medicine: Basic Science and Clinical Practice,* 3rd Edition. London: Elsevier, 2019, p. 139–148.

[17] McCullough LB, Chervenak FA. *Ethics in Obstetrics and Gynecology.* New York & Oxford: Oxford University Press, 1994.

[18] Callahan JC, Knight JW. Women, fetuses, medicine, and the law. In H Bequaert Holmes, L Purdy, eds., *Feminist Perspectives in Medical Ethics.* Bloomington & Indianapolis: Indiana University Press, 1992, pp. 224–239.

[19] Murray TH. Moral obligations to the not-yet born: the fetus as patient. *Clin Perinatol.* 1987; 14: 329–43.

[20] Savulescu J. Future people, involuntary medical treatment in pregnancy and the duty of easy rescue. *Utilitas.* 2007; 19: 1–20.

[21] *Care for the Unborn Child. Ethical and Legal Aspects of Fetal Therapy.* The Hague: Health Council of the Netherlands, 2009.

[22] Reitsma AM, Moreno JD. Ethical regulations for innovative surgery: the last frontier? *J Am Coll Surg.* 2002; 194: 792–801.

[23] Antiel RM, Flake AW. Responsible surgical innovation and research in maternal-fetal surgery. *Semin Fetal Neonatal Med.* 2017; 22: 423–7.

[24] De Koning TJ, Klomp LW, Van Oppen AC, Beemer FA, Dorland L, van den Berg I, Berger R. Prenatal and early postnatal treatment in 3-phosphoglycerate-dehydrogenase deficiency. *Lancet.* 2004; 364: 2221–2.

[25] Liley AW. The development of the idea of fetal transfusion. *Am J Obstet Gynecol.* 1971; 111: 302–4.

[26] Harrison MR. The University of California at San Francisco Fetal Treatment Center: a personal perspective. *Fetal Diagn Ther.* 2004; 19: 513–24.

[27] Lyerly AD, Mahowald MB. Maternal-fetal surgery: the fallacy of abstraction and the problem of equipoise. *Health Care Anal.* 2001; 9: 151–65.

[28] Adzick NS, Thom EA, Spong CY, Brock JW 3rd, Burrows PK, Johnson MP, et al. A randomized trial of prenatal versus postnatal repair of myelomeningocele. *N Engl J Med.* 2011; 364: 993–1004.

[29] Rodrigues HCML, Deprest J, Van den Berg PP. When referring physicians and researchers disagree on equipoise: the TOTAL trial experience. *Prenatal Diag.* 2011; 31: 589–94.

[30] Verweij EJ. Ethics of involving pregnant women in fetal therapy trials. In D Schmitz, A Clarke, W Dondorp, eds., *The Fetus as a Patient: A Contested Concept and its Normative Implications.* London: Routledge, 2018, p. 133–43.

[31] Deprest J, Toelen J, Debyser Z, Rodrigues C, Devlieger R, De Catte L, Lewi L, Van Mieghem T, Naulaers G, Vandevelde M, Claus F, Dierickx K. The fetal patient – ethical aspects of fetal therapy. *Facts Views Vis Obgyn.* 2011; 3: 221–7.

[32] Westgren M, Götherström C. Stem cell transplantation before birth – a realistic option for treatment of osteogenesis imperfecta? *Prenatal Diag.* 2015; 35: 827–32.

[33] Götherström C, Hermerén G, Johansson M, Sahlin N-E, Westgren M. Stem cells and fetal therapy: is it a reality? *Obstet Gynaecol Reprod Med.* 2017; 27: 166–7.

[34] Strong C. Abortion decisions as inclusion and exclusion criteria in research involving pregnant women and fetuses. *J Med Ethics.* 2012; 38: 43–7.

[35] Lindenburg IT, Van Kamp IL, Oepkes D. Intrauterine blood transfusion: current indications and associated risks. *Fetal Diagn Ther.* 2014; 36: 263–71.

[36] Grethel EJ, Wagner AJ, Clifton MS, Cortes RA, Farmer DL, Harrison MR, Nobuhara KK, Lee H. Fetal intervention for mass lesions and hydrops improves outcome: a 15-year experience. *J Pediatr Surg.* 2007; 42: 117–23.

[37] Johnson A. Diagnosis and Management of Twin-Twin Transfusion Syndrome. *Clin Obstet Gynecol.* 2015; 58: 611–31.

[38] Gebb J, Dar P, Rosner M, Evans MI. Long-term neurologic outcomes after common fetal interventions. *Am J Obstet Gynecol.* 2015; 212: e1–9.

[39] Antiel RM. Ethical challenges in the new world of maternal-fetal surgery. *Semin Perinatol.* 2016; 40: 227–33.

[40] American College of Obstetricians and Gynecologists, Committee on Ethics. Committee Opinion No. 664: refusal of medically recommended treatment during pregnancy. *Obstet Gynecol.* 2016; 127: e175–82.

[41] *Critical Care Decisions in Fetal and Neonatal Medicine: Ethical Issues.* London: Nuffield Council on Bioethics, 2006, p. 276.

[42] Bianchi DW. From prenatal genomic diagnosis to fetal personalized medicine: progress and challenges. *Nat Med.* 2012; 18: 1041–51.

[43] Guedj F, Bianchi DW, Delabar JM. Prenatal treatment of Down syndrome: a reality? *Curr Opin Obstet Gynecol.* 2014; 26: 92–103.

[44] De Wert G, Dondorp W, Bianchi DW. Fetal therapy for Down syndrome: an ethical exploration. *Prenatal Diag.* 2017; 37: 1–7.

开放性胎儿手术：仍然可行吗？

第 8 章

Oluyinka O. Olutoye

胎儿手术是对未出生的孩子进行的手术。这种手术可以在子宫外进行（子宫切开术）[1]，也可以通过最小限度的侵入操作（胎儿镜）或图像引导技术进行[2]。开放性胎儿手术（open fetal surgery）可在分娩时进行——产时子宫外手术[3]——或在怀孕期间进行手术，术后胎儿继续在子宫内妊娠。总之，根据病情、胎龄和预期干预目的选择胎儿治疗方法。

随着我们对胎儿生理学和病理生理学了解的不断加深以及技术的进步，一些最初用开放性胎儿外科技术治疗的疾病现在可通过微创手段进行治疗。人类最初的胎儿手术是行子宫切开术尝试为患有胎儿成红细胞增多症（erythroblastosis fetalis）导致的溶血胎儿进行输血，但结果并不尽如人意[4,5]。随着影像学技术的进步，在宫内注射造影剂，胎儿吞咽造影剂后，可以进行胎儿影像学检查，以确定在胎儿腹腔内输血的位置[6,7]。胎儿超声可将视野放大，使得在超声引导下使用小针头进行胎儿血管内输血成为可能。开放性胎儿手术作为宫内输血的适应证现在已经成为历史[5]。（表 8-1）

表 8-1 截至 2019 年开放性手术与微创技术治疗先天性异常的评分比较

	开放性手术	微创技术
胎儿贫血	--	+++
下尿路梗阻	-	++
先天性膈疝	-	++
神经管缺陷	++	+
肺部肿块†	++	±
骶尾部畸胎瘤*	++	--

+，支持；-，不支持。
†尽管有糖皮质激素治疗，但仍有心力衰竭。
*有心力衰竭。

由于图像引导技术的出现，不再需要使用开放性子宫切开术治疗胎儿贫血，随着经皮插入胎儿体内装置的发展，优化了对更多胎儿疾病的治疗手段。在 20 世纪 80 年代中期，通过子宫切开术和胎儿膀胱-羊膜腔分流术进行胎儿膀胱造口术，以缓解胎儿下尿路梗阻[5,8-10]。这种对于膀胱减压的治疗，现已大量被膀胱-羊膜腔分流导管置入术所取代。在超声引导下经皮放置分流导管[11,12]，能更好、更有效地分流羊水，且固定不易被移动，更好地促进膀胱动力学的发展。

除了给胎儿输注和引流液体外，开放性胎儿手术也用于直接对胎儿进行摘除和/重建手术来治疗复杂的先天畸形。对于胎儿严重的先天性膈疝（congenital diaphragmatic hernia，CDH），最初是通过开放性胎儿手术在子宫内实施修补术[13,14]。这种手术治疗过程包括先切开母亲子宫，然后对胎儿实施开胸术修复缺损的膈肌，对那些疝入胸腔内组织较多而合并严重腹部脏器缺损的胎儿，还要再实施腹部手术，在腹部形成一个临时的空间来还纳疝入胸腔的腹部脏器。这些手术虽然在某种程度上模仿了产后的矫正手术，但对胎儿来说却是严重创伤。严重的 CDH 胎儿，疝出的内脏，尤其是疝出的肝脏，还纳后可能因胎儿肝静脉扭结，最终导致胎儿死亡[15]。因此，开放性胎儿手术在子宫内修复 CDH 被淘汰，取而代之的是更有针对性的胎儿器官阻塞术，促进子宫内的胎肺发育[16]。在早期临床工作中，胎儿气管阻塞是通过开放性子宫切开术进行的，在胎儿颈部切开并在胎儿气管上应用血管夹进行钳夹[17,18]，此技术因早产率高而被放弃，转而采用微创的单孔气囊对胎儿气管进行封堵[19]，这将在后面的章节中讨论。

神经管缺陷

像其他通过开放性胎儿手术治疗的疾病一样,动物实验表明,在子宫内修复开放性神经管缺陷(neural tube defect,NTD)可以保护裸露的脊髓免受持续损伤并保持功能[20]。对暴露在外的胎羊脊髓进行逐层封闭,防止了持续的损伤[20,21]。这些在动物模型中的研究被转化为临床应用。虽然胎儿开放性神经管修复的最初尝试只是对脊髓缺损处进行皮肤覆盖,但最近新的研究结果支持多层封闭脊髓缺损[22]。这很容易通过开放性胎儿手术实现。为了减少与开放性胎儿手术相关的母体并发症,胎儿镜下关闭 NTD 的方法正在迅速发展[23-25],并在随后的章节中详细讨论[26]。这些操作通过 2 个或 3 个小切口实施。胎儿镜修复术缩小了子宫瘢痕,因此今后可选择阴道分娩,并降低子宫的发病率[27]。然而,进入子宫的途径比较局限,限制了操作的灵活性,对脊髓进行逐层无张力闭合,可能需要比较长的时间。考虑到麻醉持续时间[28]对胎儿期和将来幼儿期大脑发育的影响,以及二氧化碳引起的高碳酸血症[29-31],努力缩短暴露时间至关重要。尽管最新的研究结果显示关于二氧化碳引起的人类胎儿高碳酸血症不那么令人担忧[32],但手术的持续时间仍然是一个问题。机器人技术的进一步发展,使切口更加微创到 10~12mm,可应用多角度自由和灵巧的操作器械来迅速完成对胎儿 NTD 的修复[33]。对于不熟悉胎儿镜检查技术或无法获得最新技术的外科医生,开放性胎儿手术治疗 NTD 仍然是一种行之有效的选择。

肺部肿块

在 20 世纪 90 年代和 21 世纪的最初 10 年,在 MOMS 对 NTD 进行试验之前,肺部肿块(lung masse)伴水肿是开放性胎儿手术(肺叶切除术)最常见的适应证。通过孕期自然病程和动物模型的观察显示,此类疾病胎儿肺部肿块的逐渐增大可导致心脏受压和水肿。消除肿块可对胸部进行减压从而消除水肿[34]。有研究显示,胎儿肺部囊性肿块可以通过引流管抽吸或引流,但微囊性或实性的肿块则需要切除。而对有全身血管供应

(包裹)的肺部病变进行烧灼或消融的研究则遇到了相反结果[35]。此外,当巨大肿块造成严重的心脏损害时,需要迅速地对胸部进行减压。烧灼治疗通常伴有治疗后水肿,在病变开始缩小之前肿块可能会恶化。近年来,对胎儿肺叶切除术的需求已经大大减少,这是缘于广泛使用了糖皮质激素(倍他米松)来减少肺部肿块的生长。甚至在广泛使用糖皮质激素之前,我们的小组注意到,并非所有有肺部肿块和积水(定义为 2 处及以上隔开的积液)的胎儿,监测胎儿超声心动图时都会出现突发性心力衰竭[36]。我们注意到一些合并巨大肿块的胎儿可能伴有纵隔移位、腹水和上身皮肤水肿,但心脏功能保持正常。对这些胎儿可以安全地观察和密切监测,直到妊娠 26~28 周后,当胎儿的体细胞生长超过肺部肿块的生长,肿块对胎儿的影响减弱,腹水和皮肤水肿随后消失。持续性肿块在足月时可能需要一次 EXIT 手术,以便在出生后进行有效的通气[37]。产前糖皮质激素治疗可直接降低肺部肿块的生长速度,为胎儿的躯体生长留出时间,以减少肺部肿块对胎儿的影响。尽管如此,仍有一些病例,即使重复使用糖皮质激素,肺部肿块也会在 22~26 周继续增大[38],这些胎儿需要干预[39]。对于这些巨大的"实性"肺部肿块,开放性胎儿手术和胎儿肺叶切除术仍然是首选的治疗方法。

畸胎瘤

畸胎瘤是最常见的胎儿肿瘤。它们可以在骶尾部、纵隔或颈部生长得很大。纵隔肿瘤可能产生压迫作用,导致心功能减退和心力衰竭[40]。另一方面,不受空间限制的肿瘤可以生长达到较大体积,肿瘤内血管非常丰富,并有动静脉分流,导致高输出型心力衰竭(骶尾部常见,偶尔在颈部)。为避免胎儿死亡,要对这些患有巨大肿瘤(图 8-1,图 8-2)和心力衰竭的胎儿进行肿瘤切除术[41]。在影像技术引导下对胎儿骶尾部肿瘤(sacrococcygeal tumor,SCT)进行宫内射频消融治疗的结果不理想,因畸胎瘤的组织成分的不可预测性和异质性,会导致能量分散到邻近的正常组织中从而损伤正常组织[42-44]。选择性烧灼或电灼供血血管在理论上是一个合理的选择,然而实际上,这些巨大肿瘤(SCT)的血供有多个来源(髂内和髂外血管

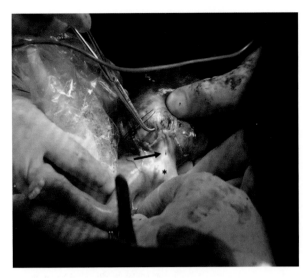

图 8-1　妊娠 24 周胎儿骶尾部畸胎瘤切除术中图像。注意巨大的肿瘤组织被从肛门（箭头）和生殖器（*）上分离开来

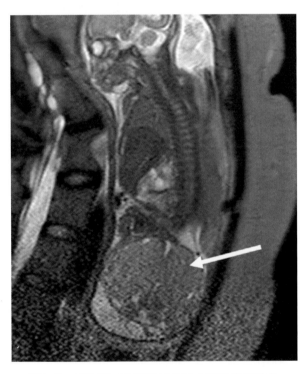

图 8-2　妊娠 24~27 周骶尾部巨大畸胎瘤的胎儿磁共振成像（MRI 矢状位视图）

的分支），而不仅仅是骶正中动脉，因此需要行开放性胎儿手术。对于 SCT，充分暴露肛门和生殖器后，才能缝合肿瘤颈部以阻断肿瘤的血流。切除纵隔畸胎瘤需要行胸骨正中切开术。颈部畸胎瘤即使长得很大，也很少引起心力衰竭。也有开放性胎儿手术治疗胎儿颈部畸胎瘤伴积水的报道[45]。

当颈部畸胎瘤导致气管和食管阻塞时，问题就变得很麻烦。与气管食管复合体的淋巴管瘤/淋巴静脉畸形不同，颈部畸胎瘤生长在气管前方，可压迫气管和食管，使其紧贴颈椎。这导致无法吞咽从而出现羊水过多。出生时，气管受到压迫可能导致窒息。这些胎儿通过 EXIT 术式可从分娩时获益[3,46]。产时子宫外胎儿手术的术式（EXIT）与开放性胎儿手术有相同的原则，不同的是在分娩时进行。子宫需要放松以维持子宫胎盘循环[47]。胎盘维持着胎儿的循环，胎儿可以继续从母体获氧，直到气管通畅。这个可能需要直接喉镜检查、支气管镜检查、气管切开术和逆行进入声门或部分切除肿块来识别气管[3,48]，在有气道保护的前提下切除剩下的肿块。这种在胎盘支持下实现气管通畅的手术被称为 EXIT 气管手术。除颈部畸胎瘤外，大淋巴管畸形伴明显的气管扭曲和移位、喉闭锁、先天性高气道阻塞综合征（CHAOS）和其他可能导致围生期窒息的原因也可从 EXIT 气管手术中获益[49]。

产时子宫外手术

产时子宫外手术（EXIT）是指胎儿部分分娩，并在胎盘支持下对肿块进行外科切除，然后再逐步完成胎儿分娩其余的步骤。这适用于足月时仍然较大的肺部肿块，当先天性肺气道畸形（congenital pulmonary airway malformation，CPAM）（先天性囊性腺瘤样畸形）的容积比（CVR）>2.0 时，在这种情况下，新生儿呼吸窘迫和心血管疾病恶化，正压通气可导致肺部肿块增大[37]（图 8-3，图 8-4）。实施子宫切开术（如果可行，在子宫下段），避开胎盘，胎儿部分娩出后进行胎儿开胸手术以缩小肿块。为了降低产妇并发症的发病率和缩短出院时间，一旦从胎儿胸部取出肿块，剩下的肺可以充分通气，我们就切断脐带，将新生儿和母亲分开，在缝合母亲的子宫和腹壁同时，在邻近的手术室继续完成胎儿手术[37,50]。EXIT 切除手术也可用于妊娠晚期（>28 周）胎儿出现心力衰竭的 SCT 切除术[51]。在妊娠后期，有人担心，如果继续妊娠，子宫切开术可能会导致子宫易激惹和无法控制的早产。在对胎儿的手术过程中，胎盘的循环支持可以维持胎儿的生理状态。胎儿随后立即分娩。在这种情况下，胎盘和母亲为婴儿提供支持类似于使用体外膜氧合（extracorporeal membrane oxygenation，ECMO）对危重新生儿进行体外生命支持[52]。

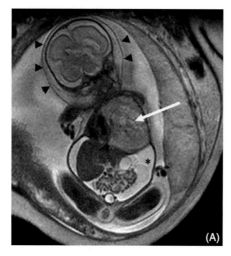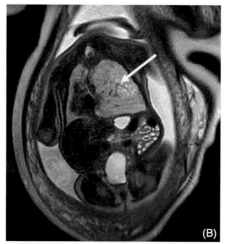

图 8-3　胎儿肺部肿块磁共振成像（冠状面）：左侧大面积 CPAM（白色箭头），在妊娠 24 周 CVR 为 4.0（A），妊娠 33 周 CVR 为 3.8（B）。注意，虽然使用糖皮质激素治疗后肿块仍较大，但随着胎儿的体细胞生长增加，24 周时出现的腹水（*）和头皮水肿（箭头）在 33 周时已消失，在整个妊娠期间，超声心动图没有发现心力衰竭的迹象。孕期实施 EXIT 切除手术

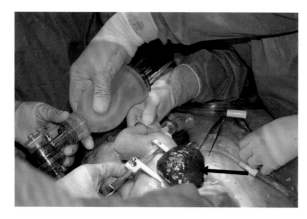

图 8-4　妊娠 27 周胎儿行 EXIT 切除手术的术中图像。胎儿身体部分娩出，在左胸下方做切口，以使左下叶的 CPAM 暴露出来。随着通气的开始，CPAM 明显增大，但这并没有对血流动力学造成任何影响，因为肿块已经从胸腔中挤出，不再阻碍心脏或对侧肺的功能。新生儿被送往邻近的手术室，完成肺叶切除术

对刚经历了大手术的胎儿来说，子宫是进行术后恢复最好的重症监护场所。早产仍然是开放性胎儿手术的致命并发症。虽然对胎儿进行最小限度的接触可以降低早产的风险，但多个穿刺点仍会增加早产风险。因此，最小限度地进入子宫腔到达胎儿限制了对胎儿进行复杂的操作和不能迅速切除大肿瘤。人工子宫的出现（在后面的章节中讨论）可能允许外科医生和胎儿治疗医生在模拟宫腔的环境中对胎儿进行手术和恢复，而不会出现子宫手术的并发症。

总之，随着成像和微创设备的进一步发展，更多的手术得以完成，越来越多的需要处理的疾病可以通过微创的路径实施。但是这些方法由于手术时间长、麻醉暴露、可操作性和灵活性的限制以及巨大病灶不能快速被切除，因此，开放性胎儿手术仍有其作用，选择合适的病例并在综合性胎儿治疗中心的手术室开展。

（翻译　祝鑫瑜　审校　黄振宇）

参考文献

[1] Adzick NS. Open fetal surgery for life-threatening fetal anomalies. *Sem Fetal Neonatal Med.* 2010; 15: 1–8.

[2] Danzer E, Sydorak RM, Harrison MR, Albanese CT. Minimal access fetal surgery. *Eur J Obstet Gynecol Reprod Biol.* 2003; 108: 3–13.

[3] Olutoye OO, Olutoye OA. EXIT procedure for fetal neck masses. *Curr Opin Pediatr.* 2012; 24: 386–93.

[4] Adamsons K, Jr. Fetal surgery. *New Engl J Med.* 1966; 275: 204–6.

[5] Jancelewicz T, Harrison MR. A history of fetal surgery. *Clin Perinatol.* 2009; 36: 227–36, vii.

[6] Horger EO, 3rd, Hutchinson DL. Intrauterine fetal transfusion in the treatment of erythroblastosis fetalis. *Am J Obstet Gynecol.* 1969; 103: 959–66.

[7] Liley AW. The use of amniocentesis and fetal transfusion in erythroblastosis fetalis. *Pediatrics.* 1965; 35: 836–47.

[8] Moise KJ, Jr. The history of fetal therapy. *Am J Perinatol.* 2014; 31: 557–66.

[9] Golbus MS, Harrison MR, Filly RA, Callen PW, Katz M. In utero treatment of urinary tract obstruction. *Am J Obstet Gynecol.* 1982; 142: 383–8.

[10] Manning FA, Harrison MR, Rodeck C. Catheter shunts for fetal hydronephrosis and hydrocephalus. Report of the International Fetal Surgery Registry. *New Engl J Med.* 1986; 315: 336–40.

[11] Morris RK, Malin GL, Quinlan-Jones E, Middleton LJ, Hemming K, Burke D, Daniels JP, Khan KS, Deeks J, Kilby MD, Percutaneous vesicoamniotic shunting in Lower Urinary Tract Obstruction (PLUTO) Collaborative Group. Percutaneous vesicoamniotic shunting versus conservative management for fetal lower urinary tract obstruction (PLUTO): a randomised trial. *Lancet*. 2013; 382: 1496–506.

[12] Quintero RA, Johnson MP, Romero R, Smith C, Arias F, Guevara-Zuloaga F, Cotton DB, Evans MI. In-utero percutaneous cystoscopy in the management of fetal lower obstructive uropathy. *Lancet*. 1995; 346: 537–40.

[13] Harrison MR, Langer JC, Adzick NS, Golbus MS, Filly RA, Anderson RL, Rosen MA, Callen PW, Goldstein RB, deLorimier AA. Correction of congenital diaphragmatic hernia in utero, V. Initial clinical experience. *J Pediatr Surg*. 1990; 25: 47–55; discussion 6–7.

[14] Harrison MR, Adzick NS, Bullard KM, Farrell JA, Howell LJ, Rosen MA, Sola A, Goldberg JD, Filly RA. Correction of congenital diaphragmatic hernia in utero VII: a prospective trial. *J Pediatr Surg*. 1997; 32: 1637–42.

[15] Harrison MR, Adzick NS, Flake AW, Jennings RW, Estes JM, MacGillivray TE, et al. Correction of congenital diaphragmatic hernia in utero: VI. Hard-earned lessons. *J Pediatr Surg*. 1993; 28: 1411–17; discussion 7–8.

[16] Harrison MR, Adzick NS, Flake AW, VanderWall KJ, Bealer JF, Howell LJ, Farrell JA, Filly RA, Rosen MA, Sola A, Goldberg JD. Correction of congenital diaphragmatic hernia in utero VIII: Response of the hypoplastic lung to tracheal occlusion. *J Pediatr Surg*. 1996; 31: 1339–48.

[17] VanderWall KJ, Bruch SW, Meuli M, Kohl T, Szabo Z, Adzick NS, Harrison MR. Fetal endoscopic ('Fetendo') tracheal clip. *J Pediatr Surg*. 1996; 31: 1101–3; discussion 3–4.

[18] Flake AW, Crombleholme TM, Johnson MP, Howell LJ, Adzick NS. Treatment of severe congenital diaphragmatic hernia by fetal tracheal occlusion: clinical experience with fifteen cases. *Am J Obstet Gynecol*. 2000; 183: 1059–66.

[19] Deprest J, Gratacos E, Nicolaides KH. Fetoscopic tracheal occlusion (FETO) for severe congenital diaphragmatic hernia: evolution of a technique and preliminary results. *Ultrasound Obstet Gynecol*. 2004; 24: 121–6.

[20] Meuli M, Meuli-Simmen C, Hutchins GM, Yingling CD, Hoffman KM, Harrison MR, Adzick NS. In utero surgery rescues neurological function at birth in sheep with spina bifida. *Nature Med*. 1995; 1: 342–7.

[21] Meuli M, Meuli-Simmen C, Yingling CD, Hutchins GM, Timmel GB, Harrison MR, Adzick NS. In utero repair of experimental myelomeningocele saves neurological function at birth. *J Pediatr Surg*. 1996; 31: 397–402.

[22] Heuer GG, Adzick NS, Sutton LN. Fetal myelomeningocele closure: technical considerations. *Fetal Diagn Ther*. 2015; 37: 166–71.

[23] Belfort MA, Whitehead WE, Shamshirsaz AA, Bateni ZH, Olutoye OO, Olutoye OA, et al. Fetoscopic open neural tube defect repair: development and refinement of a two-port, carbon dioxide insufflation technique. *Obstet Gynecol*. 2017; 129: 734–43.

[24] Graf K, Kohl T, Neubauer BA, Dey F, Faas D, Wanis FA, Reinges MH, Uhl E, Kolodziej MA. Percutaneous minimally invasive fetoscopic surgery for spina bifida aperta. Part III: neurosurgical intervention in the first postnatal year. *Ultrasound Obstet Gynecol*. 2016; 47: 158–61.

[25] Pedreira DA, Zanon N, Nishikuni K, Moreira de Sá RA, Acacio GL, Chmait RH, Kontopoulos EV, Quintero RA. Endoscopic surgery for the antenatal treatment of myelomeningocele: the CECAM trial. *Am J Obstet Gynecol*. 2016; 214:111 e1–11.

[26] Belfort MA, Whitehead WE, Shamshirsaz AA, Ruano R, Cass DL, Olutoye OO. Fetoscopic Repair of Meningomyelocele. *Obstet Gynecol*. 2015; 126: 881–4.

[27] Kabagambe SK, Jensen GW, Chen YJ, Vanover MA, Farmer DL. Fetal Surgery for Myelomeningocele: A Systematic Review and Meta-Analysis of Outcomes in Fetoscopic versus Open Repair. *Fetal Diagn Ther*. 2018; 43: 161–74.

[28] Olutoye OA, Baker BW, Belfort MA, Olutoye OO. Food and Drug Administration warning on anesthesia and brain development: implications for obstetric and fetal surgery. *Am J Obstet Gynecol*. 2018; 218: 98–102.

[29] Luks FI, Deprest J, Marcus M, Vandenberghe K, Vertommen JD, Lerut T, Brosens I. Carbon dioxide pneumoamnios causes acidosis in fetal lamb. *Fetal Diagn Ther*. 1994; 9: 105–9.

[30] Gratacós E, Wu J, Devlieger R, Van de Velde M, Deprest JA. Effects of amniodistention with carbon dioxide on fetal acid-base status during fetoscopic surgery in a sheep model. *Surg Endosc*. 2001; 15: 368–72.

[31] Saiki Y, Litwin DE, Bigras JL, Waddell J, Konig A, Baik S, Navsarikar A, Rebeyka IM. Reducing the deleterious effects of intrauterine CO2 during fetoscopic surgery. *J Surg Res*. 1997; 69: 51–4.

[32] Baschat AA, Ahn ES, Murphy J, Miller JL. Fetal blood gas values during fetoscopic myelomeningocele repair performed under carbon dioxide insufflation. *Ultrasound Obstet Gynecol*. 2018; 52: 400–2.

[33] Joyeux L, Chalouhi GE, Ville Y, Sapin E. [Maternal-fetal surgery for spina bifida: future perspectives]. *J Gynecol Obstet Biol Reprod*. 2014; 43: 443–54.

[34] Rice HE, Estes JM, Hedrick MH, Bealer JF, Harrison MR, Adzick NS. Congenital cystic adenomatoid malformation: a sheep model of fetal hydrops. *J Pediatr Surg*. 1994; 29: 692–6.

[35] Baud D, Windrim R, Kachura JR, Jefferies A, Pantazi S, Shah P, Langer JC, Forsey J, Chaturvedi RR, Jaeggi E, Keating S, Chiu P, Ryan G. Minimally invasive fetal therapy for hydropic lung masses: three different approaches and review of the literature. *Ultrasound Obstet Gynecol*. 2013; 42: 440–8.

[36] Cass DL, Olutoye OO, Ayres NA, Moise KJ, Jr., Altman CA, Johnson A, Cassady CI, Lazar DA, Lee TC, Lantin MR. Defining hydrops and indications for open fetal surgery for fetuses with lung masses and vascular tumors. *J Pediatr Surg*. 2012; 47: 40–5.

[37] Cass DL, Olutoye OO, Cassady CI, Zamora IJ, Ivey RT, Ayres NA, Olutoye OA, Lee TC. EXIT-to-resection for fetuses with large lung masses and persistent mediastinal compression near birth. *J Pediatr Surg*. 2013; 48: 138–44.

[38] Cass DL, Olutoye OO, Cassady CI, Moise KJ, Johnson A, Papanna R, Lazar DA, Ayres NA, Belleza-Bascon B. Prenatal diagnosis and outcome of fetal lung masses. *J Pediatr Surg*. 2011; 46: 292–8.

[39] Peranteau WH, Boelig MM, Khalek N, Moldenhauer JS, Martinez-Poyer J, Hedrick HL, Flake AW, Johnson MP, Adzick NS. Effect of single and multiple courses of maternal betamethasone on prenatal congenital lung lesion growth and fetal survival. *J Pediatr Surg*. 2016; 51: 28–32.

[40] Peiro JL, Sbragia L, Scorletti F, Lim FY, Shaaban A. Management of fetal teratomas. *Pediatr Surg Int*. 2016; 32: 635–47.

[41] Hedrick HL, Flake AW, Crombleholme TM, Howell LJ, Johnson MP, Wilson RD, Adzick NS. Sacrococcygeal teratoma: prenatal assessment, fetal intervention, and outcome. *J Pediatr Surg*. 2004; 39: 430–8; discussion 430–8.

[42] Paek BW, Jennings RW, Harrison MR, Filly RA, Tacy TA, Farmer DL, Albanese CT. Radiofrequency ablation of human fetal sacrococcygeal teratoma. *Am J Obstet Gynecol*. 2001; 184: 503–7.

[43] Lam YH, Tang MH, Shek TW. Thermocoagulation of fetal sacrococcygeal teratoma. *Prenat Diagn.* 2002; 22: 99–101.

[44] Ibrahim D, Ho E, Scherl SA, Sullivan CM. Newborn with an open posterior hip dislocation and sciatic nerve injury after intrauterine radiofrequency ablation of a sacrococcygeal teratoma. *J Pediatr Surg.* 2003; 38: 248–50.

[45] Hirose S, Sydorak RM, Tsao K, Cauldwell CB, Newman KD, Mychaliska GB, Albanese CT, Lee H, Farmer DL. Spectrum of intrapartum management strategies for giant fetal cervical teratoma. *J Pediatr Surg.* 2003; 38: 446–50; discussion 446–50.

[46] Laje P, Johnson MP, Howell LJ, Bebbington MW, Hedrick HL, Flake AW, Adzick NS. Ex utero intrapartum treatment in the management of giant cervical teratomas. *J Pediatr Surg.* 2012; 47: 1208–16.

[47] Abraham RJ, Sau A, Maxwell D. A review of the EXIT (Ex utero Intrapartum Treatment) procedure. *J Obstet Gynaecol.* 2010; 30: 1–5.

[48] Liechty KW, Crombleholme TM, Flake AW, Morgan MA, Kurth CD, Hubbard AM, Adzick NS. Intrapartum airway management for giant fetal neck masses: the EXIT (ex utero intrapartum treatment) procedure. *Am J Obstet Gynecol.* 1997; 177: 870–4.

[49] Laje P, Tharakan SJ, Hedrick HL. Immediate operative management of the fetus with airway anomalies resulting from congenital malformations. *Sem Fetal Neonatal Med.* 2016; 21: 240–5.

[50] Hedrick HL, Flake AW, Crombleholme TM, Howell LJ, Johnson MP, Wilson RD, Adzick NS. The ex utero intrapartum therapy procedure for high-risk fetal lung lesions. *J Pediatr Surg.* 2005; 40: 1038–43; discussion 44.

[51] Roybal JL, Moldenhauer JS, Khalek N, Bebbington MW, Johnson MP, Hedrick HL, Adzick NS, Flake AW. Early delivery as an alternative management strategy for selected high-risk fetal sacrococcygeal teratomas. *J Pediatr Surg.* 2011; 46: 1325–32.

[52] Mychaliska GB, Bealer JF, Graf JL, Rosen MA, Adzick NS, Harrison MR. Operating on placental support: the ex utero intrapartum treatment procedure. *J Pediatr Surg.* 1997; 32: 227–30; discussion 30–1.

人工子宫

第 9 章

Emily A. Partridge ◆ Alan W. Flake

引言

在新生儿重症监护医学已经取得卓越发展的现在,早产仍是导致新生儿致死、致残的主要原因,是产科及儿科的一项巨大临床挑战[1]。过去10年,美国早产的发生率呈缓慢上升趋势,在所有活产新生儿当中,约有 6% 是极早产儿(分娩孕周小于 28 周)[2]。约 1/3 的新生儿死亡[3]和 1/2 的新生儿脑瘫与早产有关。在幸存下来的孕龄 22~28 周出生的极早产儿当中,80% 有至少一项与早产相关的致残性疾病[4]。

早产儿的肺结构及功能发育不成熟是直接导致胎儿分娩后气体交换障碍的主要原因,因而呼吸衰竭成为早产患者最常见、最大的挑战。新生儿重症监护医学不断修订及更新临床对早产儿呼吸系统保护的方案,包括产前糖皮质激素的应用,肺表面活性物质替代,肺血管舒张类药物及高频震荡通气等,从而使得孕 22~24 周的早产儿肺结构由肺小管转变成肺囊泡,提高早产儿的存活率。尽管如此,早产的发生迫使以液体为基础的胎儿呼吸转变为气体交换,中断处于肺小管阶段的肺部发育,导致肺支气管发育不良(BPD)。肺发育的停滞使任何通气都无法再继续进行,这就能解释为什么即使给早产新生儿使用最小创伤的通气模式依然无法减少 BPD 的发生[5]。重要脏器的发育不成熟直接降低早产儿的存活能力和各脏器系统的功能,对有严重早产并发症及高死亡风险的患儿威胁更甚。

不依赖于产后新生儿重症监护技术的支持,逐渐发展的体外人工子宫(artificial wombs)系统可以在长达几周的时间内模拟宫腔内环境继续维持胎儿的生长及各脏器系统的成熟,大大降低了早产的死亡率及早产患者的远期并发症。人工子宫的最基础构成为一个类似于羊水的无菌液体环境,为患儿提供一个低阻力,低震荡刺激的生存条件。体外的氧气循环连接脐血管,并由胎儿心脏提供驱动助力,整个构造模拟脐带-胎盘系统。一些利用传统的体外膜氧合(extracorporeal membrane oxygenation, ECMO)装置,连接循环驱动泵来满足胎儿灌注的人工子宫已经在多例动物实验模型中报道。这些研究在维持体外胚胎的短期存活上取得了不同程度上的成功,但无法支持体外人工宫腔内胚胎长期的生长和发育。

早期动物模型

胚胎通过脐带-胎盘结构进行气体交换的生理基础促使胎儿体外氧气循环概念的出现。首例胚胎体外氧气循环的试验模型发布于 1960 年,一系列研究将羊羔胚胎的脐血管连接到首代膜氧合器来进行循环及灌注,从而使胚胎在体外存活 40min 到 2d 的时间[6,7]。这些先驱试验最终受限于重度脓毒血症,机械通气的相关并发症及实验对象的心脏功能衰竭。

氧合器设备的技术改进,包括低阻力的中空纤维膜技术的发展,带来了体外循环系统的进步。在传统的依赖驱动泵助力的 ECMO 循环装置试验中,胚胎在宫外存活时间延长了数周,但最终因循环系统衰竭而死亡。Kuwabara 等人在 1986 年通过将胎儿脐血管连接到硅化中空纤维膜氧合器及滚动泵上,取得了至今为止最长的胎儿体外宫腔生存时间[8]。6 只动物胚胎的循环系统经由滚动泵直接调节,最长孵育 8h,随后立即出现心脏衰竭,导致多数体外宫腔试验的胎儿死亡。试验中胎儿存活时间的延长源于储血池的出现,这个储血池内充满了胎儿脐动脉血,驱动泵会根据储血池内的充盈速度调节脐带管道内的流速。尽管仍需依赖于驱动泵助力,但后续模型因为更加贴近胎儿在体内宫腔的循环方式,生存时间已延长到 165h,除外合并出血或栓塞等医源性并发症的试验动物,试验中其余动物胚胎最终还是出现了心脏衰竭及皮下水肿,导致死亡。

这个团队在 1989 年的研究中在储血池内加入了血液循环透析,通过改善电解质及液体平衡,将体外胚胎存活时间延长到 236h[9]。尽管试验中有 3 只试验动物死于导管功能失调,但是随着循环压力的增大或试验后期出现的循环系统感染,心脏衰竭还是成为了胎儿在非导管相关并发症死亡中的首要因素。基于胎动也可能会导致液体平衡紊乱和血液并发症的假说,在另一项研究试验中应用持续麻醉使 2 只早产的山羊胚胎分别存活了 494h 和 543h,并成功地将早产胎从孵化器转到机械通气装置上[10]。但是,试验胚胎最终因肺发育不全而不能产生足够的自发呼吸而死亡。有些研究认为这个试验因为在循环系统添加了一个狭窄的导管,从而给脐动脉带来一个固定的流出阻力,使得孵育时间长达到 236h,但所有试验动物最终都因为低血流、低血压及反复发作的心律失常所致的循环系统衰竭而死亡[11]。

更多应用依赖泵支持技术的 ECMO 系统进行羊胚培育的试验得出了同样的结论:这些试验胚胎最终都会因为不同原因死于循环衰竭。1998 年,Yasufuku 等人将 4 只山羊的早产胚胎用一个中空纤维管道连接氧合器及离心泵作为循环中枢与脐动脉相连[12]。对比之前的研究试验,这个循环系统可以使脉搏输出速度提高到 133~193ml/(min·kg)。胚胎体外支持的平均存活时间延长到 87~237h,所有试验动物最终死于水肿继发的循环衰竭。2002 年,Pak 等人再次将 12 只山羊胚胎的脐血管连接到带有滚动泵的循环系统上,依靠人工调节流速的方式增加脐动脉的排空速度[13]。试验中 3 只胚胎死于导管并发症,1 只死于循环中因血栓形成造成的缺氧,剩余 8 只都出现了循环衰竭。动脉流速提高到 86~191ml/(min·kg),气体交换也达到满意的标准;但是由滚动泵支持的脐动脉因为心肌后负荷严重增高导致胚胎死亡。试验中动态观察心脏负荷后发现,循环驱动会导致试验动物心脏后负荷增高,发育中出现心肌功能不全,最终导致试验动物死亡。

从传统 ECMO 循环的特点来看要应用这项设备支持胚胎发育还是存在很大的挑战。循环系统中设定的容量高于正常的胎盘储备中的容量,使得实验动物的容量分布增高。从应用人工胎盘的早期动物模型来看,助力泵支持的循环系统也

和正常的胎儿生理结构有很大的不同,主要表现在心脏后负荷严重增高和心肌拉伤,助力泵循环系统增大的表面需要高水平的系统性抗凝。理想的人工子宫应具有类似于宫内脐带-胎盘结构的气体交换表面,并由胚胎自己的心脏搏动提供动力,后续研究应更多关注于设计出低助力泵驱动需求的体外循环系统。

相比较于传统的 ECMO 技术,一个简化的低容量无泵技术(pumpless technology)依赖的动静脉循环系统有更多优点,包括对分布容量的需求减低,减少诱发血栓形成的表面暴露时间,并且达到在一定程度上由胚胎自己的心脏动力调节血流速度及循环系统压力。无泵技术循环的缺点在于,如果循环氧合器的压力高于胚胎生理阻力,就会出现后负荷失衡性心脏衰竭,但如果低于生理阻力,整个循环系统对体外的胚胎来说就类似于一个大动静脉瘘,出现潜在的高排出性心脏衰竭。

因为无泵技术系统被认为是可以最理想的保留胚胎原始生理功能的装置,一些早期尝试利用无泵技术依赖系统为胚胎或新生胎儿提供循环助力及灌注的试验随之诞生,但试验结果却不令人那么满意[14-17]。Awad 等人将无助力泵循环应用到合并人工制造的先天性膈疝的羔羊胚胎上,持续灌注 6h 后,因缺乏合适的循环流速和氧合导致试验胚胎死亡[14]。Reoma 等人[15]报道他们对近足月的羔羊(GA 140)应用中空纤维导管连接氧合器及脐血管的无助力泵体外循环试验,在因循环流速及氧合降低导致胚胎在死亡前存活了近 4h。Mirua 等人[16]用 Reoma 等人设计的类似装置培育 5 只动物胚胎,约 18h 后,试验动物因逐渐加重的乳酸中毒导致心脏衰竭及死亡。Schoberer 等人[17]将试验动物应用氧合器的最低容量培育 6h 后,所有的体外胎儿均出现了进行性加重的低血压及代谢性酸中毒。在最后的试验中,儿茶酚胺等心脏活性物质被应用于试验中,增加心脏收缩力,舒张外周血管。但最终所有试验均出现代谢性酸中毒,乳酸增高及持续性降低的血压水平,最终导致试验动物死亡。

初期试验的问题使后续研究者设计出新的试验模型不再选择使用脐动脉,取而代之的是泵支持的静脉-静脉 ECMO 循环,并将体外宫腔的液体环境由充满液体的气管导管或机械通气装置取代[18,19]。VV-ECMO 循环的设计原理是由颈静脉流入并由脐静脉流出。这样的设置可以维持极早

产的羊胚在一个相对稳定的生理状态长达一周的时间,平均循环流速在(87.4±17.9)ml/(kg·min),但在培养前 3d 需要应用血管舒张剂,全程都需要配合应用镇静剂,尸检中发现,这些试验动物因静脉导管闭合导致腹水及胸腔积液的进展增加。此外,9 只试验动物中的 5 只,在体外孵育未达一周时就死于导管相关并发症或心律失常。虽然这些修正措施可以将体外支持试验动物的生存时间延长到一周,但不能取代正常胎肺的生理过程或持续维持胎儿循环,并且很难将现有的体外支持系统所达到的生理模式转嫁到人类胚胎身上。

人工子宫:液体环境中非助力泵技术依赖的长期孵育

因为自然的胚胎循环动力及低阻力中空纤维氧气装置在试验中获益最大,我们实验室提出应用非助力泵依赖的简化低阻力动静脉泵作为循环支持,由胎儿本身的心脏提供循环动力,并由内源性的动静脉压阶梯控制血压,将循环容量及接触面积降到最低。这个新的系统还提供一个无菌液体环境,使胚胎可以在其中自主吞咽及呼吸,支持正常肺及肠道发育,我们称这个新系统为新生儿发育的子宫外环境(extra-uterine environment for neonatal development,EXTEND)(图 9-1)。

最初的设计包括一个外周阻力接近 0 的氧合器,其外周容量只有 80ml(迈柯唯方形儿科氧合器:迈柯唯心肺 AG,拉施塔特县,德国),只用短导管就将血液从动脉循环输送到氧合器再返回到静脉循环中,并且在所有管道表面,导管表面及氧合器内部表面都富有抗凝物质[20]。

最初的试验设计是在近足月的羊胚(120~140d;足月为 145d)上用套管插入颈动脉/颈静脉(CA/JV),其目的是降低脐带痉挛。剖宫分娩对胚胎进行评估后,就立即将套管插入胚胎的主要血管中,使胎儿在放入液体孵育器前就将循环连接到体外氧合器上。在我们早期的试验中,体外子宫中的试验动物的血流动力都极其稳定,没有试验对象显示酸中毒或心脏衰竭。孵化器中液体污染导致的感染在我们的研究中发生率较高,使孵化时间最终无法超过 1~2 周。我们最初的试验模型中的孵育液体是经过再循环及过滤的人造羊水,感染导致细菌滋生及菌血症、脓毒血症的发生。我们重新设计了孵育装置,使全部环境中的液体可以在一天内循环过滤多次,与体内羊水交换方式类似[21],使得无菌条件在孵育过程中可以维持长达 4 周时间。

在早期成功应用 CA/VJ 套管作为循环通路对近足月羊胚的孵育达到一个长期稳定的支持后,我们对临床发病率较高的早产胚胎展开了试验研究。人类婴儿肺小管的晚期发育是在怀孕 22~24 周,对比羊胚是在孕 110~115d 的时候。早期的研究显示 110d 的羊胚在体外孵育循环中

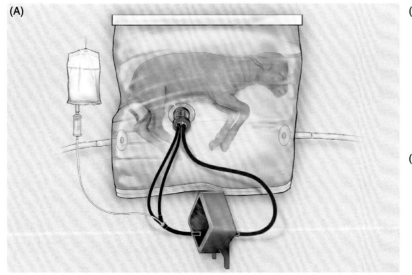

(A)

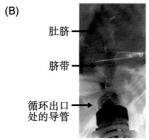

(B)
肚脐
脐带
循环出口处的导管

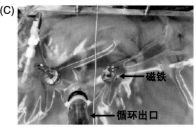

(C)
磁铁
循环出口

图 9-1　EXTEND 系统。(A)EXTEND 系统的缩略图,羊胚脐带直接通过管道连接控制血流速度。(B)保留部分胚胎脐带的导管系统。(C)EXTEND 系统中羊胚的图片,羊胚及脐带装置被放置于无菌的合成羊水中,外置港稳定脐带及循环管道,内置磁铁装置固定羊胚及脐带防止创伤及导管脱落

容易出现血流减少、血压下降、进行性水肿，说明循环中接近动脉收缩压的经上腔静脉的静脉回流系统所产生的前负荷对胎儿心脏压力巨大。在CA/JV中110d胎龄的试验动物经股静脉插管监测出，升高的右侧静脉压与已知宫内压力比值固定[腹部下腔静脉压为（9.6±2）mmHg vs（4±2）mmHg]。基于这个结论，我们对2根脐动脉及1根脐静脉（UA/UV）进行插管，利用最新的设备可以允许脐血管插管末端与腹壁之间留有约5cm的正常脐血管。而既往的类似试验则是应用长导管直接插入中心循环中，降低脐带痉挛可能。脐带痉挛可以通过应用罂粟碱、无创手术、维持循环中脐静脉氧饱和及脐带温度等来降低。保留一段无导管的脐带可以使导管打结及梗阻的概率降到最低，并因为存在一段正常组织的血管，允许人工胎盘最大限度模拟生理情况下胎盘的血流状况，并具备一定程度的收缩、舒张压及血流调节能力。对比CA/JV试验动物，脐带管道系统可以提供更高的循环流速调节能力，并增加膜前的循环压力，使极早产的羊羔（孕105~110d）在4周内可以有与相同孕周下正常宫内胚胎生理情况一样的胎盘循环流速，生长速度，氧气流量及器官发育。有证据显示UA/UV试验动物血流受干扰频率非常低，使脐导管的循环血流更稳定[22]。

早期的EXTEND系统中出现试验动物血红蛋白进行性降低，需要靠大量输注成年羊的血[约40ml/（kg·周）]来维持氧气输送。我们认为这似乎是由于在膜后的脐静脉血氧负荷量超出正常生理量，使得肝脏生成促红细胞生素功能受损导致的[23]。每日应用重组人促红素，可以有效减缓贫血的进展并几乎不用输血治疗[约6ml/（kg·周）]。

在试验中可以观察到体外胎儿明显的发育和成熟，试验动物睁开眼睛，胎动增加，出现正常胎儿的呼吸及吞咽动作，并在体外培育过程中长出了羊毛。每日行超声心动图确保胎儿心脏循环顺畅，心肌收缩功能及动脉导管的通畅，并保证血流可以顺利通过卵圆孔。通过EEG和EOG的支持，我们在2只长期插管的羊胚上记录下完整的睡眠周期，对比体外宫腔相同孕周的动物，2类试验中的试验动物都顺利从碎片睡眠发育到长期睡眠。经过4周体外孵育，组织学证据显示试验动物呈现正常的脏器结构和功能发育，肺形态学分析显示试验动物与相同孕周的对照组一样，都从

肺小管发育为肺泡，脑组织呈现正常脑沟的生理结构，重量也与同孕周相当，并在尸检过程中没有发现出血或梗死的证据。EXTEND中试验动物中枢神经系统正常发育的证据还包括双顶径生长曲线与正常宫内对照组相同。孵育后，试验动物大脑外观正常，脑灰质的厚度与相等孕龄的对照组相同，说明体外胚胎的大脑已经正常发育成熟。经光密度分析，试验动物脑髓质染色与正常脑髓质切片一样，没有脑白质损伤的证据。综上所述，经人工子宫孵育4周的羊胚大脑从发育程度到重量曲线都与宫内对照组没有明显区别。

人造胎盘的脐带插管技术可使孕105~110d的极早产动物的灌注稳定，没有证据显示循环容量负荷增加或心脏衰竭。这个假说是因为试验中的循环容量及血流速度与宫腔内对照组非常相似。试验中羊胎盘的血容量在23.1~48.1ml/kg[24]，正常胎盘的血流速度为150~200ml/（min·kg）[25]。在我们试验中应用的迈柯唯方形儿科氧合器的分布容量约为81ml。在近期的试验中，因为使用了更小孕周的羊胚作为孵育对象，我们采用了改进的迈柯唯方形新生儿氧合器（迈柯唯方形-I新生儿及儿科氧合器：迈柯唯心肺AG，拉施塔特县，德国），分布容量为38ml。因此我们试验中1~3kg羊羔的循环分布容量可以达到正常胚胎血容量的范围。因为应用了UA/UV导管技术，平均循环流速达到（170±12）ml/（min·kg）[22]，接近宫腔内正常血流生理流速。

长期的无菌液体孵育在体外宫腔中是一个重要的里程碑式技术，它具有很多优点，包括保持肺内液体灌注，维持胎儿呼吸及正常气道压的声门阻力以保证肺生长和发育[26]，预防感染，维持液体温度稳定及胎儿液体平衡，保护吞咽功能等。应用孵化系统可以让合成的羊水像宫腔内羊水生理状况一样维持循环，达到持续排出胎儿废物及清洁羊水中污染物的目的[21]。

无助力泵系统对胎儿灌注的另一项潜在优势是通过一个自动调节通路来调控脑血流。确保神经系统的氧气充足是人工子宫中脑发育的关键，在人类的胚胎中，脑血流自动调节（cerebral autoregulation）能力认为是确保脑生理灌注的基础。在人类胎儿中，如果检测到大脑中动脉收缩期血流峰值速度的增加多伴有胎儿生长受限[27]，所有试验中助力泵支持的传统ECMO的胚胎，都伴有自我调节丢失的问题[28]。在动-静脉ECMO[29,30]

及 VV-ECMO[31]的泵支持系统中可以检测到脑血管侧支灌注增加,及在低氧刺激下失去了脑循环调节能力。ECMO 对神经系远期发育的影响还不确定,在很多研究中都发现试验对象的神经系统功能的损伤[32-34]。人工子宫中保持脑血流的自主调节可以改善脑灌注及发育,使经传统治疗后存在潜在神经系统损伤及后遗症的患者预后得到改善,这也是我们日后试验研究发展的方向。

结论

我们实验室近期报道首例极早产的羊胚在体外宫腔存活 4 周,而没有出现明显的生理紊乱或脏器衰竭。并且我们还成功地将试验胚胎转至体外宫腔外继续存活。我们试验成功的因素存在于以下几个方面:第一是我们借助极低阻力的氧合器,结合无泵技术依赖的循环系统,使接触表面及循环中分布容积都降到最低,这套装置直接连接到胚胎脐血管,实现动脉及静脉的连接,使氧气交换更加有效。最后,在人工子宫中的试验动物出现了与在胚胎在体内宫腔相同的液体中呼吸动作及吞咽动作。这说明了胎肺在形态及功能学标准上有正常的发育及成熟。保持羊水环境无菌状态是成功维持 4 周体外孵育的关键,主要依赖于试验中的装置可以将循环中的液体不断地翻新及更替。

重要的是,最近报道的离体子宫环境模型(ex-vivo uterine environment)为我们团队所做的一些观察提供了独立的验证。在他们研究中,应用脐导管将羊胚连接到两个平行配置的中空纤维膜氧合器上,并在人工羊水的无菌液体环境中完成孵育[35]。在这个团队最新的试验中,6 个试验动物中有 5 个成功在无感染及血流动力学稳定的情况下存活了 1 星期时间[36]。尽管要达到我们试验室中胚胎能够存活并正常发育 4 周的试验结果需要进行更多的试验,但是这些初步的试验结果,支持在人工子宫中应用脐导管及无菌液体孵育的方式才是最接近体内宫腔生存环境的结论。

人工子宫的概念将影响到人类对极早产儿的治疗。更多的临床应用包括因胎盘功能不足导致的胎儿生长受限,减少因宫腔侵入性操作或绒毛膜羊膜炎导致的早产发生,及使得合并心脏、肺或纵隔畸形的早产儿在出现自主肺呼吸交换前完成畸形纠正及治疗。人工子宫还可以使胚胎干细胞及基因治疗的制剂直接应用到体外的胎儿个体上,减少对母体的损伤。最后,体外宫腔提供了一个经验模型,试图诠释出胎盘在胎儿生长发育中的作用。胚胎从母体-胎盘系统中离断后在人工子宫下的长期生理维持已经实现,使探讨胎盘在胎儿成熟中的作用成为可能。人工子宫作为一个强有力的新工具,它的出现给无数的科学研究及临床应用提供了极大的帮助。

（翻译　黄振宇　审校　夏珣）

参考文献

[1] March of Dimes, Partnership for Maternal, Newborn, and Child Health, Save the Children, WHO. *Born too soon: the global action report on preterm birth.* Geneva: World Health Organization, 2012.

[2] Glass HC, Costarino AT, Stayer SA, Brett CM, Cladis F, Davis PJ. Outcomes for extremely premature infants. *Anesth Analg.* 2015; 120: 1337–51.

[3] Callaghan WM, MacDorman MF, Rasmussen SA, Qin C, Lackritz EM. The contribution of preterm birth to infant mortality rates in the United States. *Pediatrics.* 2006; 118: 1566–73.

[4] Anderson JG, Baer RJ, Partridge JC, Kuppermann M, Franck LS, Rand L, Jelliffe-Pawlowski LL, Rogers EE. Survival and major morbidity of extremely preterm infants: a population-based study. *Pediatrics.* 2016; 138: e20154434.

[5] Coalson JJ. Pathology of new bronchopulmonary dysplasia. *Semin Neonatol.* 2003; 8: 73–81.

[6] Maynes EA, Callaghan JC. A new method of oxygenation: a study of its use in respiratory support and the artificial placenta. *Ann Surg.* 1963; 158: 537–42.

[7] Zapol WM, Kolobow T, Pierce JG, Bowman RL. Artificial placenta: two days of total extrauterine support of the isolated premature lamb fetus. *Science.* 1969; 166: 617–18.

[8] Kuwabara Y, Okai T, Imanishi Y, Muronosono E, Kozuma S, Takeda S, Baba K, Mizuno M. Development of extrauterine fetal incubation system using extracorporeal membrane oxygenator. *Artif Organs* 1986; 11; 224–77.

[9] Kuwabara Y, Okai T, Kozuma S, Unno N, Akiba K, Shinozuka N, Maeda T, Mizuno M. Artificial placenta: long-term extrauterine incubation of isolated goat fetuses. *Artif Organs.* 1989; 13: 527–31.

[10] Unno N, Kuwabara Y, Okai T, Kido K, Nakayama H, Narumiya Y, Kozuma S, Taketani Y, Tamura M. Development of an artificial placenta: survival of isolated goat fetuses for up to three weeks with umbilical arteriovenous extracorporeal oxygenation. *Artif Organs.* 1993; 17: 996–1003.

[11] Unno N, Baba K, Kozuma S, Nishina H, Okai T, Kuwabara Y, Taketani Y. An evaluation of the system to control blood flow in maintaining goat fetuses on arterio-venous extracorporeal membrane oxygenation: a novel approach to the development of an artificial placenta. *Artif Organs.* 1997; 21: 1239–46.

[12] Yasufuku M, Hisano K, Sakata M, Okada M. Arterio-venous extracorporeal membrane oxygenation of fetal goat incubated in artificial amniotic fluid (artificial placenta): influence on lung growth and maturation. *J Pediatr Surg.* 1998; 33: 442–8.

[13] Pak SC, Song CH, So GY, Jang CH, Lee KH, Kim JY. Extrauterine incubation of

fetal goats applying the extracorporeal membrane oxygenation via umbilical artery and vein. *J Korean Med Sci*. 2002; 17: 663–8.

[14] Awad JA, Cloutier R, Fournier L, Major D, Martin L, Masson M, Guidoin R. Pumpless respiratory assistance using a membrane oxygenator as an artificial placenta: a preliminary study in newborn and preterm lambs. *J Invest Surg*. 1995; 8: 21–30.

[15] Reoma JL, Rojas A, Kim AC, Khouri JS, Boothman E, Brown K, et al. Development of an artificial placenta I: pumpless arterio-venous extracorporeal life support in a neonatal sheep model. *J Pediatr Surg*. 2009; 44: 53–9.

[16] Mirua Y, Matsuda T, Funakubo A, Watanabe S, Kitanishi R, Saito M, Hanita T. Novel modification of an artificial placenta: pumpless arteriovenous extracorporeal life support in a premature lamb model. *Pediatr Res*. 2002; 72: 490–94.

[17] Schoberer M, Arens J, Erben A, Ophelders D, Jellema RK, Kramer BW, et al. Miniaturization: the clue to clinical application of the artificial placenta. *Artif Organs*. 2014; 38: 208–14.

[18] Gray BW, El-Sabbagh A, Zakem SJ, Kock KL, Rojas-Pena A, Owens GE, et al. Development of an artificial placenta V: 70h veno-venous extracorporeal life support after ventilatory failure in premature lambs. *J Pediatr Surg*. 2013; 48: 145–53.

[19] Bryner B, Gray B, Perkins E, Davis R, Hoffman H, Barks J, et al. An extracorporeal placenta supports extremely premature lambs for one week. *J Pediatr Surg*. 2015; 50: 44–49.

[20] Partridge EA, Davey MG, Hornick MA, McGovern PE, Majaddam AY, Vrecenak JD, et al. An extra-uterine system to physiologically support the extreme preterm lamb. *Nat Comm*. 2017; 8: 15112.

[21] Beall MH, van den Wijngaard JPHM, van Gemert MJ, Ross MG. Amniotic fluid water dynamics. *Placenta*. 2007; 28: 816–23.

[22] Hornick MA, Davey MG, Partridge EA, Mejaddam AY, McGovern PE, Olive AM, et al. Umbilical cannulation optimizes circuit flows in premature lambs supported by the EXTra-uterine Environment for Neonatal Development (EXTEND). *J Physiol*. 2018; 596: 1575–85.

[23] Stockmann C, Fandrey J. Hypoxia-induced erythropoietin production: a paradigm for oxygen-regulated gene expression. *Clin Exp Pharmacol Physiol*. 2006; 33: 968–79.

[24] Creasy RK, Drost M, Green MV, Morris JA. Determination of fetal, placental and neonatal blood volumes in the sheep. *Circ Res*. 1970; 27: 487–94.

[25] Faber JJ, Green TJ. Foetal placental blood flow in the lamb. *J Physiol*. 1972; 223: 375–93.

[26] Joshi S, Kotecha S. Lung growth and development. *Early Hum Dev*. 2007; 83: 789–94.

[27] Hanif F, Drennan K, Mari G. Variables that affect the middle cerebral artery peak systolic velocity in fetuses with anemia and intrauterine growth restriction. *Am J Perinatol*. 2007; 24: 501–5.

[28] Papademetriou M, Tachtsidis I, Elliott MJ, Hoskote A, Elwell CE. Wavelet cross-correlation to investigate regional variations in cerebral oxygenation in infants supported on extracorporeal membrane oxygenation. *Adv Exp Med Biol* .2013; 765; 203–9.

[29] Short BL, Walker LK, Bender KS, Travstman RJ. Impairment of cerebral autoregulation during extracorporeal membrane oxygenation in newborn lambs. *Pediatr Res*. 1993; 33: 289–94.

[30] Stolar CJ, Reyes C. Extracorporeal membrane oxygenation causes significant changes in intracranial pressure and carotid artery blood flow in newborn lambs. *J Pediatr Surg*. 1988; 23: 1163–8.

[31] Walker LK, Short BL, Travstman RJ. Impairment of cerebral autoregulation during venovenous extracorporeal membrane oxygenation in the newborn lamb. *Crit Care Med*. 1996; 24: 2001–6.

[32] Iisselstiin H, van Heist AF. Long-term outcome of children treated with neonatal extracorporeal membrane oxygenation: increasing problems with increasing age. *Semin Perinatol*. 2014; 38: 114–121.

[33] Kumar P, Bedard MP, Shankaran S, Delaney-Black V. Post extracorporeal membrane oxygenation single photon emission computed tomography (SPECT) as a predictor of neurodevelopmental outcome. *Pediatrics*. 1994; 93: 951–55.

[34] Danzer E, Hoffman C, D'Agostino JA, Connelly JT, Wagar LN, Gerdes M, et al. Short-term neurodevelopmental outcome in congenital diaphragmatic hernia: the impact of extracorporeal membrane oxygenation and timing of repair. *Pediatr Crit Care Med*. 2018; 19: 64–74.

[35] Miura Y, Saito M, Usuda H, Woodward E, Rittenschober-Bohm J, Kannan PS, et al. Ex-Vivo uterine environment (EVE) therapy induced limited fetal inflammation in a premature lamb model. *PLOS One*. 2015; 10: 1–17.

[36] Usuda H, Watanabe S, Miura Y, Saito M, Musk GC, Rittenschober-Bohm J, et al. Successful maintenance of key physiological parameters in preterm lambs treated with ex vivo uterine environment therapy for a period of 1 week. *Am J Obstet Gynecol*. 2017; 217: 457. e1–13.

第 10 章　红细胞同种异体免疫的管理

Carolien Zwiers ◆ Inge L. van Kamp ◆ Dick Oepkes

引言

妊娠期红细胞同种异体免疫（red cell alloimmunization），又称胎儿和新生儿溶血性疾病（hemolytic disease of the fetus and newborn，HDFN），是长久以来导致围生期胎儿和新生儿致死致残的重要原因。1960 年前没有任何产前的相关治疗，唯一可行的治疗选择是对患者进行（早产）引产，以开始产后的治疗。直到 1963 年随着经胎儿腹腔输血技术的出现才有所改善，但是这项技术及下文中提及的超声引导下宫内经血管输血都有很高的并发症风险。

直至今日，在发达国家对 HDFN（产前治疗）的并发症及风险都停留在"尽善尽美"的阶段。本章概述了至今为止对 HDFN 的优化治疗及管理措施。

红细胞同种异体免疫

红细胞抗体来源

胎母输血（fetomaternal hemorrhage，FMH）可发生于妊娠期及分娩过程，母体免疫系统可能暴露于父源的非母体红细胞表达的红细胞抗体，导致了同种异体免疫的发生。有数据统计，妊娠晚期 45% 无并发症的孕妇及 60% 的产妇可以检测到 FMH（多为微小出血）[1]。增加 FMH 及同种异体免疫发生的高危因素包括所有可能导致出血、宫腔操作或创伤的行为，如人工流产、先兆流产、自然流产、异位妊娠、腹部创伤、侵入性诊断、胎儿外倒转、产前或产后出血、多胎妊娠、剖宫产手术、人工剥离胎盘及刮宫术[2-4]。除此之外，同种异体免疫还可能发生在异型输血、骨髓或器官移植之后。

母胎 ABO 血型不合对同种异体免疫是存在一定保护机制的。1940 年，Levine 等人发现，对于抗 D 免疫反应来说，与无并发症的孕妇人群相比较，ABO 血型不合发生溶血的概率低得多[5]。在近期的研究中发现，相较非抗 D 免疫反应，ABO 血型不合也有一定的保护作用[6]。

临床相关抗体

不是所有母体异源性抗体都与妊娠相关，还需要进行进一步的评估，这取决于该抗原是否在胎儿红细胞上表达，产生的相关抗体是否可以诱发胎儿溶血反应。

英国皇家妇产科医师协会（Royal College of Obstetricians and Gynaecologists，RCOG）指出，胎儿贫血主要归因于 Rh、Kell、Fy^a（Duffy）或 Jk^a（Kidd）抗体及其他只在新生儿期引起贫血或高胆红素血症的抗体[7]。尽管如此，还是有个例报道这类抗体导致的胎儿死亡，对胎儿进行监护还是非常必要的。2018 年美国妇产科医师协会（American College of Obstetricians and Gynecologists，ACOG）指南中特别强调了对有抗 Mt^a 抗体妊娠的管理，几乎所有的抗体都直接与 MNs 和 Diego 系统的抗原起反应，还有一些普遍常见的及个体单发的抗原[8]。

总体来说，产前重症 HDFN 多是由抗 D、抗 K 或抗 c 抗体引起，极少数是由其他如 Rh（E，C）或非 Rh 抗体如抗 Fy 或抗 Jk 引起。

防治、筛查及发生率

为预防 D 抗原免疫反应的发生，所有 D 抗原阴性的女性在怀 D 抗原阳性胎儿时都应接受产前（28~30 周）[3,9] 及产后抗 D 免疫预防（RhIg，抗 D 免疫球蛋白）。从母体血浆中检测游离胎儿细胞，来获取胎儿基因型的技术，使在产前就能确定孕妇是否怀有 D 抗原阳性的胎儿。这个检测方法能够使 40% D 抗原阴性的女性避免过度接受

RhIg 治疗,已经开始逐步应用到全世界的发达国家中[4]。尽管如此,2017 年 ACOG 关于预防同种异体免疫的指南并不推荐常规使用这种非侵入性的胎儿基因型诊断来进行产前预防,因为该指南的编撰者们对此类检测的成本-效益持怀疑态度[3]。

如果有上述高危因素,RhIg 还是推荐应用。举例来说,RhIg 建议应用于 >12 周(英国)及 >10 周(荷兰)的自发流产[2,4]。

另一个在多数国家中应用减少抗 D 免疫反应的方法是为育龄期女性配血时查 D 抗原。因为目前没有有效的办法预防非抗 D 免疫反应,一些国家加用 Kell[10] 或 Kell、c 和 E 抗原一起配型进行输血[11]。

尽管目前已有预防措施,免疫反应还是会出现。为识别妊娠是否合并有复杂的异源性免疫以达到整个孕期的管理,孕妇需在首次产检时(孕 13 周前)进行筛查。D 抗原阴性(在一些国家中包括 c 抗原阴性)的妈妈在预防性应用 RhIg 前,应在孕 27~28 周再次进行检测[8]。在发达国家,分娩过 D 抗原阳性宝宝的 D 抗原阴性的孕妇,并因此接受过产前及产后预防性治疗者,再次妊娠时在孕早期出现 D 抗原免疫反应的概率约为 0.3%[12,13]。在 2016 年荷兰进行的一项全国关于 D 抗原免疫反应的前瞻性研究(Zwiers,私人对话)中,约有 1% 的孕妇在孕早期及孕晚期筛查时发现 D 抗原免疫反应。2015 年对孕早期及孕晚期进行筛查的孕妇当中,约有 0.35%~0.48% 的孕妇筛查出临床相关抗体(包括 D 抗原在内的所有特殊类型)[14],其他国家的筛查比率类似[15]。

溶血的高危因素

胎儿表型

预测母亲携带的异源性抗体是否会诱发新生儿溶血的第一步,是确定胎儿是否携带与这些抗体产生反应的抗原。在大部分指南中,如果已知父亲的相关抗原为阴性,则不需要再对胎儿做进一步评估[2,3]。如果父亲抗原阳性,接下来就要确定这个父系抗原的基因型,因为纯合子父亲的后代总是抗原阳性,有发生溶血的风险[8]。

ACOG 指南(2018)建议对杂合子父亲的胎儿在孕期直接进行羊膜腔穿刺,用聚合酶链反应扩增技术(polymerase chain reaction,PCR)确定胎儿基因型[8]。然而,自母体血液捕捉胎儿游离 DNA 进行 PCR 检测的无创技术对 D、C、c、E、(e)及 K 抗原的敏感性很高(>95%)[16],RCOG 建议不再对父亲进行检测。这种方式是可靠的,检查可以自孕 16 周开始进行,Kell 免疫从孕 20 周开始进行。如(目前)无法从母体血浆中检测到的胎儿红细胞抗原类型,则需要进行侵入性检测(羊膜腔穿刺)[7]。

血清学检查

对母亲抗体阳性及胎儿抗原阳性的胎儿进行胎儿贫血的风险评估多基于产科病史及母体抗体水平,主要测量抗体定量(IU/ml)或抗体滴度(高稀释度的阳性凝聚试验)。如抗体水平预示胎儿存在溶血风险,抗 D 抗体水平超过 4IU/ml,抗 c 抗体水平超过 7.5IU/ml,或 Kell 抗体阳性,RCOG 建议转诊至胎儿治疗中心进行密切监测[7]。尽管实验室间检测的滴度水平存在差异,临床相关抗体的"临界滴度"多在 1:32~1:8。在近期一项关于妊娠期 Kell 抗体免疫的大型研究中发现,首次滴度测定就已经可以准确地判断出是否需要宫内及产后的输血治疗。Kell 抗原阳性的胎儿,抗体滴度高于 1:4 就需要密切监测了[17]。

自临床引用对抗体滴度及定量的测量至今,这个检测对预测胎儿贫血的价值仍存在争议,有学者认为并不存在真正的临界滴度[18]。因此,更多的研究开始努力使这些试验变得更加准确。一种选择是应用由细胞介导的抗体依赖的细胞毒性作用(antibody-dependent cell-mediated cytotoxicity,ADCC)分析可以显示母体抗体诱导胎儿溶血的百分比[19]。在荷兰,管理妊娠合并(D-、c-、C- 或 E-)同种异体免疫需同时行 ADCC 和抗体滴度检测[2]。

此外,最近的研究表明,由于抗体的同型,亚类,异型,糖基变异等不相同,它们的效应也不同。举例来说,在 D 抗体阳性的病例中,疾病程度的加重与抗原核心基团的低岩藻糖基有关,或与带有 IgG1 亚型而非 IgG3 亚型相关。胎儿 c 抗原免疫反应或新生儿疾病都可以很好的经 c 抗体的半乳糖苷化及唾液酸化程度预测出[20]。在未来,这些抗体的特异性将作为诊断工具用来预测同种异体免疫所致疾病的严重程度。

胎儿贫血高风险的妊娠监测

如果抗体水平已经高于正常上限,则建议每周监测胎儿情况,在发生胎儿水肿前进行干预。本节介绍使用产科超声及多普勒评估胎儿贫血风险及干预指征。

多普勒

胎儿贫血导致的高血流动力循环可以经多普勒探测及评估。在 1990 年早期,大脑中动脉收缩期血流峰值速度(peak systolic velocity of the middle cerebral artery,MCA-PSV)的测量就成为预测胎儿贫血的金标准,因为这项测量值与胎儿首次输血后的 Hb 水平相关性最高[21]。如果 MCA-PSV 的测量值高于中位数倍数(multiple of the median,MoM)的 1.5 倍,则强烈提示胎儿贫血已经达到中至重度,需要立即进行宫内输血(intrauterine transfusion,IUT)(敏感性 100%,假阳性率 12%)。

为正确测量 MCA-PSV,应在大脑横切面测 Willis 环的血流。测量需选在大脑中动脉靠颈内动脉处(图 10-1),保持超声波束角度及血流方向接近 0°。测量血流的最高幅度作为收缩期峰值流速[21]。MCA-PSV 在 35 周后准确性下降[22]。

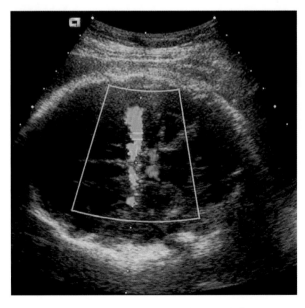

图 10-1　彩色多普勒测量大脑中动脉峰值流速

多普勒测量胎儿其他血管的流速也与胎儿贫血相关,尽管相关性不那么强[23]。

其他超声发现

过去,人们试图用多种形态学参数来预测胎儿是否存在贫血,包括胎盘厚度,脐静脉直径,胎儿肝脏长度及脾脏大小。尽管在贫血的胎儿中,这些数值确实比正常值增大,但它们对贫血的预测价值远远低于多普勒对胎儿血管的血流流速测量[23-25]。

既往诊断方式

贫血的既往诊断方式不在本章的讨论范围内。但重要的是,我们指出多普勒对预测胎儿血红蛋白的准确性和敏感性高于用 Liley 及 Queenan 方法评估羊水中的胆红素水平[8,26]。这些检查方法在临床中已经被废弃了。此外,现在已不能仅为了确定诊断而采取胎儿血样。当多普勒检测 MCA-PSV 提示胎儿贫血时,只有可以立即行宫内输血的情况下才可以采集胎儿血样作为进一步诊断依据。

宫内输血

取代 1980 年腹膜内输血的设备,现在妊娠期治疗胎儿贫血的金标准为血管内 IUT[27]。本章节总结归纳列出 IUT 的技术方面相关文献。如上文所提及,第一次进行 IUT 的指征是 MCA-PSV 超过 1.5MoM。大部分作者都同意如果输血前胎儿血样中的血红蛋白(或血细胞比容)没有达到(中至重度)贫血标准,则不需进行宫内输血。诊断定为于胎儿血红蛋白低于 5 个标准差或低于同孕周血红蛋白平均值 5g/dl[20,28,29]。

准备工作

实施这样一个侵入性操作需要一个专业化且经验丰富的团队,包括至少一名新生儿专家,1~2 名护士及一个可以提供持续超声指导的技师。母亲在操作前用药没有进行过大规模的临床研究,在不同的研究中心中用法也不尽相同,大部分医疗机构应用局部麻醉或只用吲哚美辛镇痛,特殊情况下也只给予轻度镇静如异奥沙普秦或咪达唑仑。没有证据需给予抗生素或皮质醇等预防性治疗,不建议常规术前给药[20,30]。

推荐使用胎儿镇静剂,通常在胎儿采血后经血管给药,或在脐带穿刺前经肌肉给药,以降低胎儿并发症发生率[20]。尽管作者并不认为需要给药，但阿曲库铵（0.4mg/kg）及维库溴铵（0.1mg/kg）似乎是对胎儿来说最为安全的，可以用来降低胎儿疼痛。如果必要，也可以使用10μg/kg芬太尼[31]。

IUT准备最费时的步骤是获取血制品。可以用于IUT的必须是新鲜的（<5d）O型阴性去白红细胞，经过辐照，母体抗原抗体反应是阴性的。都需要对血样做进一步的安全检测，以降低巨细胞病毒（cytomegalovirus，CMV）及细小病毒19的感染风险。为避免输血后更多的抗体形成，血制品还会做D及K抗原的筛查，部分国家还会额外做Duffy、Kidd及S抗原的筛查。这些准备使计划行IUT的时间延长到近24h[7,11]。

宫内输血

当上述团队人员及血制品已准备就绪，IUT就会在无菌条件下，用20~22口径的针进行[20]。

为使血细胞比容（Ht）在宫内输血后达到45%，需用输血前胎儿Ht、供血血样中Ht（多为80%）及胎儿体重估算出的胎儿胎盘血容积来计算出用血量（Ht每增长10%需用血量＝0.02×胎儿体重g）[20,28]。

穿刺点根据胎儿及母体的解剖结构而定。证据显示经胎盘脐血管插入口（前壁胎盘）或脐静脉的肝内静脉段输血是最安全的。所需要的设备如图10-2。针穿进游离脐带是并发症最多的，需要尽可能地避免。用肝内血管输血的另一个好处是可以保留腹膜内血池，延长宫内治疗间的时间。如果在分娩前进行最后一次宫内输血，腹膜内血池可以明显提高新生儿血红蛋白水平[32,33]。

作为简化IUT的手段，宫内交换输血（IUET）因存在降低胎儿容量负荷过大的风险，并可以延长宫内治疗时间而得到临床推广。但是大多数临床中心现在还是在行IUT治疗，似乎这个操作更容易被患者接受，且出现的并发症更少[20,32]。

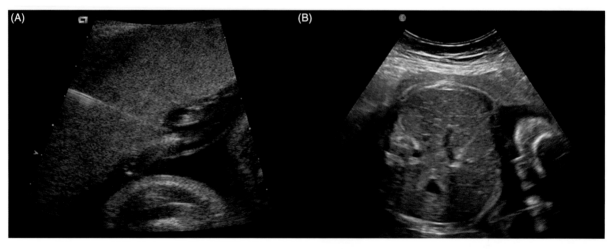

图10-2 经胎盘根部的脐血管输血的超声图像（A）与肝内的脐静脉超声（B）

再次输血的时机

根据经验，第二次宫内输血一般都在首次输血后2周，因为有MCA-PSV测量的指导监测，二次输血通常完成的更加顺利[28]。一些专家建议在重复输血时应用MCA-RSV 1.5~1.32的MoM值，但目前还缺乏对该选择数值范围的理论数据支持[30,34]。因胎儿红细胞生成受到胎儿宫内输血抑制的影响，在二次输血完成后就只有一小部分比例的红细胞还是胎儿原始细胞[35]。供体红细胞不会与胎儿血管内的抗体反应产生溶血，可以存活约100d左右。随着宫内治疗逐渐增加，并

且随着胎儿增长的胎盘血容量逐渐增大，是导致胎儿出现反复发作的贫血主要原因。在第三次及后续输血时，MCA-PSV测量的假阳性率逐渐增高。目前已经可以精确计算胎儿血红蛋白下降程度：二次输血后为0.3g/（dl·d），第三次输血后为0.2g/（dl·d）[36]。为保证简单、完全的IUT，第二次及后续的输血治疗多在前次4~5周之后。

宫内输血治疗后结局

在近10年的报告中统计出，有经验的临床中心经过IUT治疗后，可以将胎儿成活率提高到约

96%（89%～100%）。我们猜测这个提高来源于 3 个重要的改变：①并发症的降低；②多次输血致胎儿水肿的发生降低；③新生儿医学的发展。前两点我们会在本章的下文中详述，新生儿学不在本章讨论范文内。

宫内输血的并发症

过去十年中，宫内输血的并发症比率明显下降。IUT 中或之后出现的脐带血肿、失血或血管

痉挛会导致胎儿出现心动过速或心动过缓。未足月胎膜早破（PPROM）及早产也会发生，甚至出现宫内感染。这些并发症导致急诊终止妊娠的发生甚至胎儿死亡。在荷兰一项近 1 678 例 IUT 的临床队列研究中，可以看到与治疗相关的临床并发症发生率（包括 PPROM，感染，急诊剖宫产及胎儿死亡）低至每次操作 1.2% 及每个胎儿 3.3%；在表 10-1 中显示近期研究中 1.8% 的胎儿死于该操作。

表 10-1　并发症与胎儿丢失

作者，年份	n	PR 并发症[a]/%	胎儿丢失/%	PR 胎儿丢失[a]/%
Somserset，2006	67/221	—	2.1	—
Weisz，2009	54/154	—	11.1	—
Tiblad，2011	85/284	16.5/4.9	5.9	4.7/1.4
Johnstone-Ayliff，2012	46/114	13/5.2	6.5	2.1/0.9
Pasman，2015	56/135	3.6/1.5	0	0
Sainio，2015	104/339	23.1/7.1	3.8	3.8/1.2
Deka，2016	102/303	8.8/3	3.9	2.9/1.0
Zwiers，2016[b]	334/937	3.3/1.2	3	1.8/0.6
总计	848/2 487	7.8/2.7	3.9	2.1/0.7

治疗并发症包括：感染，PPROM 或 7d 内早产，急诊剖宫产，胎儿丢失。

[a] 每个胎儿/每次治疗。

[b] 自 2001 年以来的队列研究结果汇总。

经 Taylor & Francis 授权转载[20]。

肝内及脐带根部穿刺安全性相同[33,37]。治疗相关并发症的高危因素包括穿刺游离段脐带或脐动脉，导致胎儿麻痹、小孕周[20,33,37-39] 或孕 20～22 周前进行宫内输血出现并发症的风险更高。我们在下文中会讨论到，改善具有这些严重并发症的患者主要措施是利用肝内或腹膜内输血及其他无创治疗，以延迟首次 IUT 的孕周。除减少高危操作以降低并发症的发生概率外，操作者的熟练程度是最重要的。据报道，一个丰富经验的操作者至少需要进行 30～50 例 IUT，并且每年要至少做 10 例 IUT 时才能保证维持该水平[40]。

胎儿水肿

改善发生同种异体免疫妊娠的结局的第二个重要因素是增加复诊次数及密切监测孕妇的妊娠情况。上文提及的所有诊断措施都是为了能在出

现胎儿水肿前开始治疗贫血，这在发达国家已经取得了不小的成功[41]。例如某个患者携带的抗体对应的为一个罕见抗原，同种异体免疫就会在常规抗体筛查中被漏诊掉。胎儿心肌肥大及明显的腹水将作为贫血及抗体反应的首诊症状。在轻度水肿的早期阶段，积极进行 IUT 后患者的存活率与无水肿的胎儿相当[42]。水肿严重胎儿的近期及远期并发症，如大量腹水，心包和/或胸腔积液和/或皮肤水肿，预后都非常不好[28]。水肿是不良预后的指征（多低于同孕周血红蛋白平均值 7g/dl），一旦发现需要立即进行临床干预[28]。幸运的是，随着早期筛查措施及按照产前筛查临床指南指导随诊及检测，在临床已经几乎见不到严重水肿的患者[41]。

远期预后

总体来说，经 IUT 治疗对保护神经系统远期

发育是有利的[7,43]。在一个对 291 个 IUT 治疗后儿童长达 8.2 年的随访研究中发现，严重发育迟滞，即智商分数<70 的发生概率约为 3.1%，与其他研究及正常人群发病率相当(2.3%)。在 Lindenburg 等人进行的 LOTUS 研究中，神经系统损伤(脑瘫、双眼失明、大脑发育迟滞和/或耳聋)的总体发生率约为 4.8%。在 LOTUS 研究中，神经系统发育损伤几乎都与严重水肿有关[44]。

认知障碍，行为困难及心血管的改变在 IUT 治疗后儿童中更常见。后续的临床表现还没有更进一步的研究[43]。

其他治疗方式

一些研究对无创性治疗妊娠合并严重(及早期)HDFN 的有效性进行了评估。已知的治疗方式包括治疗性的血浆交换和/或静脉输注免疫球蛋白(intravenous immunoglobulin, IVIg)，将在下文中详述。产前应用糖皮质激素因可以促进胎儿肝脏成熟而推荐使用。莱顿大学医学中心(荷兰)即将开展一项对这些治疗的随机对照试验。

静脉输入免疫球蛋白

理论上讲，IVIg 可以中和胎盘内母体抗体或胎儿巨噬细胞。它还可以稀释母体抗体，并增加抗体的转化。所以，IVIg 被认为可以中断(早期的)由严重 HDFN 诱发的胎儿溶血。自孕 12 周开始，每周使用 1g/kg(母亲体重)。

但是在现阶段，母体应用 IVIg 只在一小部分案例及一些案例对照研究中进行，因这种罕见疾病的重症病例数量过少。在这些试验基础上给出的建议也寥寥无几。

近期，在 PETIT 研究中，全世界 12 个胎儿治疗中心整理汇总了他们各自关于这种治疗的经验。合并严重 HDFN 病史患者的后续妊娠包含在其中。在这些妊娠中，24 个患者接受 IVIg 治疗，28 个患者没有。接受 IVIg 治疗的孕妇与前次妊娠相比，胎儿贫血出现的时间推迟，但对照组中却没有推迟。在孕 13 周前就开始 IVIg 治疗似乎可以获益。与非治疗组相比，IVIg 治疗组胎儿水肿的发生概率减少，并且新生儿换血的发生率也更低[45]。

总结来说，所有对该治疗的研究结论均为一致：无论对病程还是对首次 IUT 的时机来讲，应用 IVIg 治疗都是相对有益的。需要更多来自多中心的随机试验证实这个结论，但由于疾病的罕见性，这很有挑战。

治疗性血浆置换

治疗性血浆交换(therapeutic plasma exchange, TPE)指抽取母体血浆置换为富含白蛋白的液体，抗体滴度可以降低到原始水平降低的25%。虽然这项治疗听上去很有意义，但 TPE 治疗却无法对延迟首次 IUT 时间。这可能是反弹效应的结果，在血浆置换后约 6~8 周，抗体水平开始逐渐上升，甚至超过原始浓度。经 TPE 治疗后 ADCC 也会有所增加。

与 IVIg 一样，支持或反对 TPE 都证据不足。作者认为，TPE 与 IVIg 联合使用对严重病例可能有益[20,28,46]。

分娩时机

大多数指南建议，有 HDFN 贫血风险的患者应在孕 37~38 周终止妊娠[7,30]。如果血清学检测已经存在贫血的风险，则需要进行多普勒监测，不建议妊娠超过 37~38 周，因在该孕周阶段 MCA-PSV 准确性开始降低[2,22]。此类妊娠都认为是高风险妊娠，需要在产程中进行持续胎心监护。无论是否经过 IUT 治疗，HDFN 都不是剖宫产指征[7]。

未来研究方向

2014 年 RCOG 指南建议未来继续对 IVIg 领域进行更多研究[47]。如上文所述，PETIT 研究最大的贡献就是征集汇总了全世界对 IVIg 在 HDFN 中的治疗经验。然而，为评估 IVIg 治疗的真实效果，还需有随机对照试验。因现在 HDFN 属于罕见疾病，就更需要来自全世界医疗中心的共同协作和支持。

除此之外，尽管 IVIg 很有前途，但并不能完全排除对(侵入性)宫内输血的需求，今后还需要进行更多对母体免疫调节认知和评估的研究。

（翻译　黄振宇　审校　夏珣）

参考文献

[1] Bowman JM, Pollock JM, Penston LE. Fetomaternal transplacental hemorrhage during pregnancy and after delivery. *Vox Sang*. 1986; 51: 117–21.

[2] Nederlandse Vereniging voor Obstetrie & Gynaecologie (NVOG) (2009). Erytrocytenimmunisatie en zwangerschap: Versie 2.1. https://www.nvog.nl/wp-content/uploads/2018/03/Erytrocytenimmunisatie-en-zwangerschap_.pdf

[3] Committee on Practice Bulletins-Obstetrics. Practice Bulletin No. 181: Prevention of Rh D Alloimmunization. *Obstet Gynecol*. 2017; 130: e57–70.

[4] Qureshi H, Massey E, Kirwan D, Davies T, Robson S, White J, Jones J, Allard S, British Society for Haematology. BCSH guideline for the use of anti-D immunoglobulin for the prevention of haemolytic disease of the fetus and newborn. *Transfus Med*. 2014; 24: 8–20.

[5] Levine P. Serological factors as possible causes in spontaneous abortions. *J Hered*. 1943; **34**: 71–80.

[6] Zwiers C, Koelewijn JM, Vermij L, van Sambeeck J, Oepkes D, de Haas M, van der Schoot CE. ABO incompatibility and RhIG immunoprophylaxis protect against non-D alloimmunization by pregnancy. *Transfusion*. 2018; 58: 1611–17.

[7] Royal College of Obstetricians and Gynaecologists (2014). Green-top Guideline 65: The Management of Women with Red Cell Antibodies during Pregnancy. https://www.rcog.org.uk/en/guidelines-research-services/guidelines/gtg65

[8] ACOG. Practice Bulletin No. 192: Management of alloimmunization during pregnancy. *Obstet Gynecol*. 2018; 131: e82–90.

[9] Rijksinstituut voor Volksgezondheid en Milieu (RIVM) (2018). Draaiboek prenatale screening infectieziekten en erytrocytenimmunisatie: Versie 6.0. https://www.rivm.nl/documenten/draaiboek-prenatale-screening-infectieziekten-en-erytrocytenimmunisatie

[10] National Blood Authority Australia (2015). Patient Blood Management Guidelines: Module 5 Obstetrics and Maternity. https://www.blood.gov.au/pbm-module-5

[11] Centraal Begeleidingsorgaan (2011). Richtlijn Bloedtransfusie. http://nvb-trip-symposium.nl/wp-content/uploads/2017/08/Richtlijnbloedtransfusie2011.pdf

[12] Koelewijn JM, de Haas M, Vrijkotte TG, Bonsel GJ, van der Schoot CE. One single dose of 200 microg of antenatal RhIG halves the risk of anti-D immunization and hemolytic disease of the fetus and newborn in the next pregnancy. *Transfusion*. 2008; 48: 1721–9.

[13] Mayne S, Parker JH, Harden TA, Dodds SD, Beale JA. Rate of RhD sensitisation before and after implementation of a community based antenatal prophylaxis programme. *BMJ*. 1997; 315: 1588.

[14] van der Ploeg CPB, Schönbeck Y, Oomen P, Vos K. *Prenatale Screening Infectieziekten en Erytrocytenimmunisatie (PSIE) Procesmonitor 2015*. Bilthoven: RIVM, TNO, 2017.

[15] Hendrickson JE, Delaney M. Hemolytic Disease of the fetus and newborn: modern practice and future Investigations. *Transfus Med Rev*. 2016; 30: 159–64.

[16] Scheffer PG, van der Schoot CE, Page-Christiaens GC, de Haas M. Noninvasive fetal blood group genotyping of rhesus D, c, E and of K in alloimmunised pregnant women: evaluation of a 7-year clinical experience. *BJOG*. 2011; 118: 1340–8.

[17] Slootweg YM, Lindenburg IT, Koelewijn JM, van Kamp IL, Oepkes D, de Haas M. Predicting anti-Kell-mediated hemolytic disease of the fetus and newborn: diagnostic accuracy of laboratory management. *Am J Obstet Gynecol*. 2018; 219: 393.e1–393.e8.

[18] van Dijk BA, Dooren MC, Overbeeke MA. Red cell antibodies in pregnancy: there is no 'critical titre'. *Transfus Med*. 1995; 5: 199–202.

[19] Oepkes D, van Kamp IL, Simon MJ, Mesman J, Overbeeke MA, Kanhai HH. Clinical value of an antibody-dependent cell-mediated cytotoxicity assay in the management of Rh D alloimmunization. *Am J Obstet Gynecol*. 2001; 184: 1015–20.

[20] Zwiers C, van Kamp I, Oepkes D, Lopriore E. Intrauterine transfusion and non-invasive treatment options for hemolytic disease of the fetus and newborn – review on current management and outcome. *Expert Rev Hematol*. 2017; 10: 337–44.

[21] Mari G, Deter RL, Carpenter RL, Rahman F, Zimmerman R, Moise KJ Jr., et al. Noninvasive diagnosis by Doppler ultrasonography of fetal anemia due to maternal red-cell alloimmunization. Collaborative group for Doppler assessment of the blood velocity in anemic fetuses. *N Engl J Med*. 2000; 342: 9–14.

[22] Zimmerman R, Carpenter RJ Jr., Durig P, Mari G. Longitudinal measurement of peak systolic velocity in the fetal middle cerebral artery for monitoring pregnancies complicated by red cell alloimmunisation: a prospective multicentre trial with intention-to-treat. *BJOG*. 2002; 109: 746–52.

[23] Oepkes D, Brand R, Vandenbussche FP, Meerman RH, Kanhai HH. The use of ultrasonography and Doppler in the prediction of fetal haemolytic anaemia: a multivariate analysis. *Br J Obstet Gynaecol*. 1994; 101: 680–4.

[24] Chitkara U, Wilkins I, Lynch L, Mehalek K, Berkowitz RL. The role of sonography in assessing severity of fetal anemia in Rh- and Kell-isoimmunized pregnancies. *Obstet Gynecol*. 1988; 71: 393–8.

[25] Dukler D, Oepkes D, Seaward G, Windrim R, Ryan G. Noninvasive tests to predict fetal anemia: a study comparing Doppler and ultrasound parameters. *Am J Obstet Gynecol*. 2003; 188: 1310–14.

[26] Oepkes D, Seaward PG, Vandenbussche FP, Windrim R, Kingdom J, Beyene J, Kanhai HH, Ohlsson A, Ryan G, DIAMOND Study Group. Doppler ultrasonography versus amniocentesis to predict fetal anemia. *N Engl J Med*. 2006; 355: 156–64.

[27] Bang J, Bock JE, Trolle D. Ultrasound-guided fetal intravenous transfusion for severe rhesus haemolytic disease. *BMJ (Clin Res Ed)*. 1982; 284: 373–4.

[28] Moise KJ Jr. Management of rhesus alloimmunization in pregnancy. *Obstet Gynecol*. 2008; 112: 164–76.

[29] Nicolaides KH, Soothill PW, Clewell WH, Rodeck CH, Mibashan RS, Campbell S. Fetal haemoglobin measurement in the assessment of red cell isoimmunisation. *Lancet*. 1988; 1: 1073–5.

[30] Society for Maternal-Fetal Medicine, Mari G, Norton ME, Stone J, Berghella V, Sciscione AC, Tate D, Schenone MH. Society for Maternal-Fetal Medicine (SMFM) Clinical Guideline #8: the fetus at risk for anemia – diagnosis and management. *Am J Obstet Gynecol*. 2015; 212: 697–710.

[31] Adama van Scheltema PN, Borkent S, Sikkel E, Oepkes D, Vandenbussche FP. Fetal brain hemodynamic changes in intrauterine transfusion: influence of needle puncture site. *Fetal Diagn Ther*. 2009; 26: 131–3.

[32] Moise KJ Jr., Carpenter RJ Jr., Kirshon B, Deter RL, Sala JD, Cano LE. Comparison of four types of intrauterine transfusion: effect on fetal hematocrit. *Fetal Ther*. 1989; 4: 126–37.

[33] Zwiers C, Lindenburg ITM, Klumper FJ, de Haas M, Oepkes D, Van Kamp IL. Complications of intrauterine intravascular blood transfusion: lessons learned after 1678 procedures. *Ultrasound Obstet Gynecol*. 2017; 50: 180–6.

[34] Detti L, Oz U, Guney I, Ferguson JE, Bahado-Singh RO, Mari G. Doppler ultrasound velocimetry for timing the second intrauterine transfusion in fetuses with anemia from red cell alloimmunization. *Am J Obstet Gynecol.* 2001; 185: 1048–51.

[35] Weiner CP, Williamson RA, Wenstrom KD, Sipes SL, Widness JA, Grant SS, Estle L. Management of fetal hemolytic disease by cordocentesis. II. Outcome of treatment. *Am J Obstet Gynecol.* 1991; 165: 1302–7.

[36] Scheier M, Hernandez-Andrade E, Fonseca EB, Nicolaides KH. Prediction of severe fetal anemia in red blood cell alloimmunization after previous intrauterine transfusions. *Am J Obstet Gynecol.* 2006; 195: 1550–6.

[37] Tiblad E, Kublickas M, Ajne G, Bui TH, Ek S, Karlsson A, Wikman A, Westgren M. Procedure-related complications and perinatal outcome after intrauterine transfusions in red cell alloimmunization in Stockholm. *Fetal Diagn Ther.* 2011; 30: 266–73.

[38] Pasman SA, Claes L, Lewi L, Van Schoubroeck D, Debeer A, Emonds M, Geuten E, De Catte L, Devlieger R. Intrauterine transfusion for fetal anemia due to red blood cell alloimmunization: 14 years experience in Leuven. *Facts Views Vis Obgyn.* 2015; 7: 129–36.

[39] Sainio S, Nupponen I, Kuosmanen M, Aitokallio-Tallberg A, Ekholm E, Halmesmäki E, Orden MR, Palo P, Raudaskoski T, Tekay A, Tuimala J, Uotila J, Stefanovic V. Diagnosis and treatment of severe hemolytic disease of the fetus and newborn: a 10-year nationwide retrospective study. *Acta Obstet Gynecol Scand.* 2015; 94: 383–90.

[40] Lindenburg IT, Wolterbeek R, Oepkes D, Klumper FJ, Vandenbussche FP, van Kamp IL. Quality control for intravascular intrauterine transfusion using cumulative sum (CUSUM) analysis for the monitoring of individual performance. *Fetal Diagn Ther.* 2011; 29: 307–14.

[41] Zwiers C, Oepkes D, Lopriore E, Klumper FJ, De Haas M, van Kamp IL. The near disappearance of fetal immune hydrops in relation to current state-of-the-art management of red cell alloimmunization. *Prenat Diagn.* 2018; 38: 943–50.

[42] van Kamp IL, Klumper FJ, Bakkum RS, Oepkes D, Meerman RH, Scherjon SA, Kanhai HH. The severity of immune fetal hydrops is predictive of fetal outcome after intrauterine treatment. *Am J Obstet Gynecol.* 2001; 185: 668–73.

[43] Ree IMC, Smits-Wintjens V, van der Bom JG, van Klink JMM, Oepkes D, Lopriore E. Neonatal management and outcome in alloimmune hemolytic disease. *Expert Rev Hematol.* 2017; 10: 607–16.

[44] Lindenburg IT, Smits-Wintjens VE, van Klink JM, Verduin E, van Kamp IL, Walther FJ, et al. Long-term neurodevelopmental outcome after intrauterine transfusion for hemolytic disease of the fetus/newborn: the LOTUS study. *Am J Obstet Gynecol.* 2012; 206: 141. e1–8.

[45] Zwiers C, van der Bom JG, van Kamp IL, van Geloven N, Lopriore E, Smoleniec J, et al. Postponing Early Intrauterine Transfusion with Intravenous immunoglobulin Treatment; the PETIT study on severe hemolytic disease of the fetus and newborn. *Am J Obstet Gynecol.* 2018; 219: e1–291. e9.

[46] Bowman JM. Antenatal suppression of Rh alloimmunization. *Clin Obstet Gynecol.* 1991; 34: 296–303.

[47] Giannina G, Moise KJ Jr., Dorman K. A simple method to estimate volume for fetal intravascular transfusions. *Fetal Diagn Ther.* 1998; 13: 94–7.

第 11 章

胎儿和新生儿同种免疫性血小板减少性紫癜：临床疾病和治疗

Dian Winkelhorst ◆ Dick Oepkes

引言

胎儿和新生儿同种免疫性血小板减少性紫癜（fetal and neonatal alloimmune thrombocytopenia, FNAIT）是健康足月出生婴儿血小板减少症的最重要原因之一[1]。在胎儿时期，胎儿血小板计数迅速增加达到恒定水平，并在孕早期结束时达到与成人相同的正常水平。因此，胎儿和新生儿正常血小板计数和血小板减少症的定义与成人相同。正常血小板计数范围为（150~450）×10⁹/L，当胎儿或新生儿血小板计数低于第 5 百分位数，即 150×10⁹/L，定义为血小板减少症[2]。进一步可分为不同程度的血小板减少症：轻度血小板减少[（100~150）×10⁹/L]，中度血小板减少[（50~100）×10⁹/L]和严重血小板减少[<（20~30）×10⁹/L]。

在 FNAIT 中，胎儿或新生儿血小板减少症是由妊娠期同种免疫引起的。在胎儿血小板上父系遗传的人类血小板抗原（human platelet antigen, HPA）暴露后，可能会出现母体同种抗体。这些同种抗体属于免疫球蛋白 G 亚类，因此可以通过新生儿 Fc 受体介导的主动胎盘转运进入胎儿循环。进入胎儿循环后，这些同种抗体会破坏胎儿血小板并损伤内皮细胞。随后，新生儿可出现各种不同的临床表现，从偶然发现的无症状的血小板减少到广泛的出血并发症。最常见的是轻微的皮肤出血，如血肿或淤点淤斑，但也有可能出现毁灭性的内脏出血[3]。其中，颅内出血（intracranial hemorrhage, ICH）是最令人担忧的并发症，因为它会导致终身重大神经障碍甚至围生期死亡的高风险[4]。

病理生理学

FNAIT 的病理生理学机制是基于同种异体免疫，与广为人知的 Rh 同种免疫类似。母体和胎儿之间的不相容性需要满足的第一个必需条件是同种异体免疫。在 FNAIT 的情况下，包括 HPA 的不兼容性。第二，母体暴露于外来的、父亲来源的抗原中。怀孕期间，在生理和病理生理条件下母体可能接触胎儿抗原。胎儿血细胞进入母体循环，称为胎母输血（fetomaternal hemorrhage, FMH）。FMH 可在健康妊娠和分娩期间或之后自发发生，且通常无症状，也会出现在侵入性操作或腹部创伤后。此外，母体循环暴露于胎盘的胎儿侧，尤其是在表达 HPA 的合胞体滋养层细胞[5]。最后，由于暴露于不相容的血小板抗原后，母体产生了免疫反应，从而形成血小板特异性同种抗体。

血小板

截止到目前已经确定了 37 种不同的人类血小板同种异体抗原会引起 FNAIT。这些 HPA 按照发现的顺序进行编号命名。通常，高频抗原和低频抗原是有区别的。12 个高频率 HPA 聚集成 6 个双等位基因群（HPA-1、2、3、4、5 和 15）。血小板上抗原的表位位于血小板膜上表达的糖蛋白结构上。这些糖蛋白，也称为整合素，存在于复合物 Ⅱb/Ⅲa、Ⅰb/Ⅸ、Ⅰa/Ⅱa 和 CD109 中。携带最多 HPA 的糖蛋白是糖蛋白 Ⅲa（整合素 β₃ 或 CD61），包括 HPA-1。

在高加索人群中，最重要的抗原是 HPA-1a，约 80% 的 FNAIT 都是其引起的，其次是 HPA-5b，约占 10%。种族群体间的遗传差异导致了这些发病率分布上的差异。例如，在亚洲人群中，抗 HPS-4b 是最常涉及的抗体，其次是抗 HPA-3a 和抗 HPA-21b[6-8]。此外，针对糖蛋白 Ⅳ（也称为 CD36）的抗体在高加索人群中很少见到，但在非洲和亚洲人群 FNAIT 更频繁地出现。

内皮细胞

含有 HPA 抗原决定簇的糖蛋白不仅仅存在

于血小板上。糖蛋白 $IIIa$ 或整合素 β_3，含有最多的 HPA，在内皮细胞膜上以及在与整合素 αV（$\alpha V \beta_3$）的复合物中表达。导致致命性脑出血的致病机制尚未被完全了解。一般来说，同种异体抗体被认为会进入胎儿循环，并由于胎儿血小板的破坏而导致出血并发症和血小板减少症——这一理论并不是完全无懈可击，因为事实上只有一小部分严重血小板减少的新生儿发生严重出血。此外，研究表明，完全缺乏循环血小板或纤维蛋白原的小鼠在子宫内存活，并且通常不会出血[9]。

这种无法解释的病理性的出血机制结合 FNAIT 中涉及最多的抗原存在于内皮细胞这一事实带来了新的观点。首先，体外研究阐明了抗 HPA-1a 和人脐静脉内皮细胞（human umbilical vein endothelial cell，HUVEC）之间的直接相互作用，通过在细胞基质阻抗传感（electric cell substrate impedance sensing，ECIS）分析中证明了 HUVEC 延展性和单层的完整性降低[10]。其次，一项针对主动和被动抗 HPA-1a 型介导的 FNAITM 鼠模型的大型体内研究表明，无论血小板计数如何，这些小鼠都会出现 ICH。此外，该研究还表明 HPA-1a 抗体抑制血管生成信号，诱导内皮细胞凋亡，并降低受影响大脑和视网膜的血管密度[11]。最后，一项来源于 HPA-1a 抗体导致 FNAIT 的女性患者血清的研究结果表明，抗体与内皮细胞来源的 $\alpha V \beta_3$ 的相互作用和结合与这些妊娠中是否发生了脑出血之间存在相关性[12]。

胎盘功能

除了血小板和内皮细胞外，合胞体滋养层细胞也在胎盘组织中表达 $\alpha V \beta_3$[5]。虽然缺乏直接的证据，但已经表明抗 HPA-1a 可能通过与这些细胞的相互作用诱导胎盘功能不全。根据这一理论，已经报道了与胎儿生长受限以及胎儿宫内死亡（无出血问题）和流产的关联[13,14]。另一组报告称，与静脉输注免疫球蛋白（intravenous immunoglobulin，IVIg）的病例相比，未经治疗的 FNAIT 患者出现慢性绒毛炎显著增加[15]。此外，胎盘组织中 HPA-1a 的表达可能导致妊娠期暴露和早期暴露增加，这可能是首次妊娠和第一胎中 FNAIT 比例高的原因。

人类白细胞抗原

长期以来，FNAIT 被认为仅由针对血小板特异性抗原的同种异体免疫引起的。人类白细胞抗原（human leukocyte antigen，HLA）是 HPA 在人类白细胞上的组成成分，也存在于血小板上。事实上，HLA 几乎存在于我们身体的每一种组织和细胞类型中，包括血小板，并分为 I 类抗原和 II 类抗原。每个血小板上约有 20 000 个 I 类 HLA 分子，血小板是血液中 I 类 HLA 的主要来源[16]。在怀孕期间，I 类 HLA 可引发免疫反应，根据测试，20%～46% 的孕妇产生抗 HLA 抗体[17-19]。理论上，类似于人类血小板抗原抗体的病理生理学机制，HLA 的抗体可能直接导致血小板破坏。然而，人们一直认为，尽管所有组织如胎盘都表达 HLA，但所有针对胎儿 HLA 的母体人类白细胞抗体将被吸收，不能进入胎儿循环。现已证明，这些抗体事实上能够进入胎儿循环，而且有数个病例报道，它们也可能导致抗体介导的胎儿血小板减少症[20-31]。尽管如此，仍然缺乏强有力的证据来支持 I 类人类白细胞抗体和 FNAIT 之间存在因果关系。

虽然方式不同，II 类 HLA 被认为是与 FNAIT 相关的。据报道，在 HLA-1a 不相容妊娠中，特异性 II 类 HLA DRB3*0101 与同种异体免疫呈正相关。潜在机制是 Pro33 和 Leu33 之间形成稳定键的能力不同，Pro33 和 Leu33 是分别存在于 *HPA-1b* 等位基因和 *HPA-1a* 等位基因的整合素 β_3 肽上的氨基酸[32]。

发病率

大约一半早期严重血小板减少的足月新生儿患有 FNAIT[1,33]。

在缺乏基于人群筛查的前提下，必须从理想的大型前瞻性非干预研究中获得人群中 FNAIT 的发病率和流行病学数据。可以是出生后首次筛查新生儿血小板减少症，然后进行血小板特异性同种抗体检测，或者是出生前，首先筛查孕妇的 HPA 类型，然后评估孕妇同种抗体的结果。当结合所有新生儿出生后筛查研究的结果时，严重 FNAIT（血小板计数 $<50 \times 10^9/L$）占 0.04%，相当于每 2 500 名有 1 名新生儿发生严重的 FNAIT，在这些病例中 25% 患有脑出血[34]。一项系统综述收集了现有获得的所有观察队列的研究结果，并得出结论：在所有高加索孕妇人群中有 2.1%（50 例妊娠中有 1 例）的人血清 HPA-1a 呈阴性，因此

有发生 FNAIT 的风险[35]。这些孕妇中,9.7% 发展出抗 HPA-1a 抗体(每 500 例妊娠中有 1 例),此外,31% 的同种免疫妊娠(每 1 500 例妊娠中有 1 例)会出现严重的 FNAIT,其中约 10%(每 15 000 例妊娠中有 1 例)会导致颅内出血或胎儿宫内死亡。该系统综述结合了总共 176 084 名妇女,提供了基于现有文献的最充分的证据,然而,重要的是,纳入的队列要么是回顾性研究,要么是干预性研究,因此仍然会低估由 HPA-1a 引起的 FNAIT 发生率。爱尔兰的一项研究证实了这种低估,报告称临床只有 7% 预期的病例被临床检测出来[36]。

临床特点和诊断

在缺乏常规产前筛查的情况下,临床上儿童出现出血倾向通常会考虑到 FNAIT。然而,无症状性血小板减少症也可能是一种表现,在这些病例中,通常只有在排除了胎儿和早期新生儿血小板减少症的其他原因后,才会怀疑是 FNAIT;表 11-1 中显示伴发的情况,如生长受限或 21 三体,也可能发生。有症状的病例主要是出生后被现,但在严重的情况下,产前超声检测可提示胎儿异常,特别是发生在脑部(图 11-2 和图 11-3)。有时,因为孕妇的姐妹或另一名家庭成员患有 FNAIT 相关的妊娠并发症,会在没有出现任何与 FNAIT 相关表现的情况下进行产前诊断检查。

临床特点

该疾病临床症状从轻微的淤点、淤斑或头部血肿到更严重的内脏出血。其中,脑出血是最可怕的出血并发症,因为它有终身残疾和死亡的相关风险。对 43 例脑出血患者的研究表明,超过 1/3(35%)的患者在出生后 4d 内出现围生期死亡,82% 的存活儿童有不可逆的神经功能障碍[4]。在一个单一三级医疗中心脑出血病例队列研究显示甚至更高的死亡率 48%。长期随访数据显示,60% 存活的儿童患有严重的神经发育障碍,定义为脑瘫、双侧耳聋、失明或严重的运动和/或认知发育延迟(<-2SD)[79]。据估计,80% 以上的颅内出血发生在出生前,其中 2/3 的出血发生在胎龄 34 周之前[4,37]。同样,Tiller 和他的同事的分析显示,在 43 例脑出血病例中,23% 发生在初产妇,63% 影响到第一个孩子。除了这些毁灭性的

ICH,还可能发生其他危及生命的内脏器官出血,如胃肠、视网膜或肺出血[3]。

表 11-1　胎儿和早期新生儿血小板减少症的原因

破坏加剧
免疫性血小板减少性紫癜
母体自身免疫性疾病(ITP,系统性红斑狼疮)
胎儿/新生儿同种免疫性血小板减少性紫癜(FNAIT)
红细胞同种免疫引起的严重胎儿溶血病
药物诱导的同种免疫(青霉素、抗惊厥药、奎尼丁、吲哚美辛)
外周血内血小板消耗增加
脾功能亢进
Kasabach-Meritt 综合征
弥散性血管内凝血
血栓形成(如主动脉、肾静脉)
产生减少
遗传疾病(TAR、13 三体、18 三体、21 三体、三倍体),特纳综合征,巨核细胞增多症,威斯科特-奥尔德里奇综合征(Wiskott-Aldrich syndrome),杜尔小体白细胞异常综合征,巨血小板综合征(Bernard-Soulier syndrome),眼-耳-肾综合征
细菌感染(B 族链球菌、大肠埃希菌、李斯特菌、梅毒)
病毒感染(CMV、细小病毒、风疹、HIV、HSV)
寄生虫感染(弓形虫病)
窒息
胎盘功能不全(先兆子痫、胎儿生长受限、糖尿病、早产)

ITP,特发性血小板减少症;TAR,血小板减少性桡骨缺失综合征;CMV,巨细胞病毒;HSV,单纯疱疹病毒;HIV,人类免疫缺陷病毒。

实验室检查

首先,当怀疑有 FNAIT 时,应对母亲、父亲和孩子的 HPA 分型进行检测(图 11-1)。在紧急情况下,可以通过基因分型或血清学来完成。这样就可以确定 HPA 是否兼容。其次,应进行抗体筛选,以确定母体血小板特异性抗体,最好使用改良单克隆抗体血小板抗原固定实验(MAIPA)[38]。此外,应检测母体血清中的自身抗体,并可进行母-父交叉匹配,以筛选针对潜在的隐秘的 HPA 同种抗体。在母-新生儿或母-父 HPA 不相容的情况下,结合对该 HPA 特异的血小板同种抗体的检测,可以确诊 FNAIT。

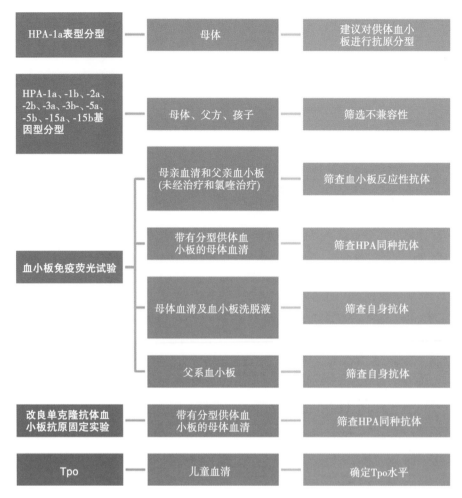

图 11-1　疑似 FNAIT 的实验室检测概述。Tpo,血小板生成素

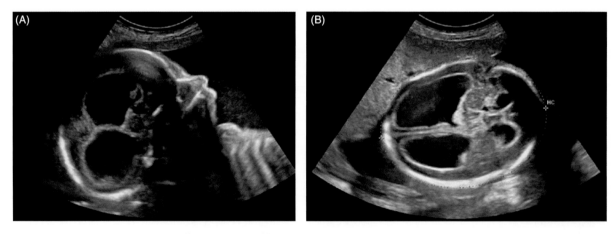

图 11-2　妊娠 28 周时,由于母体抗 HPA-5b 抗体引起的胎儿同种免疫性血小板减少性紫癜,胎儿出血后脑室扩大的超声图像

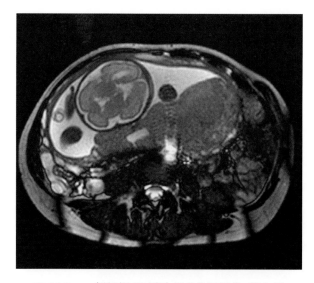

图 11-3　一例妊娠 28 周胎儿磁共振图像，其左侧顶叶区有实质性出血，并延伸至皮质。这位母亲有患 FNAIT 的风险，因为她有 HPA-1a 同种抗体

产科处理

在目前的实践中，预防措施实际上仅适用于先前有此类患儿的妇女的再次妊娠，但有一个例外，即在一个姐妹分娩了此类患儿后，对其进行了 FNAIT 的诊断检查。在有 FNAIT 风险的妊娠中，产科管理应在专门的三级医疗中心实施。

孕前咨询

理想情况下，已知同种异体免疫的妇女或其有姐妹或家庭成员出现过 FNAIT 情况，应转诊到专门的中心。最好是在后续妊娠之前或妊娠早期进行转诊，确保有足够的时间进行充分的分析，并就风险和治疗方案提供咨询。在这些情况下，重要的是考虑父亲的基因型。在父系纯合子的情况下，这对夫妇的每一次怀孕都是不相容的。然而，在父亲杂合子的情况下，胎儿与母亲有 50% 的可能性是相容的，不发生 FNAIT。在这些情况下，必须确定胎儿基因型，以评估是否需要监测和潜在预防性治疗。对于主要涉及同种抗体的 HPA-1a 来说，可以使用母体血浆中胎儿游离 DNA 进行无创检测来确定胎儿状态[39]。尽管研究前景看好，但在目前的实践中，还没有针对 HPA 的非侵入性检测[40]。在这些情况下，建议进行羊膜穿刺术，小心避开胎盘，以评估胎儿基因型。

风险评估和监测

一旦确诊母亲和胎儿不相容，应每 2~4 周进行一次密切的超声监测，尤其是对于胎儿大脑。尽管研究评估了不同的潜在高危因素，但在目前的实践中，没有可靠和充分的非侵入性诊断工具来指导产科管理和治疗。

第一个用于评估的实验室指标是抗体滴度。在一些中心，通过滴定和定量来监测抗体水平。虽然高水平似乎确实与严重的 FNAIT 有关，但并非绝对一致，而且有严重出血的病例中几乎检测不到抗体水平[41]。因此，如果进行抗体滴度监测，目前仅用于研究为目的，很少影响产科治疗。HLA-DRB3 ∗ 0101 状态也是如此，虽然这种基因型与 HPA-1a 不相容妊娠中同种免疫的发生呈正相关，但仍存在这种基因型缺失的妇女严重患病。另一个被提出的预测实验室指标是 Fc 部分同种抗体的糖基化模式。每种抗体都有一种特定的糖基化模式，它决定了与 Fc 受体的亲和力和结合量。据报道，对于 FNAIT，岩藻糖基化减少和半乳糖基化增加与新生儿血小板计数和疾病严重程度相关[42]。最近，如前所述，与内皮细胞的结合和相互作用被认为与脑出血的发生相关[12]。两者都有希望成为标记物。但是这些因素的确切临床意义尚未确定。到目前为止，唯一与疾病严重程度直接相关的临床参数是前次妊娠受影响发生脑出血。未经产前治疗的脑出血估测复发率高达79%[43]。因此，目前能够指导产前治疗方案的唯一参数是兄弟姐妹中是否出现脑出血。

产前治疗

在目前的实践中，由于没有任何手段和方法来评估哪些同种异体免疫妊娠有出血并发症的高风险，因此对所有已知血小板特异性同种异体抗体和抗原阳性胎儿的妊娠都要进行预防性产前治疗。这些预防措施包括侵入性和非侵入性治疗。在过去的几十年里，IVIg 是现代预防管理的基石[44,45]。其他选择由于风险和副作用变得很少使用，包括胎儿脐血穿刺术（fetal blood sampling，FBS）和随后的宫内血小板输注（intrauterine platelet transfusion，IUPT）以及糖皮质激素使用。荷兰转诊中心妊娠并发症的产前管理概况如图 11-4 所示。

胎儿脐血穿刺术和宫内血小板输注

第一个产前治疗是从非常成功的，并且仍然常规应用，由胎儿贫血治疗中沿用而来。1984年，Daffos 是第一个进行超声引导下胎儿血取材

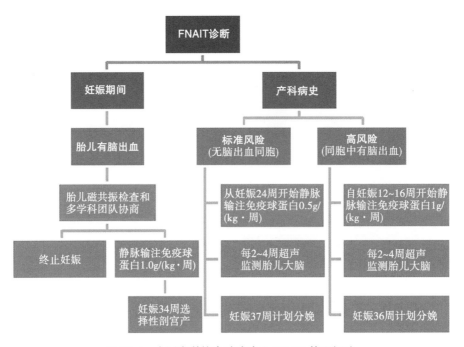

图 11-4　全国产科综合治疗中心 FNAIT 管理概述

术,然后进行宫内血小板输注的人[46]。该方法可评估胎儿血小板计数,并在必要时进行直接治疗。这是评估怀孕期间胎儿疾病严重程度的唯一可能手段。与作为胎儿贫血治疗的连续宫内输血相比,血小板输注(platelet transfusion)存在两个主要区别。首先,血小板的半衰期只有几天,比红细胞的半衰期短得多。这导致至少每周需要输注胎儿血小板。甚至在一周后,输血前的血小板计数也常常远低于 $50×10^9$/L,表明即使每周输注也不足以维持安全的血小板计数。第二,潜在血小板减少,胎儿的脐静脉穿刺术引入了并发症的高风险。显然,由于这种血小板减少状态,出血并发症(包括失血)的风险更高。此外,胎儿心动过缓更常见,这可能是由于输入的血浆量较高[47]。结合所需的输血间隔,这导致每次妊娠的累积并发症风险估计为 11%。

静脉输注免疫球蛋白

各国学者都在探索另一种更安全的非侵入性治疗方法来取代这种危险的治疗手段,1988 年,Bussel 第一个使用 IVIg 治疗妊娠合并 FNAIT[45]。这种治疗是从血小板自身抗体引起的特发性血小板减少症(idiopathic thrombocytopenia, ITP)的治疗中演变而来的,使用免疫球蛋白 1g/kg(母体体重)的剂量。产前治疗迅速普及,目前已成为标准治疗。一项系统综述分析了仅用 IVIg 治疗的

315 例妊娠,报告了预防脑出血发生的成功率达到 98.7%[44]。尽管大多数医疗中心已经使用非侵入性的 IVIg 给药(有或没有糖皮质激素)完全取代了侵入性治疗,但在剂量和最佳开始计量方面方案等上存在差异。最常用的剂量是每周 1g/kg 孕妇体重,然而,这种情况在某些亚组中是否需要减少或增加尚不清楚。Kamphuis 和他的同事研究发现,每周 0.5g/kg 的低剂量方案并不差于标准风险妊娠(即前一个兄弟姐妹没有脑出血)每周 1g/kg 的方案[48]。对于有早期产前脑出血兄弟姐妹的孕妇,建议每周 2g/kg 的高剂量[49,50]。此外,由于到目前为止发展为脑出血的唯一明显的危险因素是在兄弟姐妹中发生脑出血,通常将妊娠分为两组,在剂量和起始方面给予两种不同的 IVIg 治疗策略。IVIg 给药开始时的胎龄主要基于 ICH 的估计发病时间。描述脑出血病例的最大研究报告了半数以上病例的发病孕龄早于 28 周[4]。这将支持 IVIg 治疗需要早于 28 周(通常在欧洲使用),在美国常在 24 周,甚至 20 周。

尽管有几种理论但 IVIg 的作用机制尚不完全清楚。首先,IVIg 可能会稀释和降低母体血清中 HPA 同种抗体的水平,从而导致进入胎儿循环的抗体数量减少。其次,IVIg 可能与胎盘中新生儿 Fc 受体上的 HPA 同种抗体竞争,导致进入胎儿循环的抗体量减少。另外,这种竞争的方式也

可能发生在胎儿循环和脾脏中，导致较少的抗体结合到胎儿血小板或较少的血小板在脾脏中被破坏。除了这一尚未破解的作用机制外，IVIg 对成熟胎儿免疫系统可能产生的长期免疫刺激或免疫抑制作用也存在一些不确定性。一项队列研究评估了 37 名胎儿期暴露于 IVIg 的儿童的神经发育结果，并报告了在儿童早期没有出现明显的临床不良影响[51]。

糖皮质激素

　　第二种非侵入性治疗策略是使用糖皮质激素，可作为单独的治疗，或者更常见的是作为 IVIg 疗法的辅助。将这两种疗法作为单一疗法进行比较时，糖皮质激素的效率较低，且严重血小板减少新生儿的比例较高[52-54]。作为 IVIg 疗法的辅助，可以减少可能的头痛症状（IVIg 的主要副作用），并增加其有效性。这种在 IVIg 治疗中添加糖皮质激素的治疗手段是由 Bussel 等人[55]首次描述的。他们开始使用 3～5mg/kg 的地塞米松，由于效果有限同时又有明显的副作用，例如羊水过少，这种治疗方法很快就停止了。此外，较低剂量的 1.5mg 地塞米松与单独的 IVIg 治疗相比没有额外的效果[56]。随后，地塞米松被泼尼松替代，每天剂量为 0.5mg/kg 泼尼松似乎显示出更少的副作用。然而，它的好处也是存在争议的，需进一步证明。有一项研究报告称，在 IVIg 加入泼尼松后，血小板计数显著增加。然而，必须指出的是，为了发现这种显著的增加，他们使用了以下非预定的结果测量：第二次取样时血小板计数 $>25\times10^9$/L，或增加 $>10\times10^9$/L 或血小板计数 $>40\times10^9$/L，未减少 $>10\times10^9$/L[54]。所有其他将 IVIg 单一疗法与 IVIg 疗法和糖皮质激素疗法进行比较的研究，包括一项随机对照试验，都没有发现血小板计数、脑出血或死亡率方面的显著差异[49,50,53,55-57]。

免疫预防

　　胎儿和新生儿溶血性疾病（hemolytic disease of the fetus and newborn，HDFN）是红细胞发生了类似 FNAIT 的反应。从历史上看，RhD 像 FNAIT 中的 HPA-1a 一样，是严重 HDFN 最常涉及的抗原[58,59]。抗 D 免疫的预防措施在很大程度上降低了由 RhD 免疫引起的死亡率和发病率[60]。HPA-1a 免疫作为抗-D 预防等效物在 FNAIT 免疫预防中的可能性已经争论了多年，并且成为几个

研究小组的重点。动物体内研究报告称，在 FNAIT 小鼠模型中也出现了抗-D 免疫预防诱导的免疫抑制[61]。在这些小鼠研究中，β_3 整联蛋白缺失（β_3-/-）小鼠被用来模拟阴性的 HPA-1a。在注射 HPA-1a/a 或 HPA-1a/b 血小板后，联合使用人抗 HPA-1a 或小鼠单克隆抗体 SZ21 显著降低了 β_3-/-雌性小鼠的 β_3-抗体反应。除了 β_3-抗体水平下降了 90% 之外，流产、死产和脑出血的数量都有所减少，而且这些幼鼠的血小板数量也显著增加。这些来自动物模型的良好的结果显然需要后续在人体的研究。首先，产生了重组抗 HPA-1a 抗体（B2G1Δnab），体外研究表明 B2G1Δnab 不影响血小板功能，并且能够阻断母体多克隆 HPA-1a 抗体与血小板的结合[62]。在体内研究中，在健康人体志愿者中成功测试了 B2G1Δnab，它能有效清除 HPA1a 阳性血小板[63]。因此，该药物似乎是 HPA-1a 阴性妇女产后预防的良好候选药物。一组 Scandinavian 研究人员采取了另一种方法，他们致力于使用一种类似的方法来生产一种抗 HPA 的药物，这种药物被用于 Rh-D 预防。来自许多捐赠者的混合血浆被用来提取抗 HPAIgG 抗体。计划开展一项多中心国际研究（www. profnait. eu）。然而，需要克服一些障碍，因为没有基于人群的筛查，目前就不可能确定哪些妇女将受益于潜在的抗-HPA-1a 预防。此外，还没有对怀孕期间服用 B2G1Δnab 进行体内随访研究。虽然在分娩后给予 B2G1Δnab 的有效性已经被报道了，但对于潜在免疫预防的最佳时机尚未达成共识。分娩后预防的概念来自在挪威进行的最大规模的前瞻性筛查研究，该研究报告称，大多数 HPA-1a 阴性初产妇的同种免疫接种发生在分娩时或分娩后不久[64]。在这种情况下，出生后不久进行预防是有效的。尽管偏向于更严重的病例，但回顾性数据显示，首次妊娠后受影响的新生儿数量更高。前面提到的对 43 例由 FNAIT 引起的 ICH 的病例分析表明，这些严重出血病例中有 2/3 发生在第一个孩子出生前[4]。在这些情况下，分娩后的预防不能防止出血，而这才是干预的目标。因此，在怀孕期间进行免疫预防似乎更为合适。抗 HPA 与抗 D 不同，可能还有其他作用，因此需要进行安全性研究。

分娩方式和时机

　　最后，产前管理包括分娩的方式和时间。在

挪威一项筛查研究中,纳入的 100 448 名孕妇进行了 HPA-1a 和抗 HPA-1a 筛查。共确诊了 170 例抗 HPA-1a 妊娠,这些孕妇在围生期中心进行管理,计划近足月进行剖宫产,并已经准备好可即刻使用的血小板。出生时有 57 名新生儿出现严重的新生儿窒息,其中 3 名出现严重并发症(脑出血或宫内死亡)。接下来,他们将这组数据与之前发表的 15 项前瞻性研究相比较(51 例同种免疫妊娠中有 10 例出现严重并发症),并得出结论,近足月剖宫产导致严重并发症的数量较低[64]。学者对于这个结论和研究做出了一些评论。首先,他们没有描述是否对新生儿大脑进行常规超声检查来检测脑出血。其次,21.5% 的新生儿患者是早产儿,并在新生儿重症监护室接受治疗。第三,用作历史对照的 15 项研究的设计存在高度异质性。大多数严重并发症比例高的研究也是如此,这些研究基于对血小板减少新生儿的诊断检查,而不是产前筛查。围产中心通过近足月选择性剖宫产来管理 FNAIT 的基本原理是基于上述三个优势。早期分娩减少了暴露在"恶劣环境"中的时间,在这种环境中致病抗体可以穿过胎盘。立即进行血小板计数和必要的治疗可以减少产后新生儿脑出血的机会。最后,还有一个理论尚未证实,即阴道分娩可能更具创伤性。在血小板减少的情况下,分娩过程可能导致脑出血。这个管理计划的一个主要缺点是,大多数 ICH 发生在 36 周之前。此外,只有一项小型队列研究阴道分娩和脑出血,其间未发现关联性[65]。因此,在我们看来,有计划的引产可以被认为是安全的,尤其是在有阴道分娩史且没有兄弟姐妹患有脑出血的妇女中。尽管没有证据表明为避免子宫内脑出血可采用的分娩方式,但大多数中心会进行近足月剖宫产。对于所有分娩,建议避免任何潜在的创伤事件,如头皮电极、头皮采血或阴道助产。分娩后应立即采集脐带血样本以快速评估血小板计数,如果出现严重血小板减少症,可选择在短时间内输注(最好是匹配的)血小板。

新生儿管理

新生儿管理的目的是通过增加血小板计数来减少新生儿出血倾向。初始新生儿评估应始终包括(皮肤)出血的临床评估、检查血小板减少症严重程度的紧急实验室评估和排除脑出血的超声评估。根据临床、实验室和影像学检查的综合结果来制订最佳治疗方案。

监测

分娩后,建议每天或每隔一天检测血小板计数。由于新生儿血小板计数在出生后第一周(第 5~7d 之后)自然下降,建议在出生后至少 5d 内监测新生儿血小板,或直至持续上升[66,67]。无论是否接受治疗,血小板计数通常在出生后 36~48h 达到最低,血小板计数应在 8~10d 达到正常。无论血小板减少的程度如何,除了血小板计数的实验室检查外,所有确诊的新生儿都应接受超声脑成像检查[68,69]。由于新生儿的严重血小板减少症已被证明与早产儿的严重侵袭性后视网膜病有关,因此可以考虑对严重血小板减少的新生儿进行眼底检查[70]。

新生儿治疗

血小板减少症的临床状况和严重程度决定了最佳的新生儿管理措施。如果开始治疗,首选尽快给予 HPA 相容的血小板输注。然而,关于何时治疗以及最佳输血或治疗阈值是多少,目前还没有循证指南。如果妊娠期预计会出现 FNAIT,通常在分娩期需要有替代的方法。尽管新生儿管理条例并未区分预期和未预期(或新检测)的 FNAIT 病例,但管理中最重要的区别在于可获得与 HPA 相容的血小板输注。其他可以应用的治疗方法是 IVIg 或糖皮质激素。

血小板输注

对血小板减少新生儿进行血小板输注既可以是预防性的(无出血新生儿),也可以是治疗性的(出血新生儿)。预防性输血更常见,占所有血小板减少和输血新生儿的 98%[71]。如同每一种治疗方法一样——尤其是预防手段——必须利大于弊。在新生儿 FNAIT 治疗中,这意味着潜在出血的风险需要与血小板输注的风险相平衡。每次血小板输注都可能导致不良反应,如免疫、感染、过敏反应、溶血、发热反应和与输血相关的肺损伤[67,72,73]。在努力降低不良事件的风险同时,维持一个安全的治疗方案,输血的阈值已经降低,并且可能在不同的治疗中心有所不同。大多数中心已经将稳定的无出血新生儿的阈值设定为 $30\times10^9/L$。在一些中心,例如我们荷兰的 FNAIT 转诊医院,已经将阈值进一步降低到 $20\times10^9/L$。

其他危险因素的情况下阈值可能会提高到 50×10⁹/L，如兄弟姐妹患有脑出血、计划手术、大出血恢复期、严重早产（<32 周妊娠）、低出生体重（<1 000g 第一周龄）或临床上不稳定的新生儿。这个阈值也适用于出血的新生儿。理想情况下，输注血小板中缺乏相关的 HPA——一个 HPA 相容或 HPA 匹配的输注。对于前期有相关疾病再次妊娠的母亲或产前诊断为 FNAIT 的情况下，起作用的同种抗体是已知的，可以及时准备合适的血小板。然而，在新检测到的病例中，实验室化验来确诊通常需要几天时间，而起作用的同种抗体可能是未知的。在这些情况下，理想的情况是输注 HPA-1bb/5aa 血小板，90% 的 FNAIT 病例是抗原阴性的[74]。当无法获得 HPA-1bb/5aa 血小板时，另一种方法是随机输注供体血小板。Kiefel 和他的同事在一个小型队列研究中提示，多次随机血小板输注也可以增加血小板计数，因此是一个可接受的替代方式[75]。

静脉输注免疫球蛋白

除了作为预防性产前治疗，IVIg 在新生儿管理中发挥重要作用。同样，IVIg 的确切机制尚未被完全揭示。有学者提出一个理论是认为通过改变 Fc 受体来抑制外周血小板的破坏[76]。常用的剂量是 1~2g/kg 连续 2~5d。虽然 IVIg 疗法对新生儿的疗效已有报道，但达到这种效果需要更长的时间的观察研究[77,78]。此外，一项队列研究比较了不同的产后治疗方法，结论认为 IVIg 治疗效果最差[79]。

（翻译 黄振宇　审校 夏珣）

参考文献

[1] Dreyfus M, Kaplan C, Verdy E, Schlegel N, Durand-Zaleski I, Tchernia G. Frequency of immune thrombocytopenia in newborns: a prospective study. Immune Thrombocytopenia Working Group. *Blood*. 1997; 89: 4402–6.

[2] Sola-Visner M, Saxonhouse MA, Brown RE. Neonatal thrombocytopenia: what we do and don't know. *Early Hum Dev*. 2008; 84: 499–506.

[3] Winkelhorst D, Kamphuis MM, de Kloet LC, Zwaginga JJ, Oepkes D, Lopriore E. Severe bleeding complications other than intracranial hemorrhage in neonatal alloimmune thrombocytopenia: a case series and review of the literature. *Transfusion*. 2016; 56: 1230–5.

[4] Tiller H, Kamphuis MM, Flodmark O, Papadogiannakis N, David AL, Sainio S, et al. Fetal intracranial haemorrhages caused by fetal and neonatal alloimmune thrombocytopenia: an observational cohort study of 43 cases from an international multicentre registry. *BMJ Open*. 2013; 3: e002490.

[5] Campbell S, Swann HR, Seif MW, Kimber SJ, Aplin JD. Cell adhesion molecules on the oocyte and preimplantation human embryo. *Hum Reprod*. 1995; 10: 1571–8.

[6] Ohto H. [Neonatal alloimmune thrombocytopenia]. *Nihon Rinsho*. 1997; 55: 2310–14.

[7] Ohto H, Miura S, Ariga H, Ishii T, Fujimori K, Morita S. The natural history of maternal immunization against foetal platelet alloantigens. *Transfus Med*. 2004; 14: 399–408.

[8] Kunishima S, Hayakawa A, Fujita K, Saito H. Transient macrothrombocytopenia associated with maternal-neonatal HPA-21bw incompatibility. *Thromb Res*. 2013; 131: e286–8.

[9] Shivdasani RA, Rosenblatt MF, Zucker-Franklin D, Jackson CW, Hunt P, Saris CJ, Orkin SH. Transcription factor NF-E2 is required for platelet formation independent of the actions of thrombopoietin/MGDF in megakaryocyte development. *Cell*. 1995; 81: 695–704.

[10] van Gils JM, Stutterheim J, van Duijn TJ, Zwaginga JJ, Porcelijn L, de Haas M, Hordijk PL. HPA-1a alloantibodies reduce endothelial cell spreading and monolayer integrity. *Mol Immunol*. 2009; 46: 406–15.

[11] Yougbaré I, Lang S, Yang H, Chen P, Zhao X, Tai WS, et al. Maternal anti-platelet beta3 integrins impair angiogenesis and cause intracranial hemorrhage. *J Clin Invest*. 2015; 125: 1545–56.

[12] Santoso S, Wihadmadyatami H, Bakchoul T, Werth S, Al-Fakhri N, Bein G, et al. Antiendothelial alphavbeta3 antibodies are a major cause of intracranial bleeding in fetal/neonatal alloimmune thrombocytopenia. *Arterioscler Thromb Vasc Biol*. 2016; 36: 1517–24.

[13] Tiller H, Killie MK, Husebekk A, Skogen B, Ni H, Kjeldsen-Kragh J, Øian P. Platelet antibodies and fetal growth: maternal antibodies against fetal platelet antigen 1a are strongly associated with reduced birthweight in boys. *Acta Obstet Gynecol Scand*. 2012; 91: 79–86.

[14] Murphy MF, Hambley H, Nicolaides K, Waters AH. Severe fetomaternal alloimmune thrombocytopenia presenting with fetal hydrocephalus. *Prenat Diagn*. 1996; 16: 1152–5.

[15] Althaus J, Weir EG, Askin F, Kickler TS, Blakemore K. Chronic villitis in untreated neonatal alloimmune thrombocytopenia: an etiology for severe early intrauterine growth restriction and the effect of intravenous immunoglobulin therapy. *Am J Obstet Gynecol*. 2005; 193: 1100–4.

[16] Pereira J, Cretney C, Aster RH. Variation of class I HLA antigen expression among platelet density cohorts: a possible index of platelet age? *Blood*. 1988; 71: 516–19.

[17] Masson E, Vidal C, Deschamps M, Bongain S, Thevenin C, Dupont I, et al. Incidence and risk factors of anti-HLA immunization after pregnancy. *Hum Immunol*. 2013; 74: 946–51.

[18] Sharon R, Amar A. Maternal anit-HLA antibodies and neonatal thrombocytopenia. *Lancet*. 1981; 1: 1313.

[19] Vilches M, Nieto A. Analysis of Pregnancy-Induced Anti-HLA Antibodies Using Luminex Platform. *Transplant Proc*. 2015; 47: 2608–10.

[20] Chow MP, Sun KJ, Yung CH, Hu HY, Tzeng JL, Lee TD. Neonatal alloimmune thrombocytopenia due to HLA-A2 antibody. *Acta Haematol*. 1992; 87: 153–5.

[21] De Tar MW, Klohe E, Grosset A, Rau T. Neonatal alloimmune thrombocytopenia with HLA alloimmunization: case report with immunohematologic and placental findings. *Pediatr Dev Pathol*. 2002; 5: 200–5.

[22] del Rosario ML, Fox ER, Kickler TS, Kao KJ. Neonatal alloimmune thrombocytopenia associated with

maternal anti-HLA antibody: a case report. *J Pediatr Hematol Oncol.* 1998; 20: 252–6.

[23] Gramatges MM, Fani P, Nadeau K, Pereira S, Jeng MR. Neonatal alloimmune thrombocytopenia and neutropenia associated with maternal human leukocyte antigen antibodies. *Pediatr Blood Cancer.* 2009; 53: 97–9.

[24] Hutchinson AL, Dennington PM, Holdsworth R, Downe L. Recurrent HLA-B56 mediated neonatal alloimmune thrombocytopenia with fatal outcomes. *Transfus Apher Sci.* 2015; 52: 311–13.

[25] Moncharmont P, Dubois V, Obegi C, Vignal M, Mérieux Y, Gebuhrer L, Rigal D. HLA antibodies and neonatal alloimmune thrombocytopenia. *Acta Haematol.* 2004; 111: 215–20.

[26] Onishi S, Okubo S, Matsuzaki T, Ishida T, Yasunaga K. [Report of two cases of neonatal alloimmune thrombocytopenia caused by anti-HLA antibody, and their screening using umbilical cord blood]. *Rinsho Ketsueki.* 1992; 33: 42–7.

[27. Saito S, Ota M, Komatsu Y, Ota S, Aoki S, Koike K, et al. Serologic analysis of three cases of neonatal alloimmune thrombocytopenia associated with HLA antibodies. *Transfusion.* 2003; 43: 908–17.

[28] Sasaki M, Yagihashi A, Kobayashi D, Watanabe N, Fujikawa T, Chiba S, et al. Neonatal alloimmune thrombocytopenia due to anti-human leukocyte antigen antibody: a case report. *Pediatr Hematol Oncol.* 2001; 18: 519–24.

[29] Thude H, Schorner U, Helfricht C, Loth M, Maak B, Barz D. Neonatal alloimmune thrombocytopenia caused by human leucocyte antigen-B27 antibody. *Transfus Med.* 2006; 16: 143–9.

[30] Starcevic M, Tomicic M, Malenica M, Zah-Matakovic V. Neonatal alloimmune thrombocytopenia caused by anti-HLA-A24 alloantibodies. *Acta Paediatr.* 2010; 99: 630–2.

[31] Winkelhorst D, Porcelijn L, van de Weerd JME, Huiskes E, Muizelaar E, Lardy NM, et al. HLA class I antibodies in FNAIT. (Poster). 14th European Symposium on Platelet and Granulocyte Immunobiology. Stockholm, 2016.

[32] Wu S, Maslanka K, Gorski J. An integrin polymorphism that defines reactivity with alloantibodies generates an anchor for MHC class II peptide binding: a model for unidirectional alloimmune responses. *J Immunol.* 1997; 158: 3221–6.

[33] Burrows RF, Kelton JG. Fetal thrombocytopenia and its relation to maternal thrombocytopenia. *New Engl J Med.* 1993; 329: 1463–6.

[34] Kamphuis MM, Paridaans NP, Porcelijn L, Lopriore E, Oepkes D. Incidence and consequences of neonatal alloimmune thrombocytopenia: a systematic review. *Pediatrics.* 2014; 133: 715–21.

[35] Kamphuis MM, Paridaans N, Porcelijn L, De Haas M, Van Der Schoot CE, Brand A, Bonsel GJ, Oepkes D. Screening in pregnancy for fetal or neonatal alloimmune thrombocytopenia: systematic review. *BJOG.* 2010; 117: 1335–43.

[36] Davoren A, McParland P, Barnes CA, Murphy WG. Neonatal alloimmune thrombocytopenia in the Irish population: a discrepancy between observed and expected cases. *J Clin Pathol.* 2002; 55: 289–92.

[37] Spencer JA, Burrows RF. Feto-maternal alloimmune thrombocytopenia: a literature review and statistical analysis. *Aust N Z J Obstet Gynaecol.* 2001; 41: 45–55.

[38] Kiefel V, Santoso S, Weisheit M, Mueller-Eckhardt C. Monoclonal antibody–specific immobilization of platelet antigens (MAIPA): a new tool for the identification of platelet-reactive antibodies. *Blood.* 1987; 70: 1722–6.

[39] Scheffer PG, Ait Soussan A, Verhagen OJ, Page-Christiaens GC, Oepkes D, de Haas M, Van Der Schoot CE. Noninvasive fetal genotyping of human platelet antigen-1a. *BJOG.* 2011; 118: 1392–5.

[40] Wienzek-Lischka S, Krautwurst A, Fröhner V, Hackstein H, Gattenlöhner S, Bräuninger A, et al. Noninvasive fetal genotyping of human platelet antigen-1a using targeted massively parallel sequencing. *Transfusion.* 2015; 55: 1538–44.

[41] Bessos H, Turner M, Urbaniak SJ. Is there a relationship between anti-HPA-1a concentration and severity of neonatal alloimmune thrombocytopenia? *Immunohematology.* 2005; 21: 102–9.

[42] Sonneveld ME, Natunen S, Sainio S, Koeleman CA, Holst S, Dekkers G, et al. Glycosylation pattern of anti-platelet IgG is stable during pregnancy and predicts clinical outcome in alloimmune thrombocytopenia. *Br J Haematol.* 2016; 174: 310–20.

[43] Radder CM, Brand A, Kanhai HH. Will it ever be possible to balance the risk of intracranial haemorrhage in fetal or neonatal alloimmune thrombocytopenia against the risk of treatment strategies to prevent it? *Vox Sang.* 2003; 84: 318–25.

[44] Winkelhorst D, Murphy MF, Greinacher A, Shehata N, Bakchoul T, Massey E, et al. Antenatal management in fetal and neonatal alloimmune thrombocytopenia: a systematic review. *Blood.* 2017; 129: 1538–47.

[45] Bussel JB, Berkowitz RL, McFarland JG, Lynch L, Chitkara U. Antenatal treatment of neonatal alloimmune thrombocytopenia. *New Engl J Med.* 1988; 319: 1374–8.

[46] Daffos F, Forestier F, Muller JY, Reznikoff-Etievant M, Habibi B, Capella-Pavlovsky M, et al. Prenatal treatment of alloimmune thrombocytopenia. *Lancet.* 1984; 2: 632.

[47] Sainio S, Teramo K, Kekomaki R. Prenatal treatment of severe fetomaternal alloimmune thrombocytopenia. *Transfus Med.* 1999; 9: 321–30.

[48] Kamphuis M, Paridaans N, Winkelhorst D, Wikman A, Tiblad E, Lopriore E, et al. Lower-dose intravenous immunoglobulins for the treatment of fetal and neonatal alloimmune thrombocytopenia: a cohort study. *Transfusion.* 2016; 56: 2308–13.

[49] Bussel JB, Berkowitz RL, Hung C, Kolb EA, Wissert M, Primiani A, et al. Intracranial hemorrhage in alloimmune thrombocytopenia: stratified management to prevent recurrence in the subsequent affected fetus. *Am J Obstet Gynecol.* 2010; 203: 135. e1–14.

[50] Berkowitz RL, Lesser ML, McFarland JG, Wissert M, Primiani A, Hung C, Bussel JB. Antepartum treatment without early cordocentesis for standard-risk alloimmune thrombocytopenia: a randomized controlled trial. *Obstet Gynecol.* 2007; 110: 249–55.

[51] Radder CM, de Haan MJ, Brand A, Stoelhorst GM, Veen S, Kanhai HH. Follow up of children after antenatal treatment for alloimmune thrombocytopenia. *Early Hum Dev.* 2004; 80: 65–76.

[52] Kaplan C, Murphy MF, Kroll H, Waters AH. Feto-maternal alloimmune thrombocytopenia: antenatal therapy with IvIgG and steroids – more questions than answers. European Working Group on FMAIT. *Br J Haematol.* 1998; 100: 62–5.

[53] Bertrand G, Drame M, Martageix C, Kaplan C. Prediction of the fetal status in noninvasive management of alloimmune thrombocytopenia. *Blood.* 2011; 117: 3209–13.

[54] Berkowitz RL, Kolb EA, McFarland JG, Wissert M, Primani A, Lesser M, Bussel JB. Parallel randomized trials of risk-based therapy for fetal alloimmune thrombocytopenia. *Obstet Gynecol.* 2006; 107: 91–6.

[55] Bussel JB, Berkowitz RL, Lynch L, Lesser ML, Paidas MJ, Huang CL, McFarland JG. Antenatal management of alloimmune thrombocytopenia with intravenous gamma-globulin: a randomized trial of the addition of low-

dose steroid to intravenous gamma-globulin. *Am J Obstet Gynecol*. 1996; 174: 1414–23.

[56] Wenstrom KD, Weiner CP, Williamson RA. Antenatal treatment of fetal alloimmune thrombocytopenia. *Obstet Gynecol*. 1992; 80: 433–5.

[57] Lynch L, Bussel JB, McFarland JG, Chitkara U, Berkowitz RL. Antenatal treatment of alloimmune thrombocytopenia. *Obstet Gynecol*. 1992; 80: 67–71.

[58] de Haas M, Thurik FF, Koelewijn JM, van der Schoot CE. Haemolytic disease of the fetus and newborn. *Vox Sang*. 2015; 109: 99–113.

[59] Zwiers C, Lindenburg ITM, Klumper FJ, de Haas M, Oepkes D, Van Kamp IL. Complications of intrauterine intravascular blood transfusion: lessons learned after 1678 procedures. *Ultrasound Obstet Gynecol*. 2017; 50: 180–6.

[60] Bowman J. Thirty-five years of Rh prophylaxis. *Transfusion*. 2003; 43: 1661–6.

[61] Tiller H, Killie MK, Chen P, Eksteen M, Husebekk A, Skogen B, Kjeldsen-Kragh J, Ni H. Toward a prophylaxis against fetal and neonatal alloimmune thrombocytopenia: induction of antibody-mediated immune suppression and prevention of severe clinical complications in a murine model. *Transfusion*. 2012; 52: 1446–57.

[62] Ghevaert C, Wilcox DA, Fang J, Armour KL, Clark MR, Ouwehand WH, Williamson LM. Developing recombinant HPA-1a-specific antibodies with abrogated Fcgamma receptor binding for the treatment of fetomaternal alloimmune thrombocytopenia. *J Clin Invest*. 2008; 118: 2929–38.

[63] Ghevaert C, Herbert N, Hawkins L, Grehan N, Cookson P, Garner SF, et al. Recombinant HPA-1a antibody therapy for treatment of fetomaternal alloimmune thrombocytopenia: proof of principle in human volunteers. *Blood*. 2013; 122: 313–20.

[64] Kjeldsen-Kragh J, Killie MK, Tomter G, Golebiowska E, Randen I, Hauge R, et al. A screening and intervention program aimed to reduce mortality and serious morbidity associated with severe neonatal alloimmune thrombocytopenia. *Blood*. 2007; 110: 833–9.

[65] van den Akker ESA, Oepkes D, Brand A, Kanhai HHH. Vaginal delivery for fetuses at risk of alloimmune thrombocytopenia? *BJOG*. 2006; 113: 781–3.

[66] Roberts I, Murray NA. Neonatal thrombocytopenia: causes and management. *Arch Dis Child Fetal Neonatal Ed*. 2003; 88: F359–64.

[67] Gunnink SF, Vlug R, Fijnvandraat K, van der Bom JG, Stanworth SJ, Lopriore E. Neonatal thrombocytopenia: etiology, management and outcome. *Expert Rev Hematol*. 2014; 7: 387–95.

[68] Ghevaert C, Campbell K, Walton J, Smith GA, Allen D, Williamson LM, et al. Management and outcome of 200 cases of fetomaternal alloimmune thrombocytopenia. *Transfusion*. 2007; 47: 901–10.

[69] Inder TE, Perlman M, Volpe JJ. Intracranial Hemorrhage: Subdural, Subarachnoid, Intraventricular (Term Infant), Miscellaneous. In JJ Volpe, *Neurology of the Newborn. 6th Edition ed*. Philadelphia: Elsevier, 2018.

[70] Vinekar A, Hegde K, Gilbert C, Braganza S, Pradeep M, Shetty R, Shetty KB. Do platelets have a role in the pathogenesis of aggressive posterior retinopathy of prematurity? *Retina*. 2010; 30: S20–3.

[71] Stanworth SJ, Clarke P, Watts T, Ballard S, Choo L, Morris T, Murphy MF, Roberts I, Platelets and Neonatal Transfusion Study Group. Prospective, observational study of outcomes in neonates with severe thrombocytopenia. *Pediatrics*. 2009; 124: e826–34.

[72] Murray NA, Roberts IA. Circulating megakaryocytes and their progenitors in early thrombocytopenia in preterm neonates. *Pediatr Res*. 1996; 40: 112–19.

[73] Blajchman MA, Ali AM, Richardson HL. Bacterial contamination of cellular blood components. *Vox Sang*. 1994; 67 (Suppl. 3): 25–33.

[74] Murphy MF, Williamson LM. Antenatal screening for fetomaternal alloimmune thrombocytopenia: an evaluation using the criteria of the UK National Screening Committee. *Br J Haematol*. 2000; 111: 726–32.

[75] Kiefel V, Bassler D, Kroll H, Paes B, Giers G, Ditomasso J, et al. Antigen-positive platelet transfusion in neonatal alloimmune thrombocytopenia (NAIT). *Blood*. 2006; 107: 3761–3.

[76] Chen P, Li C, Lang S, Zhu G, Reheman A, Spring CM, Freedman J, Ni H. Animal model of fetal and neonatal immune thrombocytopenia: role of neonatal Fc receptor in the pathogenesis and therapy. *Blood*. 2010; 116: 3660–8.

[77] Sidiropoulos D, Straume B. The treatment of neonatal isoimmune thrombocytopenia with intravenous immunoglobin (IgG i.v.). *Blut*. 1984; 48: 383–6.

[78] Derycke M, Dreyfus M, Ropert JC, Tchernia G. Intravenous immunoglobulin for neonatal isoimmune thrombocytopenia. *Arch Dis Child*. 1985; 60: 667–9.

[79] Winkelhorst D, Oostweegel M, Porcelijn L, Middelburg RA, Zwaginga JJ, Oepkes D, et al. Treatment and outcomes of fetal/neonatal alloimmune thrombocytopenia: a nationwide cohort study in newly detected cases. *Br J Haematol*. 2019; 184: 1026–9.

105

胎儿结构性心脏病

第 12 章

胎儿结构性心脏畸形：胚胎学

Adriana C. Gittenberger-de Groot ◆ Monique R. M. Jongbloed ◆
Robert E. Poelmann ◆ Margot M. Bartelings

引言

　　超声多普勒技术的进步以及专业培训使得越来越多的结构性心脏畸形得以在产前进行诊断，也为现在和未来的宫内治疗打开了崭新的局面。基于遗传学及表观遗传学病因研究的突飞猛进，人们可以更好地理解结构性先天性心脏病（congenital heart disease，CHD）的潜在发生机制以及发育时机。科学家们在胎儿及其父母身上发现了基因突变，并且通过小鼠转基因技术阐明了这些信号通路。表观遗传学病因也受到了关注，但由于约85%的先天性心脏病受遗传易感性及表观遗传学病因在内的多因素影响，表观遗传学病因的作用迄今为止远被低估。包括鸡、鹌鹑、斑马鱼、甚至更原始的脊索动物在内的动物模型研究提供了相关数据。从本质上说，心脏的发育可显示出不同物种之间主要发育过程的基本相似性。因此，在动物模型中阐明的机制可用于理解人类正常心脏和 CHD 心脏的发育[1]。

　　本章介绍了心脏发育的最新进展（图 12-1），其中，区分第一心区（first heart field，FHF）和第二心区（second heart field，SHF）非常重要。正如下文所言，对于大多数在胎儿和新生儿中检测到的结构性先天性心脏病，第二心区的作用是非常重要的。在胚胎学概述之后，最常见的心脏畸形将在发育学的章节中分组，每种类型的畸形将用一个单独小段落描述。由于心脏的发育具有许多交互机制，是非常复杂的过程。比如第一心区和第二心区在互相作用的过程中形成心脏分隔和瓣膜，心脏畸形在发育概念中应按照第一心区和第二心区的相互作用进行分类。

心脏的发育

　　心脏由脏层中胚层形成的生心板发育而来。基于 Nkx2.5 和 GATA4 特定的基因表达模式，可以在生心板上区分位于侧方的第一心区祖细胞和中间的第二心区祖细胞。生心板融合后，第一心区祖细胞合并形成原始心管。原始心管内包括同样是中胚层来源的内皮祖细胞群（图 12-1）。这些细胞与生心板来源的心内膜细胞形成了原始心管的心内膜层[2]。本研究小组和其他小组已发表的文章中指出，原始心管是所有心脏成分来源这一观点必须得到修正。细胞系追踪实验[3,4]以及鸡早期标记实验表明[5]，原始心管由以下心肌成分构成：在静脉极静脉窦连接至：①心房组织；②房室通道（或房室过渡区）；③原始左心室（left

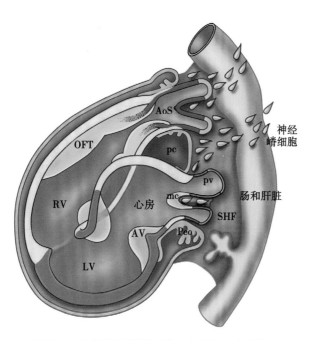

图 12-1　心脏发育过程中第一心区（FHF）和第二心区（SHF）的作用示意图。浅棕色，第一心区衍生组织；黄色，第二心区衍生组织；赭色，第二心区；浅蓝色，房室（AV）和流出道（OFT）内膜垫和间充质帽（mc）；灰色，心腔；深灰色，心包腔（pc）；金色，心包层和心外膜前体组织（Peo）；蓝色，神经嵴细胞（NCC）；绿色，肠和肝脏。AoS，含蓝色神经嵴细胞的主动脉囊；LV，左心室；pv，肺静脉；RV，右心室

ventricle,LV);④在动脉极连接至血管主动脉囊及其分支的短流出道。

胚胎头尾方向呈轴向弯曲,原始心管接近腹部位置。此时第二心区中胚层位于发育中的咽、肠和心管之间(图 12-1)。第二心区中胚层移入流出道(在文献中亦称为前心区或继发心区),为包括室间隔右侧在内的右心室提供心肌。静脉极第二心区(亦称后心区)为左右心房主体、房间隔和窦房传导系统及其主要成分窦房结(sinoatrial node,SAN)提供心肌。为了避免混淆,本章使用"第二心区前部"这一术语来描述将心肌和平滑肌细胞加入心脏动脉极的间充质,其中包括动脉心外膜前体组织(pro-epicardial organ PEO)(见下文),同时使用"第二心区后部"这一术语来描述将组织加入心脏静脉极的间充质。PEO 在第二心区后部体腔壁菜花样的突起中发育。来源自 PEO 的细胞扩散到心肌表面(最终由第一心区和第二心区来源的心肌组成)形成心外膜层,直到完全覆盖成襻的心管。由于连接动脉极和静脉极的心背系膜在中部的连接中断(形成未来心包腔内的横窦,图 12-1 的 pc),第二心区同时作用于心脏动脉和静脉两极(图 12-1)。在第二心区移入的过程中,心管拉长并向右成襻。这一过程由许多基因通路决定。基因突变会干扰心脏发育的不对称性,导致心管随机成襻,或者更罕见地向左成襻。第二心区在心房、心室、动脉分隔以及半月瓣的形成过程中起重要作用。房室瓣的形成和第一心区有关[6],是由房室内膜垫与房室管心肌相互作用发育而成。所有上述发育过程在时间上是重叠的,主要发生在人类胚胎发育的第 3~8 周(表 12-1)。

在原始心管形成过程中,尤其在发育第三周之前发生的基因突变或不良环境因素往往会导致胚胎死亡和第六周至第八周的自然流产。小鼠转基因研究表明,早期心血管发育异常是近 50% 胚胎死亡的原因。敲除基本形态发生基因(包括 Nkx2.5、VEGF 和 BMP 基因)的胚胎出现了早期死亡。只有通过条件性敲除模型或亚形胚胎才能研究形态发生基因在心脏发育后期的影响。

神经嵴细胞和心外膜的功能

神经嵴细胞(neural crest cell,NCC)在心血管发育中的功能已受到广泛关注,而心外膜的重要性则是一个较新的话题。本文从目前的新观点出发对这两种细胞进行简短讨论。

表 12-1　根据排卵日观察心脏发育。早期心脏形成发生在排卵第 18~26d。在第 26~39d,众多机制相互作用。而其他组织的发育延续到 40d 之后

心脏发育
按排卵期算天数　18 24 26 28 29 31 33 35 37 39 41 43
心管 ————
心襻 ————
房间隔 ————————→
室间隔 —————
流出道隔 —————
半月瓣形成 ———————---
传导系统 ——————---
三尖瓣形成 ————————---
二尖瓣形成 ————————---
肺静脉 —————
主动脉弓/肺动脉 ————
动脉导管 ——————————→
冠状血管 ————————---

心脏神经嵴细胞

Kirby 小组的工作始于 Science 杂志发表的一篇文章[7],文章指出心脏神经嵴细胞位于心脏发育谱的重要位置。鸡-鹌鹑嵌合体和 NCC 消融实验表明 NCC 细胞分布模式和其重要功能主要和流出道的形成有关[8]。他们通过更好的视角展现了这些令人兴奋的发现。首先,Kirby 小组发现,其他中胚层成分需与包括 FGF8 和 FGF10 在内的基因整合连接,而这些基因在 NCC 中并不表达。他们重新探究了第二心区前部(称为继发心区)在心肌流出道、大动脉和主动脉弓(或咽)动脉形成中的作用[9]。此研究结果强调了 NCC 和第二心区衍生组织适当相互作用的必要性,对两组细胞的功能进行分别或同时干扰,都可导致流出道畸形;明确了导致 22q11 缺失综合征的主要致病基因 Tbx1[10]。虽然 Tbx1 不在 NCC 内表达,但可在第二心区前部中胚层表达。在以下各类型流出道畸形的介绍中,我们将对这些研究的发现进行探讨。

NCC 可分化为多种细胞类型,包括主动脉弓和部分大动脉的平滑肌细胞,但 NCC 不能分化为心肌细胞。NCC 在心脏发育过程中的主要作用可能是通过释放生长因子诱导流出道的心肌化和

房室传导系统的分化[11-13]。大部分 NCC 细胞会在凋亡过程中丢失。细胞亚群是否可在成人心脏中保持干细胞微环境还未见报道。

NCC 在心脏内的神经分化作用明显,它们参与了窦房结(sinoatrial node,SAN)、房室结(AV node,AVN)以及冠状动脉的交感神经和副交感神经分布过程。

心外膜和心外膜起源细胞

最近的研究将 PEO 及其衍生组织归为第二心区后部细胞群[14],而不是将其视为另一群心外细胞。NCC 来源自真正的心外细胞。PEO 被诱导分化为心肌或心外膜取决于 FGF2 和 BMP 的微平衡[15]。心外膜细胞至少在流出道心肌表面的生长由 Raldh2 调控[16]。我们近期在流出道的心包返折点处发现两个小动脉心外膜组织(图

12-1)[17]。最初,PEO 鹌鹑-鸡嵌合体的研究表明,心外膜细胞会进入上皮-间充质转化(epithelial-mesenchymal transformation,EMT)过程。在此过程中,腔内排列的细胞失去细胞-细胞间联系,形成心外膜源性细胞(epicardium-derived cell,EPDC),EPDC 进入心外膜和心肌之间的心外膜下腔[18]。EPDC 分化为间质成纤维细胞、纤维环纤维细胞、部分房室瓣、冠状动脉外膜和冠状动脉平滑肌细胞(smooth muscle cell,SMC)(图 12-2)[19]。虽然 EPDC 向心肌的分化[23]仍没有定论,EPDC 对冠脉内皮的作用也存在争议,但目前更倾向于支持冠脉内皮为非心外膜起源[20-23]。为了更好地理解这一领域令人振奋的研究结果,我们对内源性心脏祖细胞或心脏干细胞的起源和功能做了简短介绍。近期的研究显示,心肌梗死后,成人心

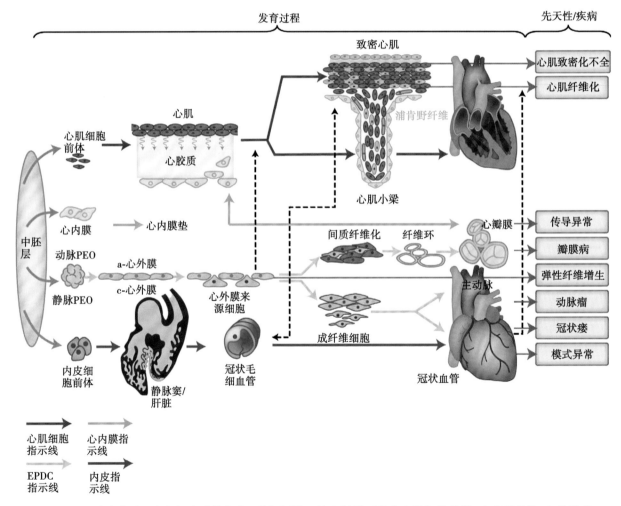

图 12-2　心脏发育过程中各细胞系的表现。早期胚胎心脏中胚层可分为心肌细胞前体、心内膜前体、心外膜前体和内皮细胞前体四个谱系。图中由左至右描绘了这些细胞系的分化。单独的细胞系由垂直的虚线表示,并没有独立发展。心内膜垫的心内膜层为间充质细胞迁移到心肌覆盖层产生的心胶质提供了条件。心外膜和心外膜来源细胞分化为心脏成纤维细胞和冠状动脉平滑肌细胞,为心肌致密化和浦肯野纤维的形成提供支持。早期胚胎冠状动脉毛细血管和心内膜的静脉窦衍生内皮细胞连接形成最终的冠状血管系统。最右边是一组先天性和后天性疾病。注:神经嵴的作用未在此描述(图 12-1)。引自参考文献[17]

外膜有重新启动 EMT 修复心肌壁的潜能[24]。

心肌祖细胞

心肌细胞一旦分化为成熟表型，就无法在出生后复制（图 12-2）[25]，而心肌祖细胞的发现动摇了这一流传已久的假说。成人心肌壁中存在心脏祖细胞毋庸置疑。然而，心脏祖细胞的起源、数量和分化潜力仍有待讨论。干细胞疗法的潜在用法非常有价值，其主要疗效可能来自细胞-细胞相互作用或旁分泌功能[26]。我们假设多能祖细胞来源于第二心区后部，其中包含心肌祖细胞（cardiomyocyte progenitor cell，CMPC）和 EPDC。基于人类样本的几项研究[27]表明，胎儿 CMPC 和 EPDC 比成人的同类型细胞具有更高的分化潜能。

结构性心脏病形态发生的组成模块和分类

基于上述心脏发育和分化的概述，将细胞群前身与过渡结构和成熟组织联系起来，我们提出了结构性心血管畸形的发育学概念（图 12-2）。由此，可对不同类型先天性心脏病的发育背景进行既统一又多样化的解释。各类畸形可以按照我们对因果机制理解的增加来分类，此方法可视为一种分类模式。下文将提供对畸形更为详细的描述，主要基于孕中期和孕晚期临床及病理学的观察。

心脏形态的发生

我们已经介绍了第一心区和第二心区，后者在前/继发（动脉极）和后（静脉极）细胞群中发生分离。同时，也有必要介绍在四腔心形成期间使心房、心室和大动脉正确排列的一些关键过程。这些过程指：①成襻和不对称生长设定；②房室间隔形成；③房室和半月瓣形成；④心肌分化为具有适当功能的心肌和特定传导系统的组成部分。在正常形态发生和特征性畸形的病理形态发生期间，上述许多过程存在重叠（表 12-1）。由此我们能解释在第一心区设定期间开始形成的畸形，合并第一心区和第二心区异常的先天性心脏病，以及发育相对较晚、主要基于第二心区功能的畸形。以表 12-1 作为框架，我们将由早期形成的畸形开始介绍。

心脏成襻异常和不对称生长异常

心脏成襻异常和不对称生长异常在发育很早期就已经存在，我们只能推测有多少比例的异常会导致人类胚胎死亡。

不对称生长与位置异常

心脏位置异常，包括心脏位于胸骨右侧（心脏右移），此时心尖指向左侧，可由其他结构（肺、膈疝）占位引起。在部分（胸腔器官反位）或完全内脏反位（身体内脏完全反位）的情况下，心脏位于胸腔右半部（右位心），心尖指向右侧，是正常左位心的镜像。

有趣的是，在心脏发育过程中，不对称生长似乎由静脉极相关结构控制。静脉极相关结构包括心房、静脉极分支静脉以及 SAN 的位置。

心房反位

心房反位的形态表现为具有各自心耳结构的左心房和右心房位置发生互换。形态学右心耳宽阔的基底及宽阔的心房入口位于左侧，形态呈细长手指样的左心耳位于右侧。形态学房间隔也是反转的。体静脉和肺静脉通常和相应的形态学心房连接。

上述异常不能反映心房下方的心室方位，可以是形态学右心室或形态学左心室。房室瓣的形态取决于心室的形态。

心脏的发育背景是由基因决定的，通常也可在其他身体结构反映，如支气管及其所属的肺叶的解剖结构。

诱导心脏左侧形态学的一个重要基因是 Pitx2[28,29]。

心房异构

心房异构是由遗传因素决定的缺陷，双侧心房均为形态学右房（右房异构）或形态学左房（左房异构）。上述两种情况均存在房间隔异常，而且房室间隔关键部位的缺损（AVSD）常见（见下文）。通常心房和静脉的连接也异常。胚胎中胚层来源的器官似乎受影响范围更广，例如双侧为形态学左或右支气管和肺。脾脏的解剖结构也可能受到影响，表现为右侧异构的无脾综合征及左侧异构的多脾综合征。目前尚不清楚为什么相较于流出道的第二心区前部，第二心区后部对这种类型的畸形更敏感。目前有迹象表明，大动脉转位（transposition of the great arterie，TGA）可能也属于不对称生长异常的范畴。

成襻异常和心室转位

原始心管自主右旋成襻，这一过程由遗传因

素决定[30]。早期成襻后，紧接着发生继发成襻[31]，房室管前方向内弯曲收紧，置动脉孔于房室管前方。此类发育异常所形成的畸形将在右心室双出口（double outlet right ventricle，DORV）的段落中讨论。

先天性矫正型大动脉转位

先天性矫正型大动脉转位（congenitally corrected transposition of the great arterie，CCTGA）通常表现为心房位置正常，心室转位，主动脉连接至左侧（形态学）右心室（right ventricle，RV），肺动脉干连接到右侧（形态学）LV。血流动力学表现为"正常"的体循环和肺循环。随着传导系统紊乱或右心室维持体循环功能的衰竭，这类异常通常只能在成年后被发现。

从发育学的角度看，先天性矫正型大动脉转位很可能是基于原始心管左襻的形成，而决定心房位置和大动脉发育的基因和细胞群并没有或者仅少量参与此过程。显然，衍生自房室管心肌的房室传导系统的分化发育欠佳，其中也包括 AVN 与（希氏束）主干连接的发育。大多数情况下，在（希氏束）主穿通干连接前房室结时，还存在一个小而无功能的后 AVN[32]。据推测，在正常发育过程中，最终 AVN 是前、后 AVN 融合的结果。相关的异常通常有，来源自 EPDC 的纤维细胞存在发育缺陷[19]，例如纤维环发育缺陷、沃-帕-怀综合征（Wolff-Parkinson-White syndrome）和三尖瓣 Ebstein 畸形。

心脏分隔异常的形态发生与分子机制

本章探讨的重点是心脏异常及其形态学发生背景。心房和心室分隔畸形常被纳入更复杂的 CHD。在近期的综述中，我们重点讨论了心脏分隔缺损的发育背景，并尽可能与遗传和表观遗传的影响联系起来。这提供了一些有趣的新途径[33]。对流出道（outflow tract，OFT）形成过程中"肺推力"的描述是目前最有意义的发现。我们已经证明，第二心区前部对流出道肺侧形态形成的关键作用是将肺动脉入口和肺动脉干置于主动脉的前上方[34]。上述内容否定了流出道心内膜垫主动旋转机制的必要性，这曾被认为是大动脉相互位置发育成熟的重要机制。

共同动脉干

共同动脉干（common arterial trunk，CAT）又称永存动脉干（persistent truncus arteriosis，PTA）。其形态特点是由心脏底部发出一条共同（单一）的动脉血管，此血管是体循环、肺循环和冠状动脉循环的起源。根据肺动脉由共同动脉发出的类型，一条单独的肺动脉干或两条独立的肺动脉，可分为若干亚型[35]。目前有学者提出了两种发育学解说：①胚胎主动脉囊和流出道完全没有分隔；②流出道间隔极度移位。在后一种解释中，CAT 与肺动脉闭锁有关。由于 CAT 主要在选择性抑制 NCC 功能的动物模型中被发现，缺乏 NCC 的功能被解释为 CAT 无主动脉囊分隔的原因，这些动物模型包括 Pax3 突变体[36]和 NCC 消融的鸡胚[37]。然而，在 22q11 缺失综合征患者以及 Tbx1 突变小鼠[10]中都有发现 CAT，由于 Tbx1 在 NCC 中没有表达，所以很明显受干扰的第二心区前部对 CAT 的形成也具有重要作用。因此，第二心区和 NCC 之间相互作用的缺陷似乎是造成这类发育异常的原因。最近，在纤毛虫病和胆固醇代谢有关的小鼠模型中，我们证实了这一点。在该模型中，我们说明了第二心区和 NCC 相对位置异常和缺乏肺推力[34]可以导致 CAT。由于没有发生第二心区前部的向左移位（肺推力），从而阻断了 NCC 迁移路径[38]，所以虽然 NCC 存在，但没有形成主动脉-肺动脉间隔。

在 CAT 中，动脉干下型室间隔缺损（ventricular septal defect，VSD）是室性流出道分隔发育失败的结果。动脉入口骑跨室间隔。值得注意的是，共同动脉入口的主动脉侧首先发出冠状动脉[39,40]。这一发现表明 CAT 入口的主动脉侧对冠状动脉的生长具有选择性[40]。

法洛四联症

在胎儿期就可以识别法洛四联症的主要形态学特征，包括：①肺动脉瓣狭窄；②主动脉（向右）骑跨；③膜周部 VSD。作为继发表现，右心室肥大此时尚未发生。如果主动脉骑跨右心室超过 50%，则亦可称为伴有主动脉干下型室间隔缺损和肺动脉瓣狭窄的 DORV。肺动脉瓣狭窄最常见由肺动脉干下漏斗部肌性狭窄、半月瓣水平的狭窄和肺动脉干狭窄共同引起。此畸形的严重性似乎随着孕期的进行而发展，将来可通过宫内干预来治疗此类畸形。

肺动脉闭锁合并室间隔缺损，伴严重的肺动脉瓣狭窄，被认为是法洛四联症的一种类型，也与发育相关。

流出道分隔的异常插入导致右心室内室间隔前移。这种移位的发育背景尚未明确，但在 VEGF120/120 小鼠模型中，我们发现此类畸形存在"肺推力缺陷"[34]，从而导致右心室流出道缩短。大多数情况（图 12-3B）存在一个肌性流出道分隔，有时伴明显肥大，这表明至少 NCC 已经到达流出道并启动了心肌化过程。

法洛四联症的动物模型引起了人们对血管内皮生长因子（vascular endothelial growth factor，VEGF）和 Notch 信号的关注[41]。临床研究的结果支持本病的异质性起源，其中 15% 的病例为 22q11 综合征的患者。环境因素包括糖尿病，作为多因素起源假说[33]的部分因素，也被认为是法洛四联症的原因之一[42]。

右心室双出口

右心室双出口（double outlet right ventricle，DORV）在发育学和术语学上都是非常特别的类别。在此先简短解释术语，然后再描述其病理形态学。目前的定义明确为一条大动脉完全发自右心室，而另一动脉超过 50% 发自右心室，此定义有助于临床医生进行鉴别。然而，正如下文即将解释的内容，当将这些病例按发育异常分类时可能会引发问题。动脉入口和室间隔缺损位置的信息也是需要提供的。

公认的两个主要分类：

1. DORV 肺动脉入口完全（100%）位于右心室之上，处于左前方位置，而主动脉入口右移，超过 50% 位于右心室之上。VSD 在位置上与主动脉（主动脉干下型 VSD）关系更为密切。大多数情况下，主动脉与二尖瓣或主动脉与三尖瓣有纤维连接。在一小部分病例中存在双动脉圆锥，意味着肺动脉干下以及主动脉干下位置的肌性漏斗部是存在的。伴有主动脉干下型 VSD 和肺动脉干下狭窄的 DORV 可以顺利归类为法洛四联症，它们很可能属于同一类发育异常。有关第二心区形态学发生的观点，请参阅前文"法洛四联症"。

2. DORV 主动脉入口完全（100%）位于右心室之上，位于肺动脉入口的右前侧或右外侧（并排），肺动脉入口超过 50% 以上位于右心室之上。VSD 与肺动脉入口密切相关，通常缺乏肺动脉干下肌性漏斗，表现为肺动脉和二尖瓣的纤维连接。多数情况下，肺动脉入口与左心室部分连接（<50%），骑跨肺动脉干下型 VSD。此畸形也称为 Taussig-Bing 畸形。它与存在大动脉转位

（transposition of the great arterie，TGA）和肺动脉干下型 VSD 的心脏异常在分类上顺利融合。关于它的发育学观点将在 TGA 的段落中讨论。

在 DORV 中，完全发自右心室的主动脉干和肺动脉干通常趋于更平行的位置。很难确定大动脉是正常排列还是表现出更多的转位模式，从而视之为另一类 DORV（图 12-3A）。VSD 和动脉入口（主动脉干下/肺动脉干下 VSD）的位置排列通常对分类更具有帮助，也更具有说服力。

房室管前方向内弯曲收紧，也称为继发成襻，此过程异常被认为是第一类 DORV 的发生背景[31]。

继发成襻受第二心区前部成分的影响很大，适时出现的 NCC 和心外膜与这一复杂的过程有关。许多转基因动物模型可通过扰乱形态发生的程序而对向内弯曲的重塑产生影响。在这些模型中，第二心区移入流出道结构的时机相对较晚，第二心区的缺乏被认为是造成 DORV 的主要原因。小鼠突变模型的例子有 TGFβ2-/-[43]，PDGFRα-/-[14]，RxRα-/-[44]，以及由静脉夹[45]和糖尿病[42]引起血流动力学变化[33]的环境干扰模型。所有这些病例都合并有第二心区前部来源的其他异常，如主动脉弓和流出道异常，室间隔缺损和房间隔缺损，以及与 EPDC 功能不足有关的心肌分化异常。在人类胚胎和胎儿，DORV 是相对罕见的，因此，我们不知道形态发生基因的突变是否会导致早期胚胎死亡，或者早期发生的 DORV 是否最终会导致胎儿法洛四联症或 Taussig-Bing 畸形。

左心室双入口

在房室管右侧，缺失或缺陷形成和重塑，形成有两个房室瓣（主要或完全与左心室相连）或一个共同瓣的左心室双入口（double inlet left ventricle，DILV）。目前尚不清楚这种畸形是否也与内弯曲收紧有关。在最严重的病例中，DORV 可合并 DILV 的发生，类似原始心管的功能。人和动物模型[46,47]均伴有严重的分隔和房室瓣形成缺陷。

大动脉转位

大动脉转位（transposition of the great arterie，TGA）是指大动脉与心室之间的连接异常。主动脉发自形态学右心室，通常由形态学右心室右前方发出，而连接左心室的肺动脉入口位置较靠后，在一定程度上卡在两个房室入口之间。TGA 可以伴或者不伴有 VSD。伴有肺动脉干下型 VSD

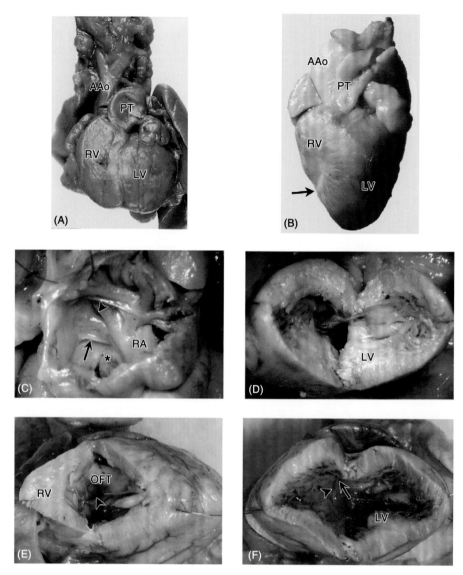

图 12-3　多例 CHD 胎儿心脏尸解的描述。(A)妊娠 21 周 DORV 心脏的腹面图,其中升主动脉(ascending aorta,AAo)和肺动脉干(PT)完全发自右心室(RV)。(B)妊娠 15.5 周肺动脉闭锁不伴室间隔缺损,左心室增大,占心室的大部分。箭头指示扩张的冠状动脉,可见发育不良的右心室下缘。PT 无严重发育不良。(C)图片显示妊娠 20 周完全性房室间隔缺损(atrioventricular septal defect,AVSD)的右心房内(RA)。房间隔下缘(箭头线)在缺损上方清晰可见。小的卵圆孔未闭(箭头)。在室间隔顶部可见房室瓣组织(星号)。(D)左心室内见游离漂浮的共同房室瓣前叶。(E)孕 22.5 周心脏右心室内见膜周部室间隔缺损(箭头)。上缘以流出道(outflow tract,OFT)隔的游离肌缘为标志,通往肺动脉入口。(F)左心室(LV)内见室间隔缺损,箭头指向主动脉入口

的 TGA 也被称为 Taussig-Bing 畸形。由于富氧血液的供给完全取决于卵圆孔和动脉导管的开放,不伴 VSD 的病例在出生后会出现严重的血流动力学异常。从发育的角度看,TGA 仍然是个谜,它很少在综合征、染色体异常或基因异常中出现,例如 22q11 缺失综合征。因此,TGA 似乎与 *Tbx1* 突变无关,也不能简单地归因于第二心区前部的分化异常。由于大动脉已分开,一般肌性流出道隔也存在,原发性 NCC 缺乏似乎也不是病因。一些动物模型可形成 TGA,包括维 A 酸诱导的鼠胚 TGA[48]。尽管与心脏静脉极的异构现象无关,其

他原因则指向第二心区前部不对称生长的相关基因。人类 TGA 病例为多因素背景。糖尿病可能导致 TGA 发生率较高[49],高血糖对第二心区分化的影响应引起重视,也需要进一步证明。

第二心区后部来源的流入道及传导系统异常

房间隔缺损

房间隔缺损(atrial septal defect,ASD)是最常

见的畸形之一。房间隔在出生后即关闭，由于左心房的压力增加，导致房间隔的两个组成成分-原发隔（即卵圆孔瓣）和继发隔融合。左房压力升高是基于富氧血液来源的肺循环在围生期发生的变化。约占 30% 心脏的房间隔融合是生理性的。即使在成年人和老年人，均可能发现卵圆孔未闭。在检查中需要注意房间隔基底部的肥厚肌群。这种"背侧间充质突起"（图 12-1 中的 mc）（以前称为前庭脊柱）在发育过程中肌化。这对于理解原发房间隔缺损（Ⅰ型）的病因很重要，它与 AVSD 的发育有关（图 12-3C，D）。ASD 可以分为各种亚型。最常见的形式是 ASD Ⅱ型，最少见的是上腔静脉区和冠状静脉窦口的静脉窦缺损[33,50]。

ASD Ⅱ型主要由卵圆孔瓣的大小异常引起，继发隔形成缺陷也是原因之一[50]。从发育学角度出发，我们对 ASD 的病因会有更深的认识。第二心区后部来源的心肌对原发隔和继发隔的形成至关重要。人类家族性病例中，ASD Ⅱ型与基因突变有关[51]。在房间隔发育过程中，这些基因在第二心区后部中表达。有趣的是，ASD Ⅱ型与起搏异常和传导系统异常有关。第二心区后部在心脏起搏和传导系统发育过程中起重要作用，由此能更好地理解这种异常关联。各种小鼠模型，例如 Nkx2.5 和 Tbx5[52]、Shox2[53]，都显示了各种缺陷之间类似的关联。

房室间隔缺损

房室间隔缺损吸引了众多小儿心脏病学家和病理学家的兴趣，其特点是 AV 连接处及瓣膜处缺少分隔。共同的 AV 瓣膜通常是横跨左侧及右侧，分为完全游离（完全型 AVSD）（图 12-3C，D）、部分连至室间隔或较少见连至房间隔边缘（不完全或部分型 AVSD），无法区分二尖瓣或三尖瓣。缺失的间隔包括底部肌性房间隔和膜性间隔，通常包括室间隔和 AV 交界部分。超声表现为共同房室瓣的左右附着点位于同一平面。在正常心脏中，二尖瓣附着点相对于三尖瓣更高，这被认为是一个重要的诊断标志。AVSD 常见于 21 三体综合征（唐氏综合征），但也可单独出现或与其他综合征合并出现。

老式术语"AV 通道缺损"或"心内膜垫缺损"表明了多年来关于 AVSD 发育背景研究的重点方向。如同 22q11 缺失综合征一样，学者们已彻底研究了 21 号染色体三体区域内基因的关联。目前虽已确定了数个基因[54]，但没有出现突破性进展。小鼠 16 号染色体三体的三倍区域部分与人类 21 号染色体为同染色体基因，这类研究为阐明 AVSD 的发生发展提供了线索。对人类和近期在小鼠中的独立研究结果都表明[55]，背侧间充质突起（脊柱前庭）的发育不良，阻碍了房间隔肌性底部的正常发育，这可导致 AV 垫对位不良，以及心内膜垫与原发性房间隔游离缘的连接缺陷。后者的不融合导致了原发型 ASD（ASD Ⅰ 型），是 AVSD 最常见的类型（图 12-3C）。虽然不能排除不同发育背景下不同类型的 AVSD，上述发现支持由第二心区后部而不是心内膜融合缺陷在 AVSD 的发育中起作用。在第二心区后部基因突变的小鼠模型中出现了 AVSD，如鬼臼毒素[56]，PDGFRα[14] 和 Tbx5[57] 的突变模型。对比涉及多个基因的 16 三体，对这些单基因缺失小鼠模型的研究更能揭示问题。通过上述研究至少可以确定，过度表达（三体）和缺乏（敲除基因）都可以导致第二心区异常和形成 AVSD。

其他畸形

室间隔缺损

在"其他畸形"的标题下发现 VSD 可能令人有些惊讶。然而，这反映了 VSD 非常异质性的发育背景[33]。VSD 可以是心脏不同部位的孤立性异常，但它通常是复杂畸形的一部分，如法洛四联症、TGA 和 DORV。在这些情况下，发育背景与畸形的发生有关。

孤立性 VSD 在胎儿期是一个相对常见的临床发现。在心脏进一步发育成熟的过程中，甚至在产后，小型 VSD 可能会消失。VSD 命名通常基于 VSD 的位置。例如：①膜部 VSD，位于室间隔膜部；②膜周部 VSD（图 12-3E，F），通常大于膜部 VSD，并延伸至室间隔肌性部分，后缘始终和三尖瓣、二尖瓣和动脉入口有纤维连接；③肌部 VSD，存在于肌性室间隔的各个组成部分内。其他命名包括主动脉干下、肺动脉干下、共同动脉干下（如果是 CAT）和双动脉干下（位于两个动脉入口之下）。除了肌部 VSD 之外，大多数 VSD 是由于流出道分隔与室间隔主体不融合而产生的。VSD 的大小取决于室间隔肌性组织发育同步的程度，或者取决于室间隔排列异常的程度，例如法洛四联症。在寻找遗传学和表观遗传学病因时,最好不要将不同表现形式的 VSD 归为同一类发育问题。

左心发育不良综合征

左心发育不良综合征(hypoplastic left heart syndrome,HLHS)通常被认为是一种多因素背景的孤立性畸形。少数家族病例和与多位点连锁分析已经证实 HLHS 具有遗传异质性[58]。主要特征表现为主动脉和二尖瓣口由狭窄到闭锁不同程度的发育不良。不同的组合产生了许多亚型。最常见型为二尖瓣狭窄合并主动脉闭锁。发育不良的左心室可导致高血压,并形成一层厚薄不一的心内膜弹力纤维增生。基本上整个左侧心脏受影响,包括左心房及左心耳也同样发育不良。卵圆孔可出现过早关闭,但由于左心房血液没有其他出路,通常卵圆孔的瓣膜会向右疝出。第二常见的类型合并有主动脉和二尖瓣闭锁,这类患者不发生心内膜弹力纤维增生,左心室呈狭缝状,可呈微孔大小[59]。通常认为动脉导管旁的狭窄腔隙可分离血流[60]。主动脉弓的逆行充盈是血液供给上肢的必要条件。发育不良的升主动脉具有冠状动脉的功能,因为冠状动脉的血液只能通过这一途径到达心室肌。只有当动脉导管与卵圆孔未闭并保持通畅时,新生儿才有可能存活。应用前列腺素保持动脉导管未闭,使新生儿的外科手术治疗成为可能(Norwood 手术)。

HLHS 的发育学起源至今尚未明确。HLHS 不属于 22q11 缺失综合征的表现,有遗传异质性,在某些情况下与主动脉瓣二叶畸形(bicuspid aortic valve,BAV)有关[58]。目前还没有转基因小鼠模型能够重现这种发育缺陷。只有在雏鸡模型中,功能性结扎二尖瓣口会导致 HLHS[61]。早在妊娠中期的人类胎儿中就可以发现完全成型的 HLHS。产前诊断的随访显示,在妊娠第三期和妊娠第四期期间,心脏可以由孤立的相对较小的左心室发展为 HLHS,由此我们知道,血流动力学在 HLHS 的形成过程中起了一定的作用。因此,可考虑通过宫内干预来治疗此类病例[62]。

心瓣膜畸形

心脏瓣膜可分为动脉瓣和房室瓣。动脉瓣即主动脉瓣和肺动脉瓣。房室瓣即右心室的三尖瓣和左心室的二尖瓣。多瓣膜疾病可能是由基因决定的,其中 2 个或以上瓣膜受累,大多伴有发育不良表型,可表现为瓣膜增厚,细胞外间质增加[63]。瓣叶发育不良伴瓣叶边缘结节和瓣叶钙化可导致瓣膜狭窄和瓣膜功能不全。

半月瓣畸形

1. 主动脉瓣。主动脉瓣二叶畸形是最常见的主动脉瓣瓣膜异常,可见于胎儿和新生儿。此瓣膜畸形可能发生狭窄,也可能导致主动脉瓣反流。BAV 可以是更复杂 CHD 的一部分,也可以是一种在成年后才首次发现的孤立性异常。近期有研究指出,人类 BAV 与包括 Notch 在内的基因突变有关[64]。BAV 通常与升主动脉的扩张有关,这可能归因于共同的发育缺陷,因为主动脉壁和半月瓣都含第二心区前部和 NCC 来源的细胞[65]。目前,导致 BAV 形态发生的过程仍在讨论之中。最近的一篇文章比较了两种动物模型,结果显示不同流出道心内膜垫的融合可以导致 BAV[66]。"融合"的瓣叶显示,在所谓的融合部位出现纤维嵴,也称为"嵴"。更罕见的是,HLHS 闭锁的主动脉瓣口几乎总是可以看到 3 条"嵴"的痕迹。单瓣膜常见于 HLHS,有 1 个缝口和 2 条"嵴"。

2. 肺动脉瓣。与病变的主动脉瓣相比,肺动脉瓣的异常有所不同。肺动脉瓣狭窄可以是孤立性异常,也可以是法洛四联症的表现之一,或者合并发育不良右心室(无 VSD)(图 12-3B)。上述异常可以合并或不合并心室-冠状动脉瘘(ventriculo-coronary-arterial communication,VCAC)[67]。肺动脉瓣狭窄可以考虑应用宫内治疗来防止进展为肺动脉瓣闭锁[68]。

肺动脉闭锁可表现为瓣膜闭锁,常伴有 3 个圆顶形瓣膜以及三条"缝",伴或不伴室间隔缺损。肺动脉入口闭锁,即肺动脉干呈盲端终止于右心室心肌中,多同时伴有 VSD,此类畸形不适合宫内姑息治疗。

发育方面的思考集中在第二心区前部来源的流出道肌部。心内膜流出道嵴总是局限在心肌内,具有近端和远端。嵴的近端在 NCC 的作用下发生融合和心肌化,形成流出道的心肌分隔。远端的 2 个主嵴和 2 个夹层瓣膜膨大,在每个动脉入口形成 3 个半月形瓣叶。心内膜嵴的远端被重塑并与之对应。这一过程的发生机制以及其中重要细胞的功能仍然不甚明了。细胞追踪研究在心内膜垫中发现了 NCC 和 EPDC,它们将逐渐发育成瓣叶。心内膜细胞通过 EMT 的过程提供间充质瓣叶细胞也很重要。从结构上看，瓣叶心室侧的心内膜细胞与动脉侧的内皮细胞具有不同的表型。

房室瓣畸形

此类瓣膜异常应分为瓣叶组织病理学异常和瓣叶的组织学正常但分布异常。AVSD 和 AV 瓣膜腱索（瓣膜与两心室的连接）的异常可以归因于后者。本段我们将重点讨论结构异常。

1. 三尖瓣。三尖瓣由 3 个瓣叶组成，分别为隔瓣、前瓣和后瓣，后 2 个瓣叶通过腱索和右心室腔内乳头肌连接。胎儿期该瓣膜成熟相对较晚，常见瓣膜小叶增厚。三尖瓣可出现发育不良和狭窄，伴或不伴瓣叶发育不良。Ebstein 畸形是一种严重的畸形，特别是后叶异常，有时是隔叶异常，但瓣叶仍然附着在心室壁上。尽管三尖瓣环真实的水平没有改变，但是这种心室壁很薄并且被描述为房化心室。Ebstein 畸形会导致三尖瓣关闭不全，此类畸形出现三尖瓣关闭不全被认为是胎儿发育预后不良的指标。

2. 二尖瓣。二尖瓣有 2 个瓣叶，外侧叶与二尖瓣口的大部分外缘相接，主动脉侧的瓣叶构成左心室流入和流出道的分界。一般来说，主动脉（前部）二尖瓣叶与主动脉半月瓣有纤维连接。腱索附着在 2 条乳头肌上。二尖瓣病理类似于三尖瓣，包括发育不良和狭窄。通常是 HLHS 部分表现。此外，还可以辨别伞状二尖瓣以及延伸至主动脉瓣口底部的二尖瓣裂隙[69]。从发育的角度来看，AV 心内膜垫来自房室管内第一心区来源的心肌。在未来的二尖瓣和三尖瓣开口处两侧有 2 个巨大的侧垫（上/前和下/后）。房室垫在中心融合并形成心脏纤维骨架的中心部分，包括膜部室间隔。心内膜垫的其余部分黏附在第一心区来源的左侧心室肌上，而第二心区前部来源的黏附于右侧。心内膜垫组织与下层心肌分离，形成游离小叶。因此，异常的心室分隔导致了瓣叶的位置和黏附异常，例如跨瓣，通常不伴有组织学结构异常。瓣膜发育不良是一类结构异常，如果在 2 个或以上的瓣膜中出现，则称为多瓣膜病[63]。在这种情况下，我们可以看到，流出道和房室管将心内膜垫组织重塑成瓣叶的机制是相似的。影响所有瓣膜的基因包括 *NFatc*[70] 和 *TGFβ2*[43]，可能和 EMT 过程受影响有关。

EPDC 形成瓣膜的功能异常和 Ebstein 畸形有关[71]。三尖瓣口最初位于原始左心室上方，三尖瓣口和右心室流入道发育相对较晚，这可以解释二尖瓣和三尖瓣发育的不同。由于房室瓣的形态取决于其下方心室的形态，因此第一心区来源的左心室心肌和第二心区来源的右心室心肌可能具有的不同特点，仍需要进一步研究。

心脏传导系统

心脏传导系统是另一章节的主题，由于第二心区后部来源的心肌促进了窦房结（sinoatrial node，SAN）的形成，因此在这里将简要提及心脏传导系统。在胚胎时期，发育中的心脏传导系统（cardiac conduction system，CCS）包括 CCS 的组成部分，以及胚胎结构（如局限于胚胎静脉瓣内的节间通路）。在胚胎时期，整个心房的流入腔或静脉窦具有类似窦房结的功能，包括右侧窦房结和过渡性的左侧窦房结[72]。在 CCS 的传导通路上，为了精确限制结节的表型，例如心房水平的右侧 SAN，右-左模式的精细编排是必要的。这些过程的紊乱可以解释引起心律失常的心房异位起搏点的发生，例如心房颤动（atrial fibrillation）[73]。有趣的是，在心房颤动患者中出现了 *Pitx2* 基因的突变，该基因在左-右模式中很重要[74]。在一些畸形中也可以观察到暂时性的左侧窦房结，例如右房异构现象也与左-右模式紊乱有关。房室传导系统（房室结、共束、束支和浦肯野纤维）的心肌起源仍在探讨中，很可能是各种来源细胞的局部分化和补充的结合[72]。浦肯野纤维分化的同时受内皮源性因素和心外膜源性因素的影响[18]。

结束语

在本章中对结构性 CHD 的探讨在某种程度上是非常规的。然而，以这样的方式重建心脏畸形的概念不失为一种尝试，心脏发育学因素之间的关联也会更清晰。为了理解遗传学和表观遗传学的病因，此分类方式比目前基于诊断和手术治疗的临床分类更为可取。图 12-2 作为思考的引子，应该引发出探索 CHD 病因的新方法。根据细胞对心血管系统作用的新知识，今后我们会面临将部分畸形重新分类的挑战。

（翻译　夏珣　审校　祝鑫瑜）

参考文献

[1] Poelmann RE, Gittenberger-de Groot AC, Biermans MWM, Dolfing AI, Jagessar A, van Hattum S, et al. Outflow tract septation and the aortic arch system in reptiles: lessons for understanding the mammalian heart. *Evodevo;* 2017; 8: 9.

[2] DeRuiter MC, Poelmann RE, VanderPlas-de Vries I, Mentink MM, Gittenberger-de Groot AC. The development of the myocardium and endocardium in mouse embryos. Fusion of two heart tubes? *Anat Embryol (Berl).* 1992; 185: 461–73.

[3] Buckingham M, Meilhac S, Zaffran S. Building the mammalian heart from two sources of myocardial cells. *Nat Rev Genet.* 2005; 6: 826–35.

[4] Cai CL, Liang X, Shi Y, Chu PH, Pfaff SL, Chen J, Evans S. Isl1 identifies a cardiac progenitor population that proliferates prior to differentiation and contributes a majority of cells to the heart. *Dev Cell.* 2003; 5: 877–89.

[5] de la Cruz M, Sanchez-Gomez C, Palomino MA. The primitive cardiac regions in the straight tube heart (Stage 9-) and their anatomical expression in the mature heart: an experimental study in the chick heart. *J Anat.* 1989; 165: 121–31.

[6] Miquerol L, Kelly RG. Organogenesis of the vertebrate heart. *Wiley Interdiscip Rev Dev Biol.* 2013; 2: 17–29.

[7] Kirby ML, Gale TF, Stewart DE. Neural crest cells contribute to normal aorticopulmonary septation. *Science.* 1983; 220: 1059–61.

[8] Bergwerff M, Verberne ME, DeRuiter MC, Poelmann RE, Gittenberger-de Groot AC. Neural crest cell contribution to the developing circulatory system: implications for vascular morphology? *Circ Res.* 1998; 82: 221–31.

[9] Farrell MJ, Burch JL, Wallis K, Rowley L, Kumiski D, Stadt H, Godt RE, Creazzo TL, Kirby ML. FGF-8 in the ventral pharynx alters development of myocardial calcium transients after neural crest ablation. *J Clin Invest.* 2001; 107: 1509–17.

[10] Lindsay EA, Vitelli F, Su H, Morishima M, Huynh T, Pramparo T, Jurecic V, Ogunrinu G, Sutherland HF, Scambler PJ, Bradley A, Baldini A. Tbx1 haploinsufficiency in the DiGeorge syndrome region causes aortic arch defects in mice. *Nature.* 2001; 410: 97–101.

[11] Poelmann RE, Mikawa T, Gittenberger-de Groot AC. Neural crest cells in outflow tract septation of the embryonic chicken heart: differentiation and apoptosis. *Dev Dyn.* 1998; 212: 373–84.

[12] Poelmann RE, Gittenberger-de Groot AC. A dual pathway to the heart links neural crest to in- and outflow tract septation and to differentiation of the conduction system. *Anat Embryol.* 2000; 231–5.

[13] Gurjarpadhye A, Hewett KW, Justus C, Wen X, Stadt H, Kirby ML, Sedmera D, Gourdie RG. Cardiac neural crest ablation inhibits compaction and electrical function of conduction system bundles. *Am J Physiol Heart Circ Physiol.* 2007; 292: H1291–300.

[14] Bax NA, Bleyl SB, Gallini R, Wisse LJ, Hunter J, van Oorschot AAM, Mahtab EAF, Lie-Venema H, Goumans M-J, Betsholtz C, Gittenberger-de Groot AC. Cardiac malformations in Pdgfralpha mutant embryos are associated with increased expression of WT1 and Nkx2.5 in the second heart field. *Dev Dyn.* 2010; 239: 2307–17.

[15] Kruithof BP, van Wijk B, Somi S, Kruithof-de Julio M, Pérez Pomares JM, Weesie F, Wessels A, Moorman AF, van den Hoff MJ. BMP and FGF regulate the differentiation of multipotential pericardial mesoderm into the myocardial or epicardial lineage. *Dev Biol.* 2006; 295: 507–22.

[16] Pérez-Pomares JM, Phelps A, Sedmerova M, Carmona R, González-Iriarte M, Muñoz-Chápuli R, Wessels A. Experimental studies on the spatiotemporal expression of WT1 and RALDH2 in the embryonic avian heart: a model for the regulation of myocardial and valvuloseptal development by epicardially derived cells (EPCDs). *Dev Biol.* 2002; 247: 307–26.

[17] Gittenberger-de Groot AC, Winter EM, Bartelings MM, Goumans MJ, DeRuiter MC, Poelmann RE. The arterial and cardiac epicardium in development, disease and repair. *Differentiation.* 2012; 84: 41–53.

[18] Gittenberger-de Groot AC, Vrancken Peeters MP, Mentink MM, Gourdie RG, Poelmann RE. Epicardium-derived cells contribute a novel population to the myocardial wall and the atrioventricular cushions. *Circ Res.* 1998; 82: 1043–52.

[19] Lie-Venema H, van den Akker NM, Bax NA, Winter EM, Maas S, Kekarainen T, Hoeben RC, deRuiter MC, Poelmann RE, Gittenberger-de Groot AC. Origin, fate, and function of epicardium-derived cells (EPCDs) in normal and abnormal cardiac development. *ScientificWorldJournal.* 2007; 7: 1777–98.

[20] Red-Horse K, Ueno H, Weissman IL, Krasnow MA. Coronary arteries form by developmental reprogramming of venous cells. *Nature.* 2010; 464: 549–53.

[21] Palmquist-Gomes P, Guadix JA, Pérez-Pomares JM. Avian embryonic coronary arterio-venous patterning involves the contribution of different endothelial and endocardial cell populations. *Dev Dyn.* 2018; 247: 686–98.

[22] Tian X, Hu T, He L, Zhang H, Huang X, Poelmann RE, Liu W, Yang Z, Yan Y, Pu WT, Zhou B. Peritruncal coronary endothelial cells contribute to proximal coronary artery stems and their aortic orifices in the mouse heart. *PLoS One.* 2013; 8: e80857.

[23] Zhou B, Ma Q, Rajagopal S, Wu SM, Domian I, Rivera-Feliciano J, Jiang D, von Gise A, Ikeda S, Chien KR, Pu WT. Epicardial progenitors contribute to the cardiomyocyte lineage in the developing heart. *Nature.* 2008; 454: 109–13.

[24] Gittenberger-de Groot AC, Winter EM, Poelmann RE. Epicardium-derived cells (EPDCs) in development, cardiac disease and repair of ischemia. *J Cell Mol Med.* 2010; 14: 1056–60.

[25] Goumans MJ, de Boer TP, Smits AM, van Laake LW, van Vliet P, Metz CH, et al. TGF-beta1 induces efficient differentiation of human cardiomyocyte progenitor cells into functional cardiomyocytes in vitro. *Stem Cell Res.* 2007; 1: 138–49.

[26] Winter EM, Van Oorschot AA, Hogers B, van der Graaf LM, Doevendans PA, Poelmann RE, Atsma DE, Gittenberger-de Groot AC, Goumans MJ. A new direction for cardiac regeneration therapy: application of synergistically acting epicardium-derived cells and cardiomyocyte progenitor cells. *Circ Heart Fail.* 2009; 2: 643–53.

[27] van Vliet P, Smits AM, de Boer TP, Korfage TH, Metz CH, Roccio M, van der Heyden MA, van Veen TA, Sluijter JP, Doevendans PA, Goumans MJ. Foetal and adult cardiomyocyte progenitor cells have different developmental potential. *J Cell Mol Med.* 2010; 14: 861–70.

[28] Poelmann RE, Jongbloed MR, Gittenberger-de Groot AC. Pitx2: a challenging teenager. *Circ Res.* 2008; 102: 749–51.

[29] Franco D, Campione M. The role of Pitx2 during cardiac development. Linking left-right signaling and congenital heart diseases. *Trends Cardiovasc Med.* 2003; 13: 157–63.

[30] Manasek FJ, Monroe RG. Early cardiac morphogenesis is independent of function. *Dev Biol.* 1972; 27: 584–8.

[31] Bouman HG, Broekhuizen ML, Baasten AM, Gittenberger-de Groot AC, Wenink AC. Spectrum of looping disturbances in stage 34 chicken hearts after retinoic acid treatment. *Anat Rec.* 1995; 243: 101–8.

[32] Blom NA, Gittenberger-de Groot AC, DeRuiter MC, Poelmann RE, Mentink MM, Ottenkamp J. Development of the

cardiac conduction tissue in human embryos using HNK-1 antigen expression: possible relevance for understanding of abnormal atrial automaticity. *Circulation.* 1999; 99: 800–6.

[33] Gittenberger-de Groot AC, Calkoen EE, Poelmann RE, Bartelings MM, Jongbloed MR. Morphogenesis and molecular considerations on congenital cardiac septal defects. *Ann Med.* 2014; 46: 640–52.

[34] Scherptong RW, Jongbloed MR, Wisse LJ, Vicente-Steijn R, Bartelings MM, Poelmann RE, Schalij MJ, Gittenberger-de Groot AC. Morphogenesis of outflow tract rotation during cardiac development: the pulmonary push concept. *Dev Dyn.* 2012; 241: 1413–22.

[35] Bartelings MM, Gittenberger-de Groot AC, Wenink ACG, et al. The morphogenesis of common arterial trunk reconsidered. Recent and classical views. *Cardia Selectief.* 1992; 5: 10-10.

[36] Conway SJ, Bundy J, Chen J, Dickman E, Rogers R, Will BM. Decreased neural crest stem cell expansion is responsible for the conotruncal heart defects within the splotch (Sp(2H))/Pax3 mouse mutant. *Cardiovasc Res.* 2000; 47: 314–28.

[37] Kirby ML, Waldo KL. Role of neural crest in congenital heart disease. *Circulation.* 1990; 82: 332–40.

[38] Baardman ME, Zwier MV, Wisse LJ, Gittenberger-de Groot AC, Kerstjens-Frederikse WS, Hofstra RM, et al. Common arterial trunk and ventricular non-compaction in Lrp2 knockout mice indicate a crucial role of LRP2 in cardiac development. *Dis Model Mech.* 2016; 9: 413–25.

[39] Bogers AJ, Bartelings MM, Bökenkamp R, Stijnen T, van Suylen RJ, Poelmann RE, Gittenberger-de Groot AC. Common arterial trunk, uncommon coronary arterial anatomy. *J Thorac Cardiovasc Surg.* 1993; 106: 1133–7.

[40] Gittenberger-de Groot AC, Bartelings MM, Bogers AJJC, Boot MJ, Poelmann RE. The embryology of the common arterial trunk. *Progr Pediatr Cardiol.* 2002; 15: 1–8.

[41] Van Den Akker NM, Molin DG, Peters PP, Maas S, Wisse LJ, van Brempt R, et al. Tetralogy of Fallot and alterations in vascular endothelial growth factor-A signaling and notch signaling in mouse embryos solely expressing the VEGF120 isoform. *Circ Res.* 2007; 100: 842–9.

[42] Molin DG, Roest PA, Nordstrand H, Wisse LJ, Poelmann RE, Eriksson UJ, Gittenberger-de Groot AC. Disturbed morphogenesis of cardiac outflow tract and increased rate of aortic arch anomalies in the offspring of diabetic rats. *Birth Defects Res A Clin Mol Teratol.* 2004; 70: 927–38.

[43] Bartram U, Molin DG, Wisse LJ, Mohamad A, Sanford LP, Doetschman T, Speer CP, Poelmann RE, Gittenberger-de Groot AC. Double-outlet right ventricle and overriding tricuspid valve reflect disturbances of looping, myocardialization, endocardial cushion differentiation, and apoptosis in TGFß2-knockout mice. *Circulation.* 2001; 103: 2745–52.

[44] Jenkins SJ, Hutson DR, Kubalak SW. Analysis of the proepicardium-epicardium transition during the malformation of the RXRalpha-/-epicardium. *Dev Dyn.* 2005; 233: 1091–101.

[45] Hogers B, DeRuiter MC, Gittenberger-de Groot AC, Poelmann RE. Unilateral vitelline vein ligation alters intracardiac blood flow patterns and morphogenesis in the chick embryo. *Circ Res.* 1997; 80: 473–81.

[46] Van Loo PF, Mahtab EA, Wisse LJ, Hou J, Grosveld F, Suske G, Philipsen S, Gittenberger-de Groot AC. Transcription Factor Sp3 knockout mice display serious cardiac malformations. *Mol Cell Biol.* 2007; 27: 8571–82.

[47] Gittenberger-de Groot AC, Vrancken Peeters MP, Bergwerff M, Mentink MM, Poelmann RE. Epicardial outgrowth inhibition leads to compensatory mesothelial outflow tract collar and abnormal cardiac septation and coronary formation. *Circ Res.* 2000; 87: 969–71.

[48] Nakajima Y, Morishima M, Nakazawa M, Momma K. Inhibition of outflow cushion mesenchyme formation in retinoic acid-induced complete transposition of the great arteries. *Cardiovasc Res.* 1996; 31: E77–85.

[49] Moazzen H, Lu X, Ma NL, Velenosi TJ, Urquhart BL, Wisse LJ, Gittenberger-de Groot AC, Feng Q. N-Acetylcysteine prevents congenital heart defects induced by pregestational diabetes. *Cardiovasc Diabetol.* 2014; 18: 13–46.

[50] Blom NA, Ottenkamp J, Jongeneel TH, DeRuiter MC, Gittenberger-de Groot AC. Morphogenetic differences of secundum atrial septal defects. *Pediatr Cardiol.* 2005; 26: 338–43.

[51] Benson DW, Silberbach GM, Kavanaugh-McHugh A, Cottrill C, Zhang Y, Riggs S, et al. Mutations in the cardiac transcription factor NKX2.5 affect diverse cardiac developmental pathways. *J Clin Invest.* 1999; 104: 1567–73.

[52] Moskowitz IP, Kim JB, Moore ML, Wolf CM, Peterson MA, Shendure J, Nobrega MA, Yokota Y, Berul C, Izumo S, Seidman JG, Seidman CE. A molecular pathway including Id2, Tbx5, and Nkx2–5 required for cardiac conduction system development. *Cell.* 2007; 129: 1365–76.

[53] Blaschke RJ, Hahurij ND, Kuijper S, Just S, Wisse LJ, Deissler K, et al. Targeted mutation reveals essential functions of the homeodomain transcription factor Shox2 in sinoatrial and pacemaking development. *Circulation* 2007; 115: 1830–8.

[54] Barlow GM, Chen X-N, Shi ZY, Lyons GE, Kurnit DM, Celle L, et al. Down syndrome congenital heart disease: a narrowed region and a candidate gene. *Genet Med.* 2001; 3: 91–101.

[55] Blom NA, Ottenkamp J, Wenink AG, Gittenberger-de Groot AC. Deficiency of the vestibular spine in atrioventricular septal defects in human fetuses with down syndrome. *Am J Cardiol.* 2003; 91: 180–4.

[56] Mahtab EA, Wijffels MC, van den Akker NM, Hahurij ND, Lie-Venema H, Wisse LJ, et al. Cardiac malformations and myocardial abnormalities in podoplanin knockout mouse embryos: correlation with abnormal epicardial development. *Dev Dyn.* 2008; 237: 847–57.

[57] Steimle JD, Moskowitz IP. TBX5: A Key Regulator of Heart Development. *Curr Top Dev Biol.* 2017; 122: 195–221.

[58] Hinton RB Jr., Martin LJ, Tabangin ME, Mazwi ML, Cripe LH, Benson DW. Hypoplastic left heart syndrome is heritable. *J Am Coll Cardiol.* 2007; 50: 1590–5.

[59] Wenink AC, Gittenberger-de Groot AC, Brom AG. Developmental considerations of mitral valve anomalies. *Int J Cardiol.* 1986; 11: 85–98.

[60] Elzenga N, Gittenberger-de Groot AC. Coarctation and related aortic arch anomalies in hypoplastic left heart syndrome. *Int J Cardiol.* 1985; 8: 379–89.

[61] Sedmera D, Pexieder T, Rychterova V, Hu N, Clark EB. Remodeling of chick embryonic ventricular myoarchitecture under experimentally changed loading conditions. *Anat Rec.* 1999; 254: 238–52.

[62] Sizarov A, Boudjemline Y. Valve Interventions in utero: understanding the timing, indications, and approaches. *Can J Cardiol.* 2017; 33: 1150–8.

[63] Bartram U, Bartelings MM, Kramer HH, Gittenberger-de Groot AC. Congenital polyvalvular disease: a review. *Pediatr Cardiol.* 2001; 22: 93–101.

[64] Garg V, Muth AN, Ransom JF, Schluterman MK, Barnes R, King IN, Grossfeld PD, Srivastava D. Mutations in NOTCH1 cause aortic valve disease. *Nature.* 2005; 437: 270–4.

[65] Grewal N, DeRuiter MC, Jongbloed MR, Goumans MJ, Klautz RJ, Poelmann RE, Gittenberger-de Groot AC. Normal and abnormal development of the aortic wall and valve: correlation with clinical entities. *Neth Heart J*. 2014; 22: 363–9.

[66] Fernández B, Durán AC, Fernández-Gallego T, Fernández MC, Such M, Arqué JM, Sans-Coma V. Bicuspid aortic valves with different spatial orientations of the leaflets are distinct etiological entities. *J Am Coll Cardiol*. 2009; 54: 2312–18.

[67] Gittenberger-de Groot AC, Tennstedt C, Chaoui R, Lie-Venema H, Sauer U, Poelmann RE. Ventriculo coronary arterial communications (VCAC) and myocardial sinusoids in hearts with pulmonary artresia with intact ventricular septum: two different diseases. *Progr Pediatr Cardiol*. 2001; 13: 157–64.

[68] Chaoui R, Tennstedt C, Göldner B, Bollmann R. Prenatal diagnosis of ventriculo-coronary communications in a second-trimester fetus using transvaginal and transabdominal color Doppler sonography. *Ultrasound Obstet Gynecol*. 1997; 9: 194–7.

[69] Oosthoek PW, Wenink ACG, Macedo AJ, Gittenberger-de Groot AC. The parachute-like asymmetric mitral valve and its two papillary muscles. *J Thorac Cardiovasc Surg*. 1997; 114: 9–15.

[70] Wu B, Wang Y, Lui W, Langworthy M, Tompkins KL, Hatzopoulos AK, Baldwin HS, Zhou B. Nfatc1 coordinates valve endocardial cell lineage development required for heart valve formation. *Circ Res*. 2011; 109: 183–92.

[71] Lie-Venema H, Eralp I, Markwald RR, van den Akker NM, Wijffels MC, Kolditz DP, et al. Periostin expression by epicardium-derived cells (EPDCs) is involved in the development of the atrioventricular valves and fibrous heart skeleton. *Differentiation*. 2008; 76: 809–19.

[72] Jongbloed MR, Vicente Steijn R, Hahurij ND, Kelder TP, Schalij MJ, Gittenberger-de Groot AC, Blom NA. Normal and abnormal development of the cardiac conduction system; implications for conduction and rhythm disorders in the child and adult. *Differentiation*. 2012; 84: 131–48.

[73] Haïssaguerre M, Jaïs P, Shah DC, Takahashi A, Hocini M, Quiniou G, Garrigue S, Le Mouroux A, Le Métayer P, Clémenty J. Spontaneous initiation of atrial fibrillation by ectopic beats originating in the pulmonary veins. *New Engl J Med*. 1998; 339: 659–66.

[74] Syeda F, Kirchhof P, Fabritz L. PITX2-dependent gene regulation in atrial fibrillation and rhythm control. *J Physiol*. 2017; 595: 4019–26.

第13章 胎儿结构性心脏畸形：遗传因素

Catherine L. Mercer ◆ David I. Wilson

引言

随着基因组和 DNA 分析技术的发展以及对人类基因组序列的探索，我们对人类疾病遗传因素的理解迅速增加。虽然还有很多未解之谜，但正常心脏发育已明确由基因组调控。重要证据表明，部分心脏畸形是由遗传因素造成的。为了评估家族性先天性心脏病（congenital heart disease，CHD）的再发风险以及筛查相关异常，临床医生对于已明确遗传因素的理解是非常重要的。准确的遗传学诊断可以为最初的患者（先证者）和其他家庭成员提供重要的预后信息，他们可能需要进一步的遗传学检测。外科治疗和药物治疗对疾病的改善使更多的 CHD 患者能够活到生育年龄并拥有自己的家庭，因此，对遗传学检测的需求可能会持续增加。部分家庭心脏畸形的再发风险可以高达 50%，实际数字因不同的遗传学诊断结果而异。准确的风险分级会变得越来越重要，快速发展的遗传变异检测技术意味着基因组范围内的检测在临床中正得到越来越广泛的应用。向临床医生介绍遗传学的基本原则是本章的目的之一，这些原则能帮助临床医生接收和理解这些遗传学检测结果，并帮助他们指导患者。

先天性心脏病的出生发病率

CHD 是人类最常见的出生缺陷之一，据多数报道 CHD 的出生发病率只有不到 1%[1]，占先天性畸形死亡婴儿的 1/3。如果使用更广泛的 CHD 诊断标准，包括任何而不仅仅是有临床意义的畸形［如极小的肌部室间隔缺损（muscular ventricular septal defect，mVSD）或主动脉瓣二叶畸形（bicuspid aortic valve，BAV）］，发病率会更高，有 1%~2% 的新生儿存在 BAV[2]。严重且需要治疗的 CHD 发病率保持相对稳定，约为 3/1 000[3]。然而，自 1953 年第一例 CHD 患者接受体外循环治疗以来，患者的存活率持续改善[4]。

先天性心脏病的病因

图 13-1 总结了 CHD 的病因。

环境因素

众多母体因素会导致 CHD。据报道，母体肥胖且体重指数（body mass index，BMI）大于或等于 25kg/m² 是所有类型 CHD 的危险因素[6]。孕期母体感染也证实与 CHD 发病率的增加有关。研究表明特定感染例如风疹，以及孕期母体疾病例如呼吸道和妇科炎症[7]，亦与 CHD 有关。其他类型母体疾病，包括糖尿病、癫痫和苯丙酮尿症（phenylketonuria，PKU），被报道与 CHD 发病率的升高有关。部分在怀孕期间服用的治疗性药物（如沙利度胺、维生素 A、甲硝唑）和非治疗性药物（如可卡因和大麻）也有影响[8]。尽管 CHD 具有众多影响因素，越来越明确的是，对于某些个体来说，CHD 可能是环境和遗传因素综合作用的结果[9]，遗传因素决定了个体对特定环境因素的易感性。

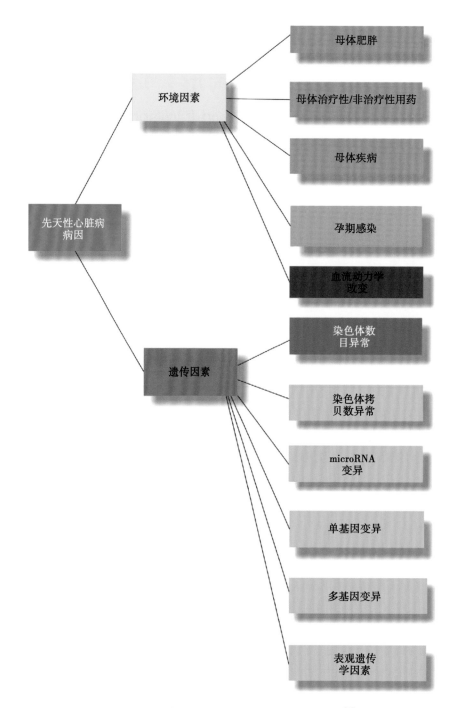

图 13-1 总结了 CHD 的病因。引自 Huang et al[5]

遗传因素

来自家庭研究的证据

流行病学研究已表明遗传因素可能对人类心脏发育不良产生影响。然而,由于大多数 CHD 患者是家族内的单发病例,同胞间的平均再发风险并未按照孟德尔定律,因此提出了多因素病因,而

不是单基因遗传病因[10]。看似遵循孟德尔模式遗传的 CHD 家庭曾有报道,但并不常见。如果出现这样的家族,特别是当家族成员数量庞大时,那么这是单基因可能致病的强临床证据。随着 DNA 测序技术的发展,可应用高通量基因检测和常规基因检测对心脏发育不良的相关基因突变进行检测。目前虽已确认许多可导致 CHD 的基因突变(表 13-1),但这些基因突变只能解释少数病

表 13-1　孤立性先天性心脏病的变异基因

基因	表型	参考文献	OMIM 编码
转录因子			
NKX2. 5	ASD、房室传导异常、HLHS、TOF	[11]	600584
ZIC3	连锁遗传的内脏异位、内脏异位	[12]	300265
TBX1	TA、IAA、主动脉弓异常	[13]	602054
GATA4	间隔缺损、间隔缺损+PS、右位心	[14]	60057
ZFPM2	（FOG2）TOF	[15]	603693
CITED2	间隔缺损、TGA、TOF	[16]	602937
HAND1	HLHS	[17]	602406
FOXH1	VSD、VSD 及 ASD	[18]	603621
细胞信号蛋白			
ACVR2B	内脏异位	[19]	602730
LEFTY2	内脏异位	[20]	601877
CFC1	内脏异位	[21]	605194
NOTCH1	主动脉瓣膜病、VSD、DORV、左心室发育不良	[22]	190198
CRELD1	孤立性 AVSD、AVSD 合并内脏异位	[23]	603693
生长因子			
GDF1	TOF、TGA、AV 管二尖瓣裂、DORV	[24]	602880
NODAL TGA	右位心（合并 DORV、ASD、VSD、CoA）	[25]	601265
TDGF1	VSD	[18]	187395
其他			
Connexin43	内脏异位	[26]	121014
缝隙连接蛋白			
ELN	瓣上 AS	[27]	130160
细胞外间质			
MED13L（PROSIT240）	TGA	[28]	608771
介质复合体			
TAB2	LVOTO、主动脉瓣二叶畸形	[29]	605101
结合蛋白			

OMIM，在线人类孟德尔遗传数据库（online Mendelian inheritance in man）；TA，动脉干；IAA，主动脉弓离断；TGA，大动脉转位；TOF，法洛四联症；ASD，房间隔缺损；HLHS，左心发育不良综合征；DORV，右心室双出口；VSD，室间隔缺损；CoA，主动脉缩窄；AVSD，房室间隔缺损；PS，肺动脉瓣狭窄；AS，主动脉瓣狭窄；LVOTO，左心室流出道梗阻。

例。因此，确定单基因突变的分子检测虽然在临床技术上可行，其作用仍然有限。

以前是致命的或现在仍然是致命的 CHD 类型，其家族性再发风险可能被低估。在某些情况下，CHD 作为常染色体显性遗传，如果能存活到生育年龄，则会对后代产生影响。家族内特异性病变的发生率高于偶然性病变，包括法洛四联症（tetralogy of Fallot，TOF）[30] 和左心发育不良（hypoplastic left heart，HLH）[31]。一项早期报告报道了同一家族中三代受累的房间隔缺损（atrial septal defect，ASD），作者由此得出结论，这属于常染色体显性遗传的特征。在随后关于 ASD 的报告中，此病变呈家族性复发[32]。重要的是，研究发现 NKX2. 5 基因突变可导致与传导阻滞有关的

121

ASD,这是最早发现的导致非综合征型 CHD 基因的突变之一[11]。

规模最大的家族性复发研究之一是 Baltimore-Washington 婴儿研究,报道了 1981—1989 年的 CHD 儿童,共有 664 名儿童活产。孤立性 CHD 患者中,3%~5% 为家族性复发[33]。这项研究也显示出家族内 CHD 类型的一致性,也就是说,如果一个以上家庭成员出现 CHD,其病变也是相似的类型。其他研究也报道了类似发现,一项对有两个或以上受影响成员的 238 个家庭的研究发现,家庭中 48% 的一级亲属也有类似的病变[34]。

心脏缺陷可能是有共同遗传学病因的疾病谱的部分表现。例如,主要影响左侧的心脏缺陷[左心室流出道梗阻(left ventricular outflow tract obstruction,LVOTO)疾病谱]有显著的家族再发风险。多个家族内的几代成员可见部分 LVOTO 疾病谱症状(包括主动脉缩窄、左心室发育不良、主动脉闭锁、主动脉狭窄和主动脉瓣二叶畸形)[35]。对相似家族的研究中发现,NOTCH1 基因突变是家族内患者的病因[22]。

遗传学诊断的证据

染色体非整倍体

染色体非整倍体是指细胞内存在数目异常的染色体。绝大多数非整倍体是致命的,因为会影响受孕而导致胚胎植入失败或者自发流产。然而,13、18、21 三体以及 X 染色体单体可以存活。13 三体综合征(Patau 综合征)和 18 三体综合征(Edward 综合征)经常有(但不是所有)心脏畸形的表现。相关畸形通常是 ASD 或 VSD,也可能包括致命的复杂畸形。心脏缺陷的不同疾病谱表现与 21 三体综合征(唐氏综合征)和 X 染色体单体综合征[特纳综合征(Turner syndrome)]有关。在 243 例 21 三体活产儿中,44% 患有 CHD,其中 45% 患有房室间隔缺损(atrioventricular septal defect,AVSD)(孤立性或伴有其他心脏畸形),35% 患有 VSD[36]。特纳综合征与主动脉缩窄和 HLH 综合征有关联[37]。据观察,不同非整倍体综合征与不同的心脏畸形谱有关,说明基因组不同区域的元件在心脏发育过程中起着不同的作用。传统上认为这些元件是在基因区域内单独的基因。然而,基因间区域控制基因表达的调控元件也同样重要。

非整倍体拷贝数变异

在正常二倍体状态下,除外男性 X 和 Y 染色体外,每条染色体有两个拷贝。拷贝数变异(copy number variant,CNV)是指部分基因组存在多于或少于两个拷贝数的状态。由于许多 CNV 可在正常个体中被发现,通常也可以是偶然的发现,此术语并不一定意味着异常变异或致病变异。

拷贝数变异可能表现为仅有一份 DNA 序列染色体的缺失,也可能由于额外的双份或者三份染色体拷贝而表现为三份或四份拷贝数的重复。通过对个体拷贝数变异和 CHD 的研究,我们得到了基因在心脏发育中起关键作用的证据。调查中发现许多有心脏表型的综合征与染色体微缺失有关。例如,神经发育异常的 William 综合征,表现为学习障碍和心脏缺陷,其主动脉瓣上狭窄(supravalvular aortic stenosis,SVAS)与 7 号染色体微缺失有关。当 7 号染色体中的一条发生微缺失时,缺失部分包含的每个基因都会从该染色体中丢失。在引起表型的关键基因组成的重要区域内,单个基因缺失是导致心脏发育异常的可疑原因。在 William 综合征和部分孤立性 SVAS 病例中,证明了 ELN 是作用于该心脏表型的基因[27]。如图 13-2 所示,ELN 蛋白在主动脉瓣的表达进一步证明该蛋白对主动脉瓣功能的影响。同样,22q11 微缺失综合征通常与流出道缺陷、胸腺/甲状旁腺发育不良和学习困难有关。这种情况下,大多数

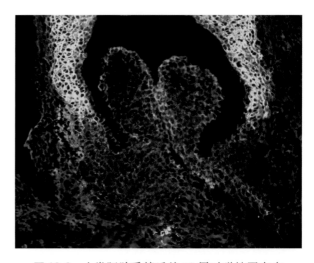

图 13-2　人类胚胎受精后约 10 周时弹性蛋白在主动脉瓣内的定位。弹性蛋白(elastin,ELN)显示为绿色,JAM3 显示为红色。JAM3 是左心发育不良综合征的候选基因,图中显示与已知引起狭窄性心脏病的 ELN 共定位,ELN 是一种已知的导致狭窄心脏缺陷的原因

患者丢失了大约 20 个基因一个拷贝，但只有 TBX1 缺失才可能是心脏发育异常的原因。对小鼠和人类的研究表明，*TBX1* 突变与孤立性圆锥动脉干畸形有关[13]。微阵列比较基因组杂交技术（array comparative genomic hybridization，CGH），是目前针对具有多种先天性畸形的个体的一线检测，此方法确诊了大量微缺失和微重复综合征，包括部分表型为 CHD 的综合征，例如 15q13 微缺失综合征[38]。

导致综合征型 CHD 的单基因突变

正如众多已诊断的微缺失综合征，由单基因突变导致心脏表型的综合征的数量也在不断增加。伦敦医学数据库（London Medical Database）记录了超过 1 000 种含心脏表型的综合征。虽然众多基因的基础功能仍未知，但一些综合征已经确定了其致病基因。例如，*PTPN11* 突变被证明是努南综合征（Noonan syndrome）的原因之一，该综合征的表型包括婴儿时期的发育停滞、矮小、畸形的特征，以及常见的肺动脉瓣狭窄[39]。然而，只有 50% 病例的病因是由该基因突变引起的。研究表明，对于相同细胞通路起作用的其他单基因突变也可以引起相同的表型。这是一个某一疾病众多致病基因中的一个基因发生单一突变而致病的例子。

导致孤立性 CHD 的单基因突变

越来越多的基因突变被发现会导致心脏发育异常。起初选择研究哪些基因时，要么根据家族的遗传学调查，要么来自动物研究确定的对人类有重要意义的候选基因。有趣的是，尚未发现单基因（更准确地说，单基因突变）是导致孤立性 CHD 的主要原因。这反映出了遗传因素在病因中的相对地位还是未能确定最重要的基因，目前尚没有定论。然而，单基因突变对于提供 CHD 个体 DNA 检测的诊断实验室确实有意义。

目前，不太可能在临床，尤其是在产前诊断中对每个基因进行突变筛查。一些实验室可提供 *GATA4*、*JAG1* 和 *NKX2.5* 的产前筛查，但是检测这些与孤立性 CHD 相关的基因突变对预后判断的价值有限。即使同一家庭的多个成员携带同一突变，疾病严重程度的表现也有显著差异。随着快速高通量 DNA 测序可行性的增加，从一份血液样本中可得到每一个已知基因的信息（通常称为外显子组测序）。随时间推移，所有 DNA（也包括基因间 DNA）都可以被分析（全基因组测序）。然而，此类技术可获得多重变异的检测结果，检测结果的解释和临床意义限制了检测发展的速度。

基因内和基因间区域（即染色体上基因之间）DNA 序列的突变很有可能是心脏畸形的原因之一。基因间 DNA 具有多种作用，其作用之一是参与基因表达的调控。基因需要以一种非常紧密的方式调控开关，其机制包括转录因子或增强子在启动子或基因"起始部"周围的结合，促进或抑制基因转录。转录因子或增强子和基因的靶向结合需要启动子内部或周围 DNA 序列（精确的序列特定结合每个因子）和因子的结合。目标序列中仅仅 5 或 6 个核苷酸的改变或突变就可导致基因开启或关闭的失败。假设该基因对正常心脏发育至关重要，那么在心脏发育关键阶段该基因的功能失效将导致心脏畸形。

DNA 调节序列也可以是突变位点。我们对基因表达调控方式的理解正在迅速改变，目前很明确的是，通常转录自基因间 DNA（曾被称为垃圾 DNA）的一类 RNA 分子，能集合转录因子，降解特定的 mRNA，或抑制蛋白质翻译。这些 RNA 分子对基因表达的调控起着至关重要作用。一种特殊类型的 RNA 微核糖核酸（miRNA），是非蛋白质编码 RNA，通过与转录自特定基因的 mRNA 结合来调节该基因的表达。这会导致 mRNA 的降解或者降低蛋白质翻译的效率。动物研究表明，缺乏特定的 miRNA（如 miRNA-1）可导致心脏发育异常[40]。值得注意的是，miRNA-1 被发现作用于正常心脏发育至关重要的基因 HAND。突变与 miRNA 的作用机制相关，并干扰基因调控，从而导致人类疾病。因此，很有可能会在与 CHD 相关的 miRNA 中发现突变。

基因鉴定的方法

克隆定位

众多基因被确定为孟德尔遗传疾病的致病基因。这些基因的检测技术随时间的推移不断发展。最初通过功能性克隆去识别基因。在这个过程中，如果基因编码的蛋白质已知，就可以确定基因。如果相关蛋白质的氨基酸序列是已知的，就可以对其 DNA 序列进行预测，并从作用未知的 DNA 克隆文库中分离出该基因。以此种方式发现的致病基因包括引起 PKU 的 *PAH*（苯丙氨酸羟化酶)突变。虽然这种方式有效,但是依赖于有缺陷的蛋白质产物,而且不能用于确定 CHD 的基因。以前多数方法不是基于功能预测的基因克隆,例如功能性克隆,而是确定克隆基因所在的染色体区域,并通过定位克隆来缩小位置范围。此方法不需要事先了解基因的功能。识别位置的方法包括连锁分析、同合子比对、对染色体异常者的研究。

连锁基因定位旨在确定共同患有遗传病的多个家庭成员中的致病 DNA 序列。在数个大家族的研究中,此方法确定了 *NKX2.5* 基因突变是导致心脏间隔和传导异常的原因[11]。

许多致病基因也通过研究染色体重排患者来确定,例如易位,即一条染色体部分断裂并与另一条染色体重新连接。如果在患者体内发现重排,这种重排可能会扰乱致病基因。由于重排的位置已知,可以为确定基因提供大量线索。常有心肌病表现的进行性假肥大性肌营养不良(Duchenne muscular dystrophy,迪谢内肌营养不良,DMD)以及有 2 型糖尿病和新生儿心肌病表现[41]的罕见疾病 Alström 综合征,均通过此方法来确定致病基因。

最近,全外显子组测序已用于研究多种类型 CHD 的分子遗传学病因。主要发现为基因新发变异与已知特定表型之间的关联。通过这项技术也发现了以前与人类心血管畸形无关的基因,但其主要发现强调了非综合征型 CHD 的广泛遗传异质性。

不同物种间的比较

我们通过对不同物种胚胎的比较获得了许多信息,器官发生的相似性揭示了相对保守的发育机制,也揭示了调控发育的基因。我们不能直接研究人类的发育窗口,比如不能直接研究胚胎的发育早期,但对其他物种的推断可提供有价值的信息。图 13-3 展示了应用整胚原位杂交技术来检测发育小鼠心脏 mRNA 表达的心脏候选基因的例子。我们自哺乳动物(如老鼠和大鼠),以及远亲物种例如苍蝇和鱼类(如黑腹果蝇和斑马鱼),都已获得有价值的信息。在小鼠和斑马鱼早期发育过程中,心脏是单一管道,成襻后形成心房和心室腔。小鼠心脏在分隔过程中形成两个心房和两个心室。而斑马鱼没有心脏分隔过程,其成熟的心脏只有单心房和单心室。

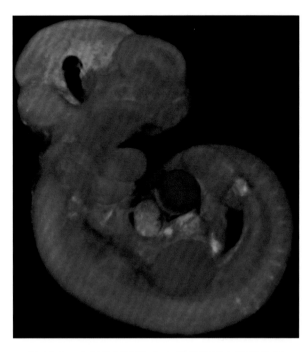

图 13-3 应用整胚原位杂交技术检测心脏候选基因 *Slc8a1* 的表达。红色信号表示 *Slc8a* 基因 mRNA 的表达,发育的心室内表达最高,心房内表达较低。在爱丁堡 MRC 人类遗传学研究中心(MRC human Genetics Unit)Harris Morrison 的协助下,利用光学投影断层成像技术对胚胎进行了成像

有趣的是,研究小组将致病基因与人类 5 号染色体[11]进行连锁定位时,得到了 *NKX2.5* 可能与常染色体显性遗传 ASD 有关的提示。他们认识到,在关键的遗传区域内存在 *NKX2.5*,该基因与果蝇的发育基因 *tinman* 有一定程度的相似序列。果蝇幼虫未能发育出内淋巴管与 *tinman* 基因突变有关。虽然严格来说内淋巴管不是心脏,但此结构表明,哺乳动物和果蝇的共同祖先都有同一类器官,简单来说,是生物体内能让液体流动的器官。*NKX2.5* 与 *tinman* 序列的相似性表明 *NKX2.5* 在哺乳动物心脏发育过程中可能的作用,这是寻找致病基因的重要线索。

遗传学研究

遗传学检测的常见陷阱

不同基因的突变可能导致相似的表型

多年来,临床医生一直在描述一组具有复发畸形的患者。直到近期才确定部分疾病的遗传基础并建立分子诊断的检测方法,其中的部分方法已成为常规临床检测。患者可能具有与常见临床

诊断相同的特征（表型），然而，分子检测显示，在某些情况下不止一个基因突变可导致这些疾病，如努南综合征（见前文）。由不同基因引起相同临床表型的另一例子是 Alagille 综合征，为常染色体显性遗传疾病，表现为胆管缺如和胆汁淤积、骨骼异常如蝴蝶椎、眼部异常、心脏缺陷。Alagille 综合征最常见的心脏缺陷是周围肺动脉瓣狭窄。许多 Alagille 综合征发现由 JAG1[42] 突变引起，但在部分未发现突变的患者中，有少数患者有 NOTCH2 突变。这两组患者的表型无法区分，说明不同基因突变可以导致同一表型。随着同时检测多个基因的通道增加，可用基因检测包同时检测有相似表型的多个基因。

相同基因的突变可出现非常多变的表型

基因鉴定的大部分工作都是从研究具有相似临床表型的患者群开始寻找包含所有突变的基因，但同一基因突变可导致不同严重程度和/或不同特征的表型。例如，遗传性心血管上肢畸形综合征（Holt-Oram syndrome，HOS），又称手心综合征，其患者们携带同一基因突变，但是表型可以明显不同。当同一家庭的患者们具有相同的分子突变时，这一特点更加明显。HOS 表现为心脏和四肢畸形，一系列心脏畸形被报道，典型者出现 ASD 或 VSD、二尖瓣脱垂和 HLH[43]。一个家系报告描述了两例具有相同突变的患者：一例心脏超声心动图正常，但远端指骨发育不良，而另一例家族成员有更严重的表型：DORV 和房室间隔缺损（atrioventricular septal defect，AVSD）、手指缺如、桡骨发育不良[44]。

对于孤立性（非综合征型）CHD 的致病单基因也有类似的观察研究。一项对 608 例不同类型 CHD 患儿的研究[45] 报告了继发孔型 ASD 患儿 NKX2.5 的突变，这一突变与其他一系列包括 HLH、DORV、主动脉缩窄、大动脉转位（transposition of the great arterie，TGA）在内的结构异常有关。在部分孤立性 TOF 患者中也有发现 NKX2.5 基因突变。这些结果进一步说明同一基因突变可造成一定范围内不同表型。

基因检测的技术发展

染色体核型分析

染色体核型是指一组染色体的数目和外观，可认为是最早的全基因组范围的检测。在有丝分裂过程中，细胞核内 46 条双链 DNA 浓缩形成离散的染色体，在标准光学显微镜下可见。基于长度、着丝粒位置、Geimsa 染色，每个染色体有其特征性的外观，表现为一定长度的黑色和亮色带，因此可确定由于遗传物质丢失（缺失）或获得（复制）而导致的染色体数目、大小和染色模式的改变，亦可确认更复杂的重排诸如易位或倒位。

细胞遗传学检查在 20 世纪 50 年代末首次应用于诊断，多年来一直是全基因组筛查最有效的方法。然而，由于光学显微镜的限制和中期浓缩染色体的大小，此方法只能检测大于 3～5（megabase，Mb）（1mb = 100 万个 DNA 碱基对）的变异。在解释细胞遗传学报告时，应记住，"正常染色体"不排除小于 500 万碱基对的遗传物质的缺失或获得。核型分析是概览全基因组非常有用的一种检测方法。

荧光原位杂交

核型分析一直有着分辨率的局限性。直到 20 世纪 90 年代初，荧光原位杂交（fluorescent in situ hybridization，FISH）的发展引发了一场革命。使用荧光标记的 DNA 探针可以和分裂中期染色体杂交，检测分辨率可提高 1 000 倍，可检测约 5kb（kilobases，kb），即 5 000 个碱基对的染色体缺失。

应用 FISH 检测后发现，许多有 CHD 表现的综合征是由微小染色体缺失（<5Mb）引起的。例如，常与圆锥动脉干缺陷相关的迪格奥尔格综合征（DiGeorge syndrome，DGS），在 95% 病例中发现是由染色体 22q11 缺失引起的[46]。FISH 的局限性在于，探针只能检测（退火后）一个特定的基因组区域。因此，探针被设计成针对预先设定的位置。因此 FISH 不是针对未知片段的全基因组检测。在临床上，FISH 已被 CGH 芯片所取代，但它仍有所应用，比如对染色体非整倍体的产前诊断。

比较基因组杂交芯片

CGH 芯片利用高分辨率小型 DNA 探针覆盖全基因组检测。这项技术应用了来自全基因组位点的数千个探针，每个探针单独附着在一个玻璃载片上，然后与标记的来自正常个体的参考 DNA 以及来自患者的测试 DNA 杂交。通过比较参考 DNA 和患者 DNA 与玻片上探针竞争性结合的情况,可以估算患者基因片段的拷贝数。

由于 CGH 芯片可以在全基因组中进行拷贝数变异的筛查,分辨率更高,可发现小到 500~1 000 个碱基对的变异,此方法很大程度上已经取代了传统的染色体核型分析和 FISH 分析。CGH 芯片在医学中得到了广泛应用,并由此诊断了许多病例。更多微缺失综合征因此被识别,如染色体 1q21.1 缺失[47]和 15q13 缺失[38]。许多新发现的微缺失综合征也具有心脏表型。

CGH 芯片在遗传诊断领域无疑是一个强有力的工具,但仍应谨慎使用,尤其在产前检查中应小心。传统的核型分析通常被用来解释超声检测到的异常或筛查提示的非整倍体高风险,这种方法若替换为 CGH 芯片可能很有价值,但需要谨慎考虑。CGH 芯片的优点在于它提高了诊断率,在荟萃分析中比常规核型分析的诊断率提高了 5% 以上[48]。它可以对许多不同的微缺失和非整倍体同时进行检查。研究发现,至少具有一项严重畸形的 49 例胎儿中,有心脏异常(尽管不是孤立性)且常规染色体核型正常的病例,在使用 CGH 芯片诊断后,其中 8.2% 的胎儿发现了以前未检测到的有显著临床意义的染色体异常[49]。另外 22 例心脏结构异常胎儿中有 14% 通过 CGH 芯片确定了致病性发现。然而值得注意的是,很大一部分检测结果与神经发育表型的拷贝数变异、外显率和表现度有关,使产前咨询具有挑战性[50]。

基因组检测分辨率的提高也产生了新问题,因为检出了重要的未知的 CNV,而这些 CNV 与特异表型的联系尚未明确。CNV 有可能是正常变异而非致病变异。CNV 的重要性可以通过检测亲代 DNA 来探索,看父母是否有一方携带相同的拷贝数变异。如果 CNV 是新发突变,那么它更有可能是致病性的,可能是和表型相关的病因,而不是正常变异。

如果检测出的变异意义未知,可能会增加父母的焦虑。使用靶向 CGH 芯片可以在一定程度上克服这一困难。此芯片没有覆盖全基因组,而是专门针对特定或已知 CNV 综合征[48]的基因片段,对于其结果的解释不会模棱两可。然而,此种方法会漏掉基因组中目标序列未覆盖区域的诊断。显然,产前诊断如何以最有效的方式使用这一技术,仍需要进一步探索优化。

下一个细节层面的 DNA 分析:基因组测序

CGH 芯片可以在产前临床实践中谨慎使用,同时常规化检测全基因组测序(whole genome sequencing,WGS)也处于争议之中。人类基因组序列的第一稿于 2001 年发表[51]。2003 年国际人类基因组测序协会(International human Genome Sequencing Consortium)发布了完整版本,详细说明了每条染色体的全部 DNA 序列。此项多中心项目花费了大约 10 年时间,有多国大量投资,费用估计为 27 亿美元。因此现在可对个人进行基因测序。由于 WGS 可及范围的增加,我们正处于一场革命之中。此检测方法可针对个体基因序列精准预测治疗方法,最终也实现了基于分子水平的个体化医疗的可能。

目前,大规模针对个人的测序主要集中在基因或外显子。这些基因序列构成基因组的转录本或信息,其中绝大多数形成蛋白质。然而,在不久的将来,全基因组测序有可能常规化,检测包含了许多调控区域基因之间的 DNA。世界各地正在进行几个大规模的 WGS 项目,比如英国的 10 万基因组项目(100 000 Genomes Project),目前正处于研究和常规临床应用的争议中。

全基因组测序的难点

解释数据(了解它们的意义)

全基因组测序时,基因组被分解成许多小片段,多个短 DNA 序列与参考基因组比对。两者之间的区别及单个碱基对的变化可以被识别。结果可能是单核苷酸多态性(single nucleotide polymorphisms,SNP),没有临床意义或者是致病突变。检测出的变异可以是表型或疾病的原因,但是由测序产生的大量数据中梳理出变异可能有困难。例如,每个人都有 300 万~400 万个 SNP[51],大多数不同 SNP 组合的意义尚未明确。此方法可以检测 2~1 000 个碱基对大小的小片段 CNV,但是由于每个人都有 30 万~60 万个这种变异,解释变异的意义是一项挑战。

目前此方法在产前的临床应用有限,约 1 500 个位点的基因突变可以用来预测疾病[52]。对于部分突变,分子诊断将改变其临床管理方式,例如,尽管产前诊断的数量有限,仍然可以对 TBX1 突变的婴儿仔细监测血清钙浓度。由于不一定能通过单基因突变预测表型的严重程度,因此产前大多数临床处理将取决于详细产前超声检查而确定的心脏病变。随着蛋白质组学和代谢组学分析的进步和可行性增加,其预测价值可能会提高[52]。

产前检查可能会引起知情同意的问题

未经同意的基因检测被认为是不道德的。个人如果被赋予选择的权利,基于所使用的分析途径,产前基因组测序可能会暴露个人所不希望知道的遗传信息,例如罹患恶性肿瘤或晚发性神经退行性疾病的风险。

总结

强有力的证据表明遗传变异是先天性心脏病的原因之一。不断进步的技术正带来临床基因检测方法的变化。虽然技术发展将实现更高的分子诊断率,然而,我们也正处在巨大变化边缘,我们需要特别谨慎地处理基因检测的结果,并应辅之以适当的建议和咨询。重要的是,要谨慎评估检测可能带来的好处,并在进行检测之前向患者详细解释可能带来的影响。临床遗传学家共同参与的多学科探讨通常最为有效。临床遗传学家独特的知识背景决定了他们能够恰当地提供最新信息,尤其是对以下两者的权衡,哪些是实验室技术层面可行,哪些对患者有益。

（翻译　夏珣　审校　祝鑫瑜）

参考文献

[1] van der Linde D, Konings EE, Slager MA, Witsenburg M, Helbing WA, Takkenberg JJ, Roos-Hesselink JW. Birth prevalence of congenital heart disease worldwide: a systematic review and meta-analysis. *J Am Coll Cardiol*. 2011; 58: 2241–7.

[2] Ransom J, Srivastava D. The genetics of cardiac birth defects. *Semin Cell Dev Biol*. 2007; 18: 132–9.

[3] Hoffman JI, Kaplan S. The incidence of congenital heart disease. *J Am Coll Cardiol*. 2002; 39: 1890–900.

[4] Triedman JK, Newburger JW. Trends in Congenital Heart Disease, the next decade. *Circulation*. 2016; 133: 2716–33.

[5] Huang JB, Liu YL, Sun PW, Lv XD, Du M, Fan XM. Molecular mechanisms of congenital heart disease. *Cardiovasc Pathol*. 2010; 19: e183–93.

[6] Cai GJ, Sun XX, Zhang L, Hong Q. Association between maternal body mass index and congenital heart defects in offspring: a systematic review. *Am J Obstet Gynecol*. 2014; 211: 91–117.

[7] Botto LD, Panichello JD, Brown ML, Krikov S, Feldkamp ML, Lammer E, et al. Congenital heart defects after maternal fever. *Am J Obstet Gynecol*. 2014; 210: e1–359. e11.

[8] Jenkins KJ, Correa A, Feinstein JA, Botto L, Britt AE, Daniels SR, et al. Noninherited risk factors and congenital cardiovascular defects: current knowledge: a scientific statement from the American Heart Association Council on Cardiovascular Disease in the Young: endorsed by the American Academy of Pediatrics. *Circulation*. 2007; 115: 2995–3014.

[9] Zhu H, Kartiko S, Finnell RH. Importance of gene-environment interactions in the etiology of selected birth defects. *Clin Genet*. 2009; 75: 409–23.

[10] Nora JJ. Multifactorial inheritance hypothesis for the etiology of congenital heart diseases. The genetic-environmental interaction. *Circulation*. 1968; 38: 604–17.

[11] Schott JJ, Benson DW, Basson CT, Pease W, Silberbach GM, Moak JP, et al. Congenital heart disease caused by mutations in the transcription factor NKX2–5. *Science*. 1998; 281: 108–11.

[12] Gebbia M, Ferrero GB, Pilia G, Bassi MT, Aylsworth A, Penman-Splitt M, et al. X-linked situs abnormalities result from mutations in ZIC3. *Nat Genet*. 1997; 17: 305–8.

[13] Gong W, Gottlieb S, Collins J, Blescia A, Dietz H, Goldmuntz E, et al. Mutation analysis of TBX1 in non-deleted patients with features of DGS/VCFS or isolated cardiovascular defects. *J Med Genet*. 2001; 38: E45.

[14] Garg V, Kathiriya IS, Barnes R, Schluterman MK, King IN, Butler CA, et al. GATA4 mutations cause human congenital heart defects and reveal an interaction with TBX5. *Nature*. 2003; 424: 443–7.

[15] Pizzuti A, Sarkozy A, Newton AL, Conti E, Flex E, Digilio MC, et al. Mutations of ZFPM2/FOG2 gene in sporadic cases of tetralogy of Fallot. *Hum Mutat*. 2003; 22: 372–7.

[16] Sperling S, Grimm CH, Dunkel I, Mebus S, Sperling HP, Ebner A, et al. Identification and functional analysis of CITED2 mutations in patients with congenital heart defects. *Hum Mutat*. 2005; 26: 575–82.

[17] Reamon-Buettner SM, Ciribilli Y, Inga A, Borlak J. A loss-of-function mutation in the binding domain of HAND1 predicts hypoplasia of the human hearts. *Hum Mol Genet*. 2008; 17: 1397–405.

[18] Wang B, Yan J, Peng Z, Wang J, Liu S, Xie X, Ma X. Teratocarcinoma-derived growth factor 1 (TDGF1) sequence variants in patients with congenital heart defect. *Int J Cardiol*. 2011; 146: 225–7.

[19] Kosaki R, Gebbia M, Kosaki K, Lewin M, Bowers P, Towbin JA, Casey B. Left-right axis malformations associated with mutations in ACVR2B, the gene for human activin receptor type IIB. *Am J Med Genet*. 1999; 82: 70–6.

[20] Kosaki K, Bassi MT, Kosaki R, Lewin M, Belmont J, Schauer G, Casey B. Characterization and mutation analysis of human LEFTY A and LEFTY B, homologues of murine genes implicated in left-right axis development. *Am J Hum Genet*. 1999; 64: 712–21.

[21] Bamford RN, Roessler E, Burdine RD, Saplakoğlu U, dela Cruz J, Splitt M, et al. Loss-of-function mutations in the EGF-CFC gene CFC1 are associated with human left-right laterality defects. *Nat Genet*. 2000; 26: 365–9.

[22] Garg V, Muth AN, Ransom JF, Schluterman MK, Barnes R, King IN, et al. Mutations in NOTCH1 cause aortic valve disease. *Nature*. 2005; 437: 270–4.

[23] Robinson SW, Morris CD, Goldmuntz E, Reller MD, Jones MA, Steiner RD, Maslen CL. Missense mutations in CRELD1 are associated with cardiac atrioventricular septal defects. *Am J Hum Genet*. 2003; 72: 1047–52.

[24] Karkera JD, Lee JS, Roessler E, Banerjee-Basu S, Ouspenskaia MV, Mez J, et al. Loss-of-function mutations in growth differentiation factor-1 (GDF1) are associated with congenital heart defects in humans. *Am J Hum Genet*. 2007; 81: 987–94.

[25] Mohapatra B, Casey B, Li H, Ho-Dawson T, Smith L, Fernbach SD, et al. Identification and functional characterization of NODAL rare variants in heterotaxy and isolated cardiovascular malformations. *Hum Mol Genet*. 2009; 18: 861–71.

[26] Britz-Cunningham SH, Shah MM, Zuppan CW, Fletcher WH. Mutations of the Connexin43 gap-junction gene in patients with heart malformations and defects of laterality. *N Engl J Med*. 1995; 332: 1323–9.

[27] Li DY, Toland AE, Boak BB, Atkinson DL, Ensing GJ, Morris CA, Keating MT. Elastin point mutations cause an obstructive vascular disease, supravalvular aortic stenosis. *Hum Mol Genet*. 1997; 6: 1021–8.

[28] Muncke N, Jung C, Rüdiger H, Ulmer H, Roeth R, Hubert A, et al. Missense mutations and gene interruption in PROSIT240, a novel TRAP240-like gene, in patients with congenital heart defect (transposition of the great arteries). *Circulation*. 2003; 108: 2843–50.

[29] Thienpont B, Zhang L, Postma AV, Breckpot J, Tranchevent LC, Van Loo P, et al. Haploinsufficiency of TAB2 causes congenital heart defects in humans. *Am J Hum Genet*. 2010; 86: 839–49.

[30] Burn J, Brennan P, Little J, Holloway S, Coffey R, Somerville J, et al. Recurrence risks in offspring of adults with major heart defects: results from first cohort of British collaborative study. *Lancet*. 1998; 351: 311–16.

[31] Grobman W, Pergament E. Isolated hypoplastic left heart syndrome in three siblings. *Obstet Gynecol*. 1996; 88: 673–5.

[32] Pease WE, Nordenberg A, Ladda RL. Familial atrial septal defect with prolonged atrioventricular conduction. *Circulation*. 1976; 53: 759–62.

[33] Ferencz C, Boughman JA, Neill CA, Brenner JI, Perry LW. Congenital cardiovascular malformations: questions on inheritance. Baltimore-Washington Infant Study Group. *J Am Coll Cardiol*. 1989; 14: 756–63.

[34] Corone P, Bonaiti C, Feingold J, Fromont S, Berthet-Bondet D. Familial congenital heart disease: how are the various types related? *Am J Cardiol*. 1983; 51: 942–5.

[35] Wessels MW, Berger RM, Frohn-Mulder IM, Roos-Hesselink JW, Hoogeboom JJ, Mancini GS, et al. Autosomal dominant inheritance of left ventricular outflow tract obstruction. *Am J Med Genet A*. 2005; 134A: 171–9.

[36] Musewe NN, Alexander DJ, Teshima I, Smallhorn JF, Freedom RM. Echocardiographic evaluation of the spectrum of cardiac anomalies associated with Trisomy 13 and Trisomy 18. *J Am Coll Cardiol*. 1990; 15: 673–7.

[37] van Egmond H, Orye E, Praet M, Coppens M, Devloo-Blancquaert A. Hypoplastic left heart syndrome and 45X karyotype. *Br Heart J*. 1988; 60: 69–71.

[38] van Bon BW, Mefford HC, Menten B, Koolen DA, Sharp AJ, Nillesen WM, et al. Further delineation of the 15q13 microdeletion and duplication syndromes: a clinical spectrum varying from non-pathogenic to a severe outcome. *J Med Genet*. 2009; 46: 511–23.

[39] Tartaglia M, Mehler EL, Goldberg R, Zampino G, Brunner HG, Kremer H, et al. Mutations in PTPN11, encoding the protein tyrosine phosphatase SHP-2, cause Noonan syndrome. *Nat Genet*. 2001; 29: 465–8.

[40] Zhao Y, Ransom JF, Li A, Vedantham V, von Drehle M, Muth AN, et al. Dysregulation of cardiogenesis, cardiac conduction, and cell cycle in mice lacking miRNA-1-2. *Cell*. 2007; 129: 303–17.

[41] Hearn T, Renforth GL, Spalluto C, Hanley NA, Piper K, Brickwood S, et al. Mutation of ALMS1, a large gene with a tandem repeat encoding 47 amino acids, causes Alstrom syndrome. *Nat Genet*. 2002; 31: 79–83.

[42] Oda T, Elkahloun AG, Pike BL, Okajima K, Krantz ID, Genin A, et al. Mutations in the human Jagged1 gene are responsible for Alagille syndrome. *Nat Genet*. 1997; 16: 235–42.

[43] Newbury-Ecob RA, Leanage R, Raeburn JA, Young ID. Holt-Oram syndrome: a clinical genetic study. *J Med Genet*. 1996; 33: 300–7.

[44] Brassington AM, Sung SS, Toydemir RM, Le T, Roeder AD, Rutherford AE, et al. Expressivity of Holt-Oram syndrome is not predicted by TBX5 genotype. *Am J Hum Genet*. 2003; 73: 74–85.

[45] McElhinney DB, Geiger E, Blinder J, Benson DW, Goldmuntz E. NKX2.5 mutations in patients with congenital heart disease. *J Am Coll Cardiol*. 2003; 42: 1650–5.

[46] Carey AH, Kelly D, Halford S, Wadey R, Wilson D, Goodship J, et al. Molecular genetic study of the frequency of monosomy 22q11 in DiGeorge syndrome. *Am J Hum Genet*. 1992; 51: 964–70.

[47] Mefford HC, Sharp AJ, Baker C, Itsara A, Jiang Z, Buysse K, et al. Recurrent rearrangements of chromosome 1q21.1 and variable pediatric phenotypes. *N Engl J Med*. 2008; 359: 1685–99.

[48] Hillman K, DeVita M, Bellomo R, Chen J. Meta-analysis for rapid response teams. *Arch Intern Med*. 2010; 170: 996–7; author reply 997.

[49] D'Amours G, Kibar Z, Mathonnet G, Fetni R, Tihy F, Désilets V, et al. Whole-genome array CGH identifies pathogenic copy number variations in fetuses with major malformations and a normal karyotype. *Clin Genet*. 2011; 81: 128–41.

[50] Lazier J, Fruitman D, Lauzon J, Bernier F, Argiropoulos B, Chernos J, et al. Prenatal Array Comparative Genomic Hybridization in Fetuses With Structural Cardiac Anomalies. *J Obstet Gynaecol Can*. 2016; 38: 619–26.

[51] Lander ES, Linton LM, Birren B, Nusbaum C, Zody MC, Baldwin J, et al. Initial sequencing and analysis of the human genome. *Nature*. 2001; 409: 860–921.

[52] Snyder M, Du J, Gerstein M. Personal genome sequencing: current approaches and challenges. *Genes Dev*. 2010; 24: 423–31.

胎儿结构性心脏病

第14章 解密发育性心脏病的机制：基于基因敲除小鼠的研究

Dorota Szumska ◆ Robert Wilson ◆ Wolfgang Weninger ◆ Tim Mohun

先天性心脏病

先天性心脏病(congenital heart disease, CHD)是指出生时就存在的心脏或大血管异常，会严重损害心血管功能的疾病，是最常见的胎儿出生缺陷，影响高达 2% 的活产儿。根据英国心脏基金会(British Heart Foundation, BHF) 2018 年的统计数据，每 180 个婴儿中就有 1 个被检测出患有先天性心脏病[不包括主动脉瓣二叶畸形(bicuspid aortic valve, BAV)]，这意味着在英国每年至少增加 4 000 个患有先天性心脏病的婴儿。超过 8% 的早产儿被诊断出患有先天性心脏病，这是婴儿死亡的主要原因(高达 10%)。心脏异常占孕 20 周后死胎的 9% 以上，孕 20 周前自然流产的占 4% 以上。据估计，在欧盟，每年约有 3 000 名患有心脏缺陷的儿童死于"因胎儿畸形而终止妊娠"、晚期妊娠胎儿死亡或早期新生儿死亡。一些畸形，如主动脉瓣异常，通常在出生时并无临床表现，而随着年龄增长，后期诊断例数增加，这使得先天性心脏病的病例数只会更多[1-3]。

典型的先天性心脏病是发生在心腔间隔的发育异常[如房间隔缺损(atrial septal defect, ASD)、室间隔缺损(ventricular septal defect, VSD)和房室间隔缺损(atrioventricular septal defect, AVSD)]，流出道的形成异常[如右心室双出口(double outlet right ventricle, DORV)，共同动脉干(common arterial trunk, CAT)，大动脉转位(transposition of the great arterie, TGA)]，主动脉弓的形成异常[如主动脉缩窄、主动脉离断、动脉导管未闭(patent ductus arteriosus, PDA)]，以及流出道或房室瓣的形成的异常。虽然先天性心脏病可以是一个孤立的发育异常，但约 30% 的先天性心脏病患者表现为伴有非心脏器官受影响的综合征[4,5]。

大多数先天性心脏缺陷如果没得到治疗，要么会致死，要么会严重影响生活质量。得益于先天性心脏病的诊断、手术技术和术后护理方面的进步，其存活率在过去几十年里有了显著的提高，目前在英国约为 80%。然而，早期死亡仍然影响着其余 20% 的个体，其中大部分表现为复杂的心脏畸形。许多先天性心脏缺陷需要通过开放手术或导管手术进行姑息性、矫正性和再造性的干预，患者往往需要接受进一步的治疗，以纠正后期出现的问题。这些干预措施的效果取决于标准化和优化的临床实践，因而在不同患者之间存在较大差异。先天性心脏病存活率的关键因素是病变的类型、诊断的时间点(问题被发现的早晚)、现有的手术方法和术后存活率。其中第一个和最后一个因素是因人而异的[6,7]。

了解先天性心脏病遗传学病因的重要性

有证据表明，先天性心脏病是一种多因素疾病。多变的外显率很可能是由于多种遗传成分(不同基因突变、拷贝数变异、miRNA)错综复杂影响的结果，或者是胚胎发育过程中存在遗传因素和非遗传因素(环境)相互作用所致。大约 20% 的先天性心脏病患者表现符合单纯的孟德尔遗传定律。其余的似乎是零星散在发病的，但尽管如此，其一级亲属的风险却增加了 5 倍，这表明他们仍然有强大的遗传影响。大约 10% 的先天性心脏病是由新生突变引起的。虽然许多导致先天性心脏病的遗传因素已被确认，包括染色体异常和单基因突变，但它们仍然只占病例不到 25%，其余 75% 的病因仍不清楚[8-11]。

阐明先天性心脏病的不同遗传成分，不仅有助于我们对该病病因学的了解，而且有助于提高诊断水平，改善临床疗效和患者的预后。目前越来越多的证据表明,患者之间的遗传变异会影响先天性心脏病的医疗干预结局和生存率,包括其非心脏方面的结局(如先天性心脏病幸存者的生长限制或神经发育表现)[6]。确定心脏发生和先天性心脏病的新基因将提高对遗传模式的认识,有利于评估后代及亲属的疾病风险,并为个性化的医疗干预和护理,包括潜在的基因治疗奠定基础。

人类先天性心脏病的小鼠模型

人类先天性心脏病遗传成分的复杂性和人类基因组的巨大异质性使人类基因研究变得相当困难,而且有明显的伦理因素阻碍了人类实验性基因操作。将小鼠作为人类先天性心脏病的模型,具有不可替代的优势:已深入研究的遗传学,大量基因完全相同动物的获取途径,以及易于进行的基因操作。与其他模型生物(如青蛙或鱼类)不同,小鼠具有四腔心、分隔的流出道、体循环和肺循环,以及与人类类似的胚胎发育。因此,人类先天性心脏病的典型畸形可以在小鼠胚胎中观察到。此外,已经研究过的小鼠突变被证明能够准确地重现在诊断出的人类心脏异常中,并且在小鼠中初步鉴定和描述的数个突变的基因,与人类先天性心脏病有关的基因是相同的[12]。

破译发育障碍机制计划:解构先天性心脏病的遗传基础

破译发育障碍机制计划

破译发育障碍机制计划(deciphering the mechanisms of developmental disorders,DMDD)是一个国际研究项目,拟通过小鼠研究来扩展我们对人类先天性疾病的认识。DMDD重点研究桑格研究所小鼠遗传学项目(Sanger Institute Mouse Genetics Project)产生的胚胎期以及围生期致死突变的小鼠系。利用高分辨率三维成像技术对多个突变系胚胎进行分析,并对每个胚胎的结构发育缺陷进行鉴定和分类,同时结合了胎盘异常的平行筛选和突变胚胎早期发育阶段的高通量转录分析。

DMDD研究的规模

据估计,大约有1/3蛋白质编码基因的纯合子缺失突变会导致小鼠胚胎死亡或围生期快速死亡[13]。DMDD研究分析了其中的一小部分样本,提供了一个基于总共约7 000个基因中的246个可以被描述为"胚胎致死"基因的简介,近一半的研究品系表现出早期致死性,到妊娠中期(E9.5)没有活胚胎产生。其余的63个突变系在E14.5时进行了研究,该阶段,心脏由4个腔室组成,每个心室由自身的动脉血管引流。[小鼠胚胎根据检测到阴道栓后按天数(E)进行分期,按惯例称为E0.5,因此E9.5相当于妊娠的第10d,E14.5相当于妊娠的第15d]。

对胚胎、器官和组织结构缺陷的系统、详细的注释构成了DMDD研究的基础,DMDD对每个遗传工程小鼠品系的多个纯合子缺失突变胚胎进行了研究,以便了解每个异常的重复性。DMDD采用了一个标准化的术语来描述异常,使用的术语是由小鼠表型(mouse phenotype,MP)本体提供的。这种方法的优点在于符合小鼠研究中广泛使用的标准,其层次结构允许将数据和其他描述性本体比对,包括人体解剖和疾病的本体。然而,它并不一定符合心脏病学家使用的词汇,它的分级排列也不能准确地反映人类心脏缺陷的发育损害或临床分类的分组。尽管有这些限制,但对DMDD数据集的分析首次深入和直接地研究了哺乳动物遗传病变引起的心脏异常的范围,从而得出了遗传因素对先天性心脏病的可能影响程度。

心脏缺陷的患病率

心脏缺陷被证明是E14.5时突变胚胎中最常见的异常类型,致死性胚胎中80%存在心脏异常。总共鉴定了45种不同的心脏表型,不同程度地影响了63个品系中的51个品系(表14-1)。这些表型在患病率上差异很大,一半的表型不足4个品系。相反,在所有研究的品系中,有1/3~2/3的品系存在3种最普遍的表型。其中包括VSD(膜周和肌部)与右心室主动脉及肺动脉干异常引流。两者都构成了人类先天性心脏缺陷的重要组成部分,而且,考虑到术语上的差异,所检测到的表型列表包含了大量出生前或出生时确定的心脏缺陷谱。约1/3的异常单独发生,大多数情况是大小不一的一组缺陷,反映了发育异常的不同后果或个体突变的表型不尽相同。

表 14-1　心脏表型与患病率

命名	表型数量
膜性室间隔缺损	30
肌性室间隔缺损	28
右心室双出口	17
下腔静脉瓣异常	11
房室内膜垫异常	9
冠状静脉窦异常	9
肺动脉瓣尖形态异常	9
主动脉瓣二叶畸形	8
主动脉瓣重叠	8
右位主动脉弓	8
心包积血	7
永存主动脉干	7
肺静脉异位引流	6
大动脉转位	6
主动脉瓣形态异常	5
梳状肌形态学异常	5
单心房	5
永存右侧第六咽弓动脉	5
心脏位置或方向异常	4
房室间隔缺损	4
共干瓣膜	4
原发孔型房间隔缺损	4
左心室双出口	3
心肌致密化不良	3
主动脉瓣尖异常	2
半月瓣形态异常	2
梳状肌缺如	2
房间隔缺损	2
共同房室瓣	2
右心室双入口	2
房室瓣形态学异常	1
冠状动脉形态学异常	1
心脏循环方向异常	1
胎儿房室管形态学异常	1
心房形态学异常	1
右心房形态学异常	1
心肌致密层形态学异常	1
肺动脉瓣形态学异常	1
心房反位	1
心房发育不全	1
二叶式肺动脉瓣	
左心室双入口	1
右心室双出口伴房间隔缺损	1
心脏扩大	1
左心房异构	1
左心房发育不全	1

本表格显示了每个不同的心脏表型小鼠突变病例的数量。提供了每个表型相对患病率的指标（请注意，每一个单独的病例可以表现出多种表型，如表 14-2 所示）。

正如所预期的，无效突变的类型和数量与表型密切相关（表 14-2）。少数基因的丢失对胚胎的整体发育有着深远的影响，影响到包括心脏在内的许多组织和器官。这种突变与 10～20 种不同的心脏表型有关，这一发现反映了正常心脏发育受损的程度。绝大多数品系的心脏表型类型少得多，大多数（69%）不足 5 种，有 1/4 仅仅只有一个单一的结构缺陷。

心脏缺陷的外显率

我们之前已经证明，总体而言，在小鼠胚胎致死系中检测到的异常显示了突变胚胎之间惊人的差异，尽管这些小鼠具有相同的近交遗传背景[14]。受影响的胚胎往往表现出重叠但不同的表型，而且在基因上完全相同的突变胚胎之中的每个个体表型的外显率可能有很大的差异。这指向了结构异常的病因中存在一些尚未被理解的随机因素[14]。在心脏异常中同样也观察到相似的结果。受影响的小鼠品系中许多小鼠表现出较低的外显率（图 14-1）。值得注意的是，这三种是例外［膜周部室间隔缺损（perimembraneous ventricular septal defect，pVSD）、肌部室间隔缺损（muscular ventricular septal defect，mVSD）、DORV］，同时也是最常见的三种异常。

心脏缺陷的类型

通过小鼠表型本体（mouse phenotype ontology）的分级结构来总结心脏缺陷具有局限性，所以使用单个表型进行分组，根据心脏受影响的部分，将表型（MP）进行区分和解释是有道理（表 14-3）。这种方法可以对畸形提供一个方便的结构化的概述，而且无偏倚筛查是极有成效的，可以发现心脏畸形及其潜在的遗传决定因素之间的新关联。例如，在所研究的全部胚胎致死系中，60% 检测到有 VSD，在表现为任一类型心脏异常的所有品系中，有 3/4 存在 VSD。值得一提的是，在人类中，30%～60% 的先天性心脏病患儿存在 VSD。房室间隔（ASD）缺损则很少见，在检查的 9 个品系中仅发现 1 个，在 7 个伴有心脏缺损的品系中仅有 1 个。也许更应注意的是，在 E14.5 时检查所有胚胎致死系，有 1/3 的胚胎致死系显示这些异常可影响成襻心管的流出道转化为大动脉血管——主动脉和肺动脉干，这两条血管分别引流左心室和右心室的血液。以下缺陷如 DORV、

表 14-2 不同品系表型数量表

位点基因符号	各类心脏表型例数	位点基因符号	各类心脏表型例数
Sh3pxd2a⟨tm1b(EUCOMM)Wtsi⟩	20	*Pdzk1*⟨tm2b(EUCOMM)Wtsi⟩	3
Brd2⟨em2Wtsi⟩	16	*Slc5a7*⟨tm1a(KOMP)Wtsi⟩	3
Rpgrip1l⟨tm1a(EUCOMM)Wtsi⟩	16	*Xpnpep1*⟨tm1a(KOMP)Wtsi⟩	3
Cc2d2a⟨tm1a(EUCOMM)Wtsi⟩	14	*Arid1b*⟨tm1b(EUCOMM)Hmgu⟩	2
4933434E20Rik⟨tm1a(EUCOMM)Wtsi⟩	12	*Cmip*⟨tm1a(EUCOMM)Wtsi⟩	2
Smg9⟨tm1b(EUCOMM)Wtsi⟩	12	*Crim1*⟨em1Wtsi⟩	2
Ssr2⟨tm1b(EUCOMM)Wtsi⟩	11	*Cyfip2*⟨tm1a(EUCOMM)Wtsi⟩	2
Chtop⟨tm1a(EUCOMM)Wtsi⟩	10	*Nxn*⟨tm1b(EUCOMM)Wtsi⟩	2
Anks6⟨tm1b(KOMP)Wtsi⟩	8	*Polb*⟨tm1a(KOMP)Wtsi⟩	2
Actn4⟨tm1a(EUCOMM)Wtsi⟩	7	*Prkab1*⟨Gt(RRR454)Byg⟩	2
Cfap53⟨em2Wtsi⟩	7	*Syt1*⟨tm1a(EUCOMM)Wtsi⟩	2
H13⟨tm1b(KOMP)Wtsi⟩	7	*Trim45*⟨tm1a(KOMP)Wtsi⟩	2
Atp11a⟨tm1a(KOMP)Wtsi⟩	6	*1700067K01Rik*⟨tm2a(KOMP)Wtsi⟩	1
Col4a3bp⟨tm1a(KOMP)Wtsi⟩	6	*Adcy9*⟨tm1b(EUCOMM)Wtsi⟩	1
Oaz1⟨tm2e(EUCOMM)Wtsi⟩	6	*Camsap3*⟨tm1a(EUCOMM)Wtsi⟩	1
Traf6⟨tm2a(EUCOMM)Wtsi⟩	6	*Chst11*⟨tm1a(KOMP)Wtsi⟩	1
Dhx35⟨tm1b(EUCOMM)Wtsi⟩	5	*Cpt2*⟨tm1b(KOMP)Wtsi⟩	1
Psph⟨tm1a(EUCOMM)Hmgu⟩	5	*Cyp11a1*⟨tm1b(EUCOMM)Hmgu⟩	1
Tcf7l2⟨tm1a(EUCOMM)Wtsi⟩	5	*D930028M14Rik*⟨tm1a(EUCOMM)Wtsi⟩	1
Cir1⟨tm3a(KOMP)Wtsi⟩	4	*Fam46c*⟨tm1b(KOMP)Wtsi⟩	1
Npat⟨tm1b(EUCOMM)Wtsi⟩	4	*Gm5544*⟨tm1a(KOMP)Wtsi⟩	1
Prmt7⟨tm1a(EUCOMM)Wtsi⟩	4	*Mybphl*⟨tm1b(KOMP)Wtsi⟩	1
Prrc2b⟨tm1a(EUCOMM)Wtsi⟩	4	*Otud7b*⟨tm1b(EUCOMM)Wtsi⟩	1
Adamts3⟨tm1b(KOMP)Wtsi⟩	3	*Pth1r*⟨tm1a(EUCOMM)Hmgu⟩	1
Atg16l1⟨tm1a(EUCOMM)Wtsi⟩	3	*Rala*⟨tm1a(EUCOMM)Wtsi⟩	1
Capza2⟨tm1b(KOMP)Wtsi⟩	3		

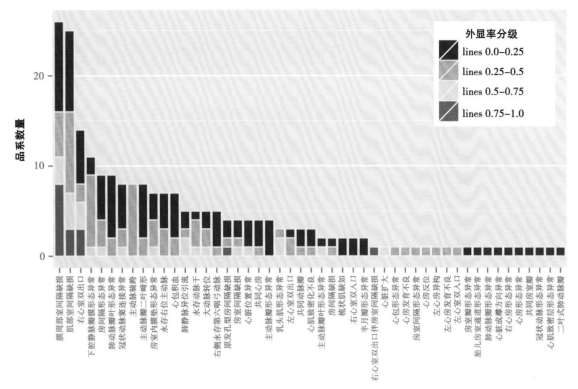

图 14-1　突变胚胎中观察到心脏表型的患病率和外显率。哺乳动物表型本体术语的频率分析数据显示，这些术语与所研究的致死系和亚成活系中的心脏缺陷有关。颜色表示属于每个本体术语的每个不同外显类别的品系数目。这些数据是根据品系频率排序的，随后根据在外显类别中的数量排序

表 14-3　不同类型心脏缺陷的分类

类别	不同表型的品系数目	品系数目占比/%	心脏异常品系占比/%
室间隔-心室	38	58%	75%
膜周部室间隔缺损	30		
肌部室间隔缺损	28		
室间隔-心房	7	11%	14%
原发孔型房间隔缺损	4		
共同心房	5		
房间隔缺损	2		
流出道分隔	24	36%	47%
右心室双出口	17		
主动脉骑跨	8		
永存动脉干	7		
左心室双出口	3		
右心室双出口伴房室间隔缺损	1		
大动脉转位	6		
共同动脉瓣	4		
瓣膜	16	24%	31%
二叶式肺动脉瓣	1		

续表

类别	不同表型的 品系数目	品系数目 占比/%	心脏异常品 系占比/%
主动脉瓣尖形态异常	2		
半月瓣形态异常	2		
主动脉瓣形态异常	5		
肺动脉瓣形态异常	1		
主动脉瓣二叶畸形	8		
肺动脉瓣尖形态异常	9		
房室连接	12	18%	24%
房室间隔缺损	4		
房室瓣形态异常	1		
共同房室瓣	2		
胎儿房室管形态异常	1		
房室内膜垫形态异常	9		
心腔形态	10	15%	20%
心脏扩大	1		
左心房发育不良	1		
乳头肌缺如	2		
心肌致密化不良	3		
右心房形态异常	1		
心房形态异常	1		
心脏位置或方向异常	4		
心房发育不良	1		
心肌致密层形态异常	1		
乳头肌形态异常	5		
流入道	16	24%	31%
左心室双入口	1		
右心室双入口	2		
肺静脉异位引流	6		
下腔静脉瓣异常	11		
冠状动脉	10	15%	20%
冠状动脉窦连接异常	9		
冠状动脉形态异常	1		
位置	2	3%	4%
心房反位	1		
左心房异构	1		
其他	15	23%	29%
永存右侧背主动脉	8		
心包积液	7		
永存右侧第六咽弓动脉	5		

主动脉骑跨(overriding aortic, OA)、TGA 和永存动脉干(persistent truncus arteriosis, PTA)等共同影响了有心脏缺陷的半数品系，这或许也证明了发育过程的复杂性。

小鼠胚胎致死系的特异性心脏缺陷

隔膜缺损

多达 5% 的新生儿患有室间隔缺损，但大多数病变都很小，而且在第一年内就会闭合。那些没有闭合的病变几乎占所有先天性心脏病的 40%。室间隔缺损可以是孤立的畸形，也可以是更大的心脏缺陷的一部分，并且通常是复杂的先天性心脏畸形的一个重要表现，如法洛四联症(tetralogy of Fallot, TOF)或许多影响其他器官的综合征[如迪格奥尔格综合征(DiGeorge syndrome, DGS)]。室间隔缺损的病因是异质性的，既有强大的遗传成分，也有已证实的环境影响。室间隔缺损与许多染色体综合征有关，也与综合征和非综合征病例中的拷贝数变异和单基因突变有关。然而，仍有大量病例无法解释其病因[15]。任一类型的室间隔缺损引起的主要生理问题是室间血流分流。其影响的严重程度取决于室间隔缺损的大小和定位、心室间的分流量以及如主动脉瓣脱垂和流出道梗阻等继发性心脏异常的发展程度[16]。

在正常发育过程中，一个共同的心室腔从早期成襻的心管中凸出来，室间隔(IVS)从顶端到基底的生长将此心室腔逐渐分为左心室和右心室。在 E14.5 时，此间隔完全形成，其顶部与房室交界处支撑房室内膜垫和房间隔的复合体融合。室间隔的最终关闭以及主动脉根部和右心室之间的分隔形成了一个四腔心脏，左右心室分别由各自的动脉血管引流[17]。

在没有其他明显的形态学异常的情况下，在 E14.5 时诊断小鼠胚胎的室间隔缺损，需要特别关注其精确的发育阶段，以便从正常或延迟发育的状态中区分潜在畸形[18,19]。然而，死亡胚胎中最常见表型之一是心室分隔的最后阶段障碍，导致静脉窦嵴和房室连接处组织存在间隙，即膜周性室间隔缺损(图 14-2；比较 A 和 C)。同样，突变胚胎还可以表现另一类型的室间隔缺损，即室间隔顶部下方的区域存在异常的分流通道，这种通道位于分隔的肌肉部分，因此被称为"肌部室间隔缺损"(图 14-2；B)。

虽然正常情况下哺乳动物胚胎和胎儿心脏也会存在心房间交通，但在 DMDD 研究的突变系中也可以检测到房间隔结构的异常。ASD 是人类第二大常见的先天性心脏病，每 1 500 个活产儿中就有 1 例。在几乎一半的病例中，心房间的通道在 2 岁前就会自发关闭，而且小的开口不会引起任何不良症状，因此房间隔缺损也是成人最常见的心脏异常。虽然 ASD 可能完全没有症状，但较大的病变可能带来较为严重的影响，包括右心扩大(由于左向右分流)、房室瓣功能不全、心房颤动、肺动脉高压或卒中。ASD 与 Down 综合征、迪格奥尔格综合征或 Ellis-VanCreveld 综合征等遗传病密切相关，是单基因遗传性心血管上肢畸形综合征(Holt-Oram syndrome, HOS)的一个表现。患有 ASD 的成年人有 10% 的风险生出同样心脏异常的孩子，但是并未发现太多的相关基因[20,21]。到 E14.5，小鼠房间隔已经从心房顶部背侧向下生长，通过一个厚厚的被称为"心室脊"或"背侧间质突起"的组织支架与房室内膜垫融合，房间隔的最背侧区域已经形成的与房顶相邻的孔隙保持开放即为心房间的交通。在严重的房间隔缺损病例中房间隔和与之融合的整个支架结构都缺失。因此，不仅心房内左右交通的障碍不存在，连接到房室交界处的其他结构(二尖瓣和三尖瓣)也受到影响(图 14-2，比较图中 C 和 D)。

流出道缺损

胚胎流出道的成功分隔需要流出道内分隔垫的形成和融合、主动脉和肺动脉通道分离成独立且具有壁结构的血管、动脉瓣的形成以及两个动脉根部的分离(通过分隔垫融合和室间隔形成来实现的)。此外，这些形态和空间结构的转变依赖于几个不同的细胞群(心脏神经嵴和来源于第二心区前部的细胞)向流出道和右心室的迁移[22,23]。

从发育的角度来看，基因突变可以破坏这样一个复杂过程。观察到的缺陷谱提供了一面"镜子"，显示了由一个共同流出道转化为与特定腔室连接的动脉血管的连续阶段(图 14-3)，在正常发育过程中，引流右心室的共同流出道的主要流出道内膜垫(隔和顶)融合，分离出主动脉和肺动脉通道。这些血管在生理上分离成为不同的、具有壁结构的血管，然后分隔从远端(毗邻主动脉囊)向右心室的入口方向推进。在流出道的中间部分，夹层垫的存在引导动脉瓣原基的形成，当血

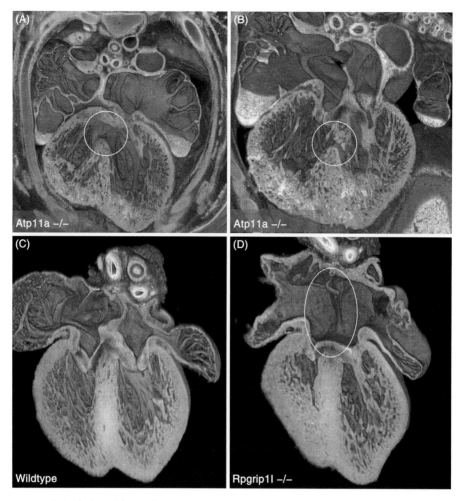

图 14-2　在胚胎致死系中,心房和室间隔的缺陷是常见的。图 A 和图 B:3D 模型的胚胎心脏,来自编码膜 ATP 酶的 *Atp11a* 基因的纯合缺失突变体。模型在胸部水平进行横切,以显示心脏的四腔视图。图 A 和图 B 分别显示膜周部和肌部室间隔缺损(圈内)。请注意,心耳处的附壁血栓尤为明显。C 图显示了一个取自 E14.5 期心脏的正常四腔视图;D 图显示了 *Rpgrip1l* 基因的纯合缺失突变体获得的心脏的等效视图,该基因编码睫状体蛋白质组的一个组成部分。请注意心房连到房室交界处的组织成分大部分丧失,导致 ASD(原发孔型)

管分隔进行到这一区域时,这些动脉瓣原基成为控制各自血管入口的主动脉瓣和肺动脉瓣。分隔的完成意味着最近端区域的流出道内膜垫互相融合,然后与房室内膜垫融合,这样就关闭了剩余的心室间交通,由主动脉根部直接引流左心室的血流。一些胚胎的致死突变阻碍了最后一步,导致动脉血管和右心室("右心室双出口")之间的连接保留(图 14-3,A 和 B)。另一些突变则阻碍了更早发生的两个瓣膜原基的分离。因此,虽然形成了独立的动脉血管,但它们与右心室有着共同的连接,拥有一个独立的或共同的瓣膜(图 14-3,C、D 和 E)。最严重的畸形会干扰其发育序列的最早阶段,即使在最远端的区域也不会发生明显的动脉血管分隔。本来两条独立的通道将共用单一的流出道血管,这个流出道连接到右心室[CAT

或永存动脉干(persistent truncus arteriosis,PTA)](图 14-3,F)。

有趣的是,不同的致死突变不仅影响流出道发育的不同阶段,DMDD 项目还确定了两个均可产生整个缺陷谱的基因(图 14-4)。这两个基因即 *Psat1* 和 *Psph1*,编码将 3-磷酸甘油酸转化为 L-丝氨酸的代谢途径的 3 种酶中的 2 种(图 14-5)。这两个突变都可导致严重的胚胎异常,最严重的会影响颅面发育,也导致发育迟缓和水肿。*PSAT1*、*PSPH* 和第三个成员 *PHGDH* 的突变都与严重但罕见的 Neu-Laxova 综合征(OMIM:616038 和 OMIM:256520) 有关,这种疾病对胎儿发育有类似的灾难性影响,可导致胎儿或新生儿死亡[24,25]。DMDD 数据表明,流出道发育缺陷也可能是严重 L-丝氨酸缺乏的另一个后果,这个缺乏

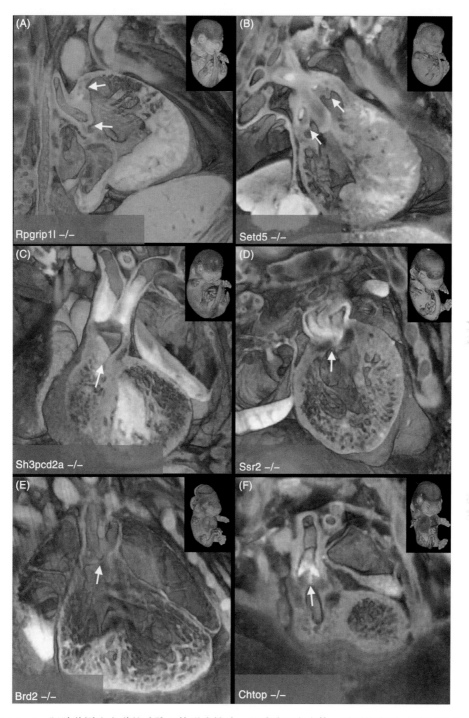

图 14-3 胚胎共同流出道的动脉血管形成缺陷。胚胎致死突变体一系列的表型,对应于升主动脉和肺动脉干的形成异常,伴随各自的主动脉瓣和肺动脉瓣形成异常。A 和 B 显示来自 *Rpgrip1l* 和 *Setd5* 突变体的例子,其中两条血管都发自右心室[右心室双出口(double outlet right ventricle,DORV)],每个动脉根部均有各自的瓣膜。*Ssr2* 基因的纯合缺失突变体(D)显示了类似的表型,只是两条动脉血管共用一个瓣膜。C 和 E 分别显示缺乏 *Sh3pcd2a* 和 *Brd2* 基因的突变体,都表现为一条共同动脉根部,与主动脉分离的单瓣膜,肺动脉主干明显距右心室较远。F 显示了一个缺乏 *Chtop* 基因的胚胎,流出道血管完全未形成,仅保留一条共同动脉干,是这一系列中最极端的表型。在每个图上,动脉瓣以箭头指示

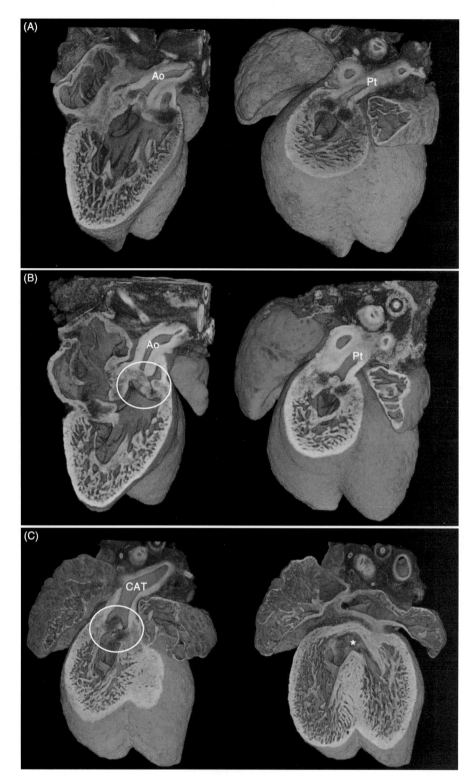

图 14-4　缺乏编码磷酸丝氨酸磷酸酶 *Psph1* 基因的胚胎,会显示出流出道全程异常。
A-C 显示在 E14.5 期该突变体心脏的 3D 模型。在 A 中,主动脉(Ao)和肺动脉干(Pt)均
由右心室发出。左图和右图显示两条血管分别从矢状面和冠状面连接到右心室。在 B
中显示的心脏可见类似 A 的动脉血管的排列,除了两者的入口是一个共同的单一的瓣
膜。C 显示了另一个 *Psph1* 突变体的心脏,冠状切面显示了一个共同的动脉干(CAT)发
自右心室,与之相伴的是一个单一的畸形的瓣膜。更深层次的切面显示了一个与流出道
异常相关的较大的室间隔膜周部缺损(星号所示)

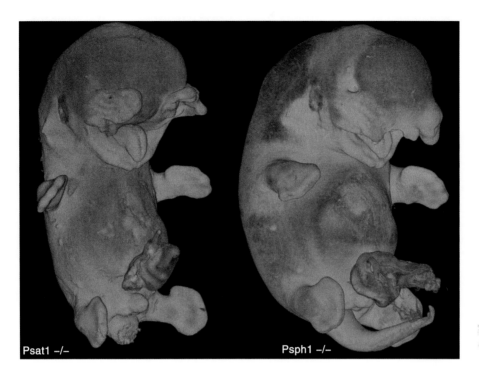

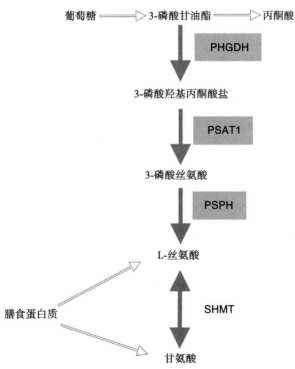

图 14-5　突变靶点在丝氨酸代谢途径中的突变体具有类似的缺陷。L-丝氨酸合成的一个主要途径（从 3-磷酸甘油酯）需要三个步骤，由 *Phgdh*、*Psat1* 和 *Psph1* 基因编码的酶催化。所有这三个基因都被报道为"胚胎致死"。*Psph1* 和 *Psat1* 的突变体（由 DMDD 分析）表现出类似的、明确的异常谱系，可影响许多器官系统，包括面部、四肢和心脏。在人类中，这三个基因的突变都与罕见疾病 Neu-Laxova 综合征有关

可影响整个发育过程，并且与我们所观察到的畸形谱相符。

主动脉瓣二叶畸形

半月瓣异常是我们筛查中最常见的心脏表型之一（占所有分析病例的 24%），在 8 个突变体（占所有病例的 12%）中检测到主动脉瓣二叶畸形（bicuspid aortic valve，BAV）（图 14-6）。

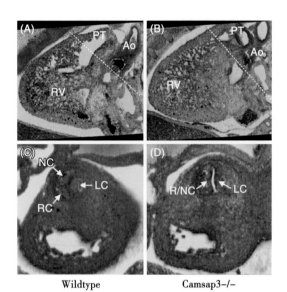

图 14-6　BAV 是胚胎致死系的常见缺陷。A 和 B 分别显示相应的野生型和 Camsap3-/-胚胎心脏的矢状切面，以及在 C 和 D 所显示切面取自 A 和 B 中所对应的位置和角度。肺动脉干（PT）和主动脉的出口（Ao）已标出。C 显示一个野生型心脏的横切面，该切面显示主动脉瓣的三个瓣叶，右冠瓣（RC）、左冠瓣（LC）和无冠瓣（NC）。D 显示了一个 Camsap3-/-心脏的横切面：右冠瓣和无冠瓣（R/NC）在突变体似乎是融合的。右心室（RV）在 C、D 中均已标记

在人类中，BAV 是最常见的心脏先天性疾病，影响了全球近 2% 的人口，以男性和白人群体居多，是由于发育中的瓣膜小叶之间的异常融合所引起的结构性缺陷，主动脉瓣仅有 2 个瓣叶而非 3 个瓣叶。BAV 在出生时和生命早期大多是无症状的，但随着年龄增大最终会导致严重的心脏并发症，包括主动脉破裂等，因此具有很高的死亡风险。超过 1/3 的患者因主动脉狭窄、反流和关闭不全以及主动脉壁异常而出现危及生命的后果；高达 80% 的 BAV 病例会发展为胸主动脉瘤，其中主动脉夹层的风险高出 9 倍。综合考虑该病的发病率和死亡率，BAV 造成的过早死亡比其他所有先天性心脏病的总和还要多。在大多数情况下，拯救 BAV 并发症生命的唯一治疗方法是瓣膜

和/或升主动脉置换术。由于 BAV 往往在出现严重的心脏后果之前一直没有症状，包括心脏相关的猝死（主动脉断裂），因此，能够及早发现高危患者，以便进行有效的治疗是极其重要的[26-28]，就此而言，识别与 BAV 相关的遗传因素是极其重要的。

上文提到 BAV 的患病率和远期预后，令人惊讶的是，人们对这种缺陷的病因知之甚少。主动脉瓣二叶畸形存在于多种遗传综合征中（如马方综合征、特纳综合征、威廉姆斯综合征、HOS），也发生在非综合征和具有明显家族聚集性的孤立病例中，其遗传性可能高达 89%，表明可能存在高度的遗传因素影响。高达 21% 的一级亲属诊断出同样的畸形，高达 32% 的一级亲属被发现主动脉根部扩张，这往往是 BAV 的一个相关表现。尽管如此，唯一一个与人类主动脉瓣疾病有明确联系的基因是 NOTCH1（OMIM：190198），但该基因的突变可能只能解释不到 10% 的病例。在少数患者和动物模型中，只有少数其他基因和少数染色体区域与 BAV 相关，显然还有更多与 BAV 相关的基因有待发现[29]。

在我们筛查中发现的 8 个突变体此前并未与 BAV 或主动脉瓣发育相关。令人兴奋的是，其中一个基因 Capza2 的人类染色体位置恰好与先前确定的与左心发育不良综合征（HLHS）和 BAV（7q31.2）有关的区域精确重叠；Sh3pxd2a 基因位点在另一个这样的区域 10q22 附近[30]。

这些缺陷在 E14.5 时其外显率介乎 11%~30%。值得关注的是，在 DMDD、Setd5 分析的极早期胚胎致死突变体中，在 E14.5 筛查中存活的纯合子胚胎很少，而在杂合子胚胎中检测到了 BAV。在 3 个突变体中，主动脉瓣二叶畸形患者伴有其他心脏异常，最常见的是 VSD，但也有流出道畸形（DORV 和 TGA）。在其余 5 个突变体中，主动脉瓣二叶畸形是唯一存在的心脏畸形。但是，所有 8 个突变体都存在非心脏畸形。骨骼异常，如骨化障碍和椎体融合是最常见的（在 5 个突变体中出现）。这与人类的观察结果一致，主动脉瓣二叶畸形常是结缔组织疾病［如马方综合征、Loeys-Dietz 综合征和血管性埃勒斯-当洛斯综合征（Ehlers-Danlos syndrome）］的表现之一，主动脉瓣的发育依赖于所有结缔组织细胞外基质的正确形成和延续[29]。此外，另两个（Camsap3 和 Capza2）不表现出骨骼畸形和主动脉瓣二叶畸形的基因，却是编码细胞骨架的重要调控元件。细胞骨架

重排或完整性丧失与主动脉瓣成熟有关[28]。

DMDD 研究的 BAV 突变体提供了令人信服的例子，说明筛查小鼠胚胎致死突变体可以识别并再现人类先天性心脏畸形的发育异常。这些结果也说明，可能还有更多调节主动脉瓣正常（和异常）发育的基因尚未被发现。重要的是，DMDD 发现的新候选基因都不属于 NOTCH 信号通路，因此，这些基因的鉴定可能指向其他通路，对这些通路的干扰是基因导致 BAV 的基础。

结论

从带有致死性突变的小鼠胚胎突变体中筛查胚胎是鉴定先天性心脏病新候选基因的一种非常有效的方法，即使是非常有限的 DMDD 计划也为进一步的研究提供了丰富的资源。这在一定程度上反映了哺乳动物胚胎发育取决于心血管系统的功能。正常的心脏发生是一个长期和复杂的过程，目前我们的了解非常有限。然而，很明显，任

何心脏基因调控模式的扰乱或编排心脏形态发生的干扰，都可能导致发育异常或胎儿死亡。侧重于胚胎致死性突变研究的一个特别的优势是，无论是基因表达的位点还是其可能的功能，筛查都具有"无偏倚"的性质。这是一个特别适用于识别可能导致先天性心脏病基因和通路（调节或代谢）破坏的方法。例如，L-丝氨酸的生物合成所需酶的突变本身可能不是影响心脏引流的先天性缺陷的重要原因，但它们的鉴定表明，通过某种原因引起的丝氨酸水平紊乱可能是造成共同动脉干等异常的潜在因素之一。对这些通路的进一步研究将有助于揭示环境因素在先天性心脏病发病机制中的作用。

鸣谢

我们要感谢所有 DMDD 项目的参与者，感谢他们为本章所依据的研究做出的贡献。

（翻译　夏珣　审校　祝鑫瑜）

参考文献

[1] McGovern E, Sands AJ. Perinatal management of major congenital heart disease. *Ulster Med J*. 2014; 83: 135–9.

[2] Jorgensen M, McPherson E, Zaleski C, Shivaram P, Cold C. Stillbirth: the heart of the matter. *Am J Med Genet A*. 2014; 164A: 691–9.

[3] Dolk H, Loane M, Garne E, European Surveillance of Congenital Anomalies (EUROCAT) Working Group. Congenital heart defects in Europe: prevalence and perinatal mortality, 2000 to 2005. *Circulation*. 2011; 123: 841–9.

[4] Hoffman JI, Kaplan S. The incidence of congenital heart disease. *J Am Coll Cardiol*. 2002; 39: 1890–900.

[5] Chaix MA, Andelfinger G, Khairy P. Genetic testing in congenital heart disease: a clinical approach. *World J Cardiol*. 2016; 8: 180–91.

[6] Russell MW, Chung WK, Kaltman JR, Miller TA. Advances in the Understanding of the Genetic Determinants of Congenital Heart Disease and Their Impact on Clinical Outcomes. *J Am Heart Assoc*. 2018; 7: e006906.

[7] Weissberg P (ed.). *Children and Young People Statistics 2013*. London: British Heart Foundation, 2013.

[8] Fahed AC, Nemer GM. Genetic Causes of Syndromic and Non-syndromic Congenital Heart Disease. In D Cooper and J-M Chen, eds., *Mutations in Human Genetic Disease*. London: IntechOpen, 2012.

[9] Fahed AC, Gelb BD, Seidman JG, Seidman CE. Genetics of congenital heart disease: the glass half empty. *Circ Res*. 2013; 112: 707–20.

[10] Leatherbury L, Berul CI. Genetics of congenital heart disease: is the glass now half-full? *Circ Cardiovasc Genet*. 2017; 10: e001746.

[11] Waardenberg AJ, Ramialison M, Bouveret R, Harvey RP. Genetic networks governing heart development. *Cold Spring Harb Perspect Med*. 2014; 4: a013839.

[12] Moon A. Mouse models of congenital cardiovascular disease. *Curr Top Dev Biol*. 2008; 84: 171–248.

[13] Dickinson ME, Flenniken AM, Ji X, Teboul L, Wong MD, White JK, et al. High-throughput discovery of novel developmental phenotypes. *Nature*. 2016; 537: 508–514.

[14] Wilson R, Geyer SH, Reissig L, Rose J, Szumska D, Hardman E, et al. Highly variable penetrance of abnormal phenotypes in embryonic lethal knockout mice. *Wellcome Open Res*. 2016; 1: 1.

[15] Bellmann K, Perrot A, Rickert-Sperling S. *Human Genetics of Ventricular Septal Defect*. In S Rickert-Sperling, R Kelly, D Driscoll, eds., *Congenital Heart Diseases: The Broken Heart*. Vienna: Springer, 2016.

[16] Penny DJ, Vick GW 3rd. Ventricular septal defect. *Lancet*. 2011; 377: 1103–12.

[17] Schoenwolf GC, Bleyl S, Brauer P, Francis-West P. *Larsen's Human Embryology*, 5th edn. Philadelphia: Churchill-Livingstone, 2014.

[18] Geyer SH, Reissig L, Rose J, Wilson R, Prin F, Szumska D, et al. A staging system for correct phenotype interpretation of mouse embryos harvested on embryonic day 14 (E14.5). *J Anat*. 2017; 230: 710–19.

[19] Geyer SH, Reissig LF, Hüsemann M, Höfle C, Wilson R, Prin F, et al. Morphology, topology and dimensions of the heart and arteries of genetically normal and mutant mouse embryos at stages S21-S23. *J Anat*. 2017; 231: 600–614.

[20] Webb G, Gatzoulis MA. Atrial septal defects in the adult: recent progress and overview. *Circulation*. 2006; 114: 1645–53.

[21] Khan R, Jay PY. Human Genetics of Atrial Septal Defect. In S Rickert-Sperling, R Kelly, D Driscoll, eds., *Congenital Heart Diseases: The Broken Heart*. Vienna: Springer, 2016.

[22] Lin CJ, Lin CY, Chen CH, Zhou B, Chang CP. Partitioning the heart: mechanisms of cardiac septation and valve development. *Development*. 2012; 139: 3277–99.

[23] Anderson RH, Webb S, Brown NA, Lamers W, Moorman A.

Development of the heart: (3) formation of the ventricular outflow tracts, arterial valves, and intrapericardial arterial trunks. *Heart.* 2003; 89: 1110–18.

[24] Shaheen R, Rahbeeni Z, Alhashem A, Faqeih E, Zhao Q, Xiong Y, et al. Neu-Laxova syndrome, an inborn error of serine metabolism, is caused by mutations in PHGDH. *Am J Hum Genet.* 2014; 94: 898–904.

[25] Acuna-Hidalgo R, Schanze D, Kariminejad A, Nordgren A, Kariminejad MH, Conner P, et al. Neu-Laxova syndrome is a heterogeneous metabolic disorder caused by defects in enzymes of the L-serine biosynthesis pathway. *Am J Hum Genet.* 2014; 95: 285–93.

[26] Martin PS, Kloesel B, Norris RA, Lindsay M, Milan D, Body SC. Embryonic Development of the Bicuspid Aortic Valve. *J Cardiovasc Dev Dis.* 2015; 2: 248–72.

[27] Mathieu P, Bossé Y, Huggins GS, Della Corte A, Pibarot P, Michelena HI, et al. The pathology and pathobiology of bicuspid aortic valve: State of the art and novel research perspectives. *J Pathol Clin Res.* 2015; 1: 195–206.

[28] Combs MD, Yutzey KE. Heart valve development: regulatory networks in development and disease. *Circ Res.* 2009; 105: 408–21.

[29] Freeze SL, Landis BJ, Ware SM, Helm BM. Bicuspid aortic valve: a review with recommendations for genetic counseling. *J Genet Couns.* 2016; 25: 1171–8.

[30] Hinton RB, Martin LJ, Rame-Gowda S, Tabangin ME, Cripe LH, Benson DW. Hypoplastic left heart syndrome links to chromosomes 10q and 6q and is genetically related to bicuspid aortic valve. *J Am Coll Cardiol.* 2009; 53: 1065–71.

胎儿结构性心脏病

第15章　先天性心脏病宫内介入治疗

Helena M. Gardiner

引言

　　先天性心脏病宫内介入治疗与胎儿的其他治疗方法不同,无法通过随机对照试验(randomized controlled trial,RCT)进行验证,如双胎输血综合征(twin-twin transfusion syndrome,TTTS)[1]无法通过RCT验证其最佳治疗方案。由于缺少合适的对照组,大多数关于胎儿心脏干预的研究只能勉强达到三级临床证据的标准,因此对于这些研究的临床价值存疑,能否普遍适用于结构性心脏病的胎儿也值得商榷。

　　胎儿宫内治疗的目的是早期纠正潜在的解剖或生理异常,减少先天性心脏病导致的继发性损害,从而得到更好的妊娠结局。胎儿半月瓣狭窄(主动脉瓣或肺动脉瓣狭窄/闭锁)或限制性房间隔(restrictive interatrial septum)的治疗是从产后个体的管理演变而来的。然而,自从本书第1版出版以来,关于优化病例选择和提高胎儿先天性心脏病治疗疗效的资料越来越多,使得胎儿心脏干预更具现实意义和可选择性。作为一项新兴技术,先天性心脏病宫内介入治疗也需要仔细评估。一个具有潜在治疗作用的新型母体吸氧试验[2,3]已在临床研究当中;孕妇连续数周每日吸氧几小时的治疗方法,被认为有助于促进左心结构发育、改善诸如主动脉缩窄(coarctation of the aorta,CoA)和潜在左心发育不良(borderline-sized left heart)疾病的预后,可能有助于降低先天性心脏病患儿产后进行大手术的风险[4-6]。

胎儿先天性心脏病宫内治疗的基本原理

　　胎儿瓣膜成形术[7]最初用于治疗先天性严重主动脉瓣狭窄(aortic stenosis,AoS),当时AoS

介入治疗效果及出生后外科手术效果均不理想,对于左心发育不良综合征(hypoplastic left heart syndrome,HLHS)姑息性手术几乎没有成功的案例。过去20年,单心室(univentricular)或双心室(biventricular,BV)循环纠治的外科手术方式得到了长足进步,因此,除非证明胎儿介入手术能足够获益,否则这种治疗方法仍缺乏足够的证据支持。越来越多的证据表明,良好的BV循环比单心室循环更能使患儿得到更好的近期或远期结局。临界成功(borderline successful)特别是形态学上以右心室为主的BV循环[8-10],与高发病率和高死亡率具有明显相关性。因此,胎儿宫内治疗的目的不仅仅是使患儿得到BV循环纠治,更重要的是通过治疗促进心肌和肺血管床的发育,提高单心室或BV手术的治疗效果。

　　胎儿瓣膜成形术可用于治疗严重的AoS(图15-1和图15-2)、肺动脉瓣狭窄(PS)和室间隔完

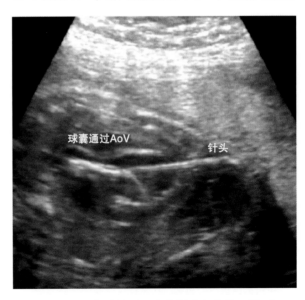

图15-1　超声引导下经皮穿刺进入胎儿心脏,在22周时进行胎儿主动脉瓣成形术。经针头置入的短冠状动脉球囊在指引导丝的引导下经过胎儿胸部穿过主动脉瓣(AoV)

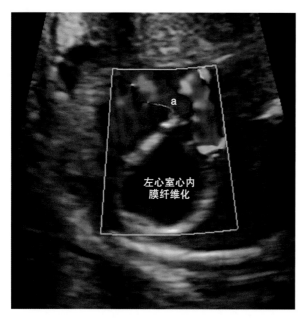

图 15-2 二尖瓣狭窄、左心室扩张、心房水平（a）左向右分流（红色）的胎儿心脏中行胎儿主动脉瓣成形术。四腔心切面显示左心室心内膜弹力层增生（EFE），即使成功施行胎儿主动脉瓣成形术，EFF 可能也会影响左心室舒张功能，并与远期肺动脉高压相关

整型的肺动脉瓣闭锁（PAIVS）（图 15-3）。而球囊房间隔造口术和支架置入术可以有效地打开肥厚或闭合的完整的房间隔，后者通常伴随 AoS 或 HLHS（图 15-4）。除了用于提高某些患儿行 BV 循环纠治的机会外，这些方法也用于延长合并水肿的妊娠，特别是全身静脉压力增高导致三尖瓣

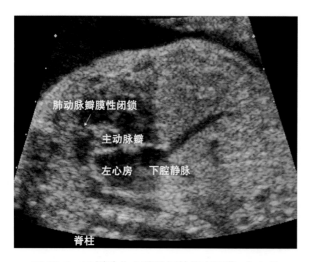

图 15-3 25 周胎儿心脏的短轴超声图像，中心是 AoV，周围被右心包裹。这是进行胎儿肺动脉瓣成形术的理想位置。可见左心房和下腔静脉。在室间隔完整型肺动脉瓣闭锁病例中，胎儿肺动脉瓣成形术的穿刺针可以通过子宫壁经胎儿胸部直接到达肺动脉瓣（PV）

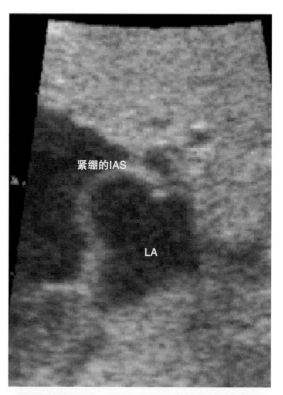

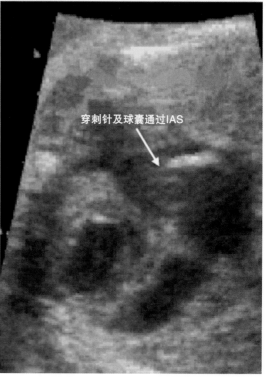

图 15-4 妊娠 23 周左心发育不全综合征的胎儿四腔心切面，可见紧绷的房间隔（IAS），卵圆孔瓣从窄小的左心房（LA）膨向右心房。胎儿房间隔成形术的进入路径为胎儿肋骨后方，穿刺针穿过左心房壁和房间隔。导丝和球囊穿过房间隔，球囊内打入 18 个大气压，共 3 次。术后房水平分流通畅，患儿顺利进行 Norwood 手术，无肺动脉高压

反流[11,12]继发循环障碍时[11,12]。房间隔增厚的胎儿可能出现继发性肺损伤,手术的另一个目标是减少肺损伤的发病率和严重程度,从而改善HLHS患者的单心室纠治手术预后[13,14]。

母体抗Ro/La抗体通过胎盘[15]进入胎儿体内后,导致胎儿完全性房室传导阻滞,人们试图通过胎儿起搏治疗提高心率。这种疾病比较罕见,完全性房室传导阻滞的胎儿从宫内治疗中获益的可能性不大[16,17],尽管糖皮质激素被认为有利于预防胎儿日后出现心肌病[18]。持续的胎儿心动过缓(每分钟少于55次)可能不足以维持心输出量,9%将发展为胎儿水肿或死亡。1986年首次在人类胎儿中尝试胎儿起搏治疗,近年来仍未取得成功[19-21]。最近,研究者开发出了一种体型更小、技术上更先进的起搏器[22],这种起搏器可皮下植入,已在动物模型中取得技术上的成功,在治疗胎儿心脏传导阻滞方面具有巨大潜力。

母体吸氧试验的作用也存在较大争议,该治疗的目的是增加肺静脉向左心系统的血液回流,从而促进左心系统的生长发育。母体吸氧试验也被建议用于改善先天性心脏病胎儿的大脑生长,促进神经系统发育(参见第16章)。但至目前为止,仍未有充分的证据表明母体吸氧试验可以促进胎儿心脏发育,这种疗法对正在发育中的胎儿和孕妇的安全性仍需进一步研究[4-6,23]。

有效性证据

许多研究中心都在积极开展先天性瓣膜狭窄胎儿宫内介入治疗的相关研究,但只有一项研究保持了研究队列的平衡性,比较了胎儿宫内介入治疗与无干预自然分娩的疗效[24]。虽然理论上通过胎儿宫内治疗改善患儿结局是可行的,但是这种治疗方法的适应证及其对自然分娩的影响直到最近才引起人们关注[24,25]。与出生后新生儿期手术不同的是,证据表明早期修复治疗可能改善心室和血管的重塑,为发育生长的心肌提供足够的血液供应[26]。胎儿宫内治疗大多数是姑息性的,需要出生后行新生儿期手术。目前新生儿期手术已经能达到比较良好手术效果,而胎儿宫内治疗对新生儿期手术有多大帮助仍未清楚。矛盾的是,胎儿宫内治疗使得双心室循环的新生儿数量增加,但具有边缘适用性,因为可能在后续的外科系列手术中仍出现不好的结局[10,27]。但是,

如果能使胎儿循环正常化、减少继发性心室损伤和促进心脏发育,那么胎儿宫内治疗将是新生儿心脏手术发展趋势的延伸[26]。

胎儿先天性心脏病的自然进程

半月瓣狭窄

导管依赖型危重AoS、PS或PAIVS出生后的自然进程将是新生儿死亡,除非在产后立即给予手术治疗,维持全身或肺血流量,直到梗阻解除。虽然现在对心脏疾病的诊断可以在胎儿早期进行,并且已经观察到AoS向HLHS的进展发生在孕12~16周[28],但是需要外科系列手术干预的AoS在产前的诊断水平仍较低,约为10%[29]。产前低检出率限制了胎儿宫内治疗在该类疾病中潜在有效性的评价。此外,由于治疗风险-效益比仍未得到证实,纳入评估的胎儿瓣膜成形术的病例少于产前诊断病例,进而降低了胎儿宫内治疗[30]有效性的研究效力。

如果BV循环矫治可行,瓣膜狭窄或闭锁最好在新生儿期通过瓣膜球囊成形术进行治疗[31,32],或者计划使用Fontan或Norwood手术路径进行单心室姑息矫治[33]。这两种单心室手术策略分别用于右心和左心发育不良,两者都旨在将回流的全身静脉血流直接引导到肺部,并将心脏作为氧合血的循环系统动力泵。

有文献报道由于某些原因,产前诊断队列的预后比选择外科手术的更差。在一项产前诊断后自然分娩的队列研究中,产前诊断为HLHS并有治疗意向的病例中,患儿的5年生存率为46.9%(23/49),而总体HLHS的5年生存率约为70%[34,35]。

国内和国际的回顾性研究提供了有选择性的、临床有效的、更全面的、长期验证后的自然进程数据。一项多国合作的PAIVS研究报告约1/3的患儿最终在童年时期行双心室纠治,5年生存率约为68%[36]。不久前另一项多国合作的研究报道了80例胎儿期诊断为AoS并在新生儿期行手术治疗的患儿的自然进程:52%最终得到BV纠治,6年中位生存率明显优于(75%对54%)单心室手术方式[25,26]的患儿。

房间隔分流受限

卵圆孔通畅对保证胎盘回流血液不受阻碍地

进入左心室十分重要。约 10%～12% 的 HLHS 和 AoS 有房间隔(interatrial septum,IAS)的增厚和/或关闭。一些胎儿可能出现胎儿水肿,进而宫内死亡[14]。IAS 分流受限与肺静脉异常有关,可能导致不可逆的肺损伤,如淋巴管扩张和肺静脉高压,若未能在产前及时诊断,会导致肺出血和新生儿死亡。新生儿在分娩后复苏困难,往往无法坚持到达心脏中心进行治疗,因此在手术记录中没有登记。此外,对于有房间隔分流受限的患儿来说,手术结果要差很多,手术后往往无法停止体外循环。此外,患儿肺血管严重受损以至于产后无法进行手术治疗[14]。结合导管治疗和外科手术,可能使高危新生儿可以早期接收姑息性手术,如果康复效果理想,最终有机会完成 Norwood 循环治疗[37]。

信息源

胎儿宫内介入治疗的单中心病例研究不可避免地存在偏倚[38],这限制了将其结果外推至其他中心、国家或人群[39-43]。因此,一个记录胎儿心脏干预的国际登记机构(IFCIR)应运而生[44]。可在线上获得经验证的介入手术数据,这些数据来自心血管手术登记机构,包括位于北美的胸外科医生学会-先天性心脏外科数据库(STS-CHS,www. sts. org)、位于欧洲的欧洲先天性心脏病学会(ECHSA-Congenital, www. echsacongen italdb. org)和位于英国的国立心血管预后研究所-先天性心脏病门户(NICOR-Congenital, https://nicor4. nicor. org. uk)。得益于国际命名和数据库委员会的工作,数据库之间存在先天性心脏手术的国际命名,使比较和汇总数据成为可能,从而更好地为引进和评价新技术提供信息。对心脏病变在人群中的患病率和手术生存率的估测,使医疗工作者可以计算特定人群中需要进行心脏干预方案的数量,并对期望达到的心血管疾病的预后进行基准测试,例如胎儿心脏手术[34]。

在任何年龄段,新生儿球囊主动脉瓣成形术的手术死亡率(1%～3%)都低于大多数导管介入手术,这提高了出生前安全地进行主动脉瓣成形术的门槛。然而,由于某些患者会进展到 HLHS,Norwood 一期手术的死亡率、长期发病率和死亡率均应该纳入考虑。据报道,Norwood 一期的 30d 死亡率约为 7%,对于进行了复合手术的高危病

例,如低出生体重或房间隔受限的病例,死亡率高达 30% 左右(2015—2016 年数据来源自 NICOR-Congenital)。对于右心肌梗死阻性疾病,PAIVS 行体肺分流术后 30d 死亡率约为 12%,高于胎儿宫内治疗的手术相关死亡率。然而,胎儿肺动脉瓣成形术不一定会降低新生儿进行分流手术的比例[48]。

然而,这些外科数据库中导出的信息也是存在缺陷的,应该谨慎地进行分析。进行了手术治疗的患儿信息会录入数据库,数据有可能会重复录入。这些数据并不能代表患某种特定病变的整体人群,只反映那些经过一次或多次手术的人群,因此,流产和在分娩前死亡的患病胎儿,或者没有进行手术的患儿,都将被忽略。当使用这些数据来估计可能的人口患病率时,需要注意半月瓣病变的进展是一个重要的混杂因素[28]。未行产前诊断的患儿中,一部分出生后确诊为 HLHS,孕中期畸形筛查有可能漏诊了 AoS,而这部分的比例是多少并不清楚。此外,手术登记的最长随访年限为 1 年,某些结果可能时限更短:IFCIR 指定的胎儿宫内心脏介入手术存活患儿首次出院时的观察结局,包括存活率和循环类型[44]。另外,许多患儿术后一年的观察结局未知,收集到的信息通常都是基础信息,大多数患儿缺少神经系统发育评估,或者由于姓名或居住地的改变,学龄期循环类型的改变可能无法与新生儿期数据相匹配。

胎儿介入治疗的病例选择

严重主动脉瓣狭窄

在某些情况下,严重的 AoS 会进展为 HLHS,评估是否需要接受胎儿心脏宫内介入治疗要基于胎儿心脏的形态学和生理学特征来预测疾病进展的可能性。胎儿心脏介入治疗病例应该具备以下特点:解剖条件好,能够最终满足 BV 循环矫治的要求,但若不进行介入治疗胎儿有可能进展为 HLHS。在早期的研究中,胎儿瓣膜成形术对心脏发育的影响被高估,心脏受损严重的胎儿病例也被纳入了治疗组。后期病例入选标准的更迭反映了各个治疗中心治疗经验的不断积累[39,40](表 15-1 和表 15-2)。然而,在缺乏随机试验的情况下,多年来收集的数据质量不足以建立可靠的前瞻性标准。两个研究测试了该选择标准对患儿结

表 15-1　回顾性指南,明确将会发展为 HLHS 的心脏病,以及适合行胎儿主动脉瓣成形术的临床特点

可能发展为 HLHS 的心脏特点	适合行胎儿主动脉瓣成形术的心脏特点
Mäkikallio 等人,Circulation,2006;113:1401-1405	McElhinney 等人,Circulation,2009;120:1482-1490
严重的 AoS 或主动脉瓣闭锁 主动脉弓血液逆流 无明显 LVOTO	AoV Z 值>-3.5 AoV Vmax>20mmHg 无主动脉瓣闭锁
LV 纵径>-2SD MV Z 值>-3	LV 长轴 Z 评分>0 LV 短轴 Z 评分>0 MV Z 值>-0.2
MV 呈单峰 FO 左向右分流 肺静脉呈双向波	
LV 功能足够产生 10mmHg AoV 15mmHg MR	MR 压力阶差>20mmHg

HLHS,左心发育不良综合征;AoV,主动脉瓣;FO,卵圆孔;LV,左心室;LVOTO,左心室流出道梗阻;MR,二尖瓣反流;MV,二尖瓣。

表 15-2　胎儿主动脉瓣成形术的 Linz 标准

	双心室结局 n=10	单心室结局 n=5	P
LV 长轴 z 值	0.95(-0.99~2.1)	-0.28(-2.86~1.64)	0.014
LV/RV 纵径比	1.16(0.95~1.56)	0.86(0.64~1.19)	0.008
标准化的 MV 流入时间	0.34(0.23~0.36)	0.23(0.13~0.44)	0.143
MV 呈双峰	8	2	

LV,左心室;MV,二尖瓣;RV,右心室。
摘自 Arzt 等人[39]。

局的影响:一个研究是关于小型单中心的回顾性数据[45],另一个研究是关于自然病程的数据[25]。两个研究比较了假设没有进行胎儿介入治疗的情况下的选择标准与最终循环状态,以确定其预测能力[40]。样本量较小的队列研究虽然只报告了10 个患儿的循环状态结局,但是该研究结论认为修改后的标准是有效的;而报告了 80 个患儿的循环状态结局队列研究结论则认为标准无效。样本量较大的研究中,40 例胎儿逐渐发展为 HLHS,其中未经胎儿宫内介入治疗的 13 例患儿进行 BV 循环矫治。此外,40 例患儿中有 12 例解剖条件较好,满足 BV 循环矫治的标准,其中 5 例未行胎儿宫内介入治疗的患儿也进行了 BV 循环矫治[25]。

房间隔造口术和支架植入术

房间隔能为左心大小为临界状态的患儿在新生儿期带来一定益处,因为其可以增加左心室负荷、促进左心室发育。但是严重的胎儿卵圆孔闭锁可能会导致继发性肺损伤,进而极大地影响围

生期发病率和死亡率[9,14]。这种病理现象可见于 AoS 和 HLHS。在 AoS 中,左心房压力增高,易导致卵圆瓣关闭,成功的胎儿主动脉瓣成形术可以促进卵圆孔瓣自发开放。然而,当房间隔增厚时,手术的重点在于如何建造一个足够大的房间隔缺损以避免肺静脉高压,优化胎儿分娩时的生理状态[13]。心房壁薄,穿孔后有可能出现心脏压塞,也可能会造成房间隔缺损,需要平衡两者之间的风险(图 15-4)。不同的研究者尝试在卵圆孔上放置支架,短期内取得了不同程度的效果[41]。但是,动物实验的成功经验尚未在人类胎儿上应用[41]。在没有安全和成功的胎儿介入治疗情况下,孕晚期人造孔道关闭或支架堵塞、重复进行胎儿介入手术是否合理,或者提前分娩以即刻行房间隔手术是否更有利于患者,仍需进一步探讨。

严重的肺动脉瓣狭窄和室间隔完整型肺动脉瓣闭锁

在 PAIVS 中,胎儿瓣膜成形术的选择标准从

一开始就更明确。经典理论认为右心室由三个部分组成:流入道即三尖瓣;小梁部即心室腔;流出道即漏斗部和肺动脉瓣。根据这种三分法,右心室只有一个组成部分的胎儿和大部分含有两个组成部分的胎儿,出生后行单心室矫治。胎儿 Z 值和右心综合评分已被开发和测试[46-48]。

两个样本量较小的研究中描述了右心室有两个组成部分的胎儿在孕中期行宫内瓣膜成形术后的反应[48,49]。Tulzer 及其同事指出,与自然分娩的病例相比,成功的瓣膜成形术有助于提高 BV 循环矫治的可能。然而其他研究并未报道关于手术后功能或循环改善的情况[48],心脏冠状动脉瘘的研究亦尚未报道。

心脏起搏

结缔组织病抗 Ro 抗体阳性的孕妇中约 2% 的胎儿会发生完全性房室传导阻滞。它与严重的心肌疾病和严重的心功能不全有关,约 9% 的受累胎儿会出现胎儿水肿甚至死亡[16]。小型胎儿起搏器的发展使胎儿心脏起搏治疗成为可能[22]。34 周前,胎儿心脏起搏治疗可能有助于改善胎儿水肿,但 34 周后,是提前分娩还是胎儿心脏起搏治疗,如何选择仍存在争议。目前尚不清楚早期选择性起搏是否能改善胎儿的远期心室功能。虽然至少 70% 的足月胎儿在出生后 3 个月内需要心脏起搏[15],但足月新生儿通常在出生后短期内表现良好。因此,胎儿起搏治疗很可能只适用于孕周小且胎儿水肿,胎心率低于 55 次/min 的胎儿[15,16]。

母体吸氧试验的作用

对于计划行单心室矫治的限制性房间隔或房间隔闭锁的胎儿,孕妇持续吸氧 15min 测试胎儿肺血管床的反应性[2,3]。吸氧试验还有一个新作用,当左心室结构介于临界值、并可能与主动脉缩窄有关时,吸氧有助于改善左心室结构。建议母体吸氧从妊娠 30 周开始每日数小时,持续至分娩。一些小样本研究显示[4,50],在没有对照数据的情况下,母体吸氧未能表现出令人信服的促进心脏发育和改善预后的作用。然而,最近有一项对照研究显示母体吸氧对于心脏发育和功能预后的影响,该研究的对象为疑似 CoA 胎儿,对照组为正常胎儿,母体吸氧或吸空气进行对比[5,6]。这些研究显示,相对于单纯吸入空气,吸氧后的胎

儿心脏结构得到良好的发育、心肌变形指数得到改善,产后需要进行手术治疗的比例也较少。尽管这些研究结果初见成效,但是仍未清楚吸氧或空气治疗的选择标准,且在接受吸氧治疗的胎儿中,其中一个亚组的肺血流量对吸氧的反应并没有增加。虽然他们没有报告不良事件,但是氧气作为一种强效药物,其安全性令人担忧[24]。此外,CoA 在胎儿中的诊断准确率很低,人们担心误诊为 CoA 的胎儿可能会在未来的研究中进行吸氧治疗,错误地将良好的结局归功于吸氧。因此,将吸氧纳入临床实践应谨慎,其作用将来应由一个设计良好的大型随机对照试验决定。

哪些病例不适合胎儿心脏宫内介入治疗?

超声心动图预测心肌钙化或心内膜弹力纤维增生症(endocardial fibroelastosis,EFE)并不可靠,但也有左心室严重钙化和硬化的情况。这是导致心脏压塞的另一个危险因素,因此能否避免此类情况发生(图 15-2)?治疗的基本原理是改善心室的舒张功能和充盈,促进心肌细胞在剩余胎儿期内的正常分裂,从而增加分娩前健康心肌细胞的比例,这可能会改善患儿的结局。不管出生后患儿左心是否最终适合行 BV 矫治,这样的改善理论上也是对患儿有益的。

有研究表明,产前高达 1/3 的 PAIVS 胎儿存在右心室冠状动脉瘘,产后约 46% 的患儿存在右心室冠状动脉[36]。大多数有大瘘管交通的胎儿都有单侧右心室,因此不太可能实现 BV 循环。这种情况不考虑行胎儿宫内介入治疗。但是,如果冠状动脉瘘较小或右心室大小合理,介入治疗对产后循环的影响则尚不确定。冠状动脉瘘的重要性表现为两个方面。首先,冠状动脉循环在一定程度上依赖于肥厚高压的右心室维持,出生后随着肺动脉瓣打开,右心室压力下降,可能出现冠状动脉盗血,心肌灌注受损、甚至心肌梗死。其次,冠状动脉系统中的高压逆行血流会导致冠状动脉狭窄和闭锁,并可能导致新生儿期致命的心肌梗死[34]。虽然冠状动脉瘘在出生前很容易被识别,但是右心室依赖型冠状动脉循环诊断的金标准是出生后的血管造影,因此在行血管造影前,冠状动脉瘘存在一定程度的不确定性。然而,由于冠状动脉瘘胎儿在新生儿期死亡风险增加,因此有必要对胎儿进行干预,理由是早期降低高压右心室压力有助于瘘管消退并提高存活率。由于

胎儿左、右心室压力几乎相等,在宫内介入治疗时打开右心室流出道并不会导致冠状动脉盗血。分娩后,如果怀疑存在右心室依赖型冠状动脉循环,可以考虑在围生期进行手术,在冠状动脉盗血出现前结扎或用弹簧圈封堵冠状动脉瘘,也可在行肺动脉分流术的同时进行。

胎儿宫内心脏介入治疗的益处

血流动力学的改善

胎儿主动脉瓣成形术已被证实可以改变血流动力学[24]。然而,尚不确定这是否能预测儿童期的正常心脏舒张功能。持续性肺动脉高压,部分继发于左心室损伤,是导致严重的远期发病率和儿童死亡率[9]的重要原因。

胎儿肺动脉瓣成形术被用于治疗 PAIVS 或严重 PS 合并胎儿水肿和循环障碍。通过扩大肺动脉瓣对右心室进行减压可以减少三尖瓣反流,尽管在某些情况下无法长期维持,但足以改善胎儿循环,提高分娩时胎儿成熟度,可能有助于增加围生期存活率[11,48]。开放限制性 IAS 有助于肺静脉波形正常化,促进正常的生长发育,优化围生期和围术期的肺功能(图 15-4)。

心脏功能改善

一项关于 23 例活产胎儿的研究队列表明,胎儿瓣膜成形术前和术后立即进行的组织多普勒检查与循环结局的好坏相关[51]。这项研究中,左心室充盈压力的改善对未来行 BV 循环矫治具有良好的预测价值,Tei 指数的降低也是一个很好的预测因子。其他样本量更小的研究中并未发现明显的术后功能改善,也不能显示出与 BV 或单心室循环的相关性。然而,球形左心室舒张功能较差,更容易发生心内膜弹力纤维增生症。因此,尽管 Z 值更有助于评价心室流入道长度,但球型心室长度越长,进行 BV 循环矫治的可能性越小[49]。

心室和瓣膜发育

没有证据表明成功的胎儿瓣膜成形术可以促进二尖瓣或左心室[40]的显著生长,因此胎儿先天性 AoS 的治疗原则是不能只局限于瓣膜的修复,AoS 的疾病进展可能牵涉到所有左心结构,并出现心内膜纤维化。因此,即使胎儿宫内介入治疗

或产后外科手术在技术上能成功地完成,这种牵连甚广的病理学改变也限制了 BV 手术的预后[10,24,27]。

在右心肌梗死阻性疾病中,三尖瓣反流和右心房压力评分较高,可能更有利于胎儿三尖瓣和右心室的生长[47]。胎儿瓣膜成形术成功后,肺动脉瓣梗阻缓解,随着后负荷减少及右心室充盈改善,可以更好地了解三尖瓣和右心室的解剖结构和大小。由于术前测量值可能较实际值低估,因此胎儿瓣膜成形术后初期可以观察到"良好"的手术效果[48]。

胎儿宫内心脏介入治疗的并发症及风险

早期胎儿瓣膜成形术的成功率参差不齐,主要是因为现有的导管设备对于胎儿心脏不适用。技术的进步使人们对胎儿治疗产生了新的兴趣,大多数研究显示,使用冠状动脉球囊的技术成功率超过 80%[24,39-44,48,49]。技术成功通常定义为瓣膜经过球囊扩张后,出现新的前向血流和/或反流[24,40]。

理论上主要的风险包括母体(出血、呼吸症状、血栓)、胎儿(死亡、出血、心脏压塞、脑缺血)和流产[30,41]。尽管早期研究曾报道与母体麻醉相关的容量负荷和伤口血肿,但未出现严重的母体并发症[52]。如果手术中使用 16~18 号针进行经皮穿刺,母亲的风险和胎儿流产的风险可能比使用胎儿镜检查的方法要小,尽管后者可能可以改善成像质量和有助于进入胎儿心脏。

大多数研究中胎儿宫内介入手术的死亡率为 5%~10%,这取决于研究团队的专业经验;也有研究报告称死亡率高达 32%,引起了人们的关注[43,44]。治疗团队经验不足、技术难度高,引起胎儿心脏压塞或脑出血,或胎儿水肿导致的并发症,都有可能增加胎儿死亡率。某些因潜在病理变化导致的并发症则无法依靠经验的提高而避免,例如严重的心肌钙化,穿刺部位无法自行愈合止血,是造成心脏压塞的一个重要危险因素。为了避免这种情况,只能通过严格把握手术适应证,选择心肌回声正常的胎儿行介入手术治疗[30]。由于胎儿大脑血管分叉处十分脆弱,胎儿耐受性差,此部位在介入治疗时即使是微小的出血也可能导致胎儿严重的脑出血和残疾。

未来胎儿心脏介入治疗扮演的角色——设计国家的方案?

一些国家的指南中概述了胎儿心脏介入治疗这种新型治疗方法的作用和表达了对其的支持。英国关于胎儿主动脉瓣和肺动脉瓣成形术的更新指南网址为:www. nice. org. uk/search? q = fetal + valvuloplasty。专业机构如美国心脏学会的相关科学声明也具有重要的指导意义[53]。信息来源根据该领域专家的建议进行更新,这些专家审查了当前的证据并提炼了治疗的风险和收益。

胎儿心脏介入治疗研究人群的潜在规模

当一种新的治疗方法被提出时,研究者通常会将其与金标准或者通过随机对照试验进行实践方式相比较。但问题是胎儿半月瓣狭窄或闭锁、限制性房间隔或孤立性完全性房室传导阻滞的病例数量很少。一些研究中心的学习曲线已经被证明是陡峭的[43,44,49],由于动物模型不能代表疾病的复杂性,并且动物实验方法比在人类中成功使用的经皮方法更具侵袭性[41,54]。

样本量小和病例的异质性降低了评估胎儿心脏介入治疗的能力。一些主动脉瓣和肺动脉瓣狭窄的病例在筛查时可能症状相对较轻,超声表现不明显[29]。有心外畸形和非整倍体遗传病的胎儿可能在筛查时更容易被发现,但不适合行胎儿心脏介入治疗,而孤立的、相对较轻的病例往往在出生后才被发现。由于筛查时对瓣膜轻度狭窄病例的不确定性,导致了诊断出现偏倚,倾向于报告更严重的结果。这些因素使得制订地区性胎儿心脏介入治疗计划变得困难。

第一个挑战是估计孤立性严重瓣膜狭窄的人群规模,这些胎儿可能在妊娠早期或中期通过胎儿筛查检测出来,并明确谁可能从胎儿干预中获益。关于活产婴儿的研究中引用的疾病患病率,与产后调查的时间和性质(临床检查与超声心动图)有关。此外,在每一种疾病分类中病情严重程度跨度很大,特别是在 PS 中。胎儿肺动脉瓣狭窄和主动脉瓣狭窄分别占 5.5% 和 4.1%,与大规模人群研究相仿[38]。有效信息的替代来源包括通过审核的美国和国际数据库所报告的外科和介入性导管手术。计算中要考虑的重要因素包括:在胎儿畸形筛查时,未知比例的 HLHS 病例存在严重的 AoS,适合行介入手术的病例可能不到

实际数量的 1/3。在英国,每年 7 万例活产婴儿中大约有 60 例半月瓣狭窄(AoS 和 PS)的胎儿可能适合进行胎儿干预。由于宫内死亡(约 6% 的胎儿有心脏病)和在产前咨询后家庭拒绝胎儿干预等原因,这一数据将进一步减少。

手术流程修改和技术发展

大多数胎儿心脏介入治疗成功地使用了经皮"Seldinger"入路,将穿刺针插入胎儿心脏,并在超声引导下经导丝将冠状动脉球囊导管穿过灵活的指引导管。这个手术可以在母体全身麻醉或局部麻醉下进行。冠状动脉导管目前可以适用于胎儿的小心脏。到目前为止,最早接受胎儿心脏介入治疗的孕周为 20 周,有人认为在早期妊娠期间进行胎儿心脏介入治疗是导致胎儿存活率低的原因[43]。小球囊导管(2mm)可用于缓解主动脉瓣环较小的狭窄,对于主动脉瓣和肺动脉瓣狭窄的手术,更大的球囊与瓣膜比是手术是否成功的关键[11,39,40,48]。经过多年努力,新的适用于胎儿瓣膜成形术和胎儿起搏的设备已经被开发出来,手术方法和手术硬件都需要保证最小的创伤,这样才能进一步保障胎儿治疗的安全。众所周知,孕期全身麻醉对孕妇的危险性,因此大部分心脏中心避免对孕妇使用全身麻醉。然而,在胎儿心脏手术中全麻可能更为合适,因为胎儿良好的体位是手术成功的关键,因为它可以放松子宫,并且术者操作空间更大。手术操作可能会增加胎盘早剥的风险,全麻下孕妇手术时间也可能延长。一旦介入器械穿刺进入子宫,超声成像的效果可能会受到限制,经食管超声成像分别在动物实验中和 IAS 闭锁行介入治疗的人类胎儿中展现出令人惊喜的超声图像[55]。然而,经食管超声成像侵入性更高,需要胎儿镜入路,进而增加流产的风险和胎儿食管破裂的可能性。机器人技术被广泛应用于培训外科医生进行多种形式的外科手术,被认为在规划心脏手术方案方面更为先进,可在远程指导下降手术设备引导进入胎儿心脏。这是一种有趣的手术方法,需要在临床上进一步评估和发展,可能有助于胎龄更小胎儿的手术。

病例选择和效果评价

尽管目前人们对胎儿主动脉瓣狭窄的自然进展了解比以前更多,但关于病例选择和胎儿心脏介入治疗时机的不确定性仍然存在。对于心室发

育良好或心脏严重发育不良的胎儿,即使接受了宫内干预治疗可能也无法从中获益[24,25,39,40]。胎儿心脏宫内治疗的效果至少要到儿童早期才能进行评估,因为随着疾病进展最初设想的 BV 矫治可能变成单心室矫治,反之亦然。因右心肌梗死阻而接受手术的儿童中,后期血液循环的改变尤其常见。此外,不同机构间的偏倚可能导致难以评价是常用的心脏 BV 手术还是为左心发育良好并足以支持体循环的新生儿进行保守的 Norwood 术更为有效[38]。生存和循环结局相对来说容易记录,但大多数研究缺少对患儿生存质量和神经系统发育结果的评估,而这些评估往往有助于增加我们对胎儿大脑耐受极限的认识,并指导未来的治疗。

总结和结论

对于产前诊断的先天性畸形进行胎儿治疗,部分是经过随机对照试验验证后引入临床的,而更多的治疗方法则缺乏大规模的研究证实。心脏畸形是常见的胎儿先天性畸形,每 1 000 例先天性畸形中约占 3.5 例。然而,只有小部分受累的胎儿可能从宫内干预中获益。目前,胎儿瓣膜成形术可用于严重的主动脉瓣和肺动脉瓣狭窄或闭锁,闭合或限制性 IAS 的打孔和支架植入,以及完全性房室传导阻滞的起搏,这些治疗都是通过经皮途径进行的。胎儿瓣膜成形术的手术成功率很高,但出生后能进行双心室矫治的并不多,两者不相符。部分原因可能是缺乏对影响疾病进展的潜在机制和因素的了解,这也导致难以正确选择宫内治疗的病例。胎儿心脏介入治疗的地位仍不确定。虽然勉强地进行双心室矫治的效果不一定比良好的单心室矫治效果更好,但有证据表明双心室循环的患儿存活率更高,这可能是因为双心室循环对患儿的影响及继发性损伤较小。可以肯定的是,这些问题将比双胎输血综合征的治疗更难解决,部分原因是心脏病个体差异性更为明显。理论上,虽然产前治疗只是一种临时的治疗措施,但如果成功,由于快速生长的胎儿心脏具有强大的潜在修复力,胎儿循环和健康状况的部分改善,可能延长胎儿的孕周,使胎儿发育更为成熟,从而改善产后管理和最终结局。由于这是一种新型的治疗方法,很多中心虽然经验有限,仍然对这些罕见的病例进行了尝试。但是,为了确保胎儿心脏治疗在未来的临床应用中占有一席之地,领航者们应该进行更为严格的科学研究。

（翻译　潘微　审校　黄郁馨）

参考文献

[1] Senat MV, Deprest J, Boulvain M, Paupe A, Winer N, Ville Y. Endoscopic laser surgery versus serial amnioreduction for severe twin-to-twin transfusion syndrome. *N Engl J Med.* 2004; 351: 136–144.

[2] Szwast A, Tian Z, McCann M, Donaghue D, Rychik J. Vasoreactive response to maternal hyperoxygenation in the fetus with hypoplastic left heart syndrome. *Circ Cardiovasc Imaging.* 2010; 3: 172–8.

[3] Schidlow DN, Donofrio MT. Prenatal maternal hyperoxygenation testing and implications for critical care delivery planning among fetuses with congenital heart disease: early experience. *Am J Perinatol.* 2018; 35: 16–23.

[4] Kohl T. Chronic intermittent materno-fetal hyperoxygenation in late gestation may improve on hypoplastic cardiovascular structures associated with cardiac malformations in human fetuses. *Pediatr Cardiol.* 2010; 31: 250–63.

[5] Zeng S, Zhou J, Peng Q, Deng W, Zhang M, Zhao Y, et al. Sustained maternal hyperoxygenation improves aortic arch dimensions in fetuses with coarctation. *Sci Rep.* 2016; 6: 39304.

[6] Zeng S, Zhou J, Peng Q, Deng W, Zang M, Wang T, Zhou Q. Sustained chronic maternal hyperoxygenation increases myocardial deformation in fetuses with a small aortic isthmus at risk for coarctation. *J Am Soc Echocardiogr.* 2017; 30; 992–1000.

[7] Maxwell D, Allan L, Tynan MJ. Balloon dilatation of the aortic valve in the fetus: a report of two cases. *Br Heart J.* 1991; 65: 256–8.

[8] Delius RE, Rademecker MA, de Leval MR, Elliott MJ, Stark J. Is a high-risk biventricular repair always preferable to conversion to a single ventricle repair? *J Thorac Cardiovasc Surg.* 1996; 112: 1561–8; discussion 1568–9.

[9] Burch M, Kaufman L, Archer N, Sullivan I. Persistent pulmonary hypertension late after neonatal aortic valvotomy: a consequence of an expanded surgical cohort. *Heart.* 2004; 90: 918–920.

[10] Emani SM, Bacha EA, McElhinney DB, Marx GR, Tworetzky W, Pigula FA, del Nido PJ. Primary left ventricular rehabilitation is effective in maintaining two-ventricle physiology in the borderline left heart. *J Thorac Cardiovasc Surg.* 2009; 138: 1276–82.

[11] Tulzer G, Arzt W, Franklin RC, Loughna PV, Mair R, Gardiner HM. Pulmonary valvuloplasty for critical pulmonary stenosis or atresia with intact septum. *Lancet.* 2002; 360: 1567–8.

[12] Tworetzky W, McElhinney DB, Marx GR, Benson CB, Brusseau R, Morash D, et al. In utero valvuloplasty for pulmonary atresia with hypoplastic right ventricle: techniques and outcomes. *Pediatrics.* 2009; 124; e510–18.

[13] Marshall AC, van der Velde ME, Tworetzky W, Gomez CA, Wilkins-Haug L, Benson CB, et al. Creation of an atrial septal defect *in utero* for fetuses with hypoplastic left heart syndrome and intact or highly restrictive atrial septum. *Circulation.* 2004; 110: 253–8.

[14] Rychik J, Rome JJ, Collins MH, DeCampli WM, Spray TL. The hypoplastic left heart syndrome with intact atrial septum: atrial morphology, pulmonary vascular histopathology and outcome. *J Am Coll Cardiol.* 1999; 34: 554–60.

[15] Taylor PV, Scott JS, Gerlis LM, Esscher E, Scott O. Maternal antibodies

against fetal cardiac antigens in congenital complete heart block. *N Engl J Med.* 1986; 315: 667–72.

[16] Eliasson H, Sonesson SE, Sharland G, Granath F, Simpson JM, Carvalho JS, et al. Isolated atrioventricular block in the fetus: a retrospective, multinational, multicenter study of 175 patients. *Circulation.* 2011; 124: 1919–26.

[17] Lopes LM, Tavares GM, Damiano AP, Lopes MA, Aiello VD, Schultz R, Zugaib M. Perinatal outcome of fetal atrioventricular block: one-hundred-sixteen cases from a single institution. *Circulation.* 2008; 118: 1268–75.

[18] Jaeggi ET, Fouron JC, Silverman ED, Ryan G, Smallhorn J, Hornberger LK. Transplacental fetal treatment improves the outcome of prenatally diagnosed complete atrioventricular block without structural heart disease. *Circulation.* 2004; 110: 1542–8.

[19] Carpenter RJ Jr., Strasburger JF, Garson A Jr., Smith RT, Deter RL, Engelhardt HT Jr. Fetal ventricular pacing for hydrops secondary to complete atrioventricular block. *J Am Coll Cardiol.* 1986; 8: 1434–6.

[20] Walkinshaw SA, Welch CR, McCormack J, Walsh K. In utero pacing for fetal congenital heart block. *Fetal Diagn Ther.* 1994; 9: 183–5.

[21] Assad RS, Zielinsky P, Kalil R, Lima G, Aramayo A, Santos A, et al. New lead for in utero pacing for fetal congenital heart block. *J Thorac Cardiovasc Surg.* 2003; 126: 300–2.

[22] Bar-Cohen Y, Loeb GE, Pruetz JD, Silka MJ, Guerra C, Vest AN, Zhou L, Chmait RH. Preclinical testing and optimization of a novel fetal micropacemaker. *Heart Rhythm.* 2015; 12: 1683–90.

[23] Co-Vu J, Lopez-Colon D, Vyas HV, Weiner N, DeGroff C. Maternal hyperoxygenation: a potential therapy for congenital heart disease in the fetuses? A systematic review of the current literature. *Echocardiography.* 2017; 34: 1822–33.

[24] Kovacevic A, Öhman A, Tulzer G, Herberg U, Dangel J, Carvalho JS, et al. Fetal hemodynamic response to aortic valvuloplasty and postnatal outcome: a European multicenter study. *Ultrasound Obstet Gynecol.* 2018; 52: 221–9.

[25] Gardiner HM, Kovacevic A, Tulzer G, Sarkola T, Herberg U, Dangel J, et al. Natural history of 107 cases of fetal aortic stenosis from a European multicenter retrospective study. *Ultrasound Obstet Gynecol.* 2016; 48: 373–81.

[26] Di Donato RM, Jonas RA, Lang P, Rome JJ, Mayer JE Jr., Castaneda AR. Neonatal repair of tetralogy of Fallot with and without pulmonary atresia.

J Thorac Cardiovasc Surg. 1991; 101: 126–37.

[27] Freud LR, McElhinney DB, Marshall AC, Marx GR, Friedman KG, del Nido PJ, et al. Fetal aortic valvuloplasty for evolving hypoplastic left heart syndrome: postnatal outcomes of the first 100 patients. *Circulation.* 2014; 130: 638–45.

[28] Axt-Fliedner R, Kreiselmaier P, Schwarze A, Krapp M, Gembruch U. Development of hypoplastic left heart syndrome after diagnosis of aortic stenosis in the first trimester by early echocardiography. *Ultrasound Obstet Gynecol.* 2006; 28: 106–9.

[29] Freud LR, Moon-Grady A, Escobar-Diaz MC, Gotteiner NL, Young LT, McElhinney DB, Tworetzky W. Low rate of prenatal diagnosis among neonates with critical aortic stenosis: insight into the natural history in utero. *Ultrasound Obstet Gynecol.* 2015; 45: 326–32.

[30] Matsui H, Gardiner HM. Fetal intervention for cardiac disease: the cutting edge of perinatal care. *Semin Fetal Neonatal Med.* 2007; 12: 482–9.

[31] Reich O, Tax P, Marek J, Rázek V, Gilík J, Tomek V, et al. Long term results of percutaneous balloon valvuloplasty of congenital aortic stenosis: independent predictors of outcome. *Heart.* 2004; 90: 70–76.

[32] McElhinney DB, Lock JE, Keane JF, Moran AM, Colan SD. Left heart growth, function, and reintervention after balloon aortic valvuloplasty for neonatal aortic stenosis. *Circulation.* 2005; 111: 451–8.

[33] Ashburn DA, McCrindle BW, Tchervenkov CI, Jacobs ML, Lofland GK, Bove EL, et al. Outcomes after the Norwood operation in neonates with critical aortic stenosis or aortic valve atresia. *J Thorac Cardiovasc Surg.* 2003; 125: 1070–82.

[34] Jacobs JP, O'Brien SM, Pasquali SK, Jacobs ML, Lacour-Gayet FG, Tchervenkov CI, et al. Variation in outcomes for benchmark operations: an analysis of the Society of Thoracic Surgeons Congenital Heart Surgery Database. *Ann Thorac Surg.* 2011; 92: 2184–91; discussion 2191–2.

[35] Rasiah SV, Ewer AK, Miller P, Wright JG, Barron DJ, Brawn WJ, Kilby MD. Antenatal perspective of hypoplastic left heart syndrome: 5 years on. *Arch Dis Child Fetal Neonatal Ed.* 2008; 93: F192–7.

[36] Daubeney PE, Wang D, Delany DJ, Keeton BR, Anderson RH, Slavik Z, Flather M, Webber SA, UK and Ireland Collaborative Study of Pulmonary Atresia with Intact Ventricular Septum. UK and Ireland collaborative study of pulmonary atresia with intact ventricular septum. *J Thorac Cardiovasc Surg.* 2005; 130: 1071.

[37] Baba K, Kotani Y, Chetan D, Chaturvedi RR, Lee KJ, Benson LN, et al. Hybrid versus Norwood strategies for single-ventricle palliation. *Circulation.* 2012; 126 (Suppl. 1): S123–31.

[38] Kovacevic A, Roughton M, Mellander M, Öhman A, Tulzer G, Dangel J, et al. Fetal aortic valvuloplasty: investigating institutional bias in surgical decision-making. *Ultrasound Obstet Gynecol.* 2014; 44: 538–44.

[39] Arzt W, Wertaschnigg D, Veit I, Klement F, Gitter R, Tulzer G. Intrauterine aortic valvuloplasty in fetuses with critical aortic stenosis: Experience and results of 24 procedures. *Ultrasound Obstet Gynecol.* 2011; 37: 689–95.

[40] McElhinney DB, Marshall AC, Wilkins-Haug LE, Brown DW, Benson CB, Silva V, et al. Predictors of technical success and postnatal biventricular outcome after *in utero* aortic valvuloplasty for aortic stenosis with evolving hypoplastic left heart syndrome. *Circulation.* 2009; 120: 1482–90.

[41] Jaeggi E, Renaud C, Ryan G, Chaturvedi R. Intrauterine therapy for structural congenital heart disease: Contemporary results and Canadian experience. *Trends Cardiovasc Med.* 2016; 26: 639–46.

[42] Pedra SR, Peralta CF, Crema L, Jatene IB, da Costa RN, Pedra CA. Fetal interventions for congenital heart disease in Brazil. *Pediatr Cardiol.* 2014; 35: 399–405.

[43] Galindo A, Gómez-Montes E, Gómez O, Bennasar M, Crispi F, Herraiz I, et al. Fetal aortic valvuloplasty: experience and results of two tertiary centers in Spain. *Fetal Diagn Ther.* 2017; 42: 262–70.

[44] Moon-Grady AJ, Morris SA, Belfort M, Chmait R, Dangel J, Devlieger R, et al. International Fetal Cardiac Intervention Registry: A Worldwide Collaborative Description and Preliminary Outcomes. *J Am Coll Cardiol.* 2015; 66: 388–99.

[45] Hunter LE, Chubb H, Miller O, Sharland G, Simpson JM. Fetal aortic valve stenosis: a critique of case selection criteria for fetal intervention. *Prenat Diagn.* 2015; 35: 1176–81.

[46] Roman KS, Fouron JC, Nii M, Smallhorn JF, Chaturvedi R, Jaeggi ET. Determinants of outcome in fetal pulmonary valve stenosis or atresia with intact ventricular septum. *Am J Cardiol.* 2007; 99: 699–703.

[47] Gardiner HM, Belmar C, Tulzer G, Barlow A, Pasquini L, Carvalho JS, et al. Morphological and functional predictors of eventual circulation in the fetus with pulmonary atresia or critical

pulmonary stenosis with intact septum. *J Am Coll Cardiol.* 2008; 51: 1299–308.

[48] Tulzer A, Arzt W, Gitter R, Prandstetter C, Grohmann E, Mair R, Tulzer G. Immediate effects and outcomes after in-utero pulmonary valvuloplasty in fetuses with pulmonary atresia with intact septum or critical pulmonary stenosis. *Ultrasound Obstet Gynecol.* 2018; 52: 230–7.

[49] Tworetzky W, McElhinney DB, Marx GR, Benson CB, Brusseau R, Morash D, et al. In utero valvuloplasty for pulmonary atresia with hypoplastic right ventricle: techniques and outcomes. *Pediatrics.* 2009; 124: e510–18.

[50] Lara DA, Morris SA, Maskatia SA, Challman M, Nguyen M, Feagin DK, et al. Pilot study of chronic maternal hyperoxygenation and effect on aortic

and mitral valve annular dimensions in fetuses with left heart hypoplasia. *Ultrasound Obstet Gynecol.* 2016; 48: 365–72.

[51] Wohlmuth C, Wertaschnigg D, Wieser I, Arzt W, Tulzer G. Tissue Doppler imaging in fetuses with aortic stenosis and evolving hypoplastic left heart syndrome before and after fetal aortic valvuloplasty. *Ultrasound Obstet Gynecol.* 2016; 47: 608–15.

[52] Tworetzky W, Wilkins-Haug L, Jennings RW, van der Velde ME, Marshall AC, Marx GR, et al. Balloon dilation of severe aortic stenosis in the fetus: potential for prevention of hypoplastic left heart syndrome: candidate selection, technique, and results of successful intervention. *Circulation.* 2004; 110: 2125–31.

[53] Donofrio MT, Moon-Grady AJ, Hornberger LK, Copel JA, Sklansky MS, Abuhamad A, et al. Diagnosis and treatment of fetal cardiac disease: a scientific statement from the American Heart Association. *Circulation.* 2014; 129: 2183–242.

[54] Jouannic JM, Boudjemline Y, Benifla JL, Bonnet D. Transhepatic ultrasound-guided cardiac catheterization in the fetal lamb. *Circulation.* 2005; 111: 736–41.

[55] Kohl T, Müller A, Tchatcheva K, Achenbach S, Gembruch U. Fetal transesophageal echocardiography: clinical introduction as a monitoring tool during cardiac intervention in a human fetus. *Ultrasound Obstet Gynecol.* 2005; 26: 780–5.

胎儿结构性心脏病

第16章　结构性心脏病胎儿的脑部预后：这能改善吗？

Mike Seed

心脏是出生缺陷最常受累器官,新生儿先天性心脏病(congenital heart disease,CHD)的发病率(incidence rate)约为1%。过去50年里,心脏术式的创新改善了CHD患儿的预后,约85%的患儿能存活至成年。因此,我们应转而关注这种常见出生缺陷患儿的功能性预后,至少要关注神经发育的预后。

近年发现,神经系统发育障碍在婴幼儿CHD的术后幸存者中尤为常见。其特异性神经发育显型表现为:早期运动及言语功能发育迟缓,随后伴有轻度认知障碍、社交障碍、核心交流能力下降、专注力下降、冲动行为,及执行能力低下[1-3]。伴有遗传综合征的CHD如:唐氏综合征、22q11.2缺失综合征、努南综合征(Noonan syndrome)、威廉姆斯综合征、多发先天畸形的CHARGE综合征,其神经发育几乎均受累,而且约1/3患儿神经系统发育严重受损[4]。孤立但复杂的先天性心脏病变:如大动脉转位、共同动脉干、主动脉弓离断,伴有肺动脉闭锁和丰富主动脉-肺动脉侧支循环的法洛四联症(tetralogy of Fallot,TOF),室间隔完整的肺动脉闭锁,左心发育不良综合征(hypoplastic left heart syndrome,HLHS)和三尖瓣闭锁的患儿,仅有少数在儿童期各方面是完全正常的。即使是更简单的病变(如主动脉缩窄,复杂半月瓣病变,房室间隔缺损,TOF和全肺静脉异位引流),超过25%的患儿发育迟缓;然而更简单的CHD:如间隔缺损、孤立的半月瓣疾病,神经发育问题比较罕见。

CHD儿童神经系统发育障碍的病因学(etiology)仍未阐明,大脑发育中的遗传因素的重要性也不必过分强调。譬如,患遗传性综合征,如唐氏综合征和22q11.2缺失综合征的患儿中,伴或不伴有心脏病的神经系统发育远期并无差异[5,6]。唐氏综合征胎儿的神经元不能形成树突状发育,

外观如"冬天的树"一样[7]。在22q11.2缺失综合征,提示胚胎血管发育异常的右半球的外侧裂周区的多小脑回,以及轻度小脑发育不全或枕大池蛛网膜囊肿是很常见的[8]。然而,相对于心脏正常的唐氏综合征患儿,合并CHD的唐氏综合征患儿接受心脏手术后在运动发育方面的延迟更明显,提示额外的循环或手术会影响早期的脑部发育[9]。

在20世纪90年代,波士顿停循环研究(Boston Circulatory Arrest Study,BCAS)在大动脉转位的新生儿中开展,这一研究帮助我们深入了解CHD患儿的神经系统发育问题[10-12]。受试者随机分配到停循环组或低流量体外循环组实施手术,详细的神经发育结局随访至16周岁。最初的观察结果之一表明,停循环超过40min增加术后癫痫和发育迟缓的风险。接下来致力于在体外循环组中维持合适的血细胞比容(Ht)和pH以改善术中脑保护[13]。然而,BCAS随访中的一个重要发现是:随机接受两种不同手术方法的儿童在神经发育结果方面相似。发育问题都很常见,但常常比较轻微。大多数儿童在一系列神经认知领域的得分在正常范围内,但经常需要矫正教育。

最近一项研究对过去20年22家手术中心超过1 700个患儿治疗的数据进行荟萃分析,结果显示,在CHD患儿的神经系统发育预后中,先天因素比手术技术影响更大[14]。分析认为,尽管人们致力于提高CHD患儿在接受婴儿手术时围术期脑保护,但这并未改善神经系统发育的预后,围术期运动发育的平均水平依然低于同期儿童的一至两个标准差。

2015年,美国心脏学会(American Heart Association,AHA)实践指南发表,对CHD患儿的神经发育监测和治疗提出了建议[15]。该指南提出了许多神经系统发育不良的临床危险因素(risk factor),指出新生儿或婴儿患有心脏病需要开放性

心脏手术、发绀型 CHD、早产、可疑与发育迟缓有关的遗传异常或综合征、有体外膜氧合或心室辅助装置病史、心脏移植、任何时刻的心肺复苏、癫痫、长期住院，或脑成像显著异常的，应进行常规和定期神经发育评估，必要时早期治疗和干预，以改善日后学习、行为、社会心理和适应能力。

AHA 科学声明鉴别出的多种危险因素反映出 CHD 患儿病因学上可能的多因素。据估计，CHD 患者存活至成年的概率约为 85%，因此系统收集神经病理学资料越来越困难。然而，一项神经病理学研究发现，单心室病变在有效治疗之前出现缺血缺氧损伤和颅内出血[16]。随后的一项研究，调查了接受新生儿期心脏手术儿童的神经病理学结果：发现尽管存在一系列灰质病变，但脑白质损伤，包括脑室周围白质软化和弥散性胶质增生的病理更为重要[17]。CHD 儿童的神经影像学研究也发现了弥漫性和局灶性异常[18-22]。约 1/5 的患儿在术前成像中发现白质损伤和卒中，约 50% 的受试者在术后 MRI 中出现新病变[18,19]。在随访的影像学检查中，一些局灶性异常可以消失，但也可能被脑脊液间隙的增宽和脑容量的减少所取代，有时也被称为脑萎缩。大动脉转位和单心室的患儿出现中重度的脑白质损伤能预测 30 月龄时较低的精神运动发育指数，而卒中与 CHD 的预后没有相关性[20]。

CHD 新生儿损伤主要以白质为主，类似于早产儿的损伤；这与正常心脏足月新生儿缺血损伤后以皮质和基底核区损伤为主不一致。Miller 等人利用弥散张量成像和磁共振波谱研究了 CHD 新生儿的大脑发育成熟度，发现了发育迟缓的微观结构和代谢异常[19]。同样，脑部发育延缓的形态学特征（包括简化的皮质折叠模式，存在胚胎生发基质，神经胶质细胞迁移带以及髓鞘形成减少）揭示了 CHD 足月新生儿大脑与心脏正常晚期早产儿的大脑成熟相似[21]。脑发育迟缓的影像学特征与 CHD 新生儿发育迟缓的神经行为和脑电图特征一致[22,23]。重要的是，出生时大脑未成熟可导致 CHD 儿童的脑白质在围术期受损，而该损伤不利于日后的脑成熟[24]。因此，CHD 儿童神经发育问题的病理生理学涉及发育和破坏性影响的复杂相互作用，这与早产儿脑病的病理生理学有很多共同之处，被称为"先天性心脏病脑病"[25]。

CHD 新生儿脑部发育不成熟证实了儿童常见的发育异常可能源于产前。胎儿脑发育和损伤的证据随后被病理学和影像学研究证实。Hinton 等人发现因左心发育不良综合征于孕中期终止妊娠的胎儿出现脑白质组织病理学异常，包括慢性炎症和反应性神经胶质增生[26]。Limperopoulos 等人使用 MRI 揭示 CHD 胎儿在妊娠中晚期的总脑容量减少，在患有严重心脏病的胎儿中更为显著[27]。自此在妊娠中晚期，通过胎儿 MRI 证实法洛四联症和大动脉转位的胎儿脑的生长异常[28,29]。

CHD 胎儿大脑生长发育受损的证据引起了病因学有趣的探索。由 Abraham Rudolph 及其合作者在 20 世纪下半叶所完成的，利用放射性微球和血管内导管对胎羊循环生理的研究具有里程碑意义，仍是现代理解正常胎儿血流和氧气运输分布的参考[30]。基于先前胎羊动脉中低氧分压的理论，以及静脉导管、卵圆孔和动脉导管分流形成的平行胎儿循环，Rudolph 及其同事认为：右心室来源为主的胎儿循环对下半身和胎盘的灌注起主要作用，左心室来源为主的胎儿循环主要流向头部和上肢。高效的血流动力学机制可确保胎盘中氧含量高的血液到达大脑，这些血液通过脐静脉和静脉导管到达下腔静脉，形成两股血流汇入右心房。在右心房内，来自静脉导管和左肝静脉的富氧血流通过卵圆孔进入左心，而从下半部和肝脏右侧回流的低氧血则穿过三尖瓣进入肺动脉主干。因此，就像产后循环生理一样，左心室的血氧饱和度高于右心室。在胎羊中，此差异约为 5%，升主动脉血氧饱和度约为 65%，主肺动脉血氧饱和度约为 50%。

如图 16-1，MRI 在正常人胎儿循环中所测量血管流量和血氧饱和度的结果，揭示了人类胎儿的心血管生理与胎羊非常相似[31,32]。基于对胎儿循环生理的了解，我们早已怀疑 CHD 特有的异常解剖连接和回流障碍阻碍了从胎盘到胎儿大脑的正常含氧血流，从而导致发育中大脑的血氧饱和度降低，现在可能可以利用 MRI 来证实[33]（图 16-2）。脐血流量减少和氧含量降低导致胎儿总血氧输送量减少，形成了胎儿血流的阻断。前者与心输出量减少有关，而后者可能与报道的 CHD 胎儿胎盘的结构异常有关[34]。检测到 CHD 胎儿的脑血管扩张与低氧血症的循环适应相一致，这种适应已在胎盘功能不全的动物胎儿模型和人类胎儿中得到证实[35-37]。在动物模型（animal model）

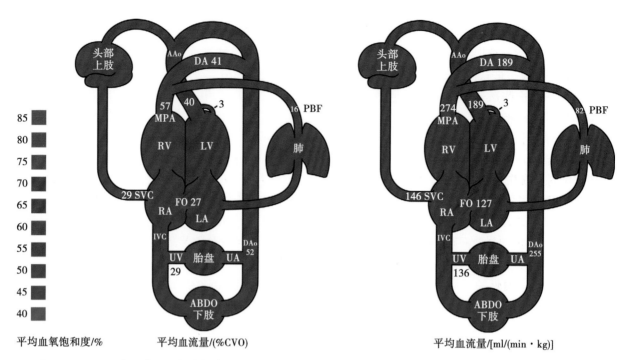

图 16-1 MRI 观察正常人妊娠晚期胎儿循环中血流和氧饱和度的分布。AAo,升主动脉;DA,动脉导管;MPA,肺动脉主干;PBF,肺血流;RV,右心室;LV,左心室;RA,右心房;LA,左心房;SVC,上腔静脉;IVC,下腔静脉;DAo,降主动脉;UV,脐静脉;UA,脐动脉。摘自 Sun et al. New advances in fetal cardiovascular magnetic resonance imaging for quantifying the distribution of blood flow and oxygen transport:potential applications in fetal cardiovascular disease diagnosis and therapy;Echocardiography 2017[32]

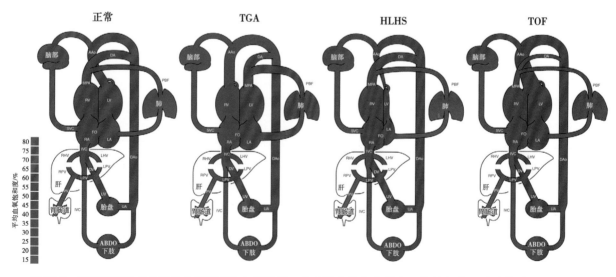

图 16-2 晚期妊娠胎儿先天性心脏病 MR 血氧数据。主动脉去饱和度是由正常的氧合血从脐静脉流经卵圆孔(如左心发育不良综合征)或在心室-动脉水平分流(如大动脉转位和法洛四联症)。摘自 Sun et al. Reduced fetal cerebral oxygen consumption is associated with smaller brain size in fetuses with congenital heart disease;Circulation 2015[33]

中,这种所谓的"脑保护生理"是通过神经元释放腺苷,下调神经元的代谢,大概以此来保护大脑免受能量衰竭的损害[38]。

在细胞水平上,即使细胞内氧气输送量的微小下降,也会导致一系列的代谢适应性变化,从而导致细胞对氧气需求量降低,这一过程被称为氧气顺应性[39]。这些适应中的大多是通过调控可影响基因表达的低氧诱导因子(hypoxic inducible factor,HIF)来完成的。细胞从有氧代谢转变为厌氧代谢,并且沿电子传递链的流量变慢,线粒体呼吸代谢和三磷腺苷的生成减少。在构建的过表达 HIF 的胎鼠中,Wnt 信号通路参与了慢性缺氧(chronic hypoxia)导致髓鞘形成减少的过程,Wnt 信号的下调阻止少突胶质细胞的预髓鞘化[40]。这解释了子宫动脉结扎慢性缺氧豚鼠胎儿中的髓鞘形成减少[41]。慢性缺氧也会影响皮质发育,皮质折叠失败与幼猪神经干/祖细胞数量减少有关,类似的变化也出现在患有 CHD 的新生儿大脑中[42]。尽管氧气是一种对胎儿神经发育具有重要影响的代谢底物,但 CHD 胎儿血流的中断以及胎盘灌注和气体交换的减少也可能影响其他重要底物对发育中大脑的作用。这些物质包括葡萄糖,它是胎儿期大脑代谢的主要底物。有人认为,某些 CHD 胎儿的大脑中乳酸缺乏将不会发生明显的脑缺氧,葡萄糖缺乏可能是 CHD 胎儿大脑发育的更重要的决定因素[43]。此外,已知的某些激素会影响神经元和神经胶质的发育,例如在胎儿生长受限时会增加的皮质醇,在慢性胎盘功能不全时会降低的脑源性神经营养因子,甲状腺素和胰岛素样生长因子,可能在 CHD 中发挥作用[44]。

尽管还不清楚是产前还是产后对神经发育的远期预后更重要,但围生期发生的脑发育异常和损伤确实能导致远期后遗症。出生时白质容量减少与言语发育迟缓有关,而在婴儿期进行了 CHD 手术的青少年,特定发育缺陷相对应的局部脑容量及总脑容量减少[45,46]。BCAS 在青少年中进行的弥散张量成像研究显示,与特定的认知和发育缺陷相对应连通性降低,这直接提示了其认知障碍是与围术期白质损伤有关[47,48]。但是,纵向研究显示:新生儿期接受大动脉转位手术,长大后在儿童期大脑存在"赶上"生长的潜能[49]。此外,接受 CHD 手术的儿童,早期运动延迟并不总是与随后的认知缺陷相关。

一大型研究利用新的更深入的遗传学分析(如全外显子组或全基因组测序),强调除已知的伴神经发育迟缓(neurodevelopmental delay,NDD)综合征之外,还发现了认知发育的先天遗传决定因素具有潜在的重要意义[50]。Homsy 等人利用外显子测序方法,对纳入儿童心脏遗传学联盟或儿童心脏网的 1 213 个 CHD 一家三口进行 trio 家系遗传突变检测,与正常对照相比,CHD 患儿致病的新生突变更高,伴有其他先天性畸形或 NDD 的 CHD 患儿更为明显。与仅患有 CHD 的儿童相比,患有 CHD、神经发育迟缓及心外畸形的儿童新生突变的发病率至少增加了 10 倍。重要的是,有一部分的突变也发生在 NDD 但没有 CHD 的患儿。因此,控制心脏和大脑发育的基因存在重叠,并且偶发突变的基因可能是导致无可识别综合征的 NDD 的原因。

正如遗传因素可能对 CHD 预后很重要一样,术后环境也是如此。例如,一项对在波士顿儿童医院接受治疗的 243 名神经发育不良儿童的危险因素进行回顾性分析中,只有较低的社会经济地位和 22q.11.2 缺失综合征的诊断能预测平均智商水平较低;单心室诊断,术后长时间留观重症监护病房以及低体温停循环的累积持续时间也是低智商的预测指标[51]。

先天性心脏病胎儿的神经保护干预

尽管 CHD 儿童神经发育问题的机制还有很多值得探讨,但意识到心血管异常生理对宫内胎儿脑血管,以至脑发育的潜在影响导致我们探索胎儿的宫内脑保护的干预措施。然而,到目前为止,该领域有限的临床研究结果不尽人意。波士顿儿童医院对 52 例进展性左心发育不良综合征的胎儿开展了队列研究,主要针对行胎儿主动脉瓣成形术的对宫内大脑发育的影响[52]。结果表明,尽管改善了左心室的前向血流,可能会增加底物及从胎盘来源的含氧丰富的血液流向发育中的大脑,但并没有改善神经发育的结局。事实上,双心室的神经发育结局较差。然而,对于产后需要多次手术干预的交界性左心室发育不全和瓣膜病变的患者中,识别到底是胎儿期还是产后血流动力学对脑损伤的影响更重要是极具挑战性的。

许多研究者考虑经胎盘给氧改善心脏发育的可能性。氧在胎儿循环中是一种强有力的肺血管舒张剂,可以通过增加母体吸入氧的浓度将其输

送给胎儿,如图 16-3~图 16-5 所示[53]。至少有 3
项研究报道,孕妇晚期间歇性高氧血症会促进发
育不良左心的生长[54-56]。其中一项研究中显示,
从大脑到肺部的潜在脑动脉盗血或胎盘循环的血
管收缩作用会对大脑发育产生不利影响[57]。阐
释这些研究需考虑到,在胎羊中,增加的肺动脉氧
分压对肺循环的扩血管作用是急剧的,并在几个
小时内消退[58]。因此,持续氧疗虽然可增加脑氧
量输送,但对脑血流量的影响可能不大。母体高
氧血症急性期时,孕晚期左心发育不良综合征
大脑中动脉多普勒搏动指数正常,在基线状态,
脑血管舒张程度较高的胎儿中更为明显[59]。因
此,慢性孕妇高氧血症可能提供更为正常的胎

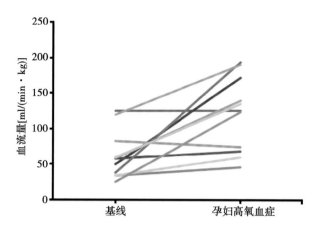

图 16-5　孕妇急性高氧血症导致先天性心脏病胎
儿肺血管舒张(From:Porayette et al. MRI reveals
hemodynamic changes with acute maternal hyperoxy-
genation in human fetuses with and without congenital
heart disease;Prenat Diag 2016[53])

儿脑血管生理,从而促进某些类型 CHD 患儿大
脑的生长和成熟。至少有一项研究正在进行,针
对加拿大慢性母体氧疗对胎儿单心室生理的潜在
神经保护。

CHD 胎儿其他潜在神经保护药物也正在研
究中。黄体酮可以延长孕周,对脑外伤有神经保
护作用,目前正在费城儿童医院进行一项随机对
照试验[60,61]。在同一机构,报道了一种在一组早
产羊中施行的支持正常胎儿循环生理的全新方
法[62]。该系统利用体外膜氧合(extracorporeal
membrane oxygenation,ECMO)循环,通过脐血管
为发育中的胎儿提供氧气和营养。使用液体孵化
保护胎儿免受氧气和空气流通对未成熟肺部的损
害。这是通过持续供应人造羊水来实现的,羊水
通过一个密封和温热的"生物袋"不断灌注和循
环。这个系统对与人类早产婴儿相同孕周的动物
进行长达 1 个月支持,结果显示胎儿正常生长发
育且没有脑损伤。然而,另一组使用类似方法取
得成功,但在一些动物身上发现了白质损伤[62]。
羊比人类大脑的成熟更快,因此这一模型可能不
是人类围生期脑发育的理想模型,但这种方法与
人类正常胎儿循环生理相似,即 ECMO 循环完全
是由胎儿心脏驱动,模仿胎盘功能。这种方法可
能与 CHD 胎儿有一定的相关性,因为早产或低出
生体重伴 CHD 患儿已多次被证明有较高手术死
亡率[63]。这一系统也可以考虑通过提供一种安
全的方法促进接受心脏干预或手术胎儿的恢复,
改善 CHD 胎儿脑血管生理。应该大大增强这类
应用的研究,主要通过增强目前尚缺乏的现实

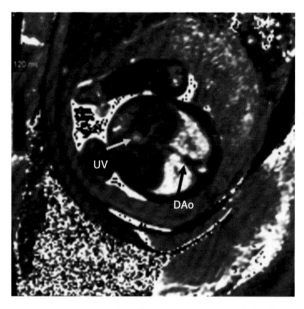

图 16-3　磁共振血氧测定:T2 图显示正常妊娠晚
期胎儿脐静脉的血氧饱和度高于降主动脉

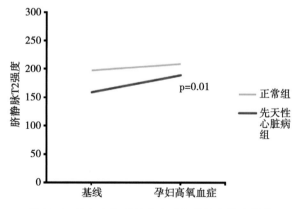

图 16-4　孕妇急性高氧血症时先天性心脏病胎儿
脐静脉 T2 升高(From:Porayette et al. MRI reveals
hemodynamic changes with acute maternal hyperoxy-
genation in human fetuses with and without congenital
heart disease;Prenat Diag 2016[53])

CHD 大动物模型。

重要的是，对宫内 CHD 的准确检出已被证明可以减少接受心脏手术的新生儿的脑损伤[64]。这是由于避免了过渡循环中发生的循环变化所导致的血流动力学不稳定。当得知胎儿患有 CHD 时，特别是在体或肺血流可能依赖于动脉导管的开放时，可以转至有新生儿先天性心脏病治疗经验的中心做好充分的准备。这种方式将围生期脑损伤降至最低，有利于日后的脑发育。

措施可以改善先天性心脏病患者的神经发育预后。目前因缺乏精确的胎儿 CHD 动物模型阻碍了神经保护治疗的发展。然而，新的遗传和影像技术正增进我们对 CHD 脑发育异常机制的了解，提示开展围生期脑保护潜在治疗方法的临床试验。同时，重塑胎儿宫外环境的新技术通常可能对围产医学产生革命性的影响。根据现有的证据，通过超声筛查准确检出 CHD，并安排在经验丰富的新生儿心脏重症监护中心分娩，将促进胎儿医学发展，有利于 CHD 儿童的神经发育预后。

（翻译　盛超　审校　杨芳）

总结

总之，目前尚无证据支持在胎儿期使用干预

参考文献

[1] Gaynor JW, Nord AS, Wernovsky G, Bernbaum J, Solot CB, Burnham N, Zackai E, Heagerty PJ, Clancy RR, Nicolson SC, Jarvik GP, Gerdes M. Apolipoprotein E genotype modifies the risk of behavior problems after infant cardiac surgery. *Pediatrics*. 2009; 124: 241–250.

[2] Bellinger DC, Newburger JW, Wypij D, Kuban KC, duPlessis AJ, Rappaport LA. Behaviour at eight years in children with surgically corrected transposition: the Boston Circulatory Arrest Trial. *Cardiol Young*. 2009; 19: 86–97.

[3] Bellinger DC, Wypij D, duPlessis AJ, Rappaport LA, Jonas RA, Wernovsky G, Newburger JW. Neurodevelopmental status at eight years in children with dextro-transposition of the great arteries: the Boston Circulatory Arrest Trial. *J Thorac Cardiovasc Surg*. 2003; 126: 1385–96.

[4] Wernovsky G. Current insights regarding neurological and developmental abnormalities in children and young adults with complex congenital cardiac disease. *Cardiol Young*. 2006; 16 (Suppl. 1): 92–104.

[5] Yi JJ, Tang SX, McDonald-McGinn DM, Calkins ME, Whinaa DA, Souders MC, Zackai EH, Goldmuntz E, Gaynor JW, Gur RC, Emanuel BS, Gur RE. Contribution of congenital heart disease to neuropsychiatric outcome in school-age children with 22q11.2 deletion syndrome. *Am J Med Genet*. 2013; 165: 137–47.

[6] Alsaied T, Marino BS, Esbensen AJ, Anixt JS, Epstein JN, Cnota JF. Does congenital heart disease affect neurodevelopmental outcomes in children with Down syndrome? *Congenit Heart Dis*. 2016; 11: 26–33.

[7] Visootsak J, Mahle WT, Kirshbom PM, Huddleston L, Caron-Besch M, Ransom M, Sherman SL. Neurodevelopmental outcomes in children with Down syndrome and congenital heart defects. *Am J Med Genet*. 2011; 155: 2688–91.

[8] Takashima S, Becker LE, Armstrong DL, Chan F. Abnormal neuronal development in the visual cortex of the human fetus and infant with Down's syndrome. A quantitative and qualitative Golgi study. *Brain Res*. 1981; 225: 1–21.

[9] Robin NH, Taylor CJ, McDonald-McGinn DM, Zackai EH, Bingham P, Collins KJ, et al. Polymicrogyria and deletion 22q11.2 sundrome: window to the etiology of a common cortical malformation. *Am J Med Genet*. 2006; 140: 2416–25.

[10] Newburger JW, Jonas RA, Wernovsky G, Wypij D, Hickey PR, Kuban K, Farrell DM, Holmes GL, Helmers SL, Constantinou J, Carrazana E. A comparison of the perioperative neurologic effects of hypothermic circulatory arrest versus low-flow cardiopulmonary bypass in infant heart surgery. *New Engl J Med*. 1993; 329: 1057–64.

[11] Bellinger DC, Jonas RA, Rappaport LA, Wypij D, Wernovsky G, Kuban KC, Barnes PD, Holmes GL, Hickey PR, Strand RD, Walsh AZ. Developmental and neurologic status of children after heart surgery with hypothermic circulatory arrest or low-flow cardiopulmonary bypass. *New Engl J Med*. 1995; 332: 549–55.

[12] Bellinger DC, Wypij D, Rivkin MJ, DeMaso DR, Robertson RL, Dunbar-Masterson C, Rappaport LA, Wernovsky G, Jonas RA, Newburger JW. Adolescents with d-transposition of the great arteries corrected with the arterial switch procedure: neuropsychological assessment and structural brain imaging. *Circulation*. 2011; 124: 1361–69.

[13] Wypij D, Jonas RA, Bellinger DC, Del Nido P, Mayer JE, Bacha EA, Forbess JM, Pigula F, Laussen PC, Newburger JW. The effect of hematocrit during hypothermic cardiopulmonary bypass in infant heart surgery: results from the combined Boston hematocrit trials. *J Thorac Cardiovasc Surg*. 2008; 135: 355–60.

[14] Gaynor JW, Stopp C, Wypij D, Andropoulos DB, Atallah J, Atz AM, et al. Neurodevelopmental outcomes after cardiac surgery in infancy. *Pediatrics*. 2015; 135: 816–25.

[15] Marino BS, Lipkin PH, Newburger JW, Peacock G, Gerdes M, Gaynor JW, et al. Neurodevelopmental outcomes in children with congenital heart disease: evaluation and management: a scientific statement from the American Heart Association. *Circulation*. 2012; 126: 1143–72.

[16] Glauer TA, Rorke LB, Weinberg PM, Clancy RR. Acquired neuropathologic lesions associated with the hypoplastic left heart syndrome. *Pediatrics*. 1990; 85: 991–1000.

[17] Kinney HC, Panigrahy A, Newburger JW, Jonas RA, Sleeper LA. Hypoxic-ischemic brain injury in infants with congenital heart disease dying after cardiac surgery. *Acta Neuropathol*. 2005; 110: 563–78.

[18] Mahle WT, Tavani F, Zimmerman RA, Nicolson SC, Galli KK, Gaynor JW, et al. An MRI study of neurological injury before and after congenital heart surgery. *Circulation*. 2002; 106: I109–14.

[19] Miller SP, McQuillen PS, Hamrick S, Xu D, Glidden DV, Charlton N, Karl T, Azakie A, Ferriero DM, Barkovich AJ, Vigneron DB. Abnormal brain development in newborns with congenital heart disease. *New Engl J Med*. 2007; 357: 1928–38.

[20] Peyvandi S, Chau V, Guo T, Xu D, Glass HC, Synnes A, Poskitt K, Barkovich AJ, Miller SP, McQuillen PS. Neonatal brain injury and timing of neurodevelopmental assessment in patients with congenital heart disease. *J Am Coll Cardiol.* 2018; 71: 1986–96.

[21] Licht DJ, Shera DM, Clancy RR, Wernovsky G, Montenegro LM, Nicolson SC, Zimmerman RA, Spray TL, Gaynor JW, Vossough A. Brain maturation is delayed in infants with complex congenital heart defects. *J Thorac Cardiovasc Surg.* 2009; 137: 529–37.

[22] Limperopoulos C, Majnemer A, Shevell MI, Rosenblatt B, Rohlicek C, Tchervenkov C. Neurologic status of newborns with congenital heart defects before open heart surgery. *Pediatrics.* 1999; 103: 402–8.

[23] Birca A, Vakorin VA, Porayette P, Madathil S, Chau V, Seed M, et al. Interplay of brain structure and function in neonatal congenital heart disease. *Ann Clin Transl Neurol.* 2016; 3: 708–22.

[24] Dimitropoulos A, McQuillen PS, Sethi V, Moosa A, Chau V, Xu D, Brant R, Azakie A, Campbell A, Barkovich AJ, Poskitt KJ. Brain injury and development in newborns with critical congenital heart disease. *Neurology.* 2013; 81: 241–8.

[25] Volpe JJ. Encephalopathy of congenital heart disease – destructive and developmental effects intertwined. *J Pediatr.* 2014; 164: 962–5.

[26] Hinton RB, Andelfinger G, Sekar P, Hinton AC, Gendron RL, Michelfelder EC, Robitaille Y, Benson DW. Prenatal head growth and white matter injury in hypoplastic left heart syndrome. *Pediatr Res.* 2008; 64: 364.

[27] Limperopoulos C, Tworetzky W, McElhinney DB, Newburger JW, Brown DW, Robertson RL, et al. Brain volume and metabolism in fetuses with congenital heart disease: evaluation with quantitative magnetic resonance imaging and spectroscopy. *Circulation.* 2010; 121: 26–33.

[28] Schellen C, Ernst S, Gruber GM, Mlczoch E, Weber M, Brugger PC, Ulm B, Langs G, Salzer-Muhar U, Prayer D, Kasprian G. Fetal MRI detects early alterations of brain development in Tetralogy of Fallot. *Am J Obstet Gynecol.* 2015; 213: 392.e1–7.

[29] Jorgensen DS, Tabor A, Rode L, Dyre L, Ekelund CK, Helmuth SG, et al. Longitudinal brain and body growth in normal fetuses and fetuses with transposition of the great arteries – a quantitative volumetric magnetic resonance imaging study. *Circulation.* 2018; 138: 1368–70.

[30] Rudolph AM. *Congenital Diseases of the Heart: Clinical-Physiologic Considerations in Diagnosis and Management.* Chicago: Year Book Medical Publishers, 1974.

[31] Prsa M, Sun L, van Amerom J, Yoo SJ, Grosse-Wortmann L, Jaeggi E, Macgowan C, Seed M. Reference ranges of blood flow in the major vessels of the normal human fetal circulation at term by phase contrast magnetic resonance imaging. *Circ Cardiovasc Imaging.* 2014; 7: 663–70.

[32] Sun L, Macgowan CK, Portnoy S, Sled JG, Yoo SJ, Grosse-Wortmann L, Jaeggi E, Kingdom J, Seed M. New advances in fetal cardiovascular magnetic resonance imaging for quantifying the distribution of blood flow and oxygen transport: potential applications in fetal cardiovascular disease diagnosis and therapy. *Echocardiography.* 2017; 34: 1799–803.

[33] Sun L, Macgowan CK, Sled JG, Yoo SJ, Manlhiot C, Porayette P, Grosse-Wortmann L, Jaeggi E, McCrindle BW, Hickey E, Miller S, Seed M. Reduced fetal cerebral oxygen consumption is associated with smaller brain size in fetuses with congenital heart disease. *Circulation.* 2015; 131: 1313–23.

[34] Jones HN, Olbrych SK, Smith KL, Cnota JF, Habli M, Ramos-Gonzales O, Owens KJ, Hinton AC, Polzin WJ, Muglia LJ, Hinton RB. Hypoplastic left heart syndrome is associated with structural and vascular placental abnormalities and leptin dysregulation. *Placenta.* 2015; 36: 1078–86.

[35] Donofrio MT, Bremer YA, Schieken RM, Gennings C, Morton LD, Eidem BW, Cetta F, Falkensammer CB, Huhta JC, Kleinman CS. Autoregulation of cerebral blood flow in fetuses with congenital heart disease: the brain sparing effect. *Pediatr Cardiol.* 2003; 24: 436–43.

[36] Cohn HE, Sacks EJ, Heymann MA, Rudolph AM. Cardiovascular responses to hypoxemia and acidemia in fetal lambs. *Am J Obstet Gynecol.* 1974; 120: 817–24.

[37] Wladimiroff JW, Tonge HM, Stewart PA. Doppler ultrasound assessment of cerebral blood flow in the human fetus. *BJOG.* 1986; 93: 471–5.

[38] Pearce W. Hypoxic regulation of the fetal cerebral circulation. *J App Physiol.* 2006; 100: 731–8.

[39] Wheaton WW, Chandel NS. Hypoxia. 2. Hypoxia regulates cellular metabolism. *Am J Physiol-Cell Physiol.* 2010; 300: C385–93.

[40] Yuen TJ, Silbereis JC, Griveau A, Chang SM, Daneman R, Fancy SP, Zahed H, Maltepe E, Rowitch DH. Oligodendrocyte-encoded HIF function couples postnatal myelination and white matter angiogenesis. *Cell.* 2014; 158: 383–96.

[41] Tolcos M, Bateman E, O'Dowd R, Markwick R, Vrijsen K, Rehn A, Rees S. Intrauterine growth restriction affects the maturation of myelin. *Exp Neurol.* 2011; 232: 53–65.

[42] Morton PD, Korotcova L, Lewis BK, Bhuvanendran S, Ramachandra SD, Zurakowski D, Zhang J, Mori S, Frank JA, Jonas RA, Gallo V, Ishibashi N. Abnormal neurogenesis and cortical growth in congenital heart disease. *Sci Transl Med.* 2017; 9: 7029.

[43] Fowden AL, Giussani DA, Forhead AJ. Endocrine and metabolic programming during intrauterine development. *Early Hum Dev.* 2005; 81: 723–34.

[44] Rees S, Harding R, Walker D. The biological basis of injury and neuroprotection in the fetal and neonatal brain. *Int J Dev Neurosci.* 2011; 29: 551–63.

[45] Rollins CK, Asaro LA, Akhondi-Asl A, Kussman BD, Rivkin MJ, Bellinger DC, Warfield SK, Wypij D, Newburger JW, Soul JS. White matter volume predicts language development in congenital heart disease. *J Pediatr.* 2017; 181: 42–8.

[46] von Rhein M, Buchmann A, Hagmann C, Huber R, Klaver P, Knirsch W, Latal B. Brain volumes predict neurodevelopment in adolescents after surgery for congenital heart disease. *Brain.* 2013; 137: 268–76.

[47] Rivkin MJ, Watson CG, Scoppettuolo LA, Wypij D, Vajapeyam S, Bellinger DC, DeMaso DR, Robertson RL Jr., Newburger JW. Adolescents with D-transposition of the great arteries repaired in early infancy demonstrate reduced white matter microstructure associated with clinical risk factors. *J Thorac Cardiovasc Surg.* 2013; 146: 543–9.

[48] Panigrahy A, Schmithorst VJ, Wisnowski JL, Watson CG, Bellinger DC, Newburger JW, Rivkin MJ. Relationship of white matter network topology and cognitive outcome in adolescents with d-transposition of the great arteries. *NeuroImage: Clinical.* 2015; 7: 438–48.

[49] Ibuki K, Watanabe K, Yoshimura N, Kakimoto T, Matsui M, Yoshida T, Origasa H, Ichida F. The improvement of hypoxia correlates with neuroanatomic and developmental outcomes: comparison of midterm outcomes in infants with transposition of the great arteries or single-ventricle physiology. *J Thorac Cardiovasc Surg.* 2012; 143: 1077–85.

[50] Homsy J, Zaidi S, Shen Y, Ware JS, Samocha KE, Karczewski KJ, et al. De novo mutations in congenital heart disease with neurodevelopmental and other congenital anomalies. *Science.* 2015; 350: 1262–6.

[51] Forbess JM, Visconti KJ, Hancock-Friesen C, Howe RC, Bellinger DC,

Jonas RA. Neurodevelopmental outcome after congenital heart surgery: results from an institutional registry. *Circulation*. 2002; 106: I95–102.

[52] Laraja K, Sadhwani A, Tworetzky W, Marshall AC, Gauvreau K, Freud L, Hass C, Dunbar-Masterson C, Ware J, Lafranchi T, Wilkins-Haug L. Neurodevelopmental outcome in children after fetal cardiac intervention for aortic stenosis with evolving hypoplastic left heart syndrome. *J Pediatr*. 2017; 184: 130–6.

[53] Porayette P, Madathil S, Sun L, Jaeggi E, Grosse-Wortmann L, Yoo SJ, Hickey E, Miller SP, Macgowan CK, Seed M. MRI reveals hemodynamic changes with acute maternal hyperoxygenation in human fetuses with and without congenital heart disease. *Prenat Diag*. 2016; 36: 274–81.

[54] Kohl T. Chronic intermittent materno-fetal hyperoxygenation in late gestation may improve on hypoplastic cardiovascular structures associated with cardiac malformations in human fetuses. *Ped Cardiol*. 2010; 31: 250–63.

[55] Lara DA, Morris SA, Maskatia SA, Challman M, Nguyen M, Feagin DK, Schoppe L, Zhang J, Bhatt A, Sexson-Tejtel SK, Lopez KN. Pilot study of chronic maternal hyperoxygenation and effect on aortic and mitral valve annular dimensions in fetuses with left heart hypoplasia. *Ultrasound Obstet Gynecol*. 2016; 48: 365–72.

[56] Zeng S, Zhou J, Peng Q, Deng W, Zhang M, Zhao Y, Wang T, Zhou Q. Sustained maternal hyperoxygenation improves aortic arch dimensions in fetuses with coarctation. *Sci Rep*. 2016; 6: 39304.

[57] Lara DA, Morris SA, Maskatia SA, Karlsten M, Nguyen MJ, Schoppe L, et al. The effect of maternal hyperoxygenation on cerebral and placental vasoregulation in the fetus with left heart hypoplasia. *J Am Soc Echo*. 2015; 28: B92.

[58] Accurso FJ, Alpert B, Wilkening RB, Petersen RG, Meshia G. Time-dependent response of fetal pulmonary blood flow to an increase in fetal oxygen tension. *Resp Physiol*. 1986; 63: 43–52.

[59] Szwast A, Putt M, Gaynor JW, Licht D, Rychik J. Cerebrovascular response to maternal hyperoxygenation (MH) in fetuses with hypoplastic left heart syndrome (HLHS) depends upon gestational age (GA) and baseline cerebrovascular resistance. *Ultrasound Obstet Gynecol*. 2017; 52: 473–8.

[60] da Fonseca EB, Bittar RE, Carvalho MH, Zugaib M. Prophylactic administration of progesterone by vaginal suppository to reduce the incidence of spontaneous preterm birth in women at increased risk: a randomized placebo-controlled double-blind study. *Am J Obstet Gynecol*. 2003; 188: 419–24.

[60] Stein DG, Wright DW, Kellermann AL. Does progesterone have neuroprotective properties? *Ann Emerg Med*. 2008; 51: 164–72.

[61] Partridge EA, Davey MG, Hornick MA, McGovern PE, Mejaddam AY, Vrecenak JD, et al. An extra-uterine system to physiologically support the extreme premature lamb. *Nat Comm*. 2017; 8: 15112.

[62] Usuda H, Watanabe S, Miura Y, Saito M, Musk GC, Rittenschober-Böhm J, Ikeda H, Sato S, Hanita T, Matsuda T, Jobe AH. Successful maintenance of key physiological parameters in preterm lambs treated with ex vivo uterine environment therapy for a period of 1 week. *Am J Obstet Gynecol*. 2017; 217: 457–e1.

[63] Jenkins KJ, Gauvreau K, Newburger JW, Spray TL, Moller JH, Iezzoni LI. Consensus-based method for risk adjustment for surgery for congenital heart disease. *J Thoracic Cardiovasc Surg*. 2002; 123: 110–18.

[64] Peyvandi S, De Santiago V, Chakkarapani E, Chau V, Campbell A, Poskitt KJ, Xu D, Barkovich AJ, Miller S, McQuillen P. Association of prenatal diagnosis of critical congenital heart disease with postnatal brain development and the risk of brain injury. *JAMA Pediatr*. 2016; 170: e154450.

胎儿心律失常

第 17 章　胎儿室上性快速性心律失常：抗心律失常治疗的药代动力学、药物作用方式及疗效

Edgar Jaeggi ◆ Nico A. Blom

引言

室上性心动过速（supraventricular tachycardia, SVT）是胎儿心力衰竭和围生期死亡的常见心源性因素[1]。由于产前超声可以通过无创操作对胎儿心脏畸形进行检测，合并 SVT 的胎儿已逐渐成为接受产前治疗的对象。这些治疗包括通过母体循环或直接给予胎儿药物治疗 SVT。由于抗心律失常药物作用于一个或多个离子通道、自主神经系统或同时兼具，因此在讨论胎儿 SVT 的抗心律失常治疗的适应证、药物作用方式及疗效前，我们首先对心脏正常及异常的电-机械激活进行概述。

胎儿心脏的正常电-机械激活

心脏的主要功能是将足够的血液泵到全身，为所有组织提供足够的氧气和营养。高度分化的肌肉组织——电传导系统，是保证心脏正常泵血功能的基础。心脏电传导系统包括窦房结、房室结和 His-Purkinje 系统。位于右房上部的可自发去极化的窦房结细胞在产生电冲动后，可通过电传导系统将动作电位（action potential, AP）通过房室交接区纤维环传递至整个心室。心房和心室彼此是电隔离的，仅能通过房室结进行电传导。窦房结生成的电冲动最快，在妊娠中晚期胎儿中可达 120~160 次/min，因此，窦房结超速起搏着其他可能产生自主起搏电位的心脏组织。心肌细胞间的特殊细胞连接——缝隙连接直接将相邻细胞的细胞质相连，这使电冲动和各种离子可在心脏组织间快速扩散，这也使心房肌和心室肌在每次的心跳中均能保持电-机械活动的同步化。缝隙连接的结构差异使各心脏组织间的电传导速度各不相同，与工作心肌（0.5~1m/s）和 His-Purkinje 系统（2~4m/s）相比，房室结的电传导速度明显

较慢（0.05m/s）。房室结电冲动传导的延迟使心室在下次收缩之前有足够的时间进行充盈。

心脏在每次跳动时，心肌细胞和起搏细胞的跨膜离子电流同时改变，使心脏在收缩期收缩及舒张期舒张（图 17-1）的这种重复机械运动得以维持。静息状态下，质膜 Na^+-K^+-ATP 酶泵维持着由细胞外和细胞内离子浓度差异所产生的巨大电势差，该泵持续将 Na^+ 转移到细胞外并将 K^+ 泵入细胞。最终导致的结果是非激活细胞的内部呈现负电位，而细胞外呈正电位。当膜电位达到约 $-40mV$ 的较小阈值时，由于起搏细胞的自发去极化或电流传导，电压门控型 Na^+ 通道瞬间开放使带正电荷的 Na^+ 离子快速入胞，这使细胞电位在 0 期去极化至约 $+20~+30mV$。动作电位的上升速率和幅度是决定心脏组织电传导速度的关键因

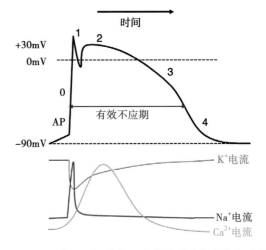

图 17-1　正常心肌细胞的程序化跨膜动作电位（上图）改变时 Na^+、Ca^{2+} 和 K^+ 电流的时程（下图）。动作电位由 5 个阶段（0~4 期）组成：0 期为快速去极化期；1 期为早期快速复极化期；2 期为平台期；3 期为晚期快速复极化；4 期为膜电位静息期。与心肌细胞相比，由于起搏细胞（未显示）的胞外间隙呈正电位因此去极化程度更低。同时，因为本身有 Na^+ 外漏，起搏细胞能自发去极化（自律性），且该细胞缓慢的动作电位由慢 Ca^{2+} 通道触发而不是快 Na^+ 通道

素：动作电位上升越快、改变幅度越大，则传导速度越快。除极后，电压依赖的暂时性 K^+ 外流引起短暂的早期复极（1 期），这也导致随后的电压门控 L 型 Ca^{2+} 通道介导的缓慢 Ca^{2+} 内流（2 期）。细胞内的钙浓度改变触发肌动蛋白和肌球蛋白丝相互的机械作用，引起心肌收缩。一段时间后，Ca^{2+} 通道失活，钙被移出胞内，电压门控型 K^+ 通道开放导致 K^+ 外流（3 期）使细胞逐渐复极化至动作电位前的静息状态（4 期）。当细胞达到最佳的静息电位时，它就能再次接受完整的电刺激。如果细胞在达到静息电位前受到刺激，它将对外部刺激保持无反应（绝对或有效不应期）或仅部分反应（相对不应期）。在心动周期中，不能通过电刺激产生新动作电位的时间段称为组织的有效不应期（effective refractory period，ERP）。ERP 是心律不齐的保护机制。

胎儿心脏的功能特点

与成熟心脏相比，许多形态和生物学上的差异限制了正在发育心脏的功能储备[2,3]。首先，正常胎儿心率较出生后明显增快。其次，胎儿心肌顺应性差、收缩力小，影响了对异常心率的耐受能力[4,5]。产生这些差异的原因是胎儿心肌细胞中每克的肌肉纤维含有更多的非收缩蛋白，而肌浆网、肌节、线粒体、t-小管及 β-肾上腺素受体等结构相对较少。与成熟心脏不同，胎儿心肌细胞的收缩很大程度上取决于胞外 Ca^{2+} 内流，而钙诱导的由稀疏肌浆网释放的 Ca^{2+} 太少以致可忽略不计。葡萄糖是胎儿心肌能量产生唯一的底物，长期的心动过速会使储存在少数未成熟线粒体中的糖原迅速耗尽[6]。与减慢心率的副交感神经刺激相比，可以增加心脏收缩的交感神经系统在胎儿发育后期开始发挥作用[7]。

由于以上各成熟差异，胎儿心脏的生理功能在孕期接近其最大功率，综合心输出量约 450ml/（kg·min）。胎儿心率的显著增加将缩短心室舒张期充盈时间，从而导致心输出量的减少及静脉淤血[8,9]。然而，即使是延长的快速性心律失常继发的胎儿体静脉压力升高几个 mmHg，也可导致静脉内的血液明显向血管外转移，引起腔隙积液和皮肤水肿[10,11]。由心动过速相关心力衰竭所继发的胎儿水肿是不良妊娠结局的重要预测指标，即使进行了治疗，围生期死亡率也约为

20%[12,13]。另一方面，在使用有效抗心律不齐药物的情况下胎儿快速性心律失常是可逆的，一旦心律恢复正常，胎儿水肿常常在数天至数周内消退。

胎儿 SVT 的机制

SVT 通常指一类起源于除窦房结以外的心房组织或心律失常机制中涉及心房组织的快速性心律失常亚型，包括：

- 心房扑动（atrial flutter，AF）
- 异位性房性心动过速（atrial ectopic tachycardia，AET），也称为局灶性房性心动过速；
- 房室折返性心动过速（AV reentry tachycardia，AVRT）
- 持续性交界性折返性心动过速（permanent junctional reciprocating tachycardia，PJRT）

房性心动过速，包括 AF 和 AET，不依赖于房室传导组织维持心动过速。心房扑动由房壁内的圆形折返通路引起，但房室结不是回路的一部分。AF 通常发生在妊娠晚期，而心律失常一旦转为窦性节律则出生后不会复发[14]。心房扑动的心房率介于 300～500 次/min（平均 440 次/min），通常与 2:1 房室传导相关，心室率介于 150～250 次/min（平均 220 次/min）。在房室传导较慢（3:1 或 4:1）的 AF 中，心室率更低。当异位的心房起搏点呈现更强的自律性并超过窦性心律时，就会发生异位性房性心动过速。AET 可在妊娠早期出现，典型的 AET 表现为持续性房性心动过速，胎心率维持在 180～240 次/min（平均 210 次/min），房室传导呈 1:1 传导。期间，可观察到心动过速的间歇性改变，表现为"温醒和冷却"现象和/或多种房室传导形式。

房室折返性快速心律失常涉及心房肌、心室肌、房室结以及折返通路中的一或多个旁路。可以改变这些组织传导性、不应性的药物均可终止房室折返。常见的房室折返循环为顺行性通路，即是电传导由心房通过房室结下传，再从心室回到折返通路。当电传导通过折返通路快速逆传时，心房收缩紧随于心室收缩之后，这也是大多数病例的传导方式。这解释了 AVRT 所特有的典型短 V-A（超声心动图）或短 R-P（心电图）。AVRT 可出现于孕早期后的任何时段，表现为间歇性或持续性 1:1 传导的心动过速，胎

心率介于 170～300 次/min（平均 250 次/min）。若为间歇性心律失常，心房事件后可见到 AVRT 的终止及房室传导组织。持续性交界性反复性心动过速是房室折返的一种罕见形式。它由缓慢的逆向旁路（长 V-A/R-P 模式）介导。持续性交界性反复性心动过速通常是持续且心率相对较慢（约 200 次/min），但由于其持续存在可导致心功能障碍。

在胎儿 SVT 转诊的原因中，AVRT（60%）和 AF（30%）占 90%，而 AVRT 是导致心律失常相关胎儿水肿的最常见原因[15]。AF 常伴有 AVRT 和其他与旁路相关的心律失常[16]。这两种心律失常可通过胎儿 M 型和多普勒超声检查进行鉴别（参见第 18 章）[14,17-19]。而 AET 和 PJRT 均表现为长 V-A 间期的心动过速且在产前难以通过超声心动图进行鉴别。

胎儿 SVT 的治疗

未成熟心脏的功能局限性导致其无法耐受持续的快速心率，因此任何检测提示持续性胎儿心动过速>180 次/min 时均应视为急重症，应尽快转诊至胎儿医学专家。通常情况下，若在小胎龄时检测到快速和/或持续性心动过速，则胎儿血流动力学紊乱及死亡的风险增加。因此，当遇到任何此类胎儿时，需要明确是否存在血流动力学紊乱并对心律失常的特征进行描述，根据结果决定最合适的围生期管理方案。诊疗方法包括：①密切胎儿监护但无须（即刻）治疗；②对胎儿进行抗心律失常治疗；或③分娩并进行产后治疗。诊疗方案的敲定应基于多种因素，包括诊断心律失常时的胎龄、心动过速的特征、是否存在胎儿功能损伤及其严重程度、孕妇健康情况及早产（通常是剖宫产）与接受胎儿治疗的潜在受益与风险的博弈。

除非心律非常快，对于心律失常发作不频繁、发作时间短的胎儿而言，因较少发生心力衰竭，密切观察比药物治疗更为安全。相反，与其他快速心律失常相比，持续性 AVRT 的胎儿更快也更容易出现心力衰竭及水肿。回顾性研究指出，AVRT 的胎儿有 40% 会出现水肿，使这类胎儿的围生期死亡率在 21%～27%，而没有水肿的 AVRT 胎儿围生期死亡率<5%[13,15]。因此，对于出现了水肿的持续性心动过速的胎儿而言，使用药物快速且

持久的使心律转复窦性心律是极其迫切的。此外，当治疗后心率恢复正常，胎儿水肿也将逐渐消退。

在缺乏自然病程结局的相关数据和全球公认指南的情况下，各国及各机构对胎儿 SVT 管理的建议各有不同。除了近足月的胎儿，美国心脏学会（American Heart Association，AHA）现行指南[20]建议：①伴有心功能不全或水肿的 SVT，②占观察时间 50% 以上的 SVT（除外 AF）且胎心率≥200 次/min，③占观察时间的 50% 以上的 AF 通过药物治疗终止心动过速或减慢胎心率。这些治疗的指征主要基于心律失常可能导致胎儿心脏失代偿和死亡。然而，由于分娩时的胎心率无法作为胎儿健康评估的指标，持续性或间歇性 SVT 胎儿通常需剖宫产出。相比之下，产前使胎儿转复正常心律可以实现正常的阴道分娩，产后也无须心脏复律。基于此，我们对大多数的胎儿 SVT 进行经胎盘的抗心律失常治疗，除非心动过速发作时间短和/或发生于妊娠 37 周后。

抗心律失常药物

经胎盘治疗胎儿 SVT 通常采用以下 3 种一线药物之一：地高辛[13,15,18,19,21-28]、氟卡尼[13,15,22,23,26,28-32] 和/或索他洛尔[15,19,27,33-37]。它们应用于胎儿 SVT 的治疗已有数十年。一线药物[15,38] 与胺碘酮[25,39] 的联用和/或直接胎内给药[40-42] 主要用于难治性和药物不耐受的心动过速患儿。由于有少数导致胎儿和母亲发生潜在恶性心律失常的风险，因此除应用地高辛外，母亲应住院接受初始的抗心律失常治疗以便在治疗早期持续监测母亲和胎儿的健康状况。为排除是否存在不安全的母体情况，如 Ⅲ 类抗心律失常药物引起的长 QT 综合征或地高辛引起的心室预激，孕妇应接受 12 导联心电图、血清电解质检测、超声心动图等检查以确保孕妇在服用任何药物之前心脏解剖结构和功能处于正常水平。尽可能选择单一药物进行治疗、避免药物过量和控制血药浓度可进一步降低药物不良反应的发生。

如表 17-1 所示，抗心律失常药物对心脏的作用具有组织特异性，因此可用于：①终止胎儿 SVT，且一旦转位窦性心律则可维持正常心律；或②在心脏复律不成功的情况下对心动过速的心率进行控制。AVRT 涉及心房肌和心室肌、房室结

以及折返通路中的旁路。打破折返通路中任何组织的传导性和不应性的平衡可以终止折返通路的传导。AF 和 AET 是局限于心房组织的心律失常。直接作用于心房细胞的药物可抑制这些房性心动过速，房室结传导的延迟不会终止这类心动过速，但可减慢心率。

表 17-2 分别列出了地高辛、氟卡尼、索他洛尔和胺碘酮治疗胎儿 SVT 的临床用法。

表 17-1　胎儿最常用的抗心律失常药物的电生理特征

药物	治疗指征	级别	动作电位时长	动作电位峰值	传导速度	ERP AVN	ERP A	ERP V	窦房结自律性	收缩力	自主神经系统
地高辛	SVT；AF	其他	0	0	0	↑	↓	0	0	↑	类迷走神经
氟卡尼	SVT；AF	IC	0-↑	↓	↓↓	↑	↑	↑	0	↓	0
索他洛尔	AF；SVT；VT	Ⅲ	↑	0-↓	0	↑	↑	↑	↓	0-↓	抗交感神经
胺碘酮	AF；SVT；VT	Ⅲ	↑	0-↓	↓	↑	↑	↑	↓	0	抗交感神经

结果根据组织类型而定：0＝无影响；↑＝升高；↓＝下降。
A，心房；AF，心房扑动；AVN，房室结；ERP，有效不应期，新电刺激未能产生电冲动的最长间隔；SVT，室上性心动过速；V，心室；VT，室速。

表 17-2　胎儿抗心律失常药物的临床使用信息

药物	孕妇口服剂量	达峰时间	治疗所需血药浓度	半衰期	F/M	胎儿直接治疗剂量（Ⅳ）	妊娠风险等级
地高辛	LD：0.5mg q12h，共 1~2d MD：0.375~0.75mg/d	2~6h	1~2.5ng/ml	36~48h	0.8~1（胎儿水肿时下降）	0.015mg/kg（胎儿体重）	C
氟卡尼	200~400mg/d，bid~tid	3~4h	0.2~1μg/ml	20h	0.7~0.9	N/A	C
索他洛尔	160~480mg/d，bid~tid	2.5~4h	N/A	12h	0.7~2.9	N/A	B
胺碘酮	LD：1.2~2.4g/d，共 2~7d MD：0.2~0.4g/d	3~7h	1~2.5μg/ml	56d	0.1~0.3（胎儿水肿时下降）	2.5~5mg/kg（胎儿体重）输注时间需大于 10min	D

LD，负荷剂量；F/M，胎儿与母体血清血药浓度之比；IV，静脉注射；MD，维持剂量；N/A，不适用。
妊娠风险等级：B，无对照研究支持，但不太可能对胎儿造成伤害；C，不能排除给胎儿带来风险，仅用于潜在利益大于潜在风险时；D，有带来胎儿风险的证据，但在危及生命的情况下或无更安全的替代方法时可考虑使用。

- **地高辛**：地高辛的作用机制包括减慢窦房结的副交感神经传导、延长房室结不应期以及通过抑制 Na^+-K^+ 泵增强心肌收缩力。Na^+-K^+ 泵的抑制可导致胞内 Na^+ 的增加，这会触发细胞膜上的 Na^+/Ca^{2+} 泵进行细胞内外 Na^+ 与 Ca^{2+} 的交换。细胞内钙浓度的升高可导致心肌收缩力的增加。孕妇服用地高辛后会导致 ST-T 段的特征性改变，但不会改变 PR 间期、QRS 间期和 QT 间期。在没有胎儿水肿的情况下，口服地高辛能被很好地吸收，并且胎儿血药浓度在 3~5d 内可接近母体水平。由于心肌组织对药物的吸收性更高，胎儿心肌的地高辛水平通常高于血液中的浓度。氟卡尼、胺碘酮等多种药物与地高辛之间的药物相互作用使得孕妇在同时服用这些药物时需要降低地高辛的剂量。在孕妇中，地高辛治疗的最常见副作用包括恶心、纳差、头痛、视力障碍和头晕。目前尚未有报道健康女性口服地高辛出现危害生命的不良事件[15]。急性地高辛中毒（药物谷浓度＞2ng/ml）症状包括纳差、恶心、呕吐、腹痛、视力改变、高钾血症、心动过缓和不完全性房室传导阻滞[43]。患有沃-帕-怀综合征（Wolff-Parkinson-White syndrome）、肥厚型心肌病或高度房室传导阻滞的孕妇应严格禁用地高辛。

- **氟卡尼**：氟卡尼可以抑制 Na^+ 通道（Ⅰ类），减慢心脏动作电位的上升速度、延长所有心脏组织（包括房室结和旁路）的电传导和不应期。

Na$^+$通道阻滞作用取决于离子通道的使用情况，即心率越快阻滞作用越强。氟卡尼可延长孕妇 PR 间期、QRS 间期和 QT 间隔。氟卡尼吸收良好且可在 3d 内使胎儿血药浓度达到治疗水平[44]。为了最大限度地减少致心律失常发生的风险，建议避免 QRS 过度延长。若有条件监测血药浓度，应将孕妇的氟卡尼血药浓度维持在 1μg/ml 以下。氟卡尼可与包括胺碘酮在内的其他药物产生多种相互作用，这些药物由细胞色素 p450 代谢。氟卡尼可使血清地高辛水平升高约 20%。母体并发症包括视力模糊、恶心、便秘、头晕和头痛。尚未有报告孕妇服用后的严重不良事件。但若孕妇合并充血性心力衰竭、室性心律失常、Brugada 综合征或冠心病，则不建议使用此药[45]。1991 年曾报道过一例孕妇服药后出现不明原因的胎儿死亡[29]，这使得人们担心氟卡尼可能引起严重的胎儿心律失常。

- **索他洛尔**：索他洛尔是 K$^+$通道阻滞剂（Ⅲ类）和 β-肾上腺素受体阻滞剂（Ⅱ类）。在剂量较低（<160mg/d）时，索他洛尔的主要作用是阻滞 β-肾上腺素受体。两者的综合作用可延长动作电位时间和整个心脏的组织不应期，从而降低心率和房室结传导速度[46,47]。动作电位时间的延长使钙内流增加，从而增强的心肌收缩；β-肾上腺素受体阻滞的负性肌力作用可被这些增强的收缩所抵消，因此索他洛尔对胎儿心功能的影响很小。索他洛尔可延长孕妇的 PR 间期和 QT 间期，但不影响 QRS 间期。索他洛尔吸收良好并且可通过胎盘，胎儿血药浓度稳定并与母体血药水平相似[35]。然而，由于索他洛尔可通过胎儿肾脏进行有效排泄，药物积聚于羊水而非胎儿体内，因此母体血药浓度并不是预测治疗是否成功的可靠指标。通常情况下，索他洛尔耐受性良好。β-肾上腺素受体阻滞相关的症状可能包括低血压、心动过缓、哮喘或阻塞性肺部疾病的恶化、疲劳、抑郁和失眠。有研究报道了一例在无胎儿水肿的胎儿在使用药物后出现不明原因的死亡[34]。

- **胺碘酮**：胺碘酮是妊娠期 D 类药物，这意味着有确凿的证据表明它的使用可导致胎儿风险，因此，该药物只在紧急情况下用于治疗危及生命的快速心律失常，或在无其他更安全的治疗时使用[25,39]。此药具有多种药理作用，包括

K$^+$通道阻滞（Ⅲ类）、Na$^+$通道阻滞（Ⅰ类）、Ca^{2+}通道阻滞（Ⅳ类）和 β-肾上腺素受体阻滞（Ⅱ类）。其电生理作用包括延长心脏组织的不应期以及在心跳加快时减慢 His-Purkinje 系统和心室肌的传导速度。胺碘酮不会对心脏产生负性收缩作用。表 17-2[25,39,48]列出了地高辛治疗胎儿心动过速的负荷量和维持量。胺碘酮的药代动力学具有特异性，口服药物的吸收率为 1/3～2/3 且在摄入 3～7h 内达到血药浓度峰值。胺碘酮在肝脏中代谢为同样具有抗心律失常特性的去乙基胺碘酮（desethyl-amiodarone，DEA）。两者都是亲脂性的，并且易脂肪、肝脏、肺、皮肤和心肌等组织中累积。胺碘酮通过皮肤和胃肠道上皮细胞脱落的方式进行排泄，该过程缓慢，因此，胺碘酮停药后药效仍可持续数周。胺碘酮和 DEA 不能完全通过胎盘进入胎儿体内[49]。胺碘酮通常会干扰包括地高辛、氟卡尼在内的其他药物的药代动力学过程。由于产前治疗时间短，具有许多潜在严重副作用的胺碘酮较少影响接受短期药物治疗的母亲；但若出现副作用，通常可通过减少剂量或停止治疗来逆转。近 10% 长期治疗的成年人会出现甲状腺功能障碍。肝炎也可能出现。成人中最严重的并发症是肺毒性，但在早期治疗中很少发生。如果孕妇出现肺部炎症改变，应立即停用胺碘酮。受累者主要症状为非发作性咳嗽和呼吸困难，也可能发生胸膜般的疼痛、体重减低、发烧和不适。与其他Ⅲ类药物一样，胺碘酮存在诱发尖端扭转性室性心动过速的风险，可通过避免 QT 间期过度延长降低该风险。使用胺碘酮引起的胎儿不良结局包括暂时性先天性甲状腺功能障碍、生长迟缓和轻度神经发育异常[25,39,50-52]。

- **直接胎儿治疗**：如果必须立即终止危及生命的 SVT 的发作或减慢心率，则应考虑直接胎儿治疗。当胎儿存在水肿时，大多数抗心律不齐药物难以经胎盘转移，即使口服和静脉内给予最大母体药物剂量也可能无法达到有效的药物浓度。为克服这个问题，除经母体给药外，可重复胎儿静脉、肌内以及腹腔注射胺碘酮和/或地高辛。尽管此策略曾导致胎儿死亡，但已成功用于治疗难治性胎儿 AVRT[13,41,42,53,54]。由于胺碘酮的高效及且半衰期长，仅限于直接应用，这也限制了为维持治疗所需血药浓度而

进行侵入性胎儿操作的次数。

- 其他抗心律失常药物:由于存在严重副作用和/或抗心律失常效果不佳的潜在风险,不建议使用其他抗心律失常药物,如维拉帕米,普鲁卡因胺和奎尼丁等进行产前治疗[20]。

抗心律失常治疗疗效

回顾性研究发现,各种抗心律失常药物治疗胎儿 SVT(包括 AVRT 和 AF)的成功率各不相同。以口服地高辛作为唯一一线用药的研究指出,不合并水肿的 SVT 胎儿宫内复律率达 50%~100%,而合并水肿的 SVT 胎儿仅有不到 40%可宫内复律[13-15,18,19,21-27]。应用氟卡尼后 58%~100%不合并水肿的 SVT 胎儿可转复正常心率,在合并水肿的 SVT 胎儿中复律率为 43%~86%[22,23,25,26,29-31]。单用索他洛尔在不合并水肿的胎儿和合并水肿的胎儿中的复律率分别为 40%~100%、50%~67%[33-37]。经胎盘单用胺碘酮或与地高辛联用可

使 71%的难治性 SVT 胎儿转复正常心率[25,39]。有研究指出,地高辛联合氟卡尼[38,40]、索他洛尔联合地高辛[34,36]、索他洛尔联合氟卡尼[37]的复律率与胺碘酮复律率相似甚至更高。在很多情况下无法获得直接经胎儿给药的治疗结局。

尽管上述数据表明不同抗心律失常药物治疗各心律失常亚型的结果相似,但药物作用方式的差异决定了其终止 SVT 及预防复发的有效性。事实上,Jaeggi 等人主持的一项多中心回顾性研究[15]对高辛、氟卡尼、索他洛尔这三种一线药物的疗效进行了非随机对照试验,结果提示较慢的心脏复律效率与以下参数独立相关:

- 持续的心动过速[图 17-2A;危险比(hazard ratio,HR)3.1;$P < 0.001$],即在胎儿超声心动图检查时至少 50%的观察时间内有心动过速发作。
- 胎儿水肿(图 17-2B;$HR = 1.8$;$P = 0.04$),这可能与抗心律失常药物不能完全通过胎盘相关。

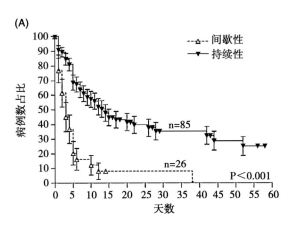

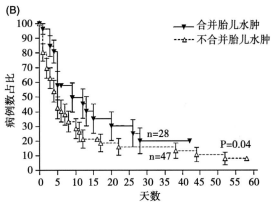

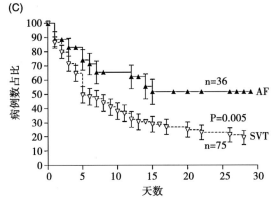

图 17-2　室上性心动过速(SVT)或心房扑动(AF)的产前终止率。与间歇性心动过速(<50%观察时间)相比,缓慢的心脏复律速率与持续性心动过速显著相关(A)。同时,缓慢的心脏复律速率也与诊断心律失常时是否合并胎儿水肿(B)、心房扑动(C)显著相关。摘自 Jaeggi et al. Comparison of transplacental treatment of fetal supraventricular tachyarrhythmias with digoxin,flecainide and sotalol:Results of anon-randomized multicenter study. Circulation. 2011;124:1747-1754

- 心房扑动(图 17-2C;$HR = 2.0$;$P = 0.005$)。间歇性或持续性心房扑动的胎儿在治疗 5d 和 10d 时分别有 25% 和 41% 胎儿的心律可被控制,而在其他类型 SVT 胎儿在这两个时间点的有效率分别为 50% 和 63%。图 17-5A-C 分别是地高辛、氟卡尼、索他洛尔这三种一线用药治疗心房扑动以其他类型 SVT 的产前转律情况的曲线。

- 对 SVT 和 AF 一线用药的选择。多变量分析显示,与索他洛尔相比,氟卡尼($HR = 2.1$;$P = 0.02$)和地高辛($HR = 2.9$;$P = 0.01$)与更高的胎儿 SVT 复律率显著相关(图 17-4A)。AVRT,AET 和 PJRT 胎儿应用地高辛、氟卡尼、索他洛尔复律的中位时间分别为 3d、4d、12d。另一方面,索他洛尔终止胎儿 AF 的概率比地高辛($HR = 5.4$;$P = 0.05$)或氟卡尼($HR = 7.4$;$P = 0.03$)更高(图 17-4B)。AF 胎儿使用索他洛尔转律的时间约为 2 周,而地高辛或氟卡尼无法在产前终止 AF。若 AF 和 SVT 持续存在,氟卡尼和地高辛可以更好地降低心室率,如图 17-5 所示。

涵盖包括 Jaeggi, Hill 等人[28] 的研究结果在内的 21 篇回顾性研究的荟萃分析提示试图明确地高辛、氟卡尼或索他洛尔哪个是最有效的胎儿心动过速复律药物。该分析指出,氟卡尼[比值比(odds ratio,OR) = 1.4;$P = 0.03$]和索他洛尔($OR = 1.4$;$P = 0.02$)转复窦性心律的疗效优于地高辛。在伴有水肿的胎儿中,氟卡尼($OR = 5.0$;$P < 0.001$)和索他洛尔($OR = 2.5$;$P < 0.001$)的疗效显著优于地高辛。对 AVRT 而言,氟卡尼疗效优于地高辛($OR = 1.7$;$P = 0.03$)和索他洛尔($OR = 1.3$;$P = 0.01$)。因此,氟卡尼应作为 AVRT 的一线治疗用药,而地高辛不应作为胎儿心动过速的一线用药,尤其是出合并胎儿水肿时。

目前正在进行的 FAST 治疗研究(https://clinicaltrial. gov/ct2/show/NCT02624765)包含三个对比一线用药的随机临床子研究及前瞻性非随机登记研究。三项子研究分别对照了不合并水肿的 AF 胎儿(RCT A)、不合并水肿的 SVT 胎儿(RCT B)及合并水肿的 SVT 胎儿(RCT C)。同时这个研究也将对 Hill 的荟萃分析结果进行验证。

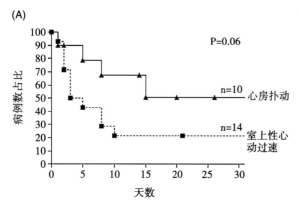

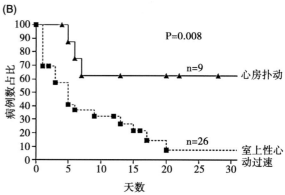

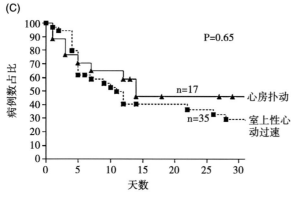

图 17-3 经胎盘给予一线抗心律失常药物地高辛($n = 24$)(A)、氟卡尼($n = 35$)(B)、索他洛尔($n = 52$)(C)终止胎儿室上性心动过速与心房扑动的疗效。改编自 Jaeggi et al[15]

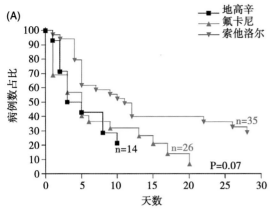

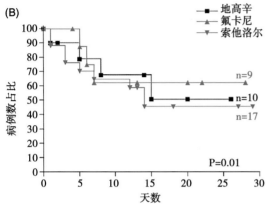

图 17-4　使用地高辛（D），氟卡尼（F）和索他洛尔（S）终止胎儿室上性心动过速（SVT；n=75）或心房扑动（AF；n=36）的效果。对胎儿水肿和心律失常类型进行校正并囊括一线治疗及二线治疗的多变量模型提示，SVT胎儿应用地高辛（HR=2.9；P=0.01）或氟卡尼（HR=2.1；P=0.02）作为一线药物治疗胎儿心律失常的效果比索他洛尔好（图 17-8A）。而对于合并心房扑动的胎儿而言（图 17-8B），以索他洛尔作为一线用药治疗心律失常的成功率比地高辛（HR=5.4；P=0.05）或氟卡尼（HR=7.4；P=0.03）更高。摘自 Jaeggi et al. Comparison of transplacental treatment of fetal supraventricular tachyarrhythmias with digoxin, flecainide and sotalol：Results of a non-randomized multicenter study. Circulation. 2011；124：1747-1754

　　总之，对于胎儿 SVT 而言安全且合理有效的治疗方案有限。而实际上，胎儿心动过速的治疗是一项成功的宫内干预。单用三种一线药物（地高辛，氟卡尼，索他洛尔）中的任何一种对无水肿

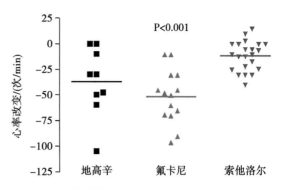

图 17-5　在分别服用地高辛（n=9）、氟卡尼（n=14）、索他洛尔（n=22）5d 后仍存在持续性心房扑动（n=22）及 SVT（n=23）时的胎儿心室率的改变（将治疗前的心率定为 0 次/min）。口服氟卡尼（中位数：−22%）和地高辛（中位数：−13%）后胎儿心室率下降的幅度比口服索他洛尔更大（5%，P<0.001），提示氟卡尼和地高辛能更好地将心律失常时的心率将至胎儿可耐受的范围。摘自 Jaeggi et al. Comparison of transplacental treatment of fetal supraventricular tachyarrhythmias with digoxin, flecainide and sotalol：Results of anon-randomized multicenter study. Circulation. 2011；124：1747-1754

的 SVT 胎儿进行治疗是安全的（无心律失常相关的死亡率），且与胎儿心脏复律的时限无关。这也是 Jaeggi 等人[15]领导的一项多中心研究的重要发现。相反，合并胎儿水肿的 SVT 胎儿可导致 21%的围生期死亡率，因此，我中心建议，急需控制心动过速的一线方案是药物联用（如氟卡尼+地高辛或索他洛尔+地高辛）。

　　然而，需要明确的是，无论选择哪种药物，经胎盘给药都需连续多天对母体用药，疗效都不是立竿见影的，且通常需对一线用药进行调整。除非不能对胎儿心动过速建立较好的耐受性，否则临床不应考虑"等待疗效"的期待疗法。即使是水肿明显的胎儿，经胎盘药物治疗成功率也超过 80%。因此，很少建议直接对胎儿应用胺碘酮和/或地高辛进行抗心律失常药物治疗，该用法仅限于对常规经胎盘治疗无效的严重失代偿病例。

（翻译　盛超　审校　杨芳）

参考文献

[1] Naheed ZJ, Strasburger JF, Deal BJ, Benson DW Jr., Gidding SS. Fetal tachycardia: mechanisms and predictors of hydrops fetalis. *J Am Coll Cardiol.* 1996; 27: 1736–40.

[2] Artman M, Coetzee W. Developmental regulation of cardiac ion channels. In D Zipes, J Jalife, eds., *Cardiac Electrophysiology: From Cell to Bedside.* Philadelphia, PA: Saunders Elsevier, 2009, pp. 157–68.

[3] Creazzo T. Functional developmental biology of the myocardium. In M Loewy Kirby, ed., *Cardiac Development.* New York: Oxford University Press, 2007, pp. 53–68.

[4] Friedman WF. The intrinsic physiologic properties of the developing heart. *Prog Cardiovasc Dis.* 1972; 15: 87–111.

[5] Romero T, Covell J, Friedman WF. A comparison of pressure-volume relations of the fetal, newborn, and adult heart. *Am J Physiol.* 1972; 222: 1285–90.

[6] Schmidt MR, Kristiansen SB, White P, Smerup M, Bøtker HE, Vogel M, Hjortdal V, Sørensen K, Redington A. Glucose-insulin infusion improves cardiac function during fetal tachycardia. *J Am Coll Cardiol.* 2004; 43: 445–52.

[7] Vanoli E, Cerati D, Pedretti RF. Autonomic control of heart rate: pharmacological and nonpharmacological modulation. *Basic Res Cardiol.* 1998; 93 (Suppl. 1): 133–42.

[8] Rudolph AM, Heymann MA. Cardiac output in the fetal lamb: the effects of spontaneous and induced changes of heart rate on right and left ventricular output. *Am J Obstet Gynecol.* 1976; 124: 183–92.

[9] Reed KL, Appleton CP, Anderson CF, Shenker L, Sahn DJ. Doppler studies of vena cava flows in human fetuses. Insights into normal and abnormal cardiac physiology. *Circulation.* 1990; 81: 498–505.

[10] Brace RA. Effects of outflow pressure on fetal lymph flow. *Am J Obstet Gynecol.* 1989; 160: 494–7.

[11] Rudolph A. The fetal circulation and postnatal adaptation. In A Rudolph, ed., *Congenital Diseases of the Heart.* Armonk, NY: Future Publishing Company, 2001, pp. 3–44.

[12] Schmidt KG, Ulmer HE, Silverman NH, Kleinman CS, Copel JA. Perinatal outcome of fetal complete atrioventricular block: a multicenter experience. *J Am Coll Cardiol.* 1991; 17: 1360–6.

[13] Simpson JM, Sharland GK. Fetal tachycardias: management and outcome of 127 consecutive cases. *Heart.* 1998; 79: 576–81.

[14] Jaeggi E, Fouron JC, Drblik SP. Fetal atrial flutter: diagnosis, clinical features, treatment, and outcome. *J Pediatr.* 1998; 132: 335–9.

[15] Jaeggi ET, Carvalho JS, De Groot E, Api O, Clur SA, Rammeloo L, McCrindle BW, Ryan G, Manlhiot C, Blom NA. Comparison of transplacental treatment of fetal supraventricular tachyarrhythmias with digoxin, flecainide, and sotalol: results of a nonrandomized multicenter study. *Circulation.* 2011; 124: 1747–54.

[16] Wacker-Gussmann A, Strasburger JF, Srinivasan S, Cuneo BF, Lutter W, Wakai RT. Fetal atrial flutter: electrophysiology and associations with rhythms involving an accessory pathway. *J Am Heart Assoc.* 2016; 5: e003673.

[17] Kleinman CS, Donnerstein RL, Jaffe CC, DeVore GR, Weinstein EM, Lynch DC, Talner NS, Berkowitz RL, Hobbins JC. Fetal echocardiography. A tool for evaluation of in utero cardiac arrhythmias and monitoring of in utero therapy: analysis of 71 patients. *Am J Cardiol.* 1983; 51: 237–43.

[18] Jaeggi E, Fouron JC, Fournier A, van Doesburg N, Drblik SP, Proulx F. Ventriculo-atrial time interval measured on M mode echocardiography: a determining element in diagnosis, treatment, and

[19] Fouron JC, Fournier A, Proulx F, Lamarche J, Bigras JL, Boutin C, Brassard M, Gamache S. Management of fetal tachyarrhythmia based on superior vena cava/aorta Doppler flow recordings. *Heart.* 2003; 89: 1211–16.

[20] Donofrio MT, Moon-Grady AJ, Hornberger LK, Copel JA, Sklansky MS, Abuhamad A, et al. Diagnosis and treatment of fetal cardiac disease: a scientific statement from the American Heart Association. *Circulation.* 2014; 129: 2183–242.

[21] Kleinman CS, Copel JA, Weinstein EM, Santulli TV Jr., Hobbins JC. Treatment of fetal supraventricular tachyarrhythmias. *J Clin Ultrasound.* 1985; 13: 265–73.

[22] van Engelen AD, Weijtens O, Brenner JI, Kleinman CS, Copel JA, Stoutenbeek P, Meijboom EJ. Management outcome and follow-up of fetal tachycardia. *J Am Coll Cardiol.* 1994; 24: 1371–5.

[23] Frohn-Mulder IM, Stewart PA, Witsenburg M, Den Hollander NS, Wladimiroff JW, Hess J. The efficacy of flecainide versus digoxin in the management of fetal supraventricular tachycardia. *Prenat Diagn.* 1995; 15: 1297–302.

[24] Ebenroth ES, Cordes TM, Darragh RK. Second-line treatment of fetal supraventricular tachycardia using flecainide acetate. *Pediatr Cardiol.* 2001; 22: 483–7.

[25] Jouannic JM, Delahaye S, Fermont L, Le Bidois J, Villain E, Dumez Y, Dommerques M. Fetal supraventricular tachycardia: a role for amiodarone as second-line therapy? *Prenat Diagn.* 2003; 23: 152–6.

[26] Sridharan S, Sullivan I, Tomek V, Wolfenden J, Škovranek J, Yates R, Janoušek J, Dominguez TE, Marek J. Flecainide versus digoxin for fetal supraventricular tachycardia: comparison of two drug treatment protocols. *Heart Rhythm.* 2016; 13: 1913–19.

[27] Ekman-Joelsson BM, Mellander M, Lagnefeldt L, Sonesson SE. Foetal tachyarrhythmia treatment remains challenging even if the vast majority of cases have a favourable outcome. *Acta Paediatr.* 2015; 104: 1090–7.

[28] Hill GD, Kovach JR, Saudek DE, Singh AK, Wehrheim K, Frommelt MA. Transplacental treatment of fetal tachycardia: a systematic review and meta-analysis. *Prenat Diagn.* 2017; 37: 1076–83.

[29] Allan LD, Chita SK, Sharland GK, Maxwell D, Priestley K. Flecainide in the treatment of fetal tachycardias. *Br Heart J.* 1991; 65: 46–8.

[30] Barjot P, Hamel P, Calmelet P,

Maragnes P, Herlicoviez M. Flecainide against fetal supraventricular tachycardia complicated by hydrops fetalis. *Acta Obstet Gynecol Scand.* 1998; 77: 353–8.

[31] Strizek B, Berg C, Gottschalk I, Herberg U, Geipel A, Gembruch U. High-dose flecainide is the most effective treatment of fetal supraventricular tachycardia. *Heart Rhythm.* 2016; 13: 1283–8.

[32] Ekiz A, Kaya B, Bornaun H, Acar DK, Avci ME, Bestel A, Yildirim G. Flecainide as first-line treatment for fetal supraventricular tachycardia. *J Matern Fetal Neonatal Med.* 2018; 31: 407–12.

[33] Sonesson SE, Fouron JC, Wesslen-Eriksson E, Jaeggi E, Winberg P. Foetal supraventricular tachycardia treated with sotalol. *Acta Paediatr.* 1998; 87: 584–7.

[34] Oudijk MA, Michon MM, Kleinman CS, Kapusta L, Stoutenbeek P, Visser GH, Meijboom EJ. Sotalol in the treatment of fetal dysrhythmias. *Circulation.* 2000; 101: 2721–6.

[35] Oudijk MA, Ruskamp JM, Ververs FF, Ambachtsheer EB, Stoutenbeek P, Visser GH, Meijboom EJ. Treatment of fetal tachycardia with sotalol: transplacental pharmacokinetics and pharmacodynamics. *J Am Coll Cardiol.* 2003; 42: 765–70.

[36] Shah A, Moon-Grady A, Bhogal N, Collins KK, Tacy T, Brook M, Hornberger LK. Effectiveness of sotalol as first-line therapy for fetal supraventricular tachyarrhythmias. *Am J Cardiol.* 2012; 109: 1614–18.

[37] van der Heijden LB, Oudijk MA, Manten GT, ter Heide H, Pistorius L, Freund MW. Sotalol as first-line treatment for fetal tachycardia and neonatal follow-up. *Ultrasound Obstet Gynecol.* 2013; 42: 285–93.

[38] Uzun O, Babaoglu K, Sinha A, Massias S, Beattie B. Rapid control of foetal supraventricular tachycardia with digoxin and flecainide combination treatment. *Cardiol Young.* 2012; 22: 372–80.

[39] Strasburger JF, Cuneo BF, Michon MM, Gotteiner NL, Deal BJ, McGregor SN, Oudijk MA, Meijboom EJ, Feinkind L, Hussey M, Parilla BV. Amiodarone therapy for drug-refractory fetal tachycardia. *Circulation.* 2004; 109: 375–9.

[40] Krapp M, Baschat AA, Gembruch U, Geipel A, Germer U. Flecainide in the intrauterine treatment of fetal supraventricular tachycardia. *Ultrasound Obstet Gynecol.* 2002; 19: 158–64.

[41] Hansmann M, Gembruch U, Bald R, Manz M, Redel DA. Fetal tachyarrhythmias: transplacental and direct treatment of the fetus – a report

of 60 cases. *Ultrasound Obstet Gynecol.* 1991; 1: 162–8.

[42] Parilla BV, Strasburger JF, Socol ML. Fetal supraventricular tachycardia complicated by hydrops fetalis: a role for direct fetal intramuscular therapy. *Am J Perinatol.* 1996; 13: 483–6.

[43] Moatassim S, Touleimat S, Hazelzet T, Brasseur MD, Diguet A, Durand I, Verspyck E. Maternal complications induced by digoxin treatment of fetal tachycardia: a retrospective series of 18 cases. *J Gynecol Obstet Hum Reprod.* 2018; 47: 35–8.

[44] Bourget P, Pons JC, Delouis C, Fermont L, Frydman R. Flecainide distribution, transplacental passage, and accumulation in the amniotic fluid during the third trimester of pregnancy. *Ann Pharmacother.* 1994; 28: 1031–4.

[45] Hopson JR, Buxton AE, Rinkenberger RL, Nademanee K, Heilman JM, Kienzle MG. Safety and utility of flecainide acetate in the routine care of patients with supraventricular tachyarrhythmias: results of a multicenter trial. The Flecainide Supraventricular Tachycardia Study Group. *Am J Cardiol.* 1996; 77: 72A–82A.

[46] Hohnloser SH, Woosley RL. Sotalol. *N Engl J Med.* 1994; 331: 31–8.

[47] Peralta AO, John RM, Gaasch WH, Taggart PI, Martin DT, Venditti FJ. The class III antiarrhythmic effect of sotalol exerts a reverse use-dependent positive inotropic effect in the intact canine heart. *J Am Coll Cardiol.* 2000; 36: 1404–10.

[48] Arnoux P, Seyral P, Llurens M, Djiane P, Potier A, Unal D, Cano JP, Serradimigni A, Rouault F. Amiodarone and digoxin for refractory fetal tachycardia. *Am J Cardiol.* 1987; 59: 166–7.

[49] Gembruch U, Manz M, Bald R, Rüddel H, Redel DA, Schlebusch H, Nitsch J, Hansmann M. Repeated intravascular treatment with amiodarone in a fetus with refractory supraventricular tachycardia and hydrops fetalis. *Am Heart J.* 1989; 118: 1335–8.

[50] Bartalena L, Bogazzi F, Braverman LE, Martino E. Effects of amiodarone administration during pregnancy on neonatal thyroid function and subsequent neurodevelopment. *J Endocrinol Invest.* 2001; 24: 116–30.

[51] Magee LA, Nulman I, Rovet JF, Koren G. Neurodevelopment after in utero amiodarone exposure. *Neurotoxicol Teratol.* 1999; 21: 261–5.

[52] Vanbesien J, Casteels A, Bougatef A, De Catte L, Foulon W, De Bock S, Smitz J, De Schepper J. Transient fetal hypothyroidism due to direct fetal administration of amiodarone for drug resistant fetal tachycardia. *Am J Perinatol.* 2001; 18: 113–16.

[53] Gembruch U, Hansmann M, Redel DA, Bald R. Intrauterine therapy of fetal tachyarrhythmias: intraperitoneal administration of antiarrhythmic drugs to the fetus in fetal tachyarrhythmias with severe hydrops fetalis. *J Perinat Med.* 1988; 16: 39–44.

[54] Gembruch U, Manz M, Bald R, Ruddel H, Redel DA, Schlebusch H, Nitsch J, Hansmann M. Repeated intravascular treatment with amiodarone in a fetus with refractory supraventricular tachycardia and hydrops fetalis. *Am Heart J.* 1989; 118: 1335–8.

第18章 胎儿心律失常：诊断及治疗

Julene S. Carvalho

引言

胎心率（fetal heart rate，FHR）及心律的评估是所有孕妇接受常规产检中的一项临床检查。通过对胎心进行简单的听诊，医生和助产士可以迅速发现异常情况（"胎儿心律不齐"），因此，心动过缓、心动过速和不规整心律很容易被发现。

虽然在识别出心律不齐的同时应对其进一步评估，但对可导致心律失常的各种疾病有基本了解也是非常重要的。建立适合当地的转诊流程是及时且安全地治疗胎儿心律异常的第一步。这使得专家可以及时地了解少数需要进行胎儿监护和治疗的病例，家长也更放心。

从专业的角度而言，准确评估胎儿心律异常情况、血流动力学情况以及胎儿健康有助于评估是否需要对胎儿进行干预。在本章中，我们旨在提出一种基于超声的诊断方法，并讨论目前治疗胎儿心律失常的方法。

胎儿心律评估

掌握胎儿正常心律至关重要。在细胞水平上，心脏的电冲动导致心脏的收缩和舒张（机械活动）。简而言之，心肌细胞跨膜电位梯度（膜电位）与离子的跨膜转移有关。大多数细胞保持在静息静膜电位且无法自发引起电冲动。特殊心肌细胞（起搏细胞和传导组织）可以自发产生动作电位并去极化。通常情况下，电冲动最先起自位于右心房的起搏点——窦房结。冲动沿心房传播至房室（atrioventricular，AV）交界区（房室结）、His束、左右束支，最终通过 Purkinje 纤维将电冲动传遍整个心室。房室结短暂的传导延迟（房室延迟）可确保心房和心室收缩的顺序发生，从而产生 1∶1 的房室传导。

因此，在评估心律时必须同时记录心房和心室的活动。超声心动图是诊断胎儿心律失常的主要工具，它可以记录电冲动所产生的机械活动，即心肌运动和血流信号。AV 间期代表心房活动与心室活动之间的时间关系，可用于评估房室传导阻滞和心动过速的机制。其他诊断技术，如胎儿心电图（fetal electrocardiography，f-ECG/EKG）或胎儿心磁图（fetal magnetocardiography，f-MCG）等可以记录心电冲动。

超声心动图技术

在临床上，研究胎儿心律的最佳途径是至少熟悉两种以上的超声技术，以便可以相互克服局限性。与其他方法相比，超声心动图的优势在于可以同时对心脏的结构和功能进行评估。超声心动图可以测量 AV 间期等时间间隔，但无法测量 QRS 波群宽度和 QT 间期[1]。

M 型超声心动图

通常在四腔心切面采用 M 型光标线（超声波束）同时记录心房壁和心室壁的运动（图 18-1）。另一方面，可以对左房壁和主动脉瓣进行取样，主动脉瓣开放即标志着心室收缩。需要有足够的分辨率才能相对容易地在横截面记录心肌或瓣膜运动。在 M 型超声中添加颜色有利于记录时间。胎儿体位是限制 M 型超声运用的另一个因素，但某些系统可以允许对取样线进行调整。

脉冲多普勒

脉冲波多普勒（pulsed-wave doppler，PWD）可以应用于不同部位（图 18-1）。在左心室流入-流出道水平，二尖瓣"A"波和主动脉多普勒信号分别代表心房和心室活动[1]。在升主动脉和上腔静脉取样时，静脉信号中的逆向"A"波和动脉信号中的射血信号分别代表心房和心室活动[2]。其他取样点还包括同时记录周围肺动脉和肺静脉[3]，近期也有研究者对主动脉和无名静脉进行取样。

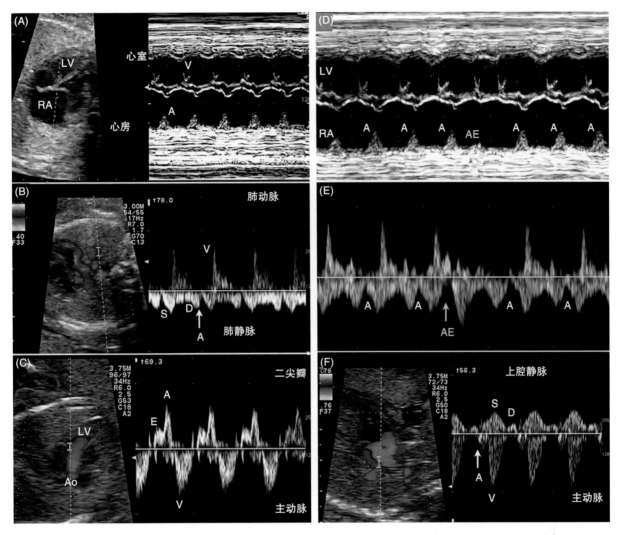

图 18-1　窦性心律（A-C，F）和房性心律（D，E）的不同超声检测方法。在四腔心切面操作 M 型超声光标线（A，D）。采用脉冲多普勒同时对周围肺动脉和肺静脉（B，E）、左心室流入道和流出道（C）、升主动脉和上腔静脉（F）进行采样。详细的说明请参照正文。A/V，心房/心室活动；AE，房性心律；E，早期舒张期；S，心脏收缩；D，舒张；RA，右心房；LV，左心室；Ao，主动脉

组织速度成像

胎心心动图可由从高频彩色组织多普勒获得的心房和心肌速度的同步曲线生成。近期也有报道应用了脉冲组织多普勒，但与 M 型超声和传统 PWD 相比，这两种技术均未得到普及。

胎儿超声心动图及心磁图

f-ECG（f-EKG）和 f-MCG 让我们更深入了解电生理学，尤其是在 QRS 波形态和 QT 间期方面的研究。两种检查虽然都已经有十多年的历史，但仍未被在常规临床实践中得到广泛应用。

在 f-ECG 中，合成的母胎信号是通过孕妇腹部获取的。胎儿信号的提取随着信号处理的提高有所改善，但信噪比仍然很低，尤其是在孕27~36 周左右。近期的一项研究表明，约 20%提取自孕 32 周后的 f-ECG 信号不适用于分析。尽管 P 波和 QRS 波群很容易识别，且心动周期间隔可与 f-MCG 相媲美，但近 60% 的病例无法检测出 T 波[4]。经食管 f-ECG 仍被当成一种实验工具，目前仅有一例报道将其应用于人类胎儿中。

相反，f-MCG 可以获得产生更好的信号，但检查需在一个屏蔽的环境中进行，并且由于它记录的是心电活动所产生的磁场，因此要将胎儿信号由母体信号中分离出来。它在 QT 间期测量上有明显优势，并有助于进一步理解复杂性心律失常[5]。但由于维护 f-MCG 低温氦冷却系统的成本高昂，其临床应用仍局限于少数几个研究中心。

基于光学传感器的系统成本较低,目前仍在测试中,也可能会扩展 f-MCG 的临床应用范围[6]。

胎儿心律不齐

胎儿心律不齐很常见,通常与心房的过早收缩(期前收缩或异位起搏)有关(图 18-1)。在妊娠晚期,2%的单纯妊娠可发生异位起搏。异位起搏约占因胎儿心律不齐而转诊病例的 40%,这其中有 63% 可以检测出心律异常[7],但还有很多(43%~58%)并没有表现出心律失常[7,8]。少于 5%的病例可能表现出严重的心律不齐,约 2.5%存在心脏传导异常[9]。异位起搏很少能反映是否有潜在的结构缺陷,因此需进一步评估。

房性和室性异位起搏

大多数期外收缩都是良性的,即它们无须干

预,原则上可自行缓解。异位起搏可以触发心动过速发作,但相关风险很小(<5%)[10]。二联律受到阻滞时会导致胎儿心动过缓,因此与传导阻滞的相鉴别是非常重要的[11,12]。

心律不齐(异位起搏)的治疗

由于绝大多数心律不齐是发生于正常心脏且可自行缓解的房性异位心律,因此能否正确看待心律不齐是非常重要的。当跟父母提到心律出现"节拍缺失或跳拍"时,其不明确的妊娠影响会引起父母焦虑。因此,一个能让父母在专家会诊前消除顾虑的适于当地的流程是非常重要的。此类转诊不应视为急诊情况。同时,专家也可以立即看到需要进一步评估的特定病例的资料,这些病例包括心脏超声切面存在异常、合并胎儿水肿或可能存在部分房室传导阻滞而 FHR 处于临界的病例[13]。图 18-2 所示为根据我们的经验制订的流程。

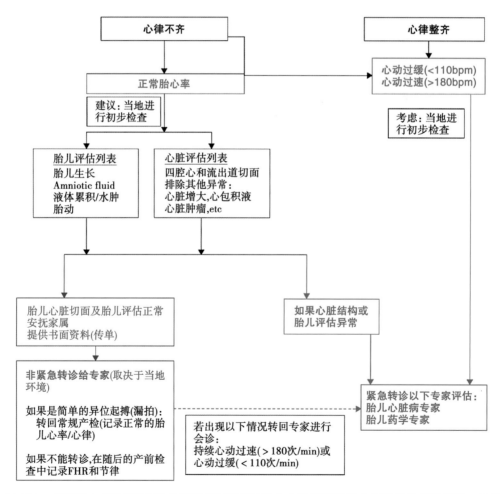

图 18-2　基于胎心率及当地初次检查结果而推荐的胎儿心律不齐转诊方案及优先等级评估。红色路径表示紧急评估;蓝色通道表示非紧急评估

孤立性异位起搏的胎儿其 FHR 正常，父母也可以放心；而大多数转诊病例属于此类。心率和节律均可在随后的产检中通过多普勒超声记录下来。如果心律大部分都是规律主的（即偶发异位起搏），这些记录就足够了。若频繁的异位起搏使大部分心律均不规整，则需考虑进行额外的监测（每 1~2 周），并在 4~6 周后复查超声。这样家属可以减轻焦虑感，并且可以对那些进展为心动过速或心动过缓的罕见病例进行再次评估。如果二联律或三联律发作，则 FHR 可正常或减慢。将其与部分房室传导阻滞的相区分很重要[13]（图 18-3 和图 18-4）。在这种情况下，我们根据当地检测 FHR 设备的情况，每 2~6 周对胎儿进行一次检查。这种做法在心律不齐缓解前可使所有人

放心，而大部分情况下心律不齐都可缓解。若心律不齐在临产前或生后仍持续存在，可行新生儿 ECG/EKG 检查。

如果检测到二联律、三联律（即连续 2 或 3 个异位起搏）或心律混乱（心律非常不规则且心率变化不定），我们建议每周都进行 FHR 监测，因为这种情况会增加胎儿心动过速的风险。相比于单纯孤立性异位起搏，这种风险会延伸至新生儿期[14]。在心律不齐自行缓解前，每周 FHR 监测是在产前门诊监测胎心和进行专科复诊的一种平衡策略，可使患者和医生安心。在这种情况下，即使未在产前记录到持续的心动过速，我们仍需对新生儿进行心脏方面的检查，包括 12 导联心电图和 24h 动态心电图。

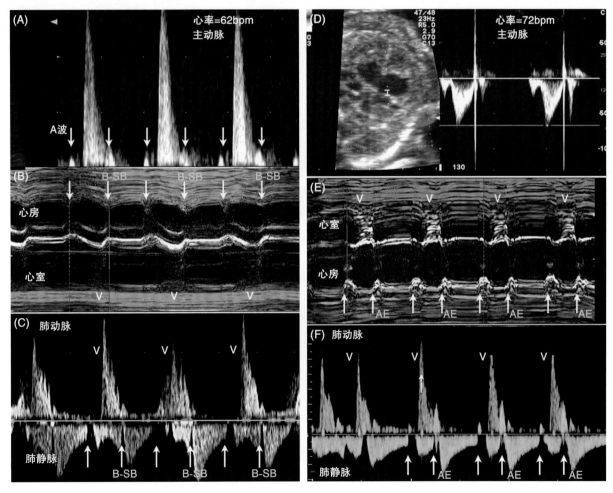

图 18-3　1 下传的二度房室传导阻滞（A-C）和房性传导阻滞二联律（D-F）的鉴别。在所有图像中，箭头指向心房活动，"V"表示心室收缩。注意 A 和 D 中的心率相似。在这两个示例中，每一次的心房跳动均伴随着一次心房收缩受阻。周围肺血管（C,F）的 M 型超声（B,E）和多普勒超声显示，在 2:1 传导阻滞（B,C）病例中有规律的心房活动，但在二联律（E,F）中，心房收缩成对但不规律；心律呈两个不同的周期，一个短，一个长。主动脉波形记录（A 图中）显示叠加在动脉描迹上的低振幅波形，代表心房收缩。AE，房性异位起搏；B-SB，窦房传导阻滞

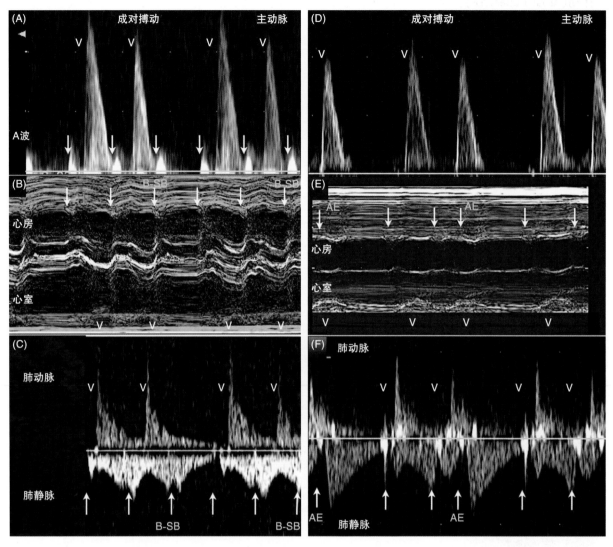

图 18-4　2 下传的二度房室传导阻滞（A-C）和房性传导阻滞三联律（D-F）的鉴别。在所有图像中,箭头代表心房活动,"V"代表心室收缩。注意 A 和 D 的动脉描记中有相似的成对心室搏动。在两个示例中,两次心房搏动后有一次心房收缩受阻。周围肺血管（C,F）的 M 型超声（B,E）和多普勒超声显示,房室传导阻滞（B,C）中心房活动是规律的,但传导阻滞三联律中有三种不同的周期长度（E,F）。A 图中的主动脉描记显示了叠加在动脉描迹上的低振幅波形,代表心房收缩。AE,房性异位起搏;B-SB,窦房传导阻滞

　　在少数情况下,心律不齐的胎儿可有血流动力学受损的超声提示,包括轻度心脏增大、房室瓣反流或少量心包积液。如果 FHR 正常,则应考虑间歇性心动过速的可能性,并加强对胎儿的监护。室壁瘤可伴有室性异位起搏,若出现室性二联律则需考虑进行治疗。

心动过速

　　胎儿心动过速定义为 FHR>180 次/min。若胎心率持续在 160~180 次/min 也可能提示是异常心律。胎儿对快速心率可具有良好的耐受性

（如果是间歇性的,即<50%的时间）,但通常具有一定的致病率和死亡率。若心动过速持续过久,可导致血流动力学紊乱,并伴有心室功能障碍和心力衰竭。不管心动过速是否为间歇性的,它可能在发生后的很长一段时间内都不能被检测到。大部分情况下,心动过速的诊断主要依赖于 FHR增快。其他诊断原因包括羊水过多和胎儿水肿。通常,心动过速胎儿的心脏是正常的,但可能有潜在的结构性先天性心脏病（congenital heart disease,CHD）。

　　最常见的心动过速是室上性的,包括室上性心动过速（supraventricular tachycardia,SVT）和心

房扑动（atrial flutter，AF）。SVT 比 AF 更常见，约占 3/4[15,16]。其他类型包括窦性心动过速，室性心动过速（ventricular tachycardia，VT）和交界性异位性心动过速（junctional ectopic tachycardia，JET）。尽管心率及其变异性有助于诊断，但无法借助它明确区分心动过速的各种类型。我们一般在标准超声心动图操作下通过对心房和心室率、心房和心室收缩之间的时间关系的进行研究，从而进行鉴别诊断。

室上性心动过速及心房扑动

胎儿和新生儿 SVT 的最常见类型是 AVRT或房室折返性心动过速，约占病例的 90%[15]。心房和心室间的额外传导通路是导致这些疾病的原因。心动过速可由心房异位起搏所触发。这些电冲动通过房室结进行顺行传导后，通过旁路以更快的速度由心室向心房逆向折返，逆向折返后的电冲动再次由房室结顺行传导。由此循环往复，使电冲动持续存在。FHR 多为 220～240 次/min，但也可高达 280 次/min。这种情况下，心率相对固定且较少波动，这与旁路的传导特性有关[17]。由于经旁路的房室传导很快，因此这变为短 VA 的心动过速（VA<AV 间隔；VA：AV 比<1）（图 18-5）。

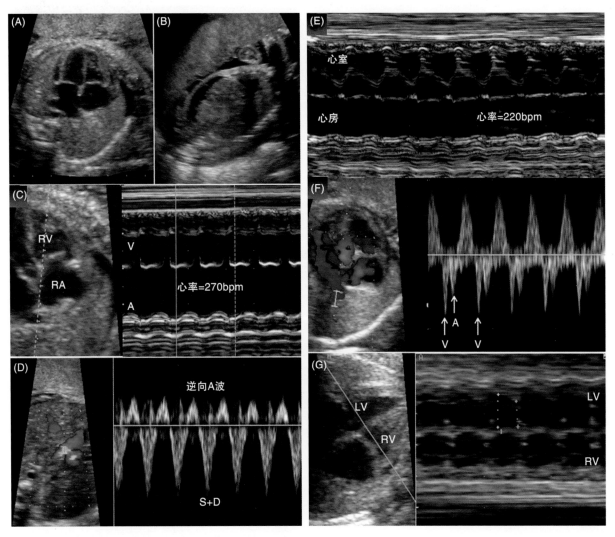

图 18-5　SVT 合并水肿的胎儿的超声记录。在第 28 周（A-D）出现 SVT 时可以看到心脏增大（A）、腹水（B）和胸腔积液（A，B）。M 型超声记录（C）显示 1：1 房室传导，心率=270 次/min。静脉导管信号（D）表现出异常的波形，S 波和 D 波合并以及逆向 A 波。氟卡尼治疗两天后再次行超声检查（E-G）。心率降至 220 次/min（E）。肺血管信号（F）显示较短的 VA 间隔，这是 AVRT 的特征。M 型超声（G）显示左心室缩短分数为 23%（之前约为 15%）。在应用氟卡尼的基础上叠加将地高辛（在治疗第五天口服及第 8d 静脉输注）。联合治疗的第 8d 恢复窦性心律，随后胎儿水肿消退。A/V，心房和心室活动；D，舒张；RA，右心房；RV/LV，右心室/左心室；S，收缩

少数情况下,胎儿 SVT 由异位性房性心动过速(atrial ectopic tachycardia,AET)或持续性交界性折返性心动过速(permanent junctional reciprocating tachycardia,PJRT)所引起的。AET 的房室传导可能为 1∶1,也可是多变的,而 PJRT 则的房室传导为 1∶1。通常情况下表现为长 VA 间期的心动过速(VA∶AV>1),FHR 通常波动于 180~220 次/min[15,17]。AET 通常与心房自律性增加相关[10]。而 PJRT 由位于冠状窦附近的慢传导通路所介导,这条通路可以允许 VA 传导[18]。AET 的心率变异性可能更高,并伴有"温醒"现象。PJRT 通常表现为连续性的,疗效欠佳,并可导致心动过速相关的心肌病[10]。

与 SVT 相比,心房扑动(atrial flutter,AF)一般发生于妊娠后期[15],但也可在妊娠早期出现[5]。它是由房内折返回路引起的,通常由折返性房性期前收缩所触发和终止[5]。通常情况下,由于房室结水平的保护性阻滞,AF 的心房率快(300~500 次/min)而心室率慢[10]。房室传导模式通常为 2∶1(图 18-6),但根据房室阻滞程度可能有所不同。AF 和 AVRT 间的相互转变与旁路有重要关系,这可由 f-MCG 显示(图 18-6)[5]。心房率较低时,可以有 1∶1 的房室传导。

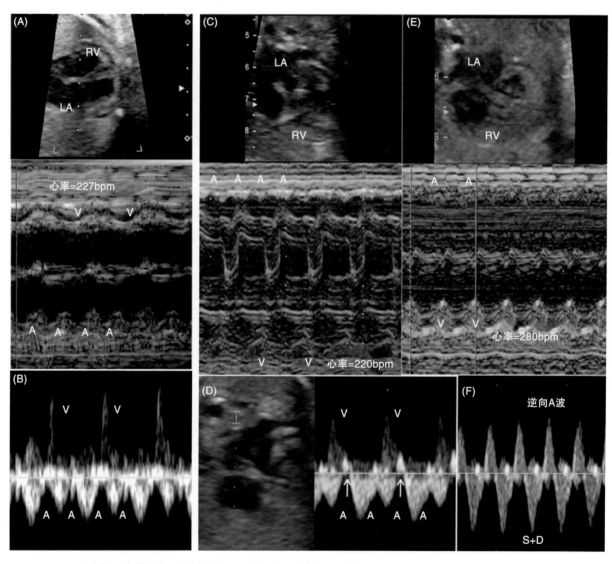

图 18-6 已成功使用索他洛尔进行治疗的 AF 胎儿在 29 周时的超声记录(A,B)。注意肺血管 M 型超声(A)和多普勒超声(B)中的 2∶1 房室传导。C-F 是另一 SVT 胎儿在妊娠 28 周的超声记录,其心律呈 2∶1 传导的心房扑动(C,D)和 1∶1 传导性的 SVT(E,F)交替出现,已成功使用地高辛进行治疗。在 SVT 发作期间心率快得多。还应注意到肺血管脉冲波多普勒信号的显著差异(D,F)。心房扑动期间的多普勒信号(D)与图 B 中的相似,但每隔一次心跳可见逆向 A 波(箭头)。在图 F 中,仅能在肺静脉获得多普勒信号,并显示与图 18-5 相似的典型的"往返"信号模式。A/V,心房和心室活动;D,舒张;LV,左心房;RV,右心室;S,收缩

其他心动过速

持续的窦性心动过速通常合并基础疾病。FHR 通常为 180~200 次/min,但也可仅略微升高 (160~180 次/min)。如产妇发烧或 β-肾上腺素受体受到刺激、存在压力及感染等都可导致持续窦性心动过速。FHR 通常变现为逐渐增加和降低,并保持一定的变异性[10]。房室传导为 1∶1,VA 间期较长。一旦明确病因,将针对病因进行治疗。室性心动过速很少见。通常情况下 VT 没有逆行 VA 传导。诊断基于房室分离,其心室率 (180~300 次/min)比心房率快。也需要注意与遗传性疾病,如长 QT 综合征,之间的关系。在这些病例中,VT 通常与 2∶1 房室阻滞交替出现。逆向方式传导很少会发生,但可触发端 VA 间期的 AVRT。导致 VT 的其他原因包括心脏肿瘤,如横纹肌瘤,以及心肌病。

JET 是胎儿快速性心律失常中最罕见的一种。JET 常为持续性的,FHR 变异小。尽管 JET 的胎心率增加不多(很少>200 次/min),但胎儿耐受性差。其病因是房室结自律性的增高,自律性的增高后电冲动只能使心室去极化,从而导致房室分离,促发 VT。然而,心房和心室可间歇性地出现几乎同时被激活的情况,形成 1∶1 的房室关系和非常短的 VA 间隔,这有助于区分 JET 和 VT[19]。JET 可能与房室结纤维化所产生的母体抗体相关[19,20]。在这种情况下,JET 往往是间歇性的,并与房室阻滞交替出现。

SVT 和 AF 的治疗

胎儿心动过速需紧急进行胎儿心脏和产科相关评估,以明确心动过速类型和血流动力学情况、排除 CHD,并对胎儿情况进行评估。一般情况下,根据以上评估结果和孕妇的选择,有以下三种治疗:①不予干预,但要密切监视;②药物治疗;或③分娩。

无干预治疗的密切观察

并非所有的胎儿心动过速都会导致胎儿功能损害。在没有胎儿水肿、心脏增大或房室瓣膜反流的情况下,间歇性心动过速(<50%的时间)可不治疗,但需要密切观察,尤其是在诊断后的两天内,必要时需住院观察。只要血流动力学稳定,可以每周 1~3 次返回门诊监测胎儿情况。复诊频率根据具体情况而定。通过这种做法,我们观察到有一部分 SVT 可以自愈。

药物治疗及分娩

持续性心动过速(>50%的时间)会对治疗策略的选择造成影响。当出现胎儿功能受损时应尽快治疗,可以是药物治疗(经胎盘或直接胎儿治疗),也可以选择分娩。胎儿功能受损表现为胎儿水肿、积液、皮肤水肿、心脏增大、心肌收缩受损和出现房室瓣反流。药物治疗的选择需根据胎龄、当地新生儿和心脏专科情况以及孕妇自身选择进行权衡。在某些情况下,自然分娩的启动(通常由羊水过多引起)或直接胎儿治疗并发症的出现,使我们不得不选择胎儿的娩出。

医疗人员应告知孕妇治疗的潜在风险和益处,包括随心动过速进展可对生命造成威胁。理想情况下,应在医院开始进行药物治疗及密切监测,并应对基态 ECG、血清电解质水平以及肝肾功能进行检查。若情况允许,应进行血药浓度监测并根据结果调整治疗方案。

药物治疗的首选经胎盘途径。母体常用药物包括地高辛、氟卡尼、索他洛尔和胺碘酮。这些对母亲和胎儿都是相对安全的,但有报道指出可出现药物相关的心律失常等副作用。药物有效性取决于胎儿血清药物浓度能否达标,但这可能会在胎儿水肿时受到影响。这严重限制了作为最广泛使用的地高辛的应用。在难治性或严重水肿性病例的获益大于风险时,可考虑直接胎儿疗法(子宫穿刺术、肌内注射、腹膜内或羊膜内给药),并与经胎盘治疗联合使用。考虑到胎盘循环对药物的阻挡,药物使用剂量需在根据胎儿体重计算出的剂量上再增加了 25%[21]。同时也需考虑相关的早产风险。直接胎儿治疗首选地高辛和胺碘酮,偶尔会使用腺苷。

目前,室上性快速性心律失常已可成功进行治疗,存活率为 80%~90%[15,16,22,23]。是否合并胎儿水肿仍是决定预后的最重要因素,但心律失常的控制可显著增加存活概率。

胎儿 SVT 和 AF 最大研究(n=159,其中 111 例接受治疗)的数据反映了经胎盘使用地高辛、氟卡尼和索他洛尔作为一线治疗的疗效(1998—2008)[15]。疗效与胎儿状态、心动过速类型及药物选择有关。SVT 比 AF 的疗效好,同时较慢的复律率与胎儿水肿、持续性心动过速有关。总体而言,心律失常相关的死亡率为 5%(水肿胎儿为 17%;无水肿胎儿为 0)。胎儿水肿与持续的心动过速相关，同时 FHR 更快。而 AET 和 PJRT 的胎心率最慢且不易发生胎儿水肿。因此，最重要的是快速转复窦性心律或将心率降至胎儿可耐受的水平。多变量模型显示，地高辛和氟卡尼较索他洛尔更能终止 SVT 的发作。药物治疗后第 5d 的终止率分别为 59%（氟卡尼）、57%（地高辛）和 38%（索他洛尔）。各药物转复 50%SVT 病例的时间也具有显著差异（地高辛 3d，氟卡尼 4d，索他洛尔 12d）。索他洛尔终止 AF 的可能性更高，50%病例转复窦性节律的时间为 12d。而仅有 29%使用索他洛尔治疗的病例可在治疗后 5d 转复窦性心律（地高辛为 21%，氟卡尼为 12%）。但是，如果 SVT 或 AF 持续至治疗后第 5d，则氟卡尼（22%）和地高辛（13%）的效果要比索他洛尔（5%）更好。

自 2011 年以来，上述药物仍被单独或联合用作一线治疗药物。一项研究显示，2004—2008 年接受疗的 21 例 SVT 或 AF 胎儿中，索他洛尔（±地高辛，52% 转复率，33% 控制率）对 85%的病例有效，其中许多病例在 5d 内转律，但胎儿水肿相关的死亡率仍然高达 37.5%[22]。在另一组接受索他洛尔单药治疗的队列中，伴或不伴胎儿水肿的总体疗效较低，分别为 50%和 70%[24]。一项在双中心的对照研究（1987—2012）显示口服氟卡尼的疗效优于静脉（intravenous，IV）使用地高辛，尤其是水肿的胎儿（死亡率分别为 0 和 43%）。氟卡尼组中 96%的短 VA 间期心动过速可转为窦性心律，而地高辛组为 69%。总体而言，氟卡尼的中位反应时间也相对较短（3d，地高辛为 8d）[23]。另外两项研究也报道了氟卡尼单药治疗在治疗初期的良好反应（伴或不伴胎儿水肿）[25,26]。使用较高的氟卡尼剂量（400mg/d）[25]的水肿胎儿在中位时间 3d 时可实现 72%的转复率，而使用常规剂量治疗的胎儿转复率为 87%[26]。另一种更积极的治疗方案是，不管胎儿状况如何，均对所有快速性心律失常（$n=27$，2001—2009）联用氟卡尼和地高辛治疗，这其中有 81%可恢复窦性节律，另外 15%可较好地控制心律。然而，尽管采用联合疗法，但水肿胎儿的围生期死亡率仍有 12.5%[16]。

尽管目前对胎儿水肿合并心律失常的控制有所改善，但仍不断有报道治疗失败和胎儿死亡，通常发生在"严重"水肿的胎儿。通常，研究没有系统阐述首次治疗成功病例的水肿严重程度，这对

解读药物真实有效性产生影响。近期的报道显示目前有将氟卡尼作为一线治疗的趋势。系统综述指出，氟卡尼是治疗 AVRT 的最好药物[27]。但目前仍不清楚氟卡尼的用药剂量、单用或联用，或在某些情况下是否可以首选索他洛尔或地高辛。另一个决定用药方案的关键因素是在某些国家或地区难以获得氟卡尼和索他洛尔。目前，一项基于心律失常类型和胎儿状态的胎儿心动过速国际随机对照试验（randomized controlled trial，RCT）正在进行（www.fasttherapytrial.com）

对患有药物难治性心动过速的水肿胎儿，经胎盘使用胺碘酮是有效的二线治疗方案，通常与地高辛联用[28,29]。直接胎儿治疗经脐带、羊膜腔、腹膜内或肌内给药。25 年前已有报道直接将胺碘酮用于胎儿成功治疗胎儿心律失常，而这个方案目前仍被使用[21]。有些人主张直接对胎儿肌注地高辛[30]。

氟卡尼特母亲口服剂量为 100mg 每 8h。即使在水肿的胎儿它也能很好地通过胎盘，并且可在 3d 内达到药物谷浓度（200~1 000μg/L）。维持剂量为 200~300mg/d（最大 400~450mg/d）。有趣的是，中位血药浓度在治疗有效病例（460μg/L）与无效病例（450μg/L）中相似[31]。

地高辛可以是静脉内给药或口服，但需有负荷剂量。负荷剂量的给药方式各异：目前正在进行的 RCT 通过静脉内注射或口服 2mg 的负荷剂量（合并胎儿水肿时，0.5mg/12h 或 0.5mg/8h），然后再进行维持治疗。根据第三或第四次给药后 12h 的血药浓度进行调整，目标血药浓度是 1.0~2.0ng/ml，但胎儿水肿时需要更高的浓度（1.5~2.0ng/ml）。肌内注射可以有效控制 SVT，剂量为 88μg/kg（估测的胎儿体重），每隔 12~24h 重复一次，最多使用 3 剂[30]。

索他洛尔可以快速通过胎盘，即使在积水肿的胎儿中也有良好的血药浓度。副作用与给药剂量有关。由于它可延长了 QT 间隔，因此需要监测孕妇 ECG。推荐的初始剂量为 240mg/d（每 8 或 12h），但水肿的胎儿需更高的剂量（320mg/d，每 12h）。几天后可根据疗效调整剂量，最大量为 480mg/d[15]。

胺碘酮胎盘穿透力差（10%~40%），尤其是在水肿的胎儿中。但由于半衰期较长，胺碘酮可积聚在胎儿的各腔室中。各中心使用的负荷和维持剂量各不相同[17,28,29]。其中一种方案为以

1 200mg/d 的负荷量使用 5~7d(口服或 24h 维持静脉输注),然后以 600~800mg/d 作为维持量(200mg 每 6 或 8h)。直接胎儿治疗的推荐剂量为 2.5~5mg/kg(估测的胎儿体重)[17]。

腺苷半衰期非常短,仅可直接用于胎儿进行快速心脏复律,之后需使用其他药物维持,或用作一种诊断手段。

VT 和 JET 的治疗

VT 治疗的数据很有限。可选的治疗方案包括经胎盘使用硫酸镁(IV 负荷剂量为 2~4g,维持量为 1~2g/h)、利多卡因(IV 负荷剂量为 1~1.5mg/kg,维持量为 1~3mg/min)和口服普萘洛尔(40~80mg,每 8h 一次)。胺碘酮、索他洛尔和氟卡尼也可能有效[14]。若认为是长 QT 综合征,避免使用可能进一步延长 QT 间期的药物,如索他洛尔,是非常重要的。在这种情况下,选择普萘洛尔更好。索他洛尔、地高辛和氟卡尼也曾被报道用于治疗胎儿 JET[19]。

心动过缓

分娩期心动过缓不是本章的讨论内容。在产前诊断时,必须对"良性"病例和与产前或产后死亡相关的病例进行鉴别。在常规超声检查过程中,短暂的心动过缓很常见,这可能是因为超声探头对部分脐带造成压迫,较少对腹部的按压后可迅速缓解。相反,持续的心动过缓,无论是否呈间歇性发作,都应进一步监测。

在 2009 年,美国妇产科学院将心动过缓定义为胎心监测仪监测 FHR<110 次/min,这个标准适用于产时和产前。将心律不齐的阈值设置为 115~120 次/min 可有助于识别特定类型的二度房室传导阻滞[13]。使用孕周相关的列线图可有助于预测家族性长 QT 综合征。孕 25 周和 35 周时所对应的第 3 百分位数的心率分别为约 135 次/min 和 130 次/min[32]。

明确心动过缓的确切类型是至关重要的,因为低至 70 次/min 的心率可能有相反处理和预后。仔细研究心动过缓的规律、心房和心室收缩的时间关系以及心房和心室率是诊断的关键。超声记录应至少持续 5~10s。心率约为 60 次/min 时,通常记录 5~10 个心动周期便足以阐明类型。

心率越慢或节律越不规整,则需记录更长的时间。数字化的回放录像可以存储相对较长的记录,通常足以用于进行准确诊断。

1∶1 房室传导的心动过缓

表现 1∶1 房室传导的持续性心动过缓多与胎儿窘迫有关。其节律通常代表窦性心动过缓,可能由窦房结功能障碍、先天性长 QT 综合征或母体抗 Ro/抗 La 抗体导致。尽管敏感性低,但基础 FHR 小于第 3 百分位数的心率被认为是长 QT 综合征的潜在标志[32]。缓慢的房性节律也表现为 1∶1 传导的心动过缓,这是左房异构(是内脏异位的一种表现形式,其窦房结缺失)的一种特征表现。

1∶1 房室传导的心动过缓的治疗

胎儿被诊断为窦性心动过缓后,应对父母进行 12 导联心电图检查,并详细记录家族史(如心律不齐,猝死或反复流产),并检测母体血中的自身抗体。由于产前 1∶1 房室传导的心动过缓耐受性良好,通常不需要对胎儿进行治疗,但建议每隔 4~6 周对胎儿健康状况进行监测。围生期结局取决于疾病的病因。

阳性家族史,或间歇性 2∶1 房室传导阻滞或 VT 发作可作为长 QT 综合征的有力诊断证据。有条件者可通过 f-MCG 测量 QT 间期。在抗 Ro/抗 La 相关窦性心动过缓中,我们可以看到正常的 AV 间期,但随着妊娠的进展基础 FHR 逐渐降低。这类病例运用糖皮质激素的价值尚不明确。应警惕左房异构的缓慢房性心律,它可进展为传导阻滞,尤其是合并严重 CHD 时,但心动过缓也可能是暂时的。

新生儿需要检查 12 导联心电图,这是诊断长 QT 综合征的第一步。根据病史,可以进一步行基因检测和家系调查。左房异构的新生儿通常需要进行心脏手术,并需继续监测是否发展为传导阻滞。

房性传导阻滞二联律及三联律

异位房性心律可以是有规律的,例如二联律(一个正常搏动,一个异位起搏)或三联律(两个正常搏动,一个异位起搏)。如果持续存在并伴心室阻滞,心室率将下降。传导阻滞二联律是公认的心动过缓的病因,其 FHR 为 70~80 次/min。在一个序列研究中,它占心率<110 次/min 的心动过缓的 45%,仅通过 FHR 不能与部分性房室阻滞相鉴别[11]。鉴别诊断是基于心房(atrial,A)收缩时相。通常,在二联律中可见到更短和更长的 A-A 间期(图 18-3),但有时这些间期时长可能非常相似,因此看起来与 2:1 房室传导阻滞相似。f-MCG 有助于更精确的测量[12]。在房性传导阻滞三联律的情况下,FHR 为 100~110 次/min 且节律不齐,同样应与某些房室传导阻滞相鉴别[13](图 18-4)。

二、三联律相关心动过缓的处理

一旦诊断了异位起搏传导阻滞并排除了房室传导阻滞,家长便可放心,因为二联律和三联律相关的心动过缓耐受性良好。两者均不需要进行胎儿治疗,但由于具有较小的心动过速风险,建议定期监测 FHR。一项研究报道,所有患有传导阻滞二联律的胎儿均自行转复窦性节律[8],而其他研究报道有 14% 的病例可观察到心动过速[11]。我们的经验更倾向于其可自行缓解。

在临床实践中,确保患者和临床医生都了解与异位起搏相关的心动过缓的自然病程是非常重要的。需要强调产妇对正常胎动的识别。如果胎儿窘迫导致胎心率降至 70~80 次/min,则有可能需要进行本不必要的紧急剖宫产。因此还需应用其他评估胎儿健康的方法。

心脏传导阻滞

心脏传导阻滞是由于房室之间的电传导受到干扰,严重程度各不相同。一度房室传导阻滞是单纯的房室间期(或机械性 PR 间期)延长。1:1 房室传导通常维持 1:1 且 FHR 正常,因此如果不测量房室间期就无法诊断。在二度房室传导阻滞中,心房电冲动被间歇性阻断。二度房室传导阻滞有两种不同的类型。在 I 型(Mobitz1 型或 Wenckebach 现象)中,房室间期逐渐延长,直到一个电冲动被阻断。尽管 FHR 多为正常,但心律不规整。在二度 II 型 AVB(Mobitz2 型)中,一些电冲动可下传,而另一些电冲动被阻断。可被传导的电冲动其房室间期相当固定。房室传导通常为 2:1,因此产生一个节律规整的心动过缓,FHR 为 60~80 次/min。但是,房室比可变化,FHR 也因此会波动。两种类型的二度 AVB 都需要与期外收缩相鉴别(图 18-3 和图 18-4)。在三度或完全性房室传导阻滞(complete AV block,CAVB)中,房室传导完全阻断,因此心房和心室独立跳动(图 18-7)。

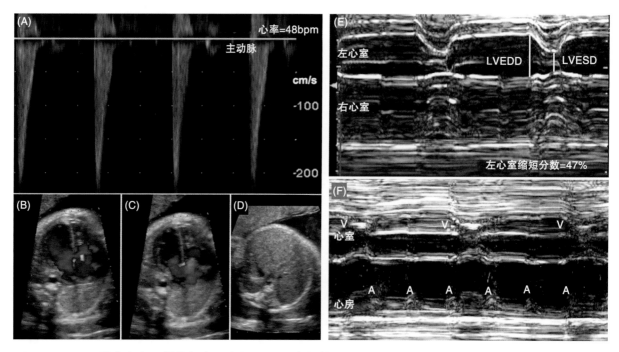

图 18-7 CAVB 胎儿在孕 28 周的超声记录(A-F)。心率极低(A),心脏增大伴双侧房室瓣反流(B,C),但无腹水(D)。M 型超声显示良好的收缩功能(E)和房室分离(F)。在诊断时(孕 17 周)应用沙丁胺醇及糖皮质激素治疗(当 FHR<50 次/min 时)。胎儿在第 35 周安全娩出。A/V,心房/心室活动;LVEDD/LVESD,左心室舒张末径/收缩末径[缩短分数=(LVEDD-LVESD)/LVEDD]

据估计,活产婴儿中先天性房室传导阻滞的发生率为 1/20 000~1/15 000。它可能与 CHD 有关,也可能具有一定的免疫性基础,可能来源不确定或病因罕见。

胎儿 CAVB 的很大一部分与 CHD 相关的房室传导阻滞有关。它通常与左房异构相关,少数与房室连接不一致有关。CAVB 的整体预后较差[33,34],胎儿和新生儿的总死亡率>80%[34]。纳入 59 例胎儿(1 例终止妊娠)的报道指出,这些胎儿有 60% 活产,而新生儿死亡率接近 80%,与合并房室连接不一致(25%)相比,合并左房异构(90%)的病例预后更差[33]。

孤立性非免疫性房室传导阻滞的预后较好。在法国一项包含 141 病例的全国性研究中,26 例房室传导阻滞是先天性的(12 例胎儿和 14 例新生儿)。其中,大多数为完全性传导阻滞(n = 16)。在 8 例不完全传导阻滞的病例中,平均 2.8 年后才发展为 CAVB。起搏器植入的平均年龄约为 32 个月。在中位时间约 11 年的随访期内,整组患者无死亡或发展为心肌病[35]。部分二度 AVB 可自行缓解[33,36]。然而,由于房性传导阻滞二联律患者与二度 AVB 相似,这种情况可能代表了异位起搏的自行复律[37]。

与产前干预相关的是自身免疫性房室传导阻滞,这由母体循环中抗 Ro(SS-A)和/或抗 La(SS-B)抗体经胎盘传递所导致。它们靶标是胎儿传导系统中的 Ro(52kD 和 60kD)和 La(48kD)核糖核蛋白,可引起炎症,继而导致纤维化和不可逆损伤。抗体还可以靶向心肌细胞并损害心脏功能,从而导致心肌病。通常,房室传导阻滞在妊娠 16~18 周后出现,并在 20~24 周达到高峰。大多数病例(82%)发生在孕 30 周之前[38]。与合并 CHD 患者相比,这些胎儿预后更好,但是胎儿死亡率仍很高,为 6%~10%[36,39]。危险因素包括诊断时孕龄小于 20 周,合并水肿,心肌功能/纤维弹性受损,心室率小于 50 次/min。早产也可影响疾病预后。

1%~2% 的健康女性中可检测到抗 Ro 抗体。这些孕妇的后代发生 CAVB 的风险很明确,但概率较低(2%~3%)[40],但再发的风险则高得多(16%~19%)[38]。研究表明,母体抗体水平越高则胎儿风险越高[40,41]。

自身免疫性房室传导阻滞的治疗

目前公认自身免疫性 CAVB 一旦明确诊断则是不可逆且持续存在的[38]。总体而言,治疗旨在减少或预防心肌变异和传导异常,降低胎儿循环中母体抗体水平,或提高 FHR,包括母亲使用糖皮质激素、拟 β-交感神经剂、静脉注射人免疫球蛋白和血浆置换[42,43]。

宫内起搏具有局限性。胎儿专用的起搏导线十多年前就已发明,但仅有个别病例使用了且均未能存活。微创微型起搏器技术近期有了更进一步的改进,可以经皮使用射频系统进行充电[44]。最近,产时子宫外手术(ex utero intrapartum treatment,EXIT)用于单胎妊娠胎儿的起搏,作为生后起搏的一种过渡[45]。

然而,令人振奋的是可能可以使用抗疟药物对先天性 AVB 进行预防性治疗。回顾性研究表明,胎儿在妊娠 10 周之前持续暴露于羟氯喹会使 AVB 复发率从约 21% 降至 7.5%[46]。我们都期待与之相关的一项前瞻性开放临床试验(PATCH：Preventive Approach to Congenital Heart Block with Hydroxychloroquine,采用羟氯喹预防先天性心脏阻滞的方法)的结果。

氟化糖皮质激素

氟化糖皮质激素的原理是降低传导组织和心肌的炎症反应。最常用的是地塞米松,每天使用 4~8mg,在妊娠结束时逐渐减少到每天 2mg。但防止 AVB 进展或逆转 AVB、预防心肌病/心内膜纤维弹性增生或改善生存率的有效性尚未得到证实[47-49]。最近,一项较小的系列病例研究结果强烈建议在 24h 内开始治疗(地塞米松和/或免疫球蛋白)[50]。然而,在缺乏随机试验的情况下,必须权衡糖皮质激素的风险和益处,并基于胎儿的血流动力学状况、医生的习惯以及孕妇的知情选择作出个性化决定。由于糖皮质激素并非没有危害胎儿和产妇副作用[42],因此应谨慎评估是否需对已出现功能损伤的或近期才出现 AVB 的胎儿进行治疗。

Beta 受体激动剂

如果 FHR 低于 50~55 次/min 则可使用沙丁胺醇和特布他林,但成功率各异。由于较少将 β-

肾上腺素受体激动剂与糖皮质激素联用，因此难以评估其疗效。当使用接近最大剂量的沙丁胺醇（10mg 每 8h；最大剂量 40mg/d）或特布他林（2.5~7.5mg 每 4~6h；最大剂量 30mg/d）时，FHR 可以增加 5~10 次/min[42]。一项研究指出，特布他林（10~30mg/d）在自身免疫性 CAVB 病种中表现出更好的心房效应，在左房异构病例中表现出更好的心室疗效[51]，但这对临床实践的影响尚不清楚。关于静脉注射沙丁胺醇、特布他林和利多君的报道很有限。产妇可出现震颤和心肌，但随着治疗的继续趋于缓解。因此，应从较低剂量开始并根据症状进行药物剂量的调整。

免疫球蛋白及血浆置换

静脉用免疫球蛋白（IVIg）需反复经母体注射以减少抗体对胎儿心脏的影响。两项多中心的前瞻性研究给曾生育 CAVB 孩子的女性在孕 12 周至 24 周期间每隔三周使用 400mg/kg 的 IVIg，但未能防止 CAVB 的复发[52,53]。在患有抗体相关心肌病/心内膜纤维弹性增生的胎儿中，使用高剂量 1g/kg 的 IVIg 加上糖皮质激素可能会改善预后[54]。

偶尔会使用血浆置换以降低母体抗体水平。一项前瞻性研究（n=12）显示，每周血浆置换、每两周 IVIg 和使用倍他米松的联合应用可能对二度 AVB 有效[55]。在获得更大量的对照研究结果之前，该方案仍限于研究而非临床应用。

抗 Ro/抗 La 阳性孕妇的胎儿监测

最初的研究表明，抗 Ro/La 孕妇（尤其是曾生育 CAVB 胎儿的孕妇）的胎儿应加强 AV 间期的监测，以识别并治疗低级别的房室传导阻滞，以防进展为 CAVB。但是，PRIDE 观察研究（PR Interval Dexamethasone Evaluation，PR 间期地塞米松评估）结果不支持该方案[40]。3 例一度 AVB 的胎儿无一例进展为 CAVB（2 例接受治疗，1 个未接受治疗）。在进展为 CAVB 的胎儿（n=3）中无一例 AV 间期呈进行性延长，CAVB 的进展可发生在 1 周内。相反，在另一项前瞻性研究中，对每周监测的 70 例高危病例中 6 例一度 AVB 的胎儿进行了地塞米松治疗，但该研究没有设对照组[56]。另一项持续随访 150 例胎儿的研究中，有 15 例发展为一度 AVB（Z 至处于>2~6）或二度 I

型 AVB；无一例接受治疗，无一例的传导组织呈进行性发展，除 1 例外其余病例的 AV 间期均正常[57]。此外，等容收缩时间和 AV 间期间的联系表明心肌收缩的改变，以及暴露于抗 Ro/La 的胎儿 AV 传导延迟由 AV 间期延长所导致[58]。

上述研究表明，尚无令人信服的证据表明以治疗单纯 CAVB 胎儿为唯一目的的每周持续监测 AV 间期可以观察到 AV 间期延长。另一方面，有证据表明，有目的地进行检测并以抗体水平进行分层既安全又经济[59]。抗 Ro 水平高（>100U/ml）的孕妇中，9%有部分性或完全性 AVB 以及心内膜弹力纤维增生，而血清浓度低的人则没有。但是，在目前的临床实践中并未常规测量抗体水平。

最近，关于曾生育 CAVB 胎儿的孕妇的小宗病例报道提示，如果在传导阻滞在 24h 内诊断并进行治疗，则可能防止发展为不可逆的 CAVB[50]。随后，一项前瞻性研究表明，妇女每天在家监测两次胎心律/率是可行的[60]。这项研究（www. heartsoundsathome.com）目前仍在进行中。在达成共识之前，需进行个体化的监测，而若曾生育 CAVB 的胎儿，则应加强监测。单纯测量 AV 间期的有效性仍未明确，但仍需进行超声心动图检查，因为可能存在出房室延迟以外的其他异常情况。

结论

胎儿心律不齐让许多临床医生在与孕妇打交道时充满挑战。异位搏动常见其多为良性，在常规门诊中进行听诊便可发现。其他心律失常可危及生命。获得正确的诊断很重要，因为这将决定治疗方案，而标准超声心动图可帮助诊断。大多数的心律不齐不需进行治疗，但心动过速需密切关注。经胎盘治疗通常对 SVT 和 AF 有效。目前有 RCT 研究正在招募 SVT 胎儿进行治疗。胎儿水肿会增加心动过速和心动过缓的死亡率。CAVB 的治疗可能非常具有挑战性，因为几乎没有可行的治疗方案。羟氯喹防止 AVB 复发的非盲试验的结果仍然未知。动态监护胎心可能有助于早期发现 AVB。

（翻译 盛超 审校 杨芳）

参考文献

[1] Glickstein JS, Buyon J, Friedman D. Pulsed Doppler echocardiographic assessment of the fetal PR interval. *Am J Cardiol*. 2000; 86: 236–9.

[2] Fouron JC, Fournier A, Proulx F, et al. Management of fetal tachyarrhythmia based on superior vena cava/aorta Doppler flow recordings. *Heart*. 2003; 89: 1211–16.

[3] Carvalho JS, Prefumo F, Ciardelli V, et al. Evaluation of fetal arrhythmias from simultaneous pulsed wave Doppler in pulmonary artery and vein. *Heart*. 2007; 93: 1448–53.

[4] Wacker-Gussmann A, Plankl C, Sewald M, et al. Fetal cardiac time intervals in healthy pregnancies – an observational study by fetal ECG (Monica Healthcare System). *J Perin Medicine*. 2017; 46: 587–92.

[5] Wacker-Gussmann A, Strasburger JF, Srinivasan S, et al. Fetal atrial flutter: electrophysiology and associations with rhythms involving an accessory pathway. *J Am Heart Assoc*. 2016; 5: e003673.

[6] Eswaran H, Escalona-Vargas D, Bolin EH, et al. Fetal magnetocardiography using optically pumped magnetometers: a more adaptable and less expensive alternative? *Prenat Diagn*. 2017; 37: 193–6.

[7] Rasiah SV, Ewer AK, Miller P, et al. Prenatal diagnosis, management and outcome of fetal dysrhythmia: a tertiary fetal medicine centre experience over an eight-year period. *Fetal DiagnTher*. 2011; 30: 122–7.

[8] Fouron JC. Fetal arrhythmias: the Saint-Justine hospital experience. *Prenat Diagn*. 2004; 24: 1068–80.

[9] Cuneo BF, Strasburger JF, Wakai RT, et al. Conduction system disease in fetuses evaluated for irregular cardiac rhythm. *Fetal Diagn Ther*. 2006; 21: 307–13.

[10] Srinivasan S, Strasburger J. Overview of fetal arrhythmias. *Curr Opin Pediatr*. 2008; 20: 522–31.

[11] Eliasson H, Wahren-Herlenius M, Sonesson SE. Mechanisms in fetal bradyarrhythmia: 65 cases in a single center analyzed by Doppler flow echocardiographic techniques. *Ultrasound Obstet Gynecol*. 2011; 37:172–8.

[12] Wiggins DL, Strasburger JF, Gotteiner NL, et al. Magnetophysiologic and echocardiographic comparison of blocked atrial bigeminy and 2:1 atrioventricular block in the fetus. *Heart Rhythm*. 2013; 10: 1192–8.

[13] Carvalho JS. Primary bradycardia: keys and pitfalls in diagnosis. *Ultrasound Obstet Gynecol*. 2014; 44: 125–30.

[14] Strasburger JF, Wakai RT. Fetal cardiac arrhythmia detection and in utero therapy. *Nat Rev Cardiol*. 2010; 7: 277–90.

[15] Jaeggi ET, Carvalho JS, De Groot E, et al. Comparison of transplacental treatment of fetal supraventricular tachyarrhythmias with digoxin, flecainide, and sotalol: results of a nonrandomized multicenter study. *Circulation*. 2011; 124: 1747–54.

[16] Uzun O, Babaoglu K, Sinha A, et al. Rapid control of foetal supraventricular tachycardia with digoxin and flecainide combination treatment. *Cardiol Young*. 2012; 22: 372–80.

[17] Gembruch U. Fetal Tachyarrhythmia. In S Yagel, NH Silverman, U Gembruch, eds., *Fetal Cardiology: Maternal-Fetal Medicine*. New York: Informa Healthcare, 2009, pp. 461–81.

[18] Oudijk MA, Stoutenbeek P, Sreeram N, et al. Persistent junctional reciprocating tachycardia in the fetus. *J Matern Fetal Neonatal Med*. 2003; 13: 191–6.

[19] Zaidi SJ, Siddiqui S, Cuneo BF, et al. Prenatal diagnosis and management of junctional ectopic tachycardia. *Heart Rhythm Case Rep*. 2017; 3: 503–8.

[20] Dubin AM, Cuneo BF, Strasburger JF, et al. Congenital junctional ectopic tachycardia and congenital complete atrioventricular block: a shared etiology? *Heart Rhythm*. 2005; 2: 313–15.

[21] Kang SL, Howe D, Coleman M, et al. Foetal supraventricular tachycardia with hydrops fetalis: a role for direct intraperitoneal amiodarone. *Cardiol Young*. 2015; 25: 447–53.

[22] Shah A, Moon-Grady A, Bhogal N, et al. Effectiveness of sotalol as first-line therapy for fetal supraventricular tachyarrhythmias. *Am J Cardiol*. 2012; 109: 1614–18.

[23] Sridharan S, Sullivan I, Tomek V, et al. Flecainide versus digoxin for fetal supraventricular tachycardia: comparison of two drug treatment protocols. *Heart Rhythm*. 2016; 13: 1913–19.

[24] Ekman-Joelsson BM, Mellander M, Lagnefeldt L, et al. Foetal tachyarrhythmia treatment remains challenging even if the vast majority of cases have a favourable outcome. *Acta Paediatr*. 2015; 104: 1090–7.

[25] Strizek B, Berg C, Gottschalk I, et al. High-dose flecainide is the most effective treatment of fetal supraventricular tachycardia. *Heart Rhythm*. 2016; 13: 1283–8.

[26] Ekiz A, Kaya B, Bornaun H, et al. Flecainide as first-line treatment for fetal supraventricular tachycardia. *J Matern Fetal Neonatal Med*. 2018; 31: 407–12.

[27] Hill GD, Kovach JR, Saudek DE, et al. Transplacental treatment of fetal tachycardia: a systematic review and meta-analysis. *Prenat Diagn*. 2017; 37: 1076–83.

[28] Strasburger JF, Cuneo BF, Michon MM, et al. Amiodarone therapy for drug-refractory fetal tachycardia. *Circulation*. 2004; 109: 375–9.

[29] Jouannic JM, Delahaye S, Fermont L, et al. Fetal supraventricular tachycardia: a role for amiodarone as second-line therapy? *Prenat Diagn*. 2003; 23: 152–6.

[30] Parilla BV, Strasburger JF, Socol ML. Fetal supraventricular tachycardia complicated by hydrops fetalis: a role for direct fetal intramuscular therapy. *Am J Perinatol*. 1996; 13: 483–6.

[31] Vigneswaran TV, Callaghan N, Andrews RE, et al. Correlation of maternal flecainide concentrations and therapeutic effect in fetal supraventricular tachycardia. *Heart Rhythm*. 2014; 11: 2047–53.

[32] Cuneo BF, Strasburger JF. We only find what we look for: fetal heart rate and the diagnosis of long-QT syndrome. *Circ Arrhythm Electrophysiol*. 2015; 8: 760–2.

[33] Lopes LM, Tavares GM, Damiano AP, et al. Perinatal outcome of fetal atrioventricular block: one-hundred-sixteen cases from a single institution. *Circulation*. 2008; 118: 1268–75.

[34] Glatz AC, Gaynor JW, Rhodes LA, et al. Outcome of high-risk neonates with congenital complete heart block paced in the first 24 hours after birth. *J Thorac Cardiovasc Surg*. 2008; 136: 767–73.

[35] Baruteau AE, Fouchard S, Behaghel A, et al. Characteristics and long-term outcome of non-immune isolated atrioventricular block diagnosed in utero or early childhood: a multicentre study. *Eur Heart J*. 2012; 33: 622–9.

[36] Eliasson H, Sonesson SE, Sharland G, et al. Isolated atrioventricular block in the fetus: a retrospective multinational, multicentre study of 175 patients. *Circulation*. 2011; 124: 1919–26.

[37] Van Hare GF. Magnetocardiography in the diagnosis of fetal arrhythmias. *Heart Rhythm*. 2013; 10: 1199–200.

[38] Buyon JP, Hiebert R, Copel J, et al. Autoimmune-associated congenital heart block: demographics, mortality, morbidity and recurrence rates obtained from a national neonatal lupus registry. *J Am Coll Cardiol*. 1998; 31: 1658–66.

[39] Levesque K, Morel N, Maltret A, et al. Description of 214 cases of autoimmune congenital heart block: results of the French neonatal lupus syndrome. *Autoimmun Rev*. 2015; 14: 1154–60.

[40] Friedman DM, Kim MY, Copel JA,

et al. Utility of Cardiac Monitoring in Fetuses at Risk for Congenital Heart Block: The PR Interval and Dexamethasone Evaluation (PRIDE) Prospective Study. *Circulation.* 2008; 117: 485–93.

[41] Jaeggi E, Laskin C, Hamilton R, et al. The importance of the level of maternal anti-Ro/SSA antibodies as a prognostic marker of the development of cardiac neonatal lupus erythematosus a prospective study of 186 antibody-exposed fetuses and infants. *J Am Coll Cardiol.* 2010; 55: 2778–84.

[42] Hutter D, Silverman ED, Jaeggi ET. The benefits of transplacental treatment of isolated congenital complete heart block associated with maternal anti-Ro/SSA antibodies: a review. *Scand J Immunol.* 2010; 72: 235–41.

[43] Saxena A, Izmirly PM, Mendez B, et al. Prevention and treatment in utero of autoimmune-associated congenital heart block. *Cardiol Rev.* 2014; 22: 263–7.

[44] Vest AN, Zhou L, Huang X, et al. Design and testing of a transcutaneous RF recharging system for a fetal micropacemaker. *IEEE Trans Biomed Circuits Syst.* 2017; 11: 336–46.

[45] Cuneo BF, Mitchell MB, Marwan AI, et al. Ex utero intrapartum treatment to ventricular pacing: a novel delivery strategy for complete atrioventricular block with severe bradycardia. *Fetal Diagn Ther.* 2017; 42: 311–14.

[46] Izmirly PM, Costedoat-Chalumeau N, Pisoni C, et al. Maternal use of hydroxychloroquine is associated with a reduced risk of recurrent anti-SSA/RO associated cardiac manifestations of neonatal lupus. *Circulation.* 2012; 126: 76–82.

[47] Ciardulli A, D'Antonio F, Magro-Malosso ER, et al. Maternal steroid therapy for fetuses with second-degree immune-mediated congenital atrioventricular block: a systematic review and meta-analysis. *Acta Obstet Gynecol Scand.* 2018; 97: 787–94.

[48] Van den Berg NW, Slieker MG, van Beynum IM, et al. Fluorinated steroids do not improve outcome of isolated atrioventricular block. *Int J Cardiol.* 2016; 225: 167–71.

[49] Izmirly PM, Saxena A, Sahl SK, et al. Assessment of fluorinated steroids to avert progression and mortality in anti-SSA/Ro-associated cardiac injury limited to the fetal conduction system. *Ann Rheum Dis.* 2016; 75: 1161–5.

[50] Cuneo BF, Ambrose SE, Tworetzky W. Detection and successful treatment of emergent anti-SSA-mediated fetal atrioventricular block. *Am J Obstet Gynecol.* 2016; 215: 27–8.

[51] Cuneo BF, Zhao H, Strasburger JF, et al. Atrial and ventricular rate response and patterns of heart rate acceleration during maternal-fetal terbutaline treatment of fetal complete heart block. *Am J Cardiol.* 2007; 100: 661–5.

[52] Friedman DM, Llanos C, Izmirly PM, et al. Evaluation of fetuses in a study of intravenous immunoglobulin as preventive therapy for congenital heart block: results of a multicenter, prospective, open-label clinical trial. *Arthritis Rheum.* 2010; 62: 1138–46.

[53] Pisoni CN, Brucato A, Ruffatti A, et al. Failure of intravenous immunoglobulin to prevent congenital heart block: findings of a multicenter, prospective, observational study. *Arthritis Rheum.* 2010; 62: 1147–52.

[54] Trucco SM, Jaeggi E, Cuneo B, et al. Use of intravenous gamma globulin and corticosteroids in the treatment of maternal autoantibody-mediated cardiomyopathy. *J Am Coll Cardiol.* 2011; 57: 715–23.

[55] Ruffatti A, Cerutti A, Favaro M, et al. Plasmapheresis, intravenous immunoglobulins and bethametasone – a combined protocol to treat autoimmune congenital heart block: a prospective cohort study. *Clin Exp Rheumatol.* 2016; 34: 706–13.

[56] Rein AJ, Mevorach D, Perles Z, et al. Early diagnosis and treatment of atrioventricular block in the fetus exposed to maternal anti-SSA/ RO-SSB/ LA antibodies. a prospective, observational, fetal kinetocardiogram-based study. *Circulation.* 2009; 119: 1867–72.

[57] Jaeggi ET, Silverman ED, Laskin C, et al. Prolongation of the atrioventricular conduction in fetuses exposed to maternal anti-Ro/SSA and anti-La/SSB antibodies did not predict progressive heart block. A prospective observational study on the effects of maternal antibodies on 165 fetuses. *J Am Coll Cardiol.* 2011; 57: 1487–92.

[58] Bergman G, Eliasson H, Bremme K, et al. Anti-Ro52/SSA antibody-exposed fetuses with prolonged atrioventricular time intervals show signs of decreased cardiac performance. *Ultrasound Obstet Gynecol.* 2009; 34: 543–9.

[59] Kan N, Silverman ED, Kingdom J, et al. Serial echocardiography for immune-mediated heart disease in the fetus: results of a risk-based prospective surveillance strategy. *Prenat Diagn.* 2017; 37: 375–82.

[60] Cuneo BF, Moon-Grady AJ, Sonesson SE, et al. Heart sounds at home: feasibility of an ambulatory fetal heart rhythm surveillance program for anti-SSA-positive pregnancies. *J Perinatol.* 2017; 37: 226–30.

第 19 章

羊水量的调控：子宫羊膜腔内羊水量的动态平衡

Marie H. Beall ◆ Michael G. Ross

引言

妊娠期女性体内存在多个含有大量液体（水）的空间，包括胎儿身体、胎盘、胎膜以及羊水。这些液体不仅在胎儿体内发生循环，同时也会在母体和胎儿之间循环。这类液体的正常产生和循环对于胎儿的健康及发育是至关重要的。人们发现，即使在不存在结构性异常的情况下，羊水量异常（如羊水过少或羊水过多）亦会对胎儿产生不利影响。本章内容将回顾目前对于液体进入胎儿及羊膜腔内液体流入及流出机制的理解，并给出关于胎儿可能具有调节羊水量能力的证据。

胎儿液体组成

众所周知，胎儿体内含有大量的水。对于早

产儿而言，其体内的水含量可能会达到 90%，近足月时，这一比例接近 70%[1,2]。对于体重为 3 500g 的足月儿而言，这就意味着其所含有的水的体积为 2 500ml，其中 350ml 的水来源于血管内，1 000ml 的水源自细胞内部，剩余 1 150ml 的水则为自由水（细胞外部）[3]。类似地，大约 85% 的胎盘成分为水[4]，足月儿会将大约 500ml 的水排入胎盘。不过，对于胎儿而言，其所处的环境是一个会发生动态变化的羊膜腔，在这里存在体积相对较大的羊水池。尽管与胎儿体积相比，羊水量要小得多，但是正常足月胎儿的羊水量也会在 500~1 200ml[5]（图 19-1 所示）。

羊水量和羊水成分

截至目前，人们对处于妊娠早期的羊水产生及成分知之甚少。相关研究显示，妊娠早期的羊

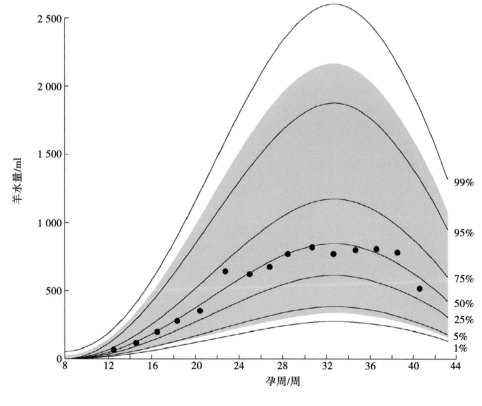

图 19-1　人类羊水量和孕周的关系。正常范围非常大，一个 32 周的胎儿，羊水量可以小于 500ml 或大于 3 000ml（摘自 Brace and Wolf, Normal amniotic fluid volume changes throughout pregnancy. Am J Obstet Gynecol. 1989; 161: 382-8)

水与血浆等渗[6]，人们认为其来源于胎儿皮肤上的胎儿血浆、蜕膜或胎盘上的母体血浆漏出[7]。而在妊娠后半段，由于胎儿尿液的稀释作用，羊水渗透压和钠浓度会逐渐下降。在妊娠期间，羊水渗透压会下降 20~30mOsm/kg，降至母体血清渗透压的 85%~90%[8]。在其他一些物种（大鼠和小鼠）中，羊水渗透压并不存在降低的情况[9,10]。与妊娠晚期羊水渗透压降低相反，在胎儿尿液的影响下[8]，羊水中的尿素、肌酐和尿酸含量会逐步升高。

在妊娠期，羊水量随孕周呈增大趋势，但其中并不存在线性关系（图 19-1 所示）。简而言之，在妊娠约 28 周时，羊水量会达到最大值，然后一直到胎儿足月之前，羊水量仅会发生非常微小的变化。而在 37~39 周，羊水量开始减少，尽管降低的确切孕周仍有争议，但是在 41 周时，羊水量会发生非常迅速地减少，平均每周减少 33%[11-14]。这与足月妊娠羊水过少的发生率增加相一致。在没有病理妊娠的情况下，日常羊水量的变化似乎并不明显，因为液体输入和输出之间存在稳定的平衡，不过羊水量是否会得到主动调节，目前仍存在争议。羊水平衡的紊乱常可归因于羊水形成和吸收途径之一的异常。在讨论羊水量调节的可能机制之前，需要首先对胎膜羊水循环进行简要的回顾。

羊水的形成

膜水通量

为讨论胎膜和胎盘的羊水循环，本章内容首先对生物膜通透性的基础知识进行综述。对于生物膜而言，共有五条主要转移途径：①亲脂物质（如氧气）的简单扩散；②亲水物质通过跨膜通道的扩散（生物膜水分运动的常见机制）；③易化扩散（如 d-葡萄糖的生物膜传递）；④主动转运（如某些电解质的生物膜转运）；以及⑤受体介导的细胞内吞作用（大分子转移的一种机制，如 IgG）[15]。除了穿过细胞膜的跨细胞水分运动外，水以及溶质还可以穿过细胞间的生物膜（细胞旁流动）。其中，水分在生物膜上的流动可以用 Starling 方程来描述：

$$Jv = LpS[\Delta P - \sigma RT(c_1 - c_2)]$$

其中，J_v 为体积（水）通量（以 m³/s 为单位），Lp 是水分传导率（以 m³/N·s 为单位），S 为扩散表面积（以 m² 为单位），ΔP 为静水压差（以 N/m² 为单位），σ 为一个无量纲的反射系数，R 为气体常数（以 Nm/kmol 为单位），T 为温度（以开氏度为单位），c_1 和 c_2 表示膜相对两侧的游离溶质浓度（以 mol/m³ 为单位），$c_1 > c_2$。在叙述式中，净水通量

（water flux）由生物膜上的水力压差和渗透压差决定，而时间进程则由生物膜表面积和透水率决定。不过，应该强调的是，生物膜上的压力或渗透压的差异可能存在局部性。尤其是渗透差异可能只存在于紧邻膜的"非搅动层"中，例如由于钠的主动转运，这使得对这些差异的检测具有挑战性[16]。相关研究显示，通过改变驱动力（如通过改变生物膜上的渗透差异）可影响生物膜水循环。除此之外，生物膜的水循环可以通过改变生物膜本身的特性来调节，就像改变水通道的数目或分布一样。

胎盘羊水循环

胎儿水合最终取决于母体循环中流经胎盘的液体量[17]。研究结果显示，穿过胎盘的液体量净速率相对较小，其中动物模型表明，大小为 0.5ml/（min·kg）胎儿体重的液体循环足以满足胎儿的需要[18]。相比之下，穿过胎盘的双向或扩散液体流量明显更高（高达 70ml/min）[19]。扩散使得胎盘无净积累液体。然而，相对较大的扩散流量提示，胎盘羊水循环可以通过自然或药理学方法获得明显改变。

虽然还有其他潜在的胎儿羊水来源，但这些似乎没有临床意义。据估计，作为胎儿代谢过程的副产品产生的水只占胎儿需水量的 1%[18]。除此之外，从母体直接穿过胎膜的水通量也微乎其微[20]。

胎盘羊水循环机制

实现胎盘上液体的净流量需要一种驱动力。其中，渗透压差可能源于钠离子的主动转运。而静水压梯度则可能源于胎盘中胎儿和母体血流的相对方向差异。相关研究显示，在啮齿动物胎盘中，胎儿和母体的血液循环方向相反，这可能是提高母胎交换效率的一种机制，因为这在一定程度上依赖对最高的母体压与最低的胎儿压的产生。然而，血液流动方向在不同物种之间并不一致，例如，在人类胎盘中，母体血流方向与胎儿血流方向相垂直[21,22]。虽然胎盘水净流量的机制尚不清楚，但实验数据支持渗透和静水机制的可能性。

啮齿类动物实验结果表明，母体到胎儿的水转移可能是由于渗透压。在大鼠模型中，与从胎儿循环流入相比，包括甘露醇和菊糖在内的惰性溶质更容易从胎儿循环中流出[23]。与此同时，钠离子会被主动运输至胎儿体内，甚至超过胎儿需求。这些数据表明，水正被钠通量产生的局部渗透效应驱使到胎儿一侧，很可能是通过胎盘细胞。含有溶解溶质的水从胎儿返回到母体，这种大体积的流体流动意味着存在一条细胞旁路途径的存在。除此之外，通过含葡萄糖酐的溶液对豚鼠胎盘进行灌注显示，胶体渗透压也会影响水的流动[24]。在人类，母体

渗透压的变化可能与羊水容积的变化有关:例如,母体尿崩症伴随的脱水和血浆高渗与严重的胎儿羊水过少之间存在密切相关性[25]。并且人类[26]以及绵羊模型[27]研究结果显示,通过药物(使用去氨加压素)可以有效降低母体渗透压,并会起到增加羊水量的作用(表 19-1 所示)。相反,严重的母体营养不良和血清胶体渗透压的降低可能使患者更容易发生胎儿水转移和羊水过多。临床上,母体低渗液的水合作用与羊水体积的增加有关,这可能是由于血浆低渗性诱导的胎盘水流动所致[27a]。

表 19-1　液体流量改变的临床/实验情景

流量改变	临床情景	研究情景	结果
胎盘水流量减少	母体脱水		羊水过少(可变度)
胎盘水流量增加	低渗水合。可能:母体营养不良	母体 dDAVP	轻度羊水增加
尿流量减少	肾闭锁,尿路梗阻,药物(吲哚美辛)	胎儿 dDAVP	羊水过少
尿流量增加	严重胎儿贫血,心律失常,双胎输血综合征	胎儿血管内液体负荷	羊水过多(无代偿机制)
肺液流量减少	气管闭塞(作为膈疝的治疗)	气管结扎术	影响较小
肺液流量增加	未知	未知	
减少吞咽/肠道液体吸收	高位肠梗阻(食管闭锁,十二指肠闭锁),某些神经系统异常(无脑儿)	胎儿食管结扎术	人类:明显羊水过多 绵羊:结果可变
增加吞咽/肠道液体吸收	未知	刺激口渴或饥饿(双生性或食氧性刺激)	吞咽活动增加
膜内流量减少	未知	未知	
膜内流量增加	未知	胎儿食管结扎术(继发效应)	对羊水量影响未知

也有数据表明,静水压力会影响胎盘的水通量。相关研究发现,在灌注的豚鼠胎盘中,胎儿侧灌注压的增加会增加胎儿到母体的水流量[28];这一结果与绵羊模型研究的数据相一致[29]。同样,在灌注人类胎盘研究中,人们发现,胎儿血管内压力的增加与从胎儿到母体间的液体流动增加之间存在密切相关性[30]。这些结果表明,胎盘水通量可能会受到流体静压差的影响,不过这种机制尚未得到临床证实。例如,孕妇血压突然升高,与妊娠期高血压或先兆子痫相关,但与羊水量的增加无关。

众所周知,对胎盘水通量的需求在整个妊娠的后半期都会发生变化。在正常情况下,处于妊娠晚期的胎儿会呈指数生长,而胎盘相对生长缓慢[31]。因此,这就意味着单位重量胎盘的液体通量必须发生增加,以满足发育中的胎儿的需要。小鼠模型研究显示,随着胚胎发育,胎盘血管表面积会逐渐增加,但胎盘总大小则保持不变,但这一模式能够有效解决增加水分转移的需要[32]。虽然这一问题尚未在人类身上进行研究,但相关研究已经证实,人类滋养细胞膜的透水性会随着妊娠时间的增加而增大[33]。表面积和透水率的增加都会增加通过胎盘的水通量的效率,这可能是对不断增长的胎儿水通量需求的一种适应[34]。

研究结果显示,许多生物膜的透水性是水通道蛋白的函数。其中,水通道蛋白是一类具有多种异构体的膜水通道家族。在许多组织中,包括肾、肺和腹膜,水通道蛋白的位置和丰富程度调节着水穿过细胞膜,进行膜内外的流动。人类和其他物种的胎盘和胎膜能够表达水通道蛋白。目前,这些水通道蛋白在母体到胎儿水转移中的重要性尚不确定;然而,已有相关证据表明,水通道蛋白 3 是胎盘水通透性的候选调节剂,当研究人类亚细胞膜囊的水通透性时,滋养层的顶端表面的水通透性最低,因此很可能对胎盘水的流动具有限速作用[35]。在绵羊[36]和小鼠[37]的顶侧膜上都发现了水通道蛋白 3[38,39]的表达,并且在妊娠后期表达增加,这与妊娠后期水流量的增加相一致。

羊水循环

一旦穿过胎盘,胎儿和羊膜腔之间就会形成(建立)水循环。在妊娠中晚期,羊水的主要来源是胎儿尿液和胎肺分泌液。人体羊水循环的主要途径包括胎儿吞咽排出和(通常)膜内吸收进入胎儿血液。虽然关于人类胎儿这些过程的数据较为有限,但目前已有大量来自动物模型(主要是绵羊)的胎儿羊水循环的信息。总体而言,足月胎儿每日羊水流量的最佳估计如下所示:

- 胎儿尿量:800~1 200ml/d
- 胎儿肺液分泌物:170ml/d

- 胎儿吞咽：500～1 000ml/d
- 膜内流量：200～400ml/d
- 口腔-鼻腔分泌物：25ml/d
- 跨膜流量：10ml/d

羊水流入

尿液产生

人类胎儿的尿液产生量可通过由超声评估胎儿膀胱容量随时间的变化情况来进行估计[40]。研究结果显示，人类近足月胎儿，其尿液产生量在800～1 200ml/d[40,41]。通过对足月胎羊的研究显示，其每天的尿液产生量为500～1 200ml，这些尿液会随后流入羊膜腔和尿囊腔[42-44]。

尿量与羊水量

相关研究显示，胎儿尿量的改变与羊水量的增减有关，因此控制胎儿尿量可能是改变羊水量的一种可行方法。就像新生儿或成人一样，足月胎儿的尿量也不是固定的，其会根据环境变化而做出反应。胎儿尿量增加通常是次要事件；尿量和羊水量的增加与胎儿贫血和胎儿心动过速之间存在密切相关性。相关研究发现，在绵羊中，胎羊血压升高会刺激心钠素的分泌[45]，从而导致尿量的增加[46]。然而，这一过程可能不会出现次要事件，因为在人类胎儿中学者发现，原因不明的羊水过多与胎儿尿量的增加之间存在密切相关性[47]。除此之外，胎儿治疗也可以增加胎儿尿量和羊水量，例如人以及绵羊模型研究显示，去氨加压素治疗，会引起母体血浆渗透压减小，并会增加胎盘水流量，导致胎儿血浆低渗，并可能诱导胎儿尿量增加[26,27]。

除此之外，胎儿尿量的减少与羊水量的减少之间存在密切相关性。研究结果显示，足月胎儿可减少尿量，达到稳态；足月胎羊近期血浆渗透压升高与胎羊加压素分泌、尿液浓度、尿量减少有关[48,49]。除此之外，通过药物治疗也可以达到减少尿量的目的，相关研究证实，吲哚美辛（indomethacin）可以减少人类胎儿的尿量和羊水量[50]。而作为吲哚美辛拮抗剂的前列腺素既可减少胎儿肾血流量，又可增强加压素介导的抗利尿作用。因此，作为一种加压素激动剂，存在于羊膜内的去氨加压素会被胎儿血管吸收，进而起到减少胎羊尿量的作用[51]。最后，肾损伤或尿路梗阻也会减少尿量，进而导致羊水量减少。

肺液产生

除了胎儿尿液，在氯化物主动分泌的驱动下，哺乳动物胎儿的肺部也会分泌液体。尽管已知人类胎儿会从肺部分泌液体，但这种液体分泌的速率尚未得到准确测定。不过，相关研究已经在动物模型中开展，例如，在绵羊模型中，处于妊娠晚期的胎儿从肺部平均分泌100ml/（kg·d）（胎儿体重）的肺液。其中，大约一半的液体被吞咽[52]，使肺液排入羊水的总量约为尿量的六分之一。

肺液和羊水量

由于在正常状态下，肺液的产生量很少，因此控制肺液产生不太可能有助于控制羊水量。相关研究显示，如果人类和绵羊胎儿气管闭塞，就会导致羊水中肺液完全消失，这时，尽管羊水的组成可能会发生变化，但羊水仅会发生轻微的减少[53]。另外，对于无肾功能的胎儿而言，尽管持续存在肺液，仍会出现严重的羊水过少。尽管胎儿的肺液量一般不会增加超过基础水平，胎儿肺液量会受到各种生理和内分泌因素的影响而减少。特别是，精氨酸升压素（AVP）[54]、儿茶酚胺[55]和皮质醇[56]的增加均有助于减少肺液的产生；与择期剖宫产相比，这些效应可能有助于解释胎儿在分娩期间肺液清除增加的原因[57,58]。

对羊水量的微小贡献

除尿液和肺液外，一部分羊水还可能来源于胎儿的口鼻分泌物。不过，这些分泌物对羊水的总贡献率很小，约为25ml/d。

羊水流出

胎儿吞咽

尽管关于人类胎儿吞咽的数据很少。但早期相关研究表明，人类胎儿的吞咽速率为210～760ml/d[59]；然而，这些研究是在分娩前进行的，而在分娩前胎儿的吞咽量可能会发生减少[60]。目前尚无关于人类胎儿吞咽量的其他数据，动物模型研究显示，绵羊胎儿的日吞咽量在妊娠后半期逐渐增加，足月胎儿日吞咽量会超过400ml/kg[61]。

胎儿吞咽和羊水量

除此之外，针对涉及胎儿吞咽在维持羊水量中的重要性的数据依旧存在一些相互矛盾的地方。其中，对于人类胎儿而言，由于食管闭锁导致的胎儿吞咽失败与重度羊水过多密切相关，但对于绵羊模型而言，结扎食管并不会导致羊水量的增加[62]。除此之外，胎儿也可以调节吞咽羊水的量，尽管这种调节似乎与"口渴"和"食欲"的发展有关，而涉及羊水量的动态平衡。在足月绵羊胎儿中，可以通过对致渴[63,64]或促进食欲[65]路径的刺激，增加吞咽活动。对于存在低血压[66]或缺氧[52,67]的胎儿，其吞咽活动会明显减少。总体而言，没有证据表明羊水量的改变是基于胎儿吞咽速率的生理改变。

羊膜腔内液体交换

需要注意的是，对于人类或绵羊而言，其胎儿吞咽液体量不等于妊娠时胎儿肾脏和肺产生的液体的总和,因此需要第二条羊水回收途径来维持相对的日常羊水平衡。膜内(IM)途径是指通过羊膜使羊膜腔内的液体进入胎儿血液循环。目前,间接证据支持在人类和其他灵长类动物中存在膜内途径,这是因为,在尚无吞咽活动的情况下,注入羊水的药物在胎儿循环中被发现;例如,在有吞咽障碍的人类胎儿的循环中发现了羊膜腔内注射的 51Cr[68]。同样,在非人灵长类动物中,研究结果显示,在胎儿食管结扎后,注入羊水内的 Tc[69]和加压素[70]也会出现在胎儿循环之中。相关研究显示,在绵羊模型中,将蒸馏水注入羊水后,胎儿血清渗透压降低[69],表明游离水被吸收。胎羊膜内流量的实验估计范围为 $200\sim400ml/d^{[69,71,72]}$。再加上胎儿的吞咽,两条途径下的流入之和大约等于体内平衡条件下的尿液和肺液的流量。

羊膜腔内液体交换机制

就像在胎盘中一样,渗透力或静水力同样可以驱动水分的膜内吸收。相关研究显示,在人和羊的低渗羊水和等渗胎血浆之间存在显著的渗透压梯度[69],而在大鼠和小鼠中,这种渗透压梯度并不利于羊水向血浆的流动[9,10,73,76]。除此之外,渗透力也可能来自局部溶质浓度的不对称[74]。相关数学模拟表明,相对较小的膜内钠流量可能与羊水容量的显著变化之间存在显著相关性,提示钠的主动转运可能是膜内流量的调节因素[77]。然而,需要注意的是,其中也一定存在一些同样重要的驱动因素,这是因为实验证据表明,膜内流的一部分与渗透压差无任何相关性[78]。静水力不太可能驱使羊水进入胎儿血流,这是因为胎儿血管内的静水力要大于羊膜腔内的静水力。Daneshmand 等人认为[75],膜内流通过膜小泡的整体(含溶质的水)运输介导。不过,这一理论尚未得到广泛接受,因为在任何其他组织中都没有发现依赖于囊泡的水的主动运输,而且这种运输方式会消耗大量能量,且效率较为低下。

膜内流与羊水量

绵羊模型相关研究表明,通过膜内通路的流体可以通过影响和保持羊水量的方式进行调节。例如,研究人员发现,对于经历 4d 的缺氧环境暴露后,绵羊胎儿在保持正常羊水量的同时,还增加了尿液的产生[79]。由于缺氧是胎儿吞咽的已知抑制因素,因此该研究推测,羊水量的保持源于羊水的膜内吸收增加。为防止发生胎儿吞咽,另一项研究通过对绵羊胎儿进行食管结扎处理,研究结果显示,尽管没有胎儿吞咽,但依旧没有发生羊水过多的情况,并且羊水量实际上减少了 60%[62]。因此

研究认为,为防止羊水过多,膜内吸收能力必须增加到正常水平的 2~3 倍。最后,将外源性液体注入羊膜腔[80]或胎儿静脉输液刺激增加胎儿尿量[75]后,羊水吸收增加,羊水量恢复正常。

目前,导致膜内流量增加的机制尚不清楚。其中,在绵羊胎中,血管内注射生理盐水[75]或缺氧[81]与膜内流量的增加以及羊膜、绒毛膜和胎盘中血管内皮生长因子(VEGF)mRNA 水平上调(2~3 倍)密切相关。这些研究结果表明,膜内吸收和羊水容积稳态可能受 VEGF 基因表达变化的调节。除此之外,重要的是,单独上调 VEGF 不能解释胎儿食管结扎后羊水成分的变化,因为羊水电解质成分表明水流量与溶质(即电解质)流量不成比例地增加[71]。游离水通过生物膜是跨细胞流动的一个特征,这是一个由细胞膜水通道介导的过程。因此,水通道蛋白基因的表达可能受到调节,从而影响膜内流量。在人类中,特发性羊水过多羊膜中水通道蛋白 3、8 和 9 的基因表达增加[38,82,83]。低渗培养液会使羊膜细胞水通道蛋白 8 基因表达增加[84],腺苷酸环化酶激活剂毛喉素(forskolin)会使羊膜细胞水通道蛋白 1、8、9 表达增加[85],而羊水过少与羊膜水通道蛋白 1 和 3 表达减少有关[39]。不过可以看出,羊水过多和羊水过少的改变与趋向于纠正羊水量异常的代偿性改变相同步。除此之外,重要的是,虽然大多数羊水流入和流出的主要来源均可以调节,但只有膜内流可以对羊水量的主要变化做出反应,这表明膜内流是羊水量动态平衡的候选机制。具体地说,羊水量的增加似乎会增加膜内的吸收,最终导致羊水量的正常化。重要的是,下调膜内流的因素没有得到很好的描述;没有直接证据表明膜内吸收减少是对羊水过少的适应性反应。然而,下调膜内流仍具有可能性,这是因为相关研究已经证实,在绵羊模型中,催乳素能够弱化由于渗透压变化引起的膜内流量的上调[86],并且它可能降低人[87]和豚鼠[88]羊膜对水的扩散渗透性。

结论

综上所述,母亲和胎儿之间以及胎儿体内存在非常复杂的水循环过程,而人们对调节羊水循环的机制却知之甚少。不过,可以知道的是,胎盘渗透性的调节似乎发生在合体滋养层水平,并且会随着胎龄的不同而不同。胎盘水通量可因母体或胎儿晶体或胶体渗透压的改变,或潜在的相对血压或胎盘血流量的改变而发生改变。一旦进入

孕囊,水就会在胎儿和羊水之间交换。羊水量受膜内流的影响。膜内流可以增加以使羊水量正常化,尽管这一调节机制仍有争议。穿过胎盘的水流量必须随着胎儿水分需求的增加而增加,并且必须对母亲水分或血压状态的短暂变化相对不敏感。受孕期内的水循环必须维持胎儿的生长和血浆容量,同时也允许适量的羊水用于胎儿的生长和发育。各种影响可以通过影响与羊水形成和吸收相关的因素之一来改变羊水量(表 19-1)。

目前,人们尚未针对正常条件下羊水量的调控机制进行广泛研究。虽然许多综述均涉及羊水量调节这一方面,但依旧缺乏关于证实调节是否会发生以及是如何发生的研究。要实现羊水量的自我调节,必须有一种反馈机制(感受器)来检测羊水量的异常,使羊水量恢复到"正常"。然而,到目前为止,人们尚未确定任何相关"感受器",并且在整个人类妊娠过程中,正常羊水量的范围极不稳定。

(翻译 黄郁馨 审校 华人意)

参考文献

[1] Greizerstein HB. Placental and fetal composition during the last trimester of gestation in the rat. *Biol Reprod*. 1982; 26: 847–53.

[2] Engle WA, Lemons JA. Composition of the fetal and maternal guinea pig throughout gestation. *Pediatr Res*. 1986; 20: 1156–60.

[3] Hartnoll G, Betremieux P, Modi N. Randomised controlled trial of postnatal sodium supplementation on body composition in 25 to 30 week gestational age infants. *Arch Dis Child Fetal Neonatal Ed*. 2000; 82: F24–8.

[4] Barker G, Boyd RD, D'Souza SW, et al. Placental water content and distribution. *Placenta*. 1994; 15: 47–56.

[5] Goodwin JW, Godden JO, Chance GW. *Perinatal Medicine: The Basic Science Underlying Clinical Practice*. Baltimore: The Williams and Wilkins Co, 1976.

[6] Campbell J, Wathen N, Macintosh M, et al. Biochemical composition of amniotic fluid and extraembryonic coelomic fluid in the first trimester of pregnancy. *Br J Obstet Gynaecol*. 1992; 99: 563–5.

[7] Faber J, Gault TJ, Long LR, Thornburg KL. Chloride and the generation of amniotic fluid in the early embryo. *J Exp Zool*. 1973; 183: 343–52.

[8] Gillibrand PN. Changes in the electrolytes, urea and osmolality of the amniotic fluid with advancing pregnancy. *J Obstet Gynaecol Br Commonw*. 1969; 76: 898–905.

[9] Desai M, Ladella S, Ross MG. Reversal of pregnancy-mediated plasma hypotonicity in the near-term rat. *J Matern Fetal Neonatal Med*. 2003; 13: 197–202.

[10] Cheung CY, Brace RA. Amniotic fluid volume and composition in mouse pregnancy. *J Soc Gynecol Investig*. 2005; 12: 558–62.

[11] Brace RA, Wolf EJ. Normal amniotic fluid volume changes throughout pregnancy. *Am J Obstet Gynecol*. 1989; 161: 382–8.

[12] Gadd RL. The volume of the liquor amnii in normal and abnormal pregnancies. *J Obstet Gynaecol Br Commonw*. 1966; 73: 11–22.

[13] Beischer NA, Brown JB, Townsend L. Studies in prolonged pregnancy. 3. Amniocentesis in prolonged pregnancy. *Am J Obstet Gynecol*. 1969; 103: 496–503.

[14] Queenan JT, Von Gal HV, Kubarych SF. Amniography for clinical evaluation of erythroblastosis fetalis. *Am J Obstet Gynecol*. 1968; 102: 264–74.

[15] Sibley CP, Boyd DH. Mechanisms of transfer across the human placenta. In RA Polin, WW Fox, S Abman, eds., *Fetal and Neonatal Physiology*. Philadelphia: WB Saunders, 2006, pp. 111–22.

[16] Stulc J, Stulcova B, Sibley CP. Evidence for active maternal-fetal transport of Na+ across the placenta of the anaesthetized rat. *J Physiol*. 1993; 470: 637–49.

[17] Faber JJ, Anderson DF. Current topic: water volume of the ovine conceptus; point of view. *Placenta*. 1992; 13: 199–212.

[18] Lumbers ER, Smith FG, Stevens AD. Measurement of net transplacental transfer of fluid to the fetal sheep. *J Physiol*. 1985; 364: 289–99.

[19] Faichney GJ, Fawcett AA, Boston RC. Water exchange between the pregnant ewe, the foetus and its amniotic and allantoic fluids. *J Comp Physiol B*. 2004; 174: 503–10.

[20] Brace RA. Progress toward understanding the regulation of amniotic fluid volume: water and solute fluxes in and through the fetal membranes. *Placenta*. 1995; 16: 1–18.

[21] Schroder HJ. Basics of placental structures and transfer functions. In RA Brace, MG Ross, JE Robillard, eds., *Fetal & Neonatal Body Fluids*. Ithaca: Perinatology Press, 1989, pp. 187–226.

[22] Hempstock J, Bao YP, Bar-Issac M, et al. Intralobular differences in antioxidant enzyme expression and activity reflect the pattern of maternal arterial bloodflow within the human placenta. *Placenta*. 2003; 24: 517–23.

[23] Stulc J, Stulcova B. Asymmetrical transfer of inert hydrophilic solutes across rat placenta. *Am J Physiol*. 1993; 265: R670–5.

[24] Schroder H, Nelson P, Power G. Fluid shift across the placenta: I. The effect of dextran T 40 in the isolated guinea-pig placenta. *Placenta*. 1982; 3: 327–38.

[25] Hanson RS, Powrie RO, Larson L. Diabetes insipidus in pregnancy: a treatable cause of oligohydramnios. *Obstet Gynecol*. 1997; 89: 816–17.

[26] Ross MG, Cedars L, Nijland MJ, Ogundipe A. Treatment of oligohydramnios with maternal 1-deamino-[8-D-arginine] vasopressin-induced plasma hypoosmolality. *Am J Obstet Gynecol*. 1996; 174: 1608–13.

[27] Ross MG, Nijland MJ, Kullama LK. 1-Deamino-[8-D-arginine] vasopressin-induced maternal plasma hypoosmolality increases ovine amniotic fluid volume. *Am J Obstet Gynecol*. 1996; 174: 1125–7.

[27a] Gizzo S, Noventa M, Vitagliano A, et al. An update on maternal hydration strategies for amniotic fluid improvement in isolated oligohydramnios and normohydramnios: evidence from a systematic review of literature and meta-analysis. *PLoS ONE*. 2015. 10: e0144334.

[28] Leichtweiss HP, Schroder H. The effect of elevated outflow pressure on flow resistance and the transfer of THO, albumin and glucose in the isolated guinea pig placenta. *Pflugers Arch*. 1977; 371: 251–6.

[29] Brace RA, Moore TR. Transplacental, amniotic, urinary, and fetal fluid dynamics during very-large-volume fetal intravenous infusions. *Am J Obstet Gynecol*. 1991; 164: 907–16.

[30] Brownbill P, Sibley CP. Regulation of transplacental water transfer: the role of fetoplacental venous tone. *Placenta*. 2006; 27: 560–7.

[31] Reynolds LP, Redmer DA. Utero-placental vascular development and placental function. *J Anim Sci*. 1995; 73:

1839–51.

[32] Coan PM, Ferguson-Smith AC, Burton GJ. Developmental dynamics of the definitive mouse placenta assessed by stereology. *Biol Reprod*. 2004; 70: 1806–13.

[33] Jansson T, Powell TL, Illsley NP. Gestational development of water and non-electrolyte permeability of human syncytiotrophoblast plasma membranes. *Placenta*. 1999; 20: 155–60.

[34] Faber JJ, Thornburg KL. Fetal homeostasis in relation to placental water exchange. *Ann Rech Vet*. 1977; 8: 353–61.

[35] Jansson T, Illsley NP. Osmotic water permeabilities of human placental microvillous and basal membranes. *J Membr Biol*. 1993; 132: 147–55.

[36] Liu H, Koukoulas I, Ross MC, Wang S, Wintour EM. Quantitative comparison of placental expression of three aquaporin genes. *Placenta*. 2004; 25: 475–8.

[37] Beall MH, Chaudhri N, Amidi F, et al. Increased expression of aquaporins in placenta of the late gestation mouse fetus. *J Soc Gynecol Investig*. 2005; 12 (Suppl.): 780.

[38] Zhu X, Jiang S, Zou S, Hu Y, Wang Y. Expression of aquaporin 3 and aquaporin 9 in placenta and fetal membrane with idiopathic polyhydramnios. *Zhonghua Fu Chan Ke Za Zhi*. 2009; 144: 920–3.

[39] Zhu XQ, Jiang SS, Zhu XJ, et al. Expression of aquaporin 1 and aquaporin 3 in fetal membranes and placenta in human term pregnancies with oligohydramnios. *Placenta*. 2009; 30: 670–6.

[40] Rabinowitz R, Peters MT, Vyas S, Campbell S, Nicolaides KH. Measurement of fetal urine production in normal pregnancy by real-time ultrasonography. *Am J Obstet Gynecol*. 1989; 161: 1264–6.

[41] Fagerquist M, Fagerquist U, Oden A, Blomberg SG. Fetal urine production and accuracy when estimating fetal urinary bladder volume. *Ultrasound Obstet Gynecol*. 2001; 17: 132–9.

[42] Ross MG, Ervin MG, Rappaport VJ, et al. Ovine fetal urine contribution to amniotic and allantoic compartments. *Biol Neonate*. 1988; 53: 98–104.

[43] Wlodek ME, Challis JR, Patrick J. Urethral and urachal urine output to the amniotic and allantoic sacs in fetal sheep. *J Dev Physiol*. 1988; 10: 309–19.

[44] Gresham EL, Rankin JH, Makowski EL, Meschia G, Battaglia FC. An evaluation of fetal renal function in a chronic sheep preparation. *J Clin Invest*. 1972; 51: 149–56.

[45] Hargrave BY, Castle MC. Effects of phenylephrine induced increase in arterial pressure and closure of the ductus arteriosus on the secretion of atrial natriuretic peptide (ANP) and renin in the ovine fetus. *Life Sci*. 1995; 57: 31–43.

[46] Silberbach M, Woods LL, Hohimer AR, et al. Role of endogenous atrial natriuretic peptide in chronic anemia in the ovine fetus: effects of a non-peptide antagonist for atrial natriuretic peptide receptor. *Pediatr Res*. 1995; 38: 722–8.

[47] Lee SM, Jun JK, Lee EJ, et al. Measurement of fetal urine production to differentiate causes of increased amniotic fluid volume. *Ultrasound Obstet Gynecol*. 2010; 36: 191–5.

[48] Xu Z, Glenda C, Day L, Yao J, Ross MG. Osmotic threshold and sensitivity for vasopressin release and fos expression by hypertonic NaCl in ovine fetus. *Am J Physiol Endocrinol Metab*. 2000; 279: E1207–15.

[49] Horne RS, MacIsaac RJ, Moritz KM, Tangalakis K, Wintour EM. Effect of arginine vasopressin and parathyroid hormone-related protein on renal function in the ovine foetus. *Clin Exp Pharmacol Physiol*. 1993; 20: 569–77.

[50] Cabrol D, Landesman R, Muller J, Sureau C, Saxena BB. Treatment of polyhydramnios with prostaglandin synthetase inhibitor (indomethacin). *Am J Obstet Gynecol*. 1987; 157: 422–6.

[51] Kullama LK, Nijland MJ, Ervin MG, Ross MG. Intraamniotic deamino (D-Arg8)-vasopressin: prolonged effects on ovine fetal urine flow and swallowing. *Am J Obstet Gynecol*. 1996; 174: 78–84.

[52] Brace RA, Wlodek ME, Cock ML, Harding R. Swallowing of lung liquid and amniotic fluid by the ovine fetus under normoxic and hypoxic conditions. *Am J Obstet Gynecol*. 1994; 171: 764–70.

[53] Evrard VA, Flageole H, Deprest JA, et al. Intrauterine tracheal obstruction, a new treatment for congenital diaphragmatic hernia, decreases amniotic fluid sodium and chloride concentrations in the fetal lamb. *Ann Surg*. 1997; 226: 753–8.

[54] Ross MG, Ervin G, Leake RD, Fu P, Fisher DA. Fetal lung liquid regulation by neuropeptides. *Am J Obstet Gynecol*. 1984; 150: 421–5.

[55] Lawson EE, Brown ER, Torday JS, Madansky DL, Taeusch HWJ. The effect of epinephrine on tracheal fluid flow and surfactant efflux in fetal sheep. *Am Rev Respir Dis*. 1978; 118: 1023–6.

[56] Dodic M, Wintour EM. Effects of prolonged (48 h) infusion of cortisol on blood pressure, renal function and fetal fluids in the immature ovine foetus. *Clin Exp Pharmacol Physiol*. 1994; 21: 971–80.

[57] Jain L, Eaton DC. Physiology of fetal lung fluid clearance and the effect of labor. *Semin Perinatol*. 2006; 30: 34–43.

[58] Norlin A, Folkesson HG. Ca(2+)-dependent stimulation of alveolar fluid clearance in near-term fetal guinea pigs. *Am J Physiol Lung Cell Mol Physiol*. 2002; 282: L642–9.

[59] Pritchard JA. Fetal swallowing and amniotic fluid volume. *Obstet Gynecol*. 1966; 28: 606–10.

[60] Bradley RM, Mistretta CM. Swallowing in fetal sheep. *Science*. 1973; 179: 1016–17.

[61] Nijland MJ, Day L, Ross MG. Ovine fetal swallowing: expression of preterm neurobehavioral rhythms. *J Matern Fetal Med*. 2001; 10: 251–7.

[62] Matsumoto LC, Cheung CY, Brace RA. Effect of esophageal ligation on amniotic fluid volume and urinary flow rate in fetal sheep. *Am J Obstet Gynecol*. 2000; 182: 699–705.

[63] Xu Z, Nijland MJ, Ross MG. Plasma osmolality dipsogenic thresholds and c-fos expression in the near-term ovine fetus. *Pediatr Res*. 2001; 49: 678–85.

[64] El-Haddad MA, Ismail Y, Gayle D, Ross MG. Central angiotensin II AT1 receptors mediate fetal swallowing and pressor responses in the near term ovine fetus. *Am J Physiol Regul Integr Comp Physiol*. 2005; 288: R1014–20.

[65] El-Haddad MA, Ismail Y, Guerra C, Day L, Ross MG. Neuropeptide Y administered into cerebral ventricles stimulates sucrose ingestion in the near-term ovine fetus. *Am J Obstet Gynecol*. 2003; 189: 949–52.

[66] El-Haddad MA, Ismail Y, Guerra C, Day L, Ross MG. Effect of oral sucrose on ingestive behavior in the near-term ovine fetus. *Am J Obstet Gynecol*. 2002; 187: 898–901.

[67] Sherman DJ, Ross MG, Day L, Humme J, Ervin MG. Fetal swallowing: response to graded maternal hypoxemia. *J Appl Physiol*. 1991; 71: 1856–61.

[68] Queenan JT, Allen FH Jr., Fuchs F, et al. Studies on the method of intrauterine transfusion. I. Question of erythrocyte absorption from amniotic fluid. *Am J Obstet Gynecol*. 1965; 92: 1009–13.

[69] Gilbert WM, Brace RA. The missing link in amniotic fluid volume regulation: intramembranous absorption. *Obstet Gynecol*. 1989; 74: 748–54.

[70] Gilbert WM, Cheung CY, Brace RA. Rapid intramembranous absorption into the fetal circulation of arginine vasopressin injected intraamniotically. *Am J Obstet Gynecol*. 1991; 164:

193

1013–18.

[71] Jang PR, Brace RA. Amniotic fluid composition changes during urine drainage and tracheoesophageal occlusion in fetal sheep. *Am J Obstet Gynecol.* 1992; 167: 1732–41.

[72] Brace RA. Physiology of amniotic fluid volume regulation. *Clin Obstet Gynecol.* 1997; 40: 280–9.

[73] Hedriana HL, Gilbert WM, Brace RA. Arginine vasopressin-induced changes in blood flow to the ovine chorion, amnion, and placenta across gestation. *J Soc Gynecol Invest.* 1997; 4: 203–8.

[74] Verkman AS, Dix JA. Effect of unstirred layers on binding and reaction kinetics at a membrane surface. *Anal Biochem.* 1984; 142: 109–16.

[75] Daneshmand SS, Cheung CY, Brace RA. Regulation of amniotic fluid volume by intramembranous absorption in sheep: role of passive permeability and vascular endothelial growth factor. *Am J Obstet Gynecol.* 2003; 188: 786–93.

[76] Wynn RM, French GL. Comparative ultrastructure of the mammalian amnion. *Obstet Gynecol.* 1968; 31: 759–74.

[77] Curran MA, Nijland MJ, Mann SE, Ross MG. Human amniotic fluid mathematical model: determination and effect of intramembranous sodium flux. *Am J Obstet Gynecol.* 1998; 178: 484–90.

[78] Faber JJ, Anderson DF. Absorption of amniotic fluid by amniochorion in sheep. *Am J Physiol Heart Circ Physiol.* 2002; 282: H850–4.

[79] Matsumoto LC, Cheung CY, Brace RA. Increased urinary flow without development of polyhydramnios in response to prolonged hypoxia in the ovine fetus. *Am J Obstet Gynecol.* 2001; 184: 1008–14.

[80] Faber JJ, Anderson DF. Regulatory response of intramembranous absorption of amniotic fluid to infusion of exogenous fluid in sheep. *Am J Physiol.* 1999; 277: R236–42.

[81] Matsumoto LC, Bogic L, Brace RA, Cheung CY. Prolonged hypoxia upregulates vascular endothelial growth factor messenger RNA expression in ovine fetal membranes and placenta. *Am J Obstet Gynecol.* 2002; 186: 303–10.

[82] Zhu X, Jiang S, Hu Y, et al. The expression of aquaporin 8 and aquaporin 9 in fetal membranes and placenta in term pregnancies complicated by idiopathic polyhydramnios. *Early Hum Dev.* 2010; 86: 657–63.

[83] Huang J, Qi HB. Expression of aquaporin 8 in human fetal membrane and placenta of idiopathic polyhydramnios. *Zhonghua Fu Chan Ke Za Zhi.* 2009; 44: 19–22.

[84] Qi H, Li L, Zong W, Hyer BJ, Huang J. Expression of aquaporin 8 is diversely regulated by osmotic stress in amnion epithelial cells. *J Obstet Gynaecol Res.* 2009; 35: 1019–25.

[85] Wang S, Amidi F, Yin S, Beall M, Ross MG. Cyclic adenosine monophosphate regulation of aquaporin gene expression in human amnion epithelia. *Reprod Sci.* 2007; 14: 234–40.

[86] Ross MG, Ervin MG, Leake RD, et al. Bulk flow of amniotic fluid water in response to maternal osmotic challenge. *Am J Obstet Gynecol.* 1983; 147: 697–701.

[87] Leontic EA, Tyson JE. Prolactin and fetal osmoregulation: water transport across isolated human amnion. *Am J Physiol.* 1977; 232: R124–7.

[88] Holt WF, Perks AM. The effect of prolactin on water movement through the isolated amniotic membrane of the guinea pig. *Gen Comp Endocrinol.* 1975; 26: 153–64.

羊水异常

第20章 羊水过少与羊水过多：羊水量的治疗性调控

Janice Gibson ◆ Janet Brennand

引言

众所周知，正常妊娠情况下[1]，羊水的产生和吸收处于动态平衡之中。其中，羊水产生在很大程度上源于胎儿尿液的产生，但也有一部分来自胎儿的呼吸道以及口腔分泌物。而羊水的排出则通过胎儿的吞咽过程来完成。除此之外，能够对羊水量的平衡产生影响的第三个影响因素为液体动态跨膜运输。当前，在相关临床实践中，羊水量的估计是通过二维超声下的无脐带羊水池的垂直深度测量，可通过羊水指数（AFI）-对子宫4象限内羊水池垂直深度的累加测量，或者通过测量子宫内单个最大羊水池垂直深度（DVP）来进行。其中，羊水产量增加或排出量减少都会导致子宫内出现羊水过多的情况。反之则会导致羊水过少。需要指出的是，之所以进行羊水量检测，是因为羊水量异常是胎儿病理状态的一个标志。不过，目前单纯的羊水测量值异常的临床意义是有限的，依据进行羊水测量的指征而不同。

羊水过多

羊水过多（polyhydramnios）是指宫腔内部存在过多羊水，其发生率在0.2%～2%[2]。相关研究证实，羊水过多与不良妊娠结局（包括围生期死亡率）之间存在密切相关性。通常首先是临床表现怀疑羊水增多后进行超声确认，或者因为某个单独的指征进行超声检查。不过需要注意的是，对于羊水过多而言，存在许多潜在的病因需要考虑，在某些情况下，直到新生儿期才能明确是否存在羊水过多的问题。对于父母和临床医生来说，这可能是一个诊断和预后不确定的时期。尽管可以通过常规检测进行确定，但目前依旧缺乏针对羊水过多的治疗方案。

定义

多年来，人们针对羊水过多进行了多种定义。其中，在临床中最为常见的两种超声定义分别为单个DVP值≥8cm和AFI值≥24cm。其中，轻度羊水过多是指单个DVP≥8cm，或AFI=25～30cm。中度羊水过多是指单个DVP≥12cm或AFI=30.1～35cm，重度羊水过多为单个DVP≥16cm或AFI≥35.1cm（图20-1）。

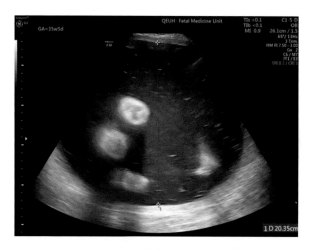

图20-1 重度羊水过多的超声图像

病因学

在对羊水过多进行全面评估之前，首先需要解决潜在的病因，而这可以通过考虑母体、胎儿和胎盘因素来进行系统地处理。其中，母体因素包括既往或妊娠期糖尿病、Rh血型和其他血型同种免疫，以及滥用药物或锂元素暴露。胎儿结构异常和染色体异常占羊水过多病因的8%～45%。其中相关的先天畸形详见表20-1[3]。相关研究显示，最常见的胎儿异常系统包括中枢神经系统（CNS）、心脏和胃肠道[4,5]。在一项对672例合并羊水过多的妊娠的回顾性队列研究中，Dashe等人报告了 11% 的病理结构异常。相关系统异常频率依次为中枢神经系统 28%，心脏 22%，胃肠 14%，胸部 11%，颅面 9%，骨骼 9%，肾脏 3%，腹壁缺损 3%。该研究证实，发生上述异常的风险会随着羊水过多的严重程度而增加。其中，轻度羊水过多、中度羊水过多和重度羊水过多的异常率分别为 8%、12% 和 31%。整体异常检出率为 79%，并且其不受羊水过多程度的影响。因此，有针对性的超声评估对于这些病例而言是一个必不可少的环节。然而，并不是所有的异常都能在产前得到诊断，其中，心脏系统（42%）、颅面系统（50%）和胃肠系统（62%）的检出率均很低。与其他数据一致，最常见的未被发现的异常是室间隔缺损、腭裂、肛门闭锁和气管食管瘘[6]。Dashe 等人经研究显示，存在严重羊水过多的情况下，正常超声扫描后发现严重畸形的可能性为 11%，而这对产前咨询非常重要。

表 20-1　羊水过多的胎儿原因

受影响的系统	条件
中枢神经/神经肌肉	无脑畸形 脊柱裂 肌营养不良症 脊髓性肌萎缩 胎儿运动迟缓
胃肠系统	食管闭锁/气管食管瘘 十二指肠和小肠闭锁
头颈部	甲状腺肿 水囊瘤 腭裂 颈部和口咽部畸胎瘤
呼吸系统	喉/气管闭锁 先天性膈疝 支气管肺隔离症
心血管系统	心律不齐 心脏结构异常
骨骼	致死性发育不良
肿瘤	骶尾部畸胎瘤 成神经细胞瘤 血管瘤
其他	水肿——贫血或先天性 感染 巴特综合征（Bartter syndrome）

摘自 Karkhanis P，Patni S。

研究结果显示，非整倍体胎儿的发生率各不相同，从 3.2% 到 13.3% 不等[7,8]。Dashe 等人经研究，异常胎儿的非整倍体率为 10%，而在超声扫描明显正常的情况下，只有 1% 的胎儿为非整倍体胎儿。然而，该研究并没有对死产婴儿的核型信息进行分析。不过研究发现，异常胎儿的非整倍体发生率与羊水过多程度之间并不存在显著相关性。其中，最常见的染色体异常为 21 三体综合征、13 三体综合征和 18 三体综合征。

正如前文所提到的那样，糖尿病与羊水过多之间存在一定的相关性。而糖尿病合并妊娠者，羊水过多的胎儿异常率与非糖尿病合并妊娠的胎儿异常率之间没有显著差异。Dashe 等人经研究发现，糖尿病和非糖尿病妊娠的报告异常率分别为 12% 和 11%。而糖尿病本身没有任何影响，这一点已经在其他研究中得到了证实[9]。

胎儿生长受限（FGR）合并羊水过多是非常值得关注的特征。其中，FGR 的发生率为 3% ~ 6%[2]，且与胎儿畸形和/或非整倍体密切相关。Sickler 等[10]经研究发现，羊水过多合并 FGR 的胎儿异常率为 92%，非整倍体率为 38%。重要的是，大多数检测到的染色体异常是更严重的 18 三体综合征和 13 三体综合征。

评估

羊水过多检测能够促进对潜在致病因素的全面评估。其中，图 20-2 给出了可用于评估羊水过多的建议大纲。由于存在羊水过多的胎儿存在很高的畸形风险，因此应该由胎儿医学专家或具有同等专业知识的人对其进行全面的结构检查。尽管在常规的 20 周检测中未发现异常，但必须进行上述结构检测，因为有些异常直到怀孕后期才能被发现。必须告知相关方关于扫描目的和异常检测率不是 100% 的事实。如果存在结构异常，那么应该对胎儿潜在的遗传病进行核型分析。在没有结构异常的情况下，可不进行相关核型分析，这是因为，尽管有些人赞成在这种情况下进行常规核型分析，但现有的数据并不支持这一点。如上所述，在正常结构筛查的背景下，染色体异常的发生率可能低至 1%。除此之外，一项于 2015 年就特发性羊水过多的染色体异常进行的系统综述也对常规核型的作用提出了质疑[11]。这不是因为较低的相关风险，而是确定现有证据的质量不足以提出任何建议。因此，相关方可根据现有证据考虑是否愿意进行核型分析。而对于在羊水过多的情况下发现生长受限的胎儿，则应进行染色体核型分析。

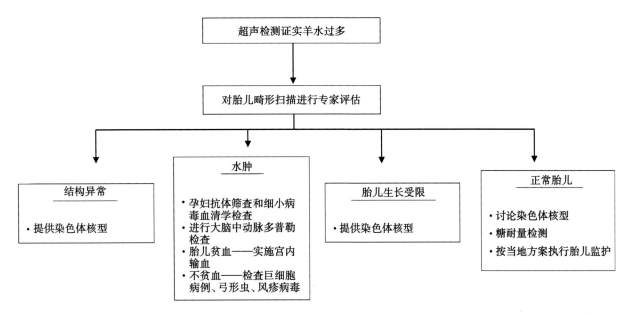

治疗（如有指征）：

有关选项的评估，请转诊至胎儿医学部：

①羊水减少–如果有症状，一周或更短时间内重新评估AFI

②非甾体抗炎药，如果妊娠＜32周
• 吲哚美辛25mg qds,48h
• 在开始治疗24~28h后胎儿超声检测，如果计划长期治疗，则按顺序进行
• 每周评估AFI 2~3次

③羊水减少与药物治疗相结合

图 20-2　羊水过多的调查和治疗。摘自 Sandlin AT,Chauhan SP,Magann EF

胎儿水肿应考虑免疫和非免疫介导的机制。如果水肿继发于胎儿贫血（同种免疫或细小病毒感染），可以用大脑中动脉多普勒检查进行评估。引起非免疫性水肿的其他潜在原因是巨细胞病毒、风疹和弓形虫病。在多胎妊娠时，羊水过多应提醒临床医生注意双胎输血综合征（TTTS），并对其进行适当的评估和处理。在没有明显的胎儿异常的情况下，应该检查胎盘以发现罕见的病变，例如绒毛膜血管瘤和转移性神经母细胞瘤。排除了导致羊水过多的宫内原因后，母亲应该接受相应评估以确定是否患有糖尿病。

特发性羊水过多及其意义

根据定义，特发性羊水过多属于排除性诊断。特发性羊水过多占羊水过多病例的 50%~60%，并且其与不良妊娠结局之间存在密切相关。这类产妇的相关并发症包括妊娠期高血压疾病、尿路感染、早产、未足月胎膜早破（PPROM）以及剖宫产。不过，特发性羊水过多很少会导致产妇死亡的情况。但其可以使巨大儿、围生期发病率以及围生期死亡率增加 2~5 倍[12]。一项对羊水量的系统回顾和荟萃分析表明，羊水过多与出生体重>第 90 百分位数之间存在很强的正相关关系[13]。然而，羊水测量阴性结果并不能准确区分出不良妊娠结局。因此，尽管有很强的相关性，羊水过多并不能准确预测个体的预后风险，需要在预后模型中与其他预后因素联合使用。

除此之外，相关研究发现，与对照人群相比，特发性羊水过多与早产率增加并不存在相关性。相反，很多时候，特发性羊水过多的发生会受到先天性异常或糖尿病的影响，并且羊水过多的严重程度不影响总的发生率[14]。对妊娠期特发性羊水过多的回顾性分析研究显示，37%的病例羊水过多能够得到缓解[15]。其中，轻度羊水过多最有可能得到缓解。在羊水过多的病例中，非整倍体胎儿风险似乎很低。对于整个妊娠期羊水过多的胎儿而言,发生早产或巨大儿的可能性更大。

鉴于妊娠合并特发性羊水过多对围产儿结局的不良影响,需要加强胎儿监护。Fisk 等研究发现,单次最深羊水池测量与羊水压力之间存在正相关关系,随着羊水压力的增加,胎儿脐带 pH 降低[16]。除此之外,与对照组相比,羊水过多的胎儿大脑中动脉多普勒搏动指数(PI)异常更为常见,并且随着 AFI 的增加,大脑中动脉 PI 下降,这一现象反映了血流到胎脑的重新分布[17]。虽然胎儿死亡的潜在机制仍不确定,但这些研究结果表明,羊水量的增加对宫内环境存在明显的不利影响。考虑到在这种情况下的产前检查研究质量不高,多普勒检查、胎心监护和生物物理评分是可以考虑的合理的胎儿评估方法,需根据所在地区的规定使用。

治疗选择

除特殊病因(如胎儿贫血、TTTS 和胎儿心律失常)引起的羊水过多外,羊水过多的治疗选择仍然十分有限,且治疗方法也少见创新。适用于这些潜在疾病的直接胎儿疗法将在其他单独章节中讨论。这里重点探讨羊水减量术和前列腺素合成酶抑制剂的治疗作用。需要注意的是,上述两种干预措施的目的都是缓解产妇症状和延长妊娠。由于它们存在一定的风险,因此,为这些适应证制订合理治疗方案显得十分重要。

羊水减量术

在引入胎儿镜激光消融术之前,人们针对羊水减量术(amnioreduction)在 TTTS 治疗中的应用进行了大量研究。不过,羊水减量术并不适用于单胎妊娠并发羊水过多的患者。这一结论尚缺乏大数据支持,目前大多数胎儿医学中心仍对单胎妊娠合并羊水过多采用此技术。Dickinson 等通过对 272 例接受羊水减量治疗羊水过多的单胎妊娠患者进行单中心回顾性研究[18],研究发现,首次进行羊水减量时中位妊娠孕周为 31.4 周[四分位数范围(IQR)= 28.4 ~ 34 周],其中 45.6% 需要一次以上的羊水减量。羊水减量中位数为 1 750ml(IQR = 1 400 ~ 2 050ml)。分娩孕周中位数为 36.4 周(范围为 23.2 ~ 41.2 周),孕期延长中

位数为 3.7 周(范围为 0 ~ 16.1 周),患者并发症发生率很低。除此之外,在接受羊水减量术 48h 内胎儿早产率为 4.1%,PPROM 为 1.1%。该研究认为,羊水减量可有效延长妊娠孕周,且其效用与在 TTTS 中运用该技术相当[19]。除此之外,研究人员发现,在羊水过多的妊娠中,每 3 个胎儿中就有 1 个出现围生期或新生儿出生后一年内死亡,这一证据支持了对引起不良胎儿结局的羊水过多行对症治疗的必要性。

操作前准备和实施过程

理想情况下,在实施羊水减量之前,应尽可能多地了解孕妇出现羊水过多的原因。如果需要核型分析,最好在羊水减量术前进行,并作为一个单独的程序进行,以便在发生与操作相关的并发症时可知晓对围生期结局的影响。

羊水减量术需要超声引导下在胎儿医学部进行。需要对患者进行局部麻醉,并确保手术过程无菌操作。尽管一些医疗中心会对孕妇注射镇静药物,但我们并没有采用,同时也没有证据支持需要预防性使用抗生素或宫缩抑制剂。在进行手术时,孕妇应选择舒适的姿势,手术过程中可能需要一个楔形垫枕来防止出现主动脉下腔静脉压迫。根据超声确定最佳穿刺点,避开胎盘。子宫内环境会随着羊水的抽出而发生改变,选择 18G 针头进行穿刺,羊水可以在电子真空泵作用下通过连接在穿刺针上的管子排出至引流瓶,也可以使用三通管连接到针头上并通过 50 ~ 60ml 注射器手动抽出。使用电子系统可以调整不同的液体抽吸速率,上述研究使用 100 ~ 125ml/min 的速度,羊水减量因个体情况而有所不同,但通常在 2 ~ 2.5L 的范围内。由于存在胎盘早剥的风险,因此建议单次抽出的最大容量不超过 5L[20]。手术过程中超声监测能够指导减量,一旦达到正常的 AFI/DVP 测量,操作就应该停止。研究表明,每排出 1L 液体,AFI 就会减少 4 ~ 6cm[21]。

未致敏 RhD 阴性的孕妇需要在该手术之后进行抗 D 免疫球蛋白预防性注射。有些孕妇需要重复羊水减量。每周 1 ~ 2 次对羊水量进行超声评估,可有效检出需要接受上述治疗的病例。

前列腺素合成酶抑制剂

相关研究已经证实,非甾体抗炎药(NSAID)

通过靶向作用于环氧合酶(COX,包含 COX-1 和 COX-2 两种亚型)能够有效抑制前列腺素的合成。其中,吲哚美辛是一种非选择性 COX 抑制剂,母体给药对治疗羊水过多具有很好的效用。其可能机制是,吲哚美辛减少胎儿尿液的产生,增强胎儿肺对液体的吸收,促进液体在胎膜吸收[22]。吲哚美辛的临床使用,推荐方案是每天口服 4 次,每次 25mg,更高剂量的吲哚美辛在抑制胎儿尿液产生方面并不会更有效。需要注意的是,该药物对母体的副作用包括恶心或上腹部不适,少尿和血清肌酐一过性升高,以及胆汁淤积性黄疸。

该药物对胎儿的副作用更应关注,可涉及肾脏、心脏和胃肠道系统。由于 COX 抑制剂对胎儿尿液产生的直接影响,因此其也与胎儿肾脏并发症之间存在一定的相关性,相关研究发现,在接受该药物治疗的妊娠妇女中有 6% 出现胎儿肾脏并发症,包括一过性的肾功能不全,甚至是对肾功能的长期影响。每周至少 2 次超声扫查,以评估羊水量,这是至关重要的,如果羊水过少或 AFI 大于或等于预处理值的 2/3,则停止使用吲哚美辛。

众所周知,前列腺素在维持胎儿动脉导管通畅方面具有重要作用。相关研究已经证实,吲哚美辛可引起动脉导管关闭,因此从长远来看,这将使右心室的血流重新分流至肺动脉,进而导致肺动脉高压。妊娠 24.5 周,多普勒搏动指数小于 1.9 的动脉导管狭窄就可被发现。妊娠期使用吲哚美辛会增加动脉导管狭窄的风险,其风险值在 27 周前为 5%,32 周时为 50%[23]。导管狭窄在停用吲哚美辛后 24h 内可消失。建议在使用吲哚美辛治疗羊水过多时进行连续胎儿超声心动图检查,首次检查建议在开始治疗 24h 后进行,此后每周一次。三尖瓣反流、右心室收缩功能受抑制或胎儿水肿等证据的出现,则应停止治疗。最后,有报道称子宫内暴露吲哚美辛后可能导致回肠穿孔和坏死性小肠结肠炎。

舒林酸(sulindac)是另一种非选择性 COX 抑制剂,由于在治疗早产方面具有潜在作用,因此在 20 世纪 90 年代作为治疗药物引起了人们的关注。研究结果显示,它与吲哚美辛相比对 COX-2 具有更高的选择性,使用该药物可以减少 COX-1 酶的异构体介导的负面影响,因此这种药物对胎儿的不良影响更少。舒林酸是一种前体药物,口服给药,其效用需要经肝脏代谢后才能激活(有

效成分为其生化代谢物)。研究表明,胎儿体内活性硫化物代谢物的含量是母体血液中含量的 50%[24]。与吲哚美辛相比,舒林酸的导管收缩率较低(70% vs 30%)[25]。然而,一项关于非甾体抗炎药在早产环境中胎儿副作用的随机对照试验报告显示,舒林酸和吲哚美辛均可导致 48h 治疗期间胎儿每小时尿量显著减少,导管多普勒 PI 进行性降低[26]。除此之外,舒林酸对导管 PI 的影响似乎比吲哚美辛更明显,但是值得注意的是,本研究中吲哚美辛的使用剂量大于羊水过多的推荐治疗剂量。这两个特征在停止治疗的 72h 内都被逆转。在早产的情况下,COX2 选择性药物对宫缩有益而不会对胎儿产生不良副作用的假设被证明并不完全正确。这一发现还可扩展到它们在治疗羊水过多方面的潜在用途。在考虑应用此类药物时,我们必须记住,没有任何研究能够确定这些药物对胎儿的副作用。

使用非甾体抗炎药治疗羊水过多之前,需要仔细权衡延长妊娠对新生儿的益处,以及对胎儿副作用的可能。与其他学者观点一致,我们认为该类药物不应用于以减少羊水为唯一目的的药物治疗[27]。目前,吲哚美辛仍然是唯一有足够证据支持使用的非甾体抗炎药。

羊水过少

定义

羊水过少(oligohydramnios)是指子宫内羊水量明显低于正常值。利用二维超声测量技术,羊水过少最常见的定义为 AFI<5cm 或 DVP<2cm。羊水过少通常是继发现象。因此,它的意义是双重的:首先,它是高危妊娠的标志;其次,它可能通过影响胎儿发育而增加不良妊娠结局的发生率。因此,一旦诊断羊水过少,则意味着流产、早产的发生风险增加。同时,需要一种系统的方法来评估羊水过少,以确定其潜在的病因(表 20-2),评估预后,再决策是否采取干预措施,争取从潜在的原发病理机制上改善妊娠结局。紧随其后的是本章所涉及的一些问题:控制羊水量是否有利于围生期胎儿的结局? 在目前的临床实践中,还没有针对羊水过少的干预措施,虽然已经有几种干预方法被提出并调查了相关的病理学机制,将有可能成为治疗策略的参考。

表 20-2 评估单胎妊娠羊水过少的系统方法

评估步骤	病理线索	可能潜在的病理
回顾既往背景风险	高 AFP/低 PAPP-A	胎盘功能不全
	既往阴道出血或绒毛下出血 超声下血肿	胎盘功能不全,恶化的风险 自发性胎膜破裂
即时临床病史	自发性液体渗漏	自发性 PPROM
	侵入性测试或程序	医源性 PPROM
	阴道出血	加重性 PPROM
临床评估	血压升高	胎盘功能不全
	体温升高	PPROM
	窥检见液体或宫颈缩短	PPROM
超声评估	胎儿生物测量:不对称生长受限	胎盘功能不全
	胎儿生物测量:对称生长受限	染色体异常 先天性感染
	胎儿结构	泌尿道异常 (下尿路梗阻,肾发育不良,多囊肾)
	胎儿多普勒评估(脐血流,大脑中动脉,静脉导管)	胎盘功能不全(和严重程度)
	母体子宫动脉多普勒	胎盘功能不全

AFP,甲胎蛋白;PPROM,未足月胎膜早破;PAPP-A,妊娠相关血浆蛋白 A。

孕中期羊水过少

病因和继发结局

相关研究显示,妊娠 22~26 周,高达 50% 的羊水过少病例可能与胎儿泌尿系发育异常[28]、严重早发型 FGR,或绒毛膜羊膜破裂相关。泌尿系异常包括肾脏结构异常(如肾发育不全、多囊肾和多囊性疾病)和下尿路梗阻(lower urinary tract obstruction,LUTO),可表现为妊娠 16 周时出现严重的羊水过少或无羊水,由于羊水的产生基本上是胎儿尿液,因此,对于此类疾病,通常在妊娠 18~20 周超声结构筛查时被诊断。在严重早发型 FGR 中,胎儿正常肾组织的血流灌注受到胎儿缺氧的影响。在多胎妊娠中,羊水分布不协调(有一个胎儿表现为羊水过少)可能表明选择性生长受限或 TTTS(在单绒毛膜妊娠中)。这些病理和孕期管理内容将在本书的其他章节讨论。所有的病理状态都与胎儿围生期丢失或发病高风险直接相关。妊娠期间羊水过少的继发影响可能也很明显。严重羊水过少与胎儿肺发育不良、软组织及肌肉骨骼系统畸形存在相关性。肺发育不良与出生时致死性呼吸

窘迫高风险相关,并与羊水过少的严重程度和妊娠发病有关。胎儿畸形,如 Potter 综合征、屈曲挛缩和距足畸形,与羊水过少的严重程度和持续时间有关。这类畸形在没有肺发育不良的情况下很少表现严重,通常在出生后随着时间的推移或物理治疗可纠正。

胎儿肾衰竭(双肾发育不全和双肾囊性疾病)和严重的早发型 FGR,无论是否采取措施提升羊水量,都将最终进展为胎儿或围生期新生儿的死亡。因此,对于非致命的情况,如胎儿下尿路发育异常或胎膜早破,任何控制羊水量的努力都是为了防止羊水过少相关的肺发育不良。

羊水过少与肺发育不良

人肺发育分为 5 个阶段[29]。胚胎期和假腺期分别出现在妊娠 3~8 周和 5~16 周。假腺期结束时,所有支气管树都已形成。肺发育的第三期即管状期发生在妊娠 16 周和 24~26 周。在这一阶段,小管从终末细支气管分支出来,形成肺功能呼吸或气体交换部分的基础。腺泡周围的间质毛细血管也有分支和增宽,在气道上皮内,立方的 Ⅱ 型肺泡细胞发育成扁平的 Ⅰ 型肺泡细胞。据认

为,肺发育的管状期严重依赖于充足的羊水量,并受到羊水过少的影响。

对羊水过少所致肺发育不良的病理生理机制有多种解释[30],包括胎儿胸腔不能随着呼吸运动扩张,从支气管树末端到近端的压力梯度改变,导致胎儿肺部产生的液体丢失增加,以及发育过程中缺乏液体吸入支气管树以扩张胎儿小管。对胎兔进行实验表明,胎兔颈髓横断,胎兔呼吸瘫痪,即使液体量正常,肺仍发育不良[31]。肺结构发育过程中这种周期性扩张作用得到了先天性膈疝胎羊模型实验数据支持[32]。肺发育不良的病理生理学可能是多因素的,但本质上是由于肺树发育过程中无法维持足够的(可能是周期性的)终末部分容积扩张能力。

在涉及羊水过少的临床研究中,很难对肺发育不良的真实发生率进行准确量化。因而有多个组织学方法被提出用于诊断,如:肺/体重比、放射状肺泡计数或肺组织的 DNA 含量等等。除此之外,目前的临床研究中,仍缺乏尸检数据,严重呼吸损害的临床标记物被认为是肺发育不良的证据。

胎儿超声预测羊水过少并发致死性肺发育不良的能力将有助于遗传咨询。研究内容包括胎儿胸围、肺体积的二维和三维计算以及肺动脉阻力的多普勒评估。遗憾的是,对 PPROM 病例系统回顾,发现根据目前的数据,还没有可靠的方法来诊断致死性肺发育不良[33]。

胎儿下尿路梗阻时羊水量的处理

超声诊断胎儿 LUTO 的依据是胎儿膀胱明显扩张。膀胱-羊膜腔分流术被认为是一种恢复羊水量和降低严重羊水过少并发肺发育不良所致胎儿死亡的治疗方法[34],除此之外,该方法还可以作为一种治疗方法来减少尿路压力对肾组织的破坏。第41章详细介绍了经皮膀胱-羊膜腔分流术治疗 LUTO 的 PLUTO 随机试验[35]。结果表明,虽然分流组胎儿围生期死亡率较少(分流组为6/15 例,未分流组为12/16 例),这可能与肺发育不良减少有关,但围生期发病率仍然很高,分流组新生儿1岁时只有2例肾功能正常。这项随机对照试验代表了胎儿在 LUTO 内分流的最佳证据,其结果质疑了该手术在肾脏病变率高于预期的情况下,通过控制羊水量来改善肺发育不良围产儿

结局的价值。

未足月胎膜早破中羊水的处理

自发性未足月胎膜早破

自发性未足月胎膜早破(sPPROM)发生在孕龄小于24~26周的孕妇之中,发生率不到0.5%。sPPROM 的诊断可通过阴道排液临床病史来实现,通过窥器检查显示阴道内有液体池或见液体由宫颈口引流,即可确诊。诊断辅助手段包括 PH 试纸检测(硝嗪试验),或检测羊水中高浓度的胎儿胎盘衍生蛋白[甲胎蛋白(AFP)、胰岛素样生长因子结合蛋白1(IGFBP-1)和胎盘 α 微球蛋白1(PAMG-1)]。这些非侵入性辅助检测具有不同程度的敏感性和特异性[36]。超声筛查可提示羊水过少,多不伴胎盘功能不全或胎儿畸形的征象。

sPPROM 时的羊膜穿刺术提示,多达一半的孕妇在胎膜破裂时存在宫内感染或炎症的证据,其余的病例有随着时间推移而感染风险上升的趋势[37,38]。回顾胎膜早破的病理生理学,有证据表明细菌、炎症和细胞因子的产生导致的胎膜弱化是胎膜早破的重要病理过程。无感染证据的sPPROM 可能是由于胶原生成不足(可能继发于维生素 C 活性不足)或蜕膜松弛素浓度异常导致胎膜强度变弱[39]。sPPROM 的胎膜缺损较大,位于薄弱区域内,常位于宫颈内口上方[40]。

医源性未足月胎膜早破

侵入性胎儿宫内诊断或治疗后出现的胎膜破裂是这些侵入性手术最常见的并发症之一。医源性未足月胎膜早破(iPPROM)的发生率估计为0.5%~1.2%[41]。并且胎膜破裂的风险随着侵入性仪器的大小和侵入性手术的持续时间的延长而增加。侵入性手术的持续时间,使3%~5%的诊断性胎儿镜检查病例和5%~40%的手术性胎儿镜手术过程复杂化[42-46]。与 sPPROM 不同的是,iPPROM 所导致的胎膜缺陷呈离散分布,距离宫颈管有一定距离,而且在胎膜内,其他方面的强度都是正常的[42]。

羊膜腔穿刺术后羊水渗漏通常具有自限性。Borgida 等[41]研究了1 101例羊膜腔穿刺的孕妇,其中11例术后48h内发生 iPPROM。结果显示,大部分患者羊水渗漏可自行停止,术后2周复查

羊水量显示正常。除 1 例外（91%），所有胎儿均存活，分娩时平均妊娠时间为 34 周。

截至目前，人们针对胎儿镜检查后 iPPROM 的发生率进行了两次系统研究[43,44]。研究结果显示，iPPROM 的发生率为 26% ~ 30%。然而，iPPROM 的发生率有不同的时限定义。作为基准，Senat 等[45]在欧洲 TTTS 胎儿镜激光治疗与连续羊水减量术的随机对照试验中发现，胎儿镜术后 7d 内 iPPROM 的发生率为 6%，初次手术后 28d 内的 iPPROM 发生率为 9%（相比之下，在连续羊水减量术队列中，这两个比率分别为 1% 和 9%）。

Stirnemann 等[46]对 2000—2016 年 1 000 多例 TTTS 胎儿镜激光治疗的回顾性研究中发表了关于 iPPROM 发生率的数据，有趣的是，他们发现术后每周 iPPROM 的比率从 2000 年的 1% 上升到 2016 年的 4%。在妊娠 17 周前进行胎儿镜手术与术后第一周发生 iPPROM 的风险增加 10% 相关。小于 32 周的 iPPROM 总体比率从 2000—2002 年的 15% 上升到 2015—2016 年的 40%。在这段时间内，手术操作技术发生了变化，从非选择性凝血技术转变为选择性凝血技术，然后是 Solomon 凝血技术。这些做法可能与手术时间的延长有关，无论是否伴有更多的胎膜和/或胎盘创伤，iPPROM 的比率增加了，但它们似乎与围产儿存活率的良性预后有关，围产儿存活率在 16 年期间呈显著上升趋势。他们的数据表明，iPPROM>20 周与没有 iPPROM 的病例相比，并没有改变围产儿的存活率。

目前，胎儿镜术后羊水自行停止渗漏的文献很少，但比羊膜穿刺术后羊水自行停止渗漏的发生率要低，可能侧面反映了手术对胎膜较高程度的损伤。胎儿镜相关的 iPPROM 羊水过少的范围和严重程度也很少有文献记载。由于这些限制，羊水过少本身对胎儿镜相关的 iPPROM 的胎儿结局影响基本是未知的。

胎儿镜检引起的胎膜缺损在分娩后的胎膜中可见，不存在损伤愈合或瘢痕形成的证据（图 20-3）。组织学研究证实，这些缺损部位边缘没有改变，这与生物愈合一致[47]。对胎膜的体外研究表明胎膜有一定的愈合能力，但仅限于早期妊娠。因此，人们尚不清楚大多数侵入性手术与 iPPROM 无关，也不清楚为什么 iPPROM 后会发生液体渗漏。功能性膜的完整性可能涉及绒毛膜和羊膜彼此的相对滑动，子宫肌层和蜕膜层的收

缩或瘢痕[39]，或者仅仅反映周围完整的膜对蜕膜的持续密封程度。

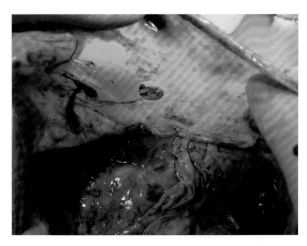

图 20-3　胎儿镜检查后继发的胎膜闭锁缺陷。在胎膜上可以看到一个清晰光滑的缺损。妊娠 34 周时双胎妊娠分娩的时间。在怀孕 21 周时接受了 TTTS 胎儿镜下激光手术。没有妊娠期间胎膜破裂的临床证据

PPROM 在妊娠哪个阶段与肺发育不良有关？

针对 PPROM 的研究显示，围产儿存活率存在显著差异，自发性胎膜早破的围产儿死亡率与胎膜破裂时孕周密切相关。最常见的围产儿死亡原因是极早产、严重的肺发育不全和感染。在大多数研究中，无法区分早产儿肺发育不良对围产儿总损失率的影响。

对妊娠 24 周前并发 sPPROM 的研究表明，保守治疗的围产儿存活率低于 25%[48,49]。需要注意的是，死亡率很可能被低估了，因为该研究排除了父母要求终止妊娠的病例。Linehan 等提示[50]，爱尔兰人群中，<24 周时发生 PPROM 胎儿的死亡率为 95%，在爱尔兰人群中，除非存在严重的孕母体并发症风险，否则终止妊娠不作为一种选择。

相关研究显示，胎膜破裂时促胎肺成熟可减少早产和肺发育不全的风险，对围产儿存活有积极意义。在一项回顾性队列研究中，van der Heyden 等[51]评估了 314 例孕妇，均在 27 周前发生 PPROM 的妊娠结局，结果提示，妊娠 13 ~ 20 周诊断为胎膜破裂者的围产儿死亡率为 70%，妊娠 24 ~ 27 周诊断为胎膜破裂者的围产儿死亡率为 27%。Vergani 等[52]研究了 63 名妊娠<28 周的胎膜早破孕妇，随访至胎儿宫内死亡或分娩，其中，

肺发育不良的发生率通过病理学或放射学参数进行评估。研究结果显示胎膜早破时胎龄与肺发育不良之间存在显著相关性。胎膜早破胎龄从 23 周到胎龄 27 周，肺发育不良的概率似乎线性地从 0.8 下降到 0.2。

这些数据提供了一些直接的和推断的证据，证明肺发育的管状期肺发育不良确实与存活前（<24 周）的胎膜早破有关。

在 PPROM 中，羊水过少到什么程度与肺发育不良相关？

针对保守治疗 PPROM 的研究中，Vergani 等[52] 提出证据表明，肺发育不良与胎膜破裂时的胎龄以及潜伏期 DVP 的液体体积<2cm 之间存在密切相关性。很少有研究评估程度更严重的羊水过少对肺发育不良和胎儿丢失发生率的影响。Kilbride 等[53] 将重度羊水过少定义为 DVP<1cm，并对 46 例胎膜破裂<29 周的胎儿结局进行了研究。研究结果显示，在上述患者中大多数（n=37）患者羊水过少在分娩前仍然很严重。在孕期<25 周时发生胎膜破裂后重度羊水过少时间>14d 的新生儿死亡率预计>90%，其中大多数在尸检中被诊断为致死性肺发育不良。妊娠 25~29 周胎膜破裂后重度羊水过少时间>14d，预计死亡率为 70%。在妊娠<25 周发生胎膜早破后，胎儿暴露在较"中度"羊水过少中，死亡和肺发育不良的风险降低 50% 以上，妊娠>25 周出现胎膜早破后发生胎膜早破的风险也大大降低。然而，队列研究的局限性之一是该研究存在混杂因素。除此之外，该研究结果显示，在这项研究中，羊水过少程度较轻的孕妇在胎膜破裂时的平均孕龄略高（24 周 vs 23 周）。

除此之外，相关研究证实，妊娠合并 PPROM，最大羊水深度>2cm，与肺发育正常的围产儿存活率升高之间存在正相关关系[52]。

从 PPROM 到分娩，调控羊水量能为胎儿争取多少时间？

胎膜破裂至分娩之间的潜伏期与 PPROM 妊娠孕周呈负相关关系。在由 van der Heyden[51] 进行的一项回顾性队列研究（共涉及 305 例妊娠 27 周前发生 PPROM 的孕妇）中，人们发现，如果

PPROM 发生在妊娠 13~20 周，可维持妊娠达 50d 者约 35%；如果 PPROM 发生在妊娠 20~24 周，可维持妊娠达 50d 者约 20%；如果 PPROM 发生在妊娠 24~27 周，则可维持妊娠达 50d 者仅 1.4%。该队列包含 sPPROM 和 iPPROM 的混合群种。后者共包括 33 名妇女，她们在分娩时胎龄较大（$28^{+5±7.7}$ 周比 $25^{+3±3.8}$ 周）。在羊膜腔穿刺术及 CVS 手术的 iPPROM 很可能发生在更早的胎龄，与 sPPROM 比，其潜伏期更长，但这一点无法从发表的文献中得到证实。Chauleur 等[49] 对妊娠<24 周的 25 名自发性和医源性胎膜早破患者进行了比较：各种侵入性手术，主要是羊膜腔穿刺术后的 iPPROM 组，与 sPPROM 组[23.5（1~94）d]相比，iPPROM 组分娩的中位数（和范围）更大[43（1~163）d]。

胎儿镜相关的 iPPROM，产程发动和分娩的潜伏期很少有文献记载，但似乎比 sPPROM 的潜伏期要长。关于 iPPROM 在胎儿镜激光手术治疗 TTTS 中的应用研究，Snowise 等[54] 记录的 iPPROM 至分娩的潜伏期分别如下：妊娠<24 周（个别病例潜伏期为 0~93d）、妊娠 24 周至 27^{+6} 周（0~57d）、妊娠 28 周至 31^{+6} 周（0~21d）以及妊娠>32 周（0~6d）。然而，这些潜伏期时限同样受到终止妊娠时机（iPPROM<24 周时为 50%）的影响，比如计划分娩，也可能是由于大约一半的病例在完成胎儿镜术后胎膜胶原栓的使用。胶原栓与手术相关的 iPPROM 发生率较高有关，但对潜伏期的影响并不明显。因此，虽然这项研究提供了一些新的信息，但该研究的 iPPROM 到分娩间隔的中位数仍存在一定的偏差。Stirnemann 等[46] 对胎儿镜激光治疗 TTTS 后的 iPPROM 进行回顾性分析，结果显示，随着胎龄的增加，从 iPPROM 到分娩的潜伏期间隔类似地缩短（iPPROM 分别发生<20^{+0}、20^{+1}~24^{+0}、24^{+1}~28^{+0}、28^{+1}~32^{+0} 和>32^{+0} 周），但没有公开潜伏期的具体范围，这无疑增加了我们寻找答案的难度。

因此，不得不承认，对于 PPROM 的孕妇而言，即使所占比例较小，却不容忽视，如果纠正其严重的羊水过少，降低胎肺发育不良的风险，可使胎儿在分娩前这段潜伏期内获益。

封闭破裂胎膜的干预措施

截至目前，人们开始尝试使用包括潜在密封

剂、子宫颈栓剂以及羊膜腔内输液在内的干预措施来减少或纠正 PPROM 相关的羊水过少。但支持这些治疗方法有价值的证据仍不充分;其中,羊膜补片和羊膜腔内输液的数据最为有限。

羊膜补片(iPPROM)

1979 年,Genz 等发表首次使用密封剂(纤维蛋白)来封闭胎膜缺损的文章[55]。1999 年,Quintero 等[56]发表了血小板冷沉淀密封剂的使用,随后描述了他们在胎儿镜检或羊膜腔穿刺术后 7 例 iPPROM 中使用羊膜补片的初步经验。研究结果显示,上述羊膜补片显示出良好的治疗前景(但发生 2 例胎死宫内,可能继发了活化血小板分泌血管活性细胞因子)。这项技术是在超声引导下(以确保针头的安全放置)通过 22 号针头注射生理盐水至羊膜腔中,再将血小板(有限体积)注射到羊膜腔中,最好是将冷沉淀注射到羊膜腔内。如果子宫壁膜剥离而不能进入羊膜腔,则可以选择注在蜕膜和胎膜之间的间隙。这种补片的作用机制尚不清楚,但推测是由于血小板被迁移到缺损或暴露的蜕膜边缘,血小板被激活并形成血小板簇,加之冷沉淀同时起到将其结合在一起的作用,因而将膜的密封性彼此固定在蜕膜上。该过程不需要知道缺陷胎膜的位置。

源于羊膜补片治疗经验的证据仅限于少数回顾性队列研究,且缺乏对照研究,目前发表的研究系列中有相当一部分的治疗病例不到 5 例。

Richter 等[57]对两个医疗中心(比利时的 Leuven 中心和加拿大的 Toronto 中心)进行了一项关于羊膜补片手术的病例研究,分析细针穿刺术后(NP)13 例和胎儿镜介入治疗后(FI)11 例,纳入标准为孕 26 周前胎膜早破和超声诊断的羊水过少(即宫腔单个最大羊水池垂直深度<2cm)。羊膜补片手术通过 20~22 号针完成。来自不同中心的血小板和新鲜冰冻血浆(FFP)等分值不同。其中,NP 组诊断 PPROM 时妊娠孕周较小[NP:16.3 周(15.2~19.0 周),FI:20.2 周(15.6~25.3 周)],两组患者在接受羊膜补片手术时的妊娠孕周接近(NP:20.1,FI:21.0 周),研究结果显示,羊膜补片完全控制羊水丢失且羊水再积聚的成功率为 29%,且组间差异无统计学意义(NP 为 31%,FI 为 27%)。相关并发症包括绒毛膜羊膜炎 3 例,胎死宫内 5 例,其中 1 例发生在手术后 48h 内。新生儿出院存活率为 55%,且其在 FI 队列中显著更高。需要注意的是,由于缺乏对照组,因此羊膜补片在改变 iPPROM 自然发生率方面尚不能得出结论。文献中描述的保守治疗 iPPROM(43d)的治疗病例中,分娩潜伏期较长者(65d)提示确实存在获益[49]。

Chmait 等[58]对 2000—2013 年,美国两个胎儿医学中心双胎 TTTS 开展胎儿镜术后并发 iPPROM 的治疗经验进行了回顾性研究。胎儿镜下通过插入 3.8mm 的套管针来完成手术,在接受胎儿镜手术的患者中,约 4%在治疗后 15d 内可诊断出 iPPROM。对这些患者研究中心提供了三种选择:期待治疗、终止妊娠、羊膜补片手术治疗。其中,19 名孕妇(占接受胎儿镜检查的 1.7%)选择接受羊膜补片手术治疗。具体操作如下,首先将 30ml 血小板和 30ml 冷沉淀注入破裂囊的羊膜之内,如果发生了绒毛-羊膜分离,则注入羊膜外间隙。如羊水停止渗漏,且羊水量恢复正常,则认为治疗成功。根据这一标准,19 名接受羊膜补片治疗的患者中有 12 名(63.2%)恢复了正常。成功的羊膜补片治疗与发生了 iPPROM 的胎儿存活率显著提高相关(治疗成功组 100% vs 治疗失败组 57.1%)。除此之外,多因素分析显示,羊膜补片治疗成功与否与放置羊膜补片时胎龄不足 20 周有关。但是,遗憾的是,该研究中,发生 iPPROM 后拒绝返回中心评估的孕妇其妊娠结局数据是缺失的。并且该研究缺乏围产儿结局的对照组,也没有设立羊水自然停止这一组别。因此在得出 iPPROM 羊膜补片可治疗改善围产儿结局的结论之前,还需要进一步的研究。

迄今为止,关于羊膜补片或其他密封剂在 sPPROM 中的应用研究依旧很少,仅限于非常小的研究队列,不过该类研究证实,这些技术在 sPPROM 中的治疗效果不如 iPPROM[39]。

羊膜腔内灌注

除此之外,经腹部反复注入等渗液到羊膜腔内是另一种恢复羊水量以减轻肺发育不良风险的可能方法[59],并可能减少子宫内细菌数量和促炎细胞因子的浓度。使用生理盐水或乳酸钠林格液输注,结果显示,似乎与胎儿胎盘液体循环回路内的液体失衡无关。输注量约按照孕周数乘以 10ml,羊水测量结果可显示羊水正常(>2cm DVP

深度）。一旦输注，液体就会通过破裂的羊膜孔流失。尽管羊水过少复发的时间长短不一，但 70% 的病例会在 48h 内复发[60]。

目前针对羊膜腔内输液治疗 PPROM 有 2 篇综述。其中，来自 Cochrane 的综述[61]共包括 5 个 RCT 研究，但所涉及病例均是妊娠 ≥26 周发生的 PPROM。Porta 等[62]通过回顾性队列研究进行了一项更大规模的综述，其中 3 项是关于妊娠 24 周前 PPROM 处理的研究，2 项是关于 sPPROM 的观察性队列研究（分别纳入 34 例[63]和 24 例[64]），1 项是针对 71 名患者（75% 的 sPPROM，25% 的羊膜穿刺术后的 iPPROM）的随机对照试验[65]，这些患者随机分配到两个管理团队中进行不同的治疗选择。

研究表明，与保守治疗相比，重复羊膜腔内输液可以对分娩前孕周延长时限、围产儿存活率和肺发育不良的发生率具有积极作用，但仍需要 RCT 的更多证据支持。

Roberts 等[66]针对妊娠 16~24 周期间发生的 sPPROM，采取试验性随机对照试验，对羊膜腔内输液以及保守治疗的效用进行比较。其中，干预组在临床诊断 PPROM 后 10d 开始进行羊膜腔内输液治疗，以避免在此时间段内高发的自然流产率。如果单个最大羊水池垂直深度 <2cm，则每周重复羊膜腔内输液治疗。干预组平均羊水输注 3 次，PPROM 时平均孕周为 19 周，首次羊膜腔内输液中位数孕周为 21 周。与对照组先比，羊膜腔灌注组分娩时的平均胎龄（28~29 周）没有显著差异，也没有发现羊膜腔内输液可以降低围产儿死亡率的证据（两组中都是 19/28），但同时发现，部分胎儿的长期结局可以得到改善，随访至新生儿出生后 2 年，28 个病例中，羊膜腔内输液组有 4 个病例无明显异常，而期待治疗组则为 0。

在上述研究基础上，van Kempen 等[67]代表荷兰产科协会发表了他们在相同孕周并发 PPROM 的妊娠队列中进行羊膜腔内输液治疗与期待治疗的相似规模随机对照试验。本研究（PROMEXIL-Ⅲ试验）的筛选标准为妊娠 16~24 周的 sPPROM 或 iPPROM 诊断后 3~21d 羊水过少（DVP < 2cm）。通过网络系统分配，参与者按 1:1 的比例被分配到经腹羊膜腔内输液组或无干预组。如果干预组每周随访时 DVP 复发到小于 2cm，则重复羊膜腔内输液，直到妊娠 28 周。研究表明，与无干预组（21/28）相比，羊膜腔内输液组（18/28）的

围产儿死亡率两者之间差异无统计学意义。这项研究能够检测出围生期死亡率降低了 50%，但降低幅度并未下降。

不过，需要注意的是，反复进行羊膜腔内输液，羊水量需要在多长时间内超过临界阈值尚不清楚。在一项 PPROM<26 周的羊膜腔内输液研究中，Vergani 等[60]提出，维持最大羊水池垂直深度 >2cm，且持续时间超过 48h 对预后具有积极作用（新生儿死亡率和肺发育不良改善 50%）。

目前，使用任何类型的封闭剂治疗 PPROM 或羊膜腔内输液以减少羊水过少的胎儿预后的安全性和有效性仍缺乏数据支持，可获得的数据均来自小规模队列研究。从潜在的病理学上看，羊膜腔内输液处理 iPPROM 中的小创伤性胎膜缺损，以及在胎膜通常被削弱的 sPPROM 中进行羊膜腔内输液，显示了降低围产儿死亡率和发病率的应用前景。目前，潜在的治疗益处尚属猜测。不推荐常规使用这些干预措施，仅限于标准化的临床队列研究，至少是队列对照研究。

妊娠晚期羊水过少

相关研究显示，3%~5% 的孕妇在妊娠晚期会出现羊水过少。妊娠晚期，胎盘功能不全、FGR、胎膜早破是常见原因。除此之外，进行性胎儿肾脏病理损害也是一种潜在原因。目前，有人提出并研究了纠正妊娠晚期羊水过少的干预措施对胎儿预后的潜在影响。羊膜腔内灌注已被认为是降低妊娠合并胎膜早破和分娩过程中潜在胎儿损害，降低脐带受压风险的一种措施，也被研究是减少出生时胎粪吸入的发生率和后遗症的方法之一。近期可见一些文章报道支持这种干预措施，但在几篇 Cochrane 综述中仍缺乏支持证据。

羊膜腔内灌注在分娩过程中潜在降低胎儿损害的作用

Cochrane 对妊娠晚期羊膜腔内灌注以减少分娩时胎儿损害进行了随机试验研究[68]，其中包括 2 项经宫颈行羊膜腔内灌注治疗的研究[69,70]以及 2 项经腹羊膜腔内灌注治疗的研究[71,72]，需要注意的是，上述两种治疗技术所涉及的患者总数均较少（分别随机抽取 147 名和 94 名女性）。在另一项涉及 61 名参与者的试验中，研究结果显

示,羊膜腔内灌注与分娩时胎儿脐动脉 pH 的轻微改善存在相关性(平均差值为 0.11:95% CI:0.008~0.14)。除此之外,分娩过程中持续性变异减速也有减少($RR = 0.52:CI:0.30~0.91$),但对主要结果,即新生儿死亡率、感染发病率和剖宫产率没有积极影响。经腹羊膜腔内灌注可降低新生儿死亡率($RR = 0.3,95\% CI = 0.14~0.66$)和肺发育不良发生率($RR = 0.22:95\% CI = 0.06~0.88$),这一效应可能是队列中早产病例的反映。新生儿重症监护入住组和神经后遗症组之间没有显著差异,数据没有透露产妇分娩的类型(阴道分娩或紧急剖宫产)。综述得出的结论是,由于研究规模较小,且缺乏盲性,目前没有足够的证据支持羊水输注治疗妊娠晚期胎膜早破,以降低分娩中胎儿受到危害的风险。

羊膜腔内灌注在潜在减少胎粪吸入综合征中的作用

Cochrane 于 2014 年发表了一篇关于通过"羊水灌注"治疗羊水粪染的综述性文献[73]。文章提示,8%~20% 的新生儿在出生前胎粪进入羊水,这可能会导致新生儿呼吸窘迫,并且继发胎粪吸入胎儿气管支气管等气道。胎粪可能在胎儿呼吸道内起到化学刺激物的作用。羊膜腔内输液疗法被认为是能够降低胎粪吸入综合征(MAS)发生率的机制,因为它能够有效稀释羊水中的胎粪浓度,在分娩过程中减少脐带压迫、减少胎儿酸中毒和胎儿窒息风险。对胎粪中重度污染的孕妇经宫颈输注生理盐水或乳酸林格溶液的研究共 14 项,其中包括一项大规模随机对照试验[74](纳入 1 988 例妊娠 36 周及以上的妇女)和几项小规模随机研究。对所有研究进行荟萃分析表明,羊膜腔内灌注疗法不

能降低 MAS 的发生率、围产儿死亡率或发病率,也不能降低剖宫产率。这一结果反映了大量随机对照试验数据的重要性,因为先前对早期和较少数据进行的荟萃分析[75]则认为,羊膜腔内输液有助于降低围产儿死亡率、MAS 和剖宫产。

对来自资源匮乏地区(围生期监测和干预设施有限)的 3 项研究(共涉及 1 151 例妊娠期个体)进行的亚组分析表明,围生期死亡的总体发生率明显增高(22/1 000)。在该亚组中,羊膜腔内灌注与降低 MAS($RR = 0.17,95\% CI = 0.05~0.52$)和围产儿死亡率($RR = 0.24,95\% CI = 0.11~0.53$)之间存在显著相关性。为此,该研究认为,未来需要在这类人群中进行进一步的研究,特别是侵入性干预后的发病率。

总结

综上所述,当前缺少关于调控羊水过少能够改善胎儿结局的证据。妊娠中期,羊膜腔内输液或羊膜补片在降低肺发育不良或延迟早产的发生率方面可能具有一定益处,但这些益处缺乏对照数据,且研究结果多局限于小规模回顾性队列研究。妊娠晚期,纠正羊水过少以减少分娩过程中的胎儿损害或出生时胎粪吸入,尽管人们进行了几项随机对照试验,但上述干预对围产儿结局的益处尚未得到证实。Hemming 和 Hutton[76]认为,小规模研究存在一定的偏倚,这从之前对羊水过少干预用于预防 MAS 的小规模研究和后来的较大随机对照试验荟萃不一致的分析结果中得到证实。需要注意的是,这一点适用于前面所有关于羊水过少的适应证和治疗的讨论,甚至同样适用于胎儿治疗领域。

（翻译　黄郁馨　审校　华人意）

参考文献

[1] Magann EF, Sanderson M, Martin JN, et al. The amniotic fluid index, single deepest pocket, and two-diameter pocket in normal human pregnancy. *Am J Obstet Gynecol.* 2001; 182: 1581–8.

[2] Sandlin AT, Chauhan SP, Magann EF. Clinical relevance of sonographically estimated amniotic fluid volume. *J Ultrasound Med.* 2013; 32: 851–63.

[3] Karkhanis P, Patni S. Polyhydramnios in singleton pregnancies: perinatal outcomes and management. *Obstet Gynaecol.* 2014; 16: 207–13.

[4] Dashe JS, McIntire DD, Ramus RM, et al. Hydramnios: anomaly prevalence and sonographic detection. *Obstet Gynecol.* 2002; 100: 134–9.

[5] Martinez-Frias MJ, Bermejo E, Rodriguez-Pinilla E, et al. Maternal and fetal factors related to abnormal amniotic fluid. *J Perinatol.* 1999; 19: 514–20.

[6] Golan A, Wolman I, Langer R, et al. Fetal malformations associated with chronic polyhydramnios in singleton pregnancies. *Eur J Obstet Gynecol.* 1992; 47: 185–8.

[7] Brady K, Polzin WJ, Kopelman JN, et al. Risk of chromosomal abnormalities in patients with idiopathic polyhydramnios. *Obstet Gynecol.* 1992; 79: 234–8.

[8] Lee JF, Wang KK, Lan CC. Risk of fetal chromosomal abnormalities in idiopathic polyhydramnios. *Zhonghua Yi Xue Za Zhi (Taipei).* 1996; 57: 42–6.

[9] Lazebnik N, Many A. The severity of polyhydramnios, estimated fetal weight and preterm delivery are independent risk factors for the presence of congenital malformations. *Gynecol*

Obstet Invest. 1999; 48: 28–32.

[10] Sickler GK, Nyberg DA, Sohaey R, et al. Polyhydramnios and fetal intrauterine growth restriction: ominous combination. *J Ultrasound Med.* 1997; 16: 609–14.

[11] Sagi-Dain L, Sagi S. Chromosomal aberrations in idiopathic polyhydramnios: a systematic review and meta-analysis. *Eur J Med Genet.* 2015; 58: 409–15.

[12] Magann EF, Chauhan SP, Boherty DA, et al. A review of idiopathic hydramnios and pregnancy outcomes. *Obstet Gynecol Survey.* 2007; 62: 795–801.

[13] Morris RK, Meller CH, Tamblyn J, et al. Association and prediction of amniotic fluid measurements for adverse pregnancy outcome: systematic review and meta-analysis. *BJOG.* 2014; 121: 686–99.

[14] Many A, Hill LM, Lazebnik N, Martin JG. The association between polyhydramnios and preterm delivery. *Obstet Gynecol.* 1995; 86: 389–91.

[15] Odibo IN, Newville TM, Ounpraseuth ST, et al. Idiopathic polyhydramnios: persistence across gestation and impact on pregnancy outcomes. *Eur J Obstet Gynecol Reprod Biol.* 2016; 199: 175–8.

[16] Fisk NM, Vaughn J, Talbert D. Impaired fetal blood gas status in polyhydramnios and its relation to raised amniotic fluid pressure. *Fetal Diag Ther.* 1994; 9: 7–13.

[17] Hershkovitz R, Furman B, Bashiri A, et al. Evidence for abnormal middle cerebral artery values in patients with idiopathic hydramnios. *J Matern Fetal Med.* 2001; 10: 404–8.

[18] Dickinson JE, Tjioe YY, Jude E, et al. Amnioreduction in the management of polyhydramnios complicating singleton pregnancies. *Am J Obstet Gynecol.* 2014; 211: e1–7.

[19] Dickinson JE, Evans SF. Obstetric and perinatal outcomes from the Australian and New Zealand Twin-Twin Transfusion Syndrome Registry. *Am J Obstet Gynecol.* 2000; 182: 706–12.

[20] Taylor MJO, Fisk NM. Hydramnios and oligohydramnios. In DK James, PJ Steer, CP Weiner, B Gonik, eds., *High Risk Pregnancy: Management Options,* 3rd edn. Philadelphia: Elsevier Publishers, 2006, pp. 272–90.

[21] Denbow ML, Fisk NM. The consequences of monochorionic placentation. *Baillieres Clin Obstet Gynecol.* 1998; 12: 37–51.

[22] Moise KJ Jr. Polyhydramnios. *Clin Obstet Gynecol.* 1997; 40: 266–79.

[23] Van den Veyver I, Moise KJ, Ou C-N, et al. The effect of gestational age and fatal indomethacin levels on the incidence of constriction of the ductus arteriosus. *Obstet Gynecol.* 1993; 182: 500–3.

[24] Kramer WB, Saade GS, Ou C-N, et al. Placental transfer of sulindac and its active sulfide metabolite in humans. *Am J Obstet Gynecol.* 1995; 172: 886–90.

[25] Rasanen J, Jouppila P. Fetal cardiac function and ductus arteriosus during indomethacin and sulindac therapy for threatened preterm labor: a randomized study. *Am J Obstet Gynecol.* 1995; 173: 20–5.

[26] Sawdy RJ, Lye S, Fisk NM, et al. A double-blind randomized study of fetal side effects during and after the short-term maternal administration of indomethacin, sulindac, and nimesulide for the treatment of preterm labor. *Am J Obstet Gynecol.* 2003; 188: 1046–51.

[27] Society for Maternal-Fetal Medicine, Dashe JS, Pressman EK, Hibbard JU. SMFM Consult Series #46: Evaluation and Management of Polyhydramnios. *Am J Obstet Gynecol.* 2018; 219: B2–8.

[28] Moore TR, Longo J, Leopold GR, Casola G, Gosink BB. The reliability and predictive value of an amniotic fluid scoring system in severe second trimester oligohydramnios. *Obstet Gynecol.* 1989; 73: 739–42.

[29] Embryology.ch. Phases of lung development www.embryology.ch/anglais/rrespiratory/phasen01.html

[30] Fisk NF. Oligohydramnios-related pulmonary hypoplasia. *Contemp Rev Obstet and Gynecol.* 1992; 4: 191–210.

[31] Yoshimura S, Masuzaki H, Miura K, Hayashi H, Gotoh H, Ishimaru T. The effects of oligohydramnios and cervical cord transection on lung growth in experimental pulmonary hypoplasia in rabbits. *Am J Obstet Gynecol.* 1997; 177: 72–7.

[32] Nelson SM, Hajivassiliou CA, Haddock G, Cameron AD, Robertson L, Olver RE, Hume R. Rescue of the hypoplastic lung by prenatal cyclical strain. *Am J Resp Critical Care Med.* 2005; 171: 1395–402.

[33] van Teeffelen ASP, van der Heijden J, Oei SG, Porath MM, Willekes C, Opmeer B, Mol BWJ. Accuracy of imagining parameters in the prediction of lethal pulmonary hypoplasia secondary to mid-trimester prelabour rupture of membranes: a systematic review and meta-analysis. *Ultrasound Obstet Gynecol.* 2012; 39: 495–9.

[34] Golbus MS, Harrison MR, Filly RA, et al. In utero treatment of urinary tract obstruction. *Am J Obstet Gynecol.* 1982; 142: 383–8.

[35] Morris RK, Malin GL, Quinlan-Jones E, Middleton LJ, Hemming K, Burke D, et al. Percutaneous vesicoamniotic shunting versus conservative management for fetal lower urinary tract obstruction (PLUTO): a randomised trial. *Lancet.* 2013; 382: 1496–506.

[36] Caughey AB, Robinson JN, Norwitz ER. Contemporary diagnosis and management of preterm premature rupture of membranes. *Rev Obstet Gynecol.* 2008; 1: 11–22.

[37] Garite TJ, Freeman RK, Linzey EM, Braly P. The use of amniocentesis in patients with premature rupture of membranes. *Obstet Gynecol.* 1979; 54: 226–30.

[38] Lee J, Romero R, Kim SM, Chaemsaithong P, Yoon BH. A new antibiotic regimen treats and prevents intra-amniotic inflammation/infection in patients with preterm PROM. *J Matern Fetal Neonatal Med.* 2016; 29: 2727–37.

[39] Devlieger R, Millar LK, Bryant-Greenwood G, Lewi L, Deprest JA. Fetal membrane healing after spontaneous and iatrogenic membrane rupture: a review of current evidence. *Am J Obstet Gynecol.* 2006; 195: 1512–20.

[40] Quintero RA, Mendoza GA, Allen M, Arroyo J, Bornick PW, Morales WJ, et al. In vivo laser welding of collagen-based graft material to the amnion in a rabbit model of ruptured membranes. *Prenat Neonat Med.* 1999; 4: 453–6.

[41] Borgida A, Mills A, Feldman D, et al. Outcome of pregnancies complicated by ruptured membranes after genetic amniocentesis. *Am J Obstet Gynecol.* 2000; 183: 937–9.

[42] Harrison MR. Surgically correctable fetal disease. *Am J Surg.* 2000; 180: 335–42.

[43] Beck V, Lewi P, Gucciardo L, Devlieger R. Preterm prelabour rupture of membranes and fetal survival after minimally invasive fetal surgery: a systematic review of the literature. *Fetal Diagn Ther.* 2012; 31: 1–9.

[44] Akkermans J, Peeters SHP, Klumper FJ, Lopriore E, Middeldorp JM, Oepkes D. Twenty-five years of fetoscopic laser coagulation of twin-twin transfusion syndrome: a systematic review. *Fetal Diagn Ther.* 2015; 38: 241–53.

[45] Senat MV, Deprest J, Boulvain M, Paupe A, Winer N, Ville Y. Endoscopic laser surgery versus serial amnioreduction for severe twin-to-twin transfusion syndrome. *N Engl J Med.* 2004; 351: 136–44.

[46] Stirnemann J, Djaafri F, Kim A, Mediouni I, Bussieres L, Spaggiari E, et al. Preterm premature rupture of membranes is a collateral effect of improvement in perinatal outcomes following fetoscopic coagulation of chorionic vessels for twin-twin transfusion syndrome: a retrospective observational study of 1092 cases. *BJOG.* 2018; 125: 1154–62.

[47] Gratacòs E, Sanin-Blair J, Lewi L,

Toran N, Verbist L, Cabero L, et al. A histological study of fetoscopic membrane defects to document membrane healing. *Placenta*. 2006; 27: 452–6.

[48] Dewan H, Morris J. A systematic review of pregnancy outcome following preterm premature rupture of membranes at a previable gestational age. *Aust N Z J Obstet Gynecol*. 2001; 41: 389–94.

[49] Chauleur C, Rochigneux S, Seffert P, et al. Neonatal outcomes and four-year follow-up after spontaneous or iatrogenic preterm prelabour rupture of membranes before 24 weeks. *Acta Obstet Gynecol Scand*. 2009; 88: 801–6.

[50] Linehan LA, Walsh J, Morris A, Kenny L, O'Donoghue K, Dempsey E, Russell N. Neonatal and maternal outcomes following midtrimester preterm premature rupture of the membranes: a retrospective cohort study. *BMC Pregnancy Childbirth*. 2016; 16: 25.

[51] van der Heyden JL, van der Ham DP, van Kuijk S, Notten KJ, Janssen T, Nijhuis JG, et al. Outcome of pregnancies with preterm prelabor rupture of membranes before 27 weeks' gestation: a retrospective cohort study. *Eur J Obstet Gynecol Reprod Biol*. 2013; 170: 125–130.

[52] Vergani P, Ghidini A, Locatelli A, et al. Risk factors for pulmonary hypoplasia in second-trimester premature rupture of membranes. *Am J Obstet Gynecol*. 1994; 170: 1359–64.

[53] Kilbride HW, Yeast J, Thibeault DW. Defining the limits of survival: lethal pulmonary hypoplasia after midtrimester premature rupture of membranes. *Am J Obstet Gynecol*. 1996; 175: 675–81.

[54] Snowise S, Mann LK, Moise JR, Johnson M, Bebbington MW, Papanna R. Preterm prelabour rupture of membranes after fetoscopic laser surgery for twin-twin transfusion syndrome. *Ultrasound Obstet Gynecol*. 2017; 49: 607–11.

[55] Genz HJ, Gerlach H, Metzger H. Behandlung des vorzeitigen Blasensprungs durch fibrinklebung. *Med Welt*. 1979; 42: 1557.

[56] Quintero RA, Morales WJ, Allen M, Bornick PW, Arroyo J, LeParc G. Treatment of iatrogenic previable premature rupture of membranes with intra-amniotic injection of platelets and cryo-precipitate (amniopatch): preliminary experience. *Am J Obstet Gynecol*. 1999; 181: 744–9.

[57] Richter J, Henry A, Ryan G, Lewi L, Deprest J. Amniopatch procedure after previable iatrogenic rupture of the membranes: a two-centre review. *Prenat Diagn*. 2013; 33: 391–6.

[58] Chmait RH, Kontopoulos EV, Chon AH, Korst LM, Llanes A, Quintero RA. Amniopatch treatment of iatrogenic preterm premature rupture of membranes (iPPROM) after fetoscopic laser surgery for twin–twin transfusion syndrome. *J Matern Fetal Neonatal Med*. 2017; 30: 1349–54.

[59] Locatelli A, Vergani P, Di Pirro G, Doria V, Biffi A, Ghidini A. Role of amnioinfusion in the management of premature rupture of the membranes at <26 weeks' gestation. *Am J Obstet Gynecol*. 2000; 183: 878–82.

[60] Vergani P, Locatelli A, Verderio M, Assi F. Premature rupture of the membranes at <26 weeks' gestation: role of amnioinfusion in the management of oligohydramnios. *Acta Biomed*. 2004; 75 (Suppl.): 62–6.

[61] Hofmeyr GJ, Essilfie-Appiah G, Lawrie TA. Amnioinfusion for preterm premature rupture of membranes. *Cochrane Database Syst Rev*. 2011; 12: CD000942.

[62] Porat S, Amsalem H, Shah PS, Murphy KE. Transabdominal amnioinfusion for preterm premature rupture of membranes: a systematic review and meta analysis of randomized and observational studies. *Am J Obstet Gynecol*. 2012; 207: 393. e1–11.

[63] Vergani P, Locatelli A, Strobelt N, et al. Amnioinfusion for prevention of pulmonary hypoplasia in second-trimester rupture of membranes. *Am J Perinatol*. 1997; 14: 325–9.

[64] Ogunyemi D, Thompson W. A case controlled study of serial transabdominal amnioinfusions in the management of second trimester oligohydramnios due to premature rupture of membranes. *Eur J Obstet Gynecol Reprod Biol*. 2002; 102: 167–72.

[65] De Santis M, Scavo M, Noia G, et al. Transabdominal amnioinfusion treatment of severe oligohydramnios in preterm premature rupture of membranes at less than 26 gestational weeks. *Fetal Diagn Ther*. 2003; 18: 412–17.

[66] Roberts D, Vause S, Martin W, Green P, Walkinshaw S, Bricker L, et al. Amnioinfusion in very early preterm premature rupture of membranes – pregnancy, neonatal and maternal outcomes in the AMIPROM randomised controlled pilot study. *Ultrasound Obstet Gynecol*. 2013; 43: 490–9.

[67] van Kempen LEM, van Teeffelen AS, de Ruigh AA, Oepkes D, Haak MC, van Leeuwen E, et al. Amnioinfusion compared with no intervention in women with second-trimester rupture of membranes: a randomized controlled trial. *Obstet Gynecol*. 2019; 133: 129–136.

[68] Hofmeyr GJ, Eke AC, Lawrie TA. Amnioinfusion for third trimester preterm premature rupture of membranes. *Cochrane Database Syst Rev*. 2014; 3: CD000942.

[69] Nageotte MP, Freeman RK, Garite TJ, Dorchester W. Prophylactic intrapartum amnioinfusion in patients with preterm premature rupture of membranes. *Am J Obstet Gynecol*. 1985; 153: 557–62.

[70] Puertas A, Tirado P, Perez I, Lopez MS, Montoya F, Canizares JM, et al. Transcervical intrapartum amnioinfusion for preterm premature rupture of the membranes. *Eur J Obstet Gynecol Reprod Biol*. 2007; 131: 40–4.

[71] Singla A, Yadav P, Vaid NB, Suneja A, Faridi MMA. Transabdominal amnioinfusion in preterm premature rupture of membranes. *Int J Gynecol Obstet*. 2010; 108: 199–202.

[72] Tranquilli AL, Giannubilo SR, Bezzeccheri V, Scagnoli C. Transabdominal amnioinfusion in preterm premature rupture of membranes: a randomised controlled trial. *BJOG*. 2005; 112: 759–63.

[73] Hofmeyr GJ, Xu H, Eke AC. Amnioinfusion for meconium-stained liquor in labour. *Cochrane Database Syst Rev*. 2014; 1: CD000014.

[74] Fraser WD, Hofmeyr J, Lede R, Faron G, Alexander S, Goffinet F, et al. Amnioinfusion for the prevention of the meconium aspiration syndrome. *N Engl J Med*. 2005; 353: 909–17.

[75] Hofmeyr GJ. Amnioinfusion for meconium-stained liquor in labour. *Cochrane Database Syst Rev*. 2002; 1: CD000014.

[76] Hemming K, Hutton JL. Intrapartum amnioinfusion for meconium-stained amniotic fluid: evidence for small study effect bias? *BJOG*. 2009; 116: 128–9.

胎儿感染

第21章 胎儿感染：胎儿期对感染的免疫反应

Nicolas Dauby ◆ Arnaud Marchant

引言

人类的免疫系统在胎儿早期发育,大多数免疫细胞在妊娠中期就可以检测到。这一早期发育过程为胎儿在出生时面对多种多样的感染性病原体(pathogen)、同时面对与非致病性共生体建立调节性相互作用的挑战作好了准备。先天感染病毒、细菌或单细胞生物后,胎儿免疫系统会产生抗菌效应器(effector)功能。长期以来,胎儿的免疫系统被认为是对外来抗原(antigen)无反应或易耐受的。最近的临床研究表明,免疫效应器功能可以在胎儿期发育。本章首先对免疫系统进行概述,并介绍了目前有关其在胎儿期发育的知识。然后总结胎儿免疫系统对感染性病原体的反应能力,重点介绍研究最多的先天性感染。

免疫系统由不同类型的细胞组成,它们具有特殊且相互关联的功能。在组织中,免疫细胞如巨噬细胞(macrophage)和树突细胞(dendritic cell,DC)表达特异性受体,如 Toll 样受体(Toll-like receptor,TLR),使它们能够识别分子,这些分子是由微生物特异表达的,被称为病原体相关分子模式(pathogen-associated molecular pattern,PAMP)[1]。与 PAMP 的相互作用激活细胞产生炎性细胞因子,吸引其他免疫细胞如中性粒细胞(neutrophil)和单核细胞(monocyte)到感染部位。中性粒细胞主要参与吞噬和细胞内杀伤病原体过程。单核细胞分化为巨噬细胞和树突状细胞,具有吞噬特性并能够激活 T 淋巴细胞(T lympho-cyte)。

免疫细胞类型

树突状细胞

树突状细胞和巨噬细胞属于抗原递呈细胞(antigen presenting cell,APC)家族。DC 对于激活幼稚的 T 淋巴细胞至关重要,这些 T 淋巴细胞从未遇到过特异性 T 细胞受体(T-cell receptor,TCR)识别的抗原。APC 处理抗原并将抗原片段(称为肽)与主要组织相容性复合体(major histo-compatibility complex,MHC)分子结合提供给 T 细胞。MHC 分子有两种类型:MHCⅡ类分子呈递源自吞噬细胞外抗原的肽,并与 CD4+T 细胞相互作用;而 MHCⅠ类分子呈递来自细胞质的肽,如病毒抗原,并与 CD8+T 细胞相互作用。未成熟 DC 具有高的吞噬活性和相对低的 T 细胞活化潜能。经 PAMP 激活后,DC 成熟并从组织迁移到淋巴结,在那里它们刺激 T 淋巴细胞并诱导其分化为效应细胞。成熟的 DC 吞噬能力降低,表达高水平的 T 细胞共刺激分子,如 CD80、CD86 和 CD40。在人类中发现了几种 DC 亚群,它们表达不同的TLR 并引起不同类型的免疫反应。髓样树突细胞(myeloid dendritic cell,mDC)对细菌和真菌反应而产生高水平的白介素(interleukin,IL)-12,浆细胞样(p)DC 产生Ⅰ型干扰素,在抗病毒免疫中发挥重要作用。

T 淋巴细胞

传统的 CD4+和 CD8+T 淋巴细胞通常在它们的表面表达由 α 链和 β 链组成的 TCR。TCR 的高变区识别 APC 表面的肽 MHC(p-MHC)复合体。每个 T 淋巴细胞只表达一个特定的 TCR,称为 T 细胞克隆。TCR 在整个 T 细胞序列中的多样性非常高,几乎可以识别任何抗原。T 细胞的分化和成熟需要 p-MHC/TCR 相互作用以及成熟 DC 提供的共刺激信号。活化的 T 细胞分裂活跃并分化为效应细胞,这些效应细胞对同一抗原的二次反应迅速。根据病原体及其诱导的炎症类型,幼稚的 CD4+T 细胞可分化为不同的辅助 T 细胞(helper T cell,Th cell)亚群,具有特定的功能及不同的基因表达和细胞因子产生模式。主要亚群为 Th1、Th2、Th17 和滤泡辅助性 T 细胞(follicular helper T cell,Tfh cell)。Th1 细胞表达干扰素(interferon,IFN)-γ,增加吞噬细胞对病原体的杀伤能力。Th2 细胞产生 IL-4、IL-5 和 IL-13,是蠕虫免疫应答所必需的。Th17 细胞产生 IL-17 和 IL-22,在清除细胞外细菌和真菌方面起重要作用。Tfh 细胞产生 IL-21 并促进 B 淋巴细胞产生高亲和力抗体。尽管对 Th 亚群的依赖最初被认为是不可逆的,但 CD4+T 细胞分化可塑性的证据正在出现[1]。除了反应性 T 细胞外,CD4+T 淋巴细胞还有调节功能,可以控制 CD4+和 CD8+T 细胞的活性。调节性 T 细胞在胸腺(自然调节性 T 细胞)或外周(诱导调节性 T 细胞)中发育。经 p-MHC Ⅰ类复合体激活后,CD8+T 细胞分化为细胞毒性 T 细胞(CTL),产生细胞因子并表达参与杀伤感染细胞的细胞溶解分子。与 MHC Ⅱ类不同,MHC Ⅰ类分子在除红细胞外的所有细胞类型中均有表达,因此任何感染细胞都可以被 CD8+T 细胞靶向识别。

B 淋巴细胞

B 淋巴细胞(B lymphocyte)分泌抗体,抗体可以捕捉抗原并激活补体系统、吞噬细胞和自然杀伤(natural killer,NK)细胞。抗体首先表现为 B 细胞表面的膜结合分子。与 TCR 相似,抗体的高变区参与抗原识别;多样性高,每个 B 细胞只表达一种特定的抗体。抗体的恒定部分是多样的,并且可以分为五种具有不同生物学特性的抗体型别,即免疫球蛋白 M(immunoglobulin M,IgM)、IgD、IgG、IgA 和 IgE。在蛋白抗原的情况下,B 细胞的激活依赖于 CD4+Th 细胞的帮助,在多糖抗原的情况下,B 细胞的活化与 T 细胞无关。IgG 是唯一通过胎盘传递的同型抗体,将母体免疫功能传递给胎儿。幼稚 B 细胞表达 IgM 和 IgD。激活后,B 细胞增殖并分泌 IgM。活化的 B 细胞经历了从 IgM 到其他同型的转换以及亲和力成熟,增加了抗体对其同源抗原的亲和力。B 细胞的记忆依赖于长期存在于骨髓中并持续分泌抗体的浆细胞,以及存在于外周的记忆性 B 细胞,可在受到同源抗原的二次激发后迅速重新激活。

自然杀伤细胞

NK 细胞参与防御细胞内病原体并杀死感染的靶细胞的过程。活化的 NK 细胞产生细胞溶解分子和炎性细胞因子,如 IFN-γ。NK 细胞的激活依赖于抑制性受体和激活性受体之间的紧密平衡。受感染的细胞激活 NK 细胞,因为它们通常表达高水平的激活性配体和低水平的抑制性配体。

γδT 淋巴细胞

γδT 淋巴细胞与传统 T 淋巴细胞不同,其 TCR 结构由 γ 链和 δ 链组成。γδT 细胞产生细胞因子和细胞溶解分子。除了在肠上皮细胞外,它们的含量低于一般的 αβT 细胞。与识别 p-MHC 复合体的 αβT 细胞不同,γδT 细胞识别未加工的蛋白质和非蛋白抗原,与 MHC 分子无关。γδT 细胞识别的微生物抗原的性质尚不完全清楚。其中,磷酸化抗原是由多种微生物产生、代谢应激和致癌转化诱导的非肽类化合物。

胎儿免疫系统的个体发育

胎儿和新生儿感染通常比成人更严重或时间更长。这就导致有人认为胎儿和新生儿的免疫系统是不成熟的。动物胎儿同种异体细胞接种的历史研究表明,胎儿免疫系统容易产生耐受性[2]。随后的动物研究表明,在适当的刺激条件下,胎儿免疫系统可以对微生物或移植抗原产生免疫反应[3-7]。在人类中,免疫细胞在妊娠早期和中期发育(表 21-1)。

表 21-1 胎儿免疫细胞的个体发育

细胞类型	发育
HSC	孕 3 周在卵黄囊,孕 4 周在胎肝,孕 11 周在骨髓。孕 20 周后骨髓成为造血的唯一部位
中性粒细胞	早孕末期为前体,孕 14~16 周为成熟细胞
巨噬细胞	孕 4 周在卵黄囊,随后不久在肝脏和骨髓中可检测到
DC	孕 12 周可检测到
NK 细胞	孕 6 周可检测到
αβ T 细胞	原生质细胞(来自骨髓)在孕 8 周可被检测到。孕 12~14 周为成熟的 CD4+和 CD8+T 细胞(来自胸腺)
B 细胞	B 细胞前体在孕 8 周的肝脏和网膜中可检测到,孕 13 周在骨髓中可检测到

HSC,造血干细胞。

胎儿免疫细胞的功能程序不同于成人细胞（表 21-2）。这种程序可以在出生前建立免疫细胞库，并限制炎症反应的发展，而炎症反应可能对发育中的胎儿和胎盘有害。

表 21-2　胎儿期免疫细胞的功能发育程序

细胞类型		说明
DC	一般功能	属于抗原递呈细胞家族，由 PAMP 激活。对激活幼稚 T 淋巴细胞至关重要 mDC 参与对细菌和真菌的防御并产生 IL-12；pDC 参与防御病毒并产生 I 型干扰素
	胎儿 VS 成人	pDC：mDC 比率的反转（3:1 vs 1:3） TLR 连接后 MHC Ⅱ类和共刺激分子表达的增幅减小 不同的细胞因子生成程序；mDC：低 IL-12 和高 IL-23 生成表达；pDC：低 I 型干扰素
CD4+ CD8+	一般功能	幼稚的 CD4+T 细胞分化为不同的辅助性 T 细胞亚群（Th1、Th2、Th17、Tfh、Tregs），具有特定的功能和不同的反应细胞因子表达模式 幼稚的 CD8+T 细胞分化为细胞毒性 T 细胞，参与杀伤受感染细胞的过程，并在清除细胞内寄生虫方面发挥作用
	胎儿 VS 成人	幼稚细胞的更新率很高 CD4+T 细胞 IFN-γ 启动子的高甲基化
B	一般功能	产生免疫球蛋白的细胞
	胎儿 VS 成人	妊娠早期有限的抗体库和到妊娠晚期的成人样抗体库 过渡型 CD10+B 细胞的发生率高，但免疫球蛋白生成能力低 存在自发产生 IgM 的天然效应器 B1 细胞
γδ	一般功能	通过产生细胞因子和细胞溶解分子参与抗菌免疫
	胎儿 VS 成人	胎儿库是动态的 妊娠中期以 Vγ9δ2 亚群为主

造血干细胞

造血干细胞（hematopoietic stem cell，HSC）是免疫细胞的祖细胞。它们分别在妊娠 3 周、4 周和 11 周时首先从卵黄囊、胎肝和骨髓中产生[8]。妊娠 20 周时，骨髓成为造血的唯一部位[9]。作为免疫系统组成部分的所有主要造血干细胞谱系都在妊娠中期开始时出现。

树突状细胞

在妊娠 16 周时，胎儿组织中可检测到树突状细胞。关于胎儿 DC 特性的信息有限，而且大多数数据都是从脐血细胞获得的。出生时 pDC：mDC 的比例与成人相反（3:1 vs 1:3）。尽管成人和脐血 DC 表达相似水平的 MHC Ⅱ类和共刺激分子，但它们在新生儿 DC 中的表达随 TLR 刺激增加较少。新生儿 DC 也有一个不同的细胞因子合成程序，与成人细胞相比，其产生的 IL-12 量较低，而 IL-23 的含量较高[10]。由于 IL-12 促进 Th1 细胞的分化，IL-23 促进 Th17 细胞的分化，与 Th1 细胞控制的细胞内病原体相比，胎儿 CD4+T 细胞可能更有效地控制细胞外病原体。然而，最近的研究表明，在与 C 型凝集素受体和 TLR 激动剂进行适当的共刺激后，新生儿 DC 能够产生 IL-12p70，并向 Th1 应答，使 CD4T 细胞极化[11]。胎儿期细胞内病原体的控制可能更依赖于 DC 促进细胞毒性 CD8+T 淋巴细胞分化的能力[12]。

αβT 淋巴细胞

妊娠 14 周时，通常可在胎儿脾脏和淋巴结中检测到 T 淋巴细胞。胎儿 CD4+、CD8+T 细胞比例增高，随年龄增长逐渐下降。胎儿 CD4+ 和 CD8+T 细胞从胸腺迁出，与成人的幼稚 T 淋巴细胞有着不同发育过程。它们有对自发凋亡的高度敏感性和高的稳态增殖率。这种高更新率可能是胎儿期形成不同 T 细胞库所必需的[13]。它对记忆性 T 淋巴细胞存活的影响尚不清楚。胎儿 T 淋巴细胞的表观遗传修饰影响其发育过程。出生时，CD4+T 细胞中 IFN-γ 基因的启动子高度甲基化，进一步限制了 Th1 型应答的发展[14]。有趣的是，在 CD8+T 细胞中未观察到这种表观遗传修饰，进一步表明 CD4+ 和 CD8+T 细胞的功能分化在宫内受到不同的调控。最近的一项研究表明，效应记忆性 CD4+T 细胞群在健康新生儿脐血中含量较低，但在多克隆刺激后能够产生效应细胞因子[15]。这些细胞在胎儿和产后早期的特异性和作用仍有待确定。

B 淋巴细胞

妊娠 13 周时，胎儿骨髓中可以检测到成熟 B 淋巴细胞的前体（pre-B 细胞）。在妊娠 18~22 周，肝脏、肺和肾脏中也可以检测到 pre-B 细胞，这表明在胎儿发育的这个阶段，B 淋巴细胞生成发生在骨髓之外。从妊娠 30 周开始，B 淋巴细胞生成仅发生在骨髓中。免疫球蛋白谱的多样性在 B 细胞发育的最初阶段受到限制，但在发育过程中逐渐多样化，妊娠晚期似乎与成人相似[16]。胎儿 B 细胞包括 CD27-CD10+ 移行性 B 细胞的高频变化，其免疫球蛋白生产能力有限[17]。重要的是，胎儿 B 细胞还包括自发产生 IgM 抗体的自然效应 B1 细胞[18]。这些天然抗体在抵御病原体方面的作用在人类身上的特征仍然不足。

γδ T 淋巴细胞

γδT 细胞在妊娠早期发育，在妊娠 16 周时占循环 T 细胞的 10%。它们在出生时降低到 3% 左右。与传统的 T 细胞一样，γδT 细胞在胸腺内发育，也在胸腺外发育，可能来自位于肠道的前体[19]。最近的一项研究表明，γδT 细胞的一个特殊亚群 Vγ9δ2 在妊娠中期胎儿血液中占优势。值得注意的是，这一亚群在功能上是程序化的，并且对微生物磷酸化抗原有反应，这表明它可能在早期防御产生磷酸化抗原的病原体中发挥重要作用[20]。

调节性 T 细胞

天然调节性 T 细胞（regulatory T cell，Treg cell）细胞在胎儿早期发育，在胎儿淋巴组织中以高比率存在，在那里它们控制着 T 细胞的激活[21]。Treg 细胞可能在诱导对穿过胎盘的母体细胞表达的非遗传性母体同种抗原的免疫耐受中起核心作用[22]。这种耐受状态允许在胎儿组织中建立母体细胞的微嵌合体。这种微嵌合体对胎儿的好处尚不清楚，但它可以解释成年后表达非遗传母体同种抗原的同种异体移植的更好结局。胎儿 Treg 细胞在调节先天性感染免疫反应中的作用仍有待进一步研究。

胎儿对先天性感染的免疫反应

大量病原体，包括病毒、细菌和原虫，可在怀孕期间传染给胎儿，引起先天性疾病，并常在产后持续感染（表 21-3）。与胎儿感染相关的最常见病原体被称为 TORCH[弓形虫；其他，如人类免疫缺陷病毒（human immunodeficiency virus，HIV）、肠道病毒、细小病毒 B19；风疹病毒；巨细胞病毒（cytomegalovirus，CMV）；单纯疱疹病毒 1 和 2]。自 2015 年以来，寨卡病毒（Zika virus，ZIKV）在美洲的出现及其与重大胎儿疾病的关联，使得作者提出了新的首字母缩略词 TORCHZ[23]。对这些病原体的免疫反应的特点仍不清楚。目前关于胎儿免疫系统对病原体产生效应的知识来自对先天性 CMV、HIV、克氏锥虫（*Trypanosoma cruzi*，*T. cruzi*）和弓形虫（*Toxoplasma gondii*）感染的研究。这些研究主要集中在 T 淋巴细胞上。目前对胎儿免疫系统其他组成部分功能的了解仍然有限。

表 21-3　引起先天性感染的病原体

	先天性疾病/出生后感染
病毒	CMV
	风疹
	水痘带状疱疹（VSV）
	单纯疱疹病毒（HSV）
	流行性腮腺炎
	麻疹
	牛痘

续表
先天性疾病/出生后感染
天花
柯萨奇病毒 B
脊髓灰质炎病毒
乙型肝炎
HIV
LCMV
细小病毒
寨卡病毒

细菌	梅毒螺旋体（梅毒）
	结核分枝杆菌（肺结核）
	胎儿弯曲菌
	伤寒沙门菌
	单核细胞性李斯特菌
	伯氏疏螺旋体（莱姆病）
	钩端螺旋体 sp.
原生物	弓形虫
	疟原虫（疟疾）
	克氏锥虫（Chagas 病）

CMV，巨细胞病毒；HIV，人类免疫缺陷病毒；LCMV，淋巴细胞脉络丛脑膜炎病毒。摘自 Maldonado et al [24]。

巨细胞病毒

巨细胞病毒（CMV）是世界范围内最常见的先天性感染原因。原发性 CMV 感染通常在免疫正常的成人中无症状，但在约 10% 的感染胎儿中会引起症状。我们目前关于胎儿对病原体免疫反应的知识大部分来自先天性 CMV 感染的研究。在体外，新生儿脐血来源的 DC 易受 CMV 感染。与成人细胞相比，脐血 DC 在 CMV 感染后产生低水平的 IL-12、IFN-β 和 IFN-λ1，证实了 TLR 激活后产生的结果[25]。同时，新生儿和成人 DC 在 CMV 感染时产生相似水平的 IFN-α 和 IFN 诱导基因。尽管新生儿 DC 产生某些 T 细胞极化细胞因子的能力有限，但胎儿对先天性 CMV 感染产生了强烈的 T 细胞反应[26]。事实上，早在怀孕 28 周，就可以在感染的胎儿中检测到 CD8+ 和 CD4+T 细胞克隆的大量扩增。这些细胞表达与成人 CMV 特异性细胞相同的分化表型，表达细胞溶解分子，并可杀死携带 CMV 抗原的靶细胞。研究表明，先天性感染后，胎儿 T 细胞识别 CMV 抗原的广度及其 TCR 的亲和力随着时间的推移而增加[27-30]。然而，胎儿效应 T 细胞对 CMV 抗原产生抗病毒细胞因子的反应能力明显低于成人效应 T 细胞[31,32]。这种无反应状态与抑制性受体表达增加、下调 T 细胞反应相关，类似于慢性病毒感染（如 HIV 或肝炎）患者的"功能衰竭"表型[33]。胎儿 T 细胞产生抗病毒细胞因子的能力有限，可能会降低病毒复制的控制，有利于病毒的排泄。先天性 CMV 感染后，病毒在尿液和唾液中的排泄时间延长是普遍现象[31]。研究表明，这种病毒排泄时间的延长可能与 CD4+T 细胞的反应缺陷有关，CD4+T 细胞将专门控制病毒在肾脏和唾液腺中的复制。受感染的胎儿在体外对 CMV 抗原的增殖反应较低，可检测反应的获取与感染后数年才消失的病毒尿有关[31,32]。同样，与成人相比，婴儿期感染的儿童会长时间排出病毒，并显示出产生抗病毒细胞因子的 CD4+T 淋巴细胞频率较低[34]。

与常规 T 细胞一样，γδT 淋巴细胞对先天性 CMV 感染有强烈的反应[35]。在感染的胎儿中，γδT 细胞增殖、分化并获得产生抗病毒细胞因子和细胞溶解分子的能力。在体外，这些分化的 γδT 细胞控制 CMV 在感染靶细胞中的复制。有趣的是，在宫内被 CMV 激活的胎儿 γδT 细胞群包括由 γ8 链和含相同高变序列的 δ1 链组成的一种表达"公共"TCR 的细孢子（真菌）集。这种公共 TCR 的扩大表明，CMV 感染的胎儿细胞表达了未知配体。

传统 T 细胞和 γδT 细胞在先天性 CMV 感染发病机制中的作用尚未得到证实。如果胎儿免疫系统不能产生这种反应，控制 CMV 复制的效率可能会降低。另一方面，CD8+ 和 CD4+T 细胞的功能调节可能限制炎症反应和免疫病理，从而减轻症状的严重程度[33,36]。研究包括有症状和无症状的胎儿，因为需要评估病毒控制和免疫病理学在疾病发病机制中的平衡。

先天性 CMV 感染后胎儿 B 细胞的反应尚不清楚。在一些感染的胎儿中检测到 CMV 特异性 IgM，表明胎儿 B 细胞可以被病毒激活。一项对新生儿先天感染的干血点的研究表明，宫内感染后 B 细胞扩增[37]。由于感染胎儿的循环 IgG 可能来自母体，研究宫内胎儿 B 细胞反应的特点需要在细胞水平上分析 B 细胞群后进行[38]。

先天性感染的新生儿中，表达活化因子NKG2C的NK细胞有扩增，这可能与CMV感染细胞的刺激有关[38,39]。胎儿NK细胞在控制CMV复制中的作用仍有待进一步研究[38]。

人类免疫缺陷病毒

尽管发达国家在预防人类免疫缺陷病毒垂直传播方面取得了显著进展，但在全世界新感染艾滋病的病例中，儿童占14%；在中低收入国家，每年艾滋病死亡病例中，儿童占20%[40]。HIV的垂直传播主要发生在围分娩期。然而，先天性感染并不少见。已经有胎儿对HIV免疫反应的研究，特别是胎儿T淋巴细胞的反应[41-43]。Luzuriaga等率先报道了宫内感染HIV胎儿的特异性细胞毒性CD8+T细胞反应[41]。然而，与成人感染早期阶段经常被发现相比，这些反应在生命的最初几个月很少被检测到[44]。最近的研究报道在70%的宫内感染婴儿中可检测到HIV特异性CD8T细胞，并在出生后的第一个月进行了研究[42]。在随后的几个月里，HIV特异性CD8+T细胞增加。在先天性感染的早期，CD8+T细胞主要识别包膜糖蛋白，而在患有慢性感染的年长儿童中观察到更广泛的抗原库。CD8+T细胞可能在先天性感染后起保护作用，但这些反应与病毒载量或婴儿死亡率之间没有相关性。与CD8+T细胞相比，CD4+T细胞对HIV的反应在先天性感染或出生后早期感染后的头几个月内无法检测到，而这种反应在较大的儿童或成人中可以检测到[42]。CD4+T细胞对HIV的低反应使人联系到先天性CMV感染，也可能与功能性T细胞调节有关。垂直传播后T细胞对HIV的反应的发展可能受到以下情况的限制：胎儿感染的病毒突变体脱离了他们从母亲那里继承的MHCⅠ类等位基因。关于B淋巴细胞对先天性HIV感染的反应知之甚少。在一名先天性HIV感染的婴儿中发现了克隆性B细胞增殖[45]。与成人相比，在垂直感染的婴儿中，介导细胞毒性的HIV特异性抗体的产生是延迟的[46]。

弓形虫

妊娠期弓形虫（*Toxoplasma gondii*，*T. gondii*）垂直传播是血清阴性母亲的原发感染所致。尽管弓形虫感染在免疫正常的宿主中通常是无症状的，但胎儿感染会造成严重后果，包括流产、死产

和眼部缺陷。弓形虫有一个复杂的生命周期。在中间宿主感染子孢子后，速殖子穿过肠道，感染组织巨噬细胞。速殖子和子孢子可以穿过胎盘。弓形虫的免疫控制在感染早期依赖于吞噬细胞，在感染后期依赖于Th1型免疫反应[47]。目前对先天性弓形虫病免疫反应的认识是有限的。一岁之前进行的研究发现：T细胞对弓形虫的反应可以在大多数宫内感染的婴儿身上检测到[48-51]。这种反应被认为是先天性弓形虫病免疫诊断的基础[50]。出生后，反应的程度随着感染后时间的延长而增加[48,49,51,52]。特异性T细胞亚群对总T细胞反应的贡献尚不明确。CD4+T淋巴细胞对先天性感染可能不会产生可检测到的反应，而且CD8+T细胞的反应尚未被专门研究[52]。表达δ2TCR的γδT细胞在感染弓形虫的成人体内扩增。一项研究报道δ2+γδT细胞在先天感染的新生儿中没有反应[53]。这种无反应状态可能持续到出生后一年。总之，这些数据表明弓形虫可能干扰CD4+和γδT淋巴细胞的获得效应器功能。为了解先天性弓形虫病的发病机制并提供改进的诊断程序，还需要进一步研究先天性弓形虫病的免疫反应。

克氏锥虫

克氏锥虫（*Trypanosoma cruzi*，*T. cruzi*）是一种原虫，感染了中美洲和南美洲数百万人，是恰加斯病的病原体。平均而言，4%~7%的克氏锥虫慢性感染孕妇会将病原体传播给胎儿。虽然大多数在宫内被克氏锥虫感染的新生儿是无症状的，但慢性锥虫病在出生后如果没有治疗，会导致严重和不可逆的心脏和胃肠道后遗症[54]。

胎儿感染克氏锥虫可诱导CD4+和CD8+T克隆大量扩增，产生IFN-γ和肿瘤坏死因子（tumor necrosis factor，TNF）-α[55]。这些反应是否与年龄较大的儿童或成人急性克氏锥虫感染相似尚不清楚。有人认为，在宫内感染克氏锥虫的婴儿，NK细胞功能发生改变，这可能与激活受体的表达减少有关[56]。约80%的感染新生儿中可检测到特异性IgM和IgA，说明先天性锥虫感染可刺激B细胞产生抗体[57]。这些数据共同表明，胎儿免疫系统中的T和B淋巴细胞均对克氏锥虫感染产生反应。目前还不确定这种胎儿免疫反应在疾病发病机制中的作用，以及它是否与生命后期诱导的免疫反应相似。

寨卡病毒

寨卡病毒(Zika virus,ZIKV)是一种由蚊子传播的黄病毒。20世纪60年代,撒哈拉以南非洲地区首次出现人类感染寨卡病毒的病例。在2015年美洲暴发期间,寨卡病毒成为先天性感染的重要原因。胎儿感染继发于母体的原发性感染,并导致严重的先天性寨卡综合征(congenital Zika syndrome,CZS),包括小头畸形、癫痫发作、眼部病变和神经认知障碍。受感染的新生儿出生时可无症状,但可能出现远期后遗症。垂直传播后也可发生胎儿死亡[58]。

2015年疫情暴发后,世界范围内开展了许多研究,以阐明CZS的发病机制。动物模型显示了人类胚胎神经祖细胞ZIKV感染在小头畸形发病机制中的作用[58]。到目前为止,还没有人对ZIKV感染的胎儿免疫反应进行研究。在使用人类母体蜕膜组织的胎盘ZIKV感染模型中,在母胎界面的母体(蜕膜)和胎儿(细胞滋养层)中都发现了活跃的病毒复制。ZIKV诱导产生Ⅰ型和Ⅲ型IFN,但不诱导组织免疫细胞反应和转运,这一模式与CMV感染不同[59]。动物模型表明炎症反应在先天性ZIKV感染的胎盘病变和神经系统病变机制中都有作用。IFN-β参与了胎盘损伤及随后的缺氧和胎儿死亡[60]。TNF-α的阻断已被证明可以防止感染的新生小鼠的癫痫发作[61]。免疫调节策略可以限制炎症反应引起的损伤。

胎儿暴露于母体慢性感染

大量研究报道,母亲慢性感染可以独立于病原体的传播而影响胎儿免疫系统。宫内暴露于母体感染寄生虫、恶性疟原虫、克氏锥虫或HIV的新生儿会表现出病原体特异性的T细胞和B细胞反应。这种免疫启动表明非感染性微生物或微生物片段可经胎盘转移,进一步支持了胎儿免疫系统能够对抗原刺激作出反应的观点。流行病学研究表明,暴露于蠕虫或疟疾但没有感染的新生儿出生后对同源病原体的易感性增加。这种易感性增加的机制尚不清楚,但可能与刺激胎儿Treg淋巴细胞有关。暴露于母体慢性感染也会诱发胎儿的炎症反应。这些炎症反应可能对出生时无关病原体或疫苗的免疫反应产生非特异性影响,正如在患有蠕虫病或锥虫病的母亲所生婴儿中观察到的那样[62]。母亲的慢性感染也会影响母体抗体的转移。在宫内暴露于母体HIV、疟疾或蠕虫感染的新生儿体内,病原体和疫苗特异性抗体的水平都较低[62]。母体抗体转移的减少可能导致暴露于HIV但未受感染的婴儿在出生后的头几个月更容易受到病毒和细菌感染[63,64]。

结论

人类免疫系统在胎儿早期发育,以便随时能应对婴儿出生后接触的感染性微生物。先天性感染是免疫系统发育的一个挑战。免疫效应功能是控制病原体所必需的,但可能导致对胎儿和胎盘有潜在危害的炎症反应。对先天性感染的研究表明,胎儿T淋巴细胞对某些病原体有强烈的反应,但可能容易下调细胞因子的反应。这种功能调节可能限制病原体的控制,但也可能阻止免疫损伤。关于胎儿B淋巴细胞对感染性病原体的反应能力以及天然抗体在病原体控制中的作用知之甚少。先天性免疫反应可能在先天性感染中起关键作用,但知之甚少。先天性感染后症状和长期病原体复制的免疫决定因素仍不清楚。了解胎儿免疫系统的最新研究进展为未来先天性感染发病机制的临床研究奠定了基础。

(翻译 吴娟　审校 李洁)

参考文献

[1] O'Shea JJ, Paul WE. Mechanisms Underlying lineage commitment and plasticity of helper CD4+ T cells. *Science*. 2010; 327: 1098–102.

[2] Billingham RE, Brent L, Medawar PB. Actively acquired tolerance of foreign cells. *Nature*. 1953; 172: 603–6.

[3] Adkins B, Leclerc C, Marshall-Clarke S. Neonatal adaptive immunity comes of age. *Nat Rev Immunol*. 2004; 4: 553–64.

[4] Sarzotti M, Robbins DS, Hoffman PM. Induction of protective CTL responses in newborn mice by a murine retrovirus. *Science*. 1996; 271: 1726–8.

[5] Ridge JP, Fuchs EJ, Matzinger P. Neonatal tolerance revisited: turning on newborn T cells with dendritic cells. *Science*. 1996; 271: 1723–6.

[6] Forsthuber T, Yip HC, Lehmann PV. Induction of TH1 and TH2 immunity in neonatal mice. *Science*. 1996; 271: 1728–30.

[7] Marchant A, Goldman M. T cell-mediated immune responses in human newborns: ready to learn? *Clin Exp Immunol*. 2005; 141: 10–18.

[8] Tavian M, Péault B. Embryonic development of the human hematopoietic system. *Int J Dev Biol*. 2005; 49: 243–50.

[9] Hong DK, Lewis DB. Developmental Immunology and Role of Host Defenses in Fetal and Neonatal Susceptibility to

Infection. In *Remington and Klein's Infectious Diseases of the Fetus and Newborn Infant*, 8th edn. Philadelphia: Elsevier Saunders, 2016, pp. 90–197.

[10] Willems F, Vollstedt S, Suter M. Phenotype and function of neonatal DC. *Eur J Immunol*. 2009; 39: 26–35.

[11] Lemoine S, Jaron B, Tabka S, Ettreiki C, Deriaud E, Zhivaki D, et al. Dectin-1 activation unlocks IL12A expression and reveals the TH1 potency of neonatal dendritic cells. *J Allergy Clin Immunol*. 2015; 136: 1355–1368. e15.

[12] Salio M, Dulphy N, Renneson J, Herbert M, McMichael A, Marchant A, et al. Efficient priming of antigen-specific cytotoxic T lymphocytes by human cord blood dendritic cells. *Int Immunol*. 2003; 15: 1265–73.

[13] Rechavi E, Somech R. Survival of the fetus: fetal B and T cell receptor repertoire development. *Semin Immunopathol*. 2017; 39: 577–83.

[14] White GP, Watt PM, Holt BJ, Holt PG. Differential patterns of methylation of the IFN-promoter at CpG and non-CpG sites underlie differences in IFN-gene expression between human neonatal and adult CD45RO-T cells. *J Immunol*. 2002; 168: 2820–7.

[15] Zhang X, Mozeleski B, Lemoine S, Deriaud E, Lim A, Zhivaki D, et al. CD4 T Cells with effector memory phenotype and function develop in the sterile environment of the fetus. *Sci Transl Med*. 2014; 6: 238ra72.

[16] Rechavi E, Lev A, Lee YN, Simon AJ, Yinon Y, Lipitz S, et al. Timely and spatially regulated maturation of B and T cell repertoire during human fetal development. *Sci Transl Med*. 2015; 7: 276ra25.

[17] Suryani S, Fulcher DA, Santner-Nanan B, Nanan R, Wong M, Shaw PJ, et al. Differential expression of CD21 identifies developmentally and functionally distinct subsets of human transitional B cells. *Blood*. 2010; 115: 519–29.

[18] Griffin DO, Holodick NE, Rothstein TL. Human B1 cells in umbilical cord and adult peripheral blood express the novel phenotype CD20+ CD27+ CD43+ CD70-. *J Exp Med*. 2011; 208: 67–80.

[19] Vermijlen D, Prinz I. Ontogeny of Innate T lymphocytes – some innate lymphocytes are more innate than others. *Front Immunol*. 2014; 5: 486.

[20] Dimova T, Brouwer M, Gosselin F, Tassignon J, Leo O, Donner C, et al. Effector Vγ9Vδ2 T cells dominate the human fetal γδ T-cell repertoire. *Proc Natl Acad Sci*. 2015; 112: E556–65.

[21] Michaëlsson J, Mold JE, McCune JM, Nixon DF. Regulation of T cell responses in the developing human fetus. *J Immunol*. 2006; 176: 5741–8.

[22] Mold JE, Michaëlsson J, Burt TD, Muench MO, Beckerman KP, Busch MP, et al. Maternal alloantigens promote the development of tolerogenic fetal regulatory T cells in utero. *Science*. 2008; 322: 1562–5.

[23] Morand A, Zandotti C, Charrel R, Minodier P, Fabre A, Chabrol B, et al. De TORCH à TORCHZ : fœtopathies infectieuses à virus Zika et autres. *Arch Pédiatrie*. 2017; 24: 911–13.

[24] Maldonado YA, Nizet V, Klein JO, Remington JS, Wilson CB. Current concepts of infections of the fetus and newborn infant. In *Remington and Klein's Infectious Diseases of the Fetus and Newborn Infant*, 8th edn. Philadelphia: Elsevier Saunders, 2016, pp. 3–23.

[25] Renneson J, Dutta B, Goriely S, Danis B, Lecomte S, Laes J-F, et al. IL-12 and type I IFN response of neonatal myeloid DC to human CMV infection. *Eur J Immunol*. 2009; 39: 2789–99.

[26] Marchant A, Appay V, van der Sande M, Dulphy N, Liesnard C, Kidd M, et al. Mature CD8+ T lymphocyte response to viral infection during fetal life. *J Clin Invest*. 2003; 111: 1747–55.

[27] Pédron B, Guérin V, Jacquemard F, Munier A, Daffos F, Thulliez P, et al. Comparison of CD8+ T cell responses to cytomegalovirus between human fetuses and their transmitter mothers. *J Infect Dis*. 2007; 196: 1033–43.

[28] Gibson L, Piccinini G, Lilleri D, Revello MG, Wang Z, Markel S, et al. Human cytomegalovirus proteins pp65 and immediate early protein 1 are common targets for CD8+ T cell responses in children with congenital or postnatal human cytomegalovirus infection. *J Immunol*. 2004; 172: 2256–64.

[29] Miles DJC, van der Sande M, Jeffries D, Kaye S, Ismaili J, Ojuola O, et al. Cytomegalovirus infection in Gambian infants leads to profound CD8 T-cell differentiation. *J Virol*. 2007; 81: 5766–76.

[30] Gibson L, Dooley S, Trzmielina S, Somasundaran M, Fisher D, Revello MG, et al. Cytomegalovirus (CMV) IE1- and pp65-specific CD8+ T cell responses broaden over time after primary CMV infection in infants. *J Infect Dis*. 2007; 195: 1789–98.

[31] Pass RF, Stagno S, Britt WJ, Alford CA. Specific cell-mediated immunity and the natural history of congenital infection with cytomegalovirus. *J Infect Dis*. 1983; 148: 953–61.

[32] Starr SE, Tolpin MD, Friedman HM, Paucker K, Plotkin SA. Impaired Cellular immunity to cytomegalovirus in congenitally infected children and their mothers. *J Infect Dis*. 1979; 140: 500–5.

[33] Huygens A, Lecomte S, Tackoen M, Olislagers V, Delmarcelle Y, Burny W, et al. Functional exhaustion limits CD4 + and CD8+ T-cell responses to congenital cytomegalovirus infection. *J Infect Dis*. 2015; 212: 484–94.

[34] Tu W, Chen S, Sharp M, Dekker C, Manganello AM, Tongson EC, et al. Persistent and selective deficiency of CD4+ T cell immunity to cytomegalovirus in immunocompetent young children. *J Immunol*. 2004; 172: 3260–7.

[35] Vermijlen D, Brouwer M, Donner C, Liesnard C, Tackoen M, Van Rysselberge M, et al. Human cytomegalovirus elicits fetal γδ T cell responses in utero. *J Exp Med*. 2010; 207: 807–21.

[36] Brizić I, Hiršl L, Britt WJ, Krmpotić A, Jonjić S. Immune responses to congenital cytomegalovirus infection. *Microbes Infect*. 2017; 20: 543–51.

[37] Rovito R, Korndewal MJ, van Zelm MC, Ziagkos D, Wessels E, van der Burg M, et al. T and B cell markers in dried blood spots of neonates with congenital cytomegalovirus infection: B cell numbers at birth are associated with long-term outcomes. *J Immunol*. 2017; 198: 102–9.

[38] Huygens A, Dauby N, Vermijlen D, Marchant A. Immunity to cytomegalovirus in early life. *Front Immunol*. 2014; 5: 552.

[39] Noyola DE, Fortuny C, Muntasell A, Noguera-Julian A, Muñoz-Almagro C, Alarcón A, et al. Influence of congenital human cytomegalovirus infection and the NKG2C genotype on NK-cell subset distribution in children: immunity to infection. *Eur J Immunol*. 2012; 42: 3256–66.

[40] Shetty A, Maldonado YA. Human Immunodeficiency Virus/Acquired Immunodeficiency Syndrome in the Infant. In *Remington and Klein's Infectious Diseases of the Fetus and Newborn Infant*, 8th edn. Philadelphia: Elsevier Saunders, 2016, pp. 623–78.

[41] Luzuriaga K, Holmes D, Hereema A, Wong J, Panicali DL, Sullivan JL. HIV-1-specific cytotoxic T lymphocyte responses in the first year of life. *J Immunol*. 1995; 154: 433–43.

[42] Thobakgale CF, Ramduth D, Reddy S, Mkhwanazi N, de Pierres C, Moodley E, et al. Human immunodeficiency virus-specific CD8+ T-cell activity is detectable from birth in the majority of in utero-infected infants. *J Virol*. 2007; 81: 12775–84.

[43] Lohman BL, Slyker JA, Richardson BA, Farquhar C, Mabuka JM, Crudder C, et al. Longitudinal assessment of human immunodeficiency virus type 1 (HIV-1)-specific gamma interferon responses during the first year of life in HIV-1-infected infants. *J Virol*. 2005; 79: 8121–30.

[44] Streeck H, Nixon DF. T cell immunity in acute HIV-1 infection. *J Infect Dis.* 2010; 202: S302–8.

[45] Voelkerding KV, Sandhaus LM, Belov L, Frenkel L, Ettinger LJ, Raska K. Clonal B-cell proliferation in an infant with congenital HIV infection and immune thrombocytopenia. *Am J Clin Pathol.* 1988; 90: 470–4.

[46] Pugatch D, Sullivan JL, Pikora CA, Luzuriaga K. Delayed generation of antibodies mediating human immunodeficiency virus type 1-specific antibody-dependent cellular cytotoxicity in vertically infected infants. WITS Study Group. Women and Infants Transmission Study. *J Infect Dis.* 1997; 176: 643–8.

[47] Munoz M, Liesenfeld O, Heimesaat MM. Immunology of *Toxoplasma gondii. Immunol Rev.* 2011; 240: 269–85.

[48] Fatoohi AF, Cozon GJN, Wallon M, Kahi S, Gay-Andrieu F, Greenland T, et al. Cellular immunity to *Toxoplasma gondii* in congenitally infected newborns and immunocompetent infected hosts. *Eur J Clin Microbiol Infect Dis.* 2003; 22: 181–4.

[49] Ciardelli L, Meroni V, Avanzini MA, Bollani L, Tinelli C, Garofoli F, et al. Early and accurate diagnosis of congenital toxoplasmosis. *Pediatr Infect Dis J.* 2008; 27: 125–9.

[50] Chapey E, Wallon M, Debize G, Rabilloud M, Peyron F. Diagnosis of congenital toxoplasmosis by using a whole-blood gamma interferon release assay. *J Clin Microbiol.* 2010; 48: 41–5.

[51] Guglietta S, Beghetto E, Spadoni A, Buffolano W, Del Porto P, Gargano N. Age-dependent impairment of functional helper T cell responses to immunodominant epitopes of *Toxoplasma gondii* antigens in congenitally infected individuals. *Microbes Infect.* 2007; 9: 127–33.

[52] McLeod R, Mack DG, Boyer K, Mets M, Roizen N, Swisher C, et al. Phenotypes and functions of lymphocytes in congenital toxoplasmosis. *J Lab Clin Med.* 1990; 116: 623–35.

[53] Hara T, Ohashi S, Yamashita Y, Abe T, Hisaeda H, Himeno K, et al. Human V delta 2+ gamma delta T-cell tolerance to foreign antigens of *Toxoplasma gondii. Proc Natl Acad Sci U S A.* 1996; 93: 5136–40.

[54] Carlier Y, Truyens C. Maternal–fetal transmission of Trypanosoma cruzi. In *American Trypanosomiasis: Chagas Disease*, 2nd edn. Amsterdam: Elsevier, 2017, pp. 517–59.

[55] Hermann E, Truyens C, Alonso-Vega C, Even J, Rodriguez P, Berthe A, et al. Human fetuses are able to mount an adultlike CD8 T-cell response. *Blood.* 2002; 100: 2153–8.

[56] Hermann E, Alonso-Vega C, Berthe A, Truyens C, Flores A, Cordova M, et al. Human congenital infection with *Trypanosoma cruzi* induces phenotypic and functional modifications of cord blood NK cells. *Pediatr Res.* 2006; 60: 38–43.

[57] Rodriguez P, Truyens C, Alonso-Vega C, Flores A, Cordova M, Suarez E, et al. Serum levels for IgM and IgA antibodies to anti-trypanosoma cruzi in samples of blood from newborns from mothers with positive serology for Chagas disease. *Rev Soc Bras Med Trop.* 2005; 38 (Suppl. 2): 62–4.

[58] Baud D, Gubler DJ, Schaub B, Lanteri MC, Musso D. An update on Zika virus infection. *Lancet.* 2017; 390: 2099–109.

[59] Weisblum Y, Oiknine-Djian E, Vorontsov OM, Haimov-Kochman R, Zakay-Rones Z, Meir K, et al. Zika Virus infects early- and midgestation human maternal decidual tissues, inducing distinct innate tissue responses in the maternal-fetal interface. *J Virol.* 2017; 91: e01905–16.

[60] Yockey LJ, Jurado KA, Arora N, Millet A, Rakib T, Milano KM, et al. Type I interferons instigate fetal demise after Zika virus infection. *Sci Immunol.* 2018; 3: eaao1680.

[61] Nem de Oliveira Souza I, Frost PS, França JV, Nascimento-Viana JB, Neris RLS, Freitas L, et al. Acute and chronic neurological consequences of early-life Zika virus infection in mice. *Sci Transl Med.* 2018; 10: eaar2749.

[62] Dauby N, Goetghebuer T, Kollmann TR, Levy J, Marchant A. Uninfected but not unaffected: chronic maternal infections during pregnancy, fetal immunity, and susceptibility to postnatal infections. *Lancet Infect Dis.* 2012; 12: 330–40.

[63] Abu Raya B, Smolen K, Willems F, Kollmann T, Marchant A. Transfer of maternal anti-microbial immunity to HIV-exposed uninfected newborns. *Front Immunol.* 2016; 7: 338.

[64] Slogrove AL, Goetghebuer T, Cotton MF, Singer J, Bettinger JA. Pattern of infectious morbidity in HIV-exposed uninfected infants and children. *Front Immunol.* 2016; 7: 164.

胎儿感染

第22章　胎儿感染：临床管理

Marianne Leruez-Ville ◆ Guillaume Benoist ◆ Yves Ville

引言

本章重点介绍可能导致妊娠期胎儿感染并对结局有重大影响的致病性病原体。许多感染造成严重并发症，包括胎儿/围生期死亡率和严重的发病率。本章节将重点讨论每种病原体，并概述具体风险和发病率。

细小病毒 B19

引言

细小病毒 B19（parvovirus B19）属于细小病毒家族。病毒穿过呼吸道后，在鼻咽中复制，出现病毒血症，病毒到达其靶细胞——红系前体。原发性感染后 8d 出现非特异性发热综合征。IgM 出现并形成抗原抗体复合物，导致感染后大约 2 周出现皮疹。患者在症状出现前 9～12d（接触后 5～8d）具有传染性，因为当时病毒存在于鼻咽。

- 它也被称为第五种疾病，主要发生在儿童，表现为发热，在感染 14d 后，一种轻微水肿的斑丘疹开始出现在脸上，然后蔓延到颈部、胸部和四肢。其演变常常是良性的。高达 10% 的病例出现关节痛。

- 在健康成人，皮疹可能是非典型的麻疹、紫癜或风疹样的形式。在 15%～30% 的病例中，感染也可以在皮疹消退时并发关节炎。这是一种双侧对称性关节炎，发病迅速，严重的炎症累及大小关节。演变是良性的。

- 在患有遗传性球形红细胞病的患者中，如结构性溶血性贫血［即珠蛋白生成障碍性贫血、镰状细胞贫血、球形红细胞增多症、丙酮酸激酶缺乏或葡萄糖-6-磷酸脱氢酶缺乏（G-6-PD）］，感染表现为红细胞减少引起的严重贫血。

- 在免疫功能低下的患者中，由于缺乏对感染的控制，感染会变成慢性。血液系统其他细胞可能受到影响，如血小板减少，有时全血细胞减少。

- 最后，在怀孕期间，病毒血症可造成血源性播散并发生经胎盘的垂直病毒。病毒到达胎儿红系前体，感染可导致胎儿水肿和/或心脏受累。

流行病学

细小病毒 B19 感染常见于 4～11 岁的儿童。血清阳性率随年龄增长而增加。在 1～5 岁这个比例不到 10%，在 20～30 岁是 40%～70%，这取决于不同国家。因此，大约 50% 的育龄妇女在怀孕期间易受原发性感染。

细小病毒感染主要发生在春季，呈地方性和流行性。病毒周期约为 4 年，低发病率（地方流行期）为两年，高发病率（广泛流行期）为两年。在一项对超过 30 000 名孕妇进行筛查的大型研究中，母体原发性感染的风险估计在 1%～13%，这取决于这一时期是广泛流行还是地方性流行[1]。在这项研究中，血清转化的风险随着家庭规模的增加而增加，1 个孩子或 3 个及以上孩子的与没有孩子的相比，风险增加 3～7 倍。有 6～7 岁孩子的孕妇血清转化率最高。与其他孕妇相比，幼儿园教师急性感染的风险增加了三倍[1]。

母体感染

临床表现

临床上，孕妇的感染与前文所述的成人感染没有区别。40% 的病例出现皮疹，20% 的病例出现发热[2]。然而，在大约 1/3 的病例中，母体感染没有症状。（图 22-1）

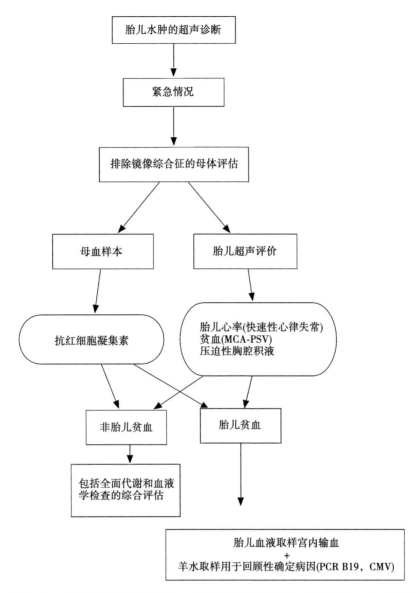

图 22-1 对疑似宫内感染的"胎儿水肿"进行前瞻性评估。MCA-PSV,大脑中动脉收缩期血流峰值速度

实验室诊断

血清学

母体感染的诊断可以通过检测细小病毒特异性抗体来进行。

特异性 IgM 抗体的存在表明近期感染。事实上,它们出现在症状后 3~4d 内,并持续 2~3 个月。由于巨细胞病毒(CMV)交叉感染或其他感染,IgM 检测可出现假阳性。

仅 IgG 表示既往感染。它出现在第一次临床症状后的 7d 内,并持续终身。在母体血液中检测病毒 DNA 可帮助诊断,因为在原发感染后的第一个月,聚合酶链反应扩增技术(polymerase chain reaction,PCR)呈阳性,此后 DNA 载量逐渐减少。

在水肿开始时(平均在原发母体感染后 6 周),IgM 可能已从母体血液中消失(20% 的病例),因此用 PCR 检测羊水或胎儿血中的病毒基因对诊断至关重要。

垂直传播和胎儿损伤的风险

在一项筛查研究中,垂直传播的风险估计在 30% 左右[3]。

据报道:一项筛查研究(包括 1 600 名孕妇),母体感染后的胎儿丢失率在 2%[3],而在 2 项观察性研究中(包括 1 018 名和 236 名原发感染的孕妇)分别为 4.2% 和 6.3%[4,5]。胎儿死亡率为 6.3%,但母体感染发生在 20 周前时高达 11%[4];20 周后母体感染未发现胎儿死亡[4]。

在妊娠早期,自然流产是最常见的表现。Nyman 等[6] 报道 36 例孕早期流产者胎盘组织中 B19 PCR 阳性率为 3%。一项大型流行病学研究比较了 2 918 名胎儿丢失妇女和 8 429 名活产婴儿妇女妊娠早期血清中 B19 IgM 的发生率:孕早期 B19 IgM 阳性与胎儿丢失风险增加 71% 相关,但只有 0.1% 的胎儿丢失归因于 B19 阳性[7]。

据报告,孕中期约 3% 的病例出现胎儿水肿,当母体感染发生在 9~20 周时,高达 10%[5]。B19 感染可导致高达 15% 的胎儿死亡:Tolfvenstam 等[8] 报道:22 周后胎儿丢失的胎盘组织中有 15% B19 病毒 PCR 阳性,而正常足月妊娠的胎盘未发现阳性。

胎儿的结局

胎儿损伤有几种类型:胎儿贫血、胎儿水肿、自然流产或宫内胎儿死亡(intrauterine fetal death, IUFD);然而,胎儿感染也可能是无症状的。高达 40% 的胎儿贫血或胎儿水肿病例可出现血小板减少,而严重的血小板减少与血红蛋白浓度低有关[9,10]。

水肿可以通过超声诊断。水肿的超声征象为胎盘水肿、羊水过多、全身性皮下水肿、腹水和重要的其他不太常见的浆液性积液。水肿反映了是一过性破坏性贫血(这与红细胞同种异体免疫性贫血不同),有时还可能与心力衰竭有关。非免疫性水肿中涉及细小病毒的病例为 10% ~ 20%[11]。文献报道:这些病例主要与发生在妊娠 11~18 周的母体感染有关。从母体感染到超声表现存在 3~12 周的潜伏期。细小病毒感染引起的水肿平均诊断孕周为 22 周(孕晚期除外)。

先天性细小病毒感染也可表现为脾脏钙化、胎粪性腹膜炎并肠梗阻、尿道下裂。

胎儿心脏受累也可导致胎儿水肿(心室功能性扩张)或出现与病毒感染相关的自主性肥厚性心肌炎[12]。预后不佳。

虽然很少见,也可能出现与母体胎儿水肿相关的症状-镜像综合征或 Ballantyne 综合征[13]。这是细小病毒感染的非特异性临床表现。事实上,许多胎儿水肿的原因都是 Ballantyne 综合征的潜在原因。这是一种以肺水肿为特征的罕见病变,有时伴有高血压、蛋白尿、肝酶升高和高尿酸血症。这种综合征有时可以类似子痫前期,但其出现的血液稀释可与子痫前期常见的血液浓缩形成对比[14]。

细小病毒相关胎儿水肿的治疗包含宫内输血[15]。这改善了细小病毒相关水肿胎儿的预后,存活率从未治疗组的 30% 提高到宫内输血病例组的 75%[15]。因此,对于继发于细小病毒感染的水肿,通过胎儿红细胞输注治疗和抢救通常有良好的结局(尽管存活率低于其他原因导致的胎儿贫血)。严重血小板减少症(<50 000 胎儿血小板/mm^3)与胎儿死亡风险增加相关[10]。

人类细小病毒感染通常不会致畸。然而,有几项研究报道了由于重度贫血和/或血小板减少导致出血和缺血性后遗症,从而导致大脑异常。Maisonneuve 等报道了 27 例输血胎儿中 26% 有大脑 MRI 异常表现(小脑出血和小脑小)[16]。Lindenburg 等在一篇文献的荟萃分析中报道:B19 感染宫内治疗后出现严重的神经发育问题并非罕见,可能发生在高达 12.5% 的儿童[17]。

产前诊断

胎儿细小病毒感染的产前诊断可以通过在胎儿血液、浆液性体液或羊水样本中进行 DNA PCR 扩增来实现。胎儿血液取样也可证实严重胎儿贫血,常伴有血小板减少,严重者为全血细胞减少。

可通过胎儿组织(如果 IUFD)或者分娩后新生儿血液中 B19 PCR 检测确认先天性感染。

在缺少母体血清转化的常规筛查的情况下,通常在超声发现胎儿水肿、同时存在胎儿贫血征象[大脑中动脉收缩期血流峰值速度(peak systolic velocity of the middle cerebral artery, MCA-PSV)升高]的情况下考虑感染诊断。

管理:一个潜在的困境?

如果存在提示细小病毒的临床特征

孕妇出现皮疹伴或不伴有关节痛或发热,应进行细小病毒感染筛查。母体血清学检测必须迅速进行。

如果患者有免疫力但无 IgM(IgG+/IgM-),则为既往感染。

如果患者没有免疫力(IgG-/IgM-),14d 后应进行第二次血清学检查。IgM 和 IgG 的出现将证明血清转化。在仅有 IgM 的情况下,应检测母体血液中的病毒基因:

- 如果母体血清阴性且无血清转化,则无须额外检测。
- 如果证实原发感染,定期超声筛查胎儿贫血的征象（MCA-PSV 升高、孤立性积液、胎儿水肿）。如果妊娠不足 24 周，则需要每隔 15d 进行一次超声连续随访，并进行长达 2 个月的监测。

如果在孕 24 周前有感染患者接触史

应再次进行母体血清学检查，以期前瞻性地诊断是否发生了感染。

如果偶然的超声检查中诊断出胎儿水肿

这是"胎儿急症"，应进行详细的超声检查，包括外周和心内的动脉和静脉多普勒血流速度测量（包括 MCA-PSV）[18,19]。Delle Chiaie 等[20] 报道 25 例细小病毒感染的胎儿进行 MCA-PSV 测量。以 1.29 中位数倍数（multiple of the median，MoM）作为阈值筛查可能的胎儿贫血（血红蛋白 < 第 5 百分位数），MCA-PSV 检测的灵敏度和特异度均为 100%。MCA-PSV 的预测 B19 引起贫血的价值要高于红细胞同种异体免疫性贫血，后者需要更高的阈值。

这种对胎儿血红蛋白的间接评估平衡了胎儿血液取样的风险。然而，通常需要通过胎儿血液取样直接对胎儿进行研究（获取样本以进行前瞻性诊断），并通过血管内输血进行治疗（尤其是存在水肿的情况下）。

水痘

引言

水痘是水痘带状疱疹病毒（varicella zoster virus，VZV）的原发感染的"通用名称"。它属于疱疹病毒家族。

原发感染以瘙痒性水疱/脓疱性皮肤反应为特征，在脊髓内的感觉神经节中形成潜伏感染。内源性病毒（再）激活主要发生在老年人或免疫功能明显低下的个体。

水痘具有特异性的母体风险以及胎儿和新生儿感染的风险。

流行病学

水痘是儿童时期最常见的疾病。孕妇的血清阳性率因国家而异：在大多数西方国家高于 90%，但在非温带国家低得多[21]。因此，在这些国家出生的经产妇女在怀孕期间更容易患水痘。在英国孕妇血清阳性率队列研究中，出生在英国

的妇女血清阳性率为 95%，在亚洲出生的南亚妇女为 90%[22]。在 2003—2010 年，一项对美国 770 万名入院孕妇进行的基于人群的研究中，发现 935 名女性患有 VZV 感染，水痘的妊娠发病率为 1.21/10 000[23]。

水痘是一种传染性很强的疾病。在前驱期（皮疹前 72h）通过呼吸道飞沫吸入和通过接触皮肤水疱（水痘或带状疱疹）均可发生病毒传播。感染后平均 14d 出现临床表现。在同一个家庭中，与水痘患者接触的感染率约为 70%，带状疱疹约为 20%。流行通常发生在秋季和春季。

在原发感染中，病毒血症可在感染后 6d 内检测到，并可能与垂直传播有关；整个妊娠期均可发生垂直传播。前 3 个月至 20 周发生的母体水痘，2% 发生先天性水痘综合征。这种风险在 20 周前是显著的，随后降低。晚孕末期母体水痘的相关风险是不同的；难题是围生期病毒传播（新生儿水痘）。

在母体中的诊断

临床诊断

孕妇水痘的临床表现与非孕妇相似。潜伏期在 10~21d，可能没有症状。短暂的病毒侵袭会引起低热、非特异性症状，有时还会出现腹痛。皮疹通常出现在躯干，迅速蔓延到全身，包括手掌、脚底、头皮和黏膜。原发病变为红斑，上面有一个透明的水疱（"露滴"），被搔抓后形成硬壳。连续几次暴发可出现不同时期的病变。强烈的瘙痒会导致表皮脱落。

水痘在成人中通常症状更明显，并有水痘性肺炎的风险，水痘性肺炎具有显著的死亡率。在健康成年人中，一项系统性胸部 X 线检查的研究显示肺炎的发病率为 16%[24]。肺炎通常发生在皮疹出现后的一周（2~5d），程度可从放射学阳性和轻度呼吸道症状到急性呼吸衰竭。高达 75% 的水痘性肺炎是无症状的。肺炎在极少数情况下可能很严重，50% 的严重病例发生在免疫抑制的患者身上[25]。据报道，吸烟是严重 VZV 肺炎的一个危险因素[26]。

在 20 世纪 60 年代中期，Harris 和 Rhoades 报告了令人震惊的数据：17 名孕妇的死亡率高达 40%，而 156 例普通病例中死亡率为 17%[27]。最近来自大型研究的数据都令人非常安心：在英国，347 名患有水痘的孕妇队列中，5.2% 患有肺炎，

没有人死亡[28];在美国,935 名患有水痘的孕妇研究中,肺炎的发病率为 2.5%,也没有孕产妇死亡[23];在一个招募了 20 年以上病例的意大利队列中,276 例水痘孕妇中没有一例发生肺炎[29]。呼吸机械技术的进步以及阿昔洛韦和水痘带状疱疹免疫球蛋白(varicella zoster immunoglobulin, VZIG)的使用可能改变了妊娠期水痘的自然病程,解释了早期数据与近期数据之间的差异。

水痘性肺炎的症状可表现为咳嗽、呼吸困难、咯血或胸痛,检查显示有双侧呼吸爆裂音和/或胸腔积液的迹象[30]。这与间质水肿及气道上皮脱落和炎性细胞浸润有关。影像学浸润范围从结节型、网状结节型到支气管周围型。大多数在 7～10d 内治愈。

母体水痘的实验室诊断

典型的水痘不需要任何实验室检查确认。如有疑问,可在刮除囊泡后进行 VZV PCR 检测。

VZV 血清学用于确定血清转化或水痘接触孕妇是否免疫。关于水痘接触史阴性或不确定的病史是不可靠的;在一个阴性或不确定病史的青少年队列中,VZV IgG 血清学阳性率分别为 67% 和 84%[31]。因此,VZV 接触史阴性的暴露孕妇必须进行 IgG 血清学检测,以确定 VZIG 是否需要使用。

在这种情况下,关键是使用 IgG 检测,将免疫与非免疫妇女正确区分。一系列不同灵敏度和特异度的实验室方法可用于 VZV 血清学研究[32]。而近年来随着国际标准化 VZV IgG 血清制剂校准的新的 IgG 检测方法的出现,在高灵敏度和高特异性方面取得了进展[33]。通过这些分析,认为 IgG>150mIU/ml 有保护作用[34]。当用这些方法测定 IgG 水平时,发现患水痘妇女的 IgG 水平低于 100mIU/ml,通常在 30mIU/ml 左右[35]。

胎儿和新生儿结局

自然流产与宫内胎儿死亡

在 3%～7% 的病例中,这种并发症与母体水痘有关[29,36]。然而,在一项前瞻性研究中,与对照组相比,106 名怀孕期间患有水痘的孕妇流产率(5.6%)没有增加[37]。

早产

一些研究表明,早产率高达 14.3%(统计上高于对照组的 5.6%)[29,37]。

先天性水痘综合征

当孕妇在妊娠的前半期患有水痘,胎儿有患先天性水痘综合征的危险。表 22-1 列出了该综合征的相关胎儿异常。

表 22-1 先天性水痘感染相关异常

皮肤:瘢痕、萎缩、缺损、水疱(坏死和出血,单侧皮区分布)	70%
神经系统:小头畸形,脑积水,小脑皮质萎缩,肢体麻痹,脑神经受累,眼球震颤、括约肌功能障碍综合征、Claude Bernard-Horner 综合征、瞳孔不等、钙化	77%
眼睛:小眼畸形、白内障、脉络膜视网膜炎、角膜混浊	68%
肌肉骨骼:肌肉萎缩和发育不全,四肢、锁骨、下颌骨或半侧胸廓发育不全,四肢错位,放射学上骨发育延迟	68%
内脏:十二指肠狭窄,肠扩张和闭锁,肝或脾钙化,心肌梗死。类似先天性肺气道畸形的肺假性囊肿	
泌尿生殖系统:肾积水,膀胱输尿管反流	23%
其他:生长受限,羊水过多,水肿,活动减少	

先天性水痘综合征的风险与发生母体感染的妊娠时间有关。Enders 等报道,在一项对 1 739 例妊娠期水痘病例进行的大型前瞻性研究中,13～20 周的风险最高[36]。我们还应该区分感染风险和胎儿畸形风险(在胎儿传染病领域,这是一个很常见的概念)。Mouly 等报道,事实上在母体感染 0～24 周期间胎儿感染的风险为 4%(通过羊水 PCR 进行评估)[38];然而,在这一系列研究中,先天性水痘的风险仅为 2.8%,在出生后第一年发生带状疱疹的风险为 3.8%。

因此,文献中报道的绝大多数先天性水痘综合征病例都与母亲在 20 周前发生水痘有关。

幼儿时期带状疱疹

这是典型的带状疱疹,发生在儿童早期。没有全身性症状。它归因于发生在妊娠第 3～7 个月的水痘。

新生儿水痘

当母亲在分娩前 5d 或出生后 2d 内发生水痘时,在出生后 10d 内新生儿有发生水痘的风险。垂直传播的风险估计为 25%～50%。这种传播是经胎盘和血行的。母亲在水疱皮疹后 5～6d 开始向胎儿传递保护性 IgG,3 周内达到最大保护。新生儿风险与出疹到出生之间的时间有关[39]。

如果皮疹发生在分娩前一个月,在病毒血症时,胎儿已经被感染,但胎儿可从母体抗体的保护性传播中受益,这可产生部分免疫。Meyers等报道:在36例围生期水痘病例中,23例在出生前5d以上发生母体皮疹,未发现死亡病例[40]。在本研究中,在分娩前5d到产后2d出现母体皮疹的风险最高,13例在分娩前4d内出现母体皮疹,新生儿死亡率为31%。

新生儿感染的临床表现为皮疹(全身皮肤黏膜病变和出血性/坏死性溃疡)。由于非特异性人免疫球蛋白[41]或阿昔洛韦的特殊使用,研究报道的死亡率在0～30%。

产前诊断

超声是产前诊断的关键。发现异常的体征则提示先天性水痘预后不良。Pretorius等报道5例先天性水痘综合征胎儿的超声检查结果[其中37例孕期感染(孕早期28例,孕中期9例)][42]。最常见的异常是胎儿生长受限(fetal growth restriction,FGR)和羊水过多。

胎儿感染的病毒学确认是通过羊水中PCR检测病毒基因获得的[38,43]。在母体出疹后间隔至少4周观察随访一次,然后再行羊膜腔穿刺术。

表22-1报告了相关的胎儿结构异常[44]。

管理

根据母体水痘发生的时间不同,处理方法也不同。24周前的风险是胎儿感染。近足月,风险是新生儿水痘。

妊娠期感染情况下

首先,有必要评估传染的风险。如果该妇女与患有水痘的家庭成员面对面超过5min,或与家庭以外的感染者在同一房间内超过1h,则该妇女有感染风险。

第二步是快速检查患者的VZV状态(儿童时期的水痘有时会被患者误解)。在大多数情况下,患者具有VZV免疫力(母亲受到保护,胎儿亦没有风险)。

如果母体血清学阴性,无论孕龄如何,建议使用抗VZV免疫球蛋白(VARITECT®)。预期的效果是减轻病情,而不是预防感染。无免疫受试者暴露后水痘预期发生率为89%。在一项随机对照试验(randomized controlled trial,RCT)中,比较

了两种不同的VZIG制剂对孕妇的影响,29%和42%的患者分别发生了水痘感染[45]。对照安慰剂的RCT:目前尚无确切的证据证明VZIG对先天性水痘有保护作用。然而,Enders等报道,尽管采用VZIG预防性治疗,97名妇女仍患有水痘,但其后代中没有先天性水痘或婴儿期带状疱疹病例[36]。VZIG必须在接触后10d内尽早使用。VZIG在96h内疗效最好。据报道,96h后,水痘发病率随着暴露和使用免疫球蛋白之间时间的增加而增加,但所有病例的病情都有所减轻[46]。

如果孕妇在怀孕期间出现水痘,必须尽快用伐昔洛韦进行治疗,1g,一天3次,持续7d。在严重的母亲症状或接近足月的情况下,可以使用静脉注射(intravenous,IV)阿昔洛韦。阿昔洛韦在怀孕期间的安全性已得到充分证实[47]。

至于近足月潜在感染,10d内引产是一个合理的选择,但这是基于"专家意见"提出。

妊娠期"水痘疹"的发生

母体的管理

- 与其他孕妇隔离并缓解症状
- 寻找肺炎的症状
- "单纯水痘"病例无须住院治疗
- 伐昔洛韦治疗
- 复杂病例需要住院治疗,通常在产科病房外。应该开始静脉注射阿昔洛韦治疗,并且通常需要抗生素治疗继发性细菌感染。(图22-2)

胎儿管理

24周前——尽管相对罕见(约2%),但仍有先天性水痘综合征的风险。我们建议:

- 每月进行2次超声监测
- 如果未发现胎儿异常,则无须进行介入性产前诊断
- 如果检测到一种或多种形态异常,则应通过羊膜腔穿刺术进行PCR检测的产前诊断。胎儿预后差

24周后——先天畸形的风险极低。

- 不应提供产前诊断
- 超声监测已足够(通常每月进行一次超声扫查)。

在围生期——

- 让患者进入产科病房
- 开始静脉注射阿昔洛韦治疗
- 推迟分娩,使胎儿受到母体抗体的保护
- 即使新生儿无症状,也必须对其进行监测

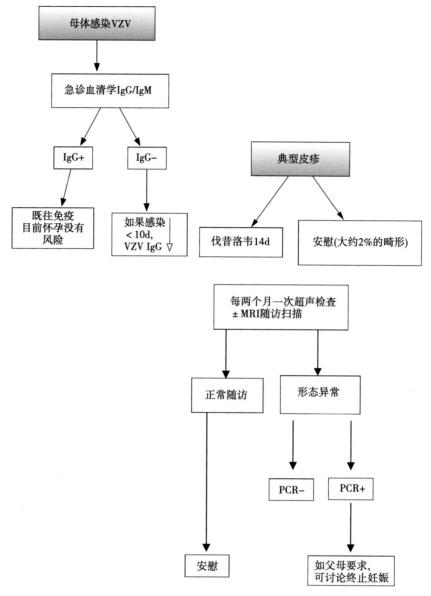

图 22-2　母体感染 VZV 的管理

预防：接种疫苗

水痘疫苗由减毒活病毒组成。疫苗接种建议因国家而异。一些国家建议在婴儿期普及疫苗接种。在所有国家，建议对没有水痘临床病史（或病史可疑）的育龄妇女接种疫苗。在这种情况下，可以事先进行血清学检测。

1995 年建立了含 VZV 疫苗的登记册，1995—2014 年，在 928 名怀孕前 3 个月或怀孕期间接种疫苗的妇女中，未发现先天性水痘综合征病例和出生缺陷患病率的增加。这些数据令人放心，然而，登记的妇女人数不足以排除先天性水痘综合征的理论风险低于感染野生型 VZV 后的预期风险（1%~2%）[48]。因此，不建议对血清阴性的孕妇接种疫苗，对育龄青年妇女接种疫苗前必须确保妊娠试验是阴性的，每次接种后 1 个月内使用有效避孕措施。但是在接种疫苗后发现怀孕的情况下，患者亦不需要担心水痘疫苗对胚胎及胎儿健康的风险。产后水痘疫苗接种也应推迟到母乳喂养结束后[49]。

巨细胞病毒

引言

巨细胞病毒（CMV，疱疹病毒 5 型）是疱疹病毒科的家族成员。人类巨细胞病毒（human cytomegalovirus，HCMV）具有高度的物种特异性，人类是其唯一的宿主。原发感染后，HCMV可以潜伏。由于 HCMV 基因组具有高度变异性和感染免疫的不完善，可能发生不同菌株的再感染以及内源性菌株的重新激活。

病毒是在黏膜部位（社区暴露）或通过血液传播（输血或移植）获得的。在社区暴露中，无细胞病毒主要通过接触唾液或生殖道分泌物传播。从母乳中可提取出无细胞病毒。细胞介导的病毒传播开始于复制阶段之后。HCMV 感染的宿主细胞主要是单核细胞、巨噬细胞和内皮细胞，但 HCMV 可在大多数类型细胞中复制。病毒的传播是血源性的。这种"病毒血症阶段"可以通过实验室检测来诊断。宿主复制的次要部位是脾脏和肝脏。传播和复制不完全由宿主免疫控制。

巨细胞病毒是先天性感染的最常见原因，是感音神经性聋（sensorineural hearing loss，SNHL）主要的非遗传性原因，是发达国家婴儿畸形的主要的感染性原因，也是导致神经功能障碍的主要原因[50,51]。据估计，它占脑瘫病例的10%[52]。先天性巨细胞病毒的发病率估计为0.64%，而出生时症状性感染的发病率为0.07%[53,54]。在英国，每 200 名新生儿中就有1~2名为先天性巨细胞病毒感染。其中，大约13%的人在出生时会出现症状，同样比例的人在儿童后期会出现问题[55]。据报道，通过人群筛查发现的先天性巨细胞病毒患儿中，11%患儿有中度或重度的不良结局[55]。对于巨细胞病毒母体感染的系统筛查政策没有任何建议，胎儿感染主要是在观察到超声异常时诊断的。然而，当在怀孕刚开始时（以及怀孕期间）选择性地进行血清学检查，有时会诊断出母体血清转化。据法国 Haute Autorité de Santé（HAS）报道，2002 年在巴黎（法国）有 20%~40% 的孕妇进行了这种"野生型"筛查。（www. has-sante. fr）

流行病学

病毒通过人与人之间的直接（或间接）接触传播，包括尿液、口咽分泌物、宫颈和阴道分泌物、精液、乳汁、眼泪、血液制品或器官移植。原发性感染后，病毒可以长时间潜伏。巨细胞病毒传播需要密切接触才能感染。它是地方性的，在世界范围内没有季节性变化。人群中血清阳性的情况因地理、种族和社会经济条件而有很大差异。巨细胞病毒特异性抗体的流行率随着年龄的增长而增加，在发达国家社会经济地位较低的人群和发展中国家人群中更为普遍。育龄妇女的血清流行率也因这些流行病学因素而有所不同。一些报告表明，在西欧和美国，血清阳性率范围在 50%~85%。

在西欧和美国，妊娠期巨细胞病毒原发感染的发病率为 1%~2%[56,57]。母体非原发性感染的发病率尚不清楚，但在美国随访 3 年的年轻女性队列中，非原发性感染的发病率为每年 10%[58]。

先天性感染是经胎盘（垂直）传播的结果。经胎盘传播的比率因母体感染的类型而异，非原发性感染为 2%~3%，原发性感染为 32%[53]。出生时感染的发生率因地理区域而异。它与血清阳性率相关，范围从低或中等血清感染率（孕妇约占 50%）的大多数欧洲国家约为 0.4%[55,59]，到高血清流行率国家（>90%）为 1% 或以上[60]。

在母体感染类型方面，先天性巨细胞病毒（congenital cytomegalovirus，cCMV）流行病学知识的空白，加上缺乏大规模的新生儿筛查工具，阻碍了诊断和预防策略的设计。分娩感染婴儿的原发感染和非原发感染妇女的社会人口统计学特征不同。在血清阳性率较低至中等水平的国家中，血清阴性、经产妇女是 cCMV 感染的最高风险人群。在法国，血清阳性率为 61%，用 PCR 方法对11 715 例新生儿唾液进行连续 cCMV 筛查。出生发病率为 0.37%，原发性和非原发性感染病例分别占 52% 和 47.7%。年轻［比值比（odds ratio，OR）= 7.9］、经产（OR = 4.1）、出生在高资源国家（OR = 5.2）和高收入群体（P = 0.019）的妇女在原发感染后分娩受感染婴儿的风险增加。非原发性感染后分娩受感染婴儿仅有的两个危险因素是年轻（OR = 4.6）和失业（OR = 5.8）。怀孕前血清阴性的妇女分娩受感染婴儿的风险增高 4 倍（P = 0.021）[59]。

然而，不管感染类型如何，疾病谱似乎相似[59-61]，而且既往巨细胞病毒感染所提供的保护似乎只是部分的。

母体感染

孕妇原发性巨细胞病毒感染的诊断基于血清学检测。血清转化证实了原发性感染，但在没有可用的孕前血清样本的情况下很难鉴别。特异性 IgM 的检测并不总是表明最近的原发性感染，因为它可能：

1. 原发感染后持续数月

2. 在继发感染时被发现

3. 是另一种病毒［例如 EB 病毒（Epstein-Barr virus，EBV）］原发感染引起交叉反应后出现 IgM 的结果

4. 在免疫系统的多克隆刺激中观察到。

因此，重要的是每一例妊娠期 IgM 阳性结果都必须谨慎解释。在 IgM 检测阳性的情况下，广泛使用 IgG 亲和力检测确定原发感染的时间（孕前还是孕后）。低亲和力指数表明 3 个月内有急性原发感染，而高亲和力指数则排除了最近 3 个月内的原发感染。因此，亲和力结果应根据孕周进行解释。

在妊娠早期进行血清学筛查的研究中，1%～5%的孕妇 IgM 呈阳性，但高亲和力指数结果证实高达 60% 的孕妇在怀孕期间没有原发性感染[62,63]。

亲和力检测的标准化得到了改进，自动化分析的灵敏度和特异度分别为 82%～100% 和 90%～100%[64-66]。分析结果之间的一致性在 80%～100%[64-66]。然而，在不同的研究，IgG 亲和力测定的一些问题已经被记录在案，中间水平的亲和力结果仍然难以解释。大多数西方国家都有参比实验室，可以帮助解决疑难病例。

目前尚不可能诊断 CMV 继发感染（再感染或再激活）：IgG 升高并不代表继发感染，因为它可能是由于免疫系统的非特异性多克隆刺激所致。

胎儿感染的产前诊断

通过 PCR 检测羊水中病毒 DNA 是诊断胎儿感染的选择方法。自动实时 PCR 方法检测羊水 CMV PCR 的特异度接近 100%。在血清转化或再激活后，CMV 在胎儿尿液中排泄的过程需要平均 6～8 周的时间，为尽可能避免产前诊断出现假阴性结果，建议羊膜腔穿刺术与母亲原发感染的间隔时间至少为 8 周[67,68]。当胎儿建立成熟的排尿系统后，才可进行羊膜腔穿刺术，因此不应在 17 周前进行羊膜腔穿刺术。据系列研究报道，当取样条件理想时 PCR 产前诊断的灵敏度在 85%～90%[69,70]。事实上，一项研究报道的间隔时间长达 19 周；这些病例很可能是由于病毒传播延迟[69]。产前诊断阴性但出生时诊断为阳性的

新生儿预后良好[70,71]。然而，在所有情况下，产前诊断的结果必须通过出生后新生儿尿液或唾液中的 CMV PCR 验证。

胎儿感染时的管理策略

新生儿先天性感染谱

当胎儿感染 CMV 时，主要目的是预测出生时的预后。事实上，新生儿 CMV 感染的临床表现可能为无症状到症状严重，而出生时感染新生儿的临床和生物学表现被认为是评估产前预后因素的主要终点。

约 10% 的先天性巨细胞病毒感染婴儿在出生时有症状和体征。只有一半有症状的婴儿有临床巨细胞病毒感染（cytomegalic inclusion disease，CID）。其他婴儿有轻度或亚临床症状。典型的 CID 病变涉及许多器官，主要是网状内皮系统和中枢神经系统（central nervous system，CNS）。在典型 CID 的新生儿中观察到的主要临床异常有：肝大、脾大、肺炎、小头畸形、黄疸、皮肤淤点、肌张力过低/嗜睡或癫痫发作[72]。丙氨酸氨基转移酶升高、结合高胆红素升高和血小板减少是主要的实验室异常[72]。约 80% 出现症状的病例在计算机断层成像上有异常征象，出现神经系统异常和听力损失的病例一半出现脑脊液蛋白升高。

眼部缺陷，主要是脉络膜视网膜炎，但也有斜视、视神经萎缩、白内障、小眼、坏死、钙化、失明、前房和视盘畸形以及瞳孔膜残留[73]。听力损失是常见的，可能是双侧或单侧的，轻度到重度。FGR 和早产也有报道[72]。总的来说，在这一先天性感染出现症状的婴儿亚组中，在使用更昔洛韦之前，死亡率为 15%～30%。死亡通常是由于多器官受累，伴有严重的肝功能不全、出血、弥散性血管内凝血和继发性细菌感染。在这种情况下，死亡主要发生在生命的最初几周。大约 90% 存活下来的有症状的受感染新生儿将发展成某种程度的轻度或重度残疾（主要是神经系统异常，包括精神运动障碍，通常伴有小头畸形和其他神经损伤、SNHL、视觉障碍和语言表达延迟）。

另一种 CMV 先天性感染表现是无症状。如果出生时没有任何的系统筛查，这些受感染的新生儿往往得不到诊断。然而，据报道，6%～23%的无症状儿童在先天性 CMV 感染后会出现听力损失[74]。总的来说，CMV 导致大约 10% 的先天性 SNHL[51,75,76]。这种缺陷可能在出生时出现或在

儿童后期发展,通常在出生后的第一年,严重程度不等,从单侧高频损失到严重的双侧损失。诊断工具的发展,如干血斑中的 CMV PCR(Guthrie 卡片中的 DNA 检测)有助于回顾性地将 SNHL 归因于先天性 CMV 感染[77,78]。

因此,产前管理的主要目的是预测有症状的新生儿感染的风险。在关于胎儿期 CMV 感染预后因素的研究中,"不良结局"通常是指终止妊娠的病例,在死后检查中出现明显的 CMV 感染迹象,以及出生时患有典型 CID 的婴儿。

预测 CMV 胎儿感染严重程度的产前标准

对 CMV 感染的认识始于新生儿期问题。随着超声检查识别异常的能力不断增强,以及分子生物学工具(如 PCR)的可利用性,它现在已成为一个产前问题。

母体感染时的孕龄

母体感染 CMV 时的孕龄与胎儿感染结局之间的关系尚不清楚。令人惊讶的是,很少有研究涉及这一重要问题[79-83],这对父母的恰当咨询至关重要。这可能是由于难以准确确定母体 CMV 原发感染的时间。由于不存在或不具特异性的临床症状,这种确定依赖于血清学检查。母体 CMV 原发感染的孕龄对结果影响的研究包括 1980 年至 21 世纪 00 年代初确诊的病例[79-83]。当时,由于 IgG 亲和力检测尚未上市或处于早期研发阶段,确认无症状原发性 CMV 感染的准确血清学时间很困难。这些报道表明,妊娠早期感染是晚期后遗症的一个重要危险因素[79-83]。然而,他们也报道 6%~15% 的儿童和 1%~8% 的儿童在妊娠中期或晚期感染后出现神经系统后遗症和听力损失[79-82]。Pass 等[79] 报道,妊娠早期组有 8/34(24%)的儿童出现 SNHL,而晚期感染组中有 1/40(2.5%)出现($P = 0.01, RR = 9.6$)。考虑到中枢神经系统的任何残疾(听力丧失、智力低下、大脑性瘫痪、癫痫、脉络膜视网膜炎),作者观察到 11/34(32%)的妊娠早期患者受到影响,而晚期感染组中有 6/40(15%)的患者受到影响($P = 0.07, RR = 2.2$)。孕晚期组没有病例发生一个以上的残疾,而妊娠早期组有 4 个(12%)病例($P = 0.04$)[79]。

根据母体感染时间评估胎儿传染风险的研究报道:孕龄越大,垂直传播率越高。Bodeus 等报道了 123 名患原发性 CMV 感染的孕妇[84]。在这项研究中,宫内传染的平均比率为 57.5%,但在早、中和孕晚期的传染率分别为 36%、45% 和 77.6%($P < 0.001$)[84]。Enders 等也报道,在 248 例中,胎儿传染的风险随着胎龄的增加而增加,在孕早期、孕中期和孕晚期的垂直传染率分别为 30%、38% 和 72%[82]。

母体在妊娠前期发生感染时,胎儿传染的风险很难评估,因为很难准确确定母体感染的日期。Feldman 等报道,在怀孕前 12 个月至 8 周期间,97 名原发性感染的妇女没有胎儿传染,而在 130 名怀孕后 6~8 周发生原发感染的妇女中,传染率为 4.6%[85]。Revello 等报道原发感染发生在受孕前 2~11 周的传染率为 0.9%(1/11),而在受孕后 1~4 周发生原发性感染的妇女的传染率为 30%[86]。总的来说,这些研究表明,在怀孕前的 11 周内确实存在着很低的传染风险,但是当母亲感染发生在怀孕前 11 周以上时,这种风险实际上不存在。

胎儿超声检查

在没有建立孕期筛查计划的情况下,产前诊断 CMV 感染最常见的情况是偶然发现可能与 CMV 先天性感染有关的异常或异常超声发现,其灵敏度和特异度分别为 15% 和 94%[87]。这可以解释为什么严重的异常比细微的发现更常被描述。然而,当羊水中的 CMV PCR 结果已知时,超声检查描述甚至是细微异常的能力就会大大提高[87]。我们可以将超声检查结果分为两类:颅内异常和颅外异常。Malinger 等报道了胎儿 CMV 感染的颅内超声特征[88]。颅外异常是非特异性的,但可以提示胎儿感染。颅外超声的广泛征象说明了 CMV 对内皮细胞的亲和力,这解释了累及许多器官的原因。胎儿感染是病毒潜伏在母体单核细胞内很长时间后开始的,数周后可导致胎盘感染。胎盘也起着特殊的作用,既是贮存器又是屏障。只有 1/3 的病例中 CMV 到达胎盘。形态多变的增厚胎盘,同时伴有钙化存在,考虑胎盘炎症,这也是胎儿感染的第一步。病毒随后从胎盘释放,到达胎儿循环,从而传播播散到胎儿器官。

母体感染和胎儿超声异常之间的时间间隔在文献中描述得很少,并且可以有很大的差异。Nigro 等报道了一例妊娠 6 周时母体 CMV 感染的病例,其中胎儿 CMV 感染的超声征象在妊娠 20 周出现[89]。在 189 例已知结局的先天性感染中,Enders 等报道了感染与超声异常(妊娠 14 周时母体血清转化)出现之间的间隔时间为 12 周[90]。

Picone 等报道了一例 HIV 阳性妇女妊娠期 CMV 感染(妊娠不到 6 周),36 周时出现超声异常[91]。这些观察结果可能证明,即使在怀孕早期诊断出胎儿感染,也应延长超声随访直至分娩。

胎儿脑磁共振成像

胎儿磁共振成像(magnetic resonance imaging,MRI)的发展已成为评估胎儿感染的一项有价值的检查[88]。同时使用 T1 和 T2 序列的 MRI 有助于确定胎儿感染的发生。磁共振成像精确地描述了脑沟[92]。无脑回畸形可能反映出 16 周或 18 周前的损伤,而 18~24 周的脑损伤后可能出现多小脑回改变,还有脑回形态正常的病例可能最后在妊娠晚期出现损伤,显示白质的弥漫性异质性[93]。这两种研究方法的正常结果增加了父母对胎儿大脑不存在异常的确定性[94,95]。同样在妊娠晚期已知感染胎儿的靶向超声检查和磁共振成像的联合可提供 95% 的灵敏度,以确定与 CMV 感染有关的中枢神经系统病变。

预后标志物

妊娠中期严重的脑部受累导致预后不佳[96]。据报道:如果在整个怀孕期间,受感染胎儿的超声检查正常,出生时严重感染的残余风险,包括耳聋和更严重的神经发育异常,分别占 1%~5% 和 0~5%[81,94,95,97]。在一项研究[98]中,仅超声一旦诊断时(大约 25 周)就有 93% 的阴性预测值,这与报道的整个怀孕期间影像学检查(包括胎儿 MRI)的总体性能相当[87,90,96,99]。孕 25 周时的正常超声检查会漏诊约 7% 的病例,这些病例最终在妊娠晚期发展为严重症状[98]。

为了提高阴性预测值,在不同的研究中对实验室参数值进行了评估。羊水中 CMV DNA 定量的价值被低估了,因为羊水穿刺时的孕周与羊水中的 CMV DNA 负荷呈显著正相关,这可能反映了(随着时间的推移)排出 CMV DNA 的积累以及整个妊娠期胎儿尿量的增加[100]。然而,现在已经证明,根据母体原发感染的时间调整的羊水 CMV DNA 载量较高,与出生时的症状情况显著相关[98]。在该研究中,超声和羊水病毒载量的联合阴性预测值为 95%[98]。对胎儿血液中实验室标记物的研究都表明,高水平的 β_2-微球蛋白、低血小板计数和高 CMV DNA 血症之间存在显著的关联[68,96,98,101]。在一项研究中,超声和"正常"胎儿血液参数(血小板 > 100 000/mm^3 和病毒载量 <10^{5}IU/ml)的联合阴性预测值达到 100%[98]。当确定胎儿感染时(主要是在中间预后组),当胎儿出现脑外声像图表现时,或当夫妻双方希望尽可能多地了解预后时,胎儿血液取样是合理的。

可以宫内治疗吗?

直到最近,cCMV 感染的治疗选择要么是保守治疗,要么是终止妊娠。然而,已经开始研究降低感染风险和/或其严重程度的治疗方法。到目前为止,已经探索了两种策略:一种是利用高免疫球蛋白降低母婴之间的传播率,另一种是治疗非严重感染的胎儿,以避免严重病变的发生。

CMV 超免疫球蛋白用于产前垂直传播中的预防

CMV 人免疫球蛋白(human immunoglobulin,HIg)是一种混合的、高滴度的制剂,来源于高抗体滴度的供体。其使用的基本原理基于以下的研究结果:相比于再激活或再感染的风险(1.4%),原发性母体 CMV 感染具有更高的垂直传播风险(约 30%)[53]。Nigro 等[102]对近期有原发性 CMV 感染、妊娠 21 周前胎儿状态未被确认的、拒绝羊膜腔穿刺术的妇女进行了一项使用 CMV HIg 的非随机临床试验;这些妇女每月接受 100IU/kg 的 HIg 治疗。在接受 HIg 治疗的 37 名妇女中,有 6 名(16%)的新生儿患有先天性 CMV 感染;而没有接受 HIg 治疗的妇女中,有 19/47(40%)患有先天性 CMV 感染。遗憾的是,CMV HIg 的疗效还没有在 II 期随机安慰剂对照双盲研究中得到证实[103]。这项研究包括总数为 124 名在妊娠 5~26 周时患有原发性 CMV 感染的妇女。她们在假定的原发感染后 6 周内随机分配,每 4 周接受一次 HIg 或安慰剂,直到妊娠 36 周或羊水中检测到 CMV。主要终点为出生时诊断为先天性感染或羊水 CMV 检测阳性。HIg 组先天性感染率为 30%,安慰剂组为 44%(无显著性差异;$P = 0.13$)[103]。这项研究发现两组在传染风险、病毒特异性抗体水平、T 细胞介导的免疫反应或血液中的病毒 DNA 方面没有显著差异。两组出生时先天性感染的临床结局相似。然而,与安慰剂组相比,HIg 组的不良产科事件(包括 28 周前的早产、子痫前期和 FGR)数量更高(13% 对 2%)[103]。鉴于这些相互矛盾的发现,不建议常规使用 HIg,目前应仅保留在研究中使用。一项大型的 III 期随机、安慰剂对照、双盲试验正在进行中。

非严重感染胎儿的治疗

许多抗病毒药物对 CMV 是有效的,3 种已获许可的抗 CMV 药物(更昔洛韦、西多福韦和膦甲酸)成功用于免疫功能低下的患者。然而,这些作为核苷酸拮抗剂的药物具有潜在的致畸作用和众所周知的毒性(主要是血液和肾脏方面的副作用),因此妊娠期不能使用。伐昔洛韦是一种抗病毒药物,在大剂量使用时,它能有效预防移植患者的 CMV 感染和疾病[104],并且在怀孕期可安全使用[47]。Jacquemard 等在一项包括 21 例伴有超声异常的 CMV 先天性感染的初步研究中,显示了口服伐昔洛韦(每天 8g)的药理功效[105]。在一项 II 期、开放、非随机试验中,携带 CMV 感染胎儿的妇女每天服用 8g 伐昔洛韦,与历史队列(82% 对 43%)相比,无症状新生儿的比例更高;未报告任何副作用[106]。这项试验显示了疗效的合理性,但还需要进一步的研究来推广伐昔洛韦在这方面的应用。

较新的抗 CMV 药物,如 letermovir 或 maribavir,通过不同的机制对抗 CMV,耐受性好,不会致畸。未来的研究应该探讨它们在先天性 CMV 中的疗效。

CMV 胎儿感染建议管理的总结

初步胎儿评估

当胎儿被感染时,必须每两周进行一次有针对性的超声检查。这种随访应该持续到分娩。经腹和经阴道超声检查应确保彻底检查胎儿大脑。系统讨论胎儿血液取样的实验室检查(血小板计数、CMV DNA 水平)。

使用 T1、T2 和弥散序列在 30~32 周时对胎儿大脑进行 MRI 检查,使父母相信其对胎儿后颅窝和皮质发育的检测价值。

然后将感染的胎儿分为三类:
- 无症状胎儿-定义为血液参数正常,无超声异常,大脑 MRI 正常的胎儿。预后良好,有听力损失的残留风险。
- 严重症状胎儿-超声异常(水肿或孤立性腹水或胸腔积液、FGR、小头畸形、脑室扩大超过 15mm、白质异常伴实质性空洞、脑出血、皮质发育异常),同时伴有血小板减少。在这种情况,可以应孕妇要求提供终止妊娠。
- 轻度症状胎儿-定义为孤立的生物学异常,超声检查未发现颅内异常或孤立的超声异常,如肠管高回声、轻度脑室扩大或孤立的钙化。预后是不确定的,需随访完善预后情况。在这些

病例中需讨论治疗方案。

如临床判断胎儿预后不良,法律允许不以孕周因素作为终止妊娠的限制,以上流程将变得较为简易。

弓形虫病

引言

弓形虫是一种单细胞寄生原虫。卵囊从猫的粪便中排泄出来,猫是自然界中的最终宿主。弓形虫病是通过摄入卵囊或宿主组织中的囊合子传播的,或是通过摄入未煮熟的肉或先天性垂直传播。摄入卵囊或组织囊合子,将会侵入肠黏膜并导致广泛传播。弓形虫可以感染、复制并在所有组织中形成包囊。在宿主终身都可以存在的组织包囊,在特定情况下,比如免疫抑制,是造成疾病复发的最可能原因。(图 22-3)

流行病学

弓形虫病的血清流行率随着母亲年龄和产次的增加而增加。它还取决于种族,受烹饪和饮食习惯的影响。世界各地的流行率差异很大,尤其是在拉丁美洲、东欧/中欧、中东、东南亚和非洲地区[107]。

在西欧和美国,血清流行率在过去 30 年里急剧下降[107]。例如在瑞士,一项研究报道,1999—2018 年,弓形虫血清流行率从 53% 下降到 20%[108]。这些变化主要归因于食品工业的进步。血清阴性妇女中弓形虫病的发病率主要取决于一般人群中的血清流行率。血清阴性妇女的发病率为 0.03%~2.6%。在西方国家,在血清流行率下降的同时,先天性弓形虫病的发病率也急剧下降:在瑞士的研究中,先天性弓形虫病的发病率下降了 80%,从 2006 年的 0.08% 下降到 2015 年的 0.017%[108]。

母体感染

临床表现

母体的原发感染通常是无症状的。当出现症状时,最常见的是发热、不适、疲劳和淋巴结肿大。然而,持续的吞咽困难和肝炎也可以提示母体弓形虫病。

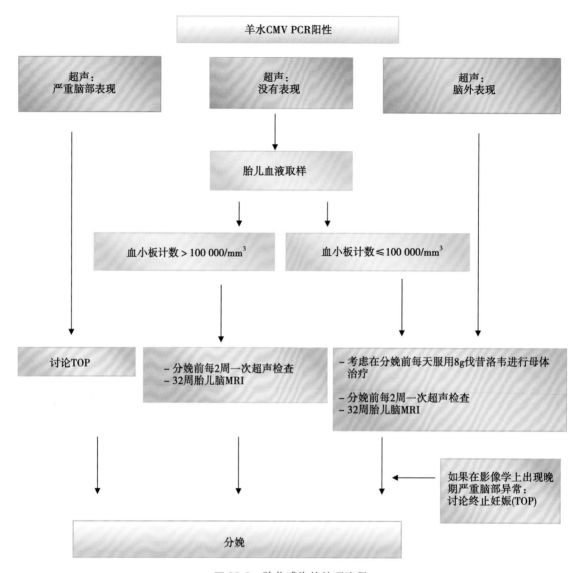

图 22-3　胎儿感染的处理流程

实验室结果

由于孕妇感染弓形虫的临床诊断很少,几乎完全依靠生物学和免疫学的检查来发现感染和随后的血清转化,从而确定诊断。

大多数实验室使用自动免疫法来检测抗弓形虫 IgG 和 IgM。二线技术,如免疫吸附凝集试验(ISAGA)和 Western blot 可用于检测低水平 IgG 或 IgM 的存在。

急性弓形虫病的血清学诊断是基于特异性 IgM 的存在和/或两次连续血清检测中 IgG 抗体水平的显著增加。抗弓形虫 IgM 在某些患者急性感染后可能在血清中持续存在数年。为了确定感染的大致日期,IgG 亲和力测量有助于排除近期感染,从而防止不必要的随访和治疗。已经开展了不同的测试,并在多个研究中对其结果进行了比较[109]。Villard 等[110],比较 4 种商业性 IgG 检测,发现所有 4 种方法对排除急性感染的阳性预测值为 100%,诊断急性感染的阴性预测值为 96%~99%。

先天性弓形虫病

弓形虫病先天性传染发生在弓形虫感染胎儿时,很可能是在感染胎盘后。胎盘中的弓形虫隔离状态与先天性弓形虫病之间似乎有密切的关系[111]。然而,胎盘是弓形虫的屏障和贮存器。据报道,Daffos 等[112]在 8% 的胎盘感染病例中,胎儿和新生儿没有任何血清转化的迹象,并且在出生后 10 个月没有症状。这些研究提示胎儿先天性感染前一定有胎盘炎症。但这种胎盘炎症也可能与胎儿感染无关。在高达 27% 的病例中,发现胎儿感染,而胎盘未感染[112]。

理论上,只有当母亲在怀孕期间受到感染或免疫抑制(主要是长期的糖皮质激素治疗、霍奇金病或艾滋病),胎儿才会受到感染。也有报道,母婴传染发生在具有免疫能力的母亲身上,这些母亲在妊娠前几周发生弓形虫感染。这些病例提示女性在弓形虫感染后应至少等待 6 个月再开始新的妊娠。据报道,在妇女和实验动物模型中,已经发现母体被不同菌株再感染后发生的特殊先天性弓形虫病[113]。

从母亲到胎儿的传染率取决于胎龄,从妊娠 13 周的 15% 到 26 周的 44% 和 36 周时的 71%[114]。胎儿感染的严重程度随着感染时胎龄的增加而降低[114]。因此,极早期先天性弓形虫病病例较少,但往往更严重。另一方面,更多的先天性感染是在妊娠末期获得的,但往往没有那么明显的症状。因此,在妊娠中期发生的严重病例最多。要考虑到脉络膜视网膜炎的发病率在不同孕周期间是稳定的[114];血清转化时颅内病变的发生率随着胎龄的增加而减少。

产前诊断

诊断弓形虫病母体血清转化的目的是预防母婴传染。胎儿弓形虫病产前诊断的目的是评估疾病的严重程度,以便对母亲进行治疗以减轻胎儿疾病的严重程度,或者在合适的情况下终止妊娠。

胎儿先天性弓形虫病的诊断可结合超声检查和羊水中的弓形虫 PCR。

羊水 PCR 是弓形虫病产前诊断的参考实验室技术。用于该诊断的技术是非常不同的,文献的荟萃分析(1992—2005)报道:全球范围内,在母体感染后至少 5 周进行产前诊断的灵敏度为 87%,特异度为 99%[115]。近年来,随着实时商业 PCR 分析的出现,在标准化方面取得了进展[116]。Filisetti 等报道,商业分析显示 86% 的灵敏度和 100% 的特异度,结果之间的一致性为 99%[116]。为了获得最佳的产前诊断灵敏度,必须在怀孕 18 周后和母亲感染后 4 周至 5 周进行羊膜腔穿刺术,并且必须使用灵敏的 PCR 检测,因为在多达 40% 的受感染羊水中,病毒载量可能很低(≤10/ml)[117]。研究还表明,羊水中的病毒载量与症状性感染和胎龄以及两个指标的结合有关[118]。

无症状的"感染"胎儿最多只会表现出某种程度的生长受限,作为胎盘感染的标志,通常也会

显示胎盘厚度增加和钙化或坏死区域增多。当羊水 PCR 显示弓形虫 DNA 呈阳性时,通常结合以下体征来诊断胎儿感染[119]:肝脏或其他系统衰竭的证据,出现肝大、腹水;以及肠管强回声和/或在脐动脉多普勒血流正常情况下的严重 FGR,这些都应该考虑感染的可能。

神经系统的症状是最该引起重视的,也是最严重的。小头畸形是严重感染的一个主要但迟发的症状。单侧或双侧侧脑室增宽伴或不伴脑积水是最典型的特征,颅内钙化或白质内坏死的斑片状高回声区是弓形虫病最特异的征象。即使超声检查是正常的,弓形虫病也可能是坏死性脑炎的病因,但这些研究现在已经过时了[111]。

最重要的是,我们应该意识到经胎盘的感染取决于胎盘阻止寄生虫通过的能力,因此可以延迟,就像胎儿病变的发展一样。因此,必须每两周在转诊中心对感染的胎儿进行连续的针对性的超声检查。事实上,像眼部病变这样的细微变化只能被训练有素的超声检查人员发现,并同时需要适当的咨询和其他检查,如宫内磁共振成像,以改善预后。

当母亲在妊娠早期发生血清转化,随后的超声随访正常时,预后似乎很好,但有 78% 的亚临床弓形虫病和 19% 没有严重视力损失的脉络膜视网膜炎[120]。在这个研究中,36 个孩子中有 1 个患上了严重的先天性弓形虫病(3%)。所有母亲都接受了治疗。

新生儿感染的诊断

当先天性弓形虫病在宫内被诊断时,25% 在出生时发病,其余病例将无症状[111,112,119,121]。这一比率可能取决于母体感染时的孕龄和母亲在怀孕期间的治疗。直到最近,人们还认为,在怀孕期间发生血清转化的母亲,如果治疗充分,受感染新生儿的百分比可能低于治疗不充分或缺乏的情况[122]。Syrocot 研究小组发表了一项对个别患者数据的荟萃分析,结果显示没有证据表明产前治疗能显著降低临床表现的风险。无论采用何种治疗顺序,这些结果都是一致的[114]。

受感染的新生儿在出生时并不总是有症状。临床症状有时在出生后几年出现,在某些情况下可能很严重[123]。先天性弓形虫病的后果是:

1. 神经系统影响:尽管罕见,最常见的表现是智力低下,小头畸形,脑积水及其并发症,运动

障碍,有时伴有偏瘫和癫痫[124]。Roizen 等[125] 报道了通过治疗得到恢复的癫痫发作和运动异常的病例。他们还报道了在对新生儿进行适当治疗后可停止抗惊厥治疗。与未感染儿童相比,这些接受治疗 1 年并随访 10 年的儿童认知功能轻度受损,但高于只接受短期治疗或不接受治疗的感染儿童的认知功能。影像学上,颅内钙化是很常见的征象,无论有没有症状都可以看到。Patel 等报道这些钙化并不稳定,其演变取决于对儿童的治疗[126]。出生后接受至少一年治疗的儿童颅内钙化较少,而接受短期或根本不治疗的儿童,其钙化仍保持稳定甚至进一步发展。

2. 眼科影响:脉络膜视网膜炎是先天性弓形虫病最常见的并发症。弓形虫侵入胎儿视网膜,形成包囊。脉络膜视网膜炎最严重的后果是严重的视力丧失和失明,这可能发生在包囊破裂、寄生虫释放、在周围细胞繁殖时。病变并不总是在出生时出现,但大多数会在出生后的第一年出现。脉络膜视网膜炎的发生与母体血清转化和垂直传播的时间无关[114]。损伤可能会在几年后出现,这就证明了即使孩子出生时没有症状,也需要长期治疗和随访[123,127-129]。脉络膜视网膜炎急性发作复发的概率约为 50%。

3. 其他影响:据估计,在感染妊娠的人群中,宫内胎儿死亡或终止妊娠的概率为 2%[114]。新生儿并发症还包括缺氧和低血糖,这也可能导致神经系统功能障碍。

管理

产前(宫内)治疗

产前治疗包括当母亲出现急性感染时,防止弓形虫从母亲传播到胎儿,以及减轻胎儿或新生儿症状的严重程度。产后治疗的目的是减少感染的急性期数和减轻症状的严重程度。

对于组织内的包囊,治疗无效。治疗的目的是在感染的侵袭阶段阻止寄生虫的复制。

治疗似乎不能减轻脉络膜视网膜炎的炎症反应,后者更依赖于病变的初始严重程度。然而,目前尚不清楚早期治疗先天性弓形虫病是否能降低新生儿病变的发生率[114]。理想情况下,应在母体感染的急性期进行治疗。然而,当母体血清转化被诊断出来后,急性期已经恢复,从而限制了任何治疗的效果。

治疗通常结合不同的药物[130]。有些可以穿过胎盘到达胎儿,而另一些则只能进入母体循环。

- 乙胺嘧啶是一种叶酸拮抗剂。因此,它能抑制骨髓,导致大细胞性贫血、中性粒细胞减少症或血小板减少症。因此,它应该与只有人类细胞才能使用的叶酸结合使用。叶酸不降低乙胺嘧啶抗弓形虫的疗效。
- 磺胺类药与乙胺嘧啶和叶酸联合使用,是治疗活动性感染的参考药物。
- 螺旋霉素是最常用的大环内酯类药物,用于防止血清转化的母亲胎盘中弓形虫的传播。它可能对已经感染的胎儿无效,也不能预防比如免疫抑制患者的神经弓形虫病。
- 糖皮质激素用于脉络膜视网膜炎以限制炎症进程。
- 如果有过敏反应,克林霉素常用来代替螺旋霉素。
- 甲氧苄啶联用磺胺甲噁唑(复方磺胺甲噁唑)。
- 阿奇霉素和克拉霉素都是大环内酯类药物,至少在体外对弓形虫有效,并能增加乙胺嘧啶-磺胺类药物的联合作用。此外,阿奇霉素在体外被发现对包囊有抑制作用。

如果垂直传播发生在妊娠早期或中期,胎儿严重感染的风险很高。然而,传播是罕见的。因此,诊断胎儿感染很重要。最好是通过羊膜腔穿刺进行羊水弓形虫 DNA 扩增。

预防产前弓形虫病传播的措施是有争议的,并且是基于既往的观察研究,没有任何 RCT[111]。在对弓形虫病进行筛查的国家,孕妇血清转化时通常会给予螺旋霉素治疗。一种更有效的乙胺嘧啶+磺胺嘧啶方案被用于治疗先天性弓形虫病[131],并且在一些国家作为预防措施提供[132,133]。在法国,36个中心进行了一项随机、开放试验,比较了乙胺嘧啶(50mg,每日 1 次)+磺胺嘧啶(1g,每日 3 次)与叶酸和螺旋霉素(1g,每日 3 次)在弓形虫病血清转化后的作用[134]。总共有 143 名女性被随机分组。131 例患者随后进行羊膜腔穿刺术,乙胺嘧啶+磺胺嘧啶组弓形虫 PCR 阳性率为 7/67(10.4%),螺旋霉素组为 13/64(20.3%)。与螺旋霉素组的 6/70 相比,乙胺嘧啶+磺胺嘧啶组 0/73 例胎儿出现颅内超声异常(P=0.01)。乙胺嘧啶+磺胺嘧啶组的传染有降低的趋势,但没有达到统计学意义,可能是由于停止招募而缺乏统计效力。两名妇女出现严重皮疹,均为使用乙胺嘧啶+磺胺嘧啶。

在法律和伦理允许的情况下,终止妊娠是在严重影响的情况下的一种选择。它主要是在妊娠早期或中期发生胎儿感染时进行的,占感染的胎儿病例的 30%～50%[112]。有充分证据的研究表明,60%的先天性弓形虫病患儿没有临床或实验室异常,而在剩下的 40%中,只有 4%在随访时出现症状[120]。因此,很难评估感染胎儿残疾的风险,也很难证明终止妊娠是合理的。

产时及产后管理

如果胎儿感染的诊断是阴性的,出生后应该进行的检查包括:胎盘寄生虫学以及新生儿血液学、神经学和眼科检查、中枢神经系统超声检查和新生儿免疫状态检查。重要的是要谨慎对待在妊娠晚期羊水的假阴性结果。

受感染的新生儿,无论是否有症状,都应接受乙胺嘧啶-磺胺-叶酸 3～4 周,随后 4～6 周螺旋霉素的交替治疗,维持至少一年。乙胺嘧啶-磺胺-叶酸也可以单独使用一年。在接受数个疗程治疗的儿童中,一岁之内脉络膜视网膜炎的新病灶似乎较少发生。芝加哥协作治疗试验[124]的长期随访研究(长达 10 年)报道,在 1 年的治疗后,高达 70%的出生时患有严重中枢神经系统和眼科疾病的婴儿发育正常。诊断和治疗的延误会导致预后不良。值得注意的是,只有 1 名婴儿在宫内被诊断为先天性弓形虫病,其他婴儿均在出生后被诊断为先天性弓形虫病。治疗还可以减少颅内钙化的发生和发展。当胎儿受到感染时在妊娠期间用乙胺嘧啶+磺胺联合用药比单用螺旋霉素更能降低胎儿在出生后第一年对感染的免疫反应。与克林霉素+糖皮质激素、复方磺胺甲噁唑+糖皮质激素或不治疗脉络膜视网膜炎相比,乙胺嘧啶、磺胺和糖皮质激素的联合似乎更有效[135]。治疗至少 1 年,随访至青春期。

总的来说,垂直传播率似乎受到母体血清转化和治疗开始之间的延迟影响。与母体血清转化后 8 周以上相比,在 3 周内开始治疗对垂直传播似乎有成效[114]。

如果胎儿感染的诊断是阳性的,这里最重要的问题不是诊断而是预后。新生儿检查包括神经和眼科检查以及中枢神经系统超声检查。从宫内开始治疗,并继续进行,同时要长期随访。

预防

一级预防源于不同的污染模式:从猫粪便中摄取卵囊,或者直接接触猫或间接接触被猫粪便污染的物体或食物,或者摄入含有包囊的肉。预防应针对血清阴性的孕妇,这只有在已知血清学状况的国家才有可能,最好是在怀孕前进行。

母体弓形虫病的初级预防以及免疫缺陷患者的预防都是以教育为基础的。应给出以下建议:肉类应煮熟;处理生肉后必须洗手,不得接触眼睛或嘴;水果和蔬菜在食用前必须清洗,处理后必须洗手;女性应避免接触猫和猫砂盆;最后避免园艺或需在园艺时戴手套[136,137]。

预防先天性弓形虫病的基础是识别高危妇女(即血清阴性妇女),对怀孕期间血清转化的妇女进行治疗,以降低垂直传播的风险,在国家法律允许的情况下,根据父母的意愿,在经过广泛的咨询后,终止受严重影响的胎儿。如果冷冻肉类的时间足够长(>24h)并且温度低于−20℃,那么这种冷冻肉类的方法似乎是有效的。如果不能满足这些条件,则不应将冷冻作为预防弓形虫病的方法[136]。

Foulon 等报道,1979—1982 年,当时妇女没有关于预防的特别推荐,血清妇女怀孕期间血清转化率为 1.43%(1 403 人中的 20 人),通过这些一级预防措施,下降到 1983—1986 年的 0.95%(1 571 人中的 15 人)[137]。血清转化率降低 34%,但在统计学上没有显著意义。当同一位作者继续他们的研究,包括 1990 年以前怀孕期间被推荐预防措施的血清阴性妇女,他们发现血清转化率降低了 63%,从 1.43%(1 403 例中的 20 例)下降到 0.53%(3 605 例中的 19 例)。这一降低被发现具有统计学意义,这表明一级预防可以减少妊娠期间血清转化的数量。

另一种预防措施是在寄生虫直接或间接污染人类之前对其采取行动。这已经通过给绵羊接种弓形虫疫苗来进行试验。这似乎是有效的,并可能在不久的将来降低像法国或奥地利等国的人类流行率。

风疹

风疹病毒属于披膜病毒科(*Togaviridae*)家族,具有单链 RNA 基因组。它是通过吸入直接接触传播。吸入后,风疹病毒会在呼吸道黏膜和颈部淋巴结内繁殖,并进入全身循环。通常可以在发疹前 7d 检测到病毒血症。侵袭多个腺体的致病途径与病毒的二次增殖部位相对应。皮疹伴随抗体的产生而出现,并与免疫复合物的形成有关。原发性风疹感染痊愈,留下持久的保护性免疫力。再感染是可能的,但怀孕期间再感染的发生率是未知的,并且传播到胎儿的风险很难确定[138]。

感染期约为发疹前 8d 至发疹后 8d。

流行病学

自从实行疫苗接种政策以来,风疹(也称为德国麻疹)的发病率大大降低(但没有消失)。2010 年,据估计,在普通人口中发生率为 1.30/100 000;在美国为 0.00/100 000[138],风疹已被根除;大多数零星病例发生在移民人口中,这些人来自不常规接种风疹疫苗的国家。在欧洲,病例和疫情仍在继续-2012 年暴发了一次超过 2 万例的疫情,其中 99% 的病例发生在波兰和罗马尼亚[138]。

母体感染

临床表现

在西方国家,目前 90% 以上的育龄妇女受到抗风疹病毒的保护。在 50% 的病例中,原发性母体感染是无症状的。在其他情况下,在平均潜伏期 16d(12~23d)后,可能会出现一个短暂(3d)和分散的皮疹,开始于面部,并在 24h 内扩展到躯干和上肢。皮疹的特点是有少量的黄斑或粉红色斑丘疹,尤其是在面部,第二天就会融合。病变在第三天消失,脱皮后没有后遗症。

临床表现还可能包括:中度(<38.5℃)短暂发热、关节痛(成人更常见)、肌痛和无痛的小的颈部淋巴结病,出现并持续 1~2 周。

可出现特殊并发症:脑膜脑炎和血小板减少症伴紫癜。总的来说,临床表现不足以确定风疹的诊断。

实验室结果

孕妇原发性风疹感染的生物学诊断至关重要,因为其临床症状多变且为非特异性。它是基于对风疹抗体的检测。

实验室诊断的基础是观察血清转化率、IgG、IgM 和 IgG 亲和力,并通过反转录/聚合酶链反应扩增技术(reverse transcription/polymerase chain reaction, RT-PCR)检测鼻咽分泌物中的风疹病毒。

大多数实验室使用自动分析仪进行免疫分析,以测定抗风疹 IgG 和 IgM。风疹病毒 IgG 通过酶免疫分析进行量化,酶免疫分析已根据世界卫生组织(WHO)的国际标准进行校准,并以每毫升国际单位报告结果;然而,尽管进行了这方面的努力,仍然缺乏标准化,不同技术之间的定量结果仍然不可比较[139]。这主要对 IgG 含量低(在阈值附近)的患者有影响,使用一种技术可以提示阳性结果,而使用另一种技术则可能是阴性。在接种疫苗之前,认为"免疫"的阈值被定义为 10IU/ml[139]。然而,该人群风疹病毒 IgG 水平低于疫苗接种计划实施前的水平,这一阈值可能需要重新考虑[139]。

在原发性感染中,IgG 与发疹同时出现,在 2~3 周内达到高峰,并将以高比率持续数年,然后逐渐下降而不消失。IgM 在发疹时出现,3~8 周后消失。然而,在接种疫苗几个月后(有时超过一年),它仍然存在。

IgG 亲和力的测量有助于确定感染的时间:当亲和力较低时,很可能是近期的原发感染(<1 个月),而当亲和力较高时,很可能是既往感染(>2 个月)。中间结果很难解释。

妊娠期风疹的胎儿表现

垂直传播风险

经胎盘垂直传播的风险随着原发性母体感染的孕周而变化[140]。据估计,这一比率在 12 周前为 90%,23 周至 26 周约为 25%,在妊娠晚期接近 100%[140]。Daffos 等报道妊娠早期垂直传播的风险较低(4~6 周为 57%,7~12 周为 66%)[141]。当母体是孕前感染的,垂直传播的风险极低。Enders 等报道[142]在母亲(61 例)最后一次月经之前或之后 11d 内出现皮疹的儿童或胎儿中未发现宫内感染。

垂直传播的后果

畸形的风险也取决于母亲感染风疹的妊娠阶段。在 11 周前,这种风险估计高达 80%。在这之后,在 11 周到 18 周,该比率下降到 15%~80%,18 周后进一步下降到几乎为零[140]。

风疹病毒感染引起的胎儿畸形是先天性风疹综合征的一部分。这些异常与涉及多个器官的非细胞溶解性攻击有关,包括凋亡、有丝分裂中断、自身免疫现象和非炎症性坏死。该综合征包括一系列异常:

- 眼部症状[143]:白内障、小眼畸形、视网膜病变、

青光眼
- 内耳症状:耳聋
- 心脏异常:动脉导管未闭、室间隔缺损、房间隔缺损、肺动脉发育不良
- 大脑:小头畸形、脑膜脑炎、精神运动发育迟缓
- 骨骼:干骺端长骨条纹
- 其他:肝大、脾大、淋巴结病、心肌炎、肺炎、血小板减少性紫癜、胰岛素依赖型糖尿病、溶血性贫血,小于胎龄儿

Forrest 等报道 40 例先天性风疹患者的结局,并预期他们 60 岁时的状况[144]。68%的人患有主动脉瓣硬化症,22%患有糖尿病,19%患有甲状腺疾病,73%有早绝经,12.5%患有骨质疏松症[144]。

O'Neill 等报道了 34 例先天性风疹感染患者的眼部症状,发现这些症状可能延迟(长达 30 年)后发生[145]。母体感染时的孕周和母亲 HIV 感染状况是影响预后的两个主要因素。眼部症状包括:白内障85%(双侧 63%),小眼畸形82%(双侧 65%),青光眼 29%,视网膜病变出现在多数儿童。

胎儿感染的产前诊断

风疹病毒先天性感染的产前诊断一直是基于 22 周后在胎儿血液中发现总 IgM 和特异性 IgM。脐血穿刺术还有一个优点,可以检测风疹感染的间接症状(干扰素 α 增加,血小板减少,贫血,红细胞增多症和转氨酶、乳酸脱氢酶、γ-谷氨酰转肽酶升高)。然而,羊水的(RT)PCR 已成为产前诊断的金标准。孕 18 周后,血清转化后≥6 周进行羊膜腔穿刺,由于 RNA 易被降解,使用干冰把羊水迅速送到实验室,这是一种可靠的技术[146]。

超声检查应寻找胎儿感染的迹象。可用于超声产前诊断的胎儿异常是根据上述新生儿数据推断出来的。超声检测到的主要异常有:小眼畸形、心脏缺陷、小头畸形和肝脾大。在没有明显异常的情况下,应每 3 周重复一次超声检查。磁共振成像可以提供胎儿的诊断帮助,特别是对颅内结构异常的诊断。

管理

如果孕妇疑似有最近(<15d)感染

应尽快进行 IgG 的检测。如果存在 IgG,则代表有免疫力,患者可以放心。

如果 IgG 阴性,则必须在 3 周后采集第二次样本,以寻找 IgG 和 IgM。结果解释如下:
- IgG+/IgM+:血清转化
- IgG−/IgM−:无风疹感染
- IgG−/IgM+:可能是原发性风疹感染。15d 后进行再次检测,以寻找 IgG 的出现。

如果孕妇疑似晚发(>15d)感染,或皮疹提示风疹

IgG 和 IgM 的联合检测必须立即进行。结果解释如下:
- IgG+/IgM+:很可能是原发性感染。更精确地测量 IgG 亲和力以确定原发感染的日期
- IgG+/IgM−:在此次感染或临床疾病之前感染风疹
- IgG−/IgM−:无风疹感染。缺乏免疫力。产后必须接种疫苗
- IgG−/IgM+:可能是原发感染。IgM 出现了,但没有出现 IgG。15d 后重复,寻找 IgG 的出现

检测出符合风疹感染的胎儿超声异常

要立即进行 IgG 与 IgM 的联合检测。结果解释如下:
- IgG+/IgM+:这一结果可能与风疹感染有关。它也可以是 IgM 的多克隆刺激,与风疹感染无关。应进行 CMV 或细小病毒 B19 感染的检测
- IgG−/IgM−:异常与风疹感染无关
- IgG+/IgM−:超声异常可能与胎儿疾病有关,而风疹 IgM 已经消失

血清转化孕妇的产前诊断指征及方法总结

产前诊断程序取决于孕周:
- 在 12 周之前,畸形的风险非常高-等待羊膜腔穿刺术而不是要求提前终止妊娠
- 在 12~18 周,诊断依据是羊水穿刺和通过 RT-PCR 在羊水中寻找病毒 RNA

超过 18 周后,发病是罕见和严重的。在有超声征象的情况下,产前诊断是必要的。应进行连续超声监测。

预防方法

以接种单独的减毒活疫苗,或配伍麻疹和腮腺炎的联合减毒活疫苗为基础。这种疫苗的耐受性很好,95%的血清阴性妇女都能产生免疫反应。

法国风疹疫苗接种建议如下:
- 为 12~24 个月和 3~6 岁的所有儿童接种疫苗,同时接种麻疹和腮腺炎疫苗

- 对于尚未接种疫苗的儿童,可在 11~13 岁进行补种
- 无论任何情况(如孕前咨询避孕),应常规为未接种疫苗的年轻妇女接种

后者应在确保没有怀孕的情况下进行,并且在前一个月已使用避孕措施,并在之后持续 2 个月。然而,在孕早期间意外接种疫苗后,并无先天性风疹病例报告。任何怀孕期间未接种疫苗的妇女都应在产后接种疫苗。

(翻译 吴娟 审校 李洁)

参考文献

[1] Valeur-Jensen AK, Pedersen CB, Westergaard T, Jensen IP, Lebech M, Andersen PK, et al. Risk factors for parvovirus B19 infection in pregnancy. *JAMA*. 1999; 281: 1099–105.

[2] Harger JH, Adler SP, Koch WC, Harger GF. Prospective evaluation of 618 pregnant women exposed to parvovirus B19: risks and symptoms. *Obstet Gynecol*. 1998; 91: 413–20.

[3] Gratacós E, Torres PJ, Vidal J, Antolín E, Costa J, Jiménez de Anta MT, et al. The incidence of human parvovirus B19 infection during pregnancy and its impact on perinatal outcome. *J Infect Dis*. 1995; 171: 1360–3.

[4] Enders M, Weidner A, Zoellner I, Searle K, Enders G. Fetal morbidity and mortality after acute human parvovirus B19 infection in pregnancy: prospective evaluation of 1018 cases. *Prenat Diagn*. 2004; 24: 513–18.

[5] Enders M, Klingel K, Weidner A, Baisch C, Kandolf R, Schalasta G, et al. Risk of fetal hydrops and non-hydropic late intrauterine fetal death after gestational parvovirus B19 infection. *J Clin Virol*. 2010; 49: 163–8.

[6] Nyman M, Tolfvenstam T, Petersson K, Krassny C, Skjöldebrand-Sparre L, Broliden K. Detection of human parvovirus B19 infection in first-trimester fetal loss. *Obstet Gynecol*. 2002; 99: 795–8.

[7] Lassen J, Jensen AKV, Bager P, Pedersen CB, Panum I, Nørgaard-Pedersen B, et al. Parvovirus B19 infection in the first trimester of pregnancy and risk of fetal loss: a population-based case-control study. *Am J Epidemiol*. 2012; 176: 803–7.

[8] Tolfvenstam T, Papadogiannakis N, Norbeck O, Petersson K, Broliden K. Frequency of human parvovirus B19 infection in intrauterine fetal death. *Lancet*. 2001; 357: 1494–7.

[9] de Haan TR, van den Akker ESA, Porcelijn L, Oepkes D, Kroes ACM, Walther FJ. Thrombocytopenia in hydropic fetuses with parvovirus B19 infection: incidence, treatment and correlation with fetal B19 viral load. *BJOG*. 2008; 115: 76–81.

[10] Melamed N, Whittle W, Kelly EN, Windrim R, Seaward PGR, Keunen J, et al. Fetal thrombocytopenia in pregnancies with fetal human parvovirus-B19 infection. *Am J Obstet Gynecol*. 2015; 212: 793. e1–8.

[11] Rogers BB, Over CE. Parvovirus B19 in fetal hydrops. *Hum Pathol*. 1999; 30: 247.

[12] von Kaisenberg CS, Bender G, Scheewe J, Hirt SW, Lange M, Stieh J, et al. A case of fetal parvovirus B19 myocarditis, terminal cardiac heart failure, and perinatal heart transplantation. *Fetal Diagn Ther*. 2001; 16: 427–32.

[13] Brochot C, Collinet P, Provost N, Subtil D. Mirror syndrome due to parvovirus B19 hydrops complicated by severe maternal pulmonary effusion. *Prenat Diagn*. 2006; 26: 179–80.

[14] Carbillon L, Oury JF, Guerin JM, Azancot A, Blot P. Clinical biological features of Ballantyne syndrome and the role of placental hydrops. *Obstet Gynecol Surv*. 1997; 52: 310–14.

[15] Fairley CK, Smoleniec JS, Caul OE, Miller E. Observational study of effect of intrauterine transfusions on outcome of fetal hydrops after parvovirus B19 infection. *Lancet*. 1995; 346: 1335–7.

[16] Maisonneuve E, Garel C, Friszer S, Pénager C, Carbonne B, Pernot F, et al. Fetal brain injury associated with parvovirus B19 congenital infection requiring intrauterine transfusion. *Fetal Diagn Ther*. 2018; 20; 1–11.

[17] Lindenburg ITM, van Klink JM, Smits-Wintjens VEHJ, van Kamp IL, Oepkes D, Lopriore E. Long-term neurodevelopmental and cardiovascular outcome after intrauterine transfusions for fetal anaemia: a review. *Prenat Diagn*. 2013; 33: 815–22.

[18] Mari G, Deter RL, Carpenter RL, Rahman F, Zimmerman R, Moise KJ, et al. Noninvasive diagnosis by Doppler ultrasonography of fetal anemia due to maternal red-cell alloimmunization. Collaborative Group for Doppler Assessment of the Blood Velocity in Anemic Fetuses. *N Engl J Med*. 2000; 342: 9–14.

[19] Mari G, Detti L, Oz U, Zimmerman R, Duerig P, Stefos T. Accurate prediction of fetal hemoglobin by Doppler ultrasonography. *Obstet Gynecol*. 2002; 99: 589–93.

[20] Delle Chiaie L, Buck G, Grab D, Terinde R. Prediction of fetal anemia with Doppler measurement of the middle cerebral artery peak systolic velocity in pregnancies complicated by maternal blood group alloimmunization or parvovirus B19 infection. *Ultrasound Obstet Gynecol*. 2001; 18: 232–6.

[21] Völker F, Cooper P, Bader O, Uy A, Zimmermann O, Lugert R, et al. Prevalence of pregnancy-relevant infections in a rural setting of Ghana. *BMC Pregnancy Childbirth*. 2017; 17: 172.

[22] Pembrey L, Raynor P, Griffiths P, Chaytor S, Wright J, Hall AJ. Seroprevalence of cytomegalovirus, Epstein Barr virus and varicella zoster virus among pregnant women in Bradford: a cohort study. *PLoS ONE*. 2013; 8: e81881.

[23] Zhang HJ, Patenaude V, Abenhaim HA. Maternal outcomes in pregnancies affected by varicella zoster virus infections: population-based study on 7.7 million pregnancy admissions. *J Obstet Gynaecol Res*. 2015; 41: 62–8.

[24] Weber DM, Pellecchia JA. Varicella pneumonia: study of prevalence in adult men. *JAMA*. 1965; 192: 572–3.

[25] Mirouse A, Vignon P, Piron P, Robert R, Papazian L, Géri G, et al. Severe varicella-zoster virus pneumonia: a multicenter cohort study. *Crit Care*. 2017; 21:137.

[26] Ellis ME, Neal KR, Webb AK. Is smoking a risk factor for pneumonia in adults with chickenpox? *Br Med J Clin Res Ed*. 1987; 294:1002.

[27] Harris RE, Rhoades ER. Varicella pneumonia complicating pregnancy: report of a case and review of the literature. *Obstet Gynecol*. 1965; 25: 734–40.

[28] Harger JH, Ernest JM, Thurnau GR, Moawad A, Momirova V, Landon MB, et al. Risk factors and outcome of varicella-zoster virus pneumonia in pregnant women. *J Infect Dis*. 2002; 185: 422–7.

[29] Trotta M, Borchi B, Niccolai A, Venturini E, Giaché S, Sterrantino G, et al. Epidemiology, management and outcome of varicella in pregnancy: a 20-year experience at the Tuscany Reference Centre for Infectious Diseases in Pregnancy. *Infection*. 2018; 46: 693–9.

[30] Zambrano MA, Martínez A, Mínguez JA, Vázquez F, Palencia R. Varicella pneumonia complicating pregnancy. *Acta Obstet Gynecol Scand.* 1995; 74: 318–20.

[31] Field N, Amirthalingam G, Waight P, Andrews N, Ladhani SN, van Hoek AJ, et al. Validity of a reported history of chickenpox in targeting varicella vaccination at susceptible adolescents in England. *Vaccine.* 2014; 32: 1213–17.

[32] Chris Maple PA, Gunn A, Sellwood J, Brown DWG, Gray JJ. Comparison of fifteen commercial assays for detecting Varicella Zoster virus IgG with reference to a time resolved fluorescence immunoassay (TRFIA) and the performance of two commercial assays for screening sera from immunocompromised individuals. *J Virol Methods.* 2009; 155: 143–9.

[33] Chris Maple PA, Gray J, Brown K, Brown D. Performance characteristics of a quantitative, standardised varicella zoster IgG time resolved fluorescence immunoassay (VZV TRFIA) for measuring antibody following natural infection. *J Virol Methods.* 2009; 157: 90–2.

[34] Maple PA, Rathod P, Smit E, Gray J, Brown D, Boxall EH. Comparison of the performance of the LIAISON VZV-IgG and VIDAS automated enzyme linked fluorescent immunoassays with reference to a VZV-IgG time-resolved fluorescence immunoassay and implications of choice of cut-off for LIAISON assay. *J Clin Virol.* 2009; 44: 9–14.

[35] Boxall EH, Maple PA, Rathod P, Smit E. Follow-up of pregnant women exposed to chicken pox: an audit of relationship between level of antibody and development of chicken pox. *Eur J Clin Microbiol Infect Dis.* 2011; 30: 1193–200.

[36] Enders G, Miller E, Cradock-Watson J, Bolley I, Ridehalgh M. Consequences of varicella and herpes zoster in pregnancy: prospective study of 1739 cases. *Lancet.* 1994; 343: 1548–51.

[37] Pastuszak AL, Levy M, Schick B, Zuber C, Feldkamp M, Gladstone J, et al. Outcome after maternal varicella infection in the first 20 weeks of pregnancy. *N Engl J Med.* 1994; 330: 901–5.

[38] Mouly F, Mirlesse V, Méritet JF, Rozenberg F, Poissonier MH, Lebon P, et al. Prenatal diagnosis of fetal varicella-zoster virus infection with polymerase chain reaction of amniotic fluid in 107 cases. *Am J Obstet Gynecol.* 1997; 177: 894–8.

[39] Preblud SR. Age-specific risks of varicella complications. *Pediatrics.* 1981; 68: 14–17.

[40] Meyers JD. Congenital varicella in term infants: risk reconsidered. *J Infect Dis.* 1974; 129: 215–17.

[41] Miller E, Cradock-Watson JE, Ridehalgh MK. Outcome in newborn babies given anti-varicella-zoster immunoglobulin after perinatal maternal infection with varicella-zoster virus. *Lancet.* 1989; 2: 371–3.

[42] Pretorius DH, Hayward I, Jones KL, Stamm E. Sonographic evaluation of pregnancies with maternal varicella infection. *J Ultrasound Med.* 1992; 11: 459–63.

[43] Pons JC, Rozenberg F, Imbert MC, Lebon P, Olivennes F, Lelaidier C, et al. Prenatal diagnosis of second-trimester congenital varicella syndrome. *Prenat Diagn.* 1992; 12: 975–6.

[44] Lamont RF, Sobel JD, Carrington D, Mazaki-Tovi S, Kusanovic JP, Vaisbuch E, et al. Varicella-zoster virus (chickenpox) infection in pregnancy. *BJOG Int J Obstet Gynaecol.* 2011; 118: 1155–62.

[45] Koren G, Money D, Boucher M, Aoki F, Petric M, Innocencion G, et al. Serum concentrations, efficacy, and safety of a new, intravenously administered varicella zoster immune globulin in pregnant women. *J Clin Pharmacol.* 2002; 42: 267–74.

[46] Winsnes R. Efficacy of zoster immunoglobulin in prophylaxis of varicella in high-risk patients. *Acta Paediatr Scand.* 1978; 67: 77–82.

[47] Pasternak B, Hviid A. Use of acyclovir, valacyclovir, and famciclovir in the first trimester of pregnancy and the risk of birth defects. *JAMA.* 2010; 304: 859–66.

[48] Marin M, Willis ED, Marko A, Rasmussen SA, Bialek SR, Dana A, et al. Closure of varicella-zoster virus-containing vaccines pregnancy registry - United States, 2013. *MMWR Morb Mortal Wkly Rep.* 2014; 63: 732–3.

[49] Bohlke K, Galil K, Jackson LA, Schmid DS, Starkovich P, Loparev VN, et al. Postpartum varicella vaccination: is the vaccine virus excreted in breast milk? *Obstet Gynecol.* 2003; 102: 970–7.

[50] Boppana SB, Ross SA, Fowler KB. Congenital cytomegalovirus infection: clinical outcome. *Clin Infect Dis.* 2013; 57 (Suppl. 4): S178–81.

[51] Goderis J, De Leenheer E, Smets K, Van Hoecke H, Keymeulen A, Dhooge I. Hearing loss and congenital CMV infection: a systematic review. *Pediatrics.* 2014; 134: 972–82.

[52] Smithers-Sheedy H, Raynes-Greenow C, Badawi N, Fernandez MA, Kesson A, McIntyre S, et al. Congenital Cytomegalovirus among children with cerebral palsy. *J Pediatr.* 2017; 181: 267–71. e1.

[53] Kenneson A, Cannon MJ. Review and meta-analysis of the epidemiology of congenital cytomegalovirus (CMV) infection. *Rev Med Virol.* 2007; 17: 253–76.

[54] Dollard SC, Grosse SD, Ross DS. New estimates of the prevalence of neurological and sensory sequelae and mortality associated with congenital cytomegalovirus infection. *Rev Med Virol.* 2007; 17: 355–63.

[55] Townsend CL, Forsgren M, Ahlfors K, Ivarsson S-A, Tookey PA, Peckham CS. Long-term outcomes of congenital cytomegalovirus infection in Sweden and the United Kingdom. *Clin Infect Dis.* 2013; 56: 1232–9.

[56] Gratacap-Cavallier B, Bosson JL, Morand P, Dutertre N, Chanzy B, Jouk PS, et al. Cytomegalovirus seroprevalence in French pregnant women: parity and place of birth as major predictive factors. *Eur J Epidemiol.* 1998; 14: 147–52.

[57] Colugnati FAB, Staras SAS, Dollard SC, Cannon MJ. Incidence of cytomegalovirus infection among the general population and pregnant women in the United States. *BMC Infect Dis.* 2007; 7: 71.

[58] Ross SA, Arora N, Novak Z, Fowler KB, Britt WJ, Boppana SB. Cytomegalovirus reinfections in healthy seroimmune women. *J Infect Dis.* 2010; 201: 386–9.

[59] Leruez-Ville M, Magny J-F, Couderc S, Pichon C, Parodi M, Bussières L, et al. Risk factors for congenital cytomegalovirus infection following primary and nonprimary maternal infection: a prospective neonatal screening study using polymerase chain reaction in saliva. *Clin Infect Dis.* 2017; 65: 398–404.

[60] Mussi-Pinhata MM, Yamamoto AY, Moura Brito RM, de Lima IM, de Carvalho e Oliveira PF, Boppana S, et al. Birth prevalence and natural history of congenital cytomegalovirus infection in a highly seroimmune population. *Clin Infect Dis.* 2009; 49: 522–8.

[61] Ross SA, Fowler KB, Ashrith G, Stagno S, Britt WJ, Pass RF, et al. Hearing loss in children with congenital cytomegalovirus infection born to mothers with preexisting immunity. *J Pediatr.* 2006; 148: 332–6.

[62] Picone O, Vauloup-Fellous C, Cordier A-G, Parent Du Châtelet I, Senat M-V, Frydman R, et al. A 2-year study on cytomegalovirus infection during pregnancy in a French hospital. *BJOG.* 2009; 116: 818–23.

[63] Leruez-Ville M, Sellier Y, Salomon LJ, Stirnemann JJ, Jacquemard F, Ville Y. Prediction of fetal infection in cases with cytomegalovirus immunoglobulin M in the first trimester of pregnancy: a retrospective cohort. *Clin Infect Dis.* 2013; 56: 1428–35.

[64] Delforge ML, Desomberg L,

Montesinos I. Evaluation of the new LIAISON(®) CMV IgG, IgM and IgG Avidity II assays. *J Clin Virol.* 2015; 72: 42–5.

[65] Sellier Y, Guilleminot T, Ville Y, Leruez-Ville M. Comparison of the LIAISON(®) CMV IgG Avidity II and the VIDAS(®) CMV IgG Avidity II assays for the diagnosis of primary infection in pregnant women. *J Clin Virol.* 2015; 72: 46–8.

[66] Chiereghin A, Pavia C, Gabrielli L, Piccirilli G, Squarzoni D, Turello G, et al. Clinical evaluation of the new Roche platform of serological and molecular cytomegalovirus-specific assays in the diagnosis and prognosis of congenital cytomegalovirus infection. *J Virol Methods.* 2017; 248: 250–4.

[67] Bodéus M, Hubinont C, Bernard P, Bouckaert A, Thomas K, Goubau P. Prenatal diagnosis of human cytomegalovirus by culture and polymerase chain reaction: 98 pregnancies leading to congenital infection. *Prenat Diagn.* 1999; 19: 314–17.

[68] Enders M, Daiminger A, Exler S, Ertan K, Enders G, Bald R. Prenatal diagnosis of congenital cytomegalovirus infection in 115 cases: a 5 years' single center experience. *Prenat Diagn.* 2017; 37: 389–98.

[69] Revello MG, Furione M, Rognoni V, Arossa A, Gerna G. Cytomegalovirus DNAemia in pregnant women. *J Clin Virol.* 2014; 61: 590–2.

[70] Bilavsky E, Pardo J, Attias J, Levy I, Magny J-F, Ville Y, et al. Clinical Implications for children born with congenital cytomegalovirus infection following a negative amniocentesis. *Clin Infect Dis.* 2016; 63: 33–8.

[71] Revello MG, Furione M, Zavattoni M, Tassis B, Nicolini U, Fabbri E, et al. Human cytomegalovirus (HCMV) DNAemia in the mother as a risk factor for iatrogenic HCMV infection of the fetus. *J Infect Dis.* 2008; 197: 593–6.

[72] Boppana SB, Pass RF, Britt WJ, Stagno S, Alford CA. Symptomatic congenital cytomegalovirus infection: neonatal morbidity and mortality. *Pediatr Infect Dis J.* 1992; 11: 93–9.

[73] Anderson KS, Amos CS, Boppana S, Pass R. Ocular abnormalities in congenital cytomegalovirus infection. *J Am Optom Assoc.* 1996; 67: 273–8.

[74] Fowler KB, Boppana SB. Congenital cytomegalovirus (CMV) infection and hearing deficit. *J Clin Virol.* 2006; 35: 226–31.

[75] Barbi M, Binda S, Caroppo S, Ambrosetti U, Corbetta C, Sergi P. A wider role for congenital cytomegalovirus infection in sensorineural hearing loss. *Pediatr Infect Dis J.* 2003; 22: 39–42.

[76] Avettand-Fenoël V, Marlin S, Vauloup-Fellous C, Loundon N, François M, Couloigner V, et al. Congenital cytomegalovirus is the second most frequent cause of bilateral hearing loss in young French children. *J Pediatr.* 2013; 162: 593–9.

[77] Binda S, Caroppo S, Didò P, Primache V, Veronesi L, Calvario A, et al. Modification of CMV DNA detection from dried blood spots for diagnosing congenital CMV infection. *J Clin Virol.* 2004; 30: 276–9.

[78] Leruez-Ville M, Vauloup-Fellous C, Couderc S, Parat S, Castel C, Avettand-Fenoel V, et al. Prospective identification of congenital cytomegalovirus infection in newborns using real-time polymerase chain reaction assays in dried blood spots. *Clin Infect Dis.* 2011; 52: 575–81.

[79] Pass RF, Fowler KB, Boppana SB, Britt WJ, Stagno S. Congenital cytomegalovirus infection following first trimester maternal infection: symptoms at birth and outcome. *J Clin Virol.* 2006; 35: 216–20.

[80] Foulon I, Naessens A, Foulon W, Casteels A, Gordts F. A 10-year prospective study of sensorineural hearing loss in children with congenital cytomegalovirus infection. *J Pediatr.* 2008; 153: 84–8.

[81] Lipitz S, Yinon Y, Malinger G, Yagel S, Levit L, Hoffman C, et al. Risk of cytomegalovirus-associated sequelae in relation to time of infection and findings on prenatal imaging. *Ultrasound Obstet Gynecol.* 2013; 41: 508–14.

[82] Enders G, Daiminger A, Bäder U, Exler S, Enders M. Intrauterine transmission and clinical outcome of 248 pregnancies with primary cytomegalovirus infection in relation to gestational age. *J Clin Virol.* 2011; 52: 244–6.

[83] Picone O, Vauloup-Fellous C, Cordier AG, Guitton S, Senat MV, Fuchs F, et al. A series of 238 cytomegalovirus primary infections during pregnancy: description and outcome. *Prenat Diagn.* 2013; 33: 751–8.

[84] Bodéus M, Hubinont C, Goubau P. Increased risk of cytomegalovirus transmission in utero during late gestation. *Obstet Gynecol.* 1999; 93: 658–60.

[85] Feldman B, Yinon Y, Tepperberg Oikawa M, Yoeli R, Schiff E, Lipitz S. Pregestational, periconceptional, and gestational primary maternal cytomegalovirus infection: prenatal diagnosis in 508 pregnancies. *Am J Obstet Gynecol.* 2011; 205: 342. e1–6.

[86] Revello MG, Zavattoni M, Furione M, Lilleri D, Gorini G, Gerna G. Diagnosis and outcome of preconceptional and periconceptional primary human cytomegalovirus infections. *J Infect Dis.* 2002; 186: 553–7.

[87] Guerra B, Simonazzi G, Puccetti C, Lanari M, Farina A, Lazzarotto T, et al. Ultrasound prediction of symptomatic congenital cytomegalovirus infection. *Am J Obstet Gynecol.* 2008; 198: 380. e1–7.

[88] Malinger G, Lev D, Lerman-Sagie T. Imaging of fetal cytomegalovirus infection. *Fetal Diagn Ther.* 2011; 29: 117–26.

[89] Nigro G, La Torre R, Sali E, Auteri M, Mazzocco M, Maranghi L, et al. Intraventricular haemorrhage in a fetus with cerebral cytomegalovirus infection. *Prenat Diagn.* 2002; 22: 558–61.

[90] Enders G, Bäder U, Lindemann L, Schalasta G, Daiminger A. Prenatal diagnosis of congenital cytomegalovirus infection in 189 pregnancies with known outcome. *Prenat Diagn.* 2001; 21: 362–77.

[91] Picone O, Vauloup-Fellous C, Cordier AG, Grangeot-Keros L, Frydman R, Senat MV. Late onset of ultrasound abnormalities in a case of periconceptional congenital cytomegalovirus infection. *Ultrasound Obstet Gynecol.* 2008; 31: 481–3.

[92] Garel C, Chantrel E, Brisse H, Elmaleh M, Luton D, Oury JF, et al. Fetal cerebral cortex: normal gestational landmarks identified using prenatal MR imaging. *AJNR Am J Neuroradiol.* 2001; 22: 184–9.

[93] Barkovich AJ, Lindan CE. Congenital cytomegalovirus infection of the brain: imaging analysis and embryologic considerations. *AJNR Am J Neuroradiol.* 1994; 15: 703–15.

[94] Benoist G, Salomon LJ, Mohlo M, Suarez B, Jacquemard F, Ville Y. Cytomegalovirus-related fetal brain lesions: comparison between targeted ultrasound examination and magnetic resonance imaging. *Ultrasound Obstet Gynecol.* 2008; 32: 900–5.

[95] Picone O, Simon I, Benachi A, Brunelle F, Sonigo P. Comparison between ultrasound and magnetic resonance imaging in assessment of fetal cytomegalovirus infection. *Prenat Diagn.* 2008; 28: 753–8.

[96] Benoist G, Salomon LJ, Jacquemard F, Daffos F, Ville Y. The prognostic value of ultrasound abnormalities and biological parameters in blood of fetuses infected with cytomegalovirus. *BJOG.* 2008; 115: 823–9.

[97] Farkas N, Hoffmann C, Ben-Sira L, Lev D, Schweiger A, Kidron D, et al. Does normal fetal brain ultrasound predict normal neurodevelopmental outcome in congenital cytomegalovirus infection? *Prenat*

Diagn. 2011; 31: 360–6.

[98] Leruez-Ville M, Stirnemann J, Sellier Y, Guilleminot T, Dejean A, Magny J-F, et al. Feasibility of predicting the outcome of fetal infection with cytomegalovirus at the time of prenatal diagnosis. *Am J Obstet Gynecol.* 2016; 215: 342. e1–9.

[99] Lipitz S, Hoffmann C, Feldman B, Tepperberg-Dikawa M, Schiff E, Weisz B. Value of prenatal ultrasound and magnetic resonance imaging in assessment of congenital primary cytomegalovirus infection. *Ultrasound Obstet Gynecol.* 2010; 36: 709–17.

[100] Gouarin S, Gault E, Vabret A, Cointe D, Rozenberg F, Grangeot-Keros L, et al. Real-time PCR quantification of human cytomegalovirus DNA in amniotic fluid samples from mothers with primary infection. *J Clin Microbiol.* 2002; 40: 1767–72.

[101] Fabbri E, Revello MG, Furione M, Zavattoni M, Lilleri D, Tassis B, et al. Prognostic markers of symptomatic congenital human cytomegalovirus infection in fetal blood. *BJOG.* 2011; 118: 448–56.

[102] Nigro G, Adler SP, La Torre R, Best AM, Congenital Cytomegalovirus Collaborating Group. Passive immunization during pregnancy for congenital cytomegalovirus infection. *N Engl J Med.* 2005; 353: 1350–62.

[103] Revello MG, Lazzarotto T, Guerra B, Spinillo A, Ferrazzi E, Kustermann A, et al. A randomized trial of hyperimmune globulin to prevent congenital cytomegalovirus. *N Engl J Med.* 2014; 370: 1316–26.

[104] Lowance D, Neumayer HH, Legendre CM, Squifflet JP, Kovarik J, Brennan PJ, et al. Valacyclovir for the prevention of cytomegalovirus disease after renal transplantation. International Valacyclovir Cytomegalovirus Prophylaxis Transplantation Study Group. *N Engl J Med.* 1999; 340: 1462–70.

[105] Jacquemard F, Yamamoto M, Costa J-M, Romand S, Jaqz-Aigrain E, Dejean A, et al. Maternal administration of valaciclovir in symptomatic intrauterine cytomegalovirus infection. *BJOG.* 2007; 114: 1113–21.

[106] Leruez-Ville M, Ghout I, Bussières L, Stirnemann J, Magny J-F, Couderc S, et al. In utero treatment of congenital cytomegalovirus infection with valacyclovir in a multicenter, open-label, phase II study. *Am J Obstet Gynecol.* 2016; 215: 462. e1–462. e10.

[107] Pappas G, Roussos N, Falagas ME. Toxoplasmosis snapshots: global status of *Toxoplasma gondii* seroprevalence and implications for pregnancy and

congenital toxoplasmosis. *Int J Parasitol.* 2009; 39: 1385–94.

[108] Rudin C, Hirsch HH, Spaelti R, Schaedelin S, Klimkait T. Decline of Seroprevalence and incidence of congenital toxoplasmosis despite changing prevention policy – three decades of cord-blood screening in North-Western Switzerland. *Pediatr Infect Dis J.* 2018; 37: 1087–92.

[109] Robert-Gangneux F, Dardé M-L. Epidemiology of and diagnostic strategies for toxoplasmosis. *Clin Microbiol Rev.* 2012; 25: 264–96.

[110] Villard O, Breit L, Cimon B, Franck J, Fricker-Hidalgo H, Godineau N, et al. Comparison of four commercially available avidity tests for *Toxoplasma gondii*-specific IgG antibodies. *Clin Vaccine Immunol.* 2013; 20: 197–204.

[111] Desmonts G, Couvreur J. Congenital toxoplasmosis. A prospective study of 378 pregnancies. *N Engl J Med.* 1974; 290: 1110–16.

[112] Daffos F, Forestier F, Capella-Pavlovsky M, Thulliez P, Aufrant C, Valenti D, et al. Prenatal management of 746 pregnancies at risk for congenital toxoplasmosis. *N Engl J Med.* 1988; 318: 271–5.

[113] Elbez-Rubinstein A, Ajzenberg D, Dardé M-L, Cohen R, Dumètre A, Yera H, et al. Congenital toxoplasmosis and reinfection during pregnancy: case report, strain characterization, experimental model of reinfection, and review. *J Infect Dis.* 2009; 199: 280–5.

[114] SYROCOT (Systematic Review on Congenital Toxoplasmosis) study group, Thiébaut R, Leproust S, Chêne G, Gilbert R. Effectiveness of prenatal treatment for congenital toxoplasmosis: a meta-analysis of individual patients' data. *Lancet.* 2007; 369: 115–22.

[115] de Oliveira Azevedo CT, do Brasil PEAA, Guida L, Lopes Moreira ME. Performance of Polymerase Chain Reaction Analysis of the Amniotic Fluid of Pregnant Women for Diagnosis of Congenital Toxoplasmosis: A Systematic Review and Meta-Analysis. *PLoS ONE.* 2016; 11: e0149938.

[116] Filisetti D, Sterkers Y, Brenier-Pinchart M-P, Cassaing S, Dalle F, Delhaes L, et al. Multicentric comparative assessment of the bio-evolution *Toxoplasma gondii* detection kit with eight laboratory-developed PCR assays for molecular diagnosis of congenital toxoplasmosis. *J Clin Microbiol.* 2015; 53: 29–34.

[117] Costa JM, Ernault P, Gautier E, Bretagne S. Prenatal diagnosis of congenital toxoplasmosis by duplex real-time PCR using fluorescence resonance energy transfer

hybridization probes. *Prenat Diagn.* 2001; 21: 85–8.

[118] Yamamoto L, Targa LS, Sumita LM, Shimokawa PT, Rodrigues JC, Kanunfre KA, et al. Association of parasite load levels in amniotic fluid with clinical outcome in congenital toxoplasmosis. *Obstet Gynecol.* 2017; 130: 335–45.

[119] Pratlong F, Boulot P, Issert E, Msika M, Dupont F, Bachelard B, et al. Fetal diagnosis of toxoplasmosis in 190 women infected during pregnancy. *Prenat Diagn.* 1994; 14: 191–8.

[120] Berrebi A, Bardou M, Bessieres M-H, Nowakowska D, Castagno R, Rolland M, et al. Outcome for children infected with congenital toxoplasmosis in the first trimester and with normal ultrasound findings: a study of 36 cases. *Eur J Obstet Gynecol Reprod Biol.* 2007; 135: 53–7.

[121] Hohlfeld P, Daffos F, Thulliez P, Aufrant C, Couvreur J, MacAleese J, et al. Fetal toxoplasmosis: outcome of pregnancy and infant follow-up after in utero treatment. *J Pediatr.* 1989; 115: 765–9.

[122] Mombrò M, Perathoner C, Leone A, Nicocia M, Moiraghi Ruggenini A, Zotti C, et al. Congenital toxoplasmosis: 10-year follow up. *Eur J Pediatr.* 1995; 154: 635–9.

[123] Wilson CB, Remington JS, Stagno S, Reynolds DW. Development of adverse sequelae in children born with subclinical congenital Toxoplasma infection. *Pediatrics.* 1980; 66: 767–74.

[124] McAuley J, Boyer KM, Patel D, Mets M, Swisher C, Roizen N, et al. Early and longitudinal evaluations of treated infants and children and untreated historical patients with congenital toxoplasmosis: the Chicago Collaborative Treatment Trial. *Clin Infect Dis.* 1994; 18: 38–72.

[125] Roizen N, Swisher CN, Stein MA, Hopkins J, Boyer KM, Holfels E, et al. Neurologic and developmental outcome in treated congenital toxoplasmosis. *Pediatrics.* 1995; 95: 11–20.

[126] Patel DV, Holfels EM, Vogel NP, Boyer KM, Mets MB, Swisher CN, et al. Resolution of intracranial calcifications in infants with treated congenital toxoplasmosis. *Radiology.* 1996; 199: 433–40.

[127] Peyron F, Wallon M, Bernardoux C. Long-term follow-up of patients with congenital ocular toxoplasmosis. *N Engl J Med.* 1996; 334: 993–4.

[128] Guerina NG, Hsu HW, Meissner HC, Maguire JH, Lynfield R, Stechenberg B, et al. Neonatal serologic screening and early treatment for congenital *Toxoplasma gondii* infection. The New England Regional Toxoplasma Working Group. *N Engl J Med.* 1994;

330: 1858–63.

[129] Koppe JG, Loewer-Sieger DH, de Roever-Bonnet H. Results of 20-year follow-up of congenital toxoplasmosis. *Lancet*. 1986; 1: 254–6.

[130] Montazeri M, Sharif M, Sarvi S, Mehrzadi S, Ahmadpour E, Daryani A. A systematic review of in vitro and in vivo activities of anti-toxoplasma drugs and compounds (2006-2016). *Front Microbiol*. 2017; 8: 25.

[131] van der Ven AJ, Schoondermark-van de Ven EM, Camps W, Melchers WJ, Koopmans PP, van der Meer JW, et al. Anti-toxoplasma effect of pyrimethamine, trimethoprim and sulphonamides alone and in combination: implications for therapy. *J Antimicrob Chemother*. 1996; 38: 75–80.

[132] Hotop A, Hlobil H, Gross U. Efficacy of rapid treatment initiation following primary *Toxoplasma gondii* infection during pregnancy. *Clin Infect Dis*. 2012; 54: 1545–52.

[133] Prusa A-R, Kasper DC, Sawers L, Walter E, Hayde M, Stillwaggon E. Congenital toxoplasmosis in Austria: Prenatal screening for prevention is cost-saving. *PLoS Negl Trop Dis*. 2017; 11: e0005648.

[134] Mandelbrot L, Kieffer F, Sitta R, Laurichesse-Delmas H, Winer N, Mesnard L, et al. Prenatal therapy with pyrimethamine + sulfadiazine vs spiramycin to reduce placental transmission of toxoplasmosis: a multicenter, randomized trial. *Am J Obstet Gynecol*. 2018; 219: 386. e1–386.

[135] Rothova A, Meenken C, Buitenhuis HJ, Brinkman CJ, Baarsma GS, Boen-Tan TN, et al. Therapy for ocular toxoplasmosis. *Am J Ophthalmol*. 1993; 115: 517–23.

[136] McCabe R, Remington JS. Toxoplasmosis: the time has come. *N Engl J Med*. 1988; 318: 313–15.

[137] Foulon W, Naessens A, Lauwers S, De Meuter F, Amy JJ. Impact of primary prevention on the incidence of toxoplasmosis during pregnancy. *Obstet Gynecol*. 1988; 72: 363–6.

[138] Bouthry E, Picone O, Hamdi G, Grangeot-Keros L, Ayoubi J-M, Vauloup-Fellous C. Rubella and pregnancy: diagnosis, management and outcomes. *Prenat Diagn*. 2014; 34: 1246–53.

[139] Dimech W, Grangeot-Keros L, Vauloup-Fellous C. Standardization of assays that detect anti-rubella virus IgG antibodies. *Clin Microbiol Rev*. 2016; 29: 163–74.

[140] Miller E, Cradock-Watson JE, Pollock TM. Consequences of confirmed maternal rubella at successive stages of pregnancy. *Lancet*. 1982; 2: 781–4.

[141] Daffos F, Forestier F, Grangeot-Keros L, Capella Pavlovsky M, Lebon P, Chartier M, et al. Prenatal diagnosis of congenital rubella. *Lancet*. 1984; 2: 1–3.

[142] Enders G, Nickerl-Pacher U, Miller E, Cradock-Watson JE. Outcome of confirmed periconceptional maternal rubella. *Lancet*. 1988; 1: 1445–7.

[143] Givens KT, Lee DA, Jones T, Ilstrup DM. Congenital rubella syndrome: ophthalmic manifestations and associated systemic disorders. *Br J Ophthalmol*. 1993; 77: 358–63.

[144] Forrest JM, Turnbull FM, Sholler GF, Hawker RE, Martin FJ, Doran TT, et al. Gregg's congenital rubella patients 60 years later. *Med J Aust*. 2002; 177: 664–7.

[145] O'Neill JF. The ocular manifestations of congenital infection: a study of the early effect and long-term outcome of maternally transmitted rubella and toxoplasmosis. *Trans Am Ophthalmol Soc*. 1998; 96: 813–79.

[146] Macé M, Cointe D, Six C, Levy-Bruhl D, Parent du Chatelet I, Ingrand D, et al. Diagnostic value of reverse transcription PCR of amniotic fluid for prenatal diagnosis of congenital rubella infection in pregnant women with confirmed primary rubella infection. *J Clin Microbiol*; 2004; 42: 4818–20.

发育异常与优生

第23章 胎儿生长受限：胎盘基础及对临床实践的意义

John Kingdom ◆Melissa Walker ◆ Sascha Drewlo ◆ Sarah Keating

引言

如第 24 章所示，产科超声技术的进步，结合新型 MRI 方法，孕妇血液中的游离胎儿 DNA 检测，胎儿的综合分子检测，这些大大提高了产前胎儿生长受限（FGR）的诊断能力。加强对于以上技术的理解和利用，意味着在出生前识别胎儿生长受限基础，并进行相应管理的机会增加。对 FGR 胎盘基础的假设主导着日常的临床实践，但矛盾的是，目前对于造成"胎盘功能不全"的临床经验，并没有改善孕妇保健和围生期结局。例如，有 650 名妇女参加了具有里程碑意义的 DIGITAT（足月胎儿生长受限的干预试验）试验，其中 33% 没有产后 FGR 的证据（定义为出生体重小于第 10 百分位数）[1]。由于产科医生在分娩前对可疑 FGR 进行管理，他们担心产前死产的风险，频繁进行胎儿健康监测（生物物理评分、多普勒超声检查和无应激试验），甚至在没有任何客观的胎盘诊断的情况下入院。幸运的是，对 FGR 胎盘基础理解的最新进展已经大大提高了疾病筛查[2,3] 和 FGR 胎盘基础产前诊断的准确性[4]。本章旨在为产科医生，助产士和母胎医学专家提供胎盘发育和胎盘病理学的重要内容，这些内容直接有助于疑似 FGR 妊娠妇女的护理。

最终性胎盘形成的关键阶段

胎盘的基本结构是广为熟知的，其特征是母体血液进入绒毛间隙灌注漂浮的绒毛树（图 23-1）。外周末梢绒毛的生长和特化会形成一个器官即胎盘，孕足月时其毛细血管交换的实质表面积为 12.4m²[5]。胎盘和胎儿在妊娠早期末即子宫胎盘循环开始时的重量相似，但作为驱动胎盘

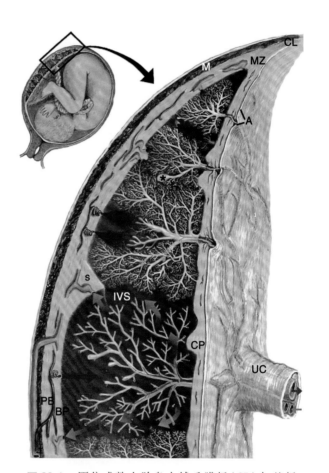

图 23-1 原位成熟人胎盘由绒毛膜板（CP）与基板（BP）之间的组织构成。胎儿血管化的绒毛树从绒毛板伸到绒毛间隙（IVS）。这个间隙由螺旋动脉（s）灌注，螺旋动脉将含氧的母体血液（红色）喷射到绒毛树的中心。母体血液在外周发育良好的气体交换绒毛间渗透，失去氧气而流入子宫静脉。含氧胎儿血进入脐带（UC）静脉（红色箭头）。M，子宫肌层；CL，平滑绒毛膜；A，羊膜；MZ，胎盘和胎膜之间的边缘区域，母体血液在这进入子宫的外周静脉；PB，胎盘血管；*，细胞岛，与绒毛树相连。图片来源[1]

效率的渐进性变化的例证，孕足月时，它仅为新生儿体重的七分之一。通过将母血引导致胎儿源性绒毛上皮表面——合体滋养层来优化母胎血液之

间的扩散交换。侵袭性绒毛外细胞滋养细胞,即
间质 EVT,在早期妊娠末发挥了这一作用,正如穿
刺活检所显示的那样[6]。然而,胎盘发育的早期
阶段对于实现正常的胎盘功能至关重要,这一点
常常被临床医生误解。因为人类胚胎对氧化应激
高度敏感并且缺乏氧化防御机制,含氧的母体血
液与发育中的人类胚胎隔绝[7]。在胚胎发育的
这个阶段,通过蜕膜化子宫内膜的分泌物维持胚
胎发育,这一现象在其他物种中更明显,比如马。
这种现象被称为组织营养(图 23-2)[8]。为了使
母体血液远离胚胎,血管内 EVT 的一个亚群的第
一要务就是当胚胎植入蜕膜时,阻断母体毛细血
管进入子宫内膜层[9]。这种阻塞过程使母体血
液以及氧气远离发育中的胎盘[10]。如图 23-3 所
示,这种毛细血管闭塞意味着原始的胎盘绒毛在
缺氧的环境中发育,从而刺激分支血管生成,以驱
动最终胎盘绒毛(叶状绒毛膜)的生长。子宫腔
的非闭塞表面接受母体含氧动脉血,这抑制了血
管分支,并在最终的膜上形成一薄薄的绒毛膜层
(平滑绒毛膜)[11,12]。这一过程协调了从一个包
裹在滋养细胞壳中的发育中的胚胎向一个与胎儿
衍生膜环绕的最终盘状胎盘相连的完全成形的胎
儿的转变[13]。

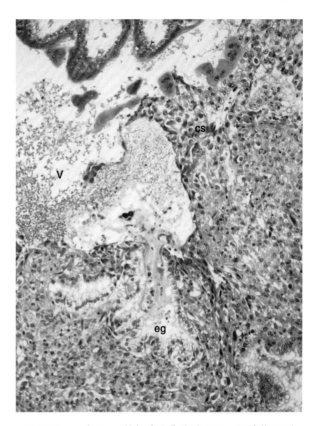

图 23-2 一个 4mm 的标本(受孕后 28d),胚胎位于子
宫上皮的表面,打开绒毛膜囊以去除胚胎。植入部位
左侧的子宫内膜腺体有一些出血。母胎界面显微照片
显示,子宫内膜腺体(eg)的开口通过了细胞滋养层壳
(cs)。可以看到富含碳水化合物的腺体分泌物,染色
呈蓝色,分散在绒毛间隙。构成壳的细胞滋养层细胞
柱用箭头标出。图片来源[8]

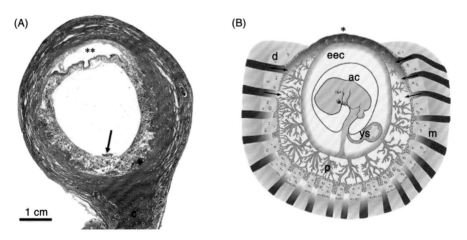

图 23-3 (A)低倍显微镜下 8 周孕龄胎盘原位标本的照片,显示在上极(＊＊)处的
绒毛消退(囊腔是固定过程中的收缩伪影)。胚胎和羊膜已经被去除,只剩下脐带附
着在绒毛膜板上(箭头)。注意箭头下绒毛发育的深度,它将成为最终的胎盘。c,子
宫颈。(B)8~9 周时胎盘和妊娠囊的相应图示,显示子宫肌层(m)、蜕膜(d)、最终的
胎盘(p)、胚外体腔(eec)、羊膜腔(ac)和卵黄囊(ys)。母体血流(箭头)开始于发育
中的胎盘(叶状绒毛膜)周围,那里滋养细胞的侵袭和螺旋动脉的阻塞最少,这种血
流的开始会引起局部高水平的氧化应激并抑制发育中的绒毛内由缺氧驱动的血管生
成作用;最终结果是绒毛在囊表层(＊)上的消退(对应于 A 中的 ＊＊)和平滑绒毛膜
的形成。图片来源[11]

临床意义

在 11~13 周进行颈项透明层超声检查时，胎

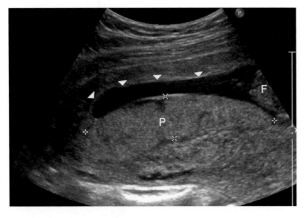

图 23-4　妊娠 12 周颈项透明层检查时胎盘和胎膜的二维超声图像。子宫后壁上最终的胎盘（由 ++ 和 XX 勾勒）与前壁的平滑绒毛膜（箭头）不同。黑色，羊水；F，胎儿；P，胎盘。由于胎盘和胎膜的解剖是在这一阶段建立的，形态学评估可以发现由"绒毛膜退化"综合征伴母体血清妊娠相关血浆蛋白 A（PAPP-A）低水平引起的胎盘功能不全

盘和胎膜之间的区别已经变得明显（图 23-4）。由于在严重胎儿生长受限分娩中常见小/异常形态胎盘[14]，对这些早期发育阶段的认识是理解胎盘形态学成像具有作为中孕早期重度胎盘功能不全筛查工具的潜力的关键[4,15,16]。

EVT 与子宫胎盘循环

早期妊娠末的特征是血管内 EVT 栓塞溶解和间质 EVT 通过蜕膜迁移改变螺旋动脉的近端肌层部分[6]。同时，未孕的子宫内膜转化为蜕膜，这是由母体先天免疫系统的细胞构成的促血管生成结构[17]。在正常妊娠中，EVT 仅侵入远端螺旋小动脉 3~4mm[18]。EVT 侵入前，包括螺旋动脉在内的整个子宫动脉循环广泛扩张[19]，可能是内皮型氧化亚氮合酶活性上调[20,21]或血氧合酶[21]介导的全身性血管舒张的一部分。远端螺旋动脉的解剖学侵蚀有一个重要的物理作用，即形成一个漏斗，产生 Venturi 效应，借此可以在低压下大量的母体血液流向

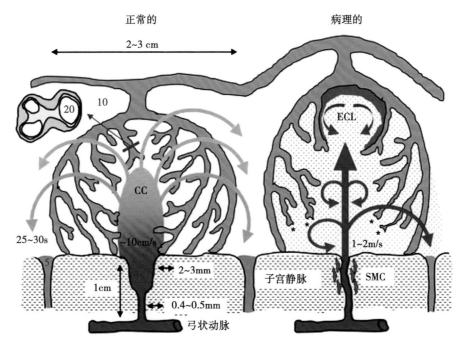

图 23-5　螺旋动脉转化对母体血液流入绒毛间隙的流入量和通过建模预测的小叶结构的影响的图示（未按比例）。正常妊娠远端节段的漏斗状扩张会降低进入血液的速度，形成以 10cm/s 的速度进入中央腔（CC）的喷雾（Venturi 效应），其绒毛明显不成熟（图 23-1）。来自 CC 的母体血液在周围专用的气体交换绒毛中均匀分散，持续时间超过 25~30s，从而有足够的时间进行氧气交换。母体血液的压力用蓝色的 mmHg 来表示，并在螺旋动脉的未扩张段下降。图片来源[15]。在没有螺旋动脉转化或仅有极少的螺旋动脉转化发生的病理情况下，母体血液以 1~2m/s 的速度进入绒毛间隙。预计由此产生的高动量会导致锚定绒毛断裂（以 * 表示），压迫并损伤周围绒毛，形成内衬血栓（棕色）的高回声囊性病变（ECL）[65]。这些异常的物理力将损害经胎盘的气体交换，而伴有蜕膜血管病变的平滑肌细胞（SMC）的滞留将增加缺血再灌注损伤的可能性，进一步损害外周绒毛的完整性。图片来源[19]

绒毛间隙,从而保护末梢绒毛内的远端胎儿胎盘血管免受母体血压的外部压迫(图 23-5)[19]。蜕膜的病理变化,被称为蜕膜血管病,预计会以多种方式(高压、高速和不稳定的血流引起缺血再灌注)改变绒毛间血流,破坏发育中的绒毛的

完整性(见下文)。

胎盘绒毛的发育

在早期妊娠末,所有绒毛都被血管化并因此

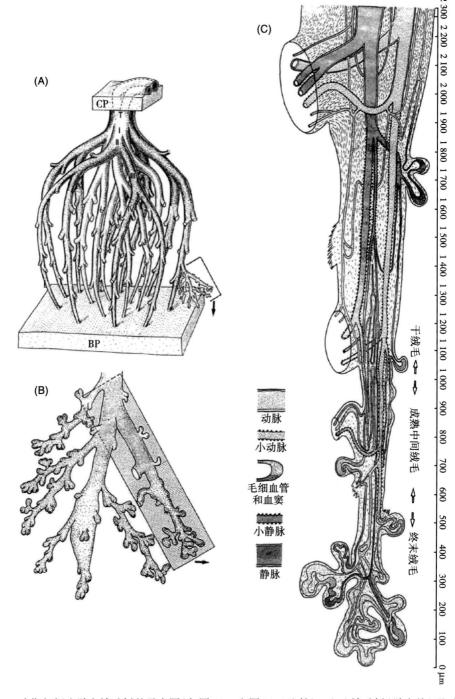

动脉

小动脉

毛细血管
和血窦

小静脉

静脉

干绒毛 ⟺ 成熟中间绒毛 ⟺ 终末绒毛

图 23-6 晚期妊娠人胎盘绒毛树的示意图(与图 23-1 和图 23-6 比较)。(A)绒毛树(胎盘块)通过锚定绒毛连接在绒毛膜板(CP)和基板(BP)之间。然而大多数绒毛是从锚定绒毛(插图)分支出来的,漂浮在绒毛间隙。(B)发育中绒毛的外观从肌化的干绒毛(含小动脉)发育成成熟中间绒毛(MIV)(以长而不分枝的毛细血管为特征),终末绒毛从其上萌发。(C)绒毛内的血管排列。注意,气体交换终末绒毛是由毛细血管襻形成的,这些毛细血管襻从 MIV 的侧向脱出,形成窦状扩张,上覆合体滋养层细胞最少。这些变薄的区域具有最大的氧气传导性,被称为"血管合胞膜"

被归类为三级绒毛。这些原始绒毛的生长区是不成熟的中间绒毛(ⅡV),它通过分支血管生成,产生 10~20 代新绒毛扩展绒毛树。ⅡV 最终转变成它的成熟形式,主要表现为非分支血管生成,并在此过程中产生侧芽即气体交换末端绒毛(图 23-6)[22]。

绒毛滋养层

胎盘绒毛被胎源性上皮质即绒毛滋养层所覆盖,这是在哺乳动物胎盘中与 EVT 不同的单独转录控制的谱系[23]。对人类来说,该层通过位于外部多核的合体滋养层下方的绒毛细胞滋养层的增殖活动而不断扩展,覆盖发育中的绒毛(图 23-7)[24]。绒毛细胞滋养层在胶质细胞缺失因子-1(glial cell missing-1,GCM1)的引导下不对称分裂,通过合胞素(syncytin)[26]的表达产生具有有丝分裂后融合功能的子细胞[25]。GCM1 在上游

被钙敏感的转录抑制因子 DREAM 抑制[27]。这一点很重要,因为 GCM1 阴性的细胞滋养层细胞是连续细胞分裂所需的谱系限制性祖细胞,需要它产生合体滋养层来覆盖扩张和成熟的胎盘绒毛[28]。滋养层干细胞[在成纤维细胞生长因子 4(FGF4)和肝素的作用下对称增殖]可以从小鼠胎盘中分离出来[29]。尽管绒毛细胞滋养层细胞的亚群确实对 FGF4/肝素有反应,但到目前为止,还没有从人类胎盘中分离出这些细胞[30]。滋养层形成过程中最早的细胞分化阶段,即形成胎盘,是由植入前胚胎干细胞内微小 RNA 复杂的阵列控制的[31]。随着妊娠的进展,绒毛细胞滋养层细胞的增殖数量缓慢增加,尽管这些细胞由于胎盘绒毛树的生长而分散[24]。这些考虑是重要的,因为绒毛细胞滋养层耗竭是严重 FGR 的主要特征[32,33]。外部合体滋养层细胞是有丝分裂后的特殊细胞,其外部刷状边界表达了几个能量依赖

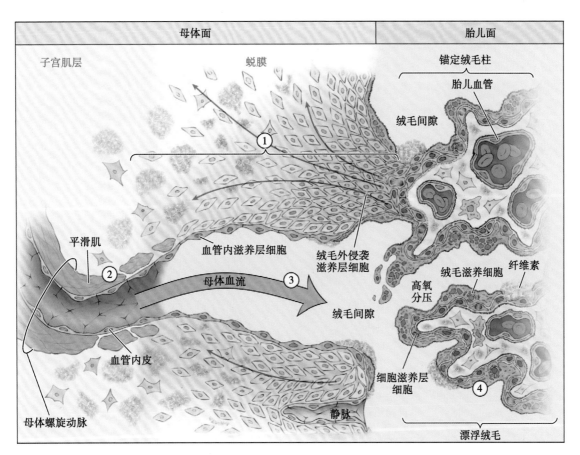

图 23-7　正常胎盘发育。绒毛外细胞滋养层在锚定柱中增殖,成功侵入蜕膜①并转化远端螺旋动脉②。这些变化介导了低压下高流量血流进入绒毛间隙③。胎盘绒毛被覆绒毛滋养层④,包括细胞滋养层增殖产生与母体血液直接接触的外合体滋养层。图片来源[28]

的活性载体系统。直到最近,它被认为是一种被动结构,它基于通过合胞融合进入的 mRNA 转化蛋白质[33]。现在的数据显示,合体滋养层能够从头合成 mRNA[34,35],因为该层能产生抗血管生成蛋白可溶性 FMS 样酪氨酸激酶-1(soluble FMS-like tyrosine kinase 1,sFlt1),这与严重子痫前期的发病机制高度相关(见下文)。随着人类胎盘的成熟,由于绒毛细胞滋养层的持续增殖和合胞融合,合体滋养层体积增加。近足月胎盘的合体滋养细胞核趋向于聚集成合胞结,在某种程度上促进这一层局部变薄,缺乏细胞核的血管合胞膜,可以最大限度地扩散交换。这些衰老区域可以表现出一些凋亡的特征,一小部分可能会释放至母体血液中[36,37]。

母体免疫系统

母胎界面,或称蜕膜,富含母体免疫系统的细胞系,特别是大颗粒淋巴细胞和子宫自然杀伤细胞(NK)。这些细胞与 EVT 之间的协同作用可能促进宿主对妊娠的促血管生成反应[17,38]。凭借 EVT 表达 IDO 酶使它们失去色氨酸,利用这种纯化系统,其他白细胞谱系被特别排除在胎盘之外[39]。母体免疫系统对绒毛间隙和绒毛的病理性侵犯是 FGR 妊娠亚类的一个特征(见下文)。

FGR 胎盘的大体病理改变

表 23-1[40]总结了加拿大多伦多西奈山医院(Mount Sinai Hospital,Toronto,Canada)十年间分娩的 153 例妊娠 22～32 周严重 FGR 胎盘的特异的大体和组织学病变的范围和频率。有代表性的大体标本如图 23-8 所示。严重早发性 FGR 的定义是出生体重小于同胎龄和性别体重的第 10 百分位数,分娩前脐动脉多普勒显示舒张末期血流消失或反向。45%合并重度子痫前期,围生期死亡率达 46%。总的来说,足月小样儿胎盘比正常胎盘大六倍,常常伴有我们称之为"绒毛膜退化综合征"的特征,这意味着膜的过度形成(平滑绒毛膜)会损害最终的胎盘(叶状绒毛膜)[15]。图 23-9 说明了这种现象。使用阴道超

声检查可在孕早期观察到绒毛膜过度消退[11],这可能解释了妊娠早期反复出血与包括严重 FGR 在内的不良结局之间的临床联系[41]。随着妊娠与这种类型的发育病理的进展,胎盘可能因母体血液变得过度膨胀,这可能是由于有缺陷的锚定绒毛的丢失或破裂所致[42]。由于严重生长受限的胎儿通常羊水较少,因此在这种情况下,宫腔仅被小胎儿和膨胀的胎盘占据。然而,分娩后,随着母体血液通过破裂的基底板血管逸出而胎盘塌陷。这些特征总结于图 23-10。

表 23-1　加拿大多伦多西奈山医院 153 例 22～32 孕周分娩的连续严重早发 FGR 妊娠的胎盘病理类型[40]

胎盘病理	% $n=153$
胎盘床病理	
慢性蜕膜炎	17.0
蜕膜血管病	35.9
胎盘后出血	5.2
大体病理	
胎盘重量<第 10 百分位数	61.4
偏心脐带插入	40.5
双血管脐带[a]	5.3
实质病理	
绒毛间血栓形成	7.2
梗死	62.7
慢性绒毛炎	3.9
急性或慢性绒毛间隙炎	5.2
大量绒毛周围纤维蛋白沉积	6.5
组织病理学	
远端绒毛发育不全	13.7
绒毛提前成熟	56.2
胎儿血管病理学	17.6
脐带异常	28.8

[a] 有 151 例记录了脐带血管数量。

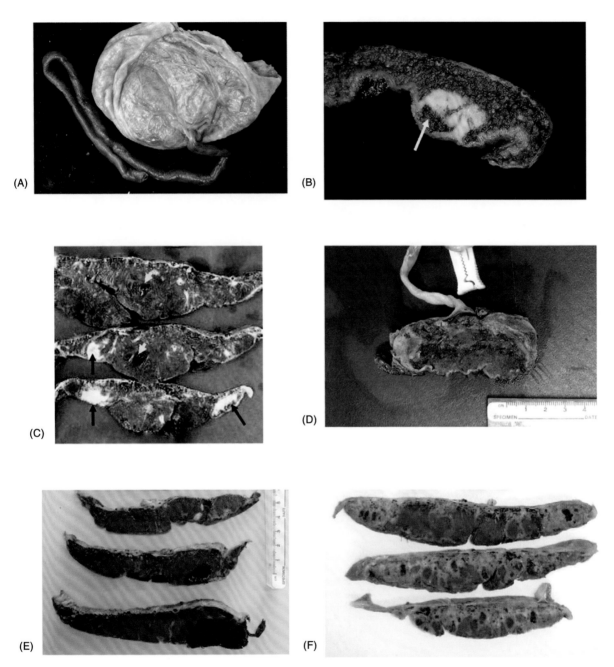

图 23-8　FGR 人胎盘的大体病理改变。(A)绒毛膜退化并胎盘较小,脐带边缘插入。(B)基于母体表面出血区域的梗死(箭头)。(C)绒毛间血栓(短箭头)和梗死(长箭头)。(D)绒毛膜下广泛性出血或 Breus 胎块,表现出典型的结节状外观。(E)胎盘后大出血伴局灶性邻近梗死(见最下面的切片),与慢性早剥的病理相关。(F)绒毛周围大量纤维蛋白沉积。注意广泛的浅花边样外观——相当大比例的实质受到累及

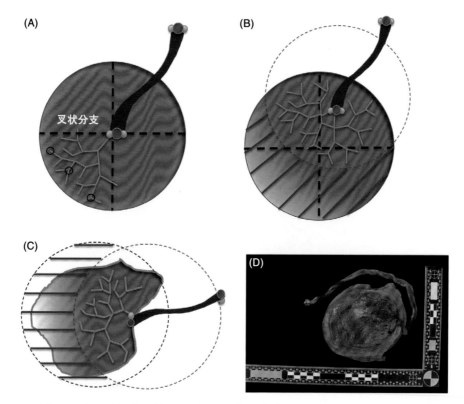

图 23-9　正常的绒毛膜板,脐带偏心插入和严重的母体血管灌注不良病理的示意图。(A)因为绒毛膜表面从脐动脉分支出来(如 1 象限所示)以叉状分枝的方式在绒毛膜板上分支,在这些分支点下形成单个绒毛树,所以最佳胎盘是圆形的,中央有 3 血管的脐带插入。(B)另一种正常胎盘,偏心的 3 血管脐带插入。注意,偏心脐带插入的一个结果是,叉状分支过程无法到达对侧象限,使胎盘转运效率降低,出生体重减少高达 10%。(C)在严重的母体血管灌注不良病理中,胎盘不对称缩小(黑色虚线圆圈表示预期的胎盘大小)。注意边缘双血管脐带和绒毛膜板血管区是以脐带插入点为中心的树形(红色虚线圆圈)。结果,很少的胎盘组织在功能上血管化,并且可能梗死。(D)一个与(C)类似的代表性病例来自 23 周重度子痫前期、HELLP 综合征(溶血、肝酶升高、血小板减少),因严重胎儿生长受限导致死胎。改编自[4]

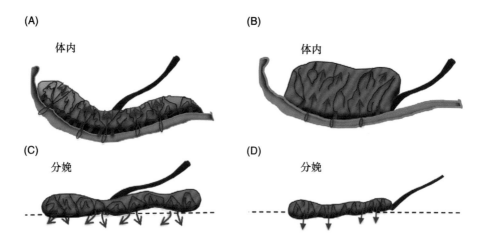

图 23-10　重度绒毛膜退化综合征胎盘过度膨胀。(A)正常胎盘的体内扩张受到锚定绒毛的限制(5 个显示为红色),因此通过超声观察到绒毛膜和基底板彼此平行。(B)绒毛膜退化(7)的一部分胎盘在体内表现为绒毛膜板向宫腔实质性隆起,并且在其中观察到母体血液的涡旋运动。(C)分娩后,因母体血液从正常胎盘的基底部排出,胎盘会出现轻度塌陷。(D)在胎盘过度膨胀的情况下,胎盘在分娩后塌陷,因为相关的胎盘病变即远端绒毛发育不全,意味着功能组织比正常情况少得多,因此伴随着严重的胎儿生长受限。超声很容易将这种情况与其他原因引起的厚胎盘(如 Breus 胎块)进行区分。改编自[4]

FGR 胎盘的组织病理学

FGR 胎盘内常见的病理特征如图 23-11 所示。大多数妊娠合并严重 FGR 和子痫前期会表现出胎盘小与胎盘绒毛异常发育的特征,并伴有梗死、出血和螺旋动脉病变,称为"蜕膜血管病"。这些供血血管容易发生闭塞性血栓,导致绒毛梗死,以及母胎界面出血,发生早剥[4,43]。这一系列发现现在被称为胎盘母体血管灌注不良(maternal vascular malperfusion, MVM)。MVM 病理学是一个疾病谱[44],可影响到 8% 的初产妇[16]。大多数早发性 FGR/子痫前期胎盘表现出严重的 MVM 病理[45],但在妊娠后期,高达 50% 的 MVM 病理是无症状的[16]。

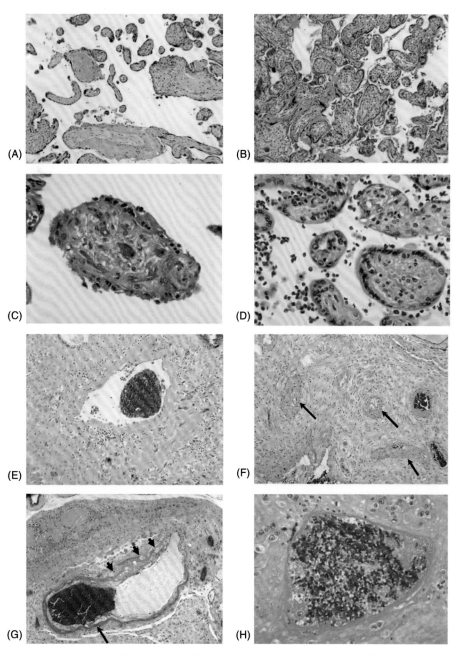

图 23-11　FGR 和正常对照胎盘的组织病理学特征。(A)中期妊娠胎盘显示远端绒毛发育不全。注意母体间隙的扩大,存在非常小的绒毛和一些非常狭窄的细长绒毛(100×)。(B)正常中期妊娠胎盘实质与(A)比较(100×)。(C)中期妊娠 FGR 胎盘的绒毛伴远端绒毛发育不全,显示表面滋养细胞的凋亡样坏死(400×)。(D)正常中期妊娠胎盘实质与(C)比较(400×)。(E)蜕膜螺旋小动脉,已完全转化。注意血管壁缺乏平滑肌(100×)。(F)蜕膜螺旋小动脉重铸不足,由于小动脉的走行穿过切面,所以可以看到多个形态的横断面(箭头)。注意血管壁上持续存在的平滑肌(100×)。(G)蜕膜小动脉壁纤维素样坏死(长箭头)和明显的泡沫巨噬细胞(动脉粥样硬化)(短箭头)(100×)。(H)蜕膜小动脉血栓形成(常在梗死区下观察到)(250×)

胎盘绒毛的发育病理学

与继发于异常的子宫胎盘灌注的胎盘绒毛改变不同,严重 FGR 胎盘绒毛发育不良。三维结构的体视学研究显示,当严重的 FGR 伴有早产和脐动脉多普勒异常时,参与气体交换绒毛减少

40%[5]。对严重 FGR 妊娠的绒毛血管铸型以及绒毛本身的扫描电子显微镜图像显示,通常情况下促进胎盘绒毛树生长的血管生成停滞[46]。这种病理类型称为远端绒毛发育不全,通常与细胞滋养层严重耗竭和波浪状合胞体成结有关[47]。严重 FGR 绒毛病理的典型病例如图 23-12 所示。

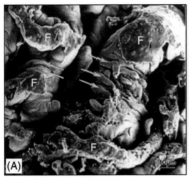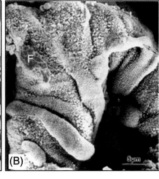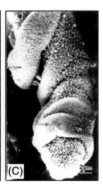

图 23-12 胎盘绒毛表面扫描电镜图像,来自严重生长受限胎儿,<32 周分娩伴脐动脉多普勒波形异常。胎盘绒毛(A,B,C)的表面显示多个褶皱(箭头所示)成脊状和结状,对应于图 23-9 所示的凋亡合胞结。(A)和(B)显示了小块双面凹母体红细胞陷入小块纤维蛋白(F)中,表明这些高度异常绒毛表面有病理性绒毛间血栓形成。原发性绒毛滋养层增生和分化缺陷最有可能导致严重 FGR,此时过多的胎盘内血栓形成引致绒毛梗死。图片来源[46]

这些异常胎盘绒毛母体灌注受损的最终结果如下:①螺旋动脉血栓形成可能导致覆盖着的胎盘绒毛树的楔形梗死;②螺旋动脉病变导致胎盘血流不均匀,引起绒毛特别是与母体血液接触的易损的外合体滋养层缺血再灌注损伤[48]。由于细胞滋养层中的细胞周期停滞[49],这种外合体滋养层不能得到充分补充,导致细胞凋亡[50]或局灶性坏死[47]。因此两个临床上重要的胎盘功能被改变。首先,能量依赖性母胎转运的整体减少,导致胎儿生长受限;其次,胎盘与母亲的生理性通讯,即通过关键的血管生成蛋白信号调节其血管功能,会受到损害,导致子痫前期。

受到重复性缺血再灌注损伤的应激外合体滋养层利用类泛素化修饰(sumoylation)途径在转录后修饰关键蛋白的产生[51]。例子包括:胎盘绒毛内的细胞骨架受损,导致滋养层碎片从胎盘绒毛脱落[51],关键的促血管成蛋白胎盘生长因子(placental growth factor,PlGF)的产生和释放减少[52]。矛盾的是,这种病理包括剪接变体抗血管生成 VEGF 受体 sFlt1 的产生增加[52-54],集中在合胞结中,并通过生物活性的合胞体片段遍布全身[36]。新产生的独特蛋白质,例如丝氨酸蛋白酶抑制剂 1(serpina-1)[55],也可以作为新的生物标记物。现在多个中心用 sFlt1/PlGF 值测试来更有效地诊断的重度子痫前期[56]和/或由胎盘功能障碍引起 FGR[57]。

血栓性和出血性病理改变

正常胎盘的特征是高容量,稳定的子宫胎盘血流,新鲜的合体滋养层细胞覆盖胎盘绒毛,并具有"自我抗凝"能力[43]。相反,发育异常的胎盘以结构异常的绒毛为特征,其合体滋养层有缺陷或受损区域,容易形成血栓。最常见的血栓性病变,如图 23-8 所示,是绒毛梗死。我们已经证实,在胎盘梗死的情况下,一种或多种胎盘发育异常(胎盘体积小、蜕膜血管病变、胎盘绒毛发育异常)是任何母体血栓性疾病的 7 倍[58]。相比之下,出血性病变,特别是绒毛间血栓(IVT)与严重 FGR 相关,可能会导致更糟糕的预后[43,59]。IVT 有一个特征性的表现,称为高回声囊性病变(ECL)[60]。它们比胎盘梗死的实性区域更容易看得到,但通常是共存的,因此提示有严重的胎盘损伤[4]。当位于基底部时,它们可能会剥离螺旋动脉并引发早剥[43]。在 FGR 的胎儿监测过程中,偶尔会发现慢性剥离,表现为胎盘基底和子宫肌层之间的黑色透声区域[61]。现在,越来越多的临床医师认为,严重胎盘疾病的血栓形成是由于胎盘固有的止血功能失调引起的,而不是由母体血栓性疾病引起的[62]。尽管小剂量阿司匹林(ASA)已令人信服地被证明能降低早发子痫前期

的风险[63],但其作用机制仍不清楚,因为胎盘病理学尚未纳入大规模研究中。

FGR 胎盘基础的筛查

已有大量文献试图提高筛查 FGR 的准确性[3]。这些算法的组成部分包括临床特征、母血生物标志物和超声,尤其是子宫动脉(UtA)多普勒。以实时方式将这些组件组合为筛查程序在逻辑上具有挑战性,因此要求高筛查测试精度和有效的干预措施。提高对 FGR 胎盘基础的认识可以改进监测方法[64]和干预措施,如分娩方式和治疗药物[65]。妊娠相关血浆蛋白 A(PAPP-A)是一种分泌到母体血液中的早期胎盘生物标志物,在 11~13 周时被广泛测量,从而得出 21 三体的风险[66]。在排除非整倍体的情况下,低 PAPP-A 可能与严重 FGR[67]和死胎[68]有关,尤其是与 16 周时甲胎蛋白(AFP)共同升高有关[69]。一部分 PAPP-A 低(<0.3MoM)的妇女表现出绒毛膜退行性变的超声特征(小/厚胎盘伴结构异常和偏心

脐带),这些超声特征可预测严重 FGR[15]。越来越多地,PlGF 检测被添加到 21 三体早期妊娠强化筛查中并且可能成为筛查严重 FGR 有用的辅助手段[70]。在妊娠后期,测定 PlGF 是确定可疑 FGR 胎盘基础的有用策略[57]。三维超声也已被评估为妊娠早期 FGR 的筛查工具,因为在此阶段很容易获得胎盘体积[71,72]。胎盘形态学超声仍然是探索中的一种研究,由于严重胎儿生长受限胎盘的大体形态异常率很高,因此它具有很大的前景[4]。

FGR 的罕见胎盘原因

在极端的 FGR 的情况下,可能会观察到绒毛膜板下方逐渐形成的出血层,称为 Breus 胎块。通常这是中孕早期一种致命的病理类型,但是已经有继续妊娠和围产儿存活的报告[73]。大体病理清晰可辨,因此使用超声可能进行诊断(图 23-13)。患有 Breus 胎块的孕妇通常 UtA 多普勒超声正常,并且复发风险低。

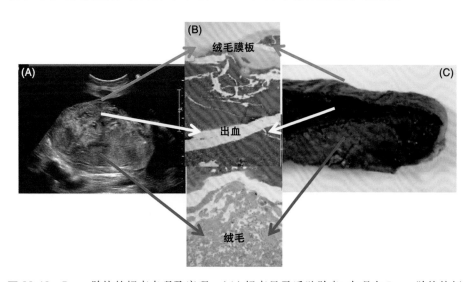

图 23-13　Breus 胎块的超声表现及病理。(A)超声显示后壁胎盘,表现出 Breus 胎块特征。注意上绒毛膜板和下面胎盘绒毛组织之间积聚的层状高回声的血。(B)低倍显微照片显示出血位于绒毛膜板和胎盘绒毛组织之间。(C)胎盘在固定和切片后的大体表现。改编自[4]

胎儿血管阻塞是引起 FGR 的罕见原因(表 23-1),可能表现为产前死胎,在出生时发现长的超螺旋状脐带因缠绕在颈部、身体或下肢而被阻塞。描述性病理术语是胎儿血栓性血管病(FTV),其定义为绒毛膜板或干绒毛血管的广泛血栓形成,导致下游绒毛的无血管区域[4,74]。FTV 是多种病变之一,通过绒毛内的动脉树下行,导致严重 FGR 伴脐动脉多普勒波形异常[75],其

中超螺旋脐带偏心插入容易出现间歇性阻塞。脐带异常,包括边缘插入或过度卷绕[76,77],会导致血管阻塞。不协调的脐动脉——其中一条脐动脉狭窄伴有脐动脉多普勒异常及血栓形成的风险——可能会诱发 FTV,包括脐动脉血栓形成[78]。早期妊娠一条脐动脉血栓形成可能解释了伴绒毛退化的 FGR 中双血管脐带发生率较高的原因(表 23-1)。

胎盘免疫损伤

如表 23-1 所示，FGR 胎盘通常受到母体免疫系统的侵袭，与阴道分娩时观察到的常见白细胞浸润无关。相比之下，FGR 胎盘中的白细胞系属于先天免疫系统。母胎界面的浆细胞浸润是蜕膜血管病的一个特征。在这个地方巨噬细胞浸润参与 EVT 细胞凋亡，从而损害螺旋动脉重铸[79]。

如图 23-14 所示，在 FGR 中可以发现白细胞系侵袭超出蜕膜，包围或侵入胎盘绒毛。慢性组织细胞性间质炎（CHIV）是指大量巨噬细胞聚集在绒毛间隙；这种罕见的疾病有 2/3 的风险患 FGR，在随后的妊娠中复发风险高达 80%[80]。影响绒毛间隙的一种类似的险恶病变是绒毛周围大量纤维蛋白样沉积（MPVFD），也被称为"母体底板梗死"，即绒毛间隙内产生的大量纤维蛋白聚集在胎盘绒毛周围，损害滋养细胞功能和气体交换。这种罕见的病变也有很高的复发风险。参与纤维蛋白溶解的基因突变分析显示，未受影响的胎盘和 MPVFD 胎盘之间无差异[81]。疾病可能始于散在的合体滋养层坏死和纤维蛋白沉积，然后随着双向分化绒毛细胞滋养层细胞[30]转变为 EVT 分泌表型而加速[82]。

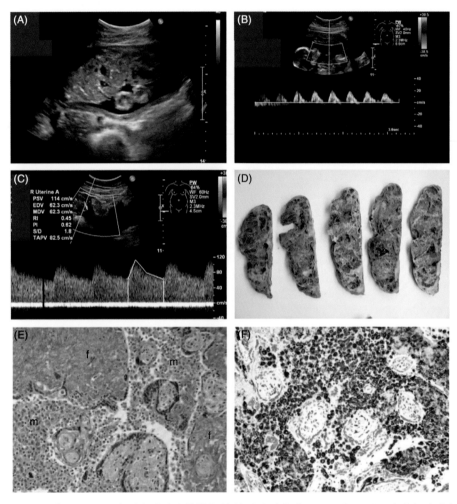

图 23-14　与 FGR 和正常子宫动脉多普勒相关的严重胎盘病理。一名血压正常的妇女在妊娠 28 周时因怀疑 FGR 而被转诊，既往有 22 周死胎史。（A）超声证实不匀称 FGR 伴有弥漫性结构异常的厚胎盘。（B）注意脐动脉舒张末期流速波形消失。（C）潜在病因的线索是双侧正常的子宫动脉多普勒波形，意味着最常见的胎盘疾病 MVM 是不太可能的，因此胎盘病理检查是建立基础诊断的关键[9]。（D）剖宫产时发现一个坚硬、弥漫的淡黄色胎盘；胎盘固定后的连续大体切片显示有花边样的大量的绒毛周围纤维蛋白样沉积。（E）中倍镜下的典型苏木精和伊红切片染色显示纤维蛋白样区域（f）呈融合的粉红色。绒毛间空隙被大量的组织细胞/巨噬细胞占据（m）。（F）CD68 抗原的阳性免疫染色（棕色）证实绒毛间细胞为组织细胞/巨噬细胞。CD3 染色（未显示）显示另外有 T 淋巴细胞浸润。改编自[4]

一种不太严重的胎盘炎症被描述为病因不明的绒毛炎（villitis of unknown etiology，VUE），在没有先天性感染的情况下，淋巴细胞和巨噬细胞侵入胎盘绒毛的绒毛基质中[83-85]。VUE 通常与较轻的迟发性 FGR 和死胎有关。相关的胎盘功能障碍可能是由白细胞浸润释放的病理性细胞因子信号介导的[86]。

胎盘结构的超声评价

超声对 FGR 潜在胎盘疾病进行产前诊断的能力有限，主要是 MVM 的严重形式和罕见的病例，如 Breus' 胎块。由于 MPVFD 和严重的胎盘炎症与母体胎盘灌注不良无关，UtA 多普勒通常是正常的，导致产前对这些疾病的诊断证据不足[87]。因此，严重 FGR 伴正常的 UtA 多普勒和弥漫性胎盘不均质结构结合在一起（图 23-14），应立即考虑对具有高复发风险的非典型胎盘的诊断。使用母血 PlGF 检测可能有助于临床医生区分胎盘外观的良性变异和导致死胎的严重潜在胎盘疾病。在这种情况下，通常观察到的超声征象是胎盘成熟晚期，称为 Grannum 3 级[88]。早产伴 Grannum 3 级成熟会增加与 FGR 相关的不良结局的风险[89]，因此有必要对晚发性 FGR 进行仔细胎儿评估以获得最佳的围生期结局[64]。

对临床实践的意义

FGR 的胎盘病理是复杂多变的

在 FGR 的情况下，一系列潜在机制可能导致胎盘损伤。最常见的一组被称为 MVM，可结合小胎盘与异常结构来识别，异常结构可显示为梗死、出血和双侧异常的 UtA 多普勒。大多数 FGR 妊娠表现为 MVM 病理，在没有主要母体并发症的情况下，其复发风险相对较低。在随后的妊娠中，16 周前开始每日服用低剂量 ASA（150mg）可将重度子痫前期的风险降低 1/3，从而增加分娩时的平均出生体重，但似乎并不能促进胎儿生长[63]。据推测，在这种情况下，ASA 在母体循环比在胎盘更有效。尽管 FGR 胎盘内存在多种母体炎症机制，但没有证据支持使用母体糖皮质激素来预防胎盘疾病[80,90]。尽管低分子肝素（low

molecular weight heparin，LMWH）似乎在预防严重 FGR 方面显得越来越不合理[91]，但低分子肝素的许多非抗凝作用，例如抑制补体激活，在理论上可以增强 ASA 在高危复发情况下的作用[92]。

FGR 并非完全由子宫动脉多普勒异常介导

很少有研究关注筛查或预防 FGR，包括评估造成该疾病的器官即胎盘。严格来说，UtA 多普勒已经进入临床思维，作为识别胎盘疾病的指标，尤其是针对 MVM[93]，但 MVM 的病理是可变的，可发生在大约 8% 的健康初产妇中，并且有一半在分娩时是无症状的[16]。由于大多数早产的严重 FGR 是由 MVM 胎盘疾病介导的[87]，所以，双侧异常 UtA 多普勒是一个可靠的筛查测试组成部分[94]。由于经胎盘的转运不受母体侧血流限制[95]，因此有意义的是，胎盘的大小比 UtA 多普勒能够更好地预测严重 FGR。孕早期 PAPP-A 水平非常低的女性可能就是这种情况[15]。

唐氏综合征综合产前筛查测试可能是严重胎盘功能不全有价值的生物标志物

在 11～13 周（PAPP-A）和 15～20 周[AFP、人绒毛膜促性腺激素（HCG）和抑制素]窗口期，用于推断唐氏综合征风险的母体血清分析物是不同的蛋白质，包含了胎盘功能的几种成分[67]。PAPP-A 是由早期 EVT 和合体滋养层细胞分泌的，在临床意义上是子宫壁上"胎盘足迹"的标志。一部分血 PAPP-A 水平低的妇女伴有小且形态异常的胎盘，可预测死胎和严重的 FGR[15]。相比之下，HCG 和抑制素都来源于妊娠中期，呈高水平，尤其是两者均高与重度子痫前期和 FGR 相关[47]。甲胎蛋白升高被认为是胎儿来源；高水平甲胎蛋白尤其是当合并 PAPP-A 水平低[69]时与 FGR 和死胎有关。尽管双重[69,96]或多重异常分析物对死胎或严重 FGR 的阳性预测值较高（>50%），但单一异常分析物对 FGR 和胎盘疾病的筛查测试特性较差，这证明有针对性的超声评估是合理的[67,97]。增加母体循环血管生成蛋白即 PlGF 和 sFlt1 的检测，可能提供更高水平的诊断精度[57]，并最终促进与超声结合的精确筛查的发展[3]。

胎盘形态学评估可能成为 FGR 评估的一个有用的辅助手段

鉴于严重 FGR 中小胎盘的发生比例很高，常伴有大体异常,这意味着胎盘疾病进展中"绒毛膜退行性变"的初始阶段,因此,商定妊娠中期的形态学评估标准是很重要的。这些评估标准已经发表[16],尽管增加一种或多种形态学评估成分对筛查胎盘 MVM 疾病的测试精度产生的影响很小。在 11~13 周的检查中,胎盘形态学评估可以很容易地将对胎盘的三维扫描包括在内,并且在未来结合临床特征和血管生成生长因子的情况下,有可能为 FGR 筛查带来希望[98]。

尽管将二维胎盘评估作为筛查测试存在局限性,但在这种情况下它还是一种有用的诊断工具-感兴趣的读者可以查阅带有视频的开放评论[4]。

低分子肝素在预防严重 FGR 中的作用

严重 FGR 胎盘绒毛梗死的发生率高[45,87],再加上 FGR 与母体血栓形成性疾病之间的关联性较弱,为研究抗凝剂(小剂量 ASA 和/或肝素)在高危妇女疾病预防中的作用提供了理论基础[43]。一项初步随机试验将 32 名妊娠中期伴有多参数胎盘功能障碍的高危妇女分为未治疗组或使用普通肝素 7 500IU/BD 至 34 周;胎盘病理分析无差异[99]。LMWH 可通过恢复母体血中 PlGF 水平来减少相关的重度子痫前期[100],因此,尽管目前很少使用低分子肝素来尝试预防胎盘介导的 FGR 和子痫前期[91],我们的观点是,在 16 周通过筛查低水平 PlGF 来确定易感女性[101],随机分配给予 ASA±LMWH 以验证 LMWH 可以通过恢复胎盘产生 PlGF 来介导改善预后的假设[102]。

FGR 分娩后胎盘病理学的应用

最常见的非孕期咨询是既往严重 FGR 儿分娩史。除非胎盘被送去做病理检查,除了对母亲的并发症进行检查外,最常见的检查是血栓形成倾向筛查,如抗磷脂抗体综合征,复合型或纯合型遗传性血栓性疾病[103]。与胎盘的大体和组织学异常相比,血栓性试验异常的发生率要低得多[58,59,104]。胎盘病理学的可用性有许多优点:第一,它通常是唯一可获得用于证实 FGR 胎盘基础的异常结果。第二,MVM 胎盘疾病的其他特征(小/异常形态的胎盘,蜕膜血管病变,绒毛成熟加速)的存在为绒毛梗死提供了直接的病理学解释。第三,考虑到 MVM 疾病后发生妊娠并发症的经验性复发风险为 10%[105,106],对病理的讨论是一种有用的方法,可以将胎盘超声描述为未来妊娠胎盘功能的测试,这在逻辑上可以与母体 PlGF 水平相结合。当发生罕见的疾病,尤其是 CHIV 或 MPVFD 时,FGR 的复发风险要大得多,并且如上所述,对这些疾病的产前诊断以及我们预防由它们引起的不良后果的能力目前非常有限。这些是非怀孕状态下的关键咨询要点,可能导致有关代孕的讨论,尤其是复发性围生期丢失或胎盘疾病。最后,鉴于异常的胎盘病理与长期心血管风险之间的联系[107],当慎重界定胎盘病理时,对胎盘病理的讨论可能会促使妇女在将来尝试怀孕之前解决其共病,特别是肥胖症。

（翻译　宋文龄　审校　胡佳琪）

参考文献

[1] Boers KE, Vijgen SM, Bijlenga D, van der Post JA, Bekedam DJ, Kwee A, et al. Induction versus expectant monitoring for intrauterine growth restriction at term: randomised equivalence trial (DIGITAT). BMJ. 2010; 341: c7087.

[2] Audette MC, Kingdom JC. Screening for fetal growth restriction and placental insufficiency. Semin Fetal Neonatal Med. 2018; 23: 119–25.

[3] Gaccioli F, Aye I, Sovio U, Charnock-Jones DS, Smith GCS. Screening for fetal growth restriction using fetal biometry combined with maternal biomarkers. Am J Obstet Gynecol. 2018; 218: S725–37.

[4] Kingdom JC, Audette MC, Hobson SR, Windrim RC, Morgen E. A placenta clinic approach to the diagnosis and management of fetal growth restriction. Am J Obstet Gynecol. 2018; 218: S803–17.

[5] Jackson MR, Walsh AJ, Morrow RJ, Mullen JB, Lye SJ, Ritchie JW. Reduced placental villous tree elaboration in small-for-gestational-age pregnancies: relationship with umbilical artery Doppler waveforms. Am J Obstet Gynecol. 1995; 172: 518–25.

[6] Robson SC, Simpson H, Ball E, Lyall F, Bulmer JN. Punch biopsy of the human placental bed. Am J Obstet Gynecol. 2002; 187: 1349–55.

[7] Burton GJ. Oxygen, the Janus gas; its effects on human placental development and function. J Anat. 2009; 215: 27–35.

[8] Burton GJ, Watson AL, Hempstock J, Skepper JN, Jauniaux E. Uterine glands provide histiotrophic nutrition for the human fetus during the first trimester of pregnancy. J Clin Endocrinol Metab. 2002; 87: 2954–9.

[9] Burton GJ, Jauniaux E, Watson AL. Maternal arterial connections to the placental intervillous space during the first trimester of human pregnancy: the Boyd collection revisited. Am J Obstet Gynecol. 1999; 181: 718–24.

[10] Burton GJ, Hempstock J, Jauniaux E. Oxygen, early embryonic metabolism and free radical-mediated embryopathies. Reprod Biomed Online. 2003; 6: 84–96.

[11] Jauniaux E, Hempstock J, Greenwold N, Burton GJ. Trophoblastic oxidative stress in relation to temporal and regional differences in maternal placental blood flow in normal and

abnormal early pregnancies. *Am J Pathol*. 2003; 162: 115–25.

[12] Kaufmann P, Black S, Huppertz B. Endovascular trophoblast invasion: implications for the pathogenesis of intrauterine growth retardation and preeclampsia. *Biol Reprod*. 2003; 69: 1–7.

[13] Burton GJ, Jauniaux E, Charnock-Jones DS. The influence of the intrauterine environment on human placental development. *Int J Dev Biol*. 2010; 54: 303–12.

[14] Nordenvall M, Ullberg U, Laurin J, Lingman G, Sandstedt B, Ulmsten U. Placental morphology in relation to umbilical artery blood velocity waveforms. *Eur J Obstet Gynecol Reprod Biol*. 1991; 40: 179–90.

[15] Proctor LK, Toal M, Keating S, Chitayat D, Okun N, Windrim RC, et al. Placental size and the prediction of severe early-onset intrauterine growth restriction in women with low pregnancy-associated plasma protein-A. *Ultrasound Obstet Gynecol*. 2009; 34: 274–82.

[16] Wright E, Audette MC, Ye XY, Keating S, Hoffman B, Lye SJ, et al. Maternal vascular malperfusion and adverse perinatal outcomes in low-risk nulliparous women. *Obstet Gynecol*. 2017; 130: 1112–20.

[17] Dunk C, Smith S, Hazan A, Whittle W, Jones RL. Promotion of angiogenesis by human endometrial lymphocytes. *Immunol Invest*. 2008; 37: 583–610.

[18] Kadyrov M, Kingdom JC, Huppertz B. Divergent trophoblast invasion and apoptosis in placental bed spiral arteries from pregnancies complicated by maternal anemia and early-onset preeclampsia/intrauterine growth restriction. *Am J Obstet Gynecol*. 2006; 194: 557–63.

[19] Burton GJ, Woods AW, Jauniaux E, Kingdom JC. Rheological and physiological consequences of conversion of the maternal spiral arteries for uteroplacental blood flow during human pregnancy. *Placenta*. 2009; 30: 473–82.

[20] Nanaev A, Chwalisz K, Frank HG, Kohnen G, Hegele-Hartung C, Kaufmann P. Physiological dilation of uteroplacental arteries in the guinea pig depends on nitric oxide synthase activity of extravillous trophoblast. *Cell Tissue Res*. 1995; 282: 407–21.

[21] Lyall F, Barber A, Myatt L, Bulmer JN, Robson SC. Hemeoxygenase expression in human placenta and placental bed implies a role in regulation of trophoblast invasion and placental function. *Faseb J*. 2000; 14: 208–19.

[22] Kaufmann P, Mayhew TM, Charnock-Jones DS. Aspects of human fetoplacental vasculogenesis and angiogenesis. II. Changes during normal pregnancy. *Placenta*. 2004; 25: 114–26.

[23] Simmons DG, Natale DR, Begay V, Hughes M, Leutz A, Cross JC. Early patterning of the chorion leads to the trilaminar trophoblast cell structure in the placental labyrinth. *Development*. 2008; 135: 2083–91.

[24] Simpson RA, Mayhew TM, Barnes PR. From 13 weeks to term, the trophoblast of human placenta grows by the continuous recruitment of new proliferative units: a study of nuclear number using the disector. *Placenta*. 1992; 13: 501–12.

[25] Baczyk D, Drewlo S, Proctor L, Dunk C, Lye S, Kingdom J. Glial cell missing-1 transcription factor is required for the differentiation of the human trophoblast. *Cell Death Differ*. 2009; 16: 719–27.

[26] Liang CY, Wang LJ, Chen CP, Chen LF, Chen YH, Chen H. GCM1 regulation of the expression of syncytin 2 and its cognate receptor MFSD2A in human placenta. *Biol Reprod*. 2010; 83: 387–95.

[27] Baczyk D, Kibschull M, Mellstrom B, Levytska K, Rivas M, Drewlo S, et al. DREAM mediated regulation of GCM1 in the human placental trophoblast. *PLoS ONE*. 2013; 8: e51837.

[28] Kingdom JC, Drewlo S. Is heparin a placental anticoagulant in high-risk pregnancies? *Blood*. 2011; 118: 4780–8.

[29] Tanaka S, Kunath T, Hadjantonakis AK, Nagy A, Rossant J. Promotion of trophoblast stem cell proliferation by FGF4. *Science*. 1998; 282: 2072–5.

[30] Baczyk D, Dunk C, Huppertz B, Maxwell C, Reister F, Giannoulias D, et al. Bi-potential behaviour of cytotrophoblasts in first trimester chorionic villi. *Placenta*. 2006; 27: 367–74.

[31] Nosi U, Lanner F, Huang T, Cox B. Overexpression of trophoblast stem cell-enriched microRNAs promotes trophoblast fate in embryonic stem cells. *Cell Rep*. 2017; 19: 1101–9.

[32] Macara L, Kingdom JC, Kaufmann P, Kohnen G, Hair J, More IA, et al. Structural analysis of placental terminal villi from growth-restricted pregnancies with abnormal umbilical artery Doppler waveforms. *Placenta*. 1996; 17: 37–48.

[33] Huppertz B, Frank HG, Kingdom JC, Reister F, Kaufmann P. Villous cytotrophoblast regulation of the syncytial apoptotic cascade in the human placenta. *Histochem Cell Biol*. 1998; 110: 495–508.

[34] Ellery PM, Cindrova-Davies T, Jauniaux E, Ferguson-Smith AC, Burton GJ. Evidence for transcriptional activity in the syncytiotrophoblast of the human placenta. *Placenta*. 2009; 30: 329–34.

[35] Fogarty NM, Mayhew TM, Ferguson-Smith AC, Burton GJ. A quantitative analysis of transcriptionally active syncytiotrophoblast nuclei across human gestation. *J Anat*. 2011; 219: 601–10.

[36] Rajakumar A, Cerdeira AS, Rana S, Zsengeller Z, Edmunds L, Jeyabalan A, et al. Transcriptionally active syncytial aggregates in the maternal circulation may contribute to circulating soluble fms-like tyrosine kinase 1 in preeclampsia. *Hypertension*. 2012; 59: 256–64.

[37] Burton GJ, Jones CJ. Syncytial knots, sprouts, apoptosis, and trophoblast deportation from the human placenta. *Taiwan J Obstet Gynecol*. 2009; 48: 28–37.

[38] Parham P, Guethlein LA. Pregnancy immunogenetics: NK cell education in the womb? *J Clin Invest*. 2010; 120: 3801–4.

[39] Munn DH, Zhou M, Attwood JT, Bondarev I, Conway SJ, Marshall B, et al. Prevention of allogeneic fetal rejection by tryptophan catabolism. *Science*. 1998; 281: 1191–3.

[40] Walker MG, Fitzgerald, B, Keating, S, Ray, JG, Windrim R, Kingdom JCP. Sex-specific basis of severe placental dysfunction leading to extreme preterm delivery. *Placenta*. 2011; 33: 568–71.

[41] Saraswat L, Bhattacharya S, Maheshwari A. Maternal and perinatal outcome in women with threatened miscarriage in the first trimester: a systematic review. *BJOG*. 2010; 117: 245–57.

[42] Porat S, Fitzgerald B, Wright E, Keating S, Kingdom JC. Placental hyperinflation and the risk of adverse perinatal outcome. *Ultrasound Obstet Gynecol*. 2013; 42: 315–21.

[43] Fitzgerald B, Shannon P, Kingdom J, Keating S. Rounded intraplacental haematomas due to decidual vasculopathy have a distinctive morphology. *J Clin Pathol*. 2011; 64: 729–32.

[44] Korzeniewski SJ, Romero R, Chaiworapongsa T, Chaemsaithong P, Kim CJ, Kim YM, et al. Maternal plasma angiogenic index-1 (placental growth factor/soluble vascular endothelial growth factor receptor-1) is a biomarker for the burden of placental lesions consistent with uteroplacental underperfusion: a longitudinal case-cohort study. *Am J Obstet Gynecol*. 2016; 214: 629. e1–e17.

[45] Walker MG, Fitzgerald B, Keating S, Ray JG, Windrim R, Kingdom JC. Sex-specific basis of severe placental dysfunction leading to extreme preterm delivery. *Placenta*. 2012; 33:

568–71.

[46] Krebs C, Macara LM, Leiser R, Bowman AW, Greer IA, Kingdom JC. Intrauterine growth restriction with absent end-diastolic flow velocity in the umbilical artery is associated with maldevelopment of the placental terminal villous tree. *Am J Obstet Gynecol.* 1996; 175: 1534–42.

[47] Fitzgerald B, Levytska K, Kingdom J, Walker M, Baczyk D, Keating S. Villous trophoblast abnormalities in extremely preterm deliveries with elevated second trimester maternal serum hCG or inhibin-A. *Placenta.* 2011; 32: 339–45.

[48] Yung HW, Calabrese S, Hynx D, Hemmings BA, Cetin I, Charnock-Jones DS, et al. Evidence of placental translation inhibition and endoplasmic reticulum stress in the etiology of human intrauterine growth restriction. *Am J Pathol.* 2008; 173: 451–62.

[49] Sharp AN, Heazell AE, Baczyk D, Dunk CE, Lacey HA, Jones CJ, et al. Preeclampsia is associated with alterations in the p53-pathway in villous trophoblast. *PLoS ONE.* 2014; 9: e87621.

[50] Ray JE, Garcia J, Jurisicova A, Caniggia I. Mtd/Bok takes a swing: proapoptotic Mtd/Bok regulates trophoblast cell proliferation during human placental development and in preeclampsia. *Cell Death Differ.* 2010; 17: 846–59.

[51] Baczyk D, Audette MC, Coyaud E, Raught B, Kingdom JC. Spatiotemporal distribution of small ubiquitin-like modifiers during human placental development and in response to oxidative and inflammatory stress. *J Physiol.* 2018; 596: 1587–600.

[52] Drewlo S, Levytska K, Sobel M, Baczyk D, Lye SJ, Kingdom JC. Heparin promotes soluble VEGF receptor expression in human placental villi to impair endothelial VEGF signaling. *J Thromb Haemost.* 2011; 9: 2486–97.

[53] Nevo O, Soleymanlou N, Wu Y, Xu J, Kingdom J, Many A, et al. Increased expression of sFlt-1 in in vivo and in vitro models of human placental hypoxia is mediated by HIF-1. *Am J Physiol Regul Integr Comp Physiol.* 2006; 291: R1085–93.

[54] Tache V, LaCoursiere DY, Saleemuddin A, Parast MM. Placental expression of vascular endothelial growth factor receptor-1/soluble vascular endothelial growth factor receptor-1 correlates with severity of clinical preeclampsia and villous hypermaturity. *Hum Pathol.* 2011; 42: 1283–8.

[55] Buhimschi IA, Nayeri UA, Zhao G, Shook LL, Pensalfini A, Funai EF, et al. Protein misfolding, congophilia, oligomerization, and defective amyloid processing in preeclampsia. *Sci Transl Med.* 2014; 6: 245ra92.

[56] Zeisler H, Llurba E, Chantraine F, Vatish M, Staff AC, Sennstrom M, et al. Predictive value of the sFlt-1:PlGF ratio in women with suspected preeclampsia. *N Engl J Med.* 2016; 374: 13–22.

[57] Griffin M, Seed PT, Duckworth S, North R, Myers J, Mackillop L, et al. Predicting delivery of a small-for-gestational-age infant and adverse perinatal outcome in women with suspected pre-eclampsia. *Ultrasound Obstet Gynecol.* 2018; 51: 387–95.

[58] Franco C, Walker M, Robertson J, Fitzgerald B, Keating S, McLeod A, et al. Placental infarction and thrombophilia. *Obstet Gynecol.* 2011; 117: 929–34.

[59] Viero S, Chaddha V, Alkazaleh F, Simchen MJ, Malik A, Kelly E, et al. Prognostic value of placental ultrasound in pregnancies complicated by absent end-diastolic flow velocity in the umbilical arteries. *Placenta.* 2004; 25: 735–41.

[60] Proctor LK, Whittle WL, Keating S, Viero S, Kingdom JC. Pathologic basis of echogenic cystic lesions in the human placenta: role of ultrasound-guided wire localization. *Placenta.* 2010; 31: 1111–15.

[61] Walker M, Whittle W, Keating S, Kingdom J. Sonographic diagnosis of chronic abruption. *J Obstet Gynaecol Can.* 2010; 32: 1056–8.

[62] D'Souza R, Keating S, Walker M, Drewlo S, Kingdom J. Unfractionated heparin and placental pathology in high-risk pregnancies: secondary analysis of a pilot randomized controlled trial. *Placenta.* 2014; 35: 816–23.

[63] Rolnik DL, Wright D, Poon LC, O'Gorman N, Syngelaki A, de Paco Matallana C, et al. Aspirin versus placebo in pregnancies at high risk for preterm preeclampsia. *N Engl J Med.* 2017; 377: 613–22.

[64] Figueras F, Caradeux J, Crispi F, Eixarch E, Peguero A, Gratacos E. Diagnosis and surveillance of late-onset fetal growth restriction. *Am J Obstet Gynecol.* 2018; 218: S790–802. e1.

[65] Ting JY, Kingdom JC, Shah PS. Antenatal glucocorticoids, magnesium sulfate, and mode of birth in preterm fetal small for gestational age. *Am J Obstet Gynecol.* 2018; 218: S818–28.

[66] Nicolaides KH. Screening for fetal aneuploidies at 11 to 13 weeks. *Prenat Diagn.* 2011; 31: 7–15.

[67] Dugoff L. First- and second-trimester maternal serum markers for aneuploidy and adverse obstetric outcomes. *Obstet Gynecol.* 2010; 115: 1052–61.

[68] Smith GC, Crossley JA, Aitken DA, Pell JP, Cameron AD, Connor JM, et al. First-trimester placentation and the risk of antepartum stillbirth. *JAMA.* 2004; 292: 2249–54.

[69] Smith GC, Shah I, Crossley JA, Aitken DA, Pell JP, Nelson SM, et al. Pregnancy-associated plasma protein A and alpha-fetoprotein and prediction of adverse perinatal outcome. *Obstet Gynecol.* 2006; 107: 161–6.

[70] Crovetto F, Triunfo S, Crispi F, Rodriguez-Sureda V, Roma E, Dominguez C, et al. First-trimester screening with specific algorithms for early- and late-onset fetal growth restriction. *Ultrasound Obstet Gynecol.* 2016; 48: 340–8.

[71] Rizzo G, Capponi A, Pietrolucci ME, Capece A, Arduini D. First-trimester placental volume and vascularization measured by 3-dimensional power Doppler sonography in pregnancies with low serum pregnancy-associated plasma protein a levels. *J Ultrasound Med.* 2009; 28: 1615–22.

[72] Yigiter AB, Kavak ZN, Durukan B, Isci H, Uzuner A, Uyar E, et al. Placental volume and vascularization flow indices by 3D power Doppler US using VOCAL technique and correlation with IGF-1, free beta-hCG, PAPP-A, and uterine artery Doppler at 11-14 weeks of pregnancy. *J Perinat Med.* 2011; 39: 137–41.

[73] Alanjari A, Wright E, Keating S, Ryan G, Kingdom J. Prenatal diagnosis, clinical outcomes, and associated pathology in pregnancies complicated by massive subchorionic thrombohematoma (Breus' mole). *Prenat Diagn.* 2013; 33: 973–8.

[74] Saleemuddin A, Tantbirojn P, Sirois K, Crum CP, Boyd TK, Tworoger S, et al. Obstetric and perinatal complications in placentas with fetal thrombotic vasculopathy. *Pediatr Dev Pathol.* 2010; 13: 459–64.

[75] Salafia CM, Pezzullo JC, Minior VK, Divon MY. Placental pathology of absent and reversed end-diastolic flow in growth-restricted fetuses. *Obstet Gynecol.* 1997; 90: 830–6.

[76] Redline RW. Placental pathology: a systematic approach with clinical correlations. *Placenta.* 2008; 29 (Suppl. A): S86–91.

[77] Cox P, Marton T. Pathological assessment of intrauterine growth restriction. *Best Pract Res Clin Obstet Gynaecol.* 2009; 23: 751–64.

[78] Klaritsch P, Haeusler M, Karpf E, Schlembach D, Lang U. Spontaneous intrauterine umbilical artery thrombosis leading to severe fetal growth restriction. *Placenta.* 2008; 29: 374–7.

[79] Reister F, Frank HG, Kingdom JC, Heyl W, Kaufmann P, Rath W, et al. Macrophage-induced apoptosis limits endovascular trophoblast invasion in the uterine wall of preeclamptic women.

Lab Invest. 2001; 81: 1143–52.

[80] Contro E, deSouza R, Bhide A. Chronic intervillositis of the placenta: a systematic review. *Placenta.* 2010; 31: 1106–10.

[81] Uxa R, Baczyk D, Kingdom JC, Viero S, Casper R, Keating S. Genetic polymorphisms in the fibrinolytic system of placentas with massive perivillous fibrin deposition. *Placenta.* 2010; 31: 499–505.

[82] Fitzgerald B, Baczyk D, J. K, Keating S. Villous Cytotrophoblast Phenotype Switching in Massive Perivillous Fibrinoid Deposition. Submitted for publication. 2011.

[83] Boog G. Chronic villitis of unknown etiology. *Eur J Obstet Gynecol Reprod Biol.* 2008; 136: 9–15.

[84] Katzman PJ, Murphy SP, Oble DA. Immunohistochemical analysis reveals an influx of regulatory T cells and focal trophoblastic STAT-1 phosphorylation in chronic villitis of unknown etiology. *Pediatr Dev Pathol.* 2011; 14: 284–93.

[85] Tang Z, Abrahams VM, Mor G, Guller S. Placental Hofbauer cells and complications of pregnancy. *Ann N Y Acad Sci.* 2011; 1221: 103–8.

[86] Derricott H, Jones RL, Greenwood SL, Batra G, Evans MJ, Heazell AE. Characterizing villitis of unknown etiology and inflammation in stillbirth. *Am J Pathol.* 2016; 186: 952–61.

[87] Levytska K, Higgins M, Keating S, Melamed N, Walker M, Sebire NJ, et al. Placental pathology in relation to uterine artery doppler findings in pregnancies with severe intrauterine growth restriction and abnormal umbilical artery doppler changes. *Am J Perinatol.* 2017; 34: 451–7.

[88] Walker MG, Hindmarsh PC, Geary M, Kingdom JC. Sonographic maturation of the placenta at 30 to 34 weeks is not associated with second trimester markers of placental insufficiency in low-risk pregnancies. *J Obstet Gynaecol Can.* 2010; 32: 1134–9.

[89] Cooley SM, Donnelly JC, Walsh T, McMahon C, Gillan J, Geary MP. The impact of ultrasonographic placental architecture on antenatal course, labor and delivery in a low-risk primigravid population. *J Matern Fetal Neonatal Med.* 2011; 24: 493–7.

[90] Laskin CA, Bombardier C, Hannah ME, Mandel FP, Ritchie JW, Farewell V, et al. Prednisone and aspirin in women with autoantibodies and unexplained recurrent fetal loss. *N Engl J Med.* 1997; 337: 148–53.

[91] Rodger MA, Gris JC, de Vries JIP, Martinelli I, Rey E, Schleussner E, et al. Low-molecular-weight heparin and recurrent placenta-mediated pregnancy complications: a meta-analysis of individual patient data from randomised controlled trials. *Lancet.* 2016; 388: 2629–41.

[92] Wat JM, Audette M, Kingdom JC. Molecular actions of heparin and their implications in preventing preeclampsia. *J Thromb Haemost.* 2018; 16 [Epub ahead of print]

[93] Bewley S, Cooper D, Campbell S. Doppler investigation of uteroplacental blood flow resistance in the second trimester: a screening study for pre-eclampsia and intrauterine growth retardation. *BJOG.* 1991; 98: 871–9.

[94] Yu CK, Smith GC, Papageorghiou AT, Cacho AM, Nicolaides KH. An integrated model for the prediction of preeclampsia using maternal factors and uterine artery Doppler velocimetry in unselected low-risk women. *Am J Obstet Gynecol.* 2005; 193: 429–36.

[95] Pardi G, Cetin I, Marconi AM, Bozzetti P, Buscaglia M, Makowski EL, et al. Venous drainage of the human uterus: respiratory gas studies in normal and fetal growth-retarded pregnancies. *Am J Obstet Gynecol.* 1992; 166: 699–706.

[96] Alkazaleh F, Chaddha V, Viero S, Malik A, Anastasiades C, Sroka H, et al. Second-trimester prediction of severe placental complications in women with combined elevations in alpha-fetoprotein and human chorionic gonadotrophin. *Am J Obstet Gynecol.* 2006; 194: 821–7.

[97] Huang T, Hoffman B, Meschino W, Kingdom J, Okun N. Prediction of adverse pregnancy outcomes by combinations of first and second trimester biochemistry markers used in the routine prenatal screening of Down syndrome. *Prenat Diagn.* 2010; 30: 471–7.

[98] Schwartz N, Coletta J, Pessel C, Feng R, Timor-Tritsch IE, Parry S, et al. Novel 3-dimensional placental measurements in early pregnancy as predictors of adverse pregnancy outcomes. *J Ultrasound Med.* 2010; 29: 1203–12.

[99] Kingdom JC, Walker M, Proctor LK, Keating S, Shah PS, McLeod A, et al. Unfractionated heparin for second trimester placental insufficiency: a pilot randomized trial. *J Thromb Haemost.* 2011; 9: 1483–92.

[100] McLaughlin K, Baczyk D, Potts A, Hladunewich M, Parker JD, Kingdom JC. Low molecular weight heparin improves endothelial function in pregnant women at high risk of preeclampsia. *Hypertension.* 2017; 69: 180–8.

[101] Myers JE, Kenny LC, McCowan LM, Chan EH, Dekker GA, Poston L, et al. Angiogenic factors combined with clinical risk factors to predict preterm pre-eclampsia in nulliparous women: a predictive test accuracy study. *BJOG.* 2013; 120: 1215–23.

[102] McLaughlin K, Scholten RR, Parker JD, Ferrazzi E, Kingdom JCP. Low molecular weight heparin for the prevention of severe preeclampsia: where next? *Br J Clin Pharmacol.* 2018; 84: 673–8.

[103] Preston FE, Rosendaal FR, Walker ID, Briet E, Berntorp E, Conard J, et al. Increased fetal loss in women with heritable thrombophilia. *Lancet.* 1996; 348: 913–16.

[104] Mousa HA, Alfirevic Z. Do placental lesions reflect thrombophilia state in women with adverse pregnancy outcome? *Hum Reprod.* 2000; 15: 1830–3.

[105] Farine D, Ryan G, Kelly EN, Morrow RJ, Laskin C, Ritchie JW. Absent end-diastolic flow velocity waveforms in the umbilical artery—the subsequent pregnancy. *Am J Obstet Gynecol.* 1993; 168: 637–40.

[106] Toal M, Chan C, Fallah S, Alkazaleh F, Chaddha V, Windrim RC, et al. Usefulness of a placental profile in high-risk pregnancies. *Am J Obstet Gynecol.* 2007; 196: 363. e1–7.

[107] Staff AC, Dechend R, Pijnenborg R. Learning from the placenta: acute atherosis and vascular remodeling in preeclampsia – novel aspects for atherosclerosis and future cardiovascular health. *Hypertension.* 2010; 56: 1026–34.

发育异常与优生

第 24 章

胎儿生长受限：诊断与管理

Clare L. Whitehead ◆ Fergus P. McCarthy ◆ John Kingdom

引言

胎儿生长受限（fetal growth restriction，FGR）定义为胎儿因为潜在的病理过程而未能达到其遗传决定的生长潜能[1]。FGR 在所有妊娠中发生率约 10%，它是围生期和儿童期死亡率和发病率以及成年后发生慢性疾病的主要决定因素[2-4]。在研究 FGR 中面临的一项挑战是缺乏一个明确的诊断标准。小于胎龄儿（small for gestational age，SGA）常与 FGR 交替使用，但是未能区分体重小但健康的胎儿和病理上生长限受限的胎儿。SGA 通常定义为胎儿体重低于同孕龄第 10 百分位数，但是这些胎儿中 40% 为体重偏小健康新生儿，因此单独用胎儿大小不能用来区分 SGA 和

FGR。使用功能参数可以提高诊断的准确性，但存在一些事实上存在生长受限但体重仍大于第 10 百分位数的胎儿的漏诊。准确诊断 FGR 的重要性在于，识别并通过适当的监护和优化分娩来避免胎儿死亡或围生期并发症的潜在风险。

大多数 FGR 在妊娠过程中表现为晚发性（>32 周），只有 1% 的孕妇发生在 32 周前，后者通常是由于严重的胎盘功能障碍，并且往往和子痫前期相关。FGR 这些不同但重叠的表型间的差异在表中进行概述（表 24-1）。导致 FGR 的病因可以大体上分为母体因素、胎儿因素或胎盘因素，大多数病例中都伴有胎盘功能障碍[5]。因此，本章将重点讨论胎盘因素介导的 FGR 的诊断及管理，同时也将涉及胎儿及母体因素。

表 24-1　早发性 FGR 和晚发性 FGR 的不同临床表现

	早发性 FGR	晚发性 FGR
诊断孕周	<32 周	>32 周
患病率	<1%	5% ~ 10%
与先兆子痫相关	60%	15%
存在胎儿缺氧	慢性和急性	急性
死亡率及发病率	高	低
检测及诊断	早期筛查可能	面临挑战-检测率低
胎盘病理	严重母体血管灌注不良证据	通常<第 5 百分位数伴有母体和胎儿的灌注不足
UA 多普勒 PI>第 95 百分位数	70%	<10%
体血管适应	异常的 DV，AI，MCA 多普勒频谱	异常的 MCA 多普勒和 CPR
分娩时机	因早产风险而面临挑战	孕 37 ~ 38 周
分娩方式	主要按计划剖宫产	最佳分娩方式不确定；取决于产次、产科病史和宫颈 Bishop 评分
长期的健康风险	高	低-很难将 SGA 和 FGR 的结局区分开

UA，脐动脉；PI，搏动指数；DV，静脉导管；AI，主动脉峡部；MCA，大脑中动脉；CPR，脑胎盘比。

胎儿生长受限的定义

传统的 FGR 是采用来自人群为基础的标准，通过胎儿大小的统计偏差来定义的，经典的阈值为低于第 10、第 5 或第 3 百分位数[1]。这囊括了健康但是体重小且围生期并发症风险低的胎儿，并且排除了体重大于第 10 百分位数但是生长受限的胎儿。我们可通过调整 FGR 的定义为低于第 3 百分位数来减少健康的 SGA 的胎儿，但是这样也会有漏掉体重偏大的 FGR 的风险。因此需要对 FGR 进行更清晰的定义，除了胎儿估重，增加一些功能性参数，从而将 FGR 与 SGA 更精确地区别开。

2016 年 Gorgijn 等 56 位专家基于德尔菲法对 FGR 的定义达成共识[6]。该研究强调了这些专家意见的不一致，但最终达成了共识。他们定义早发性 FGR 为发生在妊娠 32 周前，晚发性 FGR 为发生于妊娠 32 周后，并将先天性异常的胎儿排除之外。胎儿预测体重（estimated fetal weight，EFW）或者腹围（AC）低于第 3 百分位数的孤立的生长参数可用于建立早发性和晚发性 FGR 的诊断。对于早发性 FGR，脐动脉（umbilical artery，UA）舒张末期血流消失（absent end-diastolic flow，AEDF）也被认为是可以接受的单个诊断参数。除此之外，AC 或 EFW 低于第 10 百分位数，同时伴有功能性参数子宫动脉（uterine artery，UtA）搏动指数（pulsatility index，PI）大于第 95 百分位数和/或 UAPI 大于第 95 百分位数可用于定义早发性 FGR。对于晚发性 FGR，以下 3 条诊断标准需具备至少 2 条方可诊断：AC 或 EFW 低于第 10 百分位数；AC 或 EFW 交叉百分位数大于两个四分位数；脑胎盘比（cerebroplacental ratio，CPR）低于第 5 百分位数或 UA PI 高于第 95 百分位数。

虽然新定义能够预测胎儿有不良结局的风险，其改善作用仍没有与传统 FGR 的定义相比较。然而，孤立性指标的低截断值和功能性参数的纳入将有望减少被误诊 FGR 的胎儿，并纳入那些体重大于第 10 百分位数且处于不良结局风险的胎儿。它还提供了一个可作为研究和临床报告基础的框架，并允许在未来的 FGR 研究中进行预后的比较。

胎儿生长受限的原因

胎儿生长需要足够的营养物质和氧气，因此依赖于充足的子宫胎盘血液供应和胎盘发育，以确保通过胎盘转运到胎儿循环。在前面的章节中详细地阐述了超过 90% 的 FGR 是由于胎盘功能不足所致。接下来将讨论，母体和胎儿因素损伤胎盘功能所导致的 FGR，或独立的胎儿因素导致的 FGR。

胎儿生长受限的母体因素

随着女性生育时间推迟，导致 FGR 的母体因素变得更加普遍。除了高龄[7]，还包括并发症以及辅助生殖技术（artificial reproductive technology，ART）的使用（表 24-2）[8-12]。这些导致 FGR 的母体因素可分为以下几类：①子宫胎盘血流量减少；②载氧能力下降；③血容量减少；④营养状况差；⑤接触致畸物；⑥通常认识不足的混合病因包括：妊娠间隔短，种族因素和社会经济地位低下。

表 24-2　SGA 的母体危险因素
（根据 RCOG 指南改编）[1]

危险因素	危险定义	OR(95% CI)
年龄（岁）	>35	1.4(1.1~1.8)
	>40	3.2(1.9~5.4)
产次	初产妇	1.9(1.8~2.0)
BMI	<20	1.2(1.1~1.3)
	>30	1.5(1.3~1.7)
滥用物品	吸烟（>11）	2.2(2.0~2.4)
	可卡因	3.2(2.4~4.3)
ART	IVF	1.6(1.3~2.0)
先前的产科并发症	SGA 胎儿病史	3.9(2.1~7.1)
	死胎病史	6.4(0.8~52.6)
	先兆子痫病史	1.3(1.2~1.4)*
父母 SGA	母亲	2.6(2.3~3.1)
	父母	3.5(1.2~10.3)
母体疾病	慢性高血压	2.5(2.1~2.9)#
	糖尿病合并血管疾病	6.0(1.5~2.3)
	肾脏损害	5.3(2.8~0.0)*
	抗磷脂综合征	6.2(2.4~16.0)
存在的妊娠并发症	妊娠早期或中期大量出血	2.6(1.2~5.6)*
	先兆子痫	2.3(1.2~4.2)*
	妊娠体重增加不佳	4.9(1.9~12.6)
	原因不明的产前出血	5.6(2.5~12.2)

* 校正后的比值比。
# 相对风险。

母体疾病

与子宫胎盘功能不全(utero-placental insufficiency, UPI)相关的医学疾病,例如慢性高血压,胰岛素依赖型糖尿病,慢性肾病,抗磷脂综合征和系统性红斑狼疮(systemic lupus erythematosus, SLE),都是导致 FGR 和子痫前期发展的独立危险因素[13-15]。孕妇的心血管疾病也是不良妊娠结局的独立危险因素,但是更多证据表明即使是健康女性,由于妊娠状态血流动力学的改变也可能使他们易患子痫前期和 FGR。在一项大型前瞻性研究中发现,与无并发症的妊娠或无 FGR 的子痫前期孕妇相比,随后发展为 FGR 和子痫前期的孕妇在孕前有较低的心输出量和较高的平均动脉压[16,17]。

对于获得性和遗传性易栓症与不良妊娠结局的关系目前没有一致的证据,并且没有证据证明可以用抗凝剂治疗来阻止这些孕妇发生 FGR[18,19]。然而,由于试验设计和纳入人群明显的异质性,难以解释易栓症和治疗结果的联系。

特别是伴有高水平的抗心磷脂抗体和狼疮抗凝物质的 SLE,可以直接介导胎盘血栓性损害,因为这些抗体干扰胎盘合体滋养层细胞表面的止血,导致子痫前期和 FGR(RR=3.05%, 95% CI:2.56~3.63)[20,21]。其他与不良妊娠结局包括 FGR[22] 相关的血液系统疾病,比如镰状细胞疾病。

可以导致低氧血症的疾病如先天性心脏病,肺部疾病或严重的贫血被证明也可导致 FGR[23,24]。低氧血症可与居住高海拔水平相关:有秘鲁的研究表明在海拔 2 000 米以上每增加 500 米海拔胎儿出生体重会平均降低 65g[25]。

饮食与营养

营养、饮食和孕妇体重已被证实均会影响胎儿生长。在饥荒期间,例如 1944 年和 1945 年的荷兰饥荒,观察到严重的孕妇营养不良与该时期婴儿平均出生体重减少 250g 有关[26]。导致孕妇吸收不良的疾病如乳糜泻也会增加 FGR 的风险[27,28]。在乳糜泻的孕妇中,胎儿生长受到影响的原因是母体循环抗体改变胎盘功能[29,30],而不是单纯的母体吸收不良。

吸烟、饮酒和药物滥用

孕妇吸烟、过量摄入酒精和药物的滥用与 FGR 风险增加有关。这些不良影响被认为是由于直接的细胞毒性作用和相关混杂因素(如孕妇营养不良)或遗传和表观遗传学相互作用所致[31]。吸烟孕妇的 FGR 风险是不吸烟孕妇的两倍,在整个妊娠期间持续吸烟的孕妇 FGR 的风险最高。在妊娠期间戒烟,特别是在孕早期会降低 FGR 的风险。无论怎样,这都不会将 FGR 的风险降至不吸烟者的基线水平[32]。除此之外,被动吸烟者与没有暴露于吸烟环境中的孕妇相比,FGR 和死胎的风险增高[33]。

一些群体孕中期母体酒精的摄入持续令人担忧,并且没有明确的酒精"安全"摄入剂量。酒精暴露与胎儿生长之间存在线性剂量依赖的反比关系,包括在围受孕期的暴露。摄入酒精究竟如何导致 FGR 尚并不清楚。摄入酒精与胎盘重量降低相关,进而损害胎儿的生长[34]。饮酒也可能通过抑制绒毛外细胞滋养层中天冬氨酰-(天冬酰胺基)β-羟化酶[aspartyl-(asparaginyl) beta-hydroxylase, AAH]的表达,从而限制母体循环增加所需的子宫胎盘血管的生理性转换,因为 AAH 是一种对子宫胎盘血管运动和侵袭至关重要的基因[35]。然而,暴露于中等或高水平的宫内酒精水平的胎儿也会发生生长受限,并且可持续到生后(与大多数胎盘介导的 FGR 相反),这表明胎儿酒精暴露可通过调节胎儿生长的内分泌信号来发挥生后效应。

同母亲暴露在反社会行为和不良环境中一样,超过 5% 的孕妇在妊娠期间有过滥用处方药及违禁药物,这会对胎儿和胎盘产生药理作用。近年来,妊娠期阿片类药物的使用急剧增加,这与普通人群的情况相似[36]。阿片类药物的使用与胎儿生长受限相关,特别是在孕晚期。有阿片类药物使用史的女性在妊娠期间可以接受美沙酮或丁丙诺啡治疗,可以降低阿片类药物滥用的风险;但是,与未使用过此类药物的孕妇相比,这些治疗性药物也与胎儿生长受限有关。母体采用美沙酮治疗的母亲 FGR 发生率高于丁丙诺啡治疗[37]。随着北美部分地区大麻的合法化使用,越来越多的女性在妊娠期间直接食用或被动接触大麻。大麻经常与烟草(及其他药物)一起使用,因此区分大麻素还是烟草对胎儿生长产生影响成为了极大的挑战。然而,大多数研究表明在妊娠初期使用大麻(随后戒断)以及整个孕期持续使用大麻均会使胎儿生长减慢,但偶尔使用不会[38]。可卡因导致氨基酸经胎盘运输的减少,这可直接影响胎儿生长。使用可卡因可导致晚发性 FGR 的风险增高两倍,并且生长受限在生后仍会持续到 7 岁[39]。甲基苯丙胺是年轻女性最常用的精神兴奋药之一,与胎儿出生体重明显降低有关,这可能是由于其血管收缩作用对母体和胎盘血管的影响[40]。

　　妊娠期胎儿也可能会接触处方药,这些药物可以对胎儿的生长产生影响。在怀孕期间,有多达 10% 的女性使用抗抑郁药(最常见的是选择性5-羟色胺再摄取抑制剂),从 1998 年到 2005 年,这一数字似乎增加了 300%[41]。关于抗抑郁药对胎儿生长的影响的证据是相互矛盾的,对于使用抗抑郁药对胎儿体重仅有中等程度的负面影响。许多研究没有与患有抑郁症但不使用任何药物的妇女进行比较,因此不能排除孕妇压力和焦虑对胎儿体重的潜在负面影响[41]。

辅助生殖技术

　　许多报告强调了使用辅助生殖技术(artificial reproductive technology, ART)会增加 FGR 的风险。然而,ART 的影响似乎在怀孕初期最为明显,随后在妊娠晚期胎盘生长实现了"追赶"。ART 影响胎盘的形态、生长和营养运输,并与较低的胎盘重量和异常的脐带插入发生频率增高相关,这反过来可影响胎儿的生长。这些发现可能是由于胚胎培养环境、早期氧张力、囊胚生存力和子宫内膜容受性导致的,但也可能与 ART 的主要原因混淆[42]。

胎儿生长受限的胎儿因素

　　导致 FGR 的胎儿因素可分为以下几类:遗传疾病、先天性畸形、感染或多胎妊娠引起的(表24-3)。

遗传因素

　　与 FGR 最为相关的是各种遗传异常风险的增加,其中许多遗传异常会对长期神经系统发育结局产生重大影响。根据诊断时的胎龄和 FGR 的严重程度,在 AC 或 EFW 低于第 5 百分位数的胎儿中高达 19% 可能存在染色体缺陷[43]。如果在妊娠中期诊断出 FGR 或相关的结构异常,伴有羊水量正常或 UA/UtA 多普勒频谱正常,则风险更大[43]。与 FGR 最相关的遗传异常是 13 三体和 18 三体。其他非整倍体,包括三倍体、特纳综合征(45,XO)和 9 三体,均与 FGR 相关,可能是由于胎盘血管减少所致[44]。除其他先天性畸形外,继发于微缺失的综合征也与 FGR 相关,例如Wolf-Hirschhorn 综合征(4q 部分缺失)和 Cri du chat 综合征(5q 部分缺失)[45]。基因组印记也可能导致 FGR,例如 Russell-Silver 综合征。

表 24-3　FGR 的胎儿因素

胎儿病理	举例
结构异常	无脑儿
	先天性膈疝
	腹裂
	骨骼发育不良
	先天性心脏病
先天性感染	巨细胞病毒
	寨卡
	梅毒
	风疹
	水痘
	弓形虫病
	结核
	人类免疫缺陷病毒
	先天性疟疾
非整倍体	三倍体
	特纳综合征(Turner syndrome)(45, XO)
	三体(9,13,18,21)
微缺失	wolf-hirschhorn 综合征(4q 部分缺失)
	Cri du chat 综合征(5q 部分缺失)
印迹	Russell-Silver 综合征
遗传综合征	Smith-Lemli-Opitz
	Brachmann-de Lange
	Mulibrey nanism
	Rubenstein-Taybi(16p13.3 缺失)
	Dubowitz
	Seckel
	Bloom
	Johanson-Blizzard
	Fanconi
	Roberts
	De Sanctis-Cacchione
	Donohue(leprechaunism)
多胎妊娠	选择性胎儿生长受限(生长不一致)

在一篇关于研究 874 例孕晚期 FGR 的妊娠结局的系统综述中发现 6.4% 伴有染色体异常，最常见的为三体[46]。目前常规使用染色体微阵列(chromosomal microarray，CMA)进行产前检查显示，与传统的染色体分析方法相比，FGR 背景下的基因组异常可能更多，例如所有形式的 4p-缺失。然而使用 CMA 需谨慎，因其并不能检测单基因情况或印迹基因障碍，所以即使结果正常也不能完全除外遗传学异常。

先天性异常

多达 22% 的患有结构异常的胎儿也存在 FGR[47]。特定类型的先天畸形(如无脑儿或骨骼发育不良)影响胎儿生长；其他常见的结构异常也会影响胎儿的生长或器官发育。例如，结构性先天心脏畸形通常和胎儿生长缓慢有关。这些胎儿由于大脑氧合减少，导致头围和大脑体积减小，腹部器官(肝脏，脾脏，胰腺)生长减少[48,49]。

先天性感染

胎儿也许会通过胎盘或胎膜传播而感染母体的病毒、寄生虫或细菌，导致生长受限。由于感染因素引起的胎儿损伤的最大负担发生在中低收入国家，但在高收入国家巨细胞病毒(cytomegalovirus，CMV)和弓形虫病仍然是 FGR 和神经发育损伤的主要原因。

CMV 是一种常见的先天性感染，会导致感觉神经性听力损失和脑瘫。它可能会通过在孕早期和孕中期直接影响器官发育来调节胎儿的生长，但也可能在孕晚期通过介导凋亡增加和胎盘血管生成停滞来损害胎儿生长[50]。其他具有致畸作用的病毒感染包括风疹、寨卡病毒、水痘、HIV 和带状疱疹。急性和慢性细菌感染(衣原体、李斯特菌、结核病)与 FGR 相关，尽管并非所有研究都支持这些发现[51]。

寄生虫的垂直传播也可能损害胎儿的生长发育，最常见的是弓形虫病和疟疾。每年有超过 1.24 亿的孕妇面临疟疾感染的风险。疟疾感染与胎盘中大量感染的红细胞分离有关，其导致胎盘浸润受损、毛细血管阻塞和胎儿氧合受损。疟疾还与生长激素的异常产生、影响胎盘氨基酸的运输以及免疫环境的改变有关[52]。

传统上，许多胎儿感染的诊断将依赖于母体血清转阳性和怀孕期间原发感染的证据。最近，通常认为通过聚合酶链反应扩增技术(polymerase chain reaction，PCR)或培养检测羊水中的 DNA 可以确认宫内感染[53]。胎儿感染的治疗能否改善对胎儿生长的不良影响尚不清楚。

多胎妊娠

多胎妊娠比单胎妊娠更可能与 FGR 相关，风险随着胎儿的数量增加而增加[54]。绒毛膜性很重要，因为单绒毛膜(monochorionic，MC)妊娠中双胎 FGR 的风险接近 20%，而双绒毛膜(dichorionic，DC)双胎妊娠的风险为 10%[55]。双胎和单胎在妊娠早期和中期存在最小的生长不一致性，而 FGR 在同卵双胎中的表现更为普遍，因为胎儿在妊娠晚期生长减慢[56]。生长不一致的程度与围生期发病率相关，即使校正了胎龄，与同胎龄的胎儿相比，FGR 胎儿患严重并发症的风险最大。因此，提出了双胎特异性胎儿生长图用来识别双胎妊娠中真正的 FGR，而不是生理上正常的 SGA，以试图识别出最有可能出现不良结局的那部分 FGR 双胎[56,57]。

除了单胎妊娠中 FGR 的风险因素，双胎妊娠也可能因为生长不一致的风险更高而增加了 FGR 的风险，这影响了 1/25 的 DC 妊娠和 1/15 的 MC 妊娠[58]。多胎妊娠与单胎妊娠相比也有更高的妊娠高血压和子痫前期的风险，并且这些风险在 DC 妊娠中比 MC 妊娠中高，在双绒毛膜双胎的 FGR 中发病风险高达 37%[59]。在 MC 妊娠中，由于胎盘分配不协调和胎儿动脉吻合异常，可能会产生选择性胎儿生长受限(selective fetal growth restriction，sFGR)，这在其他地方将详细讨论[60]。

胎儿生长受限的胎盘因素

FGR 的胎盘原因可能是多种因素引起的，包括子宫胎盘血管功能不全、子宫畸形和限制性胎盘嵌合体。FGR 妇女的胎盘可表现出多种病理改变，包括蜕膜性血管病变、胎盘梗死、远端绒毛发育不全、胎儿血栓性血管病变[61,62]。这些病理变化可以通过异常的子宫和胎儿多普勒血流来识别，这将在第 23 章中进行更详细的讨论。

胎儿生长受限的筛查

FGR 的筛查需要多模式方法。它应该在第一次产前检查时进行彻底的检查以明确临床危险因素，进而可以制订一个加强胎儿监护的计划。对母亲进行临床检查来估计胎儿大小可以通过测量耻骨联合-宫底高度（symphysis-fundal height，SFH），这提供了有关胎儿生长的有限信息，但是超声检查可以允许我们评估胎儿大小。适当使用生长图可以对胎儿生长速度的趋势进行连续监测。在妊娠后期为了区分 SGA 和 FGR，可以添加母体循环血管生成生物标记物，尤其是胎盘生长因子（placental growth factor，PlGF）。这些工具提高了 FGR 的筛选精度，最好结合使用而不是单独使用。

病史和检测

仔细回顾母体病史，了解 FGR 的危险因素，包括母亲的疾病、既往孕产史、用药情况、物质暴露和母亲的饮食习惯，这些情况都应该在第一次产前检查时获得[1]。这些病史应在随后进行的每次检查中进行评估，它可以用来明确任何新的影响胎儿生长的因素，包括新发的高血压、胎动减少或产前出血。

在许多国家，FGR 的筛查仅依赖于临床查体，通过用卷尺评估 SFH 的方法。这个测量值可以绘制在参考人群图表上，或者根据母体生理特征定制的图表上。SFH 的偏差>2cm 提示 FGR，并应在第一时间提示进行超声评估。但是，SFH 作为一种发现 FGR 筛查手段检测灵敏度仅为 30%[63,64]。

超声筛查

SFH 测量的另一种方法是使用超声检查来估计胎儿的生长。优先使用超声来在孕早期确定怀孕日期以及记录 18~20 孕周的胎儿解剖结构，这样可以使超声测定胎儿生长的有效性大大提高。

超声评估胎儿生长参数

通过使用头围（head circumference，HC）、AC 和股骨长度（femur length，FL）的测量很容易估算出胎儿体重。这些测量值可以使用各种公式结合起来以估计胎儿的体重，最常用的是 Hadlock 的公式[65]。在经验丰富的超声医师手中，这种方法在计算实际体重时会有大约 10% 的误差；在可能的情况下，每隔 2~3 周进行连续的生物测量会减少这种误差范围。如果已知准确的孕周，则可以将胎儿体重与参考图进行比较。

在近几年，针对不同人群制作的胎儿体重图表激增。生长图表可以从出生体重数据或胎儿检查信息中获得。尽管出生体重图表通常反映人群标准，但理想的生长曲线是胎儿体重曲线，因为出生体重图表来自早产数据，由于亚临床胎盘功能障碍，早产有并发 FGR 的风险。因此，出生体重来源的图表系统低估了足月前的 FGR。在理想情况下，应使用生长标准图表，因为这种类型的参考范围描述了基于健康正常妊娠的获得的数据下胎儿应如何生长。相比之下，一个生长参考图表包括来自所有招募受试者的数据，因此将包括随后发生并发症的妊娠。因此，最好使用生长标准图，例如来自 INTERGROWTH-21st 的图[66]。除此之外，必须仔细考虑需要研究的人群并选择适当的图表。

母体因素通过生理上的限制来影响胎儿的生长，因此针对这些因素，例如种族、体重和身高的个性化图表的定制已被提出用来克服出生体重图的局限性[67,68]。关于将种族纳入定制的重要性存在争议，因为某些种族与 FGR 相关的围生期不良后果有相关性，因此针对种族进行定制可能会降低检出率[69]。INTERGROWTH-21st 图表表明，在营养丰富、没有并发症的妊娠中，所研究的不同种族人群之间的胎儿生长率没有差异[66]。除此之外，在多文化的社会例如澳大利亚、加拿大或者英国的一些城市，许多孕妇或母亲是混血族裔，并且对此的自我认知也是不准确[70]。尽管世界卫生组织（World Health Organization，WHO）生长图表已经发现地理位置、胎儿性别和母体特征均会影响胎儿生长，并且将这些因素纳入它的模型，证实 WHO 和 INTERGROWTH-21st 的生长图表很相似。它们各自还具有在新生儿出生体重和儿童生长图表方面临床上连续性的优势，这是识别因追赶生长障碍而处于危险中的婴儿的基本实用工具[71]。

常规超声检查

在美国、加拿大和英国，目前的指南没有在 18~20 周的解剖检查后推荐任何常规的关于胎儿生长参数的超声检查，除非临床上出现或可能发展为 FGR 的相关风险因素。这种方法是基于当前的研究，到目前为止，尚未证明在妊娠晚期普遍筛查 FGR 可以改善临床结果。一项 Cochrane 综述对 13 项随机对照试验（randomized controlled trial，RCT）涉及约 3.5 万名妇女进行研究，证实孕晚期的超声生物测量并没有获益。然而，该综述所包含的各种各样研究中存在的一些方法学缺陷意味着它们不能反映当前的实践[72]。来自英国的最新 POP 研究将常规筛查与临床指示下的超声检查进行了比较,表明常规筛查使 SGA 产前检查的筛查能力增加了 2 倍,特别是在 FGR 引发的新生儿发病风险最高的亚组[73]。

尽管筛查灵敏度有了实质性的提高,但仍然存在的担忧是,在当前的测试精度水平上实行常规筛查实际上可能造成弊大于利。为了证实这一点,法国的一项研究描述了在孕 30～34 周时常规进行超声筛查 FGR 后的结局,结果表明,与分娩后才发现 SGA 的婴儿相比,出生前被识别为 SGA 的婴儿没有任何益处。除此之外,在出生前被错误标记为 SGA 的婴儿发生医源性早产的风险增加,增加了新生儿复苏和进入新生儿重症监护病房(neonatal intensive care unit,NICU)的需求[74]。因此,有必要进一步提高 FGR 的筛选测试精度,以证明常规筛查的合理性(见下文)。

超声筛查胎儿的安危

由于仅通过超声评估胎儿体重来检测 FGR 不够精确,无法改善总体临床结局,因此采用了其他超声衍生的胎儿安危指标来尝试改善检出率和特异性。在时间允许的情况下,连续测量生长速度用来识别 FGR 的方法表现出比单次测量更好的效果[73]。理想情况下,该方法应在孕晚期进行两次测量,但是当存在准确的孕早期孕周时,也可以使用孕中期的胎儿大小进行比较[75]。该方法假定在孕中期时胎儿生长正常。

胎儿和胎盘血管的多普勒血流在区分 FGR 和 SGA 中十分有用,特别是当怀疑早发性 FGR 存在时。UA 多普勒频谱的搏动增加反映了胎儿胎盘血管树远端的病理改变,并且这是目前用来预测 FGR 围生期发病率的一项最有用的超声检查[76,77]。然而,在低危妊娠中,单独使用 UA 多普勒用来筛查 FGR 是无效的,因此仅可作为与胎儿生物测量相结合的辅助测试[78]。

描记 UtA 多普勒频谱(如搏动指数或持续存在舒张早期切迹)可以反映出绒毛外滋养层细胞对孕妇螺旋动脉的正常侵袭和在妊娠中选择性雌激素介导的血管舒张。UtA 多普勒检查可应用于孕早期和孕中期的胎盘功能障碍筛查,在孕中期可能更精确[79]。在妊娠后期中 UtA 多普勒有助于区分健康的 SGA 胎儿和处于不良结局风险中的 FGR 胎儿[80]。

应用生化标志物筛查

反映胎盘功能的生化标志物是预测和筛查

FGR 的有吸引力的辅助手段。由于早发性 FGR 的最常见原因是在孕早期和中孕早期胎盘发育异常,因此,此时收集的生物标志物(用于非整倍体筛查)已成为二次预测 FGR 不良结局的兴趣目标。孕早期血浆循环中低水平的妊娠相关血浆蛋白 A(pregnancy-associated plasma protein A,PAPP-A)与 FGR、早产、先兆子痫和死产的风险增加有关[81]。尽管 PAPP-A 对 FGR 的阳性预测价值较低,阻碍了在正式筛查检查中使用,但其结果 < 0.4 中位数倍数(multiple of the median,MoM)的女性可能会受益于生长监测[82]。在孕早期使用包括母体特征、血流动力学和生化标志物(如 PAPP-A)的多模态模型比任何单一检测的效果更好,但是主要用于预测和子痫前期相关的早发性 FGR,而不是血压正常的早发性 FGR 或者晚发性 FGR[83]。

中孕晚期及孕晚期通过将超声检查得出的数据与生化标志物(尤其是血管生成标志物)结合起来的 FGR 筛查方法显示出很大的前景。在分娩出 SGA 胎儿的孕妇中发现,妊娠 19 周后可溶性 FMS 样酪氨酸激酶-1(soluble FMS-like tyrosine kinase 1,sFlt1)和 PlGF 含量都较低[84]。此外,这两个血管生成标志物表达相反(低 PlGF 和高 sFlt1)与胎盘型 FGR 的不良结局密切相关[85]。MAPPLE 和 PELICAN 的队列研究收集了疑似 FGR 和子痫前期的孕妇的 PlGF 数据,并向临床医生隐瞒(PELICAN)或揭示(MAPPLE)PlGF 结果。在两项研究中,非常低的 PlGF 水平与母体和胎儿的不良结局风险增高相关,低水平的 PlGF 比任何实时超声或多普勒观察对于 FGR 更有预测意义。更重要的是,当 PlGF 结果向临床医生告知后围生期死亡率降低了。然而,降低的死亡率是以医源性早产为代价的,因此增加了短期内新生儿的发病率[86]。其他研究也得出同样的早期发现,强调了 PlGF 对 FGR 的筛查和诊断的潜力,但是需要进一步的研究来限制假阳性试验结果的影响[87]。

将超声生物测定法与 sFlt1/PlGF 值联合起来可以达到足够高的测试精度,以克服假阳性结果的负面影响。一项前瞻性的多中心研究发现这种联合运用的方法只能适度地改善预测 SGA 出生结局。然而,最重要的是要注意研究结局是 SGA(不是 FGR),许多健康的 SGA 婴儿会有正常的生化指标也就不足为奇了[88]。

最初的 POP 研究显示使用普遍性孕晚期超声在检测 FGR 方面有显著改善，研究人员在其进一步的后续研究中证明在 28~36 周时将常规超声检查与孕妇血清血管生成标记物结合可大大提高测试精度[82]。sFlt1/PlGF 值的升高与 FGR 的超声特征密切相关，支持了随机健康人群中大多数 FGR 是由胎盘介导的疾病引起的观点。这种双重方法将早发性 FGR 的阳性似然比（likelihood ratio，LR）提高到 40，而伴有子痫前期或围生期发病的足月 FGR 的阳性 LR 为 20。重要的是，人群中仅 1%~3% 在筛查中呈阳性，表明基于假阳性试验的胎儿干预的潜在影响要低得多。这种方法代表了筛查测试精度的重要进步，现在已经可以通过干预试验进一步评估[82]。

FGR 的管理

FGR 的诊断一经成立，需到区域围产中心寻求进一步的调查、咨询或建议，并且需建立连续的母婴监测。将根据是否存在任何潜在的可疑胎盘病理学证据来指导管理。在缺乏任何胎盘疾病的证据下，最初的管理应该以确定任何潜在的胎儿原因（遗传，感染）为目标；在胎盘疾病引起的 FGR 中，管理的重点是专门的胎儿监护，随后适宜的分娩的时间和方式。胎儿监护的内容取决于胎龄和 FGR 表现的严重程度：在早发性 FGR 中治疗基本目标是为了延长孕周，而对于晚发性 FGR，关键是分娩时机和分娩方式。新型治疗方法正在研究中，但目前尚无临床有效的方法。

FGR 病因的调查

FGR 的治疗依赖于潜在病因，因此 FGR 一旦诊断，确定其最可能的病因就显得非常重要。胎盘因素导致的 FGR 可以通过以下方法确定：询问母亲的病史以了解危险因素，评估生长速度，确定 UtA 多普勒，评估胎盘结构和形态，回顾孕早期的筛查数据，并如上所述测量和胎盘功能相关的生化指标[62]。

遗传因素导致的 FGR 应被怀疑，尤其伴有早发性疾病。潜在的遗传学诊断将影响表型（在 18 三体中对称，而在三倍体中不对称）和结构异常的类型。鉴于孤立的 FGR 中 6% 可能是由于潜在的染色体异常所致，因此应讨论无创产前检测（non-invasive prenatal testing，NIPT）或羊膜穿刺术对建立或推翻基因组诊断的作用[46]。

有必要在选择的基础上对孕妇血清或羊水进行先天性感染的传染性筛查，不过，这种方法的检出率较低，除非胎儿有特殊的感染特征，例如 CMV，弓形虫病或寨卡病毒，或该区域为疟疾流行地，否则这种方法的检出率较低。

FGR 的胎儿监测

一旦达到可存活的体重和胎龄，就应进行孕妇和胎儿的监护，目的是及时分娩以将死胎的风险降至最低，而不增加新生儿和长期发病率。恰当的监护方案最初依赖于诊断孕周和干预目标。值得注意的是，在严重的早发性 FGR 中，父母可选择在达到一定的胎龄和/或 EFW 之前不进行分娩干预，除非母体出现明显的不良后果，如 HELLP 综合征。

建议根据胎龄和临床情况，采用分阶段监护的方案，以优化分娩时机，因为在早发性 FGR 中唯一最重要的预后因素是分娩的胎龄。因此监测的重点放在监护胎儿的生长和观察由于胎盘功能逐渐受损所致的胎儿动脉和静脉多普勒频谱的预期变化[89]。这样一种方法已经被证实可以改善围生期结局[77]。在早发性 FGR 中，UA 多普勒的进行性恶化通常先于大脑中动脉（middle cerebral artery，MCA）多普勒的适应性改变，而大脑中动脉通常先于静脉导管（ductus venosus，DV）多普勒的改变和无应激试验（non-stress test，NST）中的自发减速[90]。

在巴塞罗那已经开发出这种早发性 FGR 分期方案的例子[91]。这些研究人员建议，没有其他病理特征的体重低于第 10 百分位数的胎儿（SGA）可以每 2 周监护胎儿生长和多普勒，如果随后的所有检查均正常则可以直到 40 周分娩。

如果通过异常的 UtA 或 UA 多普勒建立了 FGR 的诊断，建议每周进行一次监护，并在 37 周时分娩。如果已经诊断 FGR 并出现 UA 的舒张末期血流消失（absent end-diastolic flow，AEDF），建议每周监护两次，并在 34 周分娩。在严重的早发性 FGR 中，出现 UA 的舒张末期血流反向（reversed EDV，REDV）或 DV 中 PI 的增加，监护应更加频繁，并在妊娠 30 周时分娩。在胎儿即将死亡之前，胎儿酸中毒的迹象包括自发性心率减慢或 NST［或计算机胎心监护（computerized cardiotocograph，cCTG）］的短变异减少和 DV 中 a 波反向。

这种方法和英国皇家妇产科医师协会推荐的方法相似[1]。每一种监护中使用的参数的证据将在下文讨论。

脐动脉多普勒

在高危孕妇中进行 UA 多普勒频谱监护,可使围生期死亡减少 29%[77]。UA 多普勒频谱搏动指数的增加反映了胎儿-胎盘血管树内的远端病变[92]。UA 中舒张末期血流的消失或反向代表胎盘血管的终末期损伤和胎儿心输出量的降低;它与围生期死亡和幸存者长期神经发育异常的高风险相关。最近的一项荟萃分析发现,UA 中有 AEDV 的胎儿死亡的总体风险为 6.8%(到 33~34 孕周,死胎的风险明确需要立即分娩);在 UA 中存在 REDV,胎儿死亡的短期风险为 19%,远高于 30 周时新生儿死亡的风险。这些发现证明了存在 AREDV 的早发性 FGR 的最佳分娩时机[93]。

MCA 多普勒和脑胎盘比率

随着胎儿低氧血症的增加,胎儿血液集中供向大脑、心脏和肾上腺,并收缩外周血管、肝脏肾脏的血流。这些对缺氧做出的血流动力学变化可以通过测量胎儿大脑中 MCA 的流动阻抗来评估。MCA 在早发性 FGR 中通常存在异常,但由于胎龄增长的关键目标而具有耐受性。MCA 在晚发性 FGR 中应用为了决定分娩时间,其中 UA 多普勒波形大多是正常的,由于胎盘绒毛的适应性血管生成,维持胎盘功能。在晚发性 FGR 中,MCA 的 PI 异常可预示不良的围生期和神经发育结局[90]。MCA 多普勒可与 UA 组合作为脑胎盘比(cerebroplacental ratio,CPR),与单独使用 MCA 或 UA 多普勒相比,该方法可提高预测 SGA 胎儿不良结局的敏感性[94]。

静脉导管多普勒

静脉导管是预测早发性 FGR 胎儿死亡的短期风险最强的单个超声衍生参数。胎盘中的含氧胎儿血液通常通过肝脏中的 DV 直接流至心脏,在那里流速显著增加,以引导含氧血液通过卵圆孔进入左心房,直至主动脉弓和胎儿大脑。在慢性胎儿缺氧中,MCA 的选择性血管舒张导致血流量增加以保护大脑氧气的输送。随着胎儿失代偿的进展,胎儿的心输出量减少,导致右心衰竭和 DV 中心房血流频谱的反向。随着 DV 的 a 波反向出现胎儿立即死亡的风险为 46%,因此一旦发现<28 周的分娩是有必要的[93]。

胎儿心率监护

在胎儿多普勒检查异常的早发性 FGR 孕妇中,用常规的 NST(或 CTG)进行胎心监护是一种有效的工具,可用于一天最多两次的监护。在没有全面胎儿多普勒监护的情况下不应使用该项监测[95],因为在高危妊娠中 CTG 荟萃分析显示其对围生期结局没有有益的影响[96]。计算机化 CTG(computerised CTG,cCTG)评估胎儿心率的短变异(short-term variability,STV),在检测胎儿慢性缺氧和酸中毒方面更为敏感,这意味着需要立即分娩。观察到的 STV 变化反映了胎儿对慢性胎儿缺氧的交感和副交感反应的改变。因此,在 DV 波形发生变化之前 STV 可能会变得异常[91],这些测试可以结合使用作为早发性 FGR 住院患者每日胎儿监护的有力方法。在北美,没有计算机辅助分析的 NST 仍然是 FGR 住院患者进行胎儿监护的普遍工具,因为胎儿酸中毒会导致化学感受器介导的胎儿心率降低和心肌收缩力下降,这在 NST 上被认为是自发减速[97]。由于这些通常是由于 Braxton Hicks 收缩而发生的,因此每天两次进行 1h 的"长 NST",并配合隔日胎儿多普勒检查,是这类胎儿监护的典型方法。

生物物理评分

生物物理评分(biophysical profile,BPP)是一种评价胎儿存在缺氧的方法,通常在接近足月胎儿中基于五个变量的发生:胎儿呼吸、运动、张力和羊水量评估。它可以与 NST(CTG)结合使用。一项对 BPP 方法的荟萃分析显示与多普勒或 NST 相比 BPP 没有额外获益。在早发性 FGR 中,规范的 BPP 测试不是监护胎儿合适的主要工具[98,99]。得出这种结论的原因可能是由于胎儿行为状态的周期较长,仅早产就大大增加了该测试的假阳性率。在早发性 FGR 的情况下缺乏胎动应促使进行更详细的胎儿多普勒检查和重新评估胎脑颅内出血的情况。

分娩的时机和方式

在早发性 FGR 中,现在有 2 个大型 RCT 指导我们的管理策略。GRIT 试验将 587 例婴儿随机分为立即分娩,或期待治疗直到频繁的胎儿监护或母体疾病需要才分娩[100,101]。这两种方法在围生期或神经发育结局上无差异,然而小于 31 周分娩的胎儿有较高的残疾率。但是,由于没有监护策略或分娩诱因的定义标准,因此在临床实践中支持采用这种方法是有争议的。相比之下,TRUFFLE 试验根据以下条件随机对 511 名妇女进行分娩:①cCTG STV 异常;②DV 多普勒 PI>第 95 百分位数;或③DV 的 a 波消失或反向。此外,DV 组的妇女出现 cCTG-STV 异常时分娩;所有妇女出现 CTG 持续减速时分娩。总体而言,在 2 岁时无神经发育障碍的存活者间没有显著差异[102]。然而,在晚期 DV 组,胎儿死亡略有增加,但并无统计学差异,但是存活者神经系统结局更好。在临床实践中解释这些数据的一个重大挑战是所有分娩中有 30% 是针对母体而非胎儿的适应证,而 30% 是针对异常的 cCTG 作为"安全网"的一部分。这表明不能将单个参数安全地用于早期 FGR 的监测。准确地说,胎儿监护应同时包括 cCTG 和 DV。当 DV 的 a 波消失时(在反向之前)或当 cCTG 出现低 STV 或减速时,应采取分娩[97]。早发性 FGR 的最佳分娩方式证据极少,但鉴于产时胎儿窘迫的高风险,这些婴儿中有 50%~80% 将通过剖宫产分娩[103]。在 30 孕周之前的早发性 FGR 中,通过择期剖宫产分娩对生存有益[104]。

在晚发性 FGR 中,推荐的分娩时机主要参考 DIGITAT 试验的结果[105]。试验将 650 名>36 周疑似 FGR 的妇女随机分配到催产组或期待治疗组中。新生儿发病率或剖宫产率没有差异,但是期待组的孕妇更容易发生子痫前期并分娩出生体重低于第 3 百分位数的婴儿。该研究不能预防围生期死亡,但提示催产可防止死胎而不增加新生儿不良结局。研究还发现,那些最有可能出现不良神经发育结果的婴儿是出生体重低于第 3 百分位数的婴儿,其中期待组中的婴儿更多,支持早期催产[106]。相比之下,在 38 周之前出生的催产组的婴儿有相对较高的 NICU 入院率,所以怀疑 FGR 的孕妇最好推迟到 38 周以后分娩。但是,他们没有在 DIGITAT 中区分 SGA 和 FGR,因此这些建议不能应用于怀疑有损伤的胎儿中。随机试验(TRUFFLE 2)计划进行以确定晚发性 FGR 中可疑失代偿胎儿(低 CPR 或 MCA)的最佳分娩时间。

关于晚发性 FGR 的分娩方式,在 DIGITAT 中剖宫产率为 14%,这表明大多数诊断为 SGA 的孕妇临近足月时可以耐受分娩试验。但是,在失代偿的晚发性 FGR 中(EFW<第 3 百分位数,MCA 或 CPR<第 10 百分位数),紧急剖宫产的风险比仅存在 SGA 时高三到四倍。因此,已经提出了决策算法,辅助预测择期剖宫产可以避免的产时不良事件,但是这些是基于专家的意见而不是有力的证据,目前,分娩方式的决定应个体化[103]。

改善 FGR 预后的治疗方法

目前改善 FGR 不良结局的唯一干预手段为适时分娩。迫切需要制订预防和治疗的干预措施,以推迟分娩或减轻 FGR 的危害。

FGR 的预防

在妊娠早期服用低剂量的阿司匹林可以适当减低患 FGR 和 SGA 的风险。它具有复杂且鲜为人知的作用方式,包括抗血栓形成和血栓素抑制作用。在一项个体参与者数据荟萃分析中发现,在 16 周前开始使用阿司匹林来预防 FGR 可使 FGR 的 RR 降为 0.76(95% CI:0.61~0.94)。如果在 16 周后开始,风险降低并不显著(RR = 0.95,95% CI:0.84~1.08)[107]。纳入的大多数研究均以子痫前期为主要结局,以 FGR 作为次要结局,并采用了不同的标准来定义 FGR。阿司匹林的推荐剂量为 100~150mg,由于其昼夜节律的作用机制,应在晚上服用[108]。如何最好地确定那些最有可能受益于阿司匹林以预防 FGR 的女性尚不清楚。ASPRE 试验使用复杂的算法来识别子痫前期的高危女性,并将她们随机分配至阿司匹林组或安慰剂组[109]。虽然子痫前期的发病率有所减少,但孤立的 FGR 发病率没有差异。合并 FGR 和先兆子痫的复杂妊娠 37 周前 SGA 的发病率降低了 20%,32 周前的发病率降低了 40%。鉴于这些适度的发现,需要专门针对 FGR 的替代风险预测模型来提高预测[83]。

肝素是另一种吸引人的药物,其抗凝作用被认为有利于预防由胎盘疾病介导的 FGR。然而,肝素具有复杂的非抗凝作用:例如,在体外试验中肝素可以促进血管生成,而在预防剂量下使用可以增加循环中的 PlGF。遗憾的是,一些评估低分子肝素(low molecular weight heparin,LMWH)预防先兆子痫和 FGR 的大型 RCT(EPPI,TIPPS 和 HEPEPE)在临床结局上未能显示出任何差异。但是,这些试验特别招募了具有早发性 FGR 各种类型风险的女性,因此,在一些较小的单中心研究中发现的 LMWH 的任何有益效果在这些大型实验中都可能被掩盖。另外,当与阿司匹林联合使用时,肝素可能具有有益作用,并且越来越多的证据表明 LMWH 的非抗凝作用可能对胎盘和内皮功能有益。需要进一步的临床试验来评估这一点[110]。

FGR 目前的治疗手段

在计划分娩的早发性 FGR 中,建议产前给予糖皮质激素(antenatal corticosteroids,ACS)和硫酸镁以改善新生儿结局。然而,关于这些治疗对严重 FGR 的获益有矛盾的证据[103]。FGR 会刺激肾上腺并增加循环皮质醇,这可能导致加速的肺成熟和呼吸窘迫的减轻。许多研究支持这一点,发现 ACS 暴露和非 ACS 暴露的 FGR 胎儿之间的新生儿结局无差异。此外,由于胎儿已经发生了显著的生理变化并且可能无法耐受糖皮质激素的作用,因此 ACS 对 FGR 的功效和安全性存在担忧,在 ACS 暴露的生长受限的胎儿中体细胞生长和神经发育结局的证据相互矛盾。但是,仍然有大量证据表明 ACS 对 FGR 有益处,在完成精心设计的关于 FGR 的 ACS 治疗的 RCT 之前,谨慎的做法是对所有≤34 周并且在 7d 内进行分娩的伴有 FGR 的孕妇进行单次疗程的 ACS 治疗[103]。

早产和 FGR 都与发生包括脑瘫在内的神经发育疾病的高风险相关。产时硫酸镁的给药通过多种机制发挥神经保护作用并降低脑瘫的风险[111]。然而,迄今为止只有一项研究专门针对 FGR 妊娠的影响进行了研究,包括评估与正常生长的早产胎儿相比已经受到持续神经元损伤和血流动力学改变的 FGR 胎儿的安全性情况。在加拿大进行的针对 29 周前出生婴儿的回顾性队列研究表明,暴露于硫酸镁治疗孕妇中,低于第 10 百分位数的胎儿降低了综合死亡或神经发育受损的可能性($OR = 0.42$, 95% CI : 0.22 ~ 0.80)[112]。

FGR 的新疗法

一些团队正在研究 FGR 的新疗法,最引人注目的是国际西地那非治疗预后不良早发性胎儿生长受限(STRIDER)联盟。西地那非是 5 型磷酸二酯酶抑制剂,可增强氧化亚氮的作用,导致全身和子宫胎盘血管舒张。临床前研究显示在改善胎儿生长和胎儿胎盘血流方面有前景,但并非所有动物研究都显示出益处,甚至一些研究提示危害作用。在病例系列研究和 RCT 中,西地那非似乎能够在先兆子痫中延长妊娠并改善胎儿多普勒。STRIDER 联盟正在进行西地那非的 5 项安慰剂对照随机试验,每项试验的纳入和结果标准均不同。遗憾的是,英国和澳大利亚/新西兰都发现西地那非治疗在新生儿结局中没有差异。然而,更令人担忧的是,由于治疗组新生儿死亡率较高,荷兰试验被暂停。目前,西地那非不应用于研究以外的 FGR[108]。

大量其他新型疗法的研究目前正处于临床前或Ⅱ/Ⅲ期临床试验阶段,包括母体 VEGF 基因疗法、纳米颗粒注射、他汀类药物、氧化亚氮供体、质子泵抑制剂和褪黑激素[113]。由于种种因素,将这些新型的疗法转化为临床实践非常复杂,但是对该领域兴趣的增长为改善早发性 FGR 的未来预后提供了一些希望。

未来妊娠的护理

分娩后,胎盘病理学检查是确定导致 FGR 的潜在致病机制的关键(如果有)。这是为孕妇提供复发风险的咨询和管理其后续妊娠的关键。大多数胎盘会显示出母体血管灌注不良(maternal vascular malperfusion,MVM),这种疾病在其他健康的年轻女性中大约有 10% 的复发风险。MVM 使 8% 健康未产妇的妊娠复杂化[114]。与 MVM 相关的 FGR 最有可能在随后的妊娠中受益于低剂量阿司匹林治疗,特别是因为此类妊娠有早发子痫前期的风险[62]。FGR 的其他胎盘因素可能具有更高的复发率,因此在评估胎盘病理报告时意识到这一点很重要。大量的周围性纤维蛋白样沉积和慢性组织细胞性间质炎均与严重的 FGR 相关,从而导致围生期死亡。它们可能一起出现,评估每项复发率均>50%。目前尚无预防这些罕见胎盘疾病的有效疗法,尽管已报道了使用普伐他汀和/或 LMWH 联合阿司匹林在随后妊娠中成功的案例报道。病因不明的绒毛炎更常见于晚发性 FGR,其复发率高达 10% ~ 37%,除了筛查胎盘健康情况和胎儿生长监测外没有经过证实的治疗方法。相比之下,胎儿血栓性血管病的复发率低,因为它主要与散发的脐带异常有关:不建议在未来的妊娠中进行额外筛查。

优化两次妊娠之间孕妇的健康情况至关重要,包括建议理想的妊娠间隔(1~3 年)。策略可能包括戒烟、减轻体重和合并疾病的治疗。低剂量阿司匹林应在第 12 周开始使用,并使用生化标记物及超声用于早期非整倍体的筛查,以预测胎盘疾病复发高风险的妊娠。在孕中期评估胎儿的生长、胎盘形态和 UtA 多普勒，联合 PlGF 水平，可能有助于下一步的监测。应当优先评估和管理孕妇的心理健康，尤其是在围产儿死亡或早产后。最后，越来越多的证据表明，妊娠合并 FGR 的妇女长期心血管不良结局的风险增加，在妊娠后转诊至内科治疗可能是有用的，尤其是在存在代谢综合征或早发性心血管疾病的家族病史的情况下。

结论

FGR 是与明确的围生期发病和死亡风险相关的常见疾病。通过将超声参数与生化标记物（如 PlGF）相结合提高筛查测试的准确性，将有助于明确最有 FGR 风险的孕妇，而对于那些检测结果为假阳性的女性，其医源性发病率的风险并不

高。这种新方法将使因 FGR 处于不良结局风险的胎儿的监护更具针对性和成本效益。在早发性 FGR 中，对于妊娠结局最重要的预测指标是分娩时的胎龄，因此应围绕安全地使分娩前胎龄最大化而无神经损伤的策略进行监护。对于晚发性 FGR 的最佳分娩时机和分娩方式仍然未知，尽管现在已经出现了明确的证据表明 MCA 多普勒能够将 SGA 与真正的 FGR 区别开来。为了设计针对"特定疾病"的预防策略，需要更好地了解与早发性和晚发性 FGR 相关的潜在胎盘疾病。对于疑似复发率较高的罕见和严重的胎盘疾病，已经建立了国际注册方法，以在未来设计关于诊断和预防方法的研究。

（翻译 李雨佳 马海鸥 南钰 审校 胡佳琪）

参考文献

[1] Royal College of Obstetricians and Gynaecologists. (2014). *The Investigation and Management of the Small-for-Gestational-Age Fetus. Green-top Guideline No. 31*. https://www.rcog.org.uk/globalassets/documents/guidelines/gtg_31.pdf

[2] Flenady V, Middleton P, Smith GC, Duke W, Erwich JJ, Khong TY, et al. Stillbirths: the way forward in high-income countries. *Lancet*. 2011; 377: 1703–17.

[3] Gardosi J, Madurasinghe V, Williams M, Malik A, Francis A. Maternal and fetal risk factors for stillbirth: population based study. *BMJ*. 2013; 346: f108.

[4] Barker DJ, Osmond C. Infant mortality, childhood nutrition, and ischaemic heart disease in England and Wales. *Lancet*. 1986; 1: 1077–81.

[5] Mifsud W, Sebire NJ. Placental pathology in early-onset and late-onset fetal growth restriction. *Fetal Diagn Ther*. 2014; 36: 117–28.

[6] Gordijn SJ, Beune IM, Thilaganathan B, Papageorghiou A, Baschat AA, Baker PN, et al. Consensus definition of fetal growth restriction: a Delphi procedure. *Ultrasound Obstet Gynecol*. 2016; 48: 333–9.

[7] Lean SC, Derricott H, Jones RL, Heazell AEP. Advanced maternal age and adverse pregnancy outcomes: a systematic review and meta-analysis. *PLoS ONE*. 2017; 12: e0186287.

[8] Flenady V, Koopmans L, Middleton P, Froen JF, Smith GC, Gibbons K, et al. Major risk factors for stillbirth in high-income countries: a systematic review

and meta-analysis. *Lancet*. 2011; 377: 1331–40.

[9] Schieve LA, Meikle SF, Ferre C, Peterson HB, Jeng G, Wilcox LS. Low and very low birth weight in infants conceived with use of assisted reproductive technology. *N Engl J Med*. 2002; 346: 731–7.

[10] Lawn JE, Blencowe H, Waiswa P, Amouzou A, Mathers C, Hogan D, et al. Stillbirths: rates, risk factors, and acceleration towards 2030. *Lancet*. 2016; 387: 587–603.

[11] McDonald SD, Han Z, Mulla S, Murphy KE, Beyene J, Ohlsson A. Preterm birth and low birth weight among in vitro fertilization singletons: a systematic review and meta-analyses. *Eur J Obstet Gynecol Reprod Biol*. 2009; 146: 138–48.

[12] Helmerhorst FM, Perquin DA, Donker D, Keirse MJ. Perinatal outcome of singletons and twins after assisted conception: a systematic review of controlled studies. *BMJ*. 2004; 328: 261.

[13] Steegers EA, von Dadelszen P, Duvekot JJ, Pijnenborg R. Pre-eclampsia. *Lancet*. 2010; 376: 631–44.

[14] Schreiber K, Radin M, Sciascia S. Current insights in obstetric antiphospholipid syndrome. *Curr Opin Obstet Gynecol*. 2017; 29: 397–403.

[15] Sammaritano LR. Management of systemic lupus erythematosus during pregnancy. *Annu Rev Med*. 2017; 68: 271–85.

[16] Foo FL, Mahendru AA, Masini G, Fraser A, Cacciatore S, MacIntyre DA, et al. Association between prepregnancy cardiovascular function and subsequent preeclampsia or fetal growth restriction. *Hypertension*. 2018; 72: 442–50.

[17] Tay J, Foo L, Masini G, Bennett PR, McEniery CM, Wilkinson IB, et al. Early and late preeclampsia are characterized by high cardiac output, but in the presence of fetal growth restriction, cardiac output is low: insights from a prospective study. *Am J Obstet Gynecol*. 2018; 218: 517.e1–e12.

[18] Simcox LE, Ormesher L, Tower C, Greer IA. Thrombophilia and pregnancy complications. *Int J Mol Sci*. 2015; 16: 28418–28.

[19] Rodger MA, Gris JC, de Vries JIP, Martinelli I, Rey E, Schleussner E, et al. Low-molecular-weight heparin and recurrent placenta-mediated pregnancy complications: a meta-analysis of individual patient data from randomised controlled trials. *Lancet*. 2016; 388: 2629–41.

[20] Kingdom JC, Drewlo S. Is heparin a placental anticoagulant in high-risk pregnancies? *Blood*. 2011; 118: 4780–8.

[21] Bundhun PK, Soogund MZ, Huang F. Impact of systemic lupus erythematosus on maternal and fetal outcomes following pregnancy: a meta-analysis of studies published between years 2001-2016. *J Autoimmun*. 2017; 79: 17–27.

[22] Chakravarty EF, Khanna D, Chung L. Pregnancy outcomes in systemic sclerosis, primary pulmonary hypertension, and sickle cell disease. *Obstet Gynecol*. 2008; 111: 927–34.

[23] Greutmann M, Pieper PG. Pregnancy in women with congenital heart disease. *Eur Heart J*. 2015; 36: 2491–9.

[24] Luewan S, Srisupundit K, Tongsong T. Outcomes of pregnancies complicated by beta-thalassemia/hemoglobin E disease. *Int J Gynaecol Obstet*. 2009; 104: 203–5.

[25] Mortola JP, Frappell PB, Aguero L, Armstrong K. Birth weight and altitude: a study in Peruvian communities. *J Pediatr*. 2000; 136: 324–9.

[26] Stein AD, Lumey LH. The relationship between maternal and offspring birth weights after maternal prenatal famine exposure: the Dutch Famine Birth Cohort Study. *Hum Biol*. 2000; 72: 641–54.

[27] Saccone G, Berghella V, Sarno L, Maruotti GM, Cetin I, Greco L, et al. Celiac disease and obstetric complications: a systematic review and metaanalysis. *Am J Obstet Gynecol*. 2016; 214: 225–34.

[28] Khashan AS, Henriksen TB, Mortensen PB, McNamee R, McCarthy FP, Pedersen MG, et al. The impact of maternal celiac disease on birthweight and preterm birth: a Danish population-based cohort study. *Hum Reprod*. 2010; 25: 528–34.

[29] Anjum N, Baker PN, Robinson NJ, Aplin JD. Maternal celiac disease autoantibodies bind directly to syncytiotrophoblast and inhibit placental tissue transglutaminase activity. *Reprod Biol Endocrinol*. 2009; 7: 16.

[30] Kiefte-de Jong JC, Jaddoe VW, Uitterlinden AG, Steegers EA, Willemsen SP, Hofman A, et al. Levels of antibodies against tissue transglutaminase during pregnancy are associated with reduced fetal weight and birth weight. *Gastroenterology*. 2013; 144: 726–35. e2.

[31] Suter MA, Anders AM, Aagaard KM. Maternal smoking as a model for environmental epigenetic changes affecting birthweight and fetal programming. *Mol Hum Reprod*. 2013; 19: 1–6.

[32] Blatt K, Moore E, Chen A, Van Hook J, DeFranco EA. Association of reported trimester-specific smoking cessation with fetal growth restriction. *Obstet Gynecol*. 2015; 125: 1452–9.

[33] Carter RC, Jacobson JL, Molteno CD, Dodge NC, Meintjes EM, Jacobson SW. Fetal alcohol growth restriction and cognitive impairment. *Pediatrics*. 2016; 138: e20160775.

[34] Carter RC, Wainwright H, Molteno CD, Georgieff MK, Dodge NC, Warton F, et al. Alcohol, methamphetamine, and marijuana exposure have distinct effects on the human placenta. *Alcohol Clin Exp Res*. 2016; 40: 753–64.

[35] Gundogan F, Elwood G, Longato L, Tong M, Feijoo A, Carlson RI, et al. Impaired placentation in fetal alcohol syndrome. *Placenta*. 2008; 29: 148–57.

[36] Committee on Obstetric Practice. Committee Opinion No. 711: Opioid Use and Opioid Use Disorder in Pregnancy. *Obstet Gynecol*. 2017; 130: e81–94.

[37] Zedler BK, Mann AL, Kim MM, Amick HR, Joyce AR, Murrelle EL, et al. Buprenorphine compared with methadone to treat pregnant women with opioid use disorder: a systematic review and meta-analysis of safety in the mother, fetus and child. *Addiction*. 2016; 111: 2115–28.

[38] Soto E, Bahado-Singh R. Fetal abnormal growth associated with substance abuse. *Clin Obstet Gynecol*. 2013; 56: 142–53.

[39] Bada HS, Das A, Bauer CR, Shankaran S, Lester B, Wright LL, et al. Gestational cocaine exposure and intrauterine growth: maternal lifestyle study. *Obstet Gynecol*. 2002; 100: 916–24.

[40] Kalaitzopoulos DR, Chatzistergiou K, Amylidi AL, Kokkinidis DG, Goulis DG. Effect of methamphetamine hydrochloride on pregnancy outcome: a systematic review and meta-analysis. *J Addict Med*. 2018; 12: 220–6.

[41] Ray S, Stowe ZN. The use of antidepressant medication in pregnancy. *Best Pract Res Clin Obstet Gynaecol*. 2014; 28: 71–83.

[42] Bloise E, Feuer SK, Rinaudo PF. Comparative intrauterine development and placental function of ART concepti: implications for human reproductive medicine and animal breeding. *Hum Reprod Update*. 2014; 20: 822–39.

[43] Snijders RJ, Sherrod C, Gosden CM, Nicolaides KH. Fetal growth retardation: associated malformations and chromosomal abnormalities. *Am J Obstet Gynecol*. 1993; 168: 547–55.

[44] Rochelson B, Kaplan C, Guzman E, Arato M, Hansen K, Trunca C. A quantitative analysis of placental vasculature in the third-trimester fetus with autosomal trisomy. *Obstet Gynecol*. 1990; 75: 59–63.

[45] Fujimoto A, Wilson MG. Growth retardation in Wolf-Hirschhorn syndrome. *Hum Genet*. 1990; 84: 296–7.

[46] Sagi-Dain L, Peleg A, Sagi S. Risk for chromosomal aberrations in apparently isolated intrauterine growth restriction: A systematic review. *Prenat Diagn*. 2017; 37: 1061–6.

[47] Khoury MJ, Erickson JD, Cordero JF, McCarthy BJ. Congenital malformations and intrauterine growth retardation: a population study. *Pediatrics*. 1988; 82: 83–90.

[48] Sun L, Macgowan CK, Sled JG, Yoo SJ, Manlhiot C, Porayette P, et al. Reduced fetal cerebral oxygen consumption is associated with smaller brain size in fetuses with congenital heart disease. *Circulation*. 2015; 131: 1313–23.

[49] Naeye RL. Unsuspected organ abnormalities associated with congenital heart disease. *Am J Pathol*. 1965; 47: 905–15.

[50] Hamilton ST, Scott G, Naing Z, Iwasenko J, Hall B, Graf N, et al. Human cytomegalovirus-induces cytokine changes in the placenta with implications for adverse pregnancy outcomes. *PLoS ONE*. 2012; 7: e52899.

[51] Adams Waldorf KM, McAdams RM. Influence of infection during pregnancy on fetal development. *Reproduction*. 2013; 146: R151–62.

[52] Umbers AJ, Aitken EH, Rogerson SJ. Malaria in pregnancy: small babies, big problem. *Trends Parasitol*. 2011; 27: 168–75.

[53] McCarthy FP, Giles ML, Rowlands S, Purcell KJ, Jones CA. Antenatal interventions for preventing the transmission of cytomegalovirus (CMV) from the mother to fetus during pregnancy and adverse outcomes in the congenitally infected infant. *Cochrane Database Syst Rev*. 2011; 3: CD008371.

[54] Sassoon DA, Castro LC, Davis JL, Hobel CJ. Perinatal outcome in triplet versus twin gestations. *Obstet Gynecol*. 1990; 75: 817–20.

[55] Coutinho Nunes F, Domingues AP, Vide Tavares M, Belo A, Ferreira C, Fonseca E, et al. Monochorionic versus dichorionic twins: are obstetric outcomes always different? *J Obstet Gynaecol*. 2016; 36: 598–601.

[56] Stirrup OT, Khalil A, D'Antonio F, Thilaganathan B, Southwest Thames Obstetric Research Collaborative. Fetal growth reference ranges in twin pregnancy: analysis of the Southwest Thames Obstetric Research Collaborative (STORK) multiple pregnancy cohort. *Ultrasound Obstet Gynecol*. 2015; 45: 301–7.

[57] Cheong-See F, Schuit E, Arroyo-Manzano D, Khalil A, Barrett J, Joseph KS, et al. Prospective risk of stillbirth and neonatal complications in twin pregnancies: systematic review and meta-analysis. *BMJ*. 2016; 354: i4353.

[58] Hall JG. Twinning. *Lancet*. 2003; 362: 735–43.

[59] Sparks TN, Nakagawa S, Gonzalez JM. Hypertension in dichorionic twin gestations: how is birthweight affected? *J Matern Fetal Neonatal Med*. 2017; 30: 380–5.

[60] Lewi L, Cannie M, Blickstein I, Jani J, Huber A, Hecher K, et al. Placental sharing, birthweight discordance, and vascular anastomoses in monochorionic diamniotic twin placentas. *Am J Obstet Gynecol*. 2007; 197: 587. e1–8.

[61] Audette MC, Kingdom JC. Screening for fetal growth restriction and placental insufficiency. *Semin Fetal Neonatal Med*. 2018; 23: 119–25.

[62] Kingdom JC, Audette MC, Hobson SR, Windrim RC, Morgen E. A placenta clinic approach to the diagnosis and management of fetal growth restriction. *Am J Obstet Gynecol*. 2018; 218: S803–17.

[63] Pay AS, Wiik J, Backe B, Jacobsson B, Strandell A, Klovning A. Symphysis-fundus height measurement to predict small-for-gestational-age status at birth: a systematic review. *BMC Pregnancy Childbirth*. 2015; 15: 22.

[64] Robert Peter J, Ho JJ, Valliapan J, Sivasangari S. Symphysial fundal height (SFH) measurement in pregnancy for detecting abnormal fetal growth. *Cochrane Database Syst Rev*. 2015; 9: CD008136.

[65] Hadlock FP, Harrist RB, Sharman RS, Deter RL, Park SK. Estimation of fetal weight with the use of head, body, and femur measurements—a prospective study. *Am J Obstet Gynecol*. 1985; 151: 333–7.

[66] Papageorghiou AT, Ohuma EO, Altman DG, Todros T, Cheikh Ismail L, Lambert A, et al. International standards for fetal growth based on serial ultrasound measurements: the Fetal Growth Longitudinal Study of the INTERGROWTH-21st Project. *Lancet*. 2014; 384: 869–79.

[67] Gardosi J. Customized fetal growth standards: rationale and clinical application. *Semin Perinatol*. 2004; 28: 33–40.

[68] Ego A, Subtil D, Grange G, Thiebaugeorges O, Senat MV, Vayssiere C, et al. Customized versus population-based birth weight standards for identifying growth restricted infants: a French multicenter study. *Am J Obstet Gynecol*. 2006; 194: 1042–9.

[69] Reddy M, Wallace EM, Mockler JC, Stewart L, Knight M, Hodges R, et al. Maternal Asian ethnicity and obstetric intrapartum intervention: a retrospective cohort study. *BMC Pregnancy Childbirth*. 2017; 17: 3.

[70] Lockie E, McCarthy EA, Hui L, Churilov L, Walker SP. Feasibility of using self-reported ethnicity in pregnancy according to the gestation-related optimal weight classification: a cross-sectional study. *BJOG*. 2018; 125: 704–9.

[71] Kiserud T, Piaggio G, Carroli G, Widmer M, Carvalho J, Neerup Jensen L, et al. The World Health Organization Fetal Growth Charts: A Multinational Longitudinal Study of Ultrasound Biometric Measurements and Estimated Fetal Weight. *PLoS Medicine*. 2017; 14: e1002220.

[72] Bricker L, Medley N, Pratt JJ. Routine ultrasound in late pregnancy (after 24 weeks' gestation). *Cochrane Database Syst Rev*. 2015; 6: CD001451.

[73] Sovio U, White IR, Dacey A, Pasupathy D, Smith GCS. Screening for fetal growth restriction with universal third trimester ultrasonography in nulliparous women in the Pregnancy Outcome Prediction (POP) study: a prospective cohort study. *Lancet*. 2015; 386: 2089–97.

[74] Monier I, Blondel B, Ego A, Kaminiski M, Goffinet F, Zeitlin J. Poor effectiveness of antenatal detection of fetal growth restriction and consequences for obstetric management and neonatal outcomes: a French national study. *BJOG*. 2015; 122: 518–27.

[75] Deter RL. Individualized growth assessment: evaluation of growth using each fetus as its own control. *Semin Perinatol*. 2004; 28: 23–32.

[76] Kingdom JC, Burrell SJ, Kaufmann P. Pathology and clinical implications of abnormal umbilical artery Doppler waveforms. *Ultrasound Obstet Gynecol*. 1997; 9: 271–86.

[77] Alfirevic Z, Stampalija T, Dowswell T. Fetal and umbilical Doppler ultrasound in high-risk pregnancies. *Cochrane Database Syst Rev*. 2017; 6: CD007529.

[78] Alfirevic Z, Stampalija T, Medley N. Fetal and umbilical Doppler ultrasound in normal pregnancy. *Cochrane Database Syst Rev*. 2015; 4: CD001450.

[79] Rodriguez A, Tuuli MG, Odibo AO. First-, second-, and third-trimester screening for preeclampsia and intrauterine growth restriction. *Clin Lab Med*. 2016; 36: 331–51.

[80] Roberts LA, Ling HZ, Poon L, Nicolaides KH, Kametas NA. Maternal hemodynamics, fetal biometry and Dopplers in pregnancies followed up for suspected fetal growth restriction. *Ultrasound Obstet Gynecol*. 2018; 52: 507–14.

[81] Smith GC. First-trimester determination of complications of late pregnancy. *JAMA*. 2010; 303: 561–2.

[82] Gaccioli F, Aye I, Sovio U, Charnock-Jones DS, Smith GCS. Screening for fetal growth restriction using fetal biometry combined with maternal biomarkers. *Am J Obstet Gynecol*. 2018; 218: S725–37.

[83] Tan MY, Poon LC, Rolnik DL, Syngelaki A, de Paco Matallana C, Akolekar R, et al. Prediction and prevention of small-for-gestational-age neonates: evidence from SPREE and ASPRE. *Ultrasound Obstet Gynecol*. 2018; 52: 52–9.

[84] Sovio U, Smith GCS. The effect of customization and use of a fetal growth standard on the association between birthweight percentile and adverse perinatal outcome. *Am J Obstet Gynecol*. 2018; 218: S738–44.

[85] Griffin M, Seed PT, Duckworth S, North R, Myers J, Mackillop L, et al. Predicting delivery of a small-for-gestational-age infant and adverse perinatal outcome in women with suspected pre-eclampsia. *Ultrasound Obstet Gynecol*. 2018; 51: 387–95.

[86] Sharp A, Chappell LC, Dekker G, Pelletier S, Garnier Y, Zeren O, et al. Placental Growth Factor informed management of suspected pre-eclampsia or fetal growth restriction: the MAPPLE cohort study. *Pregnancy Hypertens*. 2018; 14: 228–33.

[87] Ormesher L, Johnstone ED, Shawkat E, Dempsey A, Chmiel C, Ingram E, et al. A clinical evaluation of placental growth factor in routine practice in high-risk women presenting with suspected pre-eclampsia and/or fetal growth restriction. *Pregnancy Hypertens*. 2018; 14: 243–9.

[88] Griffin M, Seed PT, Webster L, Myers J, MacKillop L, Simpson N, et al. Diagnostic accuracy of placental growth factor and ultrasound parameters to predict the small-for-gestational-age infant in women presenting with reduced symphysis-fundus height. *Ultrasound Obstet Gynecol*. 2015; 46: 182–90.

[89] Lees C, Marlow N, Arabin B, Bilardo CM, Brezinka C, Derks JB, et al. Perinatal morbidity and mortality in early-onset fetal growth restriction: cohort outcomes of the trial of randomized umbilical and fetal flow in Europe (TRUFFLE). *Ultrasound Obstet Gynecol*. 2013; 42: 400–8.

[90] Figueras F, Caradeux J, Crispi F, Eixarch E, Peguero A, Gratacós E. Diagnosis and surveillance of late-onset fetal growth restriction. *Am J Obstet Gynecol*. 2018; 218: S790–802. e1.

[91] Figueras F, Gratacós E. An integrated approach to fetal growth restriction. *Best Pract Res Clin Obstet Gynaecol*. 2017; 38: 48–58.

[92] Sebire NJ. Umbilical artery Doppler revisited: pathophysiology of changes in intrauterine growth restriction revealed. *Ultrasound Obstet Gynecol*. 2003; 21: 419–22.

[93] Caradeux J, Martinez-Portilla RJ, Basuki TR, Kiserud T, Figueras F. Risk of fetal death in growth-restricted fetuses with umbilical and/or ductus venosus absent or reversed end-diastolic velocities before 34 weeks of gestation: a systematic review and meta-analysis. *Am J Obstet Gynecol*. 2018; 218: S774–82. e21.

[94] Vollgraff Heidweiller-Schreurs CA, De Boer MA, Heymans MW, Schoonmade LJ, Bossuyt PMM, Mol BWJ, et al. Prognostic accuracy of cerebroplacental ratio and middle cerebral artery Doppler for adverse perinatal outcome: systematic review and meta-analysis. *Ultrasound Obstet Gynecol*. 2018; 51: 313–22.

[95] Grivell RM, Alfirevic Z, Gyte GM,

Devane D. Antenatal cardiotocography for fetal assessment. *Cochrane Database Syst Rev.* 2015; 9: CD007863.

[96] Pattison N, McCowan L. Cardiotocography for antepartum fetal assessment. *Cochrane Database Syst Rev.* 2000; 2: CD001068.

[97] Frusca T, Todros T, Lees C, Bilardo CM, TRUFFLE Investigators. Outcome in early-onset fetal growth restriction is best combining computerized fetal heart rate analysis with ductus venosus Doppler: insights from the Trial of Umbilical and Fetal Flow in Europe. *Am J Obstet Gynecol.* 2018; 218: S783–9.

[98] Lalor JG, Fawole B, Alfirevic Z, Devane D. Biophysical profile for fetal assessment in high risk pregnancies. *Cochrane Database Syst Rev.* 2008; 1: CD000038.

[99] Kaur S, Picconi JL, Chadha R, Kruger M, Mari G. Biophysical profile in the treatment of intrauterine growth-restricted fetuses who weigh <1000 g. *Am J Obstet Gynecol.* 2008; 199: 264. e1–4.

[100] Thornton JG, Hornbuckle J, Vail A, Spiegelhalter DJ, Levene M, GRIT Study Group. Infant wellbeing at 2 years of age in the Growth Restriction Intervention Trial (GRIT): multicentred randomised controlled trial. *Lancet.* 2004; 364: 513–20.

[101] Walker DM, Marlow N, Upstone L, Gross H, Hornbuckle J, Vail A, et al. The Growth Restriction Intervention Trial: long-term outcomes in a randomized trial of timing of delivery in fetal growth restriction. *Am J Obstet Gynecol.* 2011; 204: 34. e1–9.

[102] Lees CC, Marlow N, van Wassenaer-Leemhuis A, Arabin B, Bilardo CM, Brezinka C, et al. 2 year neurodevelopmental and intermediate perinatal outcomes in infants with very preterm fetal growth restriction (TRUFFLE): a randomised trial. *Lancet.* 2015; 385: 2162–72.

[103] Ting JY, Kingdom JC, Shah PS. Antenatal glucocorticoids, magnesium sulfate, and mode of birth in preterm fetal small for gestational age. *Am J Obstet Gynecol.* 2018; 218: S818–28.

[104] Lee HC, Gould JB. Survival rates and mode of delivery for vertex preterm neonates according to small- or appropriate-for-gestational-age status. *Pediatrics.* 2006; 118: e1836–44.

[105] Boers KE, Vijgen SM, Bijlenga D, van der Post JA, Bekedam DJ, Kwee A, et al. Induction versus expectant monitoring for intrauterine growth restriction at term: randomised equivalence trial (DIGITAT). *BMJ.* 2010; 341: c7087.

[106] van Wyk L, Boers KE, van der Post JA, van Pampus MG, van Wassenaer AG, van Baar AL, et al. Effects on (neuro) developmental and behavioral outcome at 2 years of age of induced labor compared with expectant management in intrauterine growth-restricted infants: long-term outcomes of the DIGITAT trial. *Am J Obstet Gynecol.* 2012; 206: 406. e1–7.

[107] Meher S, Duley L, Hunter K, Askie L. Antiplatelet therapy before or after 16 weeks' gestation for preventing preeclampsia: an individual participant data meta-analysis. *Am J Obstet Gynecol.* 2017; 216: 121–8. e2.

[108] Groom KM, David AL. The role of aspirin, heparin, and other interventions in the prevention and treatment of fetal growth restriction. *Am J Obstet Gynecol.* 2018; 218: S829–40.

[109] Rolnik DL, Wright D, Poon LC, O'Gorman N, Syngelaki A, de Paco Matallana C, et al. Aspirin versus placebo in pregnancies at high risk for preterm preeclampsia. *New Engl J Med.* 2017; 377: 613–22.

[110] Wat JM, Audette MC, Kingdom JC. Molecular actions of heparin and their implications in preventing pre-eclampsia. *J Thromb Haemost.* 2018 [ePub ahead of print].

[111] National Health and Medical Research Council (Australia). (2010). *Antenatal magnesium sulphate prior to preterm birth for neuroprotection of the fetus, infant and child. National Clinical Practice Guidelines.* https://www.clinicalguidelines.gov.au/register/antenatal-magnesium-sulphate-prior-preterm-birth-neuroprotection-fetus-infant-and-child

[112] Stockley EL, Ting JY, Kingdom JC, McDonald SD, Barrett JF, Synnes AR, et al. Intrapartum magnesium sulfate is associated with neuroprotection in growth-restricted fetuses. *Am J Obstet Gynecol.* 2018; 219: 606. e1–e8.

[113] Nawathe A, David AL. Prophylaxis and treatment of foetal growth restriction. *Best Pract Res Clin Obstet Gynaecol.* 2018; 49: 66–78.

[114] Wright E, Audette MC, Ye XY, Keating S, Hoffman B, Lye SJ, et al. Maternal vascular malperfusion and adverse perinatal outcomes in low-risk nulliparous women. *Obstet Gynecol.* 2017; 130: 1112–20.

第25章 胎儿生长受限的筛查和干预

Alice E. Hughes ◆ Gordon C. S. Smith

引言

胎儿生长受限(fetal growth restriction,FGR)定义为胎儿生长未能达到其遗传的预定潜能[1],并与胎儿期和围生期发病率和死亡率显著相关。此外,有证据表明FGR对儿童期神经发育[2]和成年期出现的心血管和代谢疾病有较长期的影响[3]。然而,预测FGR并不简单,筛查和诊断的方法也不精确。在英国和美国,中孕晚期超声不是常规检查项目,而是针对那些被认为有FGR风险的女性,其中高风险是由母体因素(包括生物参数和既往病史)、出现并发症或根据体检出的"生物学测值偏小"的临床可疑病例来确定的。实际上,如果生物学测值低于人群分布的既定阈值,则可能怀疑FGR,通常小于孕龄的第10、第5或第3百分位数,或者与之前检查相比存在生长速度下降[4]。单用生物测量法的困难在于,它不能区分受胎盘功能不全影响的生长受限胎儿和体质小的健康胎儿。因此,可采用其他方法来诊断胎盘功能障碍,如胎儿循环和子宫-胎盘循环的多普勒检查,以及母体血清生物标记物的分析。目前,治疗胎儿生长受限唯一可用的处理方法是加快分娩,然而早产也会造成伤害。但新的基因组学研究仍然可以帮助我们更好地理解生长受限的病因,并能更准确地识别诊断性生物标记物或潜在的治疗靶点。本章将重点介绍目前在筛选和干预胎儿生长受限方面的常规处理,并思考未来在这一领域新的进展。

FGR 病因学

生长受限可以认为是由胎儿、母体或胎盘因素引起的(表25-1);它的病因在本书其他章节中有详细阐述。

表 25-1　胎儿生长受限病因

胎儿源性	母体源性	胎盘源性
• 染色体和基因异常	• 高龄或低龄	• 子痫前期
• 先天性结构异常(包括先天性心脏病,腹裂)	• 未产妇	• 无子痫前期母体表现的胎盘功能不全
• 多胎妊娠	• 母体疾病(包括慢性肾病,高血压,自身免疫性疾病,成人先天性心脏病)	• 双胎输血
• 宫内感染	• 体重超重或过轻	• 胎盘结构异常(包括帆状脐带插入,绒毛膜瘤,梗死)
• 胎儿代谢障碍	• 母体营养不良	• 局限性胎盘嵌合体
	• 吸烟、饮酒和其他非法药物的使用	

FGR 的不良预后-有效检测的重要性

围生期发病率和死亡率

FGR是死胎的主要原因,有多达50%的宫内胎儿死亡病例死后发现是生长受限[5]。早产是FGR相关并发症的另一个主要原因,这种早产通常是医源性的。有趣的是,自发性早产也与FGR有关,因为20~28孕周的胎儿生长减慢与自发性早产风险的增加有关[6]。生后能存活一段时间的患有严重早发型FGR的婴儿中,高达25%会出现严重疾病,包括支气管肺发育不良、脑室出血、败血症和坏死性肠炎[7]。和预期一样,发病率随着早产而增加,但这也可能反映胎儿状况的严重程度,有助于做出早产的决定。

FGR 远期不良预后

FGR 的远期后果常归因于早产。但校正孕龄后,脑瘫、认知障碍和在校成绩差的风险仍然增加,这些情况可能在多普勒血流检测异常胎儿中更为显著[8]。

继 20 世纪 90 年代 David Barker 开创性地进行流行病学研究[9]以后,FGR 与成年期代谢病和心血管疾病之间的关系越来越多地被认识到。健康与疾病的发展起源(developmental origins of health and disease,DOHaD)假说是基于这样一个前提:宫内营养缺乏可"编程"胎儿,改变生理过程,并易患代谢性疾病如缺血性心脏病、高血压和 2 型糖尿病。宫内表观遗传改变和基因遗传效应被认为是原因之一,但胎儿生长和成人疾病之间的关系仍不很清楚。有趣的是,祖父母罹患心脏病的风险随着孙代出生体重百分比的增加而降低,这也表明在以后的生活中,存在着出生体重低和疾病的共同决定因素,并且这些因素往往有家族聚集性[10]。

超声筛查 FGR

胎儿超声生物学测量的操作和解读

孕早期采用头臀径(crown-rump length,CRL)估计胎龄,小于预期的 CRL(小 2~7d)与出生体重低于 2 500g 和小于胎龄第 5 个百分位数有关[11]。而在中晚期进行的生物学测量,是用于胎儿预测体重和监测生长轨迹。通过测量头围(head circumference,HC)、股骨长度(femur length,FL)和腹围(abdominal circumference,AC)来胎儿预测体重(estimated fetal weight,EFW),并将测量结果输入 Hadlock 回归模型[12]。目前英国皇家妇产科医师协会(Royal College of Obstetricians and Gynaecologists,RCOG)指南建议,如果 EFW 或 AC 小于第 10 百分位数为小于胎龄儿(small for gestational age,SGA),应进一步检查[13]。生长速度的降低,在连续测量中显示为百分位数的下降,也可能是 FGR 的一个标志。妊娠

结局预测(pregnancy outcome prediction,POP)研究显示,尤其是伴有 EFW<第 10 百分位数的胎儿 AC 生长速度降低与新生儿发病率显著相关[14]。

以提高检出围生期发病和死产高风险的 SGA 胎儿为前提,2013 年,英国开始推广关于耻骨联合-宫底高度(symphysis-fundal height,SFH)和 EFW 的定制生长曲线[15]。但是,2014 年 Cochrane 的综述没有显示与基于人群的定制方法相比的随机试验[16],2012 年苏格兰一项对 97 912 名受试者进行的大型前瞻性随机试验发现,根据母亲身高和产次部分定制的出生体重,仅仅是校正胎儿性别和胎龄,并没有改善死胎或足月分娩的新生儿死亡的预测[17]。

子宫动脉多普勒

正常妊娠期子宫动脉血流典型的表现是低阻型,反映了早期妊娠子宫螺旋动脉适当的滋养细胞浸润。高阻力血流测量为高的搏动指数(pulsatility index,PI),与 FGR 和子痫前期有关。孕早期子宫动脉 PI 升高与 FGR 发生有关[18],但敏感性较低(单独检测 FGR 的敏感性为 11.7%),早期子宫动脉多普勒与母体危险因素和血清生物标记物的联合筛查可提供更多信息(见下文)。然而,孕中期子宫动脉多普勒对胎盘功能不全引起早产死胎有更好的预测能力,敏感性为 58%[19]。

胎儿多普勒

在重度 FGR 的检测和评估中经常使用的胎儿血管,包括脐动脉、大脑中动脉(middle cerebral artery,MCA)和静脉导管(ductus venosus,DV)。高阻型脐动脉血流反映了胎儿-胎盘循环阻力的增加,并与严重的早发型 FGR 有关[20]。脐动脉多普勒频谱发生定性改变,尤其是出现舒张末期血流消失或反向(absent or reversed end-diastolic flow,AREDF),也与胎死宫内有关,应根据胎龄考虑及时分娩(详见干预部分)。

胎儿 MCA 对慢性缺氧的反应是通过增加血流保证大脑的发育,导致 PI 降低。因此,低阻型大脑中动脉血流是胎儿缺氧的潜在标志[21]。最近,大脑中动脉 PI 和脐动脉 PI 比值,即脑胎盘比(cerebroplacental ratio,CPR),已被确定为死胎和

围生期发病率的预测因素[22]。然而，目前关于 CPR 实用性的研究质量较低[23]，CPR 测量尚未纳入最近的指南。

DV 多普勒频谱的变化发生在 FGR 进展的晚期。a 波消失或反向表明胎儿心脏失代偿，在对 18 项研究的荟萃分析和系统综述中认为这是胎儿失代偿和死胎的一个中等预测指标[24]。一项欧洲的脐血流及胎儿血流随机试验（trial of ran-domized umbilical and fetal flow in Europe，TRUF-FLE）显示，如果采用晚期 DV 改变（a 波消失），而不是短变异（short-term variability，STV）在胎心监护（cardiotocography，CTG）上降低来指导分娩，可以改善 2 岁时的神经系统发育结局[25]。然而，这

是对试验的再次分析，而主要结果没有差异。

提高 FGR 筛选和检测的生物标志物

孕早期

生物标志物是可以在血液或其他体液中检测到的物质，并与某一特定疾病的存在有关。它们可用于诊断疾病、监测疾病严重程度或评估疾病治疗反应。对于 FGR，孕妇血清中可检测到的生物标记物可用于整个妊娠期的筛查或诊断（表25-2）[26]，单独使用被认为不够准确，需要联合其危险因素和超声结果，以增加临床效用。

表 25-2　预测胎儿生长受限的母体循环生物标志物[25]

生物标志物	主要功能	通常与 FGR 相关的在母体循环水平改变		
		孕早期	孕中期	孕晚期
唐氏综合征				
PAPP-A	• 对 IGFBP 有活性的蛋白酶 • 降低 IGF 的生物利用度和信号	↓	↓	
HCG	• 维持黄体分泌的黄体酮	↓	↑	
AFP	• 成人体内与白蛋白功能相似的胎儿来源蛋白 • 几种配体的载体分子（胆红素，糖皮质激素和脂肪酸）		↑	
uE3	• 雌激素激动剂		↓	↓
抑制剂 A	• 负反馈调节垂体卵泡刺激素的分泌		↑	
血管生成因子				
PlGF	• VEGF 家族成员 • 促血管生成因子	↓	↓	↓
sFlt1	• 降低 PlGF 和 VEGF 生物利用度及信号转导	↑，↓	↓，=	↑
sFlt1/PlGF		↑	↑	↑
sENG	• 降低 TGF-β₁ 和 TGF-β₃ 的生物利用度和信号	↑	↑	↑
PP-13	• 促进滋养细胞浸润和螺旋动脉重建	↓，=		
激素因子				
ADAM12	• 对 IGFBP 有活性的蛋白酶 • 降低 IGF 的生物利用度和信号	↓		
HPL	• 诱导母体胰岛素抵抗与脂肪分解 • 诱导乳腺发育和产奶		↓	↓
DLK1	• 脂肪组织稳态 • 母体适应孕期新陈代谢			↓

ADAM12，A-去整合素和金属蛋白酶 12；AFP，甲胎蛋白；DLK1，类 δ1 同系物；FGR，胎儿生长受限；HCG，人绒毛膜促性腺素；HPL，人胎盘催乳素；IGF，胰岛素样生长因子；IGFBP，胰岛素样生长因子结合蛋白；PAPP-A，妊娠相关血浆蛋白 A；PlGF，胎盘生长因子；PP，胎盘蛋白；sENG，可溶内胶质；sFlt1，可溶性 FMS 样酪氨酸激酶-1；TGF，转化生长因子；VEGF，血管内皮生长因子；uE3，游离雌三醇。摘自 Gaccioli et al. Screening for fetal growth restriction using fetal biometry combined with serum biomarkers[J]. Am J Obs Gyn. 2018;218,S725-737, with permission from Elsevier.

妊娠相关血浆蛋白 A（pregnancy-associated plasma protein A，PAPP-A）在孕早期用于唐氏综合征的筛查。然而，孕早期 PAPP-A 低水平与 FGR、死胎、早产有关[27]。PAPP-A 是胰岛素样生长因子结合蛋白（insulin-like growth factor binding proteins，IGFBP）4 和 5 的蛋白酶，因此 PAPP-A 降低导致 IGFBP 水平升高和胎盘胰岛素样生长因子（IGF）的利用率降低。PAPP-A 小于 0.415 中位数倍数（multiple of the median，MoM）被认为是 FGR 的一个重要危险因素，目前的指南建议，这将提示孕晚期需用超声监测胎儿生长[13]。

孕中期

孕中期使用四联试验[检测母体血清甲胎蛋白（alpha fetoprotein，AFP）、抑制素-A、游离雌三醇（unconjugated estriol，uE3）和人绒毛膜促性腺素（human chorionic gonadotrophin，HCG）]筛查唐氏综合征的研究同样适用于预测胎儿生长受限。入组了 33 000 多名女性的 FASTER 试验显示，孕中期高的 AFP 和抑制素 A（≥2.0MoM）和低的 uE3（≤0.5MoM）与出生体重低于第 5~10 百分位数存在显著相关性[28]。如果四联试验中至少有一个其他生物标志物异常，HCG 升高才与低出生体重相关。但另有研究发现，孕中期 HCG 水平与 FGR 相关，而与其他生物标志物无关。

在另一项对 5 000 多名女性进行的研究中，妊娠 15 周时测得的高可溶性 FMS 样酪氨酸激酶-1（soluble FMS-like tyrosine kinase 1，sFlt1）、低 PAPP-A 和半胱氨酸蛋白酶 3、低 PAPP-A 和胎盘生长因子（placental growth factor，PlGF）分别与伴高血压和不伴高血压女性的 SGA 胎儿相关，但它们单独或联合预测的能力差［曲线下面积（area under the curve，AUC）≤0.60］[29]。然而，包含临床危险因素、胎儿生物学测量和妊娠 20 周子宫动脉多普勒检查异常的联合测试的 AUC 增加到 0.84，能够提高对母体高血压的 SGA 胎儿（出生体重<第 10 定制百分位数）的预测。孕中期高 AFP 与 SGA 有关，孕早期低 PAPP-A 与孕中期高 AFP 联合应用对不良结局有协同预测作用[30]。在一项前瞻性研究中，妊娠 19~24 周，低 PlGF 和 AFP 升高与早产 SGA 相关，结合母体因素和胎儿生物学测量，32 周前出生的婴儿体重≤第 3 百分位数的 AUC 为 0.99[31]，但对于妊娠 37 周后出生的胎儿来说，AUC 降至 0.76。最后，在孕 15 周时

PlGF/sFlt1 比值低与子痫前期的发展和分娩出胎龄≤第 10 百分位数的婴儿有关，从孕中期到孕晚期这个比值在下降[32]。

孕晚期

与血管生成有关的生物标志物仍可在孕晚期预测 FGR；妊娠 30~37 周检测出低 PlGF 和高 sFlt1 与 FGR 有关[33,34]。一种新的潜在的孕晚期生物标志物是胎儿来源的非典型 NOTCH1 配体类 δ1 同系物（delta-like 1 homolog，DLK1）。在脐动脉多普勒血流异常或腹围生长速度降低的 SGA 患者中，母体血清 DLK1 水平较低，但不单出现在 SGA 中[35]。这是一个需要考虑的重要问题，因为大多数研究 FGR 的生物标记物都将 SGA 作为结果，这可能包括也可能不包括多普勒异常的病例。因此，现有的研究可能低估了某些生物标记物对 FGR 的预测能力，因为许多 SGA 婴儿是天生小样儿。

FGR 的选择性筛选与普遍性筛选的对比

基于人群的 FGR 筛查需要一种有效的筛查方法，即具有高敏感性和特异性、高阳性预测值（positive predictive value，PPV）和阴性预测值（negative predictive value，NPV）、高阳性似然比（positive likelihood ratio，LR+）和低阴性似然比（negative likelihood ratio，LR-）的筛查方法。在临床实践中很少有筛查试验符合所有这些标准。

因为普遍性筛查的证据不足且没有明确的结论，因此大多数国家目前的做法是选择认为有 FGR 风险的胎儿进行检查。在英国，孕早期的低 PAPP-A 是一个标志物，提示在孕晚期行超声监测生长，但没有使用其他的母体血清生物标志物。全世界范围内正在使用的孕晚期测量 SFH 来检测潜在的 SGA，但这种方法的敏感性较差[36]。

结合临床危险因素、生物标志物和超声检查，可以为普遍性筛查提供有一个有效手段。例如，一项对 30 000 多名妇女进行的前瞻性研究表明，测量 CRL、颈项透明层、母体血清 PAPP-A、游离 β HCG、PlGF、胎盘蛋白-13（PP13）和 A-去整合素和金属蛋白酶（ADAM）、母体血压以及考虑到妊娠 11~13 周的母体危险因素，可以分别预测高达

73%和46%的早产 SGA 和足月 SGA,假阳性率为10%[29]。另一项研究中,孕晚期的普遍性超声检查确实增加了对 SGA 婴儿的检出率(敏感性为57%,选择性超声的敏感性为20%),但其特异性较低(90% vs 98%),假阳性率为10%[14]。普遍性超声检查也有助于预测不良结局;在 EFW 小于第10百分位数时,AC 生长速度降低与新生儿发病率显著相关。最后,我们已经证明超声怀疑SGA(EFW<第10百分位数)联合 sFlt/PlGF 比值升高对 FGR 有很强的预测作用。妊娠28周对早产儿 FGR 的阳性似然比为41.1,妊娠36周对足月 FGR 的阳性似然比为17.5[37]。这些关联的强度表明,基于这种联合方式的筛查和干预可能改善预后,这是未来试验的适宜热点。

FGR 的干预和治疗

FGR 的疾病改良疗法:现有药物的再利用

能够有效地治疗或干预的情况下,才能认为FGR 的筛查是有益的。正在研究其他方面可能改善胎盘功能和提供神经保护的疗法是否有治疗FGR 的机会(表25-3)。目前临床上仅推荐使用预防性低剂量(75mg)阿司匹林。

表25-3 针对 FGR 治疗与预防现有治疗方法的研究

治疗	可能有利的作用方式	有效证据
阿司匹林	抗血小板,抗炎,血管扩张	大规模临床试验证实 FGR 的预防作用不大[38],对时间和剂量的进一步研究可能为治疗提供最佳选择
低分子肝素	抗血栓,抗炎,促血管生成	大规模临床试验表明,对 FGR 的预防不太可能有显著效果[39]
磷酸二酯酶 V 抑制剂(如西地那非)	血管扩张	大规模临床试验表明,对 FGR 的治疗没有显著影响[40]
他汀类药物	抗炎、抗氧化、促血管生成	动物和人胎盘体外研究显示了潜在的益处[41,42],但尚无没有针对 FGR 的临床试验
二甲双胍	抗炎、抗氧化	人胎盘体外研究显示了潜在的益处[43],对多囊卵巢综合征妇女的小规模观察研究表明 FGR 的频率降低[44],但尚无更大规模的临床试验
质子泵抑制剂	抗炎、抗氧化、促血管生成	动物和人胎盘体外研究显示了潜在的益处[45],但尚无针对 FGR 的临床试验
褪黑激素	抗氧化剂(可能提供胎儿神经保护)	动物研究显示了潜在的益处,FGR 妇女的小型非随机Ⅱ期试验提示胎盘氧化应激减轻[46],但没有针对 FGR 的前期以及更大规模的临床试验
N-乙酰半胱氨酸	抗氧化剂(可能提供胎儿神经保护)	动物研究表明有潜在的益处[47],但在重度子痫前期妇女中进行的小型随机安慰剂对照试验并没有发现新生儿结局的改善[48],尚无针对 FGR 的大规模临床试验

提早分娩以预防死胎

为防止死胎而提前分娩的风险需要与新生儿和早产的长期风险相平衡。一方面,提前分娩可能会降低死胎的风险,但早产的增加与新生儿发病和死亡的风险增加有关;宫内每延迟一天都可能减少新生儿死亡率[49],但是如果直到出现胎儿窘迫才分娩,则宫内死亡更为常见[50],因此总体死亡率是相同的。生长受限干预试验(growth restriction intervention trial, GRIT)中有302例儿童

曾患有 FGR 并在孕24~36周伴有脐动脉多普勒异常(包括 AREDV),他们被随机分成立即分娩组和延迟分娩组,随访6~13年后发现两组神经发育结果和严重残疾发生率没有差异[51]。然而,妊娠30~32周出现脐动脉 AREDV 通常被认为是一种不良征象,建议尽早分娩。但是,如果脐动脉多普勒 AREDV 在32周之前出现,RCOG 建议同时伴有脐静脉多普勒异常时需要尽早分娩,即在完成糖皮质激素治疗的基础上,这样的胎儿有存活机会(孕24周以上,EFW 大于500g)[13]。

可以尝试阴道分娩,特别是在孕晚期和既往阴道分娩者,但临床医生应考虑胎儿的状况是否可能随着产程进一步恶化。在 FGR 中,没有关于分娩方式的随机对照试验,但不管怎样,由于 AREDV 和/或其他因素,如早产和 STV 降低,可能意味着胎儿严重受损,在这些情况下,推荐计划剖宫产。为了及时发现胎儿缺氧,对进行催产的女性建议分娩过程持续监测胎心率。

加强对可疑 FGR 胎儿的监护

当胎儿被确认为 SGA 时,应开始定期监测。如果脐动脉多普勒显示 PI 值比平均值高出两个标准差(SD)以上,则至少需要每周进行两次多普勒分析和定期计算机 CTG(computerized CTG,cCTG)监护,正如 104 项研究的系统回顾所显示,这是胎儿死亡的中等预测指标[52]。妊娠 30~32 周前出现 AREDV,多数会建议住院监护,每日进行多普勒检测和定期 cCTG 评估。在其他情况时,可每 2 周进行一次胎儿生长和脐动脉多普勒的超声评估,并根据上面讨论的结果确定分娩时间,或者根据母体的健康情况确定分娩时机(如子痫前期)。其他胎儿受损的监测指标可作为评估的一部分,包括生长停止、羊水量减少和母亲自觉胎动减少;RCOG 不建议进行生物物理评分或无应激试验,但美国妇产科医师协会(American College of Obstetricians and Gynecologists,ACOG)建议与脐动脉多普勒检测一样,它们也是可用的监护方法[53]。

筛查和干预的展望

新的生物标志物的进展

由于胎盘功能障碍是 FGR 的常见病因之一,利用二代测序(next-generation sequencing,NGS)

和"组学"技术对胎盘"转录组"的研究,能够深入了解 FGR 的发病机制,并有助于发现新的生物标志物。迄今为止,研究主要都集中在子痫前期胎盘上,但是在母体血清中胎盘特异性 mRNA 转录物的测定已被证明能区分有早发 FGR 和晚发 FGR 风险的女性[54]。母体血液的蛋白质组学分析显示,有和无生长受限胎儿的女性之间载脂蛋白 CⅡ和 CⅢ水平存在差异[55],最终分娩有 FGR 婴儿的女性的孕早期尿代谢谱也是不同的[56]。胎盘外泌体、含有蛋白质和 RNA 的胞外小泡的研究,也可能提供关于潜在生物标志物的进一步信息,但尚未在 FGR 的背景下进行。尽管这些组学技术的进步前景可期,但到目前为止,这些研究的样本量小,所确定的标记物对 FGR 的预测差,而且结果往往没有得到验证。

研发胎盘功能障碍的新药

除了重新利用现有药物治疗胎盘功能障碍,也在研究治疗 FGR 的新药。但制药行业的投资有限。FGR 的小鼠模型、滋养层细胞或离体胎盘的体外试验是测试新疗法的潜在起点,新的胎盘功能计算模型[57]可能为药物开发提供进一步的方法。但是,由于伦理和监管存在障碍,涉及母体和胎儿研究内容的临床试验很难开展[58]。然而,也有一些新的治疗方法最终会从研究阶段走向临床,包括纳米技术[59,60]和基因治疗[61],在本书的其他章节有详细的讨论。

随着新的组学技术的应用,我们对 FGR 发病机制的认识不断加深,开发新的靶向和基因治疗方法来治疗 FGR 有着广阔的前景。但是,如果我们要对母胎不良预后产生临床上重要的影响,那么确定有风险的胎儿以及谁将从这些新疗法中受益仍是一个重要的挑战。

(翻译 宋文龄　审校 胡佳琪)

参考文献

[1] Resnik R. Intrauterine growth restriction. *Obstet Gynecol.* 2002; 99: 490–6.

[2] Levine TA, Grunau RE, McAuliffe FM, Pinnamaneni R, Foran A, Alderdice FA. Early childhood neurodevelopment after intrauterine growth restriction: a systematic review. *Pediatrics.* 2015; 135: 126–41.

[3] Barker DJP. Adult consequences of fetal growth restriction. *Clin Obstet Gynecol.* 2006; 49: 270–83.

[4] Gaillard R, Steegers EAP, de Jongste JC, Hofman A, Jaddoe VWV. Tracking of fetal growth characteristics during different trimesters and the risks of adverse birth outcomes. *Int J Epidemiol.* 2014; 43: 1140–53.

[5] Gardosi J, Kady SM, McGeown P, Francis A, Tonks A. Classification of stillbirth by relevant condition at death (ReCoDe): population based cohort study. *BMJ.* 2005; 331: 1113.

[6] Partap U, Sovio U, Smith GC. Fetal growth and the risk of spontaneous preterm birth in a prospective cohort study of nulliparous women. *Am J Epidemiol.* 2016; 184: 110–19.

[7] Lees C, Marlow N, Arabin B, Bilardo CM, Brezinka C, et al. Perinatal morbidity and mortality in early-onset fetal growth restriction: cohort outcomes of the Trial of Randomized Umbilical and Fetal Flow in Europe (TRUFFLE). *Ultrasound Obstet Gynecol.* 2013; 42: 400–8.

[8] Walker DM, Marlow N. Neurocognitive outcome following fetal growth restriction. *Arch Dis Child Fetal Neonatal Ed*. 2008; 93: F322–5.

[9] Barker DJP, Godfrey KM, Gluckman PD, Harding JE, Owens JA, Robinson JS. Fetal nutrition and cardiovascular disease in adult life. *Lancet*. 1993; 341: 938–41.

[10] Smith GC, Wood AM, White IR, Pell JP, Hattie J. Birth weight and the risk of cardiovascular disease in the maternal grandparents. *Am J Epidemiol*. 2010; 171: 736–44.

[11] Smith GCS, Smith MFS, McNay MB, Fleming JEE. First-trimester growth and the risk of low birth weight. *N Engl J Med*. 1998; 339: 1817–22.

[12] Hadlock FP, Harrist RB, Sharman RS, Deter RL, Park SK. Estimation of fetal weight with the use of head, body and femur measurements: A prospective study. *Am J Obstet Gynecol*. 1985; 151: 333–7.

[13] Royal College of Obstetricians and Gynaecologists. (2014). *The Investigation and Management of the Small-for-Gestational-Age Fetus. Green-top Guideline No. 31.* www.rcog.org.uk/globalassets/documents/guidelines/gtg_31.pdf

[14] Sovio U, White IR, Dacey A, Pasuparthy D, Smith GCS. Screening for fetal growth restriction with universal third trimester ultrasonography in nulliparous women in the Pregnancy Outcome Prediction (POP) study: a prospective cohort study. *Lancet*. 2015; 386: 2089–97.

[15] Clausson B, Gardosi J, Francis A, Cnattingius S. Perinatal outcome in SGA births defined by customised versus population-based birthweight standards. *BJOG*. 2001; 108: 830–4.

[16] Carberry AE, Gordon A, Bond DM, Hyett J, Raynes-Greenow CH, Jeffery HE. Customised versus population-based growth charts as a screening tool for detecting small for gestational age infants in low-risk pregnant women. *Cochrane Database Syst Rev*. 2014; 5: CD008549.

[17] Iliodromiti S, Mackay DF, Smith GCS, Pell JP, Sattar N, Lawlor DA, et al. Customised and noncustomised birth weight centiles and prediction of stillbirth and infant mortality and morbidity: a cohort study of 979,912 term singleton pregnancies in Scotland. *PLoS Med*. 2017; 14: e1002228

[18] Martin AM, Bindra R, Curcio P, Cicero S, Nicolaides KH. Screening for pre-eclampsia and fetal growth restriction by uterine artery Doppler at 11-14 weeks of gestation. *Ultrasound Obstet Gynecol*. 2001; 18: 583–6.

[19] Smith GC, Yu CK, Papageorghiou AT, Cacho AM, Nicolaides KH, Fetal Medicine Foundation Second Trimester Screening Group. Maternal uterine Doppler flow velocimetry and the risk of stillbirth. *Obstet Gynecol*. 2007; 109: 144–51.

[20] Figueras F, Gratacós E. Update on the diagnosis and classification of fetal growth restriction and proposal of a stage-based management protocol. *Fetal Diagn Ther*. 2014; 36: 86–98.

[21] Eixarch E, Meler E, Iraola A, Illa M, Crispi F, Hernandez-Andrade E, et al. Neurodevelopmental outcome in 2-year-old infants who were small-for-gestational age term fetuses with cerebral blood flow redistribution. *Ultrasound Obstet Gynecol*. 2008; 32: 894–9.

[22] Khalil A, Morales-Roselló J, Townsend R, Morlando M, Papageorghiou A, Bhide A, et al. Value of third-trimester cerebroplacental ratio and uterine artery Doppler indices as predictors of stillbirth and perinatal loss. *Ultrasound Obstet Gynecol*. 2016; 47: 74–80.

[23] Vollgraff Heidweiller-Schreurs CA, De Boer MA, Heymans MW, Schoonmade LJ, Bossuyt PMM, Mol BWJ, et al. Prognostic accuracy of cerebroplacental ratio and middle cerebral artery Doppler for adverse perinatal outcome: systematic review and meta-analysis. *Ultrasound Obstet Gynecol*. 2017; 51: 313–22.

[24] Morris RK, Selman TJ, Verma M, Robson SC, Kleijnen J, Khan KS. Systematic review and meta-analysis of the test accuracy of ductus venosus Doppler to predict compromise of fetal/neonatal wellbeing in high risk pregnancies with placental insufficiency. *Eur J Obstet Gynecol Reprod Biol*. 2010; 152: 3–12.

[25] Lees CC, Marlow N, vas Wassenaer-Leemhuis A, Arabin B, Bilardo CM, Brezinka C, et al. 2 year neurodevelopmental and intermediate perinatal outcomes in infants with very preterm fetal growth restriction (TRUFFLE): a randomised trial. *Lancet*. 2015; 385: 2162–72.

[26] Gaccioli F, Aye ILMH, Sovio U, Charnock-Jones DS, Smith GCS. Screening for fetal growth restriction using fetal biometry combined with maternal biomarkers. *Am J Obstet Gynecol*. 2018; 218: S725–37.

[27] Smith GC, Stenhouse EJ, Crossley JA, Aitken DA, Cameron AD, Connor JM. Early pregnancy levels of pregnancy-associated plasma protein A and the risk of intrauterine growth restriction, premature birth, preeclampsia and stillbirth. *J Clin Endocrinol Metab*. 2002; 87: 1762–7.

[28] Dugoff L, Hobbins JC, Malone FD, Vidaver J, Sullivan L, Canick JA, et al. Quad screen as a predictor of adverse pregnancy outcome. *Obstet Gynecol*. 2005; 106: 260–7.

[29] McCowan LME, Thompson JMD, Taylor RS, Baker PN, North RA, Poston L, et al. Prediction of small for gestational age infants in healthy nulliparous women using clinical and ultrasound risk factors combined with early pregnancy biomarkers. *PLoS One*. 2017; 12: e0169311.

[30] Smith GC, Shah I, Crossley JA, Aitken DA, Pell JP, Nelson SM, et al. Pregnancy-associated plasma protein A and alpha-fetoprotein and prediction of adverse perinatal outcome. *Obstet Gynecol*. 2006; 107: 161–6.

[31] Lesmes C, Gallo DM, Gonzalez R, Poon LC, Nicolaides KH. Prediction of small-for-gestational-age neonates: screening by maternal serum biochemical markers at 19–24 weeks. *Ultrasound Obstet Gynecol*. 2015; 46: 341–9.

[32] Karagiannis G, Akolekar R, Sarquis R, Wright D, Nicolaides KH. Prediction of small-for-gestation neonates from biophysical and biochemical markers at 11–13 weeks. *Fetal Diagn Ther*. 2011; 29: 148–54.

[33] Valiño N, Giunta G, Gallo DM, Akolekar R, Nicolaides KH. Biophysical and biochemical markers at 30–34 weeks' gestation in the prediction of adverse perinatal outcome. *Ultrasound Obstet Gynecol*. 2016; 47: 194–202.

[34] Valiño N, Giunta G, Gallo DM, Akolekar R, Nicolaides KH. Biophysical and biochemical markers at 35–37 weeks' gestation in the prediction of adverse perinatal outcome. *Ultrasound Obstet Gynecol*. 2016; 47: 203–9.

[35] Cleaton MAM, Dent CL, Howard M, Corish JA, Gutteridge I, Sovio U, et al. Fetus-derived DLK1 is required for maternal metabolic adaptations to pregnancy and is associated with fetal growth restriction. *Nat Genet*. 2016; 48: 1473–80.

[36] Hutcheon JA, Zhang X, Platt RW, Cnattingius S, Kramer MS. The case against customised birthweight standards. *Paediatr Perinat Epidemiol*. 2011; 25: 11–16.

[37] Gaccioli F, Sovio U, Cook E, Hund M, Charnock-Jones DS, Smith GCS. Screening for fetal growth restriction using ultrasound and the sFLT1:PlGF ratio in a prospective cohort study of nulliparous women. *Lancet Child Adolesc Health*. 2018; 2: 569–81.

[38] Duley L, Henderson-Smart DJ, Meher S, King JF. Antiplatelet agents for preventing pre-eclampsia and its complications. *Cochrane Database Syst Rev*. 2007; 2: CD004659.

[39] Groom KM, McCowan LM, Mackay LK, Lee AC, Said JM, Kane SC, et al. Enoxaparin for the prevention of

preeclampsia and intrauterine growth restriction in women with a history: a randomized trial. *Am J Obstet Gynecol*. 2017; 216: e1–296.

[40] Sharp A, Cornforth C, Jackson R, Harrold J, Turner MA, Kenny LC, et al. Maternal sildenafil for severe fetal growth restriction (STRIDER): a multicentre, randomised, placebo-controlled, double-blind trial. *Lancet Child Adolesc Health*. 2018; 2: 93–102.

[41] Wyrwoll CS, Noble J, Thomson A, Tesic D, Miller MR, Rog-Zielinska EA, et al. Pravastatin ameliorates placental vascular defects, fetal growth, and cardiac function in a model of glucocorticoid excess. *Proc Natl Acad Sci U S A*. 2016; 113: 6265–70.

[42] Brownfoot FC, Tong S, Hannan NJ, Binder NK, Walker SP, Cannon P, et al. Effects of pravastatin on human placenta, endothelium, and women with severe preeclampsia. *Hypertension*. 2015; 66: 687–97.

[43] Brownfoot FC, Hastie R, Hannan NJ, Cannon P, Tuohey L, Parry LJ, et al. Metformin as a prevention and treatment for preeclampsia: effects on soluble fms-like tyrosine kinase 1 and soluble endoglin secretion and endothelial dysfunction. *Am J Obstet Gynecol*. 2016; 214: e1–356.

[44] Nawaz FH, Khalid R, Naru T, Rizvi J. Does continuous use of metformin throughout pregnancy improve pregnancy outcomes in women with polycystic ovarian syndrome? *J Obstet Gynecol Res*. 2008; 34: 832–7.

[45] Onda K, Tong S, Beard S, Binder N, Muto M, Senadheera SN, et al. Proton pump inhibitors decrease soluble fms-like tyrosine kinase-1 and soluble endoglin secretion, decrease hypertension and rescue endothelial dysfunction. *Hypertension*. 2017; 69: 457–68.

[46] Miller SL, Yawno T, Alers NO, Castillo-Melendez M, Supramaniam VG, van

Zyl N, et al. Antenatal antioxidant treatment with melatonin to decrease newborn neurodevelopmental deficits and brain injury caused by fetal growth restriction. *J Pineal Res*. 2014; 56: 283–94.

[47] Chang EY, Barbosa E, Paintila MK, Singh A, Singh I. The use of N-acetylcysteine for the prevention of hypertension in the reduced uterine perfusion pressure model for preeclampsia in Sprague-Dawley rats. *Am J Obstet Gynecol*. 2005; 193: 952–6.

[48] Roes EM, Raijmakers MT, de Boo TM, Zusterzeel PL, Merkus HM, Peters WH, et al. Oral N-acetylcysteine administration does not stabilise the process of established severe preeclampsia. *Eur J Obstet Gynecol*. 2006; 127: 61–7.

[49] Soothill PW, Nicolaides KH, Bilardo CM, Campbell S. Relation of fetal hypoxia in growth retardation to mean blood velocity in the fetal aorta. *Lancet*. 1986; 2: 1118–20.

[50] GRIT Study Group. A randomised trial of timed delivery for the compromised preterm fetus: short-term outcomes and Bayesian interpretation. *BJOG*. 2003; 110: 27–32.

[51] Walker DM, Marlow N, Upstone L, Gross H, Hornbuckle J, Vail A, et al. The Growth Restriction Intervention Trial: long-term outcomes in a randomized trial of timing of delivery in fetal growth restriction. *Am J Obstet Gynecol*. 2011; 2014: e1–9.

[52] Morris RK, Malin G, Robson SC, Kleijnen J, Zamora J, Khan KS. Fetal umbilical artery Doppler to predict compromise of fetal/neonatal wellbeing in a high-risk population: systematic review and bivariate meta-analysis. *Ultrasound Obstet Gynecol*. 2011; 37: 135–42.

[53] American College of Obstetricians and Gynecologists. ACOG Practice Bulletin no. 134: fetal growth restriction. *Obstet Gynecol*. 2013; 121: 1122–33.

[54] Whitehead CL, Walker SP, Mendis S,

Lappas M, Tong S. Quantifying mRNA coding growth genes in the maternal circulation to detect fetal growth restriction. *Am J Obstet Gynecol*. 2013; 209: e1–9.

[55] Wölter M, Röwer C, Koy C, Rath W, Pecks U, Glocker MO. Proteoform profiling of peripheral blood serum proteins from pregnant women provides a molecular IUGR signature. *J Proteomics*. 2016; 149: 44–52.

[56] Maitre L, Fthenou E, Athersuch T, Coen M, Toledano MB, Holmes E, et al. Urinary metabolic profiles in early pregnancy are associated with preterm birth and fetal growth restriction in the Rhea mother–child cohort study. *BMC Med*. 2014; 12: 10.

[57] Pantichob N, Widdows KL, Crocker IP, Johnstone ED, Please CP, Sibley CP, et al. Computational modelling of placental amino acid transfer as an integrated system. *Biochim Biophys Acta*. 2016; 1858: 1451–61.

[58] Chappell LC, David AL. Improving the Pipeline for Developing and Testing Pharmacological Treatments in Pregnancy. *PLoS Med*. 2016; 13: e1002161.

[59] King A, Ndifon C, Lui S, Widdows K, Kotamraju VR, Agemy L, et al. Tumor-homing peptides as tools for targeted delivery of payloads to the placenta. *Sci Adv*. 2016; 2: e1600349.

[60] Cureton N, Korotkova I, Baker B, Greenwood S, Wareing M, Kotamraji VR, et al. Selective targeting of a novel vasodilator to the uterine vasculature to treat impaired uteroplacental perfusion in pregnancy. *Theranostics*. 2017; 7: 3715–31.

[61] Spencer R, Ambler G, Brodszki J, Diemert A, Figueras F, Gratacós E, et al. EVERREST prospective study: a 6-year prospective study to define the clinical and biological characteristics of pregnancies affected by severe early onset fetal growth restriction. *BMC Pregnancy Childbirth*. 2017; 17: 43.

发育异常与优生

第26章

母胎治疗：我们能优化胎儿的生长吗？

Katarzyna M. Maksym ◆ Anna L. David

引言

胎儿生长问题的诊断、管理和治疗的困难始于明确哪些小胎儿或新生儿受到了胎儿生长受限（fetal growth restriction，FGR）的影响。当胎儿预测体重（estimated fetal weight，EFW）或其结构如腹围（abdominal circumference，AC）低于相应孕周的第 10 百分位数时诊断为小于胎龄儿（small for gestational age，SGA）。这一定义包括了健康的小样儿和那些不能达到他们生长潜能的 FGR 胎儿。已知有许多因素会导致胎儿生长速度降低，如染色体异常、遗传综合征和感染，以及母体和环境因素，还包括不良的围生期饮食和吸烟。其他已知的 FGR 危险因素包括母体疾病，特别是既往存在高血压疾病者，辅助生殖技术的应用，以及产科并发症，如严重的、复发性阴道出血或双胎丢失。

然而，FGR 最常见的原因是胎盘功能不全。胎盘病理改变，如子痫前期、死胎和胎盘早剥，被认为是在妊娠早期发生的，此时母体螺旋动脉重塑不足导致子宫胎盘循环呈持续的高阻和低血流量[1]。在早期妊娠期间，滋养层细胞浸润母体螺旋动脉并对其平滑肌层进行重塑和破坏，形成低阻力、高血流量的子宫胎盘循环，能够有效地进行气体和营养交换，以实现胎儿的最佳生长。这些变化是由胎盘产生的血管活性物质促进的，如血管内皮生长因子（vascular endothelial growth factor，VEGF）和胎盘生长因子（placental growth factor，PlGF），导致血管生成和内皮型氧化亚氮合酶（endothelial nitric oxide synthase，eNOS）的活化，进而产生氧化亚氮（nitric oxide，NO），引起血管舒张。当胎盘形成过程中断或不充分时，高阻力低血流量的子宫胎盘循环持续存在，导致胎盘灌注减少、胎盘缺血、再灌注损伤和氧化应激，增加了炎性细胞因子的产生。FGR 和子痫前期孕妇胎盘活检证实，肌层螺旋动脉重建的严重缺陷与临床参数有关[2]。胎盘分析也显示了间质绒毛外滋养层、动脉内皮激活、螺旋动脉粥样硬化。螺旋动脉的不完全重塑导致子宫动脉血流相对减少[3]，可溶性 VEGF 受体可溶性 FMS 样酪氨酸激酶-1（soluble FMS-like tyrosine kinase 1，sFlt1）增加，可获得的母体 VEGF 和 PlGF 减少[4]。其他协同抗血管生成蛋白增加，如可溶性内皮素，导致转化生长因子-β 信号转导抑制（图 26-1）。针对这一病理过程相关的治疗的基础正尝试进行干预治疗，如图 26-1 所示。

临床上，以上病理生理变化引起的胎盘功能不全从孕中期开始可以观察到。持续的不良宫内环境会导致胎儿生长缓慢、进行性胎儿损害、宫内死亡和胎盘早剥。这一过程对母体的影响与高血压和子痫前期有关，进一步减少母胎之间的氧和营养交换。当孕中期发现胎盘功能不全而诊断为早发性 FGR 时，挑战性更大。目前，妊娠管理包括对母体和胎儿的密切监护。由于没有有效的治疗干预措施，一旦胎儿达到可存活的胎龄和大小时，就必须考虑并提供有计划的提前分娩。然而，早产会给已经受损的新生儿增加更多的疾病和死亡风险。迫切需要在妊娠早期明确 FGR 高风险人群，以便研究和提供预防性治疗。FGR 一经诊断，需要其他措施来改善胎儿的生长发育和健康状况，如给予医源性分娩来延迟和/或改善宫内缺氧环境造成的危害。

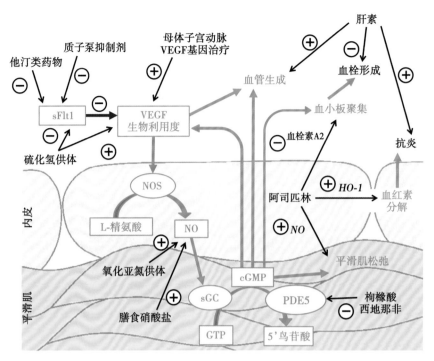

图 26-1　血管平滑肌和内皮作用部位干预的研究来治疗 FGR。cGMP，环鸟苷酸；GTP，鸟苷-5'-三磷酸；HO-1，血红素加氧酶-1；NO，氧化亚氮；NOS，氧化亚氮合酶；PDE5，磷酸二酯酶 5 型抑制剂；sFlt1，可溶性 FMS 样酪氨酸激酶-1；sGC，可溶性鸟苷酸环化酶；VEGF，血管内皮生长因子[35]。

优化胎儿生长

饮食、保健品和孕前健康

　　良好的孕前保健能使孕妇获得最佳的妊娠结局。来自长期队列研究的数据，如南安普敦妇女研究（www. mrc. soton. ac. uk/sws）和下一代 R 研究[5,6]，证明孕前和孕期饮食的重要性。一个具有里程碑意义的《柳叶刀》杂志系列发现，孕前健康与妊娠结局和下一代健康状况密切相关[7]。对于计划怀孕的人来说，孕前阶段通常是指怀孕前的几周到几个月。从公共卫生的角度来看更重要的是，怀孕前的危险因素需要更长的几个月或几年来处理，如饮食和肥胖。低收入、中等收入和高收入国家的许多育龄妇女无法为怀孕作好营养准备。此外，来自小鼠和人类研究的数据，强调了孕期健康的父亲对产后结局贡献的重要性[8]。研究表明，FGR 后代的父亲与胰岛素抵抗综合征和吸烟的临床前证据存在联系[9]，目前对优化孕前父亲健康的影响正在调查中。

　　遗憾的是，关于孕前干预措施对改善母婴结局有效性的证据很少[10]。饮食主要由红肉、加工肉和高脂肪乳制品组成的妇女更容易生出 SGA 婴儿[11]，而地中海饮食习惯的妇女生 SGA 婴儿的可能性较低[5]。Cochrane 综述发现，接受产前饮食教育并均衡补充能量和蛋白质的妇女发生 SGA 的风险降低，而那些营养不良的人的后代出生体重增加；补充高蛋白的妇女怀 SGA 胎儿的风险增加[12]。从孕期开始补充微量元素可以纠正重要的母体营养缺陷，但不足以从根本上改善儿童健康[13]。

　　常规补铁，补或不补叶酸，可降低孕妇贫血和缺铁的风险。在中等和高收入国家，建议根据母亲血红蛋白水平间歇性补充[14]。是否对其他母婴结局如低出生体重和 SGA 有积极影响尚不清楚，尤其是在低收入国家，可能取决于母体贫血和疟疾的患病率[15]。

　　有子痫前期风险的妇女如果钙摄入量较低，世界卫生组织建议每天摄入 1.5~2g 钙元素，系统性回顾数据显示，这可以预防子痫前期和早产[16,17]，但不能预防 FGR 和 SGA。系统性回顾数据显示,使用抗氧化剂(如维生素 C 和 E、硒和鱼油)降低了子痫前期和 SGA 婴儿出生的风险,但代价是早产风险增加[18]。这些研究质量较低,不推荐常规应用抗氧化剂。

体重较轻的妇女在怀孕期间增加更多的体重会降低 FGR 的风险[19],但在建议这些妇女改变体重时,应考虑其他风险因素[20]。另一方面,孕前高身体质量指数(BMI)也是 FGR 的危险因素,因为它与糖尿病、高血压或高胆固醇血症等疾病有关,所有这些都会影响胎儿的生长。大样本研究表明,母亲肥胖与 FGR 之间存在关联[21],虽然妊娠期饮食干预可以限制体重增加,但还不足以改善妊娠结局[7]。研究表明,孕期咖啡因摄入量与 FGR 呈剂量依赖性相关[22],因此减少高咖啡因摄入可能是有益的。

戒烟,酒精,娱乐性毒品

众所周知,母亲吸烟与低出生体重之间的关系[23]。早在孕早期吸烟会使 SGA 胎儿和低出生体重儿的发病率增加 1 倍[24],而长期来看,孕期吸烟会增加 3 岁男孩超重的可能性[25]。孕期戒烟干预可降低低出生体重的发生率,增加平均出生体重,并减少男孩的过度体重增加[26]。孕期任何时候戒烟都能改善后期胎儿的生物测值,应大力鼓励戒烟[27]。尼古丁贴片等戒烟辅助用品在怀孕期间使用是安全的。

大多数娱乐性毒品很容易穿过胎盘,不仅会影响出生体重,还会导致终身残疾。怀孕期间使用大麻、可卡因和苯丙胺(兴奋剂)会增加 SGA 和低出生体重的风险[28-30],在诊断 FGR 或 SGA 时应予以考虑。妊娠期饮酒与 SGA 胎儿和早产相关[31],但是荟萃分析显示,低至中等量饮酒的妇女与不饮酒的妇女相比,SGA 胎儿的风险没有增加[32],在饮酒量小于 10g 纯酒精/天(1 杯/天)时,不影响 SGA 的发生。

孕妇既往疾病情况的优化

母体疾病如狼疮和先天性心脏病增加了 FGR 的机会。如果可能的话,妇女的健康应该在怀孕前得到优化,然后在产前由一个多学科小组进行管理,定期进行胎儿大小的超声评估。在患有高血压疾病的妇女中,系统性回顾数据

显示抗高血压药物可以降低严重高血压的风险,但对 SGA 没有明显效果[33]。CHIPS 随机对照试验(randomized controlled trial, RCT)妊娠期高血压控制研究将妇女随机分配到舒张压指标严格控制组(85mmHg)和不严格控制组(100mmHg),发现严格控制并不能降低分娩 SGA 婴儿的风险[34]。

预防胎儿生长发育问题

阿司匹林和抗血小板药

sFlt1 和可溶性内皮素释放到母体循环中会导致内皮功能障碍,这是胎盘介导的妊娠并发症尤其是子痫前期的一个特征。这会导致内皮素、氧化亚氮和依前列醇等血管活性因子失衡,导致血管扩张减少和血管收缩增加[35]。对于有已知危险因素或有 FGR 或 SGA 病史的妇女,阿司匹林是有益的,因为它在血管水平上有许多可能预防 FGR 的作用(图 26-1)。很多年来众所周知,阿司匹林通过对环氧合酶不可逆失活来抑制前列腺素和血栓素的产生。血栓素是一种强大的血管收缩剂和血栓前抗血小板药物。小剂量、长期阿司匹林治疗不可逆地阻断血小板中血栓素 A2 的形成,抑制其聚集。现在认为阿司匹林新的细胞保护和抗氧化机制是独立于环氧合酶抑制功能的。阿司匹林乙酰化内皮氧化亚氮合酶,导致氧化亚氮从血管内皮释放[36]。此外,在内皮细胞中,阿司匹林增加血红素氧合酶-1 的活性以分解血红素,从而减少氧化应激、损伤和感染[37]。

基于研究水平的荟萃分析[38]和个体参与者数据(IPD)的荟萃分析[39],同时对大量患者(>50 000 名妇女)关于阿司匹林和其他抗血小板药物的随机试验进行了系统回顾。两项分析都支持已有的证据,即阿司匹林能适度降低出生时 FGR 和 SGA(<第 5 或<第 10 百分位数)的风险;IPD 分析 $RR = 0.90, 95\% CI: 0.81 \sim 1.00$。关于 FGR,数据支持尽早开始治疗,尽可能在 16 周前。在研究水平的荟萃分析中,当治疗开始于≤16 周时,SGA 有剂量-效应关系,倾向于 100~150mg 的剂量(表 26-1)。

表 26-1　应用阿司匹林治疗的起始孕周对预防 FGR 和出生 SGA 的影响[35]

	RR	95% CI
研究水平荟萃分析[38]（FGR）		
≤16 周	0.56	0.44~0.70
>16 周	0.95	0.86~1.05
IPD 荟萃分析[39]（SGA）		
<16 周	0.76	0.61~0.94
≥16 周	0.95	0.84~1.08

研究水平荟萃分析[38]使用 FGR 作为评估胎儿大小的结果，定义为出生体重小于胎龄的第 10 百分位数或小于第 5 百分位数或类似定义。

IPD 荟萃分析[39]使用 SGA 作为评估胎儿大小的结果；出生 SGA 的定义是由各个试验者自行定义，包括使用百分位数图和截断值。

FGR，胎儿生长受限；IPD，个体参与者数据；SGA，小于胎龄儿。

阿司匹林用于治疗非妊娠期成人高血压前期和轻度高血压时，似乎有昼夜效应。两个妊娠期的小样本随机试验发现，晚上而不是早上服用阿司匹林与动态血压降低有关[40,41]，在其中一个试验中显示，子痫前期和胎儿生长受限的发生率有所下降。预防 FGR 的作用机制似乎不太清楚。然而，如果建议每日服用阿司匹林，建议晚上服用似乎是明智的。

大多数国家和国际指南推荐 100~150mg 阿司匹林，以防止处于"高危"的妊娠妇女发生 FGR 和 SGA[42]。然而，许多预防性应用阿司匹林研究的重点是子痫前期而不是 FGR。阿司匹林预防子痫前期（ASPRE）试验使用了一种联合算法，包括母体因素、平均动脉压、子宫动脉多普勒搏动指数和母体血清生物标记物（母体血清妊娠相关血浆蛋白 A 和 PlGF）来识别子痫前期高危妇女。阿司匹林的使用与早发型子痫前期的减少有关，但 <第 10 百分位数及更小的 SGA 的发生率没有变化[43]，这表明需要开发替代预测模型，以用于预防 FGR。

肝素与低分子肝素

低分子肝素（low molecular weight heparin，LMWH）是妊娠期常用的预防血栓和治疗静脉血栓栓塞的药物。普通肝素和 LMWH 不会穿过胎盘[44]，因此对胎儿的直接风险很小。肝素由于其抗凝特性可预防胎盘病理改变，推测其具有预防胎盘血栓形成和继发性梗死而导致流产的能力。体外和体内研究表明，肝素具有多种其他生物学特性，包括抗炎[45]、补体抑制[46]和抗肿瘤[47]作用。使用胎盘绒毛组织块的体外研究表明，未分离肝素和 LMWH 可能通过增强基质金属蛋白酶的表达[50]促进血管生成[48,49]（图 26-1）。这些特性可能会促进滋养层细胞的发育和侵袭，使它们成为预防 FGR 的潜在候选药物。体内试验显示，与妊娠对照组相比，使用 LMWH 对血管生成标记物、血清 Pl-GF 浓度和 sFlt1/PlGF 值有正向影响[51]。在一项针对子痫前期高危妇女的小样本随机试验中，与安慰剂组相比，应用 LWMH 后 1h 和 3h 血浆 PlGF 水平升高[52]。

肝素对子宫胎盘循环的影响尚不清楚。在一项针对妊娠高血压妇女的小样本开放性研究中，LMWH 治疗降低了子宫动脉阻力指数[53]。然而，一项关于 LMWH 的 RCT 显示，持续应用 LMWH 联合阿司匹林与单独应用阿司匹林相比，两组间 22~24 孕周的子宫动脉阻力指数和 22~24 孕周及孕晚期脐动脉搏动指数没有差别[54]。早期随机试验的结果令人鼓舞，表明肝素可以降低子痫前期和 FGR 的风险[55,56]。但在所有已发表的试验中，LMWH 的有效作用并不一致，这可能反映了被检测人群的异质性、使用 LMWH 的类型、延长的试验招募阶段以及早期试验的中止。大量试验的详细分析和 LMWH 的荟萃分析见 Groom 和 David（2018）[35]和表 26-2。最近的大型试验纳入人数更多，并显示了一致的结果，发表的 IPD 荟萃分析的结论是，在高危妇女中 LMWH 不会降低胎盘介导的妊娠并发症复发的风险。如果 LMWH 治疗对胎盘介导的妊娠并发症的复发有保护作用，那么效果可能是有限的，并且可能仅限于某些亚组或特定类型的 LMWH。在一项比较达肝素钠和依诺肝素的研究中显示，两者都与子痫前期减少有关，但只有达肝素钠能有效降低 FGR 的发生率[57]。总之，目前 LMWH 预防 FGR 的治疗应局限于研究阶段。未来任何的试验进行之前，进一步的研究需要准确地确定被认为处于最高风险的妇女的表型，以便更好地确定那些可能从治疗中受益的妇女。

表 26-2　来自预防胎盘介导妊娠并发症 LMWH 试验个体参与者数据荟萃分析结果[35]

	所有试验			多中心试验			单中心试验		
	LMWH	无 LMWH	绝对差 (95% CI)，P	LMWH	无 LMWH	绝对差 (95% CI)，P	LMWH	无 LMWH	绝对差 (95% CI)，P
主要综合结果[†]	62/444 (14%)	95/433 (22%)	8.0% (17.3~1.4) P=0.09	47/263 (18%)	47/255 (18%)	0.6% (10.4~9.2) P=0.91	15/181 (8%)	48/178 (27%)	18.7% (21.6~15.7) P<0.000 1
SGA<第 10 百分位数	61/444 (14%)	94/429 (22%)	8.2% (5.4~0.1) P=0.009	47/263 (18%)	53/251 (21%)	3.2% (9.6~3.1) P=0.32	14/181 (8%)	41/178 (23%)	15.3% (19.1~11.5) P<0.000 1
SGA<第 5 百分位数	27/443 (6%)	38/429 (9%)	2.8% (5.4~0.1) P=0.042	22/262 (8%)	23/251 (9%)	0.8% (3.7~0.2) P=0.61	5/181 (3%)	15/178 (8%)	5.7% (6.1~5.2) P<0.000 1
SGA<第 3 百分位数	13/443 (3%)	12/249 (3%)	0.1% (1.9~2.2) P=0.89	13/262 (5%)	9/251 (4%)	1.4% (1.3~4.1) P=0.32	0/181	3/178 (2%)	*

数据摘自 Rodger 等人，2016 年[127]。以数字（百分比）表示的数据。LMWH，低分子肝素；SGA，小于胎龄儿。

[†]主要综合结果包括早发性或重度子痫前期，或 SGA<第 5 百分位数或胎盘早剥，或≥20 孕周的妊娠丢失。* 预期计数小于 5 未进行正式测试。

促进胎儿生长的治疗

当怀疑胎盘功能不全时，一些干预措施正在开发中，试图改善胎儿生长。先前的试验表明，在母亲饮食充足的情况下，没有证据表明给母亲补充氧气[58]或蛋白质或高蛋白饮食后受益。药物再利用是指运用已知的药物扩大适应证尝试治疗 FGR，因为这些药物许多都有通过上市后监测获得的安全性数据，因此还是很有前景的。因此，制药行业的成本较低，或者甚至该药物可能过了专利保护期，从而可以允许学术合作伙伴获得自由经营的可能[59]。目前有正在开发用于全身系统性治疗和针对子宫胎盘循环特异性治疗的方法；目前正在招募的治疗临床试验列于表 26-3。

表 26-3　研究胎儿生长受限治疗方案的计划或招募临床试验总结

试验标志号和当前状态	试验名称	目标人群	调查或干预	主要结果	国际
NCT03166332[a]	IMPACTBCN 巴塞罗那改善母亲产前护理试验	具有 FGR 高风险的妊娠妇女	地中海饮食，辅以特级初榨橄榄油和混合坚果，以及基于正念的减压计划	出生体重<第 10 百分位数	西班牙
NCT03669185[a]	四硝酸戊酯（PETN）二级预防 FGR	有发生 FGR 危险的孕妇，妊娠期子宫动脉平均 PI>1.6、19[+0]~22[+6] 孕周	每天口服 50mg PETN	出生体重<第 3 百分位数和宫内或新生儿死亡的综合终点	德国
NCT02097667[a] 临床试验应用	EVERREST-开发 FGR 治疗方法	妊娠 20[+0]~26[+6] 周时胎儿预测体重<600g 和<第 3 百分位数	母体子宫动脉注射 VEGF 改善子宫胎盘血流	未定义，但将收集出生体重和各种围产儿结局的数据	英国
NCT02672566[a]	低分子肝素在构成血管性 FGR	妊娠 22~34 周时 EFW<第 10 百分位数	依诺肝素 4 000IU/d	出生体重	法国

续表

试验标志号和当前状态	试验名称	目标人群	调查或干预	主要结果	国际
2011-003730-13[b]	妊娠合并 FGR 时应用血浆扩容的效果观察	在 24～32 孕周时 EFW<第 10 百分位数伴有脐动脉多普勒异常	羟乙基淀粉 30ml/kg	出生体重	意大利
NCT03321292[a]	L-旋精氨酸治疗 FGR	妊娠 28 周或 28 周后 EFW<第 10 百分位数	二期盲法 RCT,口服 L-精氨酸 3 000mg+阿司匹林 75mg,每日 1 次或阿司匹林 75mg,每日 1 次,直至分娩	出生体重	埃及

[a] www. clinicaltrial. gov。
[b] www. clinicaltrialregister. eu。
EFW,胎儿预测体重;FGR,胎儿生长受限。

氧化亚氮供体

氧化亚氮(nitric oxide,NO)是一种由 L-精氨酸合成的信号分子,可降低血管升压作用,从而促进血管舒张和增加血流量[60]。它被证明可以调节胎盘血管张力,降低对子宫和胎儿胎盘循环的阻力[61,62]。关于动物和人类的研究表明,NO 的减少与 FGR 有关[63,64]。

已经研究了一些提高 NO 利用率的不同方法(图 26-1)。然而没有发现 NO 供体(如硝酸甘油)增加子宫胎盘血流量[65],Cochrane 综述结果表明,没有足够的证据可以得出关于 NO 供体有效的可靠结论[66]。然而,最近出现了一些研究提出了未来的方向。一项对 26 名怀有 FGR 胎儿的女性进行的经皮 NO 贴片和血浆扩容治疗的预实验发现,母体血流动力学指标和胎儿大小测值均有改善[67]。一项双盲安慰剂 RCT 研究了甜菜汁膳食补充剂对降低妊娠高血压妇女的血压是否是可接受的和有效的。这种干预措施基本上是可以接受的,但血浆和唾液中硝酸盐和亚硝酸盐的浓度在女性之间有明显的差异,这可能是由于口腔内细菌性硝酸还原酶活性的差异影响硝酸盐转化为亚硝酸盐[68]。在一个安慰剂-对照的 RCT 预试验中,发现在妊娠 19～24 周子宫动脉多普勒异常(双侧切迹或单侧切迹,并根据德国人群参考范围,平均阻力指数增加>第 90 百分位数)的孕妇中,NO 供体四硝酸戊酯(pentaerithrityl-tetranitrate,PETN,80mg/d 两次口服)可降低 FGR 和/或围生期死亡的风险[69]。目前正在进行一项大型多中心试验(表 26-3),期待

进一步关于经皮 NO 联合血浆扩容和硝酸盐膳食的试验。

磷酸二酯酶 5 抑制剂-枸橼酸西地那非

枸橼酸西地那非是一种短效磷酸二酯酶-5 (PDE5)抑制剂,半衰期为 3～5h,可防止 NO 降解,从而增强血管舒张。同一家族的化合物枸橼酸他达拉非具有更长的半衰期(t1/2 17.5h[+]),是一种更有效和选择性更强的 PDE5 抑制剂。体外研究表明,西地那非对子痫前期孕妇子宫肌层血管的收缩有舒张作用[70],并可以扩张无子痫前期的 FGR 妊娠的子宫肌层血管[71]。对人胎盘双灌注的研究发现,西地那非胎盘屏障通过率较高,与母体初始浓度无关[72],降低了收缩前胎盘血管的动脉压,他达拉非则无差异[73]。关于他达拉非的药代动力学以及它是否穿过人胎盘屏障还需要更多的数据。

令人失望的是,一项针对早发性子痫前期的孕妇进行的西地那非双盲 RCT 对胎儿结局没有显示出任何益处,但也没有损害的证据[74]。在 FGR 羊中应用西地那非的研究结果不一,有些显示有益[75],而另一些显示有害,包括子宫胎盘血流量下降和胎儿体重下降 23%[76]。一项小样本量的开放-标记预试验对非常严重的早发性 FGR 伴有不良预后的妊娠进行研究发现,应用西地那非(25mg,每日 3 次)与未经治疗的对照组(RR=12.9)相比,提高了超声 AC 的测值大小[77]。虽然整体生存率无显著差异,但总的来说围生期存活率有一定改善。一个小的 RCT 发现每日口服一次 50mg 西地那非,似乎能改善子宫胎盘的血

流量,并且对合并 FGR 和多普勒异常的妊娠可以延缓分娩[78]。"STRIDER"联盟正在进行一项更大规模的 RCT,以确定西地那非临床应用的安全性和有效性[79,80]。一项提前完成了招募的英国研究发现,对患有严重早发性 FGR 的妇女口服西地那非(25mg,每日 3 次)不能延长妊娠和改善如出生体重、围生期死亡、新生儿疾病率或新生儿病房治疗这些继发性妊娠结局[81]。已完成的澳大利亚试验结果尚待观察。荷兰试验在一个独立的数据和安全监测委员会计划进行的中期分析之后,于 2018 年 7 月被中止。它的结果显示存在涉及新生儿持续性肺动脉高压发生增加的潜在危害和非显著的新生儿死亡(不是死产)增加趋势,而且试验可能无法显示出对主要结局存在显著有益效果[82]。现在将进行该主题预先计划的系统回顾,包括 IPD 荟萃分析[80]。STRIDER 联盟坚决强调,西地那非不应用于 FGR,除非在高质量的 RCT 设计下。

长效他达拉非也试验性地应用于妊娠合并 FGR 和重度子痫前期的患者[83]。许多病例报告和病例系列表明胎儿生长速度和围产儿结局受益[84-86],可能的原因是通过增加 PlGF 的表达[87]。

在他达拉非应用于临床之前,应该进行更大规模的权威性研究。

他汀类药物

高脂血症是妊娠期的生理变化之一[88]。他汀类药物是具有抗炎、抗氧化和血管生成特性的降脂药物。在子痫前期和 FGR 的小鼠和大鼠模型中,普伐他汀改善了高血压并提高了胎鼠体重[89,90]。尽管研究表明他汀类药物不会增加先天性异常[91],但有人担心,通过增加 NO 的利用率来消除胎儿对缺氧的血管收缩反应可能是有害的[92]。一项关于在妊娠 $24^{+0} \sim 31^{+6}$ 孕周诊断了早发性子痫前期(early-onset preeclampsia, StAmP)的普伐他汀双盲 RCT 的结果尚待观察。另一个 RCT 正在探讨普伐他汀在 $12 \sim 16^{+6}$ 孕周对子痫前期妇女的影响(表 26-4)[93]。普伐他汀已在抗磷脂综合征妇女中进行了试验,这些人在使用小剂量阿司匹林和 LMWH 治疗期间出现子痫前期和/或 FGR。普伐他汀的加入改善了子宫动脉阻力指数,降低了子痫前期的表现,但还需要更大规模的试验来研究对胎儿生长和新生儿结局的影响[94]。

表 26-4　胎儿生长受限试验性治疗进展总结[35]

实验治疗	使用方法	潜在作用机制	研究现状
磷酸二酯酶 5 型抑制剂	口服	选择性血管平滑肌松弛和血管扩张	Ⅱ/Ⅲ期临床试验
他汀类药物	口服	抗炎、抗氧化和血管生成	Ⅱ/Ⅲ期临床试验(只针对子痫前期)
氧化亚氮供体	口服	选择性血管平滑肌松弛和血管扩张	非随机Ⅱ期试验(只针对子痫前期)
质子泵抑制剂	口服	血管生成	Ⅱ/Ⅲ期临床试验(只针对子痫前期)
褪黑激素	口服	抗氧化	非随机Ⅱ期试验
N-乙酰半胱氨酸	口服	选择性血管平滑肌松弛和血管扩张	随机Ⅱ期试验(只针对子痫前期)
有机硝酸盐季戊四醇	口服	选择性血管平滑肌松弛和血管扩张	随机Ⅱ/Ⅲ期试验
母体 VEGF 基因治疗	注入子宫动脉或应用于血管外	局部血管扩张与血管生成	Ⅰ/Ⅱa 期临床试验正在进行中
氢化硫	口服	选择性血管平滑肌松弛和血管扩张	临床前试验
纳米粒子	静脉注射	子宫血流、胎盘功能	临床前试验
microRNA	静脉注射	子宫血流、胎盘功能	临床前试验
肌酸	口服	细胞能量稳态	临床前试验

质子泵抑制剂

埃索美拉唑是一种质子泵抑制剂（proton pump inhibitor, PPI），它可能对子痫前期有益，因为它上调血红素氧合酶-1，这是药物再利用的例子。这种酶具有抗氧化特性，减少抗血管生成因子 sFlt1 和 sEng 的释放，减少内皮功能障碍。二甲双胍与 PPI 联合使用也是一种选择，体外试验显示对减少 sFlt1 分泌有很好的效果[95]。双盲 RCT 用埃索美拉唑干预子痫前期（preeclampsia intervention with esomeprazole, PIE）将评估子痫前期患者的母婴结局，包括胎儿或新生儿大小的测量[96]。

硫化氢

硫化氢（hydrogen sulfide, H_2S）是一种潜在的治疗方法，它是已知的血管扩张剂[97]，其血管生成作用由 VEGF 和 VEGF 受体 2 介导[98]。它是由胱硫醚-γ-裂解酶（CSE）合成的。受 FGR 影响的妊娠降低了 CSE，从而降低了 H_2S。硫化氢钠（NaHS）是一种 H_2S 供体，即使在健康胎盘中也能降低血管阻力。在 sFlt1 诱导的高血压、蛋白尿大鼠模型中，腹腔注射 NaHS 可升高 VEGF 水平，导致高血压和蛋白尿减少，对幼鼠无任何不良影响[99]。这仍然是一个新的领域，H_2S 在改善胎盘功能方面的治疗潜力需要更多的研究。

血浆置换和血浆过滤

子痫前期与循环中的有毒介质有关，从循环中清除这些介质是一种潜在的治疗方法，进而延迟分娩改善胎儿结局和出生体重。选择性方法如肝素介导的体外 LDL 沉淀（HELP），可去除如肿瘤坏死因子 α 等一系列炎症介质，显示母体参数如血压和水肿有一定改善[100]。为了降低子痫前期孕妇的 sFlt1，已经进行了一项关于葡聚糖硫酸盐吸附（dextran sulfate adsorption, DSA）柱（Liposorber® LA-15 系统）的 1b 期血浆分离验证研究，该试验的结果尚待观察。

子宫胎盘循环靶向治疗

出现了许多新的策略使药物或微粒靶向作用于子宫胎盘循环和/或滋养层，目的是改善子宫血流量、胎盘功能或两者兼而有之。

母体 VEGF 治疗

VEGF 可以导致血管新生、血管形成，并有助于产生 NO，从而导致血管扩张。通过注射病毒载体（通常是腺病毒）可实现局部 VEGF 表达增加或治疗性血管新生，以实现短期转基因蛋白的表达。这项技术正被广泛用于冠状动脉缺血治疗，目前已进入Ⅲ期临床试验。含有 VEGF 亚型的腺病毒载体（adenovirus VEGF, AVEGF）已被证明可短期（4~7d）和长期（28~30d）改善妊娠绵羊的子宫血流量[101]。载体直接注入子宫动脉，导致局部 VEGF 表达，NO 增加，血管扩张，血管收缩减少。令人欣慰的是，尽管 28d 后未检测到 VEGF 表达增加，但子宫动脉血流量仍然增加，表明 VEGF 基因治疗在血管重塑中的疗效[102]。AVEGF 治疗也在营养过剩的 FGR 羊模型中进行了试验，这种模型是由于母体组织生长以牺牲胎儿为代价，与子宫胎盘灌注减少和胎盘功能障碍有关导致胎儿生长受限。在连续超声扫描中显示，孕中期 AVEGF 直接注入子宫动脉可以改善 AC，而且出生时生长受限的胎儿明显减少[103,104]。在 FGR 豚鼠身上也发现了类似的结果[105,106]。在绵羊研究中取得的一致结果使 AVEGF 成为临床试验的良好候选者。为此，EVERREST 项目旨在对患有严重早发性 FGR 的妇女进行母体子宫动脉 VEGF 注射的临床试验[107]。一项生物伦理学研究发现，在妊娠期使用母体基因治疗没有绝对的伦理、监管或法律上的反对意见，因为患者欢迎为这种无法治疗的疾病开发新药[108]。一项关于严重早发性 FGR 的观察性研究正在为试验确定纳入标准[109]。母体子宫动脉基因治疗将通过介入手术进行，而介入治疗已经广泛用于产后出血的治疗[110]。

IGF1 和 IGF2 在胎盘基因治疗中的应用

胰岛素样生长因子（insulin-like growth factor, IGF）1 和 2 在滋养层细胞中表达，在胎儿胎盘的生长中起着诱变作用。人类 IGF1 缺乏表现为严重的生长迟缓[111]。在动物研究中，用含有 IGF1 的腺病毒载体（adenovirus IGF1, Ad. IGF1）进行胎盘内注射已被证明可纠正胎盘功能不全，并可改善胎儿生长[112]。尽管这些结果是有希望的，但转化为人体试验将需要评估胎盘内转移的风险和胎儿效应，例如胎儿生殖系的载体修饰。

其他子宫胎盘靶向技术

肿瘤归巢肽序列 CGKRK 和 iRGD 在人和小

鼠胎盘表面选择性结合,并且不干扰正常发育。通过将这些序列包裹在纳米粒子上,某些蛋白质如 IGF2 可以被特异性地运送到胎盘[113]。在胎盘特异性(P0)*IGF-2* 基因敲除小鼠 FGR 模型中,这种纳米粒子 IGF2 治疗改善了胎儿体重[114]。一种新的 NO 供体(SE175)被包裹在靶向脂质体中,它被系统地输送到 eNOS-/-FGR 小鼠体内,导致胎儿体重和平均螺旋动脉直径增加、胎盘重量减少,表明胎盘效率提高[115]。

另一种方法是利用结合在纳米粒子上的线粒体靶向抗氧化剂 MitoQ 来定位和防止胎盘中的氧化应激[116]。最后,对胎盘进行靶向 micro-RNA 治疗可以通过增强细胞滋养层的增殖来增强内源性胎盘生长信号[117]。这些方法需要从安全性和有效性的角度进行仔细的研究,但它们对于靶向 FGR 治疗是有希望的。

非药物疗法

一项限制母亲体力活动的试验,已在总血管阻力(total vascular resistance,TVR)升高血压正常的孕妇中进行了,这部分孕妇胎儿 EFW 位于第 10~25 百分位数。在 4 周内限制母体活动似乎降低了 TVR,并提高了 EFW 百分位数[118]。需要更大的研究来确定这是否对 FGR 有效。

保护生长受限胎儿

褪黑素

褪黑素的抗氧化特性使其成为治疗胎盘形成不良及其相关氧化应激的一种可能。子痫前期和 FGR 妇女的褪黑素水平有改变[117]。对 FGR 营养受限大鼠的研究表明,母体注射褪黑素可改善出生体重[118]。对 FGR 小鼠模型的研究发现,eNOS 的存在对褪黑素的促生长作用是必需的[119]。在 FGR 的营养受限绵羊模型中,褪黑素改善了脐动脉血流而不影响子宫动脉灌注,减少了结构和脑血管异常,但对胎儿测量大小或胎儿生长几乎没有影响[119,120]。一项对怀有 FGR 胎儿的妇女口服褪黑素的临床预试验显示,母体口服褪黑素与母体或胎儿的不良反应无关,它显著降低了氧化应激,治疗组的胎盘中的丙二醛水平与未治疗组相比有所降低[120]。目前进一步的试验应该评估对新生儿结局是否有任何有益的影响。

NAC

N-乙酰半胱氨酸(N-acetylcysteine,NAC)清除活性氧,形成抗氧化剂谷胱甘肽,从而对抗氧化应激,提高 NO 的生物利用度。对子痫前期和 FGR 大鼠模型的研究发现,NAC 减轻了母体血压的升高和增加了幼鼠脑重量[121]。在母体慢性缺氧的豚鼠模型中,给予 NAC 并不影响幼鼠的体重,但确实改善了胎儿肝脏对缺氧的氧化应激反应[122]。然而,一个小样本的双盲 RCT 发现口服 NAC 不能稳定重度子痫前期的形成过程,也不能改善新生儿的预后[123]。进一步的研究需要探讨 NAC 是否可以预防 FGR 的胎儿并发症。

肌酸

肌酸是一种天然生成的氨基酸衍生物,它通过三磷腺苷的循环利用对细胞能量的产生至关重要。由于肌酸可以穿过胎盘,母亲补充可能会增加胎儿细胞内肌酸,延长缺氧期间细胞能量的稳态,FGR 妊娠时可能起到保护大脑和其他器官的作用。在孕晚期缺氧性损伤的非洲刺毛鼠模型中,母亲膳食肌酸补充增加了新生儿出生缺氧后的存活率,并防止缺氧对大脑、肾脏和骨骼肌的损伤[124]。更持久的缺氧损伤模型正在更大的动物中进行。母体血清和尿肌酸低水平与胎儿生长不良有关[125],但没有对人类进行母体膳食肌酸补充的随机试验[126]。

治疗胎儿生长受限的临床干预研究

对于任何干预或药物的临床试验,有一个足够全面的不良事件(adverse events,AE)分级框架是很重要的。到目前为止,妊娠期临床试验要么没有对其 AE 进行分级而导致安全性数据有限,要么在缺乏标准原则的情况下对 AE 进行分级而导致试验内部和试验组间的变异。EVERREST 集团通过一个工作组解决了这一问题,该工作组于 2016 年通过了《监管事务医学词典》(www.meddra.org),致使 MedDRA 采用了一些新的胎儿和母亲 AE 术语。这些标准的母婴 AE 分级标准将改善未来母婴治疗的临床试验。

总结

临床医生现在不仅能在孕早期,而且能在孕

前确定 FGR 的危险因素。为了怀孕而变得健康是一个需要传达给育龄妇女的信息，因为有很多证据表明良好的饮食和最佳的 BMI 有利于防止 FGR 的发展。低剂量阿司匹林可降低子痫前期风险升高妇女的 FGR，但低分子肝素尚不推荐[12]。遗憾的是，我们仍需进一步研究胎盘功能不全所带来的不良影响，尤其是一旦确诊后对胎儿及新生儿结局的相关性。临床医生唯一能提供的干预是提供医源性早产，并及时母体施用糖皮质激素和硫酸镁，以改善新生儿预后。虽然，从临床前的动物研究和现有药物的再利用中，出现了一些潜在的治疗策略。但将这些疗法转化到人类是复杂的，因为有很多因素，如风险收益比、不良事件、药物开发成本、伦理道德和怀孕时的知情同意。然而，随着越来越多的试验集中在 FGR 的治疗上，现在胎盘形成不良的妊娠有希望有更好的结局。重要的是，在将临床前研究和早期临床研究的阳性结果外推到临床实践之前，临床医生需要等待针对 FGR 设计合理和有效的随机对照试验结果，包括有意义的长期结局的信息。

（翻译 宋文龄　审校 胡佳琪）

参考文献

[1] Brosens I, Pijnenborg R, Benagiano G. Defective myometrial spiral artery remodelling as a cause of major obstetrical syndromes in endometriosis and adenomyosis. *Placenta*. 2013; 34: 100–5.

[2] Lyall F, Robson SC, Bulmer JN. Spiral artery remodeling and trophoblast invasion in preeclampsia and fetal growth restriction relationship to clinical outcome. *Hypertension*. 2013; 62: 1046–54.

[3] Konje JC, Howarth ES, Kaufmann P, Taylor DJ. Longitudinal quantification of uterine artery blood volume flow changes during gestation in pregnancies complicated by intrauterine growth restriction. *BJOG*. 2003; 110: 301–5.

[4] Savvidou MD, Yu CK, Harland LC, Hingorani AD, Nicolaides KH. Maternal serum concentration of soluble fms-like tyrosine kinase 1 and vascular endothelial growth factor in women with abnormal uterine artery Doppler and in those with fetal growth restriction. *Am J Obstet Gynecol*. 2006; 195: 1668–73.

[5] Timmermans S, Steegers-Theunissen RP, Vujkovic M, den Breeijen H, Russcher H, Lindemans J, et al. The Mediterranean diet and fetal size parameters: the Generation R Study. *Br J Nutr*. 2012; 108: 1399–409.

[6] Mahon P, Harvey N, Crozier S, Inskip H, Robinson S, Arden NK, et al. Low maternal vitamin D status and fetal bone development: cohort study. *J Bone Min Res*. 2010; 25: 14–19.

[7] Stephenson J, Heslehurst N, Hall J, Schoenaker DAJM, Hutchinson J, Cade JE, et al. Before the beginning: nutrition and lifestyle in the preconception period and its importance for future health. *Lancet*. 2018; 391: 1830–41.

[8] Fleming TP, Watkins AJ, Velazquez MA, Mathers JC, Prentice AM, Stephenson J, et al. Origins of lifetime health around the time of conception: causes and consequences. *Lancet*. 2018; 391: 1842–52.

[9] Hillman S, Peebles DM, Williams DJ. Paternal metabolic and cardiovascular risk factors for fetal growth restriction: a case–control study. *Diabetes Care*. 2013; 36: 1675–80.

[10] Barker M, Dombrowski SU, Colbourn T, Fall CHD, Kriznik NM, Lawrence WT, et al. Intervention strategies to improve nutrition and health behaviours before conception. *Lancet*. 2018; 391: 1853–64.

[11] Knudsen VK, Orozova-Bekkevold IM, Mikkelsen TB, Wolff S, Olsen SF. Major dietary patterns in pregnancy and fetal growth. *Eur J Clin Nutr*. 2008; 62: 463–70.

[12] Ota E, Hori H, Mori R, Tobe-Gai R, Farrar D. Antenatal dietary education and supplementation to increase energy and protein intake. *Cochrane Database Syst Rev*. 2015; 6: CD000032.

[13] Haider BA, Bhutta ZA. Multiple-micronutrient supplementation for women during pregnancy. *Cochrane Database Syst Rev*. 2017; 4: CD004905.

[14] Peña-Rosas JP, De-Regil LM, Gomez Malave H, Flores-Urrutia MC, Dowswell T. Intermittent oral iron supplementation during pregnancy. *Cochrane Database Syst Rev*. 2015; 11: CD009997.

[15] Peña-Rosas JP, De-Regil LM, Garcia-Casal MN, Dowswell T. Daily oral iron supplementation during pregnancy. *Cochrane Database Syst Rev*. 2015; 7: CD004736.

[16] World Health Organization. (2013). *Guideline: Calcium supplementation in pregnant women*. https://apps.who.int/iris/bitstream/handle/10665/85120/9789241505376_eng.pdf;jsessionid=3C099F930FA697D0A123C32272A8838D?sequence=1.

[17] Hofmeyr GJ, Lawrie TA, Atallah ÁN, Duley L, Torloni MR. Calcium supplementation during pregnancy for preventing hypertensive disorders and related problems. *Cochrane Database Syst Rev*. 2014; 6: CD001059.

[18] Rumbold A, Duley L, Crowther CA, Haslam RR. Antioxidants for preventing pre-eclampsia. *Cochrane Database Syst Rev*. 2008; 1: CD004227.

[19] Han Z, Mulla S, Beyene J, Liao G, McDonald SD, Knowledge Synthesis Group. Maternal underweight and the risk of preterm birth and low birth weight: a systematic review and meta-analyses. *Int J Epidemiol*. 2011; 40: 65–101.

[20] Yaktine AL, Rasmussen KM (eds.). *Weight Gain During Pregnancy: Reexamining the Guidelines*. Washington, DC: National Academies Press, 2009.

[21] Radulescu L, Munteanu O, Popa F, Cirstoiu M. The implications and consequences of maternal obesity on fetal intrauterine growth restriction. *J Med Life*. 2013; 6: 292–8.

[22] CARE Study Group. Maternal caffeine intake during pregnancy and risk of fetal growth restriction: a large prospective observational study. *BMJ*. 2008; 337: a2332.

[23] Wills R-A, Coory MD. Effect of smoking among Indigenous and non-Indigenous mothers on preterm birth and full-term low birthweight. *Med J Aust*. 2008; 189: 490–4.

[24] Riisinen S, Sankilampi U, Gissler M, Kramer MR, Hakulinen-Viitanen T, Saari J, et al. Smoking cessation in the first trimester reduces most obstetric risks, but not the risks of major congenital anomalies and admission to neonatal care: a population-based cohort study of 1,164,953 singleton pregnancies in Finland. *J Epidemiol Community Health*. 2014; 68: 159–64.

[25] Suzuki K, Sato M, Zheng W, Shinohara R, Yokomichi H, Yamagata Z. Effect of maternal

smoking cessation before and during early pregnancy on fetal and childhood growth. *J Epidemiol.* 2014; 24: 60–6.

[26] Lumley J, Chamberlain C, Dowswell T, Oliver S, Oakley L, Watson L. Interventions for promoting smoking cessation during pregnancy. *Cochrane Database Syst Rev.* 2009; 3: CD001055.

[27] Abraham M, Alramadhan S, Iniguez C, Duijts L, Jaddoe VW, Den Dekker HT, et al. A systematic review of maternal smoking during pregnancy and fetal measurements with meta-analysis. *PLoS ONE.* 2017; 12: e0170946.

[28] Fergusson DM, Horwood LJ, Northstone K. Maternal use of cannabis and pregnancy outcome. *BJOG.* 2002; 109: 21–7.

[29] Gouin K, Murphy K, Shah PS. Effects of cocaine use during pregnancy on low birthweight and preterm birth: Systematic review and metaanalyses. *Am J Obstet Gynecol.* 2011; 204: 340. e1–12.

[30] Ladhani NNN, Shah PS, Murphy KE. Prenatal amphetamine exposure and birth outcomes: a systematic review and metaanalysis. *Am J Obstet Gynecol.* 2011; 205: 219. e1–219. e7.

[31] Whitehead N, Lipscomb L. Patterns of alcohol use before and during pregnancy and the risk of small-for-gestational-age birth. *Am J Epidemiol.* 2003; 158: 654–62.

[32] Patra J, Bakker R, Irving H, Jaddoe V, Malini S, Rehm J. Dose-response relationship between alcohol consumption before and during pregnancy and the risks of low birthweight, preterm birth and small for gestational age (SGA) – a systematic review and meta-analyses. *BJOG.* 2011; 118: 1411–21.

[33] Abalos E, Duley L, Steyn DW. Antihypertensive drug therapy for mild to moderate hypertension during pregnancy. *Cochrane Database Syst Rev.* 2014; 1: CD002252.

[34] Magee LA, von Dadelszen P, Rey E, Ross S, Asztalos E, Murphy KE, et al. Less-Tight versus Tight Control of Hypertension in Pregnancy. *N Engl J Med.* 2015; 372: 407–17.

[35] Groom KM, David AL. The role of aspirin, heparin, and other interventions in the prevention and treatment of fetal growth restriction. *Am J Obstet Gynecol.* 2018; 218: S829–40.

[36] Taubert D, Berkels R, Grosser N, Schröder H, Gründemann D, Schömig E. Aspirin induces nitric oxide release from vascular endothelium: a novel mechanism of action. *Br J Pharmacol.* 2004; 143: 159–65.

[37] Grosser N, Abate A, Oberle S, Vreman HJ, Dennery PA, Becker JC, et al. Heme oxygenase-1 induction may explain the antioxidant profile of aspirin. *Biochem Biophys Res Commun.* 2003; 308: 956–60.

[38] Roberge S, Nicolaides K, Demers S, Hyett J, Chaillet N, Bujold E. The role of aspirin dose on the prevention of preeclampsia and fetal growth restriction: systematic review and meta-analysis. *Am J Obstet Gynecol.* 2017; 216: 110–120. e6.

[39] Meher S, Duley L, Hunter K, Askie L. Antiplatelet therapy before or after 16 weeks' gestation for preventing preeclampsia: an individual participant data meta-analysis. *Am J Obstet Gynecol.* 2017; 216: 121–128. e2.

[40] Ayala DE, Ucieda R, Hermida RC. Chronotherapy with low-dose aspirin for prevention of complications in pregnancy. *Chronobiol Int.* 2013; 30: 260–79.

[41] Hermida RC, Ayala DE, Iglesias M. Administration time-dependent influence of aspirin on blood pressure in pregnant women. *Hypertension.* 2003; 41: 651–6.

[42] McCowan LM, Figueras F, Anderson NH. Evidence-based national guidelines for the management of suspected fetal growth restriction: comparison, consensus, and controversy. *Am J Obstet Gynecol.* 2018: 218: S855–68.

[43] Rolnik DL, Wright D, Poon LC, O'Gorman N, Syngelaki A, de Paco Matallana C, et al. Aspirin versus Placebo in Pregnancies at High Risk for Preterm Preeclampsia. *N Engl J Med.* 2017; 377: 613–22.

[44] Omri A, Delaloye JF, Andersen H, Bachmann F. Low molecular weight heparin Novo (LHN-1) does not cross the placenta during the second trimester of pregnancy. *Thromb Haemost.* 1989; 61: 55–6.

[45] Mousavi S, Moradi M, Khorshidahmad T, Motamedi M. Anti-Inflammatory effects of heparin and its derivatives: a systematic review. *Adv Pharmacol Sci.* 2015; 2015: 507151.

[46] Oberkersch R, Attorresi AI, Calabrese GC. Low-molecular-weight heparin inhibition in classical complement activation pathway during pregnancy. *Thromb Res.* 2010; 125: e240–5.

[47] Mousa SA, Petersen LJ. Anti-cancer properties of low-molecular-weight heparin: preclinical evidence. *Thromb Haemost.* 2009; 102: 258–67.

[48] Bose P, Black S, Kadyrov M, Bartz C, Shlebak A, Regan L, et al. Adverse effects of lupus anticoagulant positive blood sera on placental viability can be prevented by heparin in vitro. *Am J Obstet Gynecol.* 2004; 191: 2125–31.

[49] Sobel ML, Kingdom J, Drewlo S. Angiogenic response of placental villi to heparin. *Obstet Gynecol.* 2011; 117: 1375–83.

[50] Di Simone N, Di Nicuolo F, Sanguinetti M, Ferrazzani S, D'Alessio MC, Castellani R, et al. Low-molecular weight heparin induces in vitro trophoblast invasiveness: role of matrix metalloproteinases and tissue inhibitors. *Placenta.* 2007; 28: 298–304.

[51] Yinon Y, Ben Meir E, Margolis L, Lipitz S, Schiff E, Mazaki-Tovi S, et al. Low molecular weight heparin therapy during pregnancy is associated with elevated circulatory levels of placental growth factor. *Placenta.* 2015; 36: 121–4.

[52] McLaughlin K, Baczyk D, Potts A, Hladunewich M, Parker JD, Kingdom JCP. Low molecular weight heparin improves endothelial function in pregnant women at high risk of Preeclampsia. *Hypertension.* 2016; 1–9.

[53] Torricelli M, Reis FM, Florio P, Severi FM, Bocchi C, Picciolini E, et al. Low-molecular-weight heparin improves the performance of uterine artery Doppler velocimetry to predict preeclampsia and small-for-gestational age infant in women with gestational hypertension. *Ultrasound Med Biol.* 2006; 32: 1431–5.

[54] Abheiden CNH, Van Hoorn ME, Hague WM, Kostense PJ, Van Pampus MG, De Vries JIP. Does low-molecular-weight heparin influence fetal growth or uterine and umbilical arterial Doppler in women with a history of early-onset uteroplacental insufficiency and an inheritable thrombophilia? Secondary randomised controlled trial results. *BJOG.* 2016; 123: 797–805.

[55] de Vries JIP, Hague WM, van Pampus MG. Low-molecular-weight heparin added to aspirin in the prevention of recurrent early-onset pre-eclampsia in women with inheritable thrombophilia: the FRUIT-RCT: a reply to a rebuttal. *J Thromb Haemost.* 2012; 10: 1196.

[56] Rey E, Garneau P, David M, Gauthier R, Leduc L, Michon N, et al. Dalteparin for the prevention of recurrence of placental-mediated complications of pregnancy in women without thrombophilia: a pilot randomized controlled trial. *J Thromb Haemost.* 2009; 7: 58–64.

[57] Mastrolia SA, Novack L, Thachil J, Rabinovich A, Pikovsky O, Klaitman V, et al. LMWH in the prevention of preeclampsia and fetal growth restriction in women without thrombophilia: a systematic review and meta-analysis. *Thromb Haemost.* 2016; 116: 868–78.

[58] Say L, Gülmezoglu AM, Hofmeyr GJ. Maternal oxygen administration for suspected impaired fetal growth. *Cochrane Database Syst Rev.* 2003; 1: CD000137.

[59] David AL, Thornton S, Sutcliffe A, Williams P. (2015). Developing New Pharmaceutical Treatments for Obstetric Conditions. Royal College of Obstetricians & Gynaecologists. www.rcog.org.uk/globalassets/documents/guidelines/scientific-impact-papers/sip-50.pdf

[60] Learmont JG, Poston L. Nitric oxide is involved in flow-induced dilation of isolated human small fetoplacental arteries. *Am J Obstet Gynecol.* 1996; 174: 583–8.

[61] Duvekot JJ, Cheriex EC, Pieters FAA, Menheere PPCA, Schouten HJA, Peeters LLH. Maternal volume homeostasis in early pregnancy in relation to fetal growth restriction. *Obstet Gynecol.* 1995; 85: 361–7.

[62] Duvekot JJ, Cheriex EC, Pieters FA, Peeters LL. Severely impaired fetal growth is preceded by maternal hemodynamic maladaptation in very early pregnancy. *Acta Obstet Gynecol Scand.* 1995; 74: 693–7.

[63] Krause BJ, Carrasco-Wong I, Caniuguir A, Carvajal J, Farías M, Casanello P. Endothelial eNOS/arginase imbalance contributes to vascular dysfunction in IUGR umbilical and placental vessels. *Placenta.* 2013; 34: 20–8.

[64] Kulandavelu S, Whiteley KJ, Bainbridge SA, Qu D, Adamson SL. Endothelial NO synthase augments fetoplacental blood flow, placental vascularization, and fetal growth in mice. *Hypertension.* 2013; 61: 259–66.

[65] Kähler C, Schleußner E, Möller A, Seewald HJ. Nitric oxide donors: effects on fetoplacental blood flow. *Eur J Obstet Gynecol Reprod Biol.* 2004; 115: 10–14.

[66] Meher S, Duley L. Nitric oxide for preventing pre-eclampsia and its complications. *Cochrane Database Syst Rev.* 2007; 2: CD006490.

[67] Tiralongo G, Pisani I, Vasapollo B, Khalil A, Thilaganathan B, Valensise H. Nitric oxide (NO) donors and haemodynamic changes in fetal growth restriction. *Ultrasound Obstet Gynecol.* 2018; 4: 514–18.

[68] Ormesher L, Myers JE, Chmiel C, Wareing M, Greenwood SL, Tropea T, et al. Effects of dietary nitrate supplementation, from beetroot juice, on blood pressure in hypertensive pregnant women: a randomised, double-blind, placebo-controlled feasibility trial. *Nitric Oxide.* 2018; 80: 37–44.

[69] Schleussner E, Lehmann T, Kähler C, Schneider U, Schlembach D, Groten T. Impact of the nitric oxide-donor pentaerythrityltetranitrate on perinatal outcome in risk pregnancies: a prospective, randomized, double-blinded trial. *J Perinat Med.* 2014; 42: 507–14.

[70] Wareing M, Myers JE, O'Hara M, Kenny LC, Warren AY, Taggart MJ, et al. Effects of a phosphodiesterase-5 (PDE5) inhibitor on endothelium-dependent relaxation of myometrial small arteries. *Am J Obstet Gynecol.* 2004; 190: 1283–90.

[71] Wareing M, Myers JE, O'Hara M, Baker PN. Sildenafil citrate (Viagra) enhances vasodilatation in fetal growth restriction. *J Clin Endocrinol Metab.* 2005; 90: 2550–5.

[72] Russo FM, Conings S, Allegaert K, van Mieghem T, Toelen J, van Calsteren K, et al. Sildenafil crosses the placenta at therapeutic levels in a dually perfused human cotyledon model. *Am J Obstet Gynecol.* 2018; 219: 619. e1-619. e10.

[73] Walton RB, Reed LC, Estrada SM, Schmiedecke SS, Villazana-Kretzer DL, Napolitano PG, et al. Evaluation of sildenafil and tadalafil for reversing constriction of fetal arteries in a human placenta perfusion model. *Hypertension.* 2018; 72: 167–76.

[74] Samangaya RA, Mires G, Shennan A, Skillern L, Howe D, McLeod A, et al. A randomised, double-blinded, placebo-controlled study of the phosphodiesterase type 5 inhibitor sildenafil for the treatment of preeclampsia. *Hypertens Pregnancy.* 2009; 28: 369–82.

[75] Oyston C, Stanley JL, Oliver MH, Bloomfield FH, Baker PN. Maternal administration of sildenafil citrate alters fetal and placental growth and fetal-placental vascular resistance in the growth-restricted ovine fetus. *Hypertension.* 2016; 68: 760–7.

[76] Miller SL, Loose JM, Jenkin G, Wallace EM. The effects of sildenafil citrate (Viagra) on uterine blood flow and well being in the intrauterine growth-restricted fetus. *Am J Obstet Gynecol.* 2009; 200: 102. e1–7.

[77] Von Dadelszen P, Dwinnell S, Magee LA, Carleton BC, Gruslin A, Lee B, et al. Sildenafil citrate therapy for severe early-onset intrauterine growth restriction. *BJOG.* 2011; 118: 624–8.

[78] Adel El-Sayed M, Abdel-Aty Saleh S, Ahmed Maher M, Khidre AM. Utero-placental perfusion Doppler indices in growth restricted fetuses: effect of sildenafil citrate. *J Matern Fetal Neonatal Med.* 2018; 31: 1045–50.

[79] Ganzevoort W, Alfirevic Z, von Dadelszen P, Kenny L, Papageorghiou A, van Wassenaer-Leemhuis A, et al. STRIDER: Sildenafil therapy in dismal prognosis early-onset intrauterine growth restriction? A protocol for a systematic review with individual participant data and aggregate data meta-analysis and trial sequential analysis. *Syst Rev.* 2014; 3: 23.

[80] Pels A, Kenny LC, Alfirevic Z, Baker PN, von Dadelszen P, Gluud C, et al. STRIDER (Sildenafil TheRapy in dismal prognosis early onset fetal growth restriction): an international consortium of randomised placebo-controlled trials. *BMC Pregnancy Childbirth.* 2017; 17: 440.

[81] Sharp A, Cornforth C, Jackson R, Harrold J, Turner MA, Kenny LC, et al. Maternal sildenafil for severe fetal growth restriction (STRIDER): a multicentre, randomised, placebo-controlled, double-blind trial. *Lancet Child Adolesc Health.* 2018; 2: 93–102.

[82] Groom KM, Ganzevoort W, Alfirevic Z, Lim K, Papageorghiou AT. Clinicians should stop prescribing sildenafil for fetal growth restriction (FGR): comment from the STRIDER Consortium. *Ultrasound Obstet Gynecol.* 2018; 52: 295–6.

[83] Tanaka K, Tanaka H, Maki S, Kubo M, Nii M, Magawa S, et al. Cardiac function and tadalafil used for treating fetal growth restriction in pregnant women without cardiovascular disease. *J Matern Neonatal Med.* 2018; 20: 1–3.

[84] Kubo M, Umekawa T, Maekawa Y, Tanaka H, Nii M, Murabayashi N, et al. Retrospective study of tadalafil for fetal growth restriction: impact on maternal and perinatal outcomes. *J Obstet Gynaecol Res.* 2017; 43: 291–7.

[85] Tanaka H, Kubo M, Nii M, Maki S, Umekawa T, Ikeda T. Treatment using tadalafil for severe pre-eclampsia with fetal growth restriction. *J Obstet Gynaecol Res.* 2017; 43: 1205–8.

[86] Sakamoto M, Osato K, Kubo M, Nii M, Tanaka H, Murabayashi N, et al. Early-onset fetal growth restriction treated with the long-acting phosphodiesterase-5 inhibitor tadalafil: a case report. *J Med Case Rep.* 2016; 10: 1–5.

[87] Kubo-Kaneda M, Tanaka H, Maki S, Nii M, Umekawa T, Osato K, et al. Placental growth factor as a predictor of the efficacy of tadalafil treatment for fetal growth restriction. *J Matern Neonatal Med.* 2018; 0: 1–4.

[88] Belo L, Caslake M, Santos-Silva A, Castro EMB, Pereira-Leite L, Quintanilha A, et al. LDL size, total antioxidant status and oxidised LDL in normal human pregnancy: a longitudinal study. *Atherosclerosis.* 2004; 177: 391–9.

[89] Bauer AJ, Banek CT, Needham K, Gillham H, Capoccia S, Regal JF, et al. Pravastatin attenuates hypertension, oxidative stress, and angiogenic imbalance in rat model of placental ischemia-induced hypertension. *Hypertension.* 2013; 61: 1103–10.

[90] Yang M-Y, Diao Z-Y, Wang Z-Y, Yan G-J, Zhao G-F, Zheng M-M, et al. Pravastatin alleviates

lipopolysaccharide-induced placental TLR4 over-activation and promotes uterine arteriole remodeling without impairing fetal development of rats. *J Biomed Res.* 2018; 32: 288–97.

[91] Ofori B, Oraichi D, Blais L, Rey E, Berard A. Risk of congenital anomalies in pregnant users of non-steroidal anti-inflammatory drugs: a nested case-control study. *Birth Defects Res B Dev Reprod Toxicol.* 2006; 77: 268–79.

[92] Kane AD, Herrera EA, Hansell JA, Giussani DA. Statin treatment depresses the fetal defence to acute hypoxia via increasing nitric oxide bioavailability. *J Physiol.* 2012; 590: 323–34.

[93] Costantine MM, Cleary K. Pravastatin for the prevention of preeclampsia in high-risk pregnant women. *Obstet Gynecol.* 2013; 121: 349–53.

[94] Lefkou E, Mamopoulos A, Dagklis T, Vosnakis C, Rousso D, Girardi G. Pravastatin improves pregnancy outcomes in obstetric antiphospholipid syndrome refractory to antithrombotic therapy. *J Clin Invest.* 2016; 126: 2933–40.

[95] Kaitu'u-Lino TJ, Brownfoot FC, Beard S, Cannon P, Hastie R, Nguyen TV, et al. Combining metformin and esomeprazole is additive in reducing sFlt-1 secretion and decreasing endothelial dysfunction – implications for treating preeclampsia. *PLoS ONE.* 2018; 13: 1–14.

[96] Cluver CA, Walker SP, Mol BW, Theron GB, Hall DR, Hiscock R, et al. Double blind, randomised, placebo-controlled trial to evaluate the efficacy of esomeprazole to treat early onset pre-eclampsia (PIE Trial): a study protocol. *BMJ Open.* 2015; 5: e008211.

[97] Wang M-J, Cai W-J, Li N, Ding Y-J, Chen Y, Zhu Y-C. The hydrogen sulfide donor NaHS promotes angiogenesis in a rat model of hind limb ischemia. *Antioxid Redox Signal.* 2010; 12: 1065–77.

[98] Cindrova-Davies T, Herrera EA, Niu Y, Kingdom J, Giussani DA, Burton GJ. Reduced cystathionine γ-lyase and increased miR-21 expression are associated with increased vascular resistance in growth-restricted pregnancies: hydrogen sulfide as a placental vasodilator. *Am J Pathol.* 2013; 182: 1448–58.

[99] Holwerda KM, Burke SD, Faas MM, Zsengeller Z, Stillman IE, Kang PM, et al. Hydrogen sulfide attenuates sFlt1-induced hypertension and renal damage by upregulating vascular endothelial growth factor. *J Am Soc Nephrol.* 2014; 25: 717–25.

[100] Wang Y, Walli AK, Schulze A, Blessing F, Fraunberger P, Thaler C, et al. Heparin-mediated extracorporeal low density lipoprotein precipitation as a possible therapeutic approach in preeclampsia. *Transfus Apher Sci.* 2006; 35: 103–10.

[101] David AL, Torondel B, Zachary I, Wigley V, Nader KA, Mehta V, et al. Local delivery of VEGF adenovirus to the uterine artery increases vasorelaxation and uterine blood flow in the pregnant sheep. *Gene Ther.* 2008; 15: 1344–50.

[102] Mehta V, Abi-Nader K, Peebles D, Benjamin E, Wigley V, Torondel B, et al. Long-term increase in uterine blood flow is achieved by local overexpression of VEGF-A(165) in the uterine arteries of pregnant sheep. *Gene Ther.* 2012; 19: 925–35.

[103] Carr DJ, Aitken RP, Milne JS, Peebles DM, Martin JF, Zachary IC, et al. Prenatal Ad.VEGF gene therapy – a promising new treatment for fetal growth restriction. *Hum Gene Ther.* 2011; 22: A128.

[104] Carr DJ, Wallace JM, Aitken R, Milne JS, Martin JF, Zachary IZ, et al. Peri- and postnatal effects of prenatal adenoviral VEGF gene therapy in growth-restricted sheep. *Biol Reprod.* 2016; 94: 142.

[105] Swanson AM, Rossi CA, Ofir K, Mehta V, Boyd M, Barker H, et al. Maternal therapy with Ad.VEGF-A165 increases fetal weight at term in a guinea pig model of fetal growth restriction. *Hum Gene Ther.* 2016; 27: 997–1007.

[106] Vaughan OR, Rossi CA, Ginsberg Y, White A, Hristova M, Sebire NJ, et al. Perinatal and long-term effects of maternal uterine artery adenoviral VEGF-A165 gene therapy in the growth-restricted guinea pig fetus. *Am J Physiol Regul Integr Comp Physiol.* 2018; 315: R344–53.

[107] David AL. Maternal uterine artery VEGF gene therapy for treatment of intrauterine growth restriction. *Placenta.* 2017; 59 (Suppl. 1): S44–50.

[108] Sheppard M, Spencer RN, Ashcroft R, David AL. Ethics and social acceptability of a proposed clinical trial using maternal gene therapy to treat severe early-onset fetal growth restriction. *Ultrasound Obstet Gynecol.* 2016; 47: 484–91.

[109] Spencer R, Ambler G, Brodszki J, Diemert A, Figueras F, Gratacós E, et al. EVERREST prospective study: a 6-year prospective study to define the clinical and biological characteristics of pregnancies affected by severe early onset fetal growth restriction. *BMC Pregnancy Childbirth.* 2017; 17: 43.

[110] Royal College of Obstetricians and Gynaecologists. (2007). The Role of Emergency and Elective Interventional Radiology in Postpartum Haemorrhage. www.rcog.org.uk/globalassets/documents/guidelines/goodpractice6roleemergency2007.pdf.

[111] Camacho-Hübner C, Woods KA, Clark AJL, Savage MO. Insulin-like growth factor (IGF)-I gene deletion. *Rev Endocr Metab Disord.* 2002; 3: 357–61.

[112] Jones HN, Crombleholme T, Habli M. Adenoviral-mediated placental gene transfer of IGF-1 corrects placental insufficiency via enhanced placental glucose transport mechanisms. *PLoS ONE.* 2013; 8: e74632.

[113] Harris LK. Could peptide-decorated nanoparticles provide an improved approach for treating pregnancy complications? *Nanomedicine.* 2016; 11: 2235–8.

[114] King A, Ndifon C, Lui S, Widdows K, Kotamraju VR, Agemy L, et al. Tumor-homing peptides as tools for targeted delivery of payloads to the placenta. *Sci Adv.* 2016; 2: e1600349.

[115] Cureton N, Korotkova I, Baker B, Greenwood S, Wareing M, Kotamraju R, et al. Selective targeting of a novel vasodilator to the uterine vasculature to treat impaired uteroplacental perfusion in pregnancy. *Theranostics.* 2017; 7: 3715–31.

[116] Phillips TJ, Scott H, Menassa DA, Bignell AL, Sood A, Morton JS, et al. Treating the placenta to prevent adverse effects of gestational hypoxia on fetal brain development. *Sci Rep.* 2017; 7: 9079.

[117] Beards F, Jones LE, Charnock J, Forbes K, Harris LK. Placental homing peptide-microRNA inhibitor conjugates for targeted enhancement of intrinsic placental growth signaling. *Theranostics.* 2017; 7: 2940–55.

[118] Vasapollo B, Lo Presti D, Gagliardi G, Farsetti D, Tiralongo GM, Pisani I, et al. Restricted physical activity in pregnancy reduces maternal vascular resistance and improves fetal growth. *Ultrasound Obstet Gynecol.* 2018; 51: 672–6.

[119] Renshall LJ, Morgan HL, Moens H, Cansfield D, Finn-Sell SL, Tropea T, et al. Melatonin increases fetal weight in wild-type mice but not in mouse models of fetal growth restriction. *Front Physiol.* 2018; 9: 1–11.

[120] Castillo-Melendez M, Yawno T, Sutherland A, Jenkin G, Wallace EM, Miller SL. Effects of antenatal melatonin treatment on the cerebral vasculature in an ovine model of fetal growth restriction. *Dev Neurosci.* 2017; 39: 323–37.

[121] Chang EY, Barbosa E, Paintlia MK, Singh A, Singh I. The use of N-acetylcysteine for the prevention of

hypertension in the reduced uterine perfusion pressure model for preeclampsia in Sprague-Dawley rats. *Am J Obstet Gynecol*. 2005; 193: 952–6.

[122] Hashimoto K, Pinkas G, Evans L, Liu H, Al-Hasan Y, Thompson LP. Protective effect of N-acetylcysteine on liver damage during chronic intrauterine hypoxia in fetal guinea pig. *Reprod Sci*. 2012; 19: 1001–9.

[123] Roes EM, Raijmakers MT, Boo TM, de Zusterzeel PL, Merkus HM, Peters WH, et al. Oral N-acetylcysteine administration does not stabilise the process of established severe preeclampsia. *Eur J Obstet Gynecol Reprod Biol*. 2006; 127: 61–7.

[124] LaRosa DA, Ellery SJ, Parkington HC, Snow RJ, Walker DW, Dickinson H. Maternal creatine supplementation during pregnancy prevents long-term changes in diaphragm muscle structure and function after birth asphyxia. *Pediatr Res*. 2016; 80: 852–60.

[125] Dickinson H, Davies-Tuck M, Ellery S, Grieger J, Wallace E, Snow R, et al. Maternal creatine in pregnancy: a retrospective cohort study. *BJOG*. 2016; 123: 1830–8.

[126] Dickinson H, Bain E, Wilkinson D, Middleton P, Crowther CA, Walker DW. Creatine for women in pregnancy for neuroprotection of the fetus. *Cochrane Database Syst Rev*. 2014; 12: CD010846.

[127] Rodger MA, Gris JC, de Vries JIP, et al. Low-molecular-weight heparin and recurrent placenta-mediated pregnancy complications: a meta-analysis of individual patient data from randomised controlled trials. *Lancet*. 2016; 388: 2629–41.

第27章 **早产发病机制与潜在治疗靶点指南**

Phillip Bennett

引言

早产定义为在妊娠 37 周前分娩。在大多数发达国家,把有生机儿(有时定义为生后存活与死亡概率相同的孕周)的孕周定义为 24 周。在少数高收入国家,出生于妊娠 23 周的早产儿也能存活,32 周后出生的早产儿死亡率与足月新生儿死亡率相似。新生儿死亡与因早产导致残疾的问题在 28~32 周分娩的早产儿中发生率较高,在孕周小于 28 周的极早期早产儿中尤为突出。从全球范围来看,每年出生的早产儿大约 150 万[1]。极早早产儿(<28 周)的围产儿死亡率在低收入国家超过 90%,而在高收入国家仅为 10%,存在 10∶90 的差距。在大多数发达国家,早产的发生率低于 10%;英国为 7%,美国不同地区,早产发生率波动在 9%~12%。许多低收入国家的早产发生率高达 15%。从 32 周开始,早产儿发生率随着孕周以指数方式增加。大部分的早产发生于近足月。1/4 的早产是医源性的,其余为自发性[2]。

人类分娩的控制

Roberto Romero 曾说过"很少有像分娩这样对生物物种的生存至关重要的生理过程理解如此不透彻"[3]。这同时说明早产是一种由多种因素和机制参与的复杂综合征,但临床上往往被产科医生当作单一疾病治疗和进行科学研究。除了特别针对双胎的研究,或者针对阴道超声发现宫颈长度缩短的早产高危孕妇的研究,临床干预研究在很大程度上没有考虑到早产的病因和机制的多样性。宫缩抑制剂,目的在于抑制宫缩,但无论是在降低早产发生率或改善早产儿结局方面都没有起到显著的作用。近期研究正试图在规律宫缩建立之前找到易受调控的临床危险因素。

我们对调节人类出生时间机制的理解大多是从动物模型研究中推断出来的,特别是绵羊、啮齿动物,以及较少用于研究的非人灵长类动物[4]。其中羊是一个较为有用的实验动物,因为我们可以进行羊的子宫切开术,使用仪器监测胎儿,从而研究羊的内分泌而不引发分娩发动。啮齿类动物也是一个适宜的实验动物品种。小鼠妊娠期短,基因敲除和转基因小鼠范围广,可以研究单个基因产物的作用。通过给小鼠注射黄体酮受体拮抗剂来模拟黄体酮阻断,或将细菌脂多糖注入腹腔或子宫以模拟炎症机制,可诱发早产。

在绵羊和小鼠模型中,妊娠依靠高水平的黄体酮维持,黄体酮水平在分娩前下降,导致了子宫和子宫颈转录水平的急剧变化。这些物种中的黄体酮撤退机制已被普遍理解。在绵羊体内,分娩是由下丘脑、垂体和肾上腺发出的胎儿信号启动的。Graham Liggins[5] 的经典研究表明,绵羊的分娩依赖于完整的胎儿肾上腺和皮质醇的产生,并且可以通过外源性皮质醇诱导分娩。虽然在其他研究中,早产羊死于呼吸窘迫综合征,但这并没有发生在 Liggins 的动物模型上。因此,一项研究表明,皮质醇对分娩是必不可少的,而且母体给予糖皮质激素会诱导胎肺产生表面活性物质。啮齿类动物的分娩依赖于通过前列腺素(prostaglandin)诱导的母体黄体溶解来降低黄体酮水平。没有黄体酮撤退的分娩启动几乎是人类独有的,除人类以外,只有豚鼠和树鼩才有这种现象[6]。

动物模型已被证明在研究人类早产的多因素机制方面用处不大。像黑猩猩和大猩猩这样的灵长类动物具有相似的早产发生率(平均妊娠期的 90%),胎盘感染是马早产和马驹丢失的主要原因[7]。然而,具有人类相同综合征的小动物模型并不发生自发性早产。因此,普通的实验动物模型可以用来检验假设,但它们不能用来直接确定病因[4]。

目前普遍认为人类进化所产生的直立行走和日益增大的胎儿头部所引起的产道相对变窄，使分娩启动时机已经调整去适应这一"产科困境"[8]。梗阻性分娩，通常在过去对胎儿和母亲都是致命的，在过期妊娠中变得更为常见。然而，当根据母体体重、胎儿数量以及新生儿脑部重量来推测分娩启动时机时，人类和其他种类动物是一致的，但是在其他种类动物中，头盆不称并不是一个问题。然而，人类新生儿死亡率在38~41周处于最低水平，42周后死产的风险急剧上升[9]。这可能是母体持续代谢率的限制、胎盘老化和机械问题的综合作用。大约90%的人类分娩发生在37~42周，其余几乎都是早产。因此，人类正常分娩的时间设定为了尽量减少新生儿和产妇死亡率。

人类妊娠时钟

人类妊娠时长调节的假说认为，分娩启动的时机是由内分泌、机械和免疫因素以及胎盘和胎膜老化的影响共同控制的[6,10,11]。早产的发生要么是因为一个或多个调节胎龄的生物钟提前，要么是保护机制失灵[6,12]。因此，从进化的角度来看，早产可能是有益的，因为虽然早产通常会导致胎儿或新生儿的死亡（非常接近足月的早产除外），但它可以保护母亲，并为将来的生育提供机会。在临床上，早产也可能是有益的，它把胎儿带离一个危险的不利于继续存活的子宫内环境。

胎盘时钟

目前的研究认为，人类妊娠期长短受到内分泌控制，其核心是胎盘产生促肾上腺皮质激素释放激素（CRH）、雌激素和黄体酮。Roger Smith 的"胎盘时钟"[13]理论提出，人类怀孕的持续时间是通过随着妊娠的进展胎盘促性腺激素（CRH）的指数增长来调节的。CRH 刺激胎儿皮质醇的产生，使胎儿肺成熟。分娩前约3周，CRH 浓度超过 CRH 结合蛋白水平，刺激胎盘雌三醇合成。妊娠晚期游离 CRH 的迅速升高与雌三醇激增和黄体酮、雌三醇和雌二醇比率改变有关，这创造了一个雌激素环境，刺激分娩相关基因如连接蛋白43、缩宫素受体和前列腺素合成酶的表达。在一些无法避免的早产中，CRH 的上升发生的更

早[6]。基于超声估计的正常妊娠的平均胎儿体重和早产婴儿的平均出生体重的差异明显，Gordon Smith 和其他人认为许多早产与生长受限有关。妊娠早期生化指标可以用来预测早产高风险，同时也可被用来预测胎儿生长受限，更进一步支持了上述观点[14]。胎盘 CRH 的产生受皮质醇的正调控。因此，与生长受限相关的胎儿应激可能使胎盘时钟提前。长期以来，胎儿生长受限和子痫前期的发生与螺旋动脉重塑障碍有关。然而，也有证据表明，自发性早产患者的螺旋动脉肌层段重塑失败率高于足月分娩者，这进一步支持了这一观点[15]。其他胎盘异常也会增加早产的风险[15]。无炎症表现的早产胎盘最常见的病理特征是血管病变，与早产风险增加4倍相关[16]。蜕膜坏死和出血导致凝血酶的产生，凝血酶上调羊膜中前列腺素的生成，引起子宫肌层收缩的前列腺素分泌依赖性增加，通过激活中性粒细胞诱导炎症反应，激活基质金属蛋白酶促进宫颈成熟[17]。

机械时钟

影响人类妊娠时间长短的另一个因素是机械信号转导[18]。StevenLye 的实验室已经证明，子宫肌层在整个妊娠期间都会发生表型变化，其特征是开始的增殖期，细胞肥大和基质密集的中间阶段，细胞呈现收缩表型的第三阶段，细胞高度活跃并投入分娩的最后阶段。在动物研究中，子宫的伸展导致炎症介质的激活和收缩相关蛋白的上调。这与黄体酮的作用相反，黄体酮在孕期起到刺激子宫肌层生长和重塑的作用，与细胞外基质（ECM）蛋白及其相应的整合素受体的合成增加有关。近足月时，纤维胶原表达减少，基底层成分表达增加，与黄体酮水平降低和机械张力增加有关。这种表型调节在足月时达到高峰，此时肌层特异性转化使这些细胞进入分娩表型，其特征是兴奋性、自发活动和对激动剂的反应增强以及与子宫肌细胞的耦合更有效。

虽然黄体酮在人体内没有撤退效应，但是人的子宫肌细胞和羊膜细胞都表现出对牵张力的反应，导致 NFkappaB 和 AP-1 活性的上调，进一步促进产前和促炎基因的上调。在人类妊娠分娩机制中，在分娩开始之前，首先从子宫下段开始，羊膜中的 NFkappaB 和 AP-1 激活，导致前列腺素合成增加[19,20]。根据 Carol Mendelson 的研究[21]，胎

儿成熟后会将表面活性蛋白释放到羊水中,从而通过 Toll 样受体激活炎症相关转录因子 NFkappaB 和 AP-1,来指示分娩的最终精确时间。这推动了前列腺素和其他炎性物质的产生,这些炎性物质下调了绒毛膜前列腺素脱氢酶,并促进了胎膜、蜕膜和子宫肌层中 NFkappaB 和 AP-1 的激活,进一步促进了分娩启动和前列腺素合成蛋白的产生。

尽管人类在分娩时循环中的黄体酮水平没有降低,但"功能性黄体酮撤退"被认为是通过许多与炎症相关的机制发生的,包括前列腺素介导的核黄体酮受体 PR-A 和 PR-B 比值的变化,NFkappaB 和/或 AP-1 和 PR 之间的直接相互作用,以及通过 miRNA 调节 20α-HSD 表达的变化来改变局部微环境中的共作用因子表达和可利用的配体的调节[19,22-24]。

子宫因细胞肥大和增生而扩张的能力是有限的。因此,在子宫比正常情况下扩张更快的时候,例如羊水过多或多胎妊娠,机械和内分泌信号之间的正常平衡将受到影响,可能会出现可导致早产的早产相关蛋白的上调。子宫畸形也可能使得早产风险增加。单角子宫或双子宫增加早产风险,这可能是由于子宫充分扩张的能力受限引起的[25]。

多胎妊娠早产的病因比较复杂。多胎妊娠与多个胎盘有关,因此也与 CRH 介导的内分泌时钟提前有关。如果机械和内分泌信号是唯一相关的机制,那么多胎妊娠可能会导致早产。但多胎妊娠各胎龄早产的发生率均增加。在多胎妊娠中,早期机械和内分泌信号的影响可能会增强其他因素的作用,如微生物-宿主相互作用、胎儿生长和宫腔压力以及宫颈功能。

免疫时钟

虽然最初 Medawar 假设妊娠是免疫抑制的一段时期,但一个更复杂的情景已经展现给我们[26]。子宫免疫浸润是子宫内膜更新、分化和子宫内膜容受性的核心。早期着床的特点是有一个精密调节的促炎细胞因子和趋化因子环境,由植入部位的子宫内膜和免疫细胞共同参与。胎儿滋养细胞和母体蜕膜免疫细胞之间的复杂相互作用使得胚胎和胎儿的发育避免受到免疫排斥。增加对"外来"胎儿(父系)抗原的耐受机制包括绒毛外滋养层细胞表达 HLA-G,抑制经典 MHCI 类基

因(HLA-A 和 HLA-B),以保护其免受细胞毒性 T 细胞攻击。子宫自然杀伤细胞(uNK)、未成熟树突状细胞、T 细胞和巨噬细胞都有助于调节子宫环境以维持妊娠。子宫腺体分泌功能异常、间质细胞蜕膜化和 uNK 细胞功能失调是导致胎盘发育不良的一系列妊娠并发症的原因。

为了平衡对病原体的保护和对胎儿抗原的耐受性,免疫系统中存在胎龄和细胞类型的特异性适应。这是一个复杂的调节网络,受内分泌因素的影响,包括黄体酮、雌激素、人绒毛膜促性腺激素和黄体生成激素,以及诸如 Th2 偏倚、免疫抑制性 T 调节细胞的平衡:Th17 细胞和 uNK 细胞的存在,对建立和维持妊娠至关重要[27,28]。生殖免疫学家支持孕期有三个不同的免疫阶段的理论[29]。首先需要一个促炎阶段来支持着床,其次需要抗炎阶段来支持胎儿的生长,最后需要一个促炎阶段来激活关键的生化途径,作为分娩的先决条件。免疫功能"阶段"的概念已经被最近一项使用"系统免疫学"方法的研究进一步加强。该研究基于质量细胞仪,在怀孕期间采集的一系列血液样本中,对所有主要免疫细胞亚群的丰度和功能反应进行量化,以构建健康妊娠的"免疫时钟"框架[30]。这项研究显示了健康妊娠中复杂但高度协调的时间免疫适应,足以在验证队列中预测胎龄。

炎症和人类分娩

在大多数物种中,影响妊娠期长短的各种调节因子的一个共同的重要终点是炎症的激活[19,31,32]。宫颈成熟和扩张与白细胞浸润、促炎细胞因子、基质金属蛋白酶和前列腺素的产生有关。同样,胎膜破裂是由于其结构的生化和解剖变化而发生的,促炎性细胞因子、基质金属蛋白酶和氧化应激导致白细胞浸润、细胞外基质降解和凋亡。转录因子 NFkappaB 和 AP-1 的激活和促炎性细胞因子的合成可上调 2 型诱导型环氧合酶(COX2),进一步促进羊膜中前列腺素 E2 的产生[33]。绒毛膜中的前列腺素脱氢酶有一个相应的下调过程,前列腺素 E2 随后向肌层发出信号。前列腺素和缩宫素结合蛋白和缩宫素与子宫收缩蛋白结合。肌动蛋白与肌球蛋白在平滑肌细胞中的相互作用导致子宫肌细胞收缩。这种相互作用由肌球蛋白轻链激酶(MLCK)调节,MLCK 磷酸

化肌球蛋白,被钙和钙调蛋白激活,受肌球蛋白磷酸酶(MLCP)抑制。收缩力的控制与 MLCK 和 MLCP 的活性比成正比,这决定了肌球蛋白调节轻链的磷酸化状态。缩宫素和地诺前列素(PGF2α)进一步改变 MLCK 和 MLCP 的活性比值,导致子宫肌对钙的敏感性增加。连接蛋白(connexin-43、connexin-40 和 connexin-45)通过控制心肌细胞之间的相互作用来调节收缩性,以促进动作电位的传播。除了子宫收缩的内分泌和机械刺激外,炎症状态也会发生转换,激活的白细胞会释放促进前列腺素进一步合成的细胞因子[34]。

前列腺素

前列腺素(PG)在分娩过程中发挥了关键性作用,促进了对使用与 PG 信号相互作用的药物以预防早产的研究。子宫组织中 PG 的浓度受合成(主要是通过 COX2 和特定的前列腺素合成酶)和通过前列腺素脱氢酶的代谢之间的平衡来控制。前列腺素 E2(PGE2)和地诺前列素(PGF2α)是妊娠子宫肌层或邻近蜕膜产生的关键 PG。羊膜主要产生 PGE2。前列腺素在子宫颈成熟和子宫肌层收缩中起关键作用。PGE2 对子宫有复杂的双重作用。PGE2 通过 EP3 介导收缩。在妊娠期间,PGE2 通过 EP2 和 EP4 对子宫产生舒张作用,但 EP2 与 GPCRGαs-cAMP 和 Gαq/11 钙通道的双重耦合作用使其能够在足月妊娠中调节收缩功能,并在分娩时"转换"为产前受体。PGF2α 通过激活 FP 收缩子宫肌层,FP 在足月人子宫肌层中表达[35,36]。

各种前列腺素合成抑制剂(NSAID),特别是吲哚美辛,可被用作宫缩抑制剂,但其临床应用因可能对胎儿产生不良影响,如羊水过少、动脉导管功能障碍、肾功能损害、坏死性小肠结肠炎(NEC)、脑室内出血(IVH)和新生儿持续性肺动脉高压等,而受到限制[37]。特异性靶向 COX2 没有胎儿副作用,但是可能通过抑制抗炎 PG 的合成而增加早产风险。一些研究者认为,选择性地阻断 FP 的激活可能有助于控制早产,而不影响其他可能对胎儿发育至关重要的 PG 的作用。

缩宫素及缩宫素受体系统

缩宫素/缩宫素受体(oxytocin/oxytocin receptor,OT/OTR)系统在足月/早产的生理过程中起着重要作用[38]。功能性 OTR 在子宫肌层和胎膜(羊膜和绒毛膜)中均有表达。缩宫素被广泛用于诱导/增强早产和足月产以及 OTR 对 Gαq/11 和 Gαi/oG 蛋白的作用[5]。肌层中的 Gαq/11 信号通过肌醇三磷酸(IP3)导致磷脂酶 C 介导的细胞内 Ca^{2+} 增加并导致子宫收缩,而通过 Gαi/o 的信号转导抑制腺苷酸环化酶活性并降低 cAMP 表达。猴子子宫收缩只在晚上发生。在临产和分娩前的几天,有夜间非基底部占优势的宫缩被称为挛缩。从挛缩到收缩的转变是由母体垂体后叶缩宫素的增加所介导的。因此,在猴子身上,虽然胎儿可能通过增加肾上腺皮质醇的分泌来暗示它已经准备好要降生了,但精确的出生时间是由母亲发出的。这可能是一种防御捕食者的机制,确保分娩总是在夜间进行。这一现象并不存在于人类身上。无论是早产还是足月产,缩宫素的产生都没有增加。然而,子宫内 OTR 的表达有所增加,子宫、蜕膜和胎膜局部都能产生缩宫素。尽管缩宫素在人类分娩的精确时间上可能没有起到重要作用,但 OTR 密度的增加表明,缩宫素确实在调节宫缩中起到了作用。这揭示了缩宫素受体拮抗剂作为催产药使用的基本原理。然而,缩宫素不仅能刺激子宫收缩,还能上调子宫内的炎症介质,从而为其增加了额外的"助产"作用。这一作用是由 G-蛋白偶联受体信号介导的[39]。不同的缩宫素受体拮抗剂阻断或激活不同的 GPCR 通路。例如,非阿哌肽类似物阿托西班通过抑制 Gaq 抑制收缩,但也可以通过 Gai 激活炎症反应,而小分子诺拉西班阻断 G 蛋白的激活,抑制收缩和缩宫素介导的炎症反应。

阴道宿主-微生物间相互作用

感染和/或炎症在早产和未足月胎膜早破(preterm premature rupture of membranes,PPROM)的病因中起着关键作用,尤其是在孕早期。大约 40% 的早产与绒毛膜羊膜炎有关,这个概率在 28 周前上升到 80%[16]。医源性病原体进入子宫导致胎儿丢失的情况很罕见。有人认为胎盘可能有自己的"正常"微生物群,从口腔或口腔微生物群中植入;然而,大多数研究已经得出结论,胎盘中的细菌总量非常低,从正常胎盘组织中扩增出的细菌 DNA 序列来自实验室污染物,而不是真正的微生物群[40,41]。怀孕期间的龋齿不会显著增加早产的风险,而且妊娠期的牙周病治疗似乎也不会降低早产的风险。

细菌与宿主的主要相关界面是阴道-宫颈间隙。一个被广泛接受的感染传播模式是，定植于阴道的致病细菌通过子宫颈上升到黏膜表面，进入子宫腔[42]。这会刺激宿主的固有免疫反应，导致促炎性转录因子 NFkappaB 和 AP-1 的激活，启动免疫细胞迁徙和白细胞浸润，从而导致细胞因子和基质金属蛋白酶的产生。这会导致胶原蛋白分解、前列腺素释放、胎膜受牵张、宫颈缩短和胎膜破裂。NFkappaB 和 AP-1 在子宫肌层、肌层收缩和最终早产和分娩中驱动分娩相关基因的表达[19]。

在正常妊娠时，子宫颈保护子宫和胎儿不受阴道内病原体的上行感染，这是一个功能性和机械性的病原体屏障。宫颈的长度和机械完整性、宫颈黏液的物理屏障、宫颈产生的抗炎和抗菌药物以及宿主局部免疫系统之间存在着复杂的相互作用，它可以保护子宫下段，防止炎症介质的过早激活，而炎症介质可能会导致子宫颈的改变和宫缩。调控严格的局部宫颈阴道固有免疫反应对于保护宫颈、胎膜和子宫免受过度炎症侵袭至关重要。先天性免疫反应的局部激活可能受到宿主特异性易感因素（如分泌状态、遗传因素）以及最重要的非宿主因素（如阴道微生物群）的影响[43]。

基于 DNA 测序的方法的发展，使任何生物样本中的细菌都能被检测出来，从而加速了对人类微生物组的研究。这些技术能够识别出 90% 以上的生物体，这些生物体通常不适于培养，这项检测价格昂贵，生物信息量大。对非孕妇的研究表明，健康的阴道微生物群通常由高比例的乳酸杆菌组成。乳酸菌缺乏与较高的物种多样性有关，可导致细菌性阴道病的临床症状和体征。阴道微生物群显示出与月经周期相关的变化。典型的特征是在月经时乳酸菌数量减少，微生物群多样性更高。正常妊娠状态会导致阴道微生物群从暂时动态的群落向更稳定的乳酸菌属的优势转变。

在早产无法避免的妇女中，特定的细菌群落结构和物种与风险增加有关。在常住英国伦敦的普通人群中，乳酸杆菌缺乏和微生物群高度多样性是一个罕见的发现，而 16 周龄时，阴道细菌群以惰性乳酸菌为主的妇女更有可能宫颈较短，早期早产（而不是晚期早产）的风险更高。相比之下，在怀孕早期，弯曲乳酸杆菌对足月分娩的预测性很高。惰性乳酸菌的优势与向高多样性微生物

群（通常富含潜在致病菌，包括加德纳菌属、阿托波菌属、链球菌属和葡萄球菌属）转移的比率较高有关[44]。美国人群中乳酸杆菌缺失和与加德纳菌属相关的高多样性微生物群更为常见，是白人妇女群体中早产的一个危险因素，但在黑人妇女群体中不存在[45]。这显示了明显的地理，种族差异，可能还有遗传和免疫因素影响阴道微生态系统本身和宿主对它的反应。

在大多数研究中，一个一致的发现是弯曲杆菌的保护作用。惰性乳酸菌是抗菌细菌素、过氧化氢和 D-乳酸的稳定的生产者。D-乳酸不仅能维持较低的 pH，而且能抑制 MMP-9 等胶原降解的激活剂细胞外基质金属蛋白酶诱导因子（EMMPRIN）的激活，进而起到维持宫颈黏液厚度的作用。惰性乳酸菌还具有正向的免疫调节功能，并能抑制其他细菌如阴道加德纳菌与阴道上皮细胞的黏附。惰性乳酸菌的基因组较小，不能产生 D-乳酸。只有 9% 的惰性乳酸菌株产生过氧化氢。惰性乳酸菌株能够产生 L-乳酸，它有助于维持低 pH，但可能激活促炎症信号、EMMPRIN 和黏蛋白降解酶，从而破坏免疫屏障[43]。

未足月胎膜早破与妊娠中期细菌群落结构的不稳定性有关，并随着潜在致病物种（包括普雷沃特菌、蛋白脒杆菌、链球菌和阿里斯特杆菌）相对丰度的增加而向乳酸杆菌属丰度降低和多样性更高的转变有关。大约一半经历过未足月胎膜早破的妇女在破膜前后都有一个不正常的阴道微生物群。这表明至少有两个病因组，与生殖道微生物群相关或无关。新生儿和乳酸菌多样性的增加与这些不良反应的发生率有关[46]。总的来说，虽然抗生素治疗仍然是临床诊断的细菌性阴道病的主要治疗方法，但甲硝唑和克林霉素不能恢复阴道乳酸菌的丰度，会导致复发，长期使用会促进抗生素耐药性。无论何时给予治疗，细菌性阴道病的抗生素治疗都不能降低早产的风险。益生元、益生菌及其联合用药，无论是阴道给药还是口服给药，无论是在预防早产还是在 PPROM 的管理中都代表了一种潜在的治疗方法，可以恢复微生物的体内平衡和酸性。

孕激素和炎症反应

孕激素在降低阴道超声检查中发现子宫颈短的孕妇的早产风险方面被证实有效，这导致了一种假设，即一部分人可能存在孕激素缺乏综合征。

孕激素在预防早产方面有充足的科学依据。孕激素在怀孕早期由黄体产生，随后由胎盘产生，导致其血清浓度升高。与大多数哺乳动物相比，人类分娩前血清孕激素水平并没有下降，但有证据表明，孕激素水平下降是"功能性"的[6,23]。孕激素受体拮抗剂可有效地用于人类宫颈成熟，如果在妊娠早期给予，很容易导致流产，这为维持人类妊娠需要孕激素提供了很好的证据。孕激素具有免疫调节和抗炎作用，也有助于子宫肌保持平静状态，在体外实验中显示出抑制宫缩的作用。孕激素增加环腺苷酸的表达，降低细胞钙内流，抑制钙-钙调素-肌球链蛋白轻链激酶通路所需肌球蛋白磷酸化，从而降低子宫肌收缩力。然而，没有证据表明，在宫颈短或早产的妇女中，循环中孕激素浓度有任何差异。正常循环中的孕激素浓度远远超过受体最大结合所需的浓度，阴道给药不会增加孕激素的循环浓度。阴道孕激素的作用可能是局部的。然而，宫颈缩短与局部细胞因子浓度升高有关，而这一现象并不受孕激素的影响[47]。孕激素对阴道微生物群没有任何影响，但有证据表明，孕激素治疗对于宫颈缩短同时伴有以弯曲杆菌为主的阴道内环境的女性更为有效[44]。

宫颈功能不全

一个多世纪以来，人们普遍认为有些妇女中期妊娠丢失或早产是由于子宫颈的机械性薄弱，但这一概念仍然存在争议。以无痛宫颈扩张为特征的胎儿丢失，与感染或炎症无关，可能引发"原发性宫颈功能不全"的假定诊断。然而，一旦宫颈扩张，所有的宫颈保护机制就会丧失，绒毛膜羊膜炎也会随之发生。最终的临床表现型可能无法区分，首先出现的是宫颈机械能力的薄弱还是宿主-微生物相互作用。妊娠中期子宫颈无症状扩张并接受"紧急"宫颈环扎术的妇女显示出双峰分布，其中一组流产无法避免，与阴道毛滴虫和绒毛膜羊膜炎有关，而另一组则表现良好，继续妊娠致足月[48]。这表明了两种早产宫颈扩张的机制，一种是"宿主微生物/炎症"相关的，不能通过宫颈环扎术解决，另一种是由于真正的机械功能不全，而环扎术确实有效。

更显而易见的是，子宫颈的手术或机械损伤是早产的重要危险因素。宫颈切除术治疗 CIN（宫颈上皮内新生）会增加早产的风险，锥切深度与风险有直接关系[49]。未经治疗的 CIN 与早产之间的关联较小，提示其病因更为复杂。一些研究表明，宫口开全后的剖宫产术是之后妊娠早产的一个危险因素。这种风险可能是由于无意中在子宫颈而不是子宫下段切口引起的，或者是由于需要作一定深度的切口来减少充分衔接的胎儿头部而造成的损伤。

宫颈环扎术广泛应用于宫颈损伤或功能不全的病例。有证据表明环扎术的解剖位置和缝合材料的类型可能会影响结果。环扎放置在靠近内口的高处，与放置在子宫颈下部的环扎相比，其早产风险更低[50]。这可以防止由于牵张力所导致的子宫内膜和子宫肌层中 NFkappaB 和 AP-1 的上调，从而抑制宫颈成熟的生理反应，并提供机械力的支持。使用编织网环扎材料的宫颈环扎术的研究报告提示败血症率的增加和宫颈-阴道细胞因子浓度的增加。然而，使用单股丝线缝合材料对宫颈阴道细胞因子没有影响。编织网对阴道微生物群有不利影响，与乳酸杆菌缺失和高多样性菌群失调的发生有关；单股丝线缝合对微生物群没有影响[51]。

胎盘胎膜老化

胎儿的能量需求在怀孕期间呈指数增长，而母亲的能量消耗在早孕中期上升，但在孕晚期达到代谢高峰。超过足月的胎儿生长所需的能量很快超过了母体的最大可持续代谢率[52]。胎盘老化（placental aging）伴随着端粒长度的逐渐缩短，从而导致循环中滋养细胞衍生的、无细胞的胎儿 DNA 的增加，这可以激活先天免疫系统，因为它缺乏端粒内固有的抑制序列。这可能是生理上重要的第二个"胎盘时钟"或一种逃逸机制[10,11]。

早产的遗传学

遗传学在调节怀孕时间和早产风险方面有着显而易见的作用[53]。在胎儿生长速度和妊娠期的变化中，遗传效应占 25% ~ 40%，基因因素对早产有着重要的影响。如果母亲、姐妹或同父异母姐妹有早产，孕妇早产的风险会增加，但如果她的同父异母姐妹或其伴侣的家庭成员有早产，风险则不会增加。如果孕妇本身是早产儿，则其早产的风险会增加，而本次早产又会增加反复早产的风险。因此,与早产有关的遗传特征主要是通过母系遗传方式传递的。大多数关于人类早产遗传学的研究都着重比较病例对照研究中的多态性频率,将早产定义为一种二分法特征,随意将节点定在 37 周,这限制了研究对数据的解释,降低了检测关联性的统计能力。对于相关基因的研究表明,早产与 $β_2$-肾上腺素受体基因多态性之间存在潜在联系,$β_2$-肾上腺素受体基因通过促进子宫平滑肌松弛来调节子宫肌收缩。其他最常被研究的早产相关基因是那些与免疫和炎症有关的基因,例如肿瘤坏死因子、白介素、其他细胞因子及其受体。尽管一些研究已经发现这些基因的多态性改变了特定人群中母亲或胎儿早产的风险,但研究结果通常无法在人群中进行复制或推广。尽管前列腺素在分娩过程中具有重要作用,但还没有发现与前列腺素途径相关的基因[前列腺素 E 受体 2 前列腺素 E 合成酶(PTGES)或前列腺素 F 受体]之间的联系[54]。

全基因组关联研究

全基因组关联研究(GWAS)在临床表型明确、大量病例或对照(数万或数十万)组存在的情况下最有效。GWAS 在早产中的应用受到早产病因学的异质性、对结局定义的任意性以及合适队列病例数局限性的影响。自发早产的 GWAS 仅包括约 1 000 例母亲或婴儿,对照组大小相似,并没有发现任何具有全基因组意义的复制位点。Lou Muglia 和他的团队克服了样本量的局限性,他们使用了来自欧洲血统的大量女性的基因组数据,她们接受了商业性的"娱乐遗传学"来了解自己的祖先,并完成了提供怀孕和早产信息的问卷调查。这项研究确定了 6 个与妊娠时长相关的母亲基因组基因座,这些基因的功能与出生时间一致。其中三个基因座与早产相关,具有全基因组意义。这些发现随后在由三个北欧数据集组成的第二个队列中被再一次证明[55]。早期 B 细胞因子 1(EBF1)、硒代半胱氨酸 tRNA 特异性真核细胞延伸因子(EEFSEC)和血管紧张素 II 受体 2 型(AGTR2)的常见变异与早产相关,具有全基因组意义。母婴二元分析表明,这些变异在母体基因组水平上起作用。EBF1 在控制血压和代谢风险方面起着重要作用,可能通过一种尚不清楚的妊娠特异性机制或通过影响胎龄的更普遍的心血管或代谢特征来发挥作用。硒蛋白在维持氧化还原状态和抗氧化防御、调节炎症反应等细胞稳态功能中起着关键作用,这些因素在早产的病因中有着明显的作用。AGTR2 在调节子宫胎盘循环中发挥作用,并可能影响先兆子痫的风险,尽管我们认为 AGTR2 不太可能是先兆子痫密切相关的风险,因为有医学分娩指征的妇女被排除在数据集中,而那些因先兆子痫作为分娩原因的妇女被排除在复制数据集中。

总结

早产现在是导致世界上 5 岁以下儿童死亡的单一的最大因素。早产存活下来的儿童通常有长期的健康问题,包括脑瘫、智障、慢性肺病、失明和听力损失。因此,早产是二十一世纪最大的科学挑战之一。早产是一种综合征,其病因往往相互关联。我们的挑战是了解早产的潜在机制,从而建立孕妇能够负担得起的和有效的孕期监护计划,制订社会和社会干预措施以降低风险,并了解导致每个妇女早产风险的因素,以便开发个性化的病因特异性治疗方法。

(翻译　华人意　审校　魏瑷)

参考文献

[1] Blencowe H, Cousens S, Chou D, Oestergaard M, Say L, Moller AB, et al. Born too soon: the global epidemiology of 15 million preterm births. *Reprod Health*. 2013; 10: (Suppl. 1): S2.

[2] Gravett MG, Rubens CE, Nunes TM, GAPPS Review Group. Global report on preterm birth and stillbirth (2 of 7): discovery science. *BMC Pregnancy Childbirth*. 2010; 10: (Suppl. 1): S2.

[3] Romero R, Kuivaniemi H, Tromp G. Functional genomics and proteomics in term and preterm parturition. *J Clin Endocrinol Metab*. 2002; 87: 2431–4.

[4] Bezold KY, Karjalainen MK, Hallman M, Teramo K, Muglia LJ. The genomics of preterm birth: from animal models to human studies. *Genome Med*. 2013; 5: 34.

[5] Liggins GC. Initiation of parturition. *Br Med Bull*. 1979; 35: 145–50.

[6] Smith R. Parturition. *N Engl J Med*. 2007; 356: 271–83.

[7] Phillips JB, Abbot P, Rokas A. Is preterm birth a human-specific syndrome? *Evol Med Public Health*. 2015; 2015: 136–48.

[8] Fischer B, Mitteroecker P. Covariation between human pelvis shape, stature, and head size alleviates the obstetric dilemma. *Proc Natl Acad Sci U S A*. 2015; 112: 5655–60.

[9] de Bernis L, Kinney MV, Stones W, Ten Hoope-Bender P, Vivio D, Leisher SH, et al. Stillbirths: ending preventable deaths by 2030. *Lancet*. 2016; 387: 703–16.

[10] Phillippe M. Cell-Free Fetal DNA, Telomeres, and the Spontaneous Onset of Parturition. *Reprod Sci*. 2015; 22:

1186–201.

[11] Menon R, Mesiano S, Taylor RN. Programmed fetal membrane senescence and exosome-mediated signaling: a mechanism associated with timing of human parturition. *Front Endocrinol (Lausanne)*. 2017; 8: 196.

[12] Menon R, Bonney EA, Condon J, Mesiano S, Taylor RN. Novel concepts on pregnancy clocks and alarms: redundancy and synergy in human parturition. *Hum Reprod Update*. 2016; 22: 535–60.

[13] McLean M, Bisits A, Davies J, Woods R, Lowry P, Smith R. A placental clock controlling the length of human pregnancy. *Nat Med*. 1995; 1: 460–3.

[14] Gaccioli F, Sovio U, Cook E, Hund M, Charnock-Jones DS, Smith GCS. Screening for fetal growth restriction using ultrasound and the sFLT1/PlGF ratio in nulliparous women: a prospective cohort study. *Lancet Child Adolesc Health*. 2018; 2: 569–81.

[15] Kim YM, Bujold E, Chaiworapongsa T, Gomez R, Yoon BH, Thaler HT, et al. Failure of physiologic transformation of the spiral arteries in patients with preterm labor and intact membranes. *Am J Obstet Gynecol*. 2003; 189: 1063–9.

[16] Romero R, Espinoza J, Kusanovic JP, Gotsch F, Hassan S, Erez O, et al. The preterm parturition syndrome. *BJOG*. 2006;113 (Suppl. 3): 17–42.

[17] Elovitz MA, Saunders T, Ascher-Landsberg J, Phillippe M. Effects of thrombin on myometrial contractions in vitro and in vivo. *Am J Obstet Gynecol*. 2000; 183: 799–804.

[18] Shynlova O, Lee YH, Srikhajon K, Lye SJ. Physiologic uterine inflammation and labor onset: integration of endocrine and mechanical signals. *Reprod Sci*. 2013; 20: 154–67.

[19] Lindstrom TM, Bennett PR. The role of nuclear factor kappa B in human labour. *Reproduction*. 2005; 130: 569–81.

[20] Lindstrom T, Bennett P. Transcriptional regulation of genes for enzymes of the prostaglandin biosynthetic pathway. *Prostaglandins Leukot Essent Fatty Acids*. 2004; 70: 115–35.

[21] Mendelson CR, Montalbano AP, Gao L. Fetal-to-maternal signaling in the timing of birth. *J Steroid Biochem Mol Biol*. 2017; 170: 19–27.

[22] Mesiano S, Wang Y, Norwitz ER. Progesterone receptors in the human pregnancy uterus: do they hold the key to birth timing? *Reprod Sci*. 2011; 18: 6–19.

[23] Mendelson CR. Minireview: fetal-maternal hormonal signaling in pregnancy and labor. *Mol Endocrinol*.

2009; 23: 947–54.

[24] Nadeem L, Shynlova O, Matysiak-Zablocki E, Mesiano S, Dong X, Lye S. Molecular evidence of functional progesterone withdrawal in human myometrium. *Nat Commun*. 2016; 7: 11565.

[25] Ridout AE, Ibeto L, Ross G, Cook JR, Sykes L, David AL, et al. Cervical Length and quantitative fetal fibronectin in the prediction of spontaneous preterm birth in asymptomatic women with congenital uterine anomaly. *Am J Obstet Gynecol*. 2019; pii: S0002-9378(19)30704-5 [Epub ahead of print]

[26] Zhang X, Zhivaki D, Lo-Man R. Unique aspects of the perinatal immune system. *Nat Rev Immunol*. 2017; 17: 495–507.

[27] Rinaldi SF, Hutchinson JL, Rossi AG, Norman JE. Anti-inflammatory mediators as physiological and pharmacological regulators of parturition. *Expert Rev Clin Immunol*. 2011; 7: 675–96.

[28] Sykes L, MacIntyre DA, Yap XJ, Teoh TG, Bennett PR. The Th1:th2 dichotomy of pregnancy and preterm labour. *Mediators Inflamm*. 2012; 2012: 967629.

[29] Chen SJ, Liu YL, Sytwu HK. Immunologic regulation in pregnancy: from mechanism to therapeutic strategy for immunomodulation. *Clin Dev Immunol*. 2012; 2012: 258391.

[30] Aghaeepour N, Ganio EA, McIlwain D, Tsai AS, Tingle M, Van Gassen S, et al. An immune clock of human pregnancy. *Sci Immunol*. 2017; 2: eaan2946.

[31] Rinaldi SF, Hutchinson JL, Rossi AG, Norman JE. Anti-inflammatory mediators as physiological and pharmacological regulators of parturition. *Expert Rev Clin Immu*. 2011; 7: 675–96.

[32] Migale R, MacIntyre DA, Cacciatore S, Lee YS, Hagberg H, Herbert BR, et al. Modeling hormonal and inflammatory contributions to preterm and term labor using uterine temporal transcriptomics. *BMC Med*. 2016; 14: 86.

[33] Kelly RW. Pregnancy maintenance and parturition: the role of prostaglandin in manipulating the immune and inflammatory response. *Endocr Rev*. 1994; 15: 684–706.

[34] Aguilar HN, Mitchell BF. Physiological pathways and molecular mechanisms regulating uterine contractility. *Hum Reprod Update*. 2010; 16: 725–44.

[35] Arulkumaran S, Kandola MK, Hoffman B, Hanyaloglu AC, Johnson MR, Bennett PR. The roles of prostaglandin EP 1 and 3 receptors in the control of human myometrial contractility. *J Clin Endocrinol Metab*. 2012; 97: 489–98.

[36] Kandola MK, Sykes L, Lee YS,

Johnson MR, Hanyaloglu AC, Bennett PR. EP2 receptor activates dual G protein signaling pathways that mediate contrasting proinflammatory and relaxatory responses in term pregnant human myometrium. *Endocrinology*. 2014; 155: 605–17.

[37] Reinebrant HE, Pileggi-Castro C, Romero CL, Dos Santos RA, Kumar S, Souza JP, et al. Cyclo-oxygenase (COX) inhibitors for treating preterm labour. *Cochrane Database Syst Rev*. 2015; 6: CD001992.

[38] Kim SH, Bennett PR, Terzidou V. Advances in the role of oxytocin receptors in human parturition. *Mol Cell Endocrinol*. 2017; 449: 56–63.

[39] Kim SH, Pohl O, Chollet A, Gotteland JP, Fairhurst AD, Bennett PR, et al. Differential effects of oxytocin receptor antagonists, atosiban and nolasiban, on oxytocin receptor-mediated signaling in human amnion and myometrium. *Mol Pharmacol*. 2017; 91: 403–15.

[40] Lager S, de Goffau MC, Sovio U, Peacock SJ, Parkhill J, Charnock-Jones DS, et al. Detecting eukaryotic microbiota with single-cell sensitivity in human tissue. *Microbiome*. 2018; 6: 151.

[41] Perez-Munoz ME, Arrieta MC, Ramer-Tait AE, Walter J. A critical assessment of the "sterile womb" and "in utero colonization" hypotheses: implications for research on the pioneer infant microbiome. *Microbiome*. 2017; 5: 48.

[42] Romero R, Dey SK, Fisher SJ. Preterm labor: one syndrome, many causes. *Science*. 2014; 345: 760–5.

[43] MacIntyre DA, Sykes L, Bennett PR. The human female urogenital microbiome: complexity in normality. *Emerg Top Life Sci*. 2017; 1: 363–72.

[44] Kindinger LM, Bennett PR, Lee YS, Marchesi JR, Smith A, Cacciatore S, et al. The interaction between vaginal microbiota, cervical length, and vaginal progesterone treatment for preterm birth risk. *Microbiome*. 2017; 5: 6.

[45] Callahan BJ, DiGiulio DB, Goltsman DSA, Sun CL, Costello EK, Jeganathan P, et al. Replication and refinement of a vaginal microbial signature of preterm birth in two racially distinct cohorts of US women. *Proc Natl Acad Sci U S A*. 2017; 114: 9966–71.

[46] Brown RG, Marchesi JR, Lee YS, Smith A, Lehne B, Kindinger LM, et al. Vaginal dysbiosis increases risk of preterm fetal membrane rupture, neonatal sepsis and is exacerbated by erythromycin. *BMC Med*. 2018; 16: 9.

[47] Chandiramani M, Seed PT, Orsi NM, Ekbote UV, Bennett PR, Shennan AH, et al. Limited relationship between cervico-vaginal fluid cytokine profiles and cervical shortening in women at

high risk of spontaneous preterm birth. *PLoS ONE.* 2012; 7: e52412.

[48] Brown RG, Chan D, Terzidou V, Lee YS, Smith A, Marchesi JR, et al. Prospective observational study of vaginal microbiota pre- and post-rescue cervical cerclage. *BJOG.* 2019; 126: 916–925.

[49] Kyrgiou M, Athanasiou A, Kalliala IEJ, Paraskevaidi M, Mitra A, Martin-Hirsch PP, et al. Obstetric outcomes after conservative treatment for cervical intraepithelial lesions and early invasive disease. *Cochrane Database Syst Rev.* 2017; 11: CD012847.

[50] Cook JR, Chatfield S, Chandiramani M, Kindinger L, Cacciatore S, Sykes L, et al. Cerclage position, cervical length and preterm delivery in women undergoing ultrasound indicated cervical cerclage: a retrospective cohort study. *PLoS ONE.* 2017; 12: e0178072.

[51] Kindinger LM, MacIntyre DA, Lee YS, Marchesi JR, Smith A, McDonald JA, et al. Relationship between vaginal microbial dysbiosis, inflammation, and pregnancy outcomes in cervical cerclage. *Sci Transl Med.* 2016; 8: 350ra102.

[52] Dunsworth HM, Warrener AG, Deacon T, Ellison PT, Pontzer H. Metabolic hypothesis for human altriciality. *Proc Natl Acad Sci U S A.* 2012; 109: 15212–16.

[53] Muglia LJ, Katz M. The enigma of spontaneous preterm birth. *N Engl J Med.* 2010; 362: 529–35.

[54] Monangi NK, Brockway HM, House M, Zhang G, Muglia LJ. The genetics of preterm birth: Progress and promise. *Semin Perinatol.* 2015; 39: 574–83.

[55] Zhang G, Feenstra B, Bacelis J, Liu X, Muglia LM, Juodakis J, et al. Genetic Associations with Gestational Duration and Spontaneous Preterm Birth. *N Engl J Med.* 2017; 377: 1156–67.

第28章　**单胎自发性早产的预防与治疗**

Eleanor Whitaker ◆ Sarah Murray ◆ Jane E. Norman

引言

早产的流行病学

早产(preterm birth)是指分娩<37周,是世界范围内的一个重大公共卫生问题。据估计,每年有1 500万早产儿出生[1]。早产及其相关并发症现在是全世界5岁以下儿童死亡的主要原因,每年造成儿童死亡约100万[2]。在美国,早产的发生率为11%~12%,而在世界范围内,这一数字还在上升。37周前出生的婴儿的患病率和死亡率始终高于"足月"(通常被指定为妊娠37~42周)出生的婴儿。近期来看,器官不成熟使早产儿易发生并发症,如脑出血和脑室周围白质软化、坏死性小肠结肠炎和呼吸窘迫综合征。免疫系统的不成熟会增加新生儿败血症、脑膜炎和肺气肿的风险。从远期来看,早产儿的神经发育迟缓和慢性肺疾病的患病率增加,成人慢性疾病发病率更高,包括糖尿病、高血压和肥胖[3]。虽然极早产(<28周)和早产(28~32周)新生儿并发症的风险最高,但研究表明,即使是晚期早产(34~36+6周)也会增加患病率和死亡率[4]。这些影响似乎是普遍存在的,因此早产儿的受教育程度和就业率都低于足月出生的婴儿[5,6]。

病因学

早产可以描述为一个涉及多方面的综合征,而不是单一的病理生理个体。大约30%的早产是医源性的[3],因为临床评估终止妊娠的益处大于早产风险。医源性的早产通常是基于对先兆子痫或糖尿病等疾病的治疗,而非自发性的,因此不在本章讨论范围内。剩下70%的早产是"自发性"的,是由特发性早产引起的,这种早产可能伴有或不伴有胎膜早破(PPROM)。引发特发性早产的机制尚不完全清楚。感染和炎症是关键过程[7];子宫面出血或缺血、宫颈功能不全和子宫过度扩张也可能是早产诱发因素[8]。20%~45%的早产归因于感染,在20~24周的早产中,有近70%的病例报告了组织学绒毛膜羊膜炎[9]。表28-1汇总了已知的风险因素。重要的是要区分考虑单胎妊娠和多胎妊娠,因为后者早产的预测和危险因素不同。下文讨论的因素仅涉及单胎妊娠;Fuchs等人在一篇综述中讨论了双胎早产的危险因素[10]。

表28-1　**早产高危因素**

高危因素
一般情况
社会经济地位低下
非西班牙裔黑人
产前保健不良
年龄>30或<16岁
营养不良
行为模式
吸烟
非法药物使用
饮酒量
繁重的体力劳动
产科病史
肺结核家族史
子宫畸形(包括双角形、子宫纵隔、双子宫)
上次妊娠<34周或PPROM早产
既往任意一次妊娠早产小于34周
既往宫颈锥切或宫颈手术
证据充足的低出生体重儿家族史
当前妊娠存在高危因素
双胎妊娠
生殖道出血和/或感染
胎儿畸形
PPROM
宫颈缩短
两次妊娠间隔时间短
慢性(妊娠前)高血压
妊娠高血压
蛋白尿
抑郁
糖尿病

PTB,早产;PPROM,未足月胎膜早破。

早产的预测

早产高危因素

一些危险因素,如前一次分娩孕周小于34周,第二次早产的相关风险明显增加[11](表28-1)。然而,由于初产妇女无既往产科病史,且影响早产的因素是多方面的,50%以上的早产单靠风险因素评估无法预测[12,13]。目前有研究正在评估为基于产科病史的早产高危孕妇开设产前专科门诊的优势。最近一项对这些门诊的临床获益进行的系统回顾发现,其结果是有争议的,需要更多的数据来得出这种门诊服务对孕妇有益的结论[14]。

预测早产风险将有助于有针对性地进行产前监护,为无症状人群和有症状人群提供干预机会,改善胎儿结局,让父母有更好的心理准备,减少早产和不必要的入院带来的经济负担。预测早产的能力有助于及时使用产前糖皮质激素或硫酸镁来降低新生儿并发症的发生率。此外,大多数被认为是"高风险"的妇女事实上是足月分娩的,对早产高危的预测适用于两类人群:首先是无症状的妇女,通常在孕早期,其次是出现了先兆早产症状的妇女。

无症状妇女的早产预测

生物指标

有多种生物样本可用于预测早产,包括唾液、羊水、尿液、血液和宫颈阴道液[15]。最广泛应用的预测指标是胎儿纤维结合蛋白(fFN),一种由滋养细胞产生的糖蛋白,它维持着绒毛膜细胞外基质。

在16~20周,宫颈阴道分泌物中不再检测到fFN,而检测阳性意味着绒毛膜蜕膜上皮界面的破坏和可能的早产。

在无症状的妇女中,超过22周的fFN阳性与小于34周的早产风险增加相关,阳性试验表明分娩的似然比为4.01[16]。纤维结合蛋白定量检测的价值(即数值结果,而不是单纯的阳性或阴性)在一项无症状孕妇的前瞻性队列研究中进行了评估,研究对象是妊娠22^{+0}周至27^{+6}周的早产高危妇女($n=1\,448$)。阴性试验(<10ng/ml)预测早产风险为2.7%,与普通人群相似。纤维连接蛋白浓度升高与早产风险增加相关;纤维结合蛋白水平在200ng/ml或以上对34周前的早产有预测价值,阳性预测率为37.7%,特异性为96%[17]。

宫颈长度测量

宫颈长度(cervical length,CL)测量用于预测早产的问题仍然存在争议:包括普遍筛查与只针对"高危人群"筛查的获益比较、宫颈缩短的"截断值"以及对宫颈缩短孕妇的最佳干预方法。2013年的一项Cochrane回顾研究发现,没有足够的证据支持对无症状妇女进行普遍的CL筛查,以预测早产[18]。

在无症状妇女中,宫颈长度和测量时的胎龄均与自发性早产(sPTB)的风险成反比,18%的宫颈长度<25mm的患者分娩时间<35周[19,20]。对于高风险的妇女(如有既往sPTB病史),CL筛查通常在妊娠16^{+0}~24^{+0}周进行,一般在早产专科门诊进行,尽管英国没有这方面的官方指南。在美国,母胎医学会建议对单胎妊娠且有sPTB病史的妇女进行CL筛查[21]。

早产的诊断

超过85%的因先兆早产入院的妇女在7d后仍然未临产,而且由于没有预测工具,许多患者接受了不必要的产前糖皮质激素、硫酸镁治疗和不必要的住院治疗[22]。医疗保健工作者可以根据图28-1A评估有早产症状和体征的妇女,图28-1A显示了英格兰和威尔士国家医疗保健卓越协会(NICE)指南的摘要。

胎膜完整先兆早产的诊断

对于有早产症状但胎膜完整的妇女,应行症状评估(腹痛、宫体敏感或宫缩)、阴道窥器检查和(如果无法清楚暴露宫颈)阴道检查。对于妊娠30^{+0}周或更晚的患者,NICE建议提供CL测量。对于有先兆早产症状的妇女,一项对24项试验数据的荟萃分析表明,经阴道超声CL<15mm预测48h内分娩的敏感性为0.77,特异性为0.88[23]。基于这些数据,它被纳入NICE指南中,作为诊断真正早产的辅助手段。

如果需要但无法进行经阴道超声检查(TVS),fFN检测可用于确定48h内分娩的可能性。然而,目前的结果显示其阳性预测率(阳性检测值为>50ng/ml)为3%,而2008年的Cochrane回顾发现,单独使用fFN预测有症状妇女早产的证据不足[24]。因此,fFN 检测仅被 NICE 推荐作为早产诊断的辅助手段[25]。

QUIDS 试验正在进行中,希望能确定一个定量的纤维结合蛋白值,更好地预测有症状人群的早产;QUIDS Ⅱ(也在进行中)是一项多中心试验,比较 fFN 和另两种用于预测症状人群早产的试验:Partosure®[胎盘 α-微球蛋白-1(PAMG-1)]和 Actim Partus®(IGFBP-1)。这些结果可能有助于找到最好的生化方法,在有症状的孕妇中,准确识别出有早产高风险的人群。

目前的各项临床指南不建议使用宫颈长度和 fFN 联合检测来诊断早产[26]。

预测早产的联合检测工具

虽然在无症状和有症状人群中,生物标志物和 CL 评估都有价值,但结合上述所有方法的综合测量将能够对患者进行个体化风险分析,以便更好地提供信息和干预。由伦敦国王学院开发的 QUiPP"App"被设计用于无症状的早产监护门诊和有先兆早产症状的妇女。App 采集信息包括临床症状、产科病史(既往 PTB 或 PPROM)、孕产次和定量 fFN,评估在未来 7d 内分娩的风险,以及各种妊娠期自发性早产的风险。最初的回顾性分析显示,以 5% 或更高概率可能 7d 内分娩作为医疗干预的阈值,其敏感性为 100%,阴性预测值为100%。在 355 例病例中,一项回顾性分析表明,该应用程序可能避免了 188 名 30 周以下妇女的不必要入院和治疗(基于目前 NICE 的"治疗全覆盖"<30 周的政策)。没有一例真正的早产病例

被漏检,并且报告了未来 7d 内分娩的阳性预测值(PPV)为 30%[27]。虽然这些数据非常有价值,但是将其用于临床之前还需要进一步验证。进一步的研究正在进行(EQUIPTT:ISRCTN 17846337;PETRA),这两项试验都是随机对照试验,目的是将宫颈长度测量纳入算法中。

未足月胎膜早破的诊断

对于那些疑似未足月胎膜早破的患者,NICE 建议进行阴道窥器检查(用于观察羊水池)。如果结果不确定,IGFBP-1 测试(Actim PROM®——一种使用羊水中 IGFBP-1 与宫颈阴道分泌物相比的 100 倍浓度梯度的免疫层析测试)或胎盘 α-研究(n=1 066)对 Actim PROM® 的有效性进行了调查,结果显示了混合敏感性 95.4%(95% CI:93.1~97.0),特异性 92.9%(95% CI:90.4~94.8)。任何有阴道出血史的妇女(在疑似 PPROM 的患者中高达 20%)均不适用于上述检查,因为这可能会影响检测结果。在使用 AmniSure ROM®(类似于用于预测早产的 Parto-Sure®)的 4 个试验(n=1 081)中报告了相同的荟萃分析结果。当两个试验进行比较时,这两个试验之间没有统计学上的显著差异,其中所有有阴道出血史的妇女被排除在所有 4 个针对 AmniSure 的研究和 2 项(总共 3 项)两种检测方法比较的试验中[28]。使用该测试是否能改善女性受试者的结果仍不确定。

英格兰和威尔士 PTL 和 PPROM 诊断建议汇总见图 28-1A 和图 28-1B。

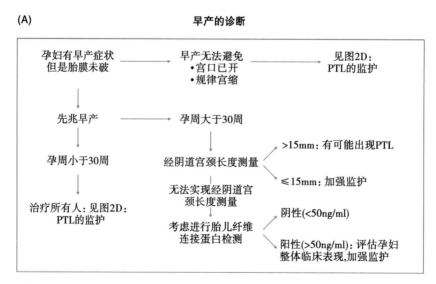

图 28-1(A)　早产的诊断。摘自 the NICE Guidelines for Preterm Labour and Birth

(B)

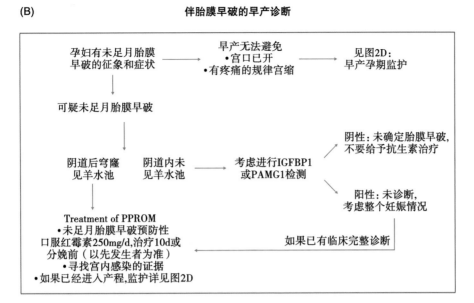

图 28-1(B)　伴随未足月胎膜早破的早产的诊断和治疗。摘自 the NICE Guidelines for Preterm Labour and Birth

(C)

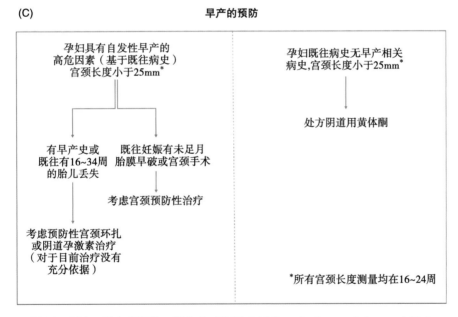

图 28-1(C)　早产的预防。摘自 the NICE Guidelines for Preterm Labour and Birth

孕激素在预防早产中的作用

使用原理

1934 年,黄体酮由 4 个独立的实验组分离得到,因其在早期妊娠维持中的关键作用而被命名为"促孕甾酮"。由于机制尚不清楚,它对维持妊娠后半期子宫处于静止状态也很重要,事实上,对于预防早产也很重要。子宫功能性黄体酮撤退似乎接近足月分娩的开始[29];体外黄体酮似乎具有宫缩抑制剂作用[30],还可抑制胎膜细胞凋亡,因此可以预防早产[31]。不管其作用机制如何,孕激素自 20 世纪 60 年代起就被用于预防早产[32]。尽管它有很长的使用历史,但在适当的方法、剂量、适应证和剂型方面仍然存在重大分歧。

给药方式

肌内注射合成 17α-羟基黄体酮己酸盐自 2011

年起被美国食品药品管理局（FDA）批准用于预防早产。文献中使用的剂量从 20mg 到 1 000mg，每周给药。它在美国被广泛使用，但目前在英国尚未获得许可。

黄体酮也可以阴道给药，可以是凝胶（100mg）、软胶囊（200mg）或微粉片（90mg）。所有类型的黄体酮都是每天给药的，阴道黄体酮是英国唯一可用的黄体酮。

适应证

高危无症状者的预防

2013 年 Cochrane 回顾报告了在高危人群中使用预防性黄体酮（基于先前自发早产的病史），发现<34 周早产的风险显著降低（602 名妇女 $RR=0.31$，$95\%CI:0.14\sim0.69$），围产儿死亡率降低（1 453 名妇女，$RR=0.5$；$CI:0.33\sim0.75$），以及几个单独的新生儿结局发生率降低，包括坏死性大肠埃希菌肠炎、辅助通气和新生儿死亡（1 453 例新生儿，$RR=0.45$，$95\%CI:0.27\sim0.76$）[33]。

2016 年，OPPTIMUM 试验结果发表。这是迄今为止最大的单次使用黄体酮延长孕周的试验，这项双盲、安慰剂对照的随机试验涉及 1 228 名妇女。OPPTIMUM 随机选择的被认为有早产高危因素的妇女（基于先前有 34 周前早产史，22～24 周宫颈长度<25mm，或 fFN 阳性加上其他早产临床危险因素）。从 22～24 周开始到 34 周，女性每天使用 200mg 阴道黄体酮，或者使用一种相匹配的安慰剂。有趣的是，黄体酮治疗对分娩时间（$RR=0.86$，$95\%CI:0.61\sim1.22$）、新生儿综合评分（包括新生儿死亡、脑损伤和支气管肺发育不良）（$OR=0.62$，$0.38\sim1.03$）或 2 岁时的儿童认知评分（$OR=0.48$，$95\%CI:2.77\sim1.81$）与安慰剂组相比没有差异[34]。这些发现在第二个大型 RCT，即 PROGRESS 研究[35]中得到了证实，因此，目前不建议阴道或肌注黄体酮用于基于病史的早产高危患者[26]。

宫颈功能不全

关于黄体酮对子宫颈短的妇女的益处，研究也发表了相互矛盾的结果。上述 Optimum 研究并未显示宫颈长度小于 25mm（$OR=0.69$，$95\%CI:0.39\sim1.20$）的妇女早产发生率降低。然而，2017 年对 974 名子宫颈<25mm 的女性进行的一项 IPD 荟萃分析表明，小于 33 周的早产风险显著降低（$RR=0.62$，$CI:0.47\sim0.81$），而且母体不良

事件发生率或新生儿两岁时神经-精神发育异常的发生率没有差异。根据目前的证据，NICE[26]和 FIGO（国际妇产科联合会）[36]都建议，对于超声诊断的子宫颈短（<25mm）的妇女，每日使用预防性阴道黄体酮。

显然，关于使用黄体酮作为早产的预防性治疗，还有许多重要的未解答的问题。尽管存在争议，黄体酮仍然在世界各地广泛用于预防早产。因此，有关儿童期神经系统远期预后的数据对于指导妇女使用该药至关重要，但长期随访的数据有限。如上所述，OPPTIMUM 研究没有显示黄体酮组和安慰剂组在随访至 2 岁的儿童认知得分上有任何差异。迄今为止，Northern 等人对黄体酮进行了最长的随访研究，随访儿童平均年龄为 48 个月（$n=270$）[37,38]。尽管早产率有所下降，但安慰剂组和黄体酮组在随访时的子代认知评分没有显著差异，这两组都在正常范围内（得分之间的差异 $P=0.92$）。尽管这些研究显示没有子代不良结局的证据，但进一步的研究是有必要的，例如 Willing 等人在 2016 年发表的一项研究发现在啮齿类动物模型中，宫内接触黄体酮会对胎儿大脑产生有害影响，导致认知能力受损。由于缺乏证据，而且相关研究结果常常是相互矛盾的，临床医生和早产高危患者需要根据不同个体使用黄体酮的最佳指征做出个性化的判断。同时，相关研究仍在进行中，预计 2019 年将有新的 Cochrane 综述和来自评估孕激素预防早产国际合作组织（EPP-PIC）的 IPD 荟萃分析。

宫颈环扎

基本原理

Shirodkar 于 1955 年[39]，McDonald 于 1957 年[40]首次描述了经阴道宫颈环扎术（图 28-2），是预防早产最古老的外科干预手段之一。主要是为宫颈功能不全孕妇提供机械力支持，对早产和分娩风险高的患者进行预防性手术，或作为无痛性宫颈扩张患者的"急救"疗法。虽然最近有宫颈环扎手术下降趋势[41]，但美国和英国预防早产的国家指南都推荐了这一方法[26,42]。尽管其使用历史悠久，但对于环扎术治疗的患者子代的长期神经发育结果缺乏随访数据[6]。2017 年更新的

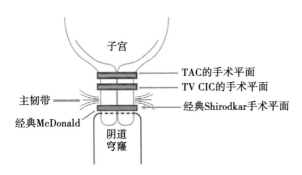

图 28-2　宫颈环扎的部位。TAC,经腹宫颈环扎术;TV CIC,经阴道宫颈环扎术

Cochrane 对 15 项试验(3 490 名妇女)的回顾分析显示,针对各种临床指征(包括病史和超声显示)的宫颈环扎术与 37 周前或 34 周前早产的发生率降低有关($RR=0.80$,CI:0.66~0.89),并有降低围产儿死亡风险的趋势($RR=0.82$,CI:0.65~1.04)。宫颈环扎术后择期剖宫产和急诊剖宫产率($RR=1.19$,CI:1.01~1.40)有所增加。母体相关并发症也相应有所增加,这些并发症具有显著的异质性,而且这一结果没有达到显著水平[43]。

在经阴道环扎术的情况下,应选择在妊娠 36^{+1}~37^{+0} 周取出,或在患者出现任何早产征象的时候[44]。对于经腹缝合,需要剖宫产分娩,缝线可以留在原位。

宫颈环扎术的指征

无症状宫颈缩短妇女的预防措施

在英格兰和威尔士,NICE 建议在妊娠 16^{+0}~34^{+0} 周有自发性早产或中期妊娠丢失史,并且在妊娠 16^{+0}~24^{+0} 周经阴道超声检查宫颈长度 <25mm 的无症状的妇女进行环扎。这项建议是基于 2011 年 5 项对既往患有自发性早产、单胎妊娠和宫颈长度 <25mm 的妇女进行的荟萃分析,这些试验表明宫颈环扎术使妊娠 35 周前早产的风险降低($RR=0.70$,CI:0.55~0.89)。围产儿患病率和死亡率的综合指数也显著降低($RR=0.64$,CI:0.45~0.91)[45]。对于既往无病史,但超声检查宫颈较短(<25mm)的患者,2017 年对 5 项研究($n=419$)的 IPD 荟萃分析显示,小于 35 周的早产发生率无统计学意义的差异[46]。NICE 建议,对于妊娠 16^{+0}~24^{+0} 周的宫颈长度 <25mm、既往有过 PPROM 或宫颈外伤病史的妇女,应考虑行环扎术。仅根据既往的产科病史或经超声证实的宫颈缩短行环扎术的妇女的预后没有差异[47]。同时使用阴道或肌注黄体酮和环扎术仍然是有争

议的,没有形成明确的方案:一个小范围研究显示,在环扎术结合羟黄体酮注射($n=53$)和单纯环扎($n=73$)治疗的早产发生率没有差异。环扎术结合阴道孕激素组治疗($n=10$)的早产率有增加的趋势,但组间存在显著的异质性,且例数较少,因此无法得出结论[48]。NICE 不建议联合治疗。

对有早产相关症状的妇女进行紧急环扎

紧急环扎术指的是对妊娠 16^{+0}~27^{+0} 周,宫颈扩张,胎膜膨出但未破裂的妇女进行经阴道宫颈缝合术。只能在没有阴道出血、子宫收缩或感染迹象的情况下进行[25]。缝合的位置有感染、产前胎膜破裂、宫颈撕裂和出血的风险。2015 年,对 485 例紧急环扎的 IPD 荟萃分析显示,宫颈环扎提高了新生儿存活率(73% 对 43%,$RR=1.65$,CI:1.19~2.28),延长了孕周(平均 34d)[49]。然而,这些数据不足以为临床指南提供依据,英国一项旨在探讨紧急宫颈环扎术有效性的随机试验将很快开始。

经腹宫颈环扎与经阴道宫颈环扎

经腹宫颈环扎术(TAC)是 1965 年为那些可能可以从宫颈环扎术中获益的妇女设计的,而这些妇女,可能是经阴道环扎失败了,或者在技术上不可行[50]。传统的 TAC 是在怀孕前进行的(一些病例报告表明,TAC 也可以在妊娠 14 周以内进行[51,52])。在整个妊娠期间,不拆除缝合线,胎儿通过剖宫产分娩。宫颈环扎可以通过开腹手术,腹腔镜手术,最近,机器人辅助腹腔镜手术也有开展。方法的选择应取决于手术操作医生的技能。腹腔镜手术与开腹手术相比,34 周以上的分娩率更高(83% 对 76%),因为没有关于远期新生儿结局的数据,所以有必要进行进一步研究[53]。MAVRIC 试验(多中心随机试验,对先前缝合失败的妇女行高位和低位经腹环扎,ISCRTN 33404560)招募了 133 名 TVC 失败的妇女,并随机分为 TAC、高位经阴道环扎(HVC)或低位经阴道环扎(LVC)。在 TAC 组的 36 名妇女中,小于 32 周的分娩发生率为 8%,而 LVC 组为 42%(14 例)。此外,TAC 组的婴儿死亡率(3%)也比任何阴道途径(LVS 组 27%;HVC 组 18%)有所降低。虽然样本量很小,但它确实表明 TAC 有希望能预防这部分妇女早产。

宫颈托预防早产

理论基础

用于预防早产的宫颈托(cervical pessary)在东欧国家已使用多年[54]。在英国和美国,Arabin宫颈托用于预防早产的临床研究正在进行中[2]。这种宫颈托有一个柔性的硅锥结构,内径较小,有三种不同的尺寸。宫颈托的目的是包围子宫颈并向后倾斜,从而提供机械支持以保持宫颈闭合。倾斜也是为了把子宫的重量从子宫颈的内部转移出去。理想的情况下,在妊娠18~22周时放置宫颈托,并在分娩或选择性剖宫产之前取出。Arabin宫颈托的优点是易于放置(在门诊,无须手术干预或麻醉)和成本低,这两个优点与宫颈环扎术相比尤其明显。Arabin宫颈托并发症发生率低(阴道分泌物增加是女性的主要副作用),可以在门诊直接取出。严重的宫颈部缺血不良事件很罕见[55]。

宫颈托的使用指征

用于经阴道超声评估后的单胎妊娠

目前在英国和美国,宫颈托都仅用于科研,在单胎和双胎中都有研究。宫颈托在大型随机对照试验中的结果相互矛盾,因此有必要进一步研究和重复。第一个多中心随机对照试验是由Goya等人在2012年发表的[56]。他们发现,在孕18~22周时测得的宫颈长度≤25mm的妇女(n=193),随机接受宫颈托较期待治疗患者的自发性早产发生率显著降低(6%和27%,RR=0.18,95%CI:0.08~0.37),并降低了新生儿整体不良结局的发生率(3%和16%,RR为0.14,95%CI:0.04~0.39)。相比之下,较小的随机对照试验(n=108)[57]没有发现使用宫颈托任何益处。2013年发表的一项系统综述[58]得出结论,宫颈托在减少早产方面具有潜在的效果,但还需要进一步的证据。2016年发表的一项更大的随机对照试验(n=924),对20~24周时测得的CL≤25mm的随机入组的单胎妊娠进行了研究,证实了先前的结果,发现随机接受宫颈托治疗的患者与接受期待治疗的患者之间的妊娠结局没有差异(12%对10.8%,RR=1.12,95%CI:0.75~1.69)[59]。目前相关指南建议仅在科研中使用宫颈托反映了其使用疗效的不确定性。

用于有早产和宫颈缩短病史的单胎妊娠

有早产史和宫颈缩短史的妇女是早产高危人群,通常会进行宫颈长度的常规筛查。到目前为止,还没有一个随机对照试验来比较宫颈托、宫颈环扎或孕激素的使用效果,或是在宫颈长度缩短(≤25mm)妇女中联合使用。2013年发表的一项回顾性队列研究比较了接受环扎术(n=142)、阴道黄体酮(n=59)或宫颈托(n=42)治疗的宫颈缩短孕妇队列,在围生期结局方面三者无显著差异,但在妊娠34周前早产的发生率阴道黄体酮组比宫颈托组高[60]。目前,英国正在进行一项临床试验,比较所有三种预防早产策略的使用情况,旨在招募540名妇女,评估在37周内分娩结局(inicaltrialregister.com网站,EudraCT:2015-000456-15)。

宫颈托使用的总结

如上所述,鉴于其优点的不确定性,宫颈托目前仅用于科研。鉴于计划或正在进行的RCT数量较多(截至2018年12月,超过20项RCT注册),我们要将这种治疗方式的远期影响以及近期优点作为重点来考虑。只有一项研究公布了使用宫颈托的远期影响的细节。对宫颈短和多胎妊娠妇女(n=171)进行的Protwin RCT随访研究显示,宫颈托组的新生儿无残疾生存率高于对照组(92.4%比73.8%,P=0.006),与标准孕期监护(使用贝利婴儿发育量表)相比,使用宫颈托的儿童在认知结果上没有差异,作者得出结论,宫颈托的使用似乎与儿童的神经系统发育不良无关[61]。总之,宫颈托似乎不会对儿童造成任何长期的不良后果,但其在降低早产发生率方面的应用价值仍有待确定。

宫缩抑制剂在防治早产中的作用

宫缩抑制剂的作用原理

宫缩抑制剂用于治疗早产,其主要目的是延长孕周以改善新生儿结局[62]。文献中已经描述了一系列药物,包括β-肾上腺素受体激动剂、吲哚美辛、缩宫素受体拮抗剂(阿托西班)和硫酸镁。在1999年发表的对17项研究的系统回顾中,宫缩抑制剂与24h、48h和7d的妊娠延长有关,但对新生儿患病率和死亡率没有任何改善[63]。一项网络荟萃分析被用作 2015 年 NICE 早产指南参考文献:硝苯地平和阿托西班的疗效和副作用相似,但硝苯地平的成本较低[64]。英国皇家妇产科医师协会(RCOG)回顾了其 Greentop 指南中的证据,认为"在没有明确证据表明宫缩抑制药物改善早产结局的情况下,不使用它们是合理的"[65]。由于缺乏明确的疗效证据,对母体的副作用和风险与效益应在开始使用宫缩抑制剂治疗之前加以考虑。

宫缩抑制剂的临床使用

由于对其疗效的怀疑,宫缩抑制剂主要用于延长妊娠期以改善新生儿结局。事实上,RCOG 指南承认了宫缩抑制剂延长妊娠期的潜在能力,以便有时间将孕妇转移到有足够新生儿重症监护的三级病房,或通过给予产前糖皮质激素以改善胎儿肺成熟度来减少早产相关的并发症。

宫缩抑制剂预防早产的远期结局

在荷兰进行了 APOSTEL(Alleviation of pregnancy outcome by Suspending Tocolysis in Early Labour,通过暂缓使用宫缩抑制剂改善妊娠结局)的试验,以观察用于预防早产的不同宫缩抑制剂及其使用的长期影响。一项关于硝苯地平与安慰剂对照的 APOSTEL Ⅱ试验的随访调查了 2 岁儿童的认知结果,发现硝苯地平组精细运动问题的发生率较高(22%对 8%,或 3.42,95%CI 为 1.29 ~ 9.14),但解决问题能力差的问题发生率较低(OR = 0.27,95%CI:0.1 ~ 0.95)[65]。

综上所述,尽管使用宫缩抑制剂似乎没有长期的危害,但其疗效仍不确定,需要进一步研究以确定最有帮助的药物和剂量,同时要考虑到母体的不良反应。

其他早产的预防性治疗措施

抗生素在早产预防治疗中的作用

感染仍然是自发性早产病因学中的一个关键假设,因此临床研究了抗生素的使用,试图通过治疗炎症,来减少宫内感染导致早产的机会。

抗生素在未足月胎膜早破孕妇中的使用

2013 年更新的 Cochrane 综述报告了 22 项使用抗生素治疗胎膜早破的试验(6 872 名妇女),结果分析了围生期感染(RR = 0.67,95%CI:0.52 ~ 0.85)和绒毛膜羊膜炎(RR = 0.66,95%CI:0.46 ~ 0.96)[66]。红霉素是首选的抗生素,正如 NICE 早产预防指南[26]中所建议的那样,因为有证据表明联合使用阿莫西林的新生儿发生坏死性小肠结肠炎的风险增加(RR = 4.72,95%CI:1.57 ~ 14.23)[66]。继 2001 年公布 ORACLE Ⅰ试验(PPROM 的广谱抗生素应用)后,红霉素的使用已被广泛接受[67]。对 ORACLE Ⅰ试验所涉及的儿童进行的一项后续研究发现,与母亲未接受抗生素治疗的儿童相比,接受抗生素治疗的儿童中患有功能损害或疾病的比例没有差异(OR = 0.91,95%CI:0.79 ~ 1.05)[68]。Cochrane 综述得出结论,当用于胎膜早破的妇女时,抗生素的使用是安全的,对儿童的健康没有长期的不良影响。总的来说,有很好的证据表明抗生素对患有 PPROM 的妇女有好处,但是准确诊断 PPROM 仍然是关键,因为如果对胎膜完整的妇女使用抗生素会存在潜在的危害(见下文和图 28-1C)。

抗生素在胎膜完整孕妇中的使用

尽管有明确的证据表明抗生素对 PPROM 的妇女有好处,但也有证据显示,在没有明显感染迹象的完整胎膜的妇女中使用抗生素会造成损害。2013 年发表的对 14 项研究(7 838 名妇女)[69]的 Cochrane 综述发现,抗生素组和安慰剂组的围生期死亡率或早产率没有降低,但抗生素组的新生儿死亡风险增加(RR = 1.57,95%CI:1.03 ~ 20.4)。2001 年发表的 ORACLE Ⅱ研究(针对自发性早产的广谱抗生素)也被纳入了这个综述中,结果发现与使用抗生素相关的新生儿死亡、慢性肺病或主要神经系统发育异常的综合风险没有降低;它的结论是,抗生素不应常规用于胎膜完整的女性[70]。ORACLE Ⅱ参与者的一项后续研究报告说,儿童接触抗生素会造成伤害;对 7 岁儿童的一项评估指出,使用抗生素会增加器官功能损害(OR = 1.18,95%CI:1.02 ~ 1.37)和脑瘫风险(OR = 1.93,95%CI:1.21 ~ 3.09)[19]。虽然其作用机制尚不清楚,但人们认为这可能是由于抗生素暴露的直接影响,或是通过延长孕周使胎儿处于不利的环境中,从而导致胎儿脑损伤。总的来说,由于缺乏证据证明抗生素治疗的益处和儿童的神经发育-精神损害相关证据,没有明显感染迹象的完整胎膜的妇女不应使用抗生素。

益生菌与营养在预防早产中的作用

如上所述,感染仍然是早产病因中的一个关键假设,30%~50%的早产被认为是由于母体感染所致[71]。益生菌是一种微生物,已被证明可以取代和杀死病原体,调节免疫反应,从而减少可能导致早产的炎症反应。因此,独特的阴道微生物群与早产之间的联系是一个活跃的研究领域,如果益生菌被证明是有效的,鉴于其最小的副作用,可被作为预防早产的有利治疗选择。构成大多数益生菌的乳酸杆菌存在于正常的阴道菌群中,并且已经证明可以减少细菌性阴道病和泌尿生殖道感染[72]。2012年发表的Cochrane综述总结了一项相关试验(238名妇女),显示早产的发生率并没有减少($RR = 3.95, 95\% CI: 0.36 \sim 42.91$)。关于益生菌对阴道感染的影响的综述报告中包括两个试验(88名妇女),尽管发现生殖道感染有所减少($RR = 0.19, 95\% CI: 0.08 \sim 0.48$),但该综述的作者得出结论,鉴于样本量小和相关研究少,没有足够的证据支持使用益生菌来预防早产[71]。

母亲的饮食模式也一直是早产预防值得关注的主题。使用挪威母婴队列研究进行的一项大样本研究发现,与"西方"饮食($OR = 0.88, 95\% CI: 0.80 \sim 0.97$)相比,怀孕期间饮食"谨慎"的妇女早产的风险更低[73]。尽管还需要更多的研究来确定其中的机制,但这项研究的结果为支持健康饮食提供了一些证据,建议孕妇遵循一个谨慎、均衡的饮食,包括蔬菜、水果、油和富含纤维的面包。

卧床休息预防早产

过去有人建议卧床休息以预防早产,前提是怀孕期间的体力活动可能与早产有关。Cochrane在2015年发表的一篇关于2项研究(1 266名妇女)的综述发现,在那些规定卧床休息和接受标准护理的妇女之间,早产发生率没有降低($RR = 0.92, 95\% CI: 0.62 \sim 1.37$)。作者的结论是,由于缺乏证据,且这种做法有潜在的危害(如增加静脉血栓形成的风险),不应将其作为一种产前预防措施[74]。

改善新生儿结局的干预措施

硫酸镁用于胎儿神经保护

早产儿,特别是极早产(<28周)和早产(28~

32周)组的早产儿,远期神经功能受损和脑瘫的风险更高。无论这是由于绒毛膜羊膜炎的发病率增加还是由于早产相关的炎症环境(即使在没有感染的情况下),均可造成长期的不良结局,包括脑瘫、各类残疾(包括自闭症类疾病)和较低的受教育程度[75]。

20世纪90年代,研究使用硫酸镁($MgSO_4$)预防子痫抽搐发作或作为一种宫缩抑制剂的研究报告,孕期接受治疗的新生儿发生囊性脑室周围白质软化症的比率较低[76]。从那时起,硫酸镁成为RCOG、NICE、世界卫生组织(WHO)和ACOG认可的胎儿神经系统保护药物[1,26,77,78]。

Cochrane系统性文献回顾了包括6 145名产前接受硫酸镁治疗的儿童结果,并得出结论:用于胎儿神经保护的硫酸镁可显著降低儿童脑瘫的风险($RR = 0.68, CI: 0.54 \sim 0.87$),以及降低严重大运动功能障碍的风险($RR = 0.61, CI: 0.44 \sim 0.85$)。避免1例脑瘫需要治疗的人数是63例($CI: 43 \sim 87$)。硫酸镁对儿童死亡率或其他神经系统损伤或早期残疾没有影响[77]。镁提供神经保护的作用机制还不完全清楚。它迅速穿过胎盘,在母体静脉注射后1h内进入胎儿循环[79]。在细胞水平上,它竞争性地减少钙内流,阻断谷氨酸盐和其他可能导致神经兴奋性损伤的兴奋性神经受体,并调节炎性细胞因子[80]。

在英国,硫酸镁治疗建议用于$24^{+0} \sim 29^{+6}$周的已确定早产或早产无法避免的妇女。对于怀孕$30^{+0} \sim 33^{+6}$周的孕妇,也应予以考虑[26]。在美国,没有孕周的建议,澳大利亚的指南建议在妊娠30周前使用[6]。给药方案也各不相同,2012年Cochrane综述确定了进一步研究的必要性,以确定最有效的剂量和给药方法[81]。有关早产管理的英国/威尔士指南摘要,请参见图28-3。

产前糖皮质激素改善早产儿结局

产前使用糖皮质激素的基本原理

产前给予早产妇女糖皮质激素(ACS)可以降低产后48h内新生儿死亡的风险,如果在分娩前7d内给予,可以降低新生儿患病的风险。2017年发表的一份Cochrane评论对30项临床试验(7 774名孕妇)的结论是,单疗程ACS可降低早产儿死亡率($RR = 0.69, 95\% CI: 0.59 \sim 0.81$),脑室出血($RR = 0.55, 95\% CI: 0.38 \sim 0.91$)和坏死性小肠结肠炎($RR = 0.50, 95\% CI: 0.40 \sim 0.76$)。重

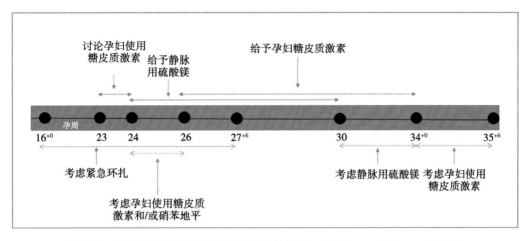

图 28-3　早产的孕期监护（改编自 NICE Guidelines for Preterm Labour and Birth）

要的是,综述没有发现 ACS 增加绒毛膜羊膜炎（$RR=0.83,95\%CI:0.66\sim1.06$）或子宫内膜炎（$RR=1.20,95\%CI:0.87\sim1.63$）风险[24]。由于 ACS 的明显益处,NICE 早产指南建议,如果怀疑、诊断或证实早产或 PPROM,则应在怀孕 $26^{+0}\sim33^{+6}$ 周提供 ACS。该指南还指出,对于妊娠 $24^{+0}\sim25^{+6}$ 周,以及 $34^{+0}\sim35^{+6}$ 周的疑似、诊断或确定的早产,应考虑使用糖皮质激素。世卫组织于 2015 年发布了 ACS 使用的全球指南,强烈建议在 24~34 周的认为即将发生早产,并且没有孕妇感染证据的高危早产妇女中使用 ACS[82]。

ACS 的远期预后

有很好的证据表明,当给予合适的孕妇 ACS,可以挽救早产儿生命。然而,最近的随访研究表明,如果给妇女服用多剂量的 ACS,或者如果给 7d 内未分娩的妇女服用 ACS,则可能与新生儿的损伤有关。多疗程产前糖皮质激素治疗早产 RCT 研究（MACS）随机抽取 1 858 名早产高危妇女,每周接受两次 ACS 治疗,直至妊娠或分娩 33 周。两组之间的早产结局没有发现差异,但是 ACS 组的婴儿体重较轻（2 330g/2 216g,$P=0.002\,6$）,出生时头围减小（31.7cm/31.1cm,$P<0.001$）,5 岁时儿童死亡或神经发育障碍的可能性更大[83]。澳大利亚重复剂量糖皮质激素（ACTORDS）协作试验将 982 名孕龄小于 32 周的早产高危妇女随机分为每周 ACS 组和安慰剂组[84]。研究发现糖皮质激素组呼吸窘迫综合征（RDS）的发生率较低,对 963 名婴儿的随访研究比 MACs 试验更令人欣慰,并发现各组的神经感觉障碍、认知功能和行为障碍的发生率相似[85]。足月选择性剖

宫产（ASTECS）试验中,998 名在 37 周或更大孕周选择剖宫产的妇女随机分为 ACS 组或标准孕期监护组[86]。两组之间的呼吸窘迫综合征的发生率（RDS）没有区别,ACS 组有 26 名新生儿入院,而标准孕期监护组为 32 名,但在学龄时,ACS 组的儿童学习能力处于较低的四分位数（ACS 组为 17.7%,标准孕期监护组为 8.5%）[87]。

综上所述,有明确证据表明,如果在早产发生前 7d 内给予 ACS,孕妇及胎儿将会有近期的获益,并且没有证据表明该组新生儿会产生远期的神经发育影响。然而,在 7d 内未分娩或多次接受 ACS 治疗的妇女,应考虑对新生儿的潜在危害。关于婴儿接受 ACS 并在足月分娩的后续证据很少,而这一证据是非常需要的。准确的胎龄测量和更好的预测早产的方法相结合,能够准确地选择 ACS 给药的时间,这对于确保合适的胎儿接受 ACS 是必要的,因为其益处明显大于风险。

结论

早产仍然是一个世界性的公共卫生挑战,如本章所示,早产很难预测、诊断、治疗和预防。因此,早产仍然是当前研究的一个活跃领域,试图识别临床标志物,开发和验证用于预测和准确诊断早产的复合工具。目前已经具备了一定的在具有明确指征的患者中使用宫颈环扎术或阴道黄体酮的相关证据。相比之下,宫颈托目前只能用于科研。由于临床试验中未对联合治疗进行充分评

估,因此不建议使用多种疗法进行联合治疗。未来的临床试验不仅要研究预防早产的新疗法/干预措施的有效性,而且要确定对儿童的远期认知的影响,以确保不会造成远期伤害,并确定是否存在任何远期获益。由于早产的多样性和病因学的异质性,应进行个体化的风险评估和相应的个体化管理。

(翻译　华人意　审校　魏瑗)

参考文献

[1] World Health Organization. (2017). Preterm Birth. www.who.int/news-room/fact-sheets/detail/preterm-birth

[2] Liu L, Oza S, Hogan D, Chu Y, Perin J, Zhu J, et al. Global, regional, and national causes of under-5 mortality in 2000-15: an updated systematic analysis with implications for the Sustainable Development Goals. *Lancet*. 2016; 388: 3027–35.

[3] Rubens CE, Sadovsky Y, Muglia L, Gravett MG, Lackritz E, Gravett C. Prevention of preterm birth: Harnessing science to address the global epidemic. *Sci Transl Med*. 2014; 6: 262sr5.

[4] Shapiro-Mendoza CK, Lackritz EM. Epidemiology of late and moderate preterm birth. *Semin Fetal Neonatal Med*. 2012; 17: 120–5.

[5] Moster D, Lie RT, Markestad T. Long-term medical and social consequences of preterm birth. *N Engl J Med*. 2008; 359: 262–73.

[6] Murray SR, Stock SJ, Norman JE. Long-term childhood outcomes after interventions for prevention and management of preterm birth. *Semin Perinatol*. 2017; 41: 519–27.

[7] Boyle AK, Rinaldi SF, Norman JE, Stock SJ. Preterm birth: inflammation, fetal injury and treatment strategies. *J Reprod Immunol*. 2017; 119: 62–6.

[8] Goldenberg RL, Culhane JF, Iams JD, Romero R. Epidemiology and causes of preterm birth. *Lancet*. 2008; 371: 75–84.

[9] Kemp MW. Preterm birth, intrauterine infection, and fetal inflammation. *Front Immunol*. 2014; 5: 574.

[10] Fuchs F, Senat M-V. Multiple gestations and preterm birth. *Semin Fetal Neonatal Med*. 2016; 21: 113–20.

[11] Esplin MS, O'Brien E, Fraser A, Kerber RA, Clark E, Simonsen SE, et al. Estimating recurrence of spontaneous preterm delivery. *Obstet Gynecol*. 2008; 112: 516–23.

[12] Dekker GA, Lee SY, North RA, McCowan LM, Simpson NAB, Roberts CT, et al. Risk factors for preterm birth in an international prospective cohort of nulliparous women. *PLoS ONE*. 2012; 7: e39154.

[13] Mercer BM, Goldenberg RL, Moawad AH, Meis PJ, Iams JD, Das AF, et al. The preterm prediction study: effect of gestational age and cause of preterm birth on subsequent obstetric outcome. National Institute of Child Health and Human Development Maternal-Fetal Medicine Units Network. *Am J Obstet Gynecol*. 1999; 181: 1216–21.

[14] Malouf R, Redshaw M. Specialist antenatal clinics for women at high risk of preterm birth: a systematic review of qualitative and quantitative research. *BMC Pregnancy Childbirth*. 2017; 17: 51.

[15] Georgiou HM, Di Quinzio MKW, Permezel M, Brennecke SP. Predicting preterm labour: current status and future prospects. *Dis Markers*. 2015; 2015: 435014.

[16] Honest H, Bachmann LM, Gupta JK, Kleijnen J, Khan KS. Accuracy of cervicovaginal fetal fibronectin test in predicting risk of spontaneous preterm birth: systematic review. *BMJ*. 2002; 325: 301.

[17] Abbott DS, Hezelgrave NL, Seed PT, Norman JE, David AL, Bennett PR, et al. Quantitative fetal fibronectin to predict preterm birth in asymptomatic women at high risk. *Obstet Gynecol*. 2015; 125: 1168–76.

[18] Berghella V, Baxter JK, Hendrix NW. Cervical assessment by ultrasound for preventing preterm delivery. *Cochrane Database Syst Rev*. 2013; 3: CD007235.

[19] Iams JD, Goldenberg RL, Meis PJ, Mercer BM, Moawad A, Das A, et al. The length of the cervix and the risk of spontaneous premature delivery. *N Engl J Med*. 1996; 334: 567–73.

[20] Berghella V, Roman A, Daskalakis C, Ness A, Baxter JK. Gestational age at cervical length measurement and incidence of preterm birth. *Obstet Gynecol*. 2007; 110: 311–17.

[21] Society for Maternal-Fetal Medicine, McIntosh J, Feltovich H, Berghella V, Manuck T. The role of routine cervical length screening in selected high- and low-risk women for preterm birth prevention. *Am J Obstet Gynecol*. 2016; 215: B2–7.

[22] Alfirevic Z, Allen-Coward H, Molina F, Vinuesa CP, Nicolaides K. Targeted therapy for threatened preterm labor based on sonographic measurement of the cervical length: a randomized controlled trial. *Ultrasound Obstet Gynecol*. 2007; 29: 47–50.

[23] Boots AB, Sanchez-Ramos L, Bowers DM, Kaunitz AM, Zamora J, Schlattmann P. The short-term prediction of preterm birth: a systematic review and diagnostic metaanalysis. *Am J Obstet Gynecol*. 2014; 210: 54. e1–54. e10.

[24] Berghella V, Hayes E, Visintine J, Baxter JK. Fetal fibronectin testing for reducing the risk of preterm birth. *Cochrane Database Syst Rev*. 2008; 4: CD006843.

[25] National Institute for Health and Care Excellence. (2015). Preterm Labour and Birth. https://www.nice.org.uk/guidance/ng25.

[26] Sarri G, Davies M, Gholitabar M, Norman JE, Guideline Development Group. Preterm labour: summary of NICE guidance. *BMJ*. 2015; 351: h6283.

[27] Watson HA, Carter J, Seed PT, Tribe RM, Shennan AH. The QUiPP App: a safe alternative to a treat-all strategy for threatened preterm labor. *Ultrasound Obstet Gynecol*. 2017; 50: 342–6.

[28] Palacio M, Kühnert M, Berger R, Larios CL, Marcellin L. Meta-analysis of studies on biochemical marker tests for the diagnosis of premature rupture of membranes: comparison of performance indexes. *BMC Pregnancy Childbirth*. 2014; 14: 183.

[29] Norwitz ER, Robinson JN, Challis JRG. The Control of Labor. *N Engl J Med*. 1999; 341: 660–6.

[30] Anderson L, Martin W, Higgins C, Nelson SM, Norman JE. The Effect of Progesterone on Myometrial Contractility, Potassium Channels, and Tocolytic Efficacy. *Reprod Sci*. 2009; 16: 1052–61.

[31] Kumar D, Springel E, Moore RM, Mercer BM, Philipson E, Mansour JM, et al. Progesterone inhibits in vitro fetal membrane weakening. *Am J Obstet Gynecol*. 2015; 213: 520. e1–520. e9.

[32] Keirse MJ. Progestogen administration in pregnancy may prevent preterm delivery. *BJOG*. 1990; 97: 149–54.

[33] Dodd JM, Jones L, Flenady V, Cincotta R, Crowther CA. Prenatal administration of progesterone for preventing preterm birth in women considered to be at risk of preterm birth. *Cochrane Database Syst Rev*. 2013; 7: CD004947.

[34] Norman JE, Marlow N, Messow C-M, Shennan A, Bennett PR, Thornton S, et al. Vaginal progesterone prophylaxis

for preterm birth (the OPPTIMUM study): a multicentre, randomised, double-blind trial. *Lancet*. 2016; 387: 2106–16.

[35] Crowther CA, Ashwood P, McPhee AJ, Flenady V, Tran T, Dodd JM, et al. Vaginal progesterone pessaries for pregnant women with a previous preterm birth to prevent neonatal respiratory distress syndrome (the PROGRESS Study): a multicentre, randomised, placebo-controlled trial. *PLOS Med*. 2017; 14: e1002390.

[36] FIGO Working Group On Best Practice In Maternal-Fetal Medicine, International Federation of Gynecology and Obstetrics. Best practice in maternal-fetal medicine. *Int J Gynecol Obstet*. 2015; 128: 80–2.

[37] Northen AT, Norman GS, Anderson K, Moseley L, Divito M, Cotroneo M, et al. Follow-up of children exposed in utero to 17 alpha-hydroxyprogesterone caproate compared with placebo. *Obstet Gynecol*. 2007; 110: 865–72.

[38] Willing J, Wagner CK. Exposure to the synthetic progestin, 17α-hydroxyprogesterone caproate during development impairs cognitive flexibility in adulthood. *Endocrinology*. 2016; 157: 77–82.

[39] Shirodkar V. A new method of operative treatment for habitual abortion in the second trimester of pregnancy. *Antiseptic*. 1955; 52: 299–300.

[40] McDonald IA. Suture of the cervix for inevitable miscarriage. *J Obstet Gynaecol Br Emp*. 1957; 64: 346–50.

[41] Suhag A, Saccone G, Bisulli M, Seligman N, Berghella V. Trends in cerclage use. *Acta Obstet Gynecol Scand*. 2015; 94: 1188–94.

[42] American College of Obstetrics and Gynecologists. ACOG practice bulletin. Cervical insufficiency. *Int J Gynaecol Obstet*. 2004; 85: 81–9.

[43] Alfirevic Z, Stampalija T, Medley N. Cervical stitch (cerclage) for preventing preterm birth in singleton pregnancy. *Cochrane Database Syst Rev*. 2017; 6: CD008991.

[44] Royal College of Obstetricians & Gynecologists. (2011). *Cervical Cerclage.Green-top Guideline No. 60*. https://www.rcog.org.uk/en/guidelines-research-services/guidelines/gtg60

[45] Berghella V, Rafael TJ, Szychowski JM, Rust OA, Owen J. Cerclage for short cervix on ultrasonography in women with singleton gestations and previous preterm birth: a meta-analysis. *Obs Gynecol*. 2011; 117: 663–71.

[46] Berghella V, Ciardulli A, Rust OA, To M, Otsuki K, Althuisius S, et al. Cerclage for sonographic short cervix in singleton gestations without prior spontaneous preterm birth: systematic review and meta-analysis of randomized controlled trials using individual patient-level data. *Ultrasound Obstet Gynecol*. 2017; 50: 569–77.

[47] Simcox R, Seed PT, Bennett P, Teoh TG, Poston L, Shennan AH. A randomized controlled trial of cervical scanning vs history to determine cerclage in women at high risk of preterm birth (CIRCLE trial). *Am J Obstet Gynecol*. 2009; 200: 623.e1–623. e6.

[48] Sinkey RG, Garcia MR, Odibo AO. Does adjunctive use of progesterone in women with cerclage improve prevention of preterm birth? *J Matern Neonatal Med*. 2018; 31: 202–8.

[49] Ehsanipoor RM, Seligman NS, Saccone G, Szymanski LM, Wissinger C, Werner EF, et al. Physical Examination–indicated cerclage. *Obstet Gynecol*. 2015; 126: 125–35.

[50] Benson RC, Durfee RB. Transabdominal cervico uterine cerclage during pregnancy for the treatment of cervical incompetency. *Obstet Gynecol*. 1965; 25: 145–55.

[51] Shiber L-D, Lang T, Pasic R. First trimester laparoscopic cerclage. *J Minim Invasive Gynecol*. 2015; 22: 715–16.

[52] Menderes G, Clark M, Clark-Donat L, Azodi M. Robotic-assisted abdominal cerclage placement during pregnancy and its challenges. *J Minim Invasive Gynecol*. 2015; 22: 713–14.

[53] Moawad GN, Tyan P, Bracke T, Abi Khalil ED, Vargas V, Gimovsky A, et al. Systematic review of transabdominal cerclage placed via laparoscopy for the prevention of preterm birth. *J Minim Invasive Gynecol*. 2018; 25: 277–86.

[54] Arabin B, Alfirevic Z. Cervical pessaries for prevention of spontaneous preterm birth: past, present and future. *Ultrasound Obstet Gynecol*. 2013; 42: 390–9.

[55] Society for Maternal-Fetal Medicine (SMFM) Publications Committee. The role of cervical pessary placement to prevent preterm birth in clinical practice. *Am J Obstet Gynecol*. 2017; 216: B8–10.

[56] Goya M, Pratcorona L, Merced C, Rodó C, Valle L, Romero A, et al. Cervical pessary in pregnant women with a short cervix (PECEP): an open-label randomised controlled trial. *Lancet*. 2012; 379: 1800–6.

[57] Hui A, Lao TT, Ting Y, Leung T. Cervical pessary in pregnant women with a short cervix. *Lancet*. 2012; 380: 887.

[58] Liem SMS, van Pampus MG, Mol BWJ, Bekedam DJ. Cervical pessaries for the prevention of preterm birth: a systematic review. *Obstet Gynecol Int*. 2013; 2013: 576723.

[59] Nicolaides KH, Syngelaki A, Poon LC, Picciarelli G, Tul N, Zamprakou A, et al. A Randomized trial of a cervical pessary to prevent preterm singleton birth. *N Engl J Med*. 2016; 374: 1044–52.

[60] Alfirevic Z, Owen J, Carreras Moratonas E, Sharp AN, Szychowski JM, Goya M. Vaginal progesterone, cerclage or cervical pessary for preventing preterm birth in asymptomatic singleton pregnant women with a history of preterm birth and a sonographic short cervix. *Ultrasound Obstet Gynecol*. 2013; 41: 146–51.

[61] Van 't Hooft J, Cuijpers C, van der Lee JH, Liem S, Schuit E, Opmeer BC, et al. Long-term effects of cervical pessary for preterm birth prevention in twin pregnancy with short cervix: a 3 years follow-up of the ProTwin trial. *Am J Obstet Gynecol*. 2016; 214 (Suppl. 1): S287.

[62] Hor K, Norman JE. Strategies for prevention of preterm birth. *Fetal Matern Med Rev*. 2013; 24: 3–169.

[63] Gyetvai K, Hannah ME, Hodnett ED, Ohlsson A. Tocolytics for preterm labor: a systematic review. *Obstet Gynecol*. 1999; 94: 869–77.

[64] Haas DM, Caldwell DM, Kirkpatrick P, McIntosh JJ, Welton NJ. Tocolytic therapy for preterm delivery: systematic review and network meta-analysis. *BMJ*. 2012; 345: e6226.

[65] van Vliet E, Seinen L, Roos C, Schuit E, Scheepers H, Bloemenkamp K, et al. Maintenance tocolysis with nifedipine in threatened preterm labour: 2-year follow up of the offspring in the APOSTEL II trial. *BJOG*. 2016; 123: 1107–14.

[66] Kenyon S, Boulvain M, Neilson JP. Antibiotics for preterm rupture of membranes. *Cochrane Database Syst Rev*. 2013; 12: CD001058.

[67] Kenyon SL, Taylor DJ, Tarnow-Mordi W, ORACLE Collaborative Group. Broad-spectrum antibiotics for preterm, prelabour rupture of fetal membranes: the ORACLE I randomised trial. ORACLE Collaborative Group. *Lancet*. 2001; 357: 979–88.

[68] Kenyon S, Pike K, Jones D, Brocklehurst P, Marlow N, Salt A, et al. Childhood outcomes after prescription of antibiotics to pregnant women with spontaneous preterm labour: 7-year follow-up of the ORACLE II trial. *Lancet*. 2008; 372: 1319–27.

[69] Flenady V, Hawley G, Stock OM, Kenyon S, Badawi N. Prophylactic antibiotics for inhibiting preterm labour with intact membranes. *Cochrane Database Syst Rev*. 2013: 4: CD000246.

[70] Kenyon SL, Taylor DJ, Tarnow-Mordi W, ORACLE Collaborative

Group. Broad-spectrum antibiotics for spontaneous preterm labour: the ORACLE II randomised trial. ORACLE Collaborative Group. *Lancet*. 2001; 357: 989–94.

[71] Othman M, Alfirevic Z, Neilson JP. Probiotics for preventing preterm labour. *Cochrane Database Syst Rev*. 2007; 1: CD005941.

[72] Reid G, Bruce AW, Fraser N, Heinemann C, Owen J, Henning B. Oral probiotics can resolve urogenital infections. *FEMS Immunol Med Microbiol*. 2001; 30: 49–52.

[73] Englund-Ögge L, Brantsæter AL, Sengpiel V, Haugen M, Birgisdottir BE, Myhre R, et al. Maternal dietary patterns and preterm delivery: results from large prospective cohort study. *BMJ*. 2014; 348: g1446.

[74] Sosa CG, Althabe F, Belizán JM, Bergel E. Bed rest in singleton pregnancies for preventing preterm birth. *Cochrane Database Syst Rev*. 2015; 1: CD003581.

[75] Hagberg H, Mallard C, Ferriero DM, Vannucci SJ, Levison SW, Vexler ZS, et al. The role of inflammation in perinatal brain injury. *Nat Rev Neurol*. 2015; 11: 192–208.

[76] FineSmith R, Roche K, Yellin P, Walsh K, Shen C, Zeglis M, et al. Effect of magnesium sulfate on the development of cystic periventricular leukomalacia in preterm infants. *Am J Perinatol*. 1997; 14: 303–7.

[77] Royal College of Obstetricians & Gynaecologists. (2011). *Magnesium Sulphate to Prevent Cerebral Palsy Following Preterm Birth*. Scientific Impact Paper No. 29. www.rcog.org.uk/globalassets/documents/guidelines/scientific-impact-papers/sip_29.pdf

[78] American College of Obstetricians and Gynecologists. Committee Opinion No 652: Magnesium sulfate use in obstetrics. *Obstet Gynecol*. 2016; 127: e52–3.

[79] Macdonald RL, Curry DJ, Aihara Y, Zhang ZD, Jahromi BS, Yassari R. Magnesium and experimental vasospasm. *J Neurosurg*. 2004; 100: 106–10.

[80] Oddie S, Tuffnell DJ, McGuire W. Antenatal magnesium sulfate: Neuro-protection for preterm infants. *Arch Dis Child Fetal Neonatal Ed*. 2015; 100: F553–7.

[81] Hallak M, Hotra JW, Kupsky WJ. Magnesium sulfate protection of fetal rat brain from severe maternal hypoxia. *Obstet Gynecol*. 2000; 96: 124–8.

[82] World Health Organization. (2015). *WHO Recommendations on Interventions to Improve Preterm Birth Outcomes*. https://apps.who.int/iris/bitstream/handle/10665/183037/9789241508988_eng.pdf;jsessionid=EA58641EA182B8839EAFB90BF86428F2?sequence=1.

[83] Asztalos EV, Murphy KE, Willan AR, Matthews SG, Ohlsson A, Saigal S, et al. Multiple courses of antenatal corticosteroids for preterm birth study. *JAMA Pediatr*. 2013; 167: 1102–10.

[84] Crowther CA, Haslam RR, Hiller JE, Doyle LW, Robinson JS, Australasian Collaborative Trial of Repeat Doses of Steroids (ACTORDS) Study Group. Neonatal respiratory distress syndrome after repeat exposure to antenatal corticosteroids: a randomised controlled trial. *Lancet*. 2006; 367: 1913–19.

[85] Crowther CA, Anderson PJ, McKinlay CJD, Harding JE, Ashwood PJ, Haslam RR, et al. Mid-childhood outcomes of repeat antenatal corticosteroids: a randomized controlled trial. *Pediatrics*. 2016; 138: e20160947.

[86] Stutchfield P, Whitaker R, Russell I, Antenatal Steroids for Term Elective Caesarean Section (ASTECS) Research Team. Antenatal betamethasone and incidence of neonatal respiratory distress after elective caesarean section: pragmatic randomised trial. *BMJ*. 2005; 331: 662.

[87] Stutchfield PR, Whitaker R, Gliddon AE, Hobson L, Kotecha S, Doull IJM. Behavioural, educational and respiratory outcomes of antenatal betamethasone for term caesarean section (ASTECS trial). *Arch Dis Child Fetal Neonatal Ed*. 2013; 98: F195–200.

第29章 预防多胎妊娠早产的临床干预

Maud D. vanZijl ◆ Brenda M. Kazemier ◆ Ben W. Mol

引言

双胎、三胎及三胎以上的妊娠统称为多胎妊娠。在活产中多胎妊娠的发生概率为 $1/80$[1]。双胎妊娠既可以是由来自一个排卵周期的两个独立卵子分别受精而形成的异卵双胎,亦可以是由单个受精卵后续分裂而形成两个独立胚胎的单卵双胎。双卵双胎的发生率高于单卵双胎。三胎及以上妊娠可以存在以上一种或两种机制。单卵双胎可以分为双绒毛膜性($1/3$)、单绒毛膜性($2/3$)或者单羊膜囊性($1/3$)双胎。绒毛膜性的不同与受精卵分裂的时期有关。3d 内分裂行成双绒毛膜双胎,$4\sim8d$ 形成单绒毛膜双羊膜囊双胎,$8\sim12d$ 者为单绒毛膜单羊膜囊双胎,12d 之后分裂形成连体双胎。绒毛膜性在孕早期即可确认。λ 征(也称双峰征)是双胎膜板层间的绒毛膜形成的三角形影像学形状,是双卵双胎的强有力征象。而单绒毛膜双胎中并无 λ 征,而是表现为 T 征,原因是双胎膜间并无绒毛膜。一项包含 783 例双胎妊娠的研究体系中,95% 的病例在孕早期准确的明确了绒毛膜性[2]。

流行病学

双胎妊娠发生率

近年来多胎妊娠的发生率增加,主要与辅助生育技术的广泛应用有关。随着孕妇年龄的增加,多胎妊娠率逐渐增高。

20 世纪 80 年代,辅助生殖技术(artificial reproductive technology,ART)开始在美国应用。据估计,截至 2011 年美国 36% 的双胎和 77% 的三胎及三胎以上的妊娠源自辅助生育技术[3]。

从 1980 年到 2014 年,美国的双胎妊娠发生率(每 1 000 个分娩中双胎分娩数)增加了 79%($18.9‰\sim33.9‰$)。2015—2016 年略有下降($33.5‰\sim33.4‰$)。2016 年,三胎及以上妊娠发生率为 1.01‰[4],相较于 1998 年达到的峰值(1.94‰)下降了 48%[5]。

2010 年,欧洲双胎妊娠发生率为 16.8‰,双胎妊娠发生率各国间差异很大($9.0‰\sim25.1‰$)[6]。2004—2010 年,双胎平均每年增加 7.1%。2010 年,欧洲三胎妊娠率平均值为 0.3‰。总的来说,欧洲国家间三胎妊娠率相似[6]。

不同国家的多胎妊娠发生率不同,其与相关的法律法规、胚胎移植数和平均生育年龄有关。欧洲各国 35 岁以上生育的妇女比例差异很大(罗马尼亚约为 11%,意大利则约为 35%)[6]。

临床结局

多项研究显示双胎妊娠不良结局发生率更高,包括母体和胎儿/新生儿的并发症增加。与单胎相比,多胎中死胎风险增加 2.4 倍($95\%CI$:$1.5\sim3.6$)[6]。新生儿死亡风险增加 7.0 倍($95\%CI$:$6.1\sim8.0$)[6]。对小于 32 周的早产儿进行五年随访研究结果显示,与单胎相比,双胎存活率更低,智力综合测试得分更低[7]。此外,双胎呼吸系统疾病发病率较高,接受表面活性剂治疗的概率更高[8]。而且第二个胎儿往往由于出生体重较低、胎位异常、脐带脱垂和胎盘早剥等接受阴道手术助产分娩,不良结局风险增加[9,10]。与单胎早产相比,这些风险是否导致多胎早产不良结局仍无定论。多胎妊娠中的多数新生儿问题可归因于早产及其并发症。因此,本章将重点关注早产及其相关的胎儿/新生儿死亡率和发病率。

早产

早产是指妊娠 37 周前分娩,是重要的产科并发症,也是全球范围内导致新生儿致病和死亡的主要原因。与早产相关的新生儿并发症包括呼吸窘迫综合征(respiratory distress syndrome,RDS)、脑室内出血(intraventricular hemorrhage,IVH)、坏死性小肠结肠炎(necrotizing enterocolitis,NEC)和败血症。虽然多胎妊娠只占所有新生儿的 2% ~ 3%,但占到早产儿的 15% ~ 20%[11]。超过一半的双胎妊娠会早产,而多胎妊娠几乎全部早产。出生孕周随着胎儿数量增加而逐渐提前,如三胎的平均分娩孕周为 32 周,而总体的多胎妊娠分娩孕周为 35 周[12]。欧洲国家多胎妊娠平均早产率(<37 周)为 53.4%,而单胎妊娠率仅为 5.6%。多胎和单胎平均极早孕周早产率(<32 周)分别为 8.8% 和 0.7%[6]。

多胎早产可以分为自发性早产(宫缩引发早产或早期胎膜早破)和医源性早产(由于母胎并发症需要进行引产或者剖宫产,如严重的 FGR 或者高血压疾病)。Schaaf 的研究显示荷兰初产妇的多胎妊娠率并未增加,但是医源性早产的发生率明显增加,34 ~ 36 周亚组更显著[13]。然而,80% 的双胎早产是由于 PPROM 或早产临产,并非医源性的因素,随着胎儿数增加早产的风险也随之增加[14,15]。

此外,双胎妊娠最佳的分娩孕周早于单胎妊娠。流行病学资料显示,双卵双胎妊娠无并发症者 37 ~ 39 周的围生期死亡率最低,而单胎妊娠为 39 ~ 41 周[16]。而孕 37 ~ 38 周干预分娩者的新生儿病率高于孕 38 ~ 39 周干预分娩者[17]。单绒毛膜双胎妊娠为避免一胎或双胎死亡的风险可能会建议提前终止妊娠。早产所致的新生儿发病率随着分娩孕周增大而下降,因此,需要谨慎权衡延长孕周和非预期胎死宫内的风险。目前尚无高质量的评估双胎妊娠最佳分娩时间的随机试验。虽然目前尚不清楚无并发症的单绒毛膜双胎妊娠是否有必要在孕 37 周前计划分娩[18,19],但通常认为其胎死宫内风险增加,而建议提前分娩(通常在 36 周左右)。这一建议在系统综述中得到了支持,该综述中提及 36 周以上的死胎率高于新生儿死亡[20]。

在一项针对 136 例孕早期单绒毛膜双胎的前瞻性研究中,发现死胎发生率为 10%,而活产儿神经系统损害发生率为 10%。与不良结局有关的主要危险因素是双胎输血综合征(TTTS)、早产、辅助生殖技术妊娠和选择性生长受限[21]。即便未发生 TTTS,单绒毛膜双胎死宫内的发生率也明显增高。32 周后胎死宫内的风险为 0.5% ~ 1%[22]。

多胎妊娠的自发性早产

一般认为多胎妊娠自发性早产(sPTB)与子宫过度扩张有关[23]。动物试验显示子宫肌层过度拉伸可能导致编码间隙连接的 mRNA 表达增加,从而导致子宫肌间隙连接增加和收缩力增强[24]。但对单胎妊娠和多胎妊娠子宫肌层中作为子宫肌层功能关键调节因子的三种蛋白质进行比较并未发现明显差异。因此,潜在的发生机制很复杂,有待进一步研究[25]。

多胎妊娠中的医源性早产

如果伴发 TTTS,建议提早分娩。对于单绒毛膜双羊膜囊双胎,北美胎儿治疗网络组织建议在孕 36 ~ 37[+6] 周分娩[26];而在 ACOG 指南中建议孕期 34 ~ 37[+6] 周分娩[27]。当然也有其他研究建议更早分娩[22,28,29]。单绒毛膜单羊膜囊双胎妊娠的情况更加复杂,即使在加强监护的情况下,其围产儿死亡率仍然比较高(30% ~ 70% 与脐带缠绕有关[30,31])。因此,ACOG 建议在孕 32 ~ 34 周分娩[27]。

危险因素

母体社会人口学相关危险因素

社会人口统计学变量与单胎早产之间的关系已经有大量的研究。然而,关于母体年龄、人种、种族、教育程度和吸烟等是否与双胎早产相关的研究很少。

在美国,黑人族裔、孕妇年龄<18 岁以及未婚等与双胎妊娠的早产密切相关[32];然而,对单胎妊娠的类似分析显示,以上特征与单胎早产之间

的相关性更大。

产科病史

既往早产史

早产率与既往产科病史密切相关。既往早产的孕妇,与初产妇比较,其再发早产率增加至 2 倍。足月单胎妊娠者,其双胎妊娠早产的风险为 25.4%(95% CI:24.3～26.5)。既往单胎早产史者,其双胎早产预计风险为 57%(95% CI:51.9～61.9)[33]。既往在 32 周前早产者,其在 30 周前、32 周前、34 周前复发早产的 OR 值分别为 5.3(95% CI:1.7～16.0)、4.2(95% CI:1.6～10.9)、2.6(95% CI:1.2～5.6)。对于既往 36 周前分娩者,其 30 周、32 周和 34 周前复发早产的 OR 值分别为 5.3(95% CI:1.7～16.0)、4.2(1.6～10.9)和 2.6(1.2～5.6);而初产妇 30 周、32 周和 34 周前分娩的 OR 值分别为 1.9(95% CI:0.8～4.2),2.2(1.2～4.1),1.8(1.2～2.7)。相比之下,既往足月分娩者,再次妊娠早产的风险是初产妇组的一半[15]。

其他高危因素

既往对单胎的研究表明,单次自然流产或人工流产(均进行宫颈扩张和刮宫手术)后,再次妊娠 sPTB 风险增加(aOR = 1.64,95% CI:1.08～2.50 和 aOR = 1.83,95% CI:1.35～2.48)[34]。而在未进行手术干预的流产人群中,此风险并无明显增加。一个纳入了 21 个回顾性研究的系统综述分析了既往通过宫颈扩张和刮宫手术进行人工流产或引产的孕妇再次单胎妊娠时自发性早产率,与无类似手术史者相比,其自发性早产率显著增加(OR = 1.44,95% CI:1.22～1.69)[35]。尽管尚无具体研究,但从理论上讲前述高危因素对多胎妊娠来讲亦应该是很重要的。

筛查

孕中期宫颈长度测量

孕中期(20～24 周)进行宫颈长度(CL)测量已经明确证明可以较好预测无症状多胎妊娠的自发性早产。Goldenberg 的一项前瞻性研究结果显示 24 周 CL 小于 25mm 者 37 周前自发性早产发生率增高(OR = 6.9,95% CI:2.0～24.2)[36]。最

近的一项荟萃分析认为无症状双胎妊娠 CL 小于 25mm,其 28 周前早产的阳性似然比为 9.6(95% CI:5.8～14.8);宫颈长度小于 20mm 可以更准确地预测 32 周和 34 周前早产(阳性似然比分别为 10.1 和 9.0)[37]。但孕中期 CL 对有症状者预测价值较低[38]。

预防

卧床休息

2017 年 1 项荟萃分析对于多胎妊娠患者在医院严格卧床休息与在家不限制活动进行了比较。五项试验中(495 名妇女),极早期早产(RR = 1.02,95% CI:0.66～1.58)、围生期死亡率(RR = 0.65,95% CI:0.35～1.21)或 PPROM(RR = 1.30,95% CI:0.71～2.38,3 项试验,276 名妇女,低质量证据)没有差异。只有 1 项试验(包括 141 名妇女和 282 名婴儿)比较了在医院部分卧床休息与在家活动不受限的情况,结果显示组间的极早期早产发生率并无差异(RR = 2.30,95% CI:0.84～6.27;141 名妇女)[39]。

监测子宫收缩情况

宫缩增加可能是早产临产的先兆。有学者进行了一项关于孕妇居家监测宫缩情况的荟萃分析,该分析主要针对单胎,但其中有两个关于双胎的亚组研究。该荟萃分析显示监测组与未监测组相比,<37 周早产率的无显著性差异(RR = 0.96,95% CI:0.71～1.30),<34 周早产率亦无差异(RR = 0.55,95% CI:0.26～1.17)[40]。

专业的产前门诊

双胎妊娠往往需要加强监测以及多学科支持,进行专业门诊管理是否能有所获益呢? 一项回顾性研究比较了 51 名常规护理和 89 名专业门诊就诊的孕妇,专业门诊(78%)和对照组(73%)早产率并无差异[41]。另一项研究比较了常规孕期门诊(n = 85)、双胎专业门诊(组 n = 101)和私人诊所(n = 101)产检的双胎孕妇,其中双胎专业门诊组晚期早产率(34^{+0}～36^{+6} 周)较低,为 26%,而普通产检组为 44%,私人诊所 41%,P<0.001。但是并未区分自发早产和医源性早产[42]。(表 29-1)

表 29-1 双胎妊娠早产的预防

干预	<37 周早产	<33 周早产	参考文献
预防性环扎	$RR=0.95,95\%CI:0.51\sim1.78$		[43]
病史为指征的环扎	$RR=1.33,95\%CI:0.71\sim2.51$		[43]
超声为指征的环扎	$RR=1.18,95\%CI:0.91\sim1.53$		[45]
预防性使用宫颈托	$RR=0.96,95\%CI:0.86\sim1.07$		[44]
超声为指征的宫颈托	$RR=0.95,95\%CI:0.77\sim1.18$		[44]
预防性使用黄体酮	$RR=0.91,95\%CI:0.70\sim1.18$		[44]
超声为指征使用黄体酮		$RR=0.69,95\%CI:0.51\sim0.93$	[47]

临床干预

宫颈环扎术

宫颈环扎术是将宫颈环形缝合,以防止宫颈扩张和/或缩短。宫颈环扎术最初是在 20 世纪 50 年代分别由 Shirodkar 和 McDonald 报道,将其作为妊娠中期针对既往有早产史并出现子宫颈缩短和/或扩张妇女的一项有效干预措施。其机制推测为对于宫颈和子宫下段提供机械性支持,以延长孕周。

宫颈环扎术包括经阴道和经腹环扎术两种手术方式。经腹手术可以在孕早期进行,也可以在怀孕前进行。经阴道手术的适应证包括有既往病史(基于产科病史)和超声诊断(阴道超声诊断宫颈缩短),在孕 36~37 周时拆除环扎线,或者出现早产迹象时给予拆线。腹部环扎者环扎线不必拆除,需要剖宫产分娩。

环扎手术为有创手术,需要进行麻醉。与之相关的并发症包括:感染、出血、医源性胎膜破裂和宫颈裂伤。

预防性环扎

一项荟萃分析回顾性研究了 2014 年以来的 2 个多胎妊娠宫颈环扎术临床试验($n=73$),包括基于病史环扎者[43]。37 周前早产率在仅因双胎为指征行环扎组和未环扎组之间并无差异($RR=0.95,95\%CI:0.51\sim1.78$),在因双胎且有既往病史者行环扎组和未环扎组两组间也无差异($RR=1.33,95\%CI:0.71\sim2.51$)。而且早产的孕周也无统计学差异。但是值得注意的是这些研究的样本量非常小(每组约 20 例)而且是 25 年前的资料(1982,1993)[43]。

近期的一项荟萃分析发现,在非人为选择的双胎妊娠中,宫颈环扎手术与期待治疗比较,并不能改善小于 37 周早产率($RR=0.11,95\%CI:0.65\sim1.75$)。此外,新生儿死亡也无差异($RR=5.57,95\%CI:0.44\sim70.55$)[44]。

超声检查为指征的宫颈环扎术

针对无症状的中期妊娠阴道超声发现宫颈长度小于 25mm 双胎妊娠,3 个随机对照试验,包括研究组 24 名孕妇接受宫颈环扎和对照组 25 名孕妇未行环扎,两组间<37 周的早产率($RR=1.18,95\%CI:0.91\sim1.53$)或<34 周早产率($RR=2.19,95\%CI:0.72\sim6.63$)[45]之间没有差异。宫颈环扎组的次要结局包括低出生体重(<1 500g)($RR=3.31,95\%CI:1.58\sim6.91$)和 RDS($RR=5.07,95\%CI:1.75\sim14.70$)发生率更高,其他临床结果并无差异。

宫颈托

宫颈托有着不同的型号,是由柔性硅胶制成的环形装置。植入时直径小的曲面向上包绕宫颈,而径线大的另一侧在阴道内起到盆底支撑作用。

确切的作用机制尚不明确,推测宫颈托改变宫颈管的倾斜度,使其更倾向于盆腔后部。因此将妊娠时的子宫压力更多地集中于子宫前下段,减轻了宫颈内口的直接压力。此外,有人推测宫颈托可能通过压迫宫颈管和防止宫颈黏液栓脱落而起到支持机体的免疫屏障作用。总之,宫颈托为宫颈提供了机械支持作用。

宫颈托与非选择性双胎

文献荟萃分析显示,对于非选择性的双胎孕妇,使用宫颈托并未改善小于 34 周($RR=0.71,95\%CI:0.29\sim1.71$)和小于 37 周($RR=0.96,95\%CI:0.86\sim1.07$)的早产率[44]。

宫颈托用于宫颈短的双胎妊娠

1 项研究纳入孕中期 CL<25mm 行宫颈托治疗的 134 例双胎妊娠,其 34 周前($RR = 0.74$,95% CI:$0.27 \sim 2.00$)或 37 周前($RR = 0.95$,95% CI:$0.77 \sim 1.18$)的早产并未减少,新生儿死亡率也未显著降低($RR = 0.19$,95% CI:$0.01 \sim 3.95$)[44]。然而荷兰的一项研究显示,CL<38mm 者应用宫颈托降低了 32 周前的分娩率($RR = 0.49$,95% CI:$0.24 \sim 0.97$)[46],故而其围生期的不良结局有所下降($RR = 0.42$,95% CI:$0.19 \sim 0.91$)。第 3 项研究并未纳入荟萃分析,该项研究结果显示双胎妊娠宫颈<25mm 使用宫颈托的妇女 34 周前的早产率明显下降($RR = 0.41$,95% CI:$0.22 \sim 0.76$)[47]。因此,虽然宫颈托在非选择性双胎妊娠中未观察效果,但其在宫颈短的双胎孕妇的应用上是有争议的。对于这种差异,最有可能的解释是,认为宫颈托无效的研究是在 22 周后对病例进行随机分组[48],而另两项认为宫颈托有效的研究是在 18 周时将孕妇进行了有效的随机分组[46,47](图 29-1,图 29-2)。

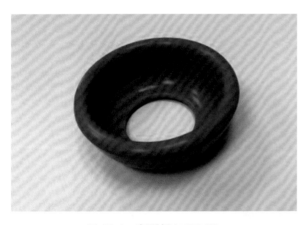

图 29-1　宫颈托(正面观)

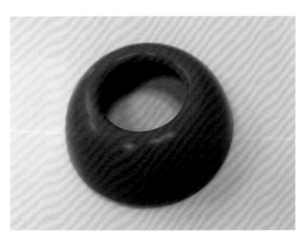

图 29-2　宫颈托(反面观)

黄体酮

黄体酮是由黄体产生的维持妊娠的重要激素。既往的研究认为妊娠的前三个月切除黄体而不补充黄体酮会导致自发性流产[49]。在哺乳动物中,分娩前血浆黄体酮浓度下降;然而,在人类中未观察到上述现象。目前尚不清楚黄体酮降低早产发生的机制。黄体酮拮抗剂可致宫颈成熟,增加子宫肌层对缩宫素和前列腺素的敏感性。因此,有人推测黄体酮可以预防早产。

黄体酮与非选择性双胎妊娠

最近的一项荟萃分析显示,在非选择性多胎妊娠中,使用黄体酮并不能改善 34 周前($RR = 1.01$,95% CI:$0.95 \sim 1.08$)或 37 周前($RR = 0.91$,95% CI:$0.70 \sim 1.18$)早产率。但黄体酮使用组其早产相关的次要结局降低,包括出生体重低于 1 500g($RR = 0.71$,95% CI:$0.52 \sim 0.98$)和需要机械通气($RR = 0.61$,95% CI:$0.45 \sim 0.82$)均有所下降[44]。

黄体酮应用于宫颈短的双胎妊娠

一项对于个体参与者数据荟萃分析显示,与安慰剂组相比,使用黄体酮组 33 周前早产率显著减少($RR = 0.69$,95% CI:$0.51 \sim 0.93$)[50]。<34 周、<32 周和<30 周的早产率亦减少。此外,使用黄体酮组新生儿病率和死亡率显著下降($RR = 0.61$,95% CI:$0.34 \sim 0.98$)。

先兆早产的治疗

宫缩抑制剂

虽然宫缩抑制剂应用广泛,但目前还没有足够的证据表明其在双胎妊娠早产治疗中的有效性。一项包括 276 例双胎妊娠的系统综述的回顾分析显示 β-肾上腺素受体兴奋剂使用组和安慰剂组早产率并无区别($RR = 0.85$,95% CI:$0.65 \sim 1.10$)[51]。仅一项纳入 144 例双胎妊娠孕妇的研究中包含了 34 周前早产率($RR = 0.47$,95% CI:$0.15 \sim 1.50$)。由于双胎妊娠例数少,本综述中所纳入的研究质量均相对较低。尽管缺乏高质量的证据,但是对单胎的研究表明,宫缩抑制剂可能会延长孕周,为使用糖皮质激素及转运至三级医院提供机会。因此多胎妊娠有早产风险时,建议可以使用 48h 宫缩抑制剂。

产前糖皮质激素的使用

由于能够纳入研究的多胎人数少,多胎妊娠中产前糖皮质激素作用的数据非常有限。法国一项多中心前瞻性队列研究包括了 750 名孕 24~31 周出生的新生儿,母亲接受了一个疗程的产前糖皮质激素治疗。产前糖皮质激素的使用可显著降低神经系统并发症和其他各种并发症。与未使用组比较,产前 7d 内使用单疗程的糖皮质激素可显著降低新生儿住院死亡率[52]。

结论

多胎妊娠妇女早产的风险增加。在过去的几十年里,由于女性首次怀孕的年龄渐增以及辅助生殖技术的广泛使用,全球多胎妊娠率呈上升趋势。

因此,IVF/ICSI 单胚胎移植预防多胎妊娠,对于轻度卵巢过度刺激的患者暂停人工授精(IUI)应该是第一步可以采取的措施,澳大利亚、斯堪的纳维亚和比利时等几个国家已经成功地实施了单胚胎移植政策。值得注意的是,单胚胎移植的效果不仅取决于移植政策本身,还取决于体外受精的周期数。因此,除了进行单胚胎移植外,严格掌握体外受精适应证也很重要。

严格卧床休息、到专门的双胎产前门诊和监测子宫活动等预防措施,并没有减少早产及其并发症的发生率。

无证据支持宫颈环扎、宫颈托和黄体酮的使用等临床干预措施可以降低多胎妊娠的不良结局。而对于宫颈较短的多胎妊娠者,这些干预措施可能会延长分娩孕周和降低新生儿发病率和死亡率。目前正在进行预防早产的多项研究,包括对于不同干预措施(环扎术、宫颈托和黄体酮)及其不同组合的效果评估,将使人们更深入地了解这些治疗方法的临床有效性。

(翻译 魏瑗 审校 邹刚)

参考文献

[1] Hall JG. Twinning. *Lancet*. 2003; 362: 735–43.

[2] Lee YM, Cleary-Goldman J, Thaker HM, Simpson LL. Antenatal sonographic prediction of twin chorionicity. *Am J Obstet Gynecol*. 2006; 195: 863–7.

[3] Kulkarni AD, Jamieson DJ, Jones HW Jr., Kissin DM, Gallo MF, Macaluso M, et al. Fertility treatments and multiple births in the United States. *New Engl J Med*. 2013; 369: 2218–25.

[4] Martin JA, Hamilton BE, Osterman MJK, Driscoll AK, Drake P. Births: Final Data for 2016. *Natl Vital Stat Rep*. 2018; 67: 1–55.

[5] Ventura SJ, Martin JA, Curtin SC, Mathews TJ, Park MM. Births: Final Data for 1998. *Natl Vital Stat Rep*. 2000; 48: 1–100.

[6] Heino A, Gissler M, Hindori-Mohangoo AD, Blondel B, Klungsoyr K, Verdenik I, et al. Variations in multiple birth rates and impact on perinatal outcomes in Europe. *PLoS ONE*. 2016; 11: e0149252.

[7] Bodeau-Livinec F, Zeitlin J, Blondel B, Arnaud C, Fresson J, Burguet A, et al. Do very preterm twins and singletons differ in their neurodevelopment at 5 years of age? *Arch Dis Child Fetal Neonatal Ed*. 2013; 98: F480–7.

[8] Donovan EF, Ehrenkranz RA, Shankaran S, Stevenson DK, Wright LL, Younes N, et al. Outcomes of very low birth weight twins cared for in the National Institute of Child Health and Human Development Neonatal Research Network's intensive care units. *Am J Obstet Gynecol*. 1998; 179: 742–9.

[9] Smith GC, Pell JP, Dobbie R. Birth order, gestational age, and risk of delivery related perinatal death in twins: retrospective cohort study. *BMJ*. 2002; 325: 1004.

[10] Luo ZC, Ouyang F, Zhang J, Klebanoff M. Perinatal mortality in second- vs firstborn twins: a matter of birth size or birth order? *Am J Obstet Gynecol*. 2014; 211: 153. e1–8.

[11] Goldenberg RL, Culhane JF, Iams JD, Romero R. Epidemiology and causes of preterm birth. *Lancet*. 2008; 371: 75–84.

[12] James S, Gil KM, Myers NA, Stewart J. Effect of parity on gestational age at delivery in multiple gestation pregnancies. *J Perinatol*. 2009; 29: 13–19.

[13] Schaaf JM, Mol BW, Abu-Hanna A, Ravelli AC. Trends in preterm birth: singleton and multiple pregnancies in the Netherlands, 2000–2007. *BJOG*. 2011; 118: 1196–204.

[14] Blondel B, Kogan MD, Alexander GR, Dattani N, Kramer MS, Macfarlane A, et al. The impact of the increasing number of multiple births on the rates of preterm birth and low birthweight: an international study. *Am J Public Health*. 2002; 92: 1323–30.

[15] To MS, Fonseca EB, Molina FS, Cacho AM, Nicolaides KH. Maternal characteristics and cervical length in the prediction of spontaneous early preterm delivery in twins. *Am J Obstet Gynecol*. 2006; 194: 1360–5.

[16] Kahn B, Lumey LH, Zybert PA, Lorenz JM, Cleary-Goldman J, D'Alton ME, et al. Prospective risk of fetal death in singleton, twin, and triplet gestations: implications for practice. *Obstet Gynecol*. 2003; 102: 685–92.

[17] Breathnach FM, McAuliffe FM, Geary M, Daly S, Higgins JR, Dornan J, et al. Optimum timing for planned delivery of uncomplicated monochorionic and dichorionic twin pregnancies. *Obstet Gynecol*. 2012; 119: 50–9.

[18] Sullivan AE, Hopkins PN, Weng HY, Henry E, Lo JO, Varner MW, et al. Delivery of monochorionic twins in the absence of complications: analysis of neonatal outcomes and costs. *Am J Obstet Gynecol*. 2012; 206: 257. e1–7.

[19] Burgess JL, Unal ER, Nietert PJ, Newman RB. Risk of late-preterm stillbirth and neonatal morbidity for monochorionic and dichorionic twins. *Am J Obstet Gynecol*. 2014; 210: 578. e1–9.

[20] Cheong-See F, Schuit E, Arroyo-Manzano D, Khalil A, Barrett J, Joseph KS, et al. Prospective risk of stillbirth and neonatal complications in

twin pregnancies: systematic review and meta-analysis. *BMJ*. 2016; 354: i4353.

[21] Ortibus E, Lopriore E, Deprest J, Vandenbussche FP, Walther FJ, Diemert A, et al. The pregnancy and long-term neurodevelopmental outcome of monochorionic diamniotic twin gestations: a multicenter prospective cohort study from the first trimester onward. *Am J Obstet Gynecol*. 2009; 200: 494. e1–8.

[22] Barigye O, Pasquini L, Galea P, Chambers H, Chappell L, Fisk NM. High risk of unexpected late fetal death in monochorionic twins despite intensive ultrasound surveillance: a cohort study. *PLoS Med*. 2005; 2: e172.

[23] Romero R, Espinoza J, Kusanovic JP, Gotsch F, Hassan S, Erez O, et al. The preterm parturition syndrome. *BJOG*. 2006; 113 (Suppl. 3): 17–42.

[24] Ou CW, Orsino A, Lye SJ. Expression of connexin-43 and connexin-26 in the rat myometrium during pregnancy and labor is differentially regulated by mechanical and hormonal signals. *Endocrinology*. 1997; 138: 5398–407.

[25] Lyall F, Lye S, Teoh T, Cousins F, Milligan G, Robson S. Expression of Gsalpha, connexin-43, connexin-26, and EP1, 3, and 4 receptors in myometrium of prelabor singleton versus multiple gestations and the effects of mechanical stretch and steroids on Gsalpha. *J Soc Gynecol Investig*. 2002; 9: 299–307.

[26] Emery SP, Bahtiyar MO, Dashe JS, Wilkins-Haug LE, Johnson A, Paek BW, et al. The North American Fetal Therapy Network Consensus Statement: prenatal management of uncomplicated monochorionic gestations. *Obstet Gynecol*. 2015; 125: 1236–43.

[27] Committee on Practice Bulletins—Obstetrics, Society for Maternal–Fetal Medicine. Practice Bulletin No. 169: Multifetal Gestations: Twin, Triplet, and Higher-Order Multifetal Pregnancies. *Obstet Gynecol*. 2016; 128: e131–46.

[28] Cleary-Goldman J, D'Alton ME. Uncomplicated monochorionic diamniotic twins and the timing of delivery. *PLoS Med*. 2005; 2: e180.

[29] Simoes T, Amaral N, Lerman R, Ribeiro F, Dias E, Blickstein I. Prospective risk of intrauterine death of monochorionic-diamniotic twins. *Am J Obstet Gynecol*. 2006; 195: 134–9.

[30] Beasley E, Megerian G, Gerson A, Roberts NS. Monoamniotic twins: case series and proposal for antenatal management. *Obstet Gynecol*. 1999; 93: 130–4.

[31] Rodis JF, McIlveen PF, Egan JF, Borgida AF, Turner GW, Campbell WA. Monoamniotic twins:

improved perinatal survival with accurate prenatal diagnosis and antenatal fetal surveillance. *Am J Obstet Gynecol*. 1997; 177: 1046–9.

[32] Rolett A, Kiely JL. Maternal sociodemographic characteristics as risk factors for preterm birth in twins versus singletons. *Paediatr Perinat Epidemiol*. 2000; 14: 211–18.

[33] Kazemier BM, Buijs PE, Mignini L, Limpens J, de Groot CJ, Mol BW. Impact of obstetric history on the risk of spontaneous preterm birth in singleton and multiple pregnancies: a systematic review. *BJOG*. 2014; 121: 1197–208; discussion 209.

[34] McCarthy FP, Khashan AS, North RA, Rahma MB, Walker JJ, Baker PN, et al. Pregnancy loss managed by cervical dilatation and curettage increases the risk of spontaneous preterm birth. *Hum Reprod*. 2013; 28: 3197–206.

[35] Lemmers M, Verschoor MA, Hooker AB, Opmeer BC, Limpens J, Huirne JA, et al. Dilatation and curettage increases the risk of subsequent preterm birth: a systematic review and meta-analysis. *Hum Reprod*. 2016; 31: 34–45.

[36] Goldenberg RL, Iams JD, Miodovnik M, Van Dorsten JP, Thurnau G, Bottoms S, et al. The preterm prediction study: Risk factors in twin gestations. *Am J Obstet Gynecol*. 1996; 175: 1047–53.

[37] Conde-Agudelo A, Romero R, Hassan SS, Yeo L. Transvaginal sonographic cervical length for the prediction of spontaneous preterm birth in twin pregnancies: a systematic review and meta-analysis. *Am J Obstet Gynecol*. 2010; 203: 128. e1–12.

[38] Conde-Agudelo A, Romero R. Cervicovaginal fetal fibronectin for the prediction of spontaneous preterm birth in multiple pregnancies: a systematic review and meta-analysis. *J Matern Fetal Neonatal Med*. 2010; 23: 1365–76.

[39] da Silva Lopes K, Takemoto Y, Ota E, Tanigaki S, Mori R. Bed rest with and without hospitalisation in multiple pregnancy for improving perinatal outcomes. *Cochrane Database Syst Rev*. 2017; 3: CD012031.

[40] Urquhart C, Currell R, Harlow F, Callow L. Home uterine monitoring for detecting preterm labour. *Cochrane Database Syst Rev*. 2017; 2: CD006172.

[41] Ellings JM, Newman RB, Hulsey TC, Bivins HA Jr., Keenan A. Reduction in very low birth weight deliveries and perinatal mortality in a specialized, multidisciplinary twin clinic. *Obstet Gynecol*. 1993; 81: 387–91.

[42] Henry A, Lees N, Bein KJ, Hall B, Lim V, Chen KQ, et al. Pregnancy outcomes before and after institution of a specialised twins clinic: a retrospective

cohort study. *BMC Pregnancy Childbirth*. 2015; 15: 217.

[43] Rafael TJ, Berghella V, Alfirevic Z. Cervical stitch (cerclage) for preventing preterm birth in multiple pregnancy. *Cochrane Database Syst Rev*. 2014; 9: CD009166.

[44] Jarde A, Lutsiv O, Park CK, Barrett J, Beyene J, Saito S, et al. Preterm birth prevention in twin pregnancies with progesterone, pessary, or cerclage: a systematic review and meta-analysis. *BJOG*. 2017; 124: 1163–73.

[45] Saccone G, Rust O, Althuisius S, Roman A, Berghella V. Cerclage for short cervix in twin pregnancies: systematic review and meta-analysis of randomized trials using individual patient-level data. *Acta Obstet Gynecol Scand*. 2015; 94: 352–8.

[46] Liem S, Schuit E, Hegeman M, Bais J, de Boer K, Bloemenkamp K, et al. Cervical pessaries for prevention of preterm birth in women with a multiple pregnancy (ProTWIN): a multicentre, open-label randomised controlled trial. *Lancet*. 2013; 382: 1341–9.

[47] Goya M, de la Calle M, Pratcorona L, Merced C, Rodo C, Munoz B, et al. Cervical pessary to prevent preterm birth in women with twin gestation and sonographic short cervix: a multicenter randomized controlled trial (PECEP-Twins). *Am J Obstet Gynecol*. 2016; 214: 145–52.

[48] Nicolaides KH, Syngelaki A, Poon LC, de Paco Matallana C, Plasencia W, Molina FS, et al. Cervical pessary placement for prevention of preterm birth in unselected twin pregnancies: a randomized controlled trial. *Am J Obstet Gynecol*. 2016; 214: 3. e1–9.

[49] Murthy YS, Arronet GH, Parekh MC. Luteal phase inadequacy: its significance in infertility. *Obstet Gynecol*. 1970; 36: 758–61.

[50] Romero R, Conde-Agudelo A, El-Refaie W, Rode L, Brizot ML, Cetingoz E, et al. Vaginal progesterone decreases preterm birth and neonatal morbidity and mortality in women with a twin gestation and a short cervix: an updated meta-analysis of individual patient data. *Ultrasound Obstet Gynecol*. 2017; 49: 303–14.

[51] Yamasmit W, Chaithongwongwatthana S, Tolosa JE, Limpongsanurak S, Pereira L, Lumbiganon P. Prophylactic oral betamimetics for reducing preterm birth in women with a twin pregnancy. *Cochrane Database Syst Rev*. 2015; 12: CD004733.

[52] Palas D, Ehlinger V, Alberge C, Truffert P, Kayem G, Goffinet F, et al. Efficacy of antenatal corticosteroids in preterm twins: the EPIPAGE-2 cohort study. *BJOG*. 2018; 125: 1164–70.

第30章　通过产前干预降低单胎和多胎妊娠早产导致的神经系统疾病发病率

Clare L. Whitehead ◆ Jodie M. Dodd

引言

37周前的早产儿占到全部新生儿的10%~15%,全世界每年有近1 500万早产儿出生[1]。早产是新生儿死亡的首要原因,超过75%的围产儿死亡与之有关[2]。早产儿的近期和远期神经系统并发症均明显增加,包括发育迟缓、认知问题、听力损失、视觉障碍、行为问题和脑瘫[3]。这些后遗症影响很大,发生一种及多种后遗症的概率分别为27.9%(IQR = 18.6 ~ 46.6),8.1%(IQR = 3.7 ~ 10.2)[3]。尽管围生期保健水平有所提高,但近几十年来的早产发生率变化不大。相比之下,在高收入国家中,新生儿护理能力的提高意味着28周前分娩的新生儿近90%可以存活下来,甚至孕23周的早产儿也有存活的机会[1]。尽管存活率有所提高,但极早产儿神经系统损伤风险最高,这些存活儿脑瘫和严重致残率处于稳定的高水平状态[4]。

因此,在出生前采取措施改善预后和减少神经系统疾病至关重要,包括预防早产、选择最为合适的分娩时机和使用神经系统保剂等[5]。本章我们将讨论早产对神经系统发育的影响,早产儿围生期脑损伤的病理生理学,早产的预防策略,目前神经系统保护剂和新的治疗方法。

早产

世界卫生组织将早产定义为孕37周前的分娩。早产发生率逐渐升高,但世界各地早产率差别很大,亚洲部分地区仅为5%,而撒哈拉以南的非洲地区高达18%。美国的早产率持续升高,目前早产率高达13%[1]。早产可分为极早期(<28周)、早期早产(28~32周)和中晚期早产(32~37周)。其中,80%是中晚期早产。尽管28周以内的早产只占到5%,但此类早产儿

病死率最高。

早产是一种非常复杂的综合征,与多种因素有关[6,7]。早产既可以是在子宫收缩或胎膜破裂后自发早产,也可以是出于对母体或胎儿健康的考虑而提前终止的医源性早产[8,9]。依据胎龄、母体情况、社会状况、遗传、环境或其他不明确的原因,早产的临床表现迥异[10]。多胎妊娠早产率较单胎妊娠增加10倍,而且这种风险随着胎儿数目的增多而增加。发达国家多胎妊娠率的增高与孕妇的生育年龄增大以及辅助生殖技术应用密切相关,这可能导致了早产率的升高[11]。限制胚胎移植的数量和慎用促排卵治疗对于减少多胎妊娠和早产的发生有一定的作用。

自发性早产母体危险因素包括非最佳生育年龄妊娠(青春期或40岁以上)、分娩间隔短、母亲营养不良或肥胖、吸烟、酗酒、吸毒、心理疾病和母体并发症(如妊娠合并糖尿病、高血压、贫血、哮喘或甲状腺疾病)[8]。感染与早产密切相关,可表现为全身性感染(HIV、梅毒、疟疾)、局部(泌尿系)或阴道的逆行感染等,导致羊膜腔内感染、炎症、宫颈功能不全和胎膜破裂[12]。

高达40%的早产是由医生决定的37周前分娩所致的医源性早产,许多34周之后的晚期早产可能并无明确的医学指征[13]。因此,对医护人员以及孕妇进行有关晚期早产的潜在风险及新生儿长期健康和神经发育影响的针对性教育,可以避免许多不必要的晚期早产[14,15]。医源性早产的指征包括子痫前期、胎儿生长受限或母体情况恶化,往往是糖尿病、肾病或心脏病等。了解早产的病因很重要,不同原因的早产会通过不同的机制影响神经功能发育[16]。

早产儿神经发育后遗症

很多婴儿经历了严重的围生期损伤,由于大

脑的可塑性强而并未出现神经系统损害,而部分新生儿则可能出现长期的神经发育障碍。早产导致的神经发育损伤包括脑瘫;认知、运动/协调障碍、视觉、感觉神经性听力和行为的损害;以及癫痫[3]。40%~50%的脑瘫、23%的听力损失、37%的视力障碍、27%的认知障碍均与早产有关[17]。美国 IOM 所估计,美国每年需在早产相关后遗症的市场劳动力损失及特殊教育上花费 17 亿美元[18]。此外,抚养一名脑瘫儿约花费 110 万美元,这些孩子的父母和整个家庭在社会和情感方面的影响则无法估量。

脑瘫

脑瘫是指胎儿或婴儿大脑发育期因神经系统损伤,导致永久性非进行性的运动障碍、姿势异常、活动受限[19]。全世界约有 1 700 万脑瘫患者,也是儿童期最常见的残疾[20]。脑瘫病因多样,包括产前因素(围生期感染、胎盘功能不全和缺氧)、产时因素(出生窒息)和新生儿早期因素(感染、创伤和黄疸)。仅 6%~10%病例与生后 28d 内的损伤有关(包括手术、创伤或败血症相关并发症),80%的病例与产前因素有关,而并非产时因素[21]。

早产是脑瘫发生的最重要危险因素。脑瘫发生率随着分娩孕周增加而下降:22~27 周时为 15%,28~31 周时为 6.2%,32~36 周时为 0.7%,足月仅为 0.1%[22]。低出生体重也增加脑瘫风险,低于 1 000g 者发生率为 9%,而超过 2 500g 者发生率仅为 0.15%。多胎妊娠的新生儿比单胎妊娠新生儿的脑瘫风险高,双胎和三胎脑瘫 RR 分别为 5.6 和 12.6。多胎妊娠中早产和低出生体重均与脑瘫风险增加有关。单绒毛膜双羊膜囊双胎以及双胎一胎胎死宫内均增加脑瘫风险,尤其是双胎一胎胎死宫内其幸存者脑瘫的发生率增加 50~100 倍[23]。

神经损伤发生的类型和时间决定了脑瘫的发病机制和临床表现。一般来说,脑瘫根据运动障碍的类型(痉挛、运动障碍、共济失调和张力减退)及其部位(单瘫、双瘫、偏瘫、四肢瘫)进行分类。早产引起的围生期脑损伤以偏瘫和痉挛性双瘫较为多见。

运动功能障碍

幸运的是,大多数早产儿并没有发生脑瘫。

但是,其中 20%患者仍可能存在中度至重度的大运动功能受损和协调性障碍[3]。中度至重度运动障碍可能表现为握持困难、穿衣和端坐困难、无法行走,甚至手和肢体完全丧失功能。此外,40%~60%的早产儿会有精细运动障碍,18%会出现协调障碍[24]。

感音神经性听力损伤和失明

7%的早产儿存在耳聋或听力受损,11%伴有视觉障碍或失明[3]。感觉功能障碍与早产儿脑室内出血(intraventricular hemorrhage, IVH)和脑室周围白质软化(periventricular leukomalacia, PVL)有关。早产儿视觉障碍可能与早产儿视网膜病变有关,但适当使用氧疗、早期筛查和治疗都有助于降低视网膜病变所致视力损伤的严重程度。

认知和行为

认知障碍是早产儿最常见的神经系统后遗症,影响了高达 54%的极早期早产儿和 21%的早产儿[25]。早产儿的智商测试在学龄期一直低于足月对照组,出生时的胎龄越小分值越低。早产儿在执行力和注意力测试中表现不佳,语言能力障碍的占比更高。由于前额叶皮质受损,高达 10%的早产儿童出现行为问题,患自闭症谱系障碍疾病的风险增加。由于一些行为问题在儿童早期尚未出现,短期随访研究无法发现,所以行为问题的发生率可能被低估。因此,早产儿童的整体学习成绩可能会因为认知、行为和感觉障碍的综合影响而下降,并可能影响终身[26]。

早产儿围生期脑损伤的病理生理学

90%的围生期脑损伤是正常脑组织受到破坏造成的,而不是大脑本身的发育异常。早产最常见的神经病理学是胚胎基质损伤或 IVH、PVL 和弥漫性脑白质损伤(WMI)。围生期脑损伤的发病机制(图 30-1)是复杂多样的,包括缺氧缺血、感染、出血和代谢紊乱。损伤程度取决于损伤的性质、孕周和脑白质易损程度[20]。

生发基质(脑室和室下区)是在胎儿和早产儿中短暂存在的一个区域,细胞迁移和增殖活跃,血供极为丰富,因此在胎儿和早产儿的血流动力学不稳定期间,容易发生出血和梗死。如果发生

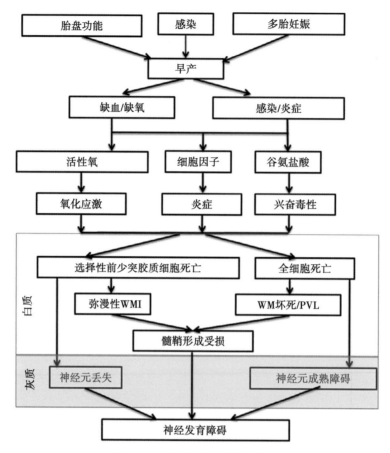

图 30-1　围生期脑损伤的机制图

出血,血液会通过脑室系统扩散,可能导致脑室扩张、脑积水、脑实质出血,严重时会致死。严重的出血继发脑室扩张与新生儿不良结局以及神经系统发育障碍密切相关,其中 35%～40% 的Ⅲ-Ⅳ级 IVH 患者存在中度至重度神经感觉障碍。

脑室周围白质软化是由于脑白质灌注不足导致的。胎儿和早产儿大脑血管的扩张能力有限,因此更容易发生缺氧缺血。当大脑血流供应下降时,会出现弥漫性 WMI。血流的下降与胎盘功能不全、胎儿生长受限以及感染、炎性暴露相关的血流动力学失衡所致急性或慢性缺氧有关。孕 28 周前发生的 WMI 可以导致脑白质的液化坏死和水肿,继发颅内囊肿。囊肿大小与损伤时间和程度有关。脑室周围白质是最容易受损的区域,因为这是少突胶质细胞活跃增殖的区域。脑室周围白质坏死可以是弥漫性、局灶性或多灶性,伴或不伴有囊性改变。PVL 是 WMI 中最严重的形式,通常为局灶性病变,周围伴有弥漫性 WMI。这种 PVL 伴局灶性囊性病变现在很少见到,但在出生体重小于 1 500g 的新生儿中多数存在弥漫性非囊性 WMI[20]。

先进的 MRI 技术为研究早产对 IVH 和 PVL 以外的大脑发育不良影响拓展了新的视角(图 30-2)。一系列研究已清楚表明,与足月儿相比,早产儿的皮质、丘脑、基底核、海马体和小脑等多个部位灰质和白质成分都有所减少。灰质损伤与认知延迟、精神运动延迟、脑瘫和感觉障碍的风险增加有关,但其损伤程度尚不及 WMI。虽然传统的 MRIT1 加权像可精确检测到 WMI 区域,但新 MR 技术可能更敏感,信息量更大。弥散加权成像(DWI)可以通过对大脑局部的水扩散特征进行特殊加权扫描来检测 WMI 的早期变化。弥散张量成像(DTI)能够提供神经束结构和连接情况的信息,各向异性的差异反映早产儿脑白质髓鞘的微结构组织和完整性受损程度。已知这些变化与广泛的认知和神经功能缺陷有关。胎儿磁共振成像研究显示高危胎儿出生前就已经存在这些特征性的改变。新的磁共振成像技术,包括磁共振波谱、磁共振血流动力学和功能连接性分析在未来将有助于阐明早产围生期脑损伤病理机制和一过性损伤,从而有助于靶向神经保护剂的开发[27](图 30-3)。

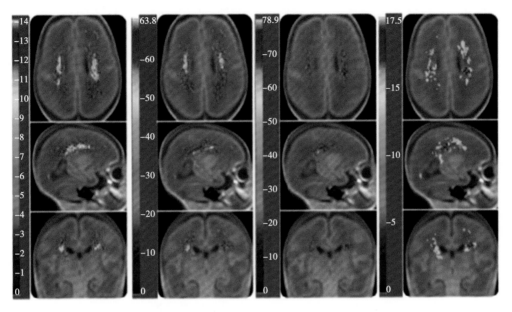

图 30-2 产后 MRI 检查证实早产造成白质损伤和对于远期神经发育的影响

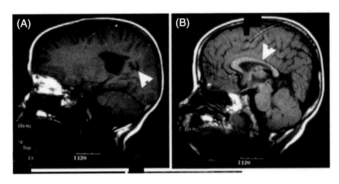

图 30-3 新型 MR 技术——弥散张量成像（DTI）/磁共振波谱（MRS）可以发现 WMI 的改变

预防早产围生期脑损伤的神经保护疗法

预防早产是避免早产围生期脑损伤的最终目标。在缺乏预防早产的有效干预措施的情况下，可采取包括准确评估有早产风险的孕妇，并对于分娩时机、方式和地点进行优选等干预措施来预防围生期脑损伤。目前使用的可能保护早产儿大脑的产前治疗方法包括产前应用糖皮质激素、适当使用抗生素和硫酸镁。新药在炎症和缺氧缺血动物模型中进行了试验，但尚未在人体中进行评估[28]。

预防早产

早产的预防在前几章中已经进行了详细讨论，不在本章的范围之内。简言之，初级预防策略包括改善母体营养状态、减少吸烟/酗酒/药物滥用、使用阿司匹林预防胎盘功能不全、单胚胎移植[5,29]。对于有早产风险的妇女，预防早产的最佳干预措施仍不明确：包括使用黄体酮、进行宫颈环扎或放置宫颈托[30]。

黄体酮可以预防高危妇女的早产，从而降低新生儿发病率。然而，这是否能减少早产的长期神经后遗症尚不清楚，对孕期使用黄体酮预防早产的单胎随访至生后 4 岁，并未发现运动障碍或脑瘫方面存在差异[31,32]。然而，有人提出黄体酮本身可能具有神经保护作用，可以减少神经元炎性反应以及对于缺氧的易感性，但其对围生期大脑的神经保护作用尚不清楚[33]。

感染和炎症是早产和胎膜早破的主要原因，也是围生期脑损伤的原因。因此，有人建议产前使用抗生素来预防早产及其后遗症。PPROM 时积极使用抗生素可延长孕周,降低新生儿发病率,包括改善脑部影像学异常。然而,宫内使用抗生素组和安慰剂组的儿童在7岁时神经系统发育并无差异。相比之下,胎膜完整的早产孕妇,为延长孕周而使用抗生素组,随访子代至生后7岁,其脑瘫风险高于未使用抗生素组[34]。这突出表明,适当对子代的长期随访对于评估早产的产前干预措施的有效性具有重要的意义,同时也确保这些干预不会造成伤害。

制订最佳分娩时机、方式和分娩地点

当早产临产或母体或胎儿状况恶化有医学指征需要终止妊娠等情况下早产难免时,制订最佳分娩计划,如分娩地点、分娩方式和分娩时间,可以改善新生儿结局。

早产时,宫缩抑制剂的使用为完成糖皮质激素疗程并将孕妇转移至三级母胎医学中心分娩争取了时间。有多种宫缩抑制剂用于保胎治疗,但均存在潜在的母婴风险。一项大型荟萃分析显示,前列腺素抑制剂效果最佳,但有潜在的增加IVH、PVL和坏死性小肠结肠炎的风险。钙通道阻滞剂降低新生儿发病率的可能性最大,但不能降低脑瘫的发生率。长期使用宫缩抑制剂并不能有效改善新生儿近期和远期预后[35,36]。

疑有胎儿宫内窘迫(继发于胎盘功能障碍)者,应选择最佳的分娩计划,以最大限度降低死亡率、近期新生儿发病率和远神经系统后遗症风险。早发型生长受限(FGR)的胎儿受到早产和宫内缺氧两个方面的影响,神经系统疾病风险增加。只有两项较大样本的研究涉及FGR,其中GRIT的研究,FGR伴胎儿窘迫风险的孕妇被随机分为两组:一组是即刻分娩,另一组延迟分娩。即刻分娩组儿童随访至2岁时脑瘫发病率有所增加,但将此项研究结果应用于临床仍存在一定的局限性[37]。随后TRUFFLE则根据胎儿静脉导管的变化或胎心监护(CTG)胎儿心率的短期变异性,对FGR孕妇进行随机分组。延迟至静脉导管出现恶化才选择终止妊娠的病例组,大多数儿童在随访到2岁时并没有发现神经发育障碍,但事实上1/3孕妇在这之前已经因为CTG的变化而终止妊娠,因此需要对于FGR的分娩时机进行更多的研究[38]。

预防早产新生儿并发症的最佳分娩方式取决于终止妊娠指征、分娩孕周以及胎先露情况。当孕周<30周同时伴有FGR的早产儿,剖宫产提高了新生儿存活率,但随着孕周增加,剖宫产的优势逐渐减少。当然,FGR产时剖宫产率很高,80%以上的早产FGR均为剖宫产分娩[39]。30%~35%的极早产为臀位。臀位早产的分娩方式需要兼顾传统剖宫产风险以及阴道分娩新生儿发病率的不确定性,因此非常具有挑战性。极早期早产的孕妇实施择期剖宫产手术,可以降低新生儿死亡以及IVH的发生率。然而,目前尚无对于极早期早产新生儿远期神经系统发育情况的随访数据[40]。

产前糖皮质激素

1972年,Liggins发表了他的里程碑式的研究,即与安慰剂组比较,产前使用糖皮质激素者新生儿死亡率下降,并可以改善呼吸窘迫综合征病情[41]。产前糖皮质激素(ACS)促进肺表面活性物质的产生和分泌,促进肺泡结构成熟,提高对外源性表面活性物质的反应。自1972年首次出版以来,更多的研究表明ACS可以降低早产儿IVH和PVL的风险,Cochrane研究显示,ACS可以减少脑瘫($RR = 0.68, 95\%CI: 0.56 \sim 0.82$)和儿童期严重残疾($RR = 0.79, 95\%CI: 0.73 \sim 0.85$)[42]。

糖皮质激素的给药时机至关重要,给药7d后疗效会逐渐下降。因此,有时需要重复ACS治疗。当然,多个疗程ACS对胎儿生长和大脑发育的影响,包括智商较低,行为障碍发生率较高等现象受到了学者们的更多的关注[39]。此外,最近一项Cochrane研究显示,随访至2岁时重复给药组与单疗程给药组婴儿的神经功能障碍和脑瘫发生率并无差别[5]。因此,ACS单疗程在有效时间给药即起到了最有效的胎儿神经保护作用。

然而,最佳的ACS给药时机和剂量尚不清楚。Cochrane回顾分析显示,与倍他米松相比,地塞米松明显降低了IVH的发生率,但尚无有效随访数据($RR = 0.44, 95\%CI: 0.21 \sim 0.92$)[43]。针对这个问题,目前一项随机对照试验正在开展。

硫酸镁

20世纪90年代的一些观察性研究发现,硫酸镁可以预防子痫或用于保胎治疗,可降低PVL和脑瘫发生率。<1 500g的早产儿,分娩前接受硫酸镁治疗者脑瘫发生率显著降低($RR = 0.14, 95\%CI: 0.05 \sim 0.51$)[44]。1997—2008年,共有5项随机对照试验,其中3项是专门针对硫酸镁对胎儿

神经系统保护作用的研究（表 30-1）。MagNET and Magpie 最初研究目的是硫酸镁在保胎和预防子痫的作用，也包括了神经保护和新生儿结局随访。MagNET 研究中因出现了 10 例硫酸镁治疗时宫内死亡病例而提前结束。但这并不能将这些

死亡归因于使用硫酸镁，此后也未见到类似的报道[45]。Magpie 研究集中于使用硫酸镁预防子痫，结果显示使用组的新生儿在 18 个月内的死亡率或脑瘫发生风险均较低，但并无统计学意义，而且儿科随访也存在不一致性[46]。

表 30-1　初级脑神经保护研究

研究（n）	孕周/周	随访时间	剂量	脑瘫 RR（95%CI）	死亡 RR（95%CI）
ACTOMgSO$_4$（1 062）[47]	<30	2 岁	4g 负荷量 1g/h 维持量	0.83（0.54~1.27）	0.81（0.62~1.07）
PREMAG（683）[49]	<33	6 岁	仅 4g 负荷量	0.68（0.40~1.17）	0.83（0.52~0.32）
BEAM（2 241）[48]	<32	2 岁	6g 负荷量 2g/h 维持量	0.59（0.41~0.86）	1.15（0.88~1.51）

Crowther 主持的 ACTOMgSO4 研究包括 1 062 名 30 周以内分娩的孕妇，随机分配到接受 4g 负荷剂量伴随 1g/h 维持剂量组，结果提示 MgSO$_4$ 使用组新生儿脑瘫率（RR = 0.83，95% CI：0.54~1.27）或死亡率/脑瘫率（RR = 0.83，95% CI：0.66~1.03）无显著降低[47]。Rouse 主持的 BEAM 研究中，对 2 241 名 32 周内分娩的孕妇进行类似的研究，给予 6g 硫酸镁的负荷剂量，然后 2g/h 维持量持续 12h，研究结果显示新生儿随访至 2 岁，脑瘫发病率有所下降（RR = 0.55，95% CI：0.32~0.95）[48]。最后，PREMAG 对 564 名 34 周以内分

娩的孕妇进行了一项小规模的研究，结果显示新生儿死亡率和出院时 WMI 发生率并无显著下降（RR = 0.86，95% CI：0.55~1.34）[49]。随后的荟萃分析和一项 Cochrane 的综述显示有早产风险孕妇产前用硫酸镁可显著降低脑瘫（RR = 0.68，95% CI：0.54~0.87）和粗大运动功能障碍（RR = 0.61，95% CI：0.44~0.85）的发生率（表 30-2）。也就是说，为了预防 1 名儿童脑瘫，63 名孕妇需接受硫酸镁治疗[50]。2010 年，澳大利亚阿德莱德大学发布一项全国性指南，建议所有怀孕 30 周以下有早产风险的孕妇均应接受硫酸镁治疗[51]。

表 30-2　胎儿神经保护研究的荟萃分析

研究	研究数量	婴儿数	死亡或者脑瘫 RR	脑瘫 RR（95%CI）	死亡 RR（95%CI）
Doyle 等[50]	4	4 446	0.85（0.74~0.98）	0.71（0.55~0.91）	0.95（0.80~1.12）
Constantine 等[62]	4	4 324	0.86（0.75~0.99）	0.70（0.55~0.89）	0.95（0.80~1.13）
Conde-Agudelo 等[63]	4	4 446	N/A	0.69（0.55~0.88）	0.95（0.80~1.12）

尽管如此，仍然存在一些争议。如治疗的最佳孕周尚不明确，各国的指南也不尽相同。孕周越小，脑瘫发生风险越大，但因此而需要治疗的小孕周的病例很少。澳大利亚指南建议在 30 周之前接受治疗效果最佳[51]。ACOG 以及美国健康和护理研究所也建议在妊娠 30 周前进行治疗[52]。而加拿大指南建议将上限提至 31^{+6} 周[53]。ACOG 也建议 32 周前给药，但未给出治疗剂量和方案[54]。一项正在进行的随机对照试验旨在探讨孕 30~34 周硫酸镁使用的意义。

此外，各个研究之间给药剂量和时间存在差异，最佳方案并不明确。所有人都使用了负荷剂量，但并非所有人都维持给药。在 BEAM 的研究

中，如果停药后 6h 内尚未分娩，则会重复给药一次。澳大利亚指南建议应在分娩前 4h 开始给药，但使用后多久达到疗效目前并不清楚。

一项个体参与者数据的荟萃分析（IPD-MA）证实硫酸镁治疗有效，并试图解决以上问题。结果显示，包括早产医学指征、分娩孕周、多胎妊娠或给药方案等不同，其治疗效果并无差异（表 30-3）。此外，未发现产前应用硫酸镁对母体、胎儿或新生儿造成严重不良影响[55]。然而，硫酸镁的副作用较为多见，发生率约 70%，包括面部潮红、恶心呕吐、注射部位刺激。此外，需警惕硫酸镁和钙通道拮抗剂的协同作用，可能会增强心血管和神经肌肉系统效应，导致低血压和心动过速。

表 30-3　亚组分析（来源于个案荟萃分析）

亚组	研究数目	婴儿数	死亡/脑瘫 RR	脑瘫 RR(95%CI)	死亡 RR(95%CI)
胎儿数量					
单胎	5	4 918	0.94(0.83~1.05)	0.70(0.53~0.92)	1.01(0.88~1.16)
多胎	4	1 058	0.86(0.65~1.160)	0.64(0.38~1.07)	0.99(0.68~1.43)
治疗孕周					
<26	5	1 058	0.99(0.87~1.12)		1.06(0.92~1.22)
26~27	5	1 081	0.91(0.75~1.12)	<28　0.69(0.52~0.93)	1.00(0.78~1.26)
28~29	5	1 438	1.00(0.80~1.26)		1.14(0.87~1.49)
30~31	4	1 272	1.04(0.75~1.44)	28~31 0.69(0.45~1.05)	1.18(0.82~1.70)
32+	3	1 273	1.06(0.78~1.46)	0.42(0.08~2.14)	1.12(0.81~1.54)
总剂量/g					
0~4	4	274	0.96(0.52~1.75)	1.71(0.50~5.80)	0.73(0.35~1.51)
4~14	4	1 918	0.86(0.72~1.04)	4　0.57(0.33~0.98) 4~14 0.82(0.52~1.28)	0.97(0.76~1.23)
14~28	2	357	0.70(0.45~1.11)	0.50(0.23~1.13)	0.81(0.44~1.50)
28~42	1	1 221	0.86(0.64~1.15)	28+　0.70(0.46~1.07)	1.02(0.70~1.48)
42~56	1	360	0.95(0.49~1.82)		0.91(0.43~1.90)
>56	2	343	1.23(0.65~2.32)		1.63(0.65~4.05)

硫酸镁预防围生期脑损伤的作用机制和药代动力学尚不清楚。硫酸镁可自由通过胎盘，和钙离子一起参与细胞代谢过程，故在胎儿和新生儿血中可检测到。有理论认为它直接作用于少突胶质细胞。少突胶质细胞是主要的脑白质胶质细胞，在围生期早期脑损伤中极易受到缺氧和炎症损伤。少突胶质细胞上的氮甲基-D-天冬氨酸受体（NMDA）在其损伤过程中起着重要作用，而硫酸镁是 NMDA 受体的一种非竞争性拮抗剂，因此可能通过阻断这些受体，从而逆转炎症和低氧导致的损伤。还有一些证据表明硫酸镁可能通过抑制自由基和靶向炎症细胞因子的产生来发挥稳定神经元细胞膜和改善心血管不稳定状态等作用[56]。总之，还是需要进一步的研究来了解作用机制，优化给药剂量，并确定哪些胎儿最可能从中受益。

新研发的药物

硫酸镁仅具有适度的神经保护作用，因此预防或改善早产引起的围生期损伤的新疗法正在研发中。在围生期脑损伤动物模型中出现了几种有前途的药物，包括褪黑激素、肌酸、N-乙酰半胱氨酸、重组人促红素和干细胞，目前正在进行人体临床试验。

褪黑素

褪黑素是一种由松果体产生的内源性脂溶性激素。它具有强大的抗氧化性能，可以清除活性氧，阻断兴奋性毒性级联反应，调节神经兴奋通路，透过胎盘和胎儿血脑屏障，从而保护发育中的胎儿大脑。动物研究显示褪黑激素具有预防白质和灰质损伤的作用。绵羊 FGR 模型中使用褪黑激素可以改善早期神经功能。褪黑激素安全性好，在成人、母体或新生儿的临床试验中，均未见有不良反应的报道，现已广泛用于治疗成人和儿童睡眠障碍。目前正在进行新生儿和围生期应用的研究，包括安全性、最佳剂量、给药时机和给药途径以确保其作为神经保护剂的有效性[57]。

肌酸

肌酸是一种氨基酸衍生物,通过维持线粒体功能、促进 ATP 转换从而参与细胞能量代谢。肌酸存在于饮食,安全性可靠。它可以透过胎盘,从而提高胎儿体内的肌酸水平。因此胎儿在缺氧时肌酸可以维持细胞能量代谢稳态,防止缺氧性脑损伤。动物研究表明,母体补充肌酸可提高小动物的存活率并防止脑损伤,但迄今尚未进行人体试验[58]。

N-乙酰半胱氨酸

N-乙酰半胱氨酸(NAC)具有抗氧化和抗炎症的特点,可以通过胎盘和血脑屏障,直接清除活性氧,减少氧化应激和细胞因子的产生。在围生期感染的小动物模型中,加用 NAC 可以降低脑组织的炎症损伤,但一项大型动物研究显示 NAC 可能与感染后绵羊的胎羊低血压和低氧血症有关,存在安全性的问题。一项针对暴露于绒毛膜羊膜炎的婴儿进行的人类研究显示母体产前使用 NAC 并没有对母体或胎儿产生不良影响,应用 NAC 治疗者的胎儿恢复了正常的脑血管吻合,并引起了炎症因子的变化。但这项研究规模太小,以至于无法评估婴儿和儿童近远期发病率的临床差异[59]。

重组人促红素

重组人促红素(EPO)是一种调节红细胞生成的造血细胞因子,具有抗炎、抗氧化和神经营养作用。临床中广泛用于治疗早产儿贫血,并可以降低足月新生儿缺氧缺血性脑病的死亡率和致残率。动物模型显示,母体感染后接受重组人促红素治疗者,神经元细胞死亡和髓鞘病变减少。小型临床研究显示对胎儿并无不良影响,目前正在进行Ⅲ期试验进行安全性验证[60]。

干细胞

干细胞具有自我更新和分化为多种成熟细胞谱系的能力,使其成为理想的神经保护和修复治疗的方法。干细胞也可以分泌调节组织修复的生长因子和细胞因子。脐血干细胞易于收集,缺乏免疫识别表面抗原,可降低移植物抗宿主风险。五项人体试验研究表明,干细胞疗法(包括同种异体脐带血)能够改善脑瘫患儿的运动功能。对间充质干细胞的动物研究表明,其可以促进髓鞘再生,抑制炎症和凋亡。已有研究表明新生儿缺血损伤后使用干细胞可以减少 WMI。内皮祖细胞也可能具有潜在的神经保护功能,在介导血管对缺氧和组织损伤反应中发挥作用。尽管在缺血性脑损伤动物模型中证实具有神经保护作用,但宫内给药仍存在很大的挑战,因此尚不能应用于产前神经保护[61]。

结论

早产仍然是全球问题,随着存活率的提高,如何减少早产的长期后遗症迫在眉睫。早产的预测和预防是关键,包括初级预防和高危妇女的针对性预防。在早产不可避免时,神经保护药物对于减少早产引起的围生期脑损伤至关重要。围生期脑损伤及其后果对个人、家庭和社会都有着重大影响,但人们对此仍重视不足。尽管早产儿的产后护理不断进步,我们仍需要不断深化对围生期脑损伤病因和发病机制的认知,从而针对高危妊娠制订处理策略。在新的、更有效的药物问世之前,产前应用糖皮质激素和硫酸镁对改善早产儿的神经系统发育预后具有极为重要的意义。

(翻译 魏瑗 审校 邹刚)

参考文献

[1] Blencowe H, Cousens S, Oestergaard MZ, Chou D, Moller AB, Narwal R, et al. National, regional, and worldwide estimates of preterm birth rates in the year 2010 with time trends since 1990 for selected countries: a systematic analysis and implications. *Lancet.* 2012; 379: 2162–72.

[2] Liu L, Johnson HL, Cousens S, Perin J, Scott S, Lawn JE, et al. Global, regional, and national causes of child mortality: an updated systematic analysis for 2010 with time trends since 2000. *Lancet.* 2012; 379: 2151–61.

[3] Mwaniki MK, Atieno M, Lawn JE, Newton CR. Long-term neurodevelopmental outcomes after intrauterine and neonatal insults: a systematic review. *Lancet.* 2012; 379: 445–52.

[4] Moore T, Hennessy EM, Myles J, Johnson SJ, Draper ES, Costeloe KL, et al. Neurological and developmental outcome in extremely preterm children born in England in 1995 and 2006: the EPICure studies. *BMJ.* 2012; 345: e7961.

[5] Shepherd E, Salam RA, Middleton P, Makrides M, McIntyre S, Badawi N, et al. Antenatal and intrapartum interventions for preventing cerebral palsy: an overview of Cochrane systematic reviews. *Cochrane Database Syst Rev.* 2017; 8: CD012077.

[6] Villar J, Abalos E, Carroli G, Giordano D, Wojdyla D, Piaggio G, et al. Heterogeneity of perinatal outcomes in the preterm delivery syndrome. *Obstet Gynecol.* 2004; 104: 78–87.

[7] Romero R, Espinoza J, Kusanovic JP, Gotsch F, Hassan S, Erez O, et al. The preterm parturition syndrome. *BJOG.* 2006; 113 (Suppl. 3): 17–42.

[8] Goldenberg RL, Gravett MG, Iams J, Papageorghiou AT, Waller SA, Kramer M, et al. The preterm birth syndrome: issues to consider in creating a classification system. *Am J Obstet Gynecol.* 2012; 206: 113–18.

[9] Barros FC, Papageorghiou AT, Victora CG, Noble JA, Pang R, Iams J, et al. The distribution of clinical phenotypes of preterm birth syndrome: implications for prevention. *JAMA Pediatr.* 2015; 169: 220–9.

[10] Menon R. Spontaneous preterm birth, a clinical dilemma: etiologic, pathophysiologic and genetic heterogeneities and racial disparity. *Acta Obstet Gynecol Scand.* 2008; 87: 590–600.

[11] Blondel B, Macfarlane A, Gissler M, Breart G, Zeitlin J, Group PS. Preterm birth and multiple pregnancy in European countries participating in the PERISTAT project. *BJOG.* 2006; 113: 528–35.

[12] Lee SE, Romero R, Park CW, Jun JK, Yoon BH. The frequency and significance of intraamniotic inflammation in patients with cervical insufficiency. *Am J Obstet Gynecol.* 2008; 198: 633. e1–8.

[13] Blencowe H, Cousens S, Chou D, Oestergaard M, Say L, Moller AB, et al. Born too soon: the global epidemiology of 15 million preterm births. *Reprod Health.* 2013; 10 (Suppl. 1): S2.

[14] Gyamfi Bannerman C. Late preterm birth: can be reduced. *Am J Obstet Gynecol.* 2011; 204: 459–60.

[15] Newnham JP, White SW, Meharry S, Lee HS, Pedretti MK, Arrese CA, et al. Reducing preterm birth by a statewide multifaceted program: an implementation study. *Am J Obstet Gynecol.* 2017; 216: 434–42.

[16] Bierstone D, Wagenaar N, Gano DL, Guo T, Georgio G, Groenendaal F, et al. Association of Histologic Chorioamnionitis With Perinatal Brain Injury and Early Childhood Neurodevelopmental Outcomes Among Preterm Neonates. *JAMA Pediatr.* 2018; 172: 534–41.

[17] Woodward LJ, Anderson PJ, Austin NC, Howard K, Inder TE. Neonatal MRI to predict neurodevelopmental outcomes in preterm infants. *New Engl J Med.* 2006; 355: 685–94.

[18] Behrman R, Stith Butler A (eds.). *Preterm Birth: Causes, Consequences, and Prevention.* Washington, DC: National Academies Press, 2007.

[19] Rosenbaum P, Paneth N, Leviton A, Goldstein M, Bax M, Damiano D, et al. A report: the definition and classification of cerebral palsy April 2006. *Dev Med Child Neurol Suppl.* 2007; 109: 8–14.

[20] Graham HK, Rosenbaum P, Paneth N, Dan B, Lin JP, Damiano DL, et al. Cerebral palsy. *Nat Rev Dis Primers.* 2016; 2: 15082.

[21] MacLennan AH, Thompson SC, Gecz J. Cerebral palsy: causes, pathways, and the role of genetic variants. *Am J Obstet Gynecol.* 2015; 213: 779–88.

[22] Himpens E, Van den Broeck C, Oostra A, Calders P, Vanhaesebrouck P. Prevalence, type, distribution, and severity of cerebral palsy in relation to gestational age: a meta-analytic review. *Dev Med Child Neurol.* 2008; 50: 334–40.

[23] Colver A, Fairhurst C, Pharoah PO. Cerebral palsy. *Lancet.* 2014; 383: 1240–9.

[24] Bos AF, Van Braeckel KN, Hitzert MM, Tanis JC, Roze E. Development of fine motor skills in preterm infants. *Dev Med Child Neurol.* 2013; 55 (Suppl. 4): 1–4.

[25] Sommer C, Urlesberger B, Maurer-Fellbaum U, Kutschera J, Muller W. Neurodevelopmental outcome at 2 years in 23 to 26 weeks old gestation infants. *Klin Padiatr.* 2007; 219: 23–9.

[26] Linsell L, Malouf R, Morris J, Kurinczuk JJ, Marlow N. Prognostic Factors for Poor Cognitive Development in Children Born Very Preterm or With Very Low Birth Weight: A Systematic Review. *JAMA Pediatr.* 2015;169: 1162–72.

[27] Salmaso N, Jablonska B, Scafidi J, Vaccarino FM, Gallo V. Neurobiology of premature brain injury. *Nat Neurosci.* 2014; 17: 341–6.

[28] Nijman TA, van Vliet EO, Koullali B, Mol BW, Oudijk MA. Antepartum and intrapartum interventions to prevent preterm birth and its sequelae. *Semin Fetal Neonatal Med.* 2016; 21: 121–8.

[29] Rolnik DL, Wright D, Poon LC, O'Gorman N, Syngelaki A, de Paco Matallana C, et al. Aspirin versus Placebo in Pregnancies at High Risk for Preterm Preeclampsia. *New Engl J Med.* 2017; 377: 613–22.

[30] Stock SJ, Ismail KM. Which intervention reduces the risk of preterm birth in women with risk factors? *BMJ.* 2016; 355: i5206.

[31] McNamara HC, Wood R, Chalmers J, Marlow N, Norrie J, MacLennan G, et al. STOPPIT Baby Follow-up Study: the effect of prophylactic progesterone in twin pregnancy on childhood outcome. *PLoS ONE.* 2015; 10: e0122341.

[32] Dodd JM, Jones L, Flenady V, Cincotta R, Crowther CA. Prenatal administration of progesterone for preventing preterm birth in women considered to be at risk of preterm birth. *Cochrane Database Syst Rev.* 2013; 7: CD004947.

[33] Cespedes Rubio AE, Perez-Alvarez MJ, Lapuente Chala C, Wandosell F. Sex steroid hormones as neuroprotective elements in ischemia models. *J Endocrinol.* 2018; 237: R65–81.

[34] Flenady V, Hawley G, Stock OM, Kenyon S, Badawi N. Prophylactic antibiotics for inhibiting preterm labour with intact membranes. *Cochrane Database Syst Rev.* 2013; 12: CD000246.

[35] Neilson JP, West HM, Dowswell T. Betamimetics for inhibiting preterm labour. *Cochrane Database Syst Rev.* 2014; 2: CD004352.

[36] Haas DM, Caldwell DM, Kirkpatrick P, McIntosh JJ, Welton NJ. Tocolytic therapy for preterm delivery: systematic review and network meta-analysis. *BMJ.* 2012; 345: e6226.

[37] Stock SJ, Bricker L, Norman JE, West HM. Immediate versus deferred delivery of the preterm baby with suspected fetal compromise for improving outcomes. *Cochrane Database Syst Rev.* 2016; 7: CD008968.

[38] Lees CC, Marlow N, van Wassenaer-Leemhuis A, Arabin B, Bilardo CM, Brezinka C, et al. 2 year neurodevelopmental and intermediate perinatal outcomes in infants with very preterm fetal growth restriction (TRUFFLE): a randomised trial. *Lancet.* 2015; 385: 2162–72.

[39] Ting JY, Kingdom JC, Shah PS. Antenatal glucocorticoids, magnesium sulfate, and mode of birth in preterm fetal small for gestational age. *Am J Obstet Gynecol.* 2018; 218: S818–28.

[40] Grabovac M, Karim JN, Isayama T, Liyanage SK, McDonald SD. What is the safest mode of birth for extremely preterm breech singleton infants who are actively resuscitated? A systematic review and meta-analyses. *BJOG.* 2018; 125: 652–63.

[41] Liggins GC, Howie RN. A controlled trial of antepartum glucocorticoid treatment for prevention of the respiratory distress syndrome in premature infants. *Pediatrics.* 1972; 50: 515–25.

[42] Roberts D, Brown J, Medley N, Dalziel SR. Antenatal corticosteroids for accelerating fetal lung maturation for women at risk of preterm birth. *Cochrane Database Syst Rev.* 2017; 3: CD004454.

[43] Brownfoot FC, Gagliardi DI, Bain E, Middleton P, Crowther CA. Different corticosteroids and regimens for accelerating fetal lung maturation for women at risk of preterm birth. *Cochrane Database Syst Rev.* 2013; 8: CD006764.

[44] Grether J, Hirtz D, McNellis D, Nelson K, Rouse DJ. Tocolytic magnesium sulphate and paediatric mortality. *Lancet.* 1998; 351: 292; author reply 3.

[45] Mittendorf R, Covert R, Boman J, Khoshnood B, Lee KS, Siegler M. Is tocolytic magnesium sulphate associated with increased total paediatric mortality? *Lancet.* 1997; 350: 1517–18.

[46] Magpie Trial Follow-Up Study Collaborative Group. The Magpie Trial: a randomised trial comparing magnesium sulphate with placebo for pre-eclampsia. Outcome for children at 18 months. *BJOG.* 2007; 114: 289–99.

[47] Crowther CA, Hiller JE, Doyle LW, Haslam RR, Australasian Collaborative Trial of Magnesium Sulphate Collaborative Group. Effect of magnesium sulfate given for neuroprotection before preterm birth: a randomized controlled trial. *JAMA.* 2003; 290: 2669–76.

[48] Rouse DJ, Hirtz DG, Thom E, Varner MW, Spong CY, Mercer BM, et al. A randomized, controlled trial of magnesium sulfate for the prevention of cerebral palsy. *New Engl J Med.* 2008; 359: 895–905.

[49] Marret S, Marpeau L, Zupan-Simunek V, Eurin D, Leveque C, Hellot MF, et al. Magnesium sulphate given before very-preterm birth to protect infant brain: the randomised controlled PREMAG trial. *BJOG.* 2007; 114: 310–18.

[50] Doyle LW, Crowther CA, Middleton P, Marret S, Rouse D. Magnesium sulphate for women at risk of preterm birth for neuroprotection of the fetus. *Cochrane Database Syst Rev.* 2009; 1: CD004661.

[51] Australian National Health and Medical Research Council. (2010). Antenatal magnesium sulphate prior to preterm birth for neuroprotection of the fetus, infant and child. National Clinical Practice Guidelines. https://www.clinicalguidelines.gov.au/register/antenatal-magnesium-sulphate-prior-preterm-birth-neuroprotection-fetus-infant-and-child.

[52] National Institute for Health and Care Excellence. (2015). Preterm labour and Birth. NICE Guideline NG25. https://www.nice.org.uk/guidance/ng25.

[53] Magee L, Sawchuck D, Synnes A, von Dadelszen P, Magnesium Sulphate For Fetal Neuroprotection Consensus Committee, Maternal Fetal Medicine Committee. SOGC Clinical Practice Guideline: Magnesium sulphate for fetal neuroprotection. *J Obstet Gynaecol Can.* 2011; 33: 516–29.

[54] American College of Obstetricians and Gynecologists Committee on Obstetric Practice; Society for Maternal-Fetal Medicine. Committee Opinion No. 455: Magnesium Sulfate before anticipated preterm birth for neuroprotection. *Obstet Gynecol.* 2016; 115: 669–71.

[55] Crowther CA, Middleton PF, Voysey M, Askie L, Duley L, Pryde PG, et al. Assessing the neuroprotective benefits for babies of antenatal magnesium sulphate: an individual participant data meta-analysis. *PLoS Med.* 2017; 14: e1002398.

[56] Chang E. Preterm birth and the role of neuroprotection. *BMJ.* 2015; 350: g6661.

[57] Colella M, Biran V, Baud O. Melatonin and the newborn brain. *Early Hum Dev.* 2016; 102: 1–3.

[58] Dickinson H, Bain E, Wilkinson D, Middleton P, Crowther CA, Walker DW. Creatine for women in pregnancy for neuroprotection of the fetus. *Cochrane Database Syst Rev.* 2014; 12: CD010846.

[59] Jenkins DD, Wiest DB, Mulvihill DM, Hlavacek AM, Majstoravich SJ, Brown TR, et al. Fetal and neonatal effects of N-acetylcysteine when used for neuroprotection in maternal chorioamnionitis. *J Pediatr.* 2016; 168: 67–76. e6.

[60] Ranchhod SM, Gunn KC, Fowke TM, Davidson JO, Lear CA, Bai J, et al. Potential neuroprotective strategies for perinatal infection and inflammation. *Int J Dev Neurosci.* 2015; 45: 44–54.

[61] Paton MCB, McDonald CA, Allison BJ, Fahey MC, Jenkin G, Miller SL. Perinatal brain injury as a consequence of preterm birth and intrauterine inflammation: designing targeted stem cell therapies. *Front Neurosci.* 2017; 11: 200.

[62] Costantine MM, Weiner SJ, Eunice Kennedy Shriver National Institute of Child Health and Human Development Maternal-Fetal Medicine Units Network. Effects of antenatal exposure to magnesium sulfate on neuroprotection and mortality in preterm infants: a meta-analysis. *Obstet Gynecol.* 2009; 114: 354–64.

[63] Conde-Agudelo A, Romero R. Antenatal magnesium sulfate for the prevention of cerebral palsy in preterm infants less than 34 weeks' gestation: a systematic review and meta analysis. *Am J Obstet Gynecol.* 2009; 200: 595–609.

单绒毛膜多胎妊娠之双胎输血综合征

第31章　双胎输血综合征：胎盘和胎儿的发病机制

Fiona L. Mackie ◆ Enrico Lopriore ◆ Mark D. Kilby

引言

双胎输血综合征（twin-twin transfusion syndrome, TTTS）是单绒毛膜（monochorionic, MC）双胎特有的并发症,在单绒毛膜双胎中的发生率约10%~15%,包括多胎妊娠中的单绒毛膜双胎。自1875年该疾病首次被报道以来,它就引起了产科专家的关注[1],当时人们对该病还是束手无策,围产儿丢失率很高。未经治疗的 TTTS,围产儿丢失率>90%,同时,对于任一存活胎儿,神经系统疾病的发病率亦很高（>50%）,因此,自 TTTS 首次被报道以来,无论在解密其潜在的发病机制方面,还是在试图改变其临床过程方面,都带来了许多挑战[2,3]。随着治疗的开展,目前 TTTS 的预后有了显著改善,后面将在第32、33 和35 章中详细讨论。但是,即使采取了治疗,目前 TTTS 仍有12%

的双胎流产率,双胎存活率仅有62%[4]。

TTTS 是遗传基因一致性的双胎（即单卵双胎）出现表型不一致的特殊疾病,是由于单绒毛膜胎盘中吻合血管的形成造成了双胎间血流交通的结果。在单卵双胎中,胎盘的形成取决于单个卵子与单个精子受精后合子分裂的时间。如果分裂发生在受精后的 4~8d,则形成单个共用的胎盘、两个单独的羊膜囊,这种双胎被称为单绒毛膜双羊膜囊双胎（MCDA）。目前关于单卵双胎形成机制最主流的假说是单细胞"分裂"学说,但也有学者提出了"共显轴理论"（即多组织轴发育）。如果在受精后的 8~13d 发生受精卵分裂,就会形成一个共用的胎盘和仅有的一个羊膜囊,这种双胎被称为单绒毛膜单羊膜（MCMA）双胎（图 31-1）。MCMA 双胎妊娠仍然有可能发展为 TTTS,但是与MCDA 双胎妊娠相比较为少见,且其检测更加

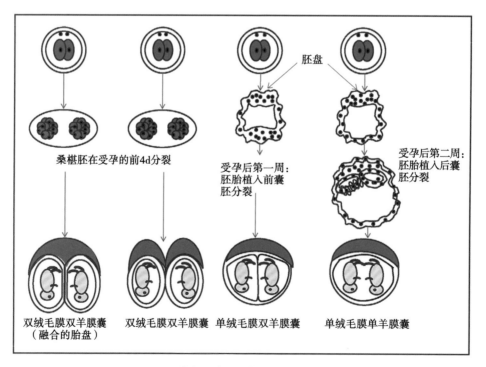

图 31-1　单卵双胎的发育及胎盘形成示意图

困难[5]。

TTTS 的特点是双胎之间羊水量不均衡(如果是 MCDA 双胎),这种羊水分布不均被认为是继发于双胎之间的血流和双胎循环中血流动力学压力的慢性失衡[6]。"供血儿"处于相对低灌注和低血压状态,导致肾脏灌注不良和随后的少尿。超声表现为胎儿膀胱不易显示和羊水过少。而双胎中的"受血儿"则处于高血容量状态,导致肾灌注增加,多尿和羊水过多[7]。在第 32 章和第 33 章我们详细介绍了临床表现,分期和治疗的基本原理。

德国妇产科医生 Friedrich Schatz 首先认识到了 TTTS 与双胎之间的胎盘连接有关,他提出了"第三循环"[1]。现在认为胎盘内的这些血管连接是 TTTS 发生的解剖学前提。本章将概述 TTTS 的胎盘发病机制,包括双胎间胎盘内血管吻合;还将探讨 TTTS 的胎儿病生理,重点是心血管和肾脏发生的变化,这些均继发于胎盘血管吻合带来的血流动力学影响。缺乏合适的动物模型限制了对 TTTS 病理生理学的详细理解,并且对进行体内实验的伦理限制意味着目前许多潜在的机制仍是推测性的——然而,我们将从异常的胎盘血管结构开始阐述一些公认的概念。

胎盘血管结构和 TTTS

人类胎盘绒毛膜的形成包括血管的生成(即由非血管的前体,如成血管母细胞形成血管)以及血管的再生(即在已有血管基础上分裂、增生、重塑形成新的血管)[8]。这两个过程对胎儿和胎盘进行组织细胞间的氧气,营养物质和废物运输交换至关重要。此外,胎盘的理想生长不仅取决于母体和胎儿间的血管系统的初始形成,还取决于随着妊娠进展的血流量增加。人类胎盘的成功发育以及调节胎盘内各种细胞类型(如滋养层,内皮细胞)迁移和组织的必要旁分泌和自分泌"信号"是非常复杂的。这些机制被认为涉及血管内皮生长因子(VEGF)家族成员以及转化生长因子-β_1(TGF-β_1)[8]。胎儿血管生成开始于受孕3周后血管母细胞索的形成。接下来是从第4周到第25周的分支血管生成阶段,此后血管生成从分支形式转换为非分支形式[8]。子宫胎盘组织缺氧可能会影响胎盘形成,正如子痫前期和胎儿生长受限(FGR)等胎盘发育异常的病变机制一

样[9]。在低氧条件下,分支血管生成增加,导致末端绒毛畸形,并减少毛细血管生长,因此毛细血管的容积和表面积可能受到限制[9]。在多胎妊娠中,胎盘发育异常的风险增加,易患子痫前期和FGR 等并发症[10],并出现相关的胎盘形态学变化。然而,在 MC 胎盘中存在额外复杂性,即双胎间胎盘血管吻合的潜在发展[11]。

胎盘循环之间的血管吻合以随机方式发生在胚胎与胚外循环建立连接的阶段。随后,吻合的随机闭锁及其相应绒毛区的退化与胎盘的扩张相关。当胎盘血管吻合的不一致闭锁导致血流阻力的失衡时,TTTS 即可能发生。血管吻合的性质至关重要,但没有哪种独特的吻合方式可单独解释TTTS 的发生[12]。

血管吻合分为 3 种类型:动脉-动脉吻合(AAA),静脉-静脉吻合(VVA)和动-静脉吻合(AVA)[13]。AVA 位于胎盘的深部,血流是单向的,使双胎中一胎(通常是供血儿)的低氧的动脉血液流入与另一胎共享的绒毛膜绒毛树中。在绒毛膜绒毛分支中发生气体交换,但另一胎儿(即不是双胎中将其含氧量低的血液排入绒毛分支中的胎儿,通常是双胎中的受血儿)接受了含氧量高的静脉血,而不是双胎中的供血儿。AVA 可以在同一妊娠中以相反方向存在,但是当双胎间血流存在不平衡时,例如,从供血儿到受血儿的AVA 较大,或者 AVA 的数量为奇数,则总体上从供血儿体到受血儿的血流占优势[14],TTTS 即可能发生(图 31-2)。

AAA 位于胎盘的表面,血流是双向的,因为它是双胎之间动脉的直接相连(图 31-3)。AAA具有"保护作用",因为计算机模型表明它们具有较低的阻力,有助于平衡 AVA 中双胎间不均衡的单向血流[15]。与非 TTTS 的单绒毛膜双胎妊娠相比,TTTS 的孕妇胎盘中的 AAA 相对较少[16]。产前检测到 AAA 的存在可将 TTTS 风险降低 7倍[17]。但是,AAA 的存在并不能排除 TTTS 的发生,因为大约35%的 TTTS 病例具有 AAA[16]。

对 VVA 的了解较少,在 MC 胎盘中,20% ~25%有 VVA 的存在,其似乎与 TTTS 和围产儿死亡率有关,但原因尚不清楚[18,19]。

双胎贫血红细胞增多症序列(twin anemia polycythemia sequence,TAPS)也与 AVA 的存在和 AAA 的缺失有关,但是与 TTTS 相比,这些血管吻合要小得多(直径<1mm)[16]。尽管这两种情况

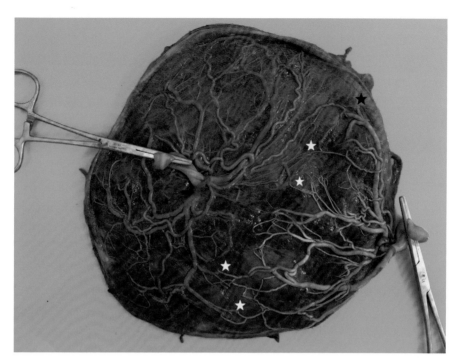

图31-2　24+5周（在24周时进行羊水减量术）分娩的单绒毛膜双胎妊娠合并双胎输血综合征（Quintero 1期）的胎盘灌注研究。供血儿胎盘的份额在右侧，份额较小（黄色和绿色注射血管）。受血儿的胎盘部位在左侧（红色和蓝色注射血管）。白色星标显示从供血儿到受血儿的双胎间的动脉-静脉吻合（AVA）。黑色星标指示从受血儿到供血儿的AVA簇。没有动脉-动脉吻合

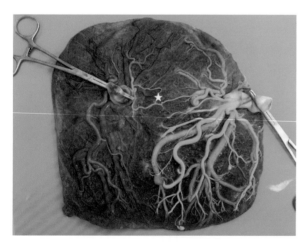

图31-3　36周分娩的无并发症的单绒毛膜双胎妊娠的胎盘注射研究。白色星标标记动脉-动脉吻合

都是胎儿与胎儿间输血的例子，但它们的表现形式却有所不同，TAPS的特征是双胎间出现血红蛋白不一致，没有羊水量的不一致，而TTTS胎儿通常不表现血红蛋白的差异。TAPS将在第34章中做更详细地探讨。血管吻合也参与了FGR的发生，但又与TTTS有所不同。有关更多详细介绍请参见第36章。

以前，脐带帆状插入被认为与TTTS相关，但是最近一项系统性分析表明，它与TTTS不相关，但与选择性胎儿生长受限（sFGR）相关[20]。由于大约60%的TTTS妊娠同时发生FGR[21]，这很可能体现在先前的研究中。据报道，与非TTTS对照组相比，TTTS中胎盘分配不均更为常见[22-24]，双胎中供血儿胎盘所占份额通常较小。我们先前推测，随着供血儿血容量不足，其胎盘区域的血管灌注可能减少，并导致绒毛和毛细血管表面积减少[25]。胎盘灌注不良也被认为与TTTS的发生有关。

血管源性胎盘生长因子

包含VEGF亚型A-E和胎盘生长因子（PlGF）的VEGF蛋白家族与各种受体相互作用，包括VEGFR-1（也称为Flt-1）[26]。VEGF-A和PlGF是有效的血管生成因子，对胎盘血管生成至关重要。它们还增加血管通透性，导致血管渗漏[8,26]。VEGF-C和VEGF-D主要参与淋巴管生成，这是一种从前体血管生成新淋巴管的过程，也具有某些血管生成的特性[8]。Tie-2受体及其配体（Ang-1和Ang-2）在血管生成和血管重构中起着基本作用[8]。Ang-1在体外不诱导内皮细胞增殖，但在

体内对人内皮细胞具有趋化作用,并促进血管生成[27]。Ang-2 作为 Tie-2 的拮抗剂配体,在扩张血管和破坏血管完整性中发挥作用[27,28]。TGF-β1是另一种与内皮素(Eng)结合的血管生成因子,在滋养细胞分化中起重要作用[29]。与前述因子及其受体发挥的血管生成作用相反,可溶性 VEGFR-1(sVEGFR-1)和 Eng 分别充当 VEGF-A 和 TGF-β1的天然抑制因子,因此被认为具有抗血管生成作用[26,30]。这些因子可能主要在局部发挥作用,因为合成这些蛋白质的组织紧邻。

前面讲述到的从第 4 周到第 25 周发生的分支血管生成与同时期相对于 PlGF 浓度的高水平表达的 VEGF 有关[31]。第 25 周后,血管生成从分支转为非分支,VEGF 水平急剧下降,PlGF 下降幅度较缓和[31]。血管生成因子受局部氧浓度的调节,并且众所周知,绒毛间隙的正常氧分压会随着妊娠而变化,在孕早期较低,大约在 16 周达到峰值,然后逐渐下降至足月[8,32]。然而,在氧含量变化,胎盘形态变化和血管生成因子水平变化之间存在着时间间隔[31]。研究表明相对于氧含量的绝对值而言,氧含量在妊娠不同时段的相对稳定性对于胎盘的发育更为重要[32]。关于相对缺血和/或低氧血症是否是胎盘内和滋养层血管内皮细胞相互作用部位血管生成异常的致病机制尚存争议[30,33]。然而,胎盘的表达,促血管生成生长因子的循环水平以及循环中受体 sVEGFR-1 都参与了这一过程[10]。现在已经公认,从胎儿胎盘单位释放的促血管生成和抗血管生成生长因子之间的体内稳态与单胎妊娠的子痫前期[33-36]和 FGR[34,36]的发病机制相关。一项描述性的病例研究发现,在 TTTS 中,与受血儿胎盘部分相比,供血儿的胎盘部分绒毛合体滋养层细胞中编码 VEGFR-1 的 mRNA 表达增加[37]。此外,与无并发症、同孕周的 MC 妊娠相比,诊断 TTTS 妊娠的母体血浆中 sVEGFR-1 浓度增加、PlGF 浓度降低[38]。这一发现得到后续研究的支持[39],这些数据表明 TTTS 可能是一种相对抗血管生成类疾病。尚不清楚血管生成因子的变化是在 TTTS 发生之前已出现还是继 TTTS 之后出现,尽管我们的初步研究表明孕早期母体血清 PlGF 降低与 TTTS 相关[40]。此外,受血儿和供血儿体循环中的胎儿血管生成因子浓度尚不清楚,母体血浆和羊水中的测量值可能无法真正反映出这些因子的"局部"影响。

TTTS 的胎儿心血管影响

尽管目前已经认识到 MC 胎盘内的血管结构存在变异,导致 TTTS 中胎盘血流分配不均,但将临床特征全都归因于供血儿的慢性"血容量不足"和受血儿的"血容量过多"的观念现在已被认为相对的过于简单化[41]。部分原因是由于人们对宫内胎儿和患病婴儿的心血管变化有了更深入的了解。供血儿很少表现出心脏功能的任何变化[42],但是大约 70% 的受血儿在诊断 TTTS 时有异常的超声心动图结构或功能发现[43]。

有多种评估 TTTS 胎儿心功能障碍的方法,包括心肌功能指数(myocardial performance index,MPI)(也称为"Tei 指数"[44])和费城儿童医院(CHOP)心血管评分[45]。MPI 是临床首选指标,因为 CHOP 评分比较耗时。MPI 反映了心室整体的收缩和舒张功能,由等容收缩时间和等容舒张时间的总和除以心室射血时间计算得出[44]。为每个心室评估 MPI,得分越高表示功能障碍越大。在 TTTS 中,至少有 50% 的 I 期病例 MPI 升高[46],随着 Quintero 分期增加[47,48],MPI 通常也随着增高。在进行胎儿镜下激光电凝术(FLA)之前,双胎中受血儿的左心室 MPI 得分高于供血儿的左心室 MPI 得分,亦高于对照组单绒毛膜双胎,表明 TTTS 双胎中受血儿的心功能较差[49]。

受血儿的心脏功能障碍与心脏肥大而不是扩张有关[42,50]。这与心功能障碍仅仅是持续的"容量超负荷"的结局的理论相矛盾,因为容量超负荷会导致心室加大拉伸,心脏前负荷增加,并且所导致的心肌病将是扩张而不是肥大[42]。然而,事实相反,收缩压的增加,心脏后负荷以及多普勒声波提示的房室瓣膜反流,是心室压力及由此产生的全身性血压升高的证据[42,50]。

心室肥大和舒张功能障碍被认为是收缩功能障碍的前兆,关于 TTTS 的心脏功能障碍应主要归因于右心室或左心室功能障碍,尚存在争议[42,51]。Barrea 等发现在 TTTS 中右心室 MPI 升高,并且三尖瓣反流的发生率高于二尖瓣反流(60% vs 38%)[42]。然而,最近的一项研究发现,左心室在右心出现异常之前表现出异常的充盈压和更大的收缩功能障碍[51]。右心室功能不全,包括右心室肥大和右心室射血功能减退,再加上三尖瓣关闭不全和肺动脉瓣闭锁/狭窄,可导致右心室解剖学流出阻塞,最终导致水肿[42]。

有趣的是,接受激光治疗的 TTTS 幸存者在 10 岁时的心功能与 DCDA 对照组相似,但经羊水减量术治疗的 TTTS 双胎仅表现出双胎间的舒张功能和左心室旋转的差异,其临床意义亦尚不清楚[52]。同时,TTTS 对成年后的心血管疾病风险的长期影响也是未知的。

分娩后,原宫内供血儿的婴儿会出现血管顺应性的改变,动脉硬性会增加[53],且至少持续到 10 岁[54]。这种改变引发了进一步的研究,即探讨与胎儿动脉系统中这种血管顺应性改变相关的内分泌介质[55],将在下一部分中讨论。除了主要影响心血管系统的内分泌因子,有研究还探讨了主要影响肾脏系统和体液平衡的因子。但是,目前公认两者间存在相互作用。

孕早期颈项透明层(NT)测量值高的单绒毛膜双胎妊娠发生 TTTS 的风险增加[56]。有趣的是,NT 测量值升高不仅与心脏缺陷相关,也与 TTTS 相关。NT 升高被猜测是由于像孕晚期一样胎儿的心脏无法应对高血容量带来的充血[57]。羊水代谢物也被认为与胎儿心脏功能有关,最近的研究表明双胎中的受血儿的心脏功能障碍与羊水代谢物之间存在相关性——值得进一步的研究[58]。

影响胎儿肾脏系统和体液稳态的因素

已知肾素-血管紧张素系统(RAS)在成人和发育中的胎儿的体液平衡和血压调节中发挥着作用[59]。由于体液失衡是 TTTS 诊断不可或缺的部分,因此 RAS 已成为 TTTS 发病机制研究的焦点。血容量降低会激活 RAS,启动肾脏的肾小球旁细胞分泌肾素[60]。肾素刺激血管紧张素原转变为血管紧张素 I[60]。然后,在血管紧张素转化酶(ACE)的作用下,血管紧张素 I 转化为具有活性的血管紧张素 II,引起血管收缩并导致血压升高[60]。血管紧张素 II 也刺激肾上腺皮质分泌醛固酮[60]。醛固酮促进肾脏的肾小管增加对钠、水的重吸收入血液。从而增加体内的液体量,进而升高血压[60](图 31-4)。

我们的小组及其他团队已证明,供血儿的肾脏比受血儿小,并伴有继发性肾小管发育不良的形态学特征[61]。也有证据显示,即使近端肾小管

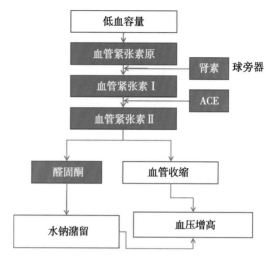

图 31-4 肾素-血管紧张素系统示意图

均正常,供血儿肾脏中肾素合成仍是增加的,但受血儿体中却受到抑制。我们推测,当 RAS 对双胎中供血儿的低血容量作出反应时,供血儿体内肾素表达的增加是对由于向受血儿输血导致的血容量不足做出的一种反应。这暗示了 RAS 与 TTTS 中的体液失衡有关,并与超声检查中发现的进一步的全身性血压升高有关[42,55]。10 个受血儿的全身动脉压估测值始终比预期高出几倍,并一直持续到新生儿期[55]。曾有学者推测,供血儿由于血容量不足不会发生高血压,但其体内产生的过量 RAS 介质却可以被转移到受血儿体中从而成为诱发高血压的因素[55,61]。但其他研究者认为,最有效的血管活性介质血管紧张素 II 的半衰期只有 4min,尽管肾素也具有血管活性,其 90min 的半衰期也不足以支撑受血儿体内出现高水平的有活性的来自供血儿的激素,因为双胎间的估测血流速率有限[62]。但是,已知从孕早期开始胎盘就有局部的 RAS。因此,RAS 的受血儿特异性胎盘局部上调可能解释了受血儿[41]像供血儿肾脏[61]一样,均存在高水平肾素和血管紧张素 II 的现象。尚不清楚 RAS 效应到底是血流动力学失衡的原因还是结果[61,63]。接受 FLA 治疗的 TTTS 双胎的肾脏保护效应会持续至新生儿期,这表明接受 FLA 治疗的 TTTS 双胎的肾功能要优于接受期待治疗或羊水减量术的 TTTS 双胎[64]。

影响胎儿心血管系统的因素

如前所述,已知 RAS 的介质具有血管活性,但其他神经内分泌因子与 TTTS 的心血管功能障

碍可能也有关。目前研究关注的有内皮素，以及心源性激素心房钠尿肽（atrial natriuretic peptide，ANP）、脑钠肽（brain natriuretic peptide，BNP）[65]。内皮素［内皮素-1（ET-1），内皮素-2（ET-2）和内皮素-3（ET-3）］从内皮中释放出来并与它们的两个关键受体 ET_A 和 ET_B 相互作用。在血管平滑肌中发现了 ET_A，其与内皮素的结合能够引起血管收缩和血压升高[66]。相反，ET_B 存在于内皮细胞中，并介导血压降低[66]。ET-1 是研究最多的与 TTTS 相关的一种内皮素，与供血儿和非 TTTS 对照组相比，其在受血儿羊水、胎儿血液和脐带血中的水平均升高[67]。它通过引起血管收缩增加外周阻力，引起心肌肥大，进而诱发受血儿心力衰竭[67]。在严重水肿的受血儿中 ET-1 的水平更高，这一发现或可将 ET-1 作为双胎之中受血儿心血管疾病发病的标记物的论点提供了加权项。然而，尚未对其进行独立研究，并且已显示其与利钠肽水平有关[68]。

利钠肽家族包含 ANP，BNP 和 C 型利钠肽（CNP）[69]。心房分泌 ANP 和 BNP，尽管体循环中相当大一部分 BNP 似乎来自心室。CNP 主要存在于大脑中，血浆中浓度非常低。但是，CNP 可以由血管内皮细胞合成。这些肽类具有利尿和利钠特性，并具有额外的舒张血管的作用。因此，它们可降低血压[70]，成为 RAS 和 ET 系统的拮抗剂[71,72]。尽管它们作用相反，与供血儿或对照组双胎相比，受血儿的 ET-1，ANP 和 BNP 水平都是增加的[65]（图 31-5）。

一种解释可能是双胎之间的血流交通使受血儿亦暴露于供血儿的内分泌环境中。另一种理论是，如果存在严重的心脏功能障碍（在双胎任何一胎中），即使 TTTS 本身病情只是轻微的，ET-1 和 BNP 水平就会变得比较高[65]。这一理论使作者们支持"压力超负荷"是受血儿心脏功能障碍的原因之一的理论，因为心脏"自由壁"伸展，心室扩张或由血液循环量超负荷导致的血压升高，会刺激心肌细胞释放利钠肽类[73]。这种假设依赖的数据来自一项关于 BNP 在监测心脏衰竭中的作用的成人研究中，但合乎逻辑的是，在胎儿中 BNP 的释放也是对心室功能恶化的反应，以拮抗钠、水潴留及 ET-1 介导的外周血管收缩[65]。ANP 通过直接作用于胎儿肾脏以增加尿液产生，从而在改善受血儿的高血压状态上与 BNP 发挥着相似的作用，但同时带来了加剧羊水过多的后

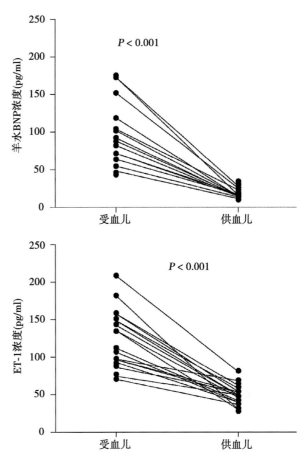

图 31-5　TTTS 妊娠中受血儿和供血儿双胎 BNP 和 ET-1 水平

果[74]。相比之下，尽管 ET-1 增加在胎儿体内的起源仍不清楚，但它的发现也支持了心室压升高是受血儿心脏功能障碍的部分原因的理论。在成人中的研究揭示了受血儿潜在的病理生理学机制。由于 ET-1 是一种有效的血管收缩因子[75]，其浓度的升高可能导致胎盘内血管阻力的增加，如果这种阻力增加持续存在就会导致较高的心室充盈压，进而发展为心室肥大和水肿[76]。此外，ET-1 具有直接的正向变时性和变力性作用以及促有丝分裂活性，因此可能通过这些作用[77]或与 RAS 的相互作用而引起心脏功能障碍[78]。这些研究表明，胎儿心力衰竭的潜在机制很复杂，可能与这些介质的综合作用导致了胎儿心脏收缩功能和舒张功能障碍的异常。

结论

在本章中，我们讨论了 TTTS 的理论基础。众所周知，血管生成因子是正常胎盘发育过程必不可少的。然而，TTTS 似乎与相对的抗血管生成

状态有关,尽管尚不清楚这是胎盘血流分布异常的原因还是后果。当 MC 胎盘内的交通血管导致胎儿与胎儿间输血不平衡时,就会发生 TTTS。这种血流动力学变化似乎与 RAS 以及内皮素和利钠肽有关。显然,TTTS 的病理生理很复杂,涉及神经体液和机械因素。既往对 TTTS 研究是针对已发病的病例进行的。未来的研究将包括在未发生临床症状前就进行 TTTS 的预测,以进一步阐明本章中所讨论的机制。就像 TTTS 在过去的两个世纪中吸引了专家们一样,完全理解其科学基础所面临的挑战也将以同样的方式激励现在和未来的专家们。

致谢

Mackie 博士和 Kilby 教授已获得 Richard 和 Jack Wiseman Trust 的资助,用于研究 TTTS 的预测和发病机制。我们感谢 Caroline Fox 博士对本章的帮助以及对第 1 版的先前贡献。

（翻译　邹刚　审校　郑明明）

参考文献

[1] Schatz F. *Klinische Beiträge zur Physiologie des Fetus*. Berlin: Hirschwald, 1900.

[2] Berghella V, Kaufmann M. Natural history of twin-twin transfusion syndrome. *J Reprod Med*. 2001; 46: 480–4.

[3] Lewi L, Jani J, Blickstein I, Huber A, Gucciardo L, Van Mieghem T, et al. The outcome of monochorionic diamniotic twin gestations in the era of invasive fetal therapy: a prospective cohort study. *Am J Obstet Gynecol*. 2008; 199: 514. e1–8.

[4] Akkermans J, Peeters S, Klumper F, Lopriore E, Middeldorp J, Oepkes D. Twenty-five years of fetoscopic laser coagulation in twin–twin transfusion syndrome: a systematic review. *Fetal Diagn Ther*. 2015; 38: 241–53.

[5] Peeters S, Devlieger R, Middeldorp J, DeKoninck P, Deprest J, Lopriore E, et al. Fetal surgery in complicated monoamniotic pregnancies: case series and systematic review of the literature. *Prenat Diagn*. 2014; 34: 586–91.

[6] Denbow M, Welsh A, Taylor M, Blomley M, Cosgrove D, Fisk N. Twin fetuses: intravascular microbubble US contrast agent administration – early experience. *Radiology*. 2000; 214: 724–8.

[7] Gardiner HM. Early changes in vascular dynamics in relation to twin-twin transfusion syndrome. *Twin Res*. 2001; 4: 371–7.

[8] Charnock-Jones DS, Kaufmann P, Mayhew T. Aspects of human fetoplacental vasculogenesis and angiogenesis. I. Molecular regulation. *Placenta*. 2004; 25: 103–13.

[9] Mayhew T, Charnock-Jones D, Kaufmann P. Aspects of human fetoplacental vasculogenesis and angiogenesis. III. Changes in complicated pregnancies. *Placenta*. 2004; 25: 127–39.

[10] Bdolah Y, Lam C, Rajakumar A, Shivalingappa V, Mutter W, Sachs BP, et al. Twin pregnancy and the risk of preeclampsia: bigger placenta or relative ischemia? *Am J Obstet Gynecol*. 2008; 198: 428. e1–6.

[11] Machin G, Still K, Lalani T. Correlations of placental vascular anatomy and clinical outcomes in 69 monochorionic twin pregnancies. *Am J Med Genet*. 1996; 61: 229–36.

[12] Lewi L, Deprest J, Hecher K. The vascular anastomoses in monochorionic twin pregnancies and their clinical consequences. *Am J Obstet Gynecol*. 2013; 208: 19–30.

[13] Bajoria R, Wigglesworth J, Fisk NM. Angioarchitecture of monochorionic placentas in relation to the twin-twin transfusion syndrome. *Am J Obstet Gynecol*. 1995; 172: 856–63.

[14] Zhao DP, de Villiers SF, Slaghekke F, Walther FJ, Middeldorp JM, Oepkes D, et al. Prevalence, size, number and localization of vascular anastomoses in monochorionic placentas. *Placenta*. 2013; 34: 589–93.

[15] Umur A, Van Gemert M, Nikkels P, Ross M. Monochorionic twins and twin-twin transfusion syndrome: the protective role of arterio-arterial anastomoses. *Placenta*. 2002; 23: 201–9.

[16] de Villiers S, Slaghekke F, Middeldorp J, Walther F, Oepkes D, Lopriore E. Arterio-arterial vascular anastomoses in monochorionic placentas with and without twin-twin transfusion syndrome. *Placenta*. 2012; 33: 652–4.

[17] Taylor M, Denbow M, Duncan K, Overton T, Fisk N. Antenatal factors at diagnosis that predict outcome in twin-twin transfusion syndrome. *Am J Obstet Gynecol*. 2000; 183: 1023–8.

[18] De Villiers SF, Zhao DP, Cohen D, Van Zwet EW, Duan T, Oepkes D, et al. Correlation between veno-venous anastomoses, TTTS and perinatal mortality in monochorionic twin pregnancies. *Placenta*. 2015; 36: 603–6.

[19] Zhao DP, Cohen D, Middeldorp JM, Klumper FJ, Haak MC, Oepkes D, et al. The role of veno-venous anastomoses in twin-twin transfusion syndrome. *Placenta*. 2014; 5: 334–6.

[20] Kalafat E, Thilaganathan B, Papageorghiou A, Bhide A, Khalil A. The significance of placental cord insertion site in twin pregnancy. *Ultrasound Obstet Gynecol*. 2018; 52: 378–84.

[21] Chmait R, Kontopoulos E, Korst L, Llanes A, Petisco I, Quintero R. Stage-based outcomes of 682 consecutive cases of twin-twin transfusion syndrome treated with laser surgery: the USFetus experience. *Am J Obstet Gynecol*. 2011; 204: 393. e1–6.

[22] De Paepe M, Shapiro S, Greco D, Luks V, Abellar R, Luks C, et al. Placental markers of twin-to twin transfusion syndrome in diamniotic-monochorionic twins: a morphometric analysis of deep artery-to vein anastomoses. *Placenta*. 2010; 31: 269–76.

[23] Fries MH, Goldstein RB, Kilpatrick SJ, Golbus MS, Callen PW, Filly RA. The role of velamentous cord insertion in the etiology of twin-twin transfusion syndrome. *Obstet Gynecol*. 1993; 81: 569–74.

[24] Machin GA. Velamentous cord insertion in monochorionic twin gestation: An added risk factor. *J Reprod Med*. 1997; 42: 785–9.

[25] Lopriore E, Sueters M, Middeldorp JM, Oepkes D, Walther FJ, Vandenbussche FPHA. Velamentous cord insertion and unequal placental territories in monochorionic twins with and without twin-to-twin-transfusion syndrome. *Am J Obstet Gynecol*. 2007; 196: 159. e1–5.

[26] Tammela T, Enholm B, Alitalo K, Paavonen K. The biology of vascular endothelial growth factors. *Cardiovasc Res*. 2005; 65: 550–63.

[27] Zhang E, Smith S, Baker P, Charnock-Jones D. The regulation and localization of angiopoietin-1, -2, and their receptor Tie2 in normal and pathologic human placentae. *Mol Med*. 2001; 7: 624–35.

[28] Maisonpierre P, Suri C, Jones P, Bartunkova S, Wiegand S,

Radziejewski C, et al. Angiopoietin-2, a natural antagonist for Tie2 that disrupts in vivo angiogenesis. *Science*. 1997; 277: 55–60.

[29] St-Jacques S, Forte M, Lye S, Letarte M. Localization of endoglin, a transforming growth factor-beta binding protein, and of CD44 and integrins in placenta during the first trimester of pregnancy. *Biol Reprod*. 1994; 51: 405–13.

[30] Venkatesha S, Toporsian M, Lam C, Hanai J, Mammoto T, Kim Y, et al. Soluble endoglin contributes to the pathogenesis of preeclampsia. *Nat Med*. 2006; 12: 642–9.

[31] Kaufmann P, Mayhew T, Charnock-Jones D. Aspects of human fetoplacental vasculogenesis and angiogenesis. II. Changes during normal pregnancy. *Placenta*. 2004; 25: 114–26.

[32] Burton G, Charnock-Jones D, Jauniaux E. Regulation of vascular growth and function in the human placenta. *Reproduction*. 2009; 138: 895–902.

[33] Karumanchi S, Bdolah Y. Hypoxia and sFlt-1 in preeclampsia: the "chicken-and-egg" question. *Endocrinology*. 2004; 145: 4835–7.

[34] Romero R, Nien JK, Espinoza J, Todem D, Fu W, Chung H, et al. A longitudinal study of angiogenic (placental growth factor) and anti-angiogenic (soluble endoglin and soluble VEGF receptor-1) factors in normal pregnancy and patients destined to develop preeclampsia and deliver a small-for-gestational-age neonate. *J Matern Fetal Neonatal Med*. 2008; 21: 9–23.

[35] Levine RJ, Maynard SE, Qian C, Lim K-H, England LJ, Yu KF, et al. Circulating angiogenic factors and the risk of preeclampsia. *N Engl J Med*. 2004; 350: 672–83.

[36] Crispi F, Domínguez C, Llurba E, Martín-Gallán P, Cabero L, Gratacós E. Placental angiogenic growth factors and uterine artery Doppler findings for characterization of different subsets in preeclampsia and in isolated intrauterine growth restriction. *Am J Obstet Gynecol*. 2006; 195: 201–7.

[37] Kumazaki K, Nakayama M, Suehara N, Wada Y. Expression of vascular endothelial growth factor, placental growth factor, and their receptors Flt-1 and KDR in human placenta under pathologic conditions. *Hum Pathol*. 2002; 33: 1069–77.

[38] Kusanovic JP, Romero R, Espinoza J, Nien JK, Kim CJ, Mittal P, et al. Twin-to-twin transfusion syndrome: an antiangiogenic state? *Am J Obstet Gynecol*. 2008; 198: 382. e1–8.

[39] Fox CE, Lash GE, Pretlove SJ, Chan BC, Holder R, Kilby MD. Maternal plasma and amniotic fluid angiogenic factors and their receptors in monochorionic twin pregnancies complicated by twin-to-twin transfusion syndrome. *Ultrasound Obstet Gynecol*. 2010; 35: 695–701.

[40] Mackie FL, Whittle R, Morris RK, Hyett J, Riley R, Kilby MD. First trimester ultrasound measurements and maternal serum biomarkers as prognostic factors in monochorionic twins: a cohort study. *Diagn Progn Res*. 2019; 3: 9.

[41] Galea P, Barigye O, Wee L, Jain V, Sullivan M, Fisk NM. The placenta contributes to activation of the renin angiotensin system in twin-twin transfusion syndrome. *Placenta*. 2008; 29: 734–42.

[42] Barrea C, Alkazaleh F, Ryan G, McCrindle BW, Roberts A, Bigras JL, et al. Prenatal cardiovascular manifestations in the twin-to-twin transfusion syndrome recipients and the impact of therapeutic amnioreduction. *Am J Obstet Gynecol*. 2005; 192: 892–902.

[43] Habli M, Michelfelder E, Livingston J, Harmon J, Lim F, Polzin W, et al. Acute effects of selective fetoscopic laser photocoagulation on recipient cardiac function in twin-twin transfusion syndrome. *Am J Obstet Gynecol*. 2008; 199: 412. e1–6.

[44] Tei C, Ling L, Hodge D, Bailey K, Oh J, Rodeheffer R, et al. New index of combined systolic and diastolic myocardial performance: a simple and reproducible measure of cardiac function—a study in normals and dilated. *J Cardiol*. 1995; 26: 357–66.

[45] Rychik J, Tian Z, Bebbington M, Xu F, McCann M, Mann S, et al. The twin-twin transfusion syndrome: spectrum of cardiovascular abnormality and development of a cardiovascular score to assess severity of disease. *Am J Obstet Gynecol*. 2007; 197: 392. e1–8.

[46] Van Mieghem T, Klaritsch P, Doné E, Gucciardo L, Lewi P, Verhaeghe J, et al. Assessment of fetal cardiac function before and after therapy for twin-to-twin transfusion syndrome. *Am J Obstet Gynecol*. 2009; 200: 400. e1–7.

[47] Gapp-Born E, Sananes N, Weingertner AS, Guerra F, Kohler M, Fritz G, et al. Predictive value of cardiovascular parameters in twin-to-twin transfusion syndrome. *Ultrasound Obstet Gynecol*. 2014; 44: 427–33.

[48] Habli M, Michelfelder E, Cnota J, Wall D, Polzin W, Lewis D, et al. Prevalence and progression of recipient-twin cardiomyopathy in early stage twin-twin transfusion syndrome. *Ultrasound Obstet Gynecol*. 2012; 39: 63–8.

[49] Ortiz J, Torres X, Eixarch E, Bennasar M, Cruz-Lemini M, Gómez O, et al. Differential changes in myocardial performance index and its time intervals in donors and recipients of twin-to-twin transfusion syndrome before and after laser therapy. *Fetal Diagn Ther*. 2018; 44: 305–10.

[50] Karatza AA, Wolfenden JL, Taylor MJO, Wee L, Fisk NM, Gardiner HM. Influence of twin-twin transfusion syndrome on fetal cardiovascular structure and function: Prospective case-control study of 136 monochorionic twin pregnancies. *Heart*. 2002; 88: 271–7.

[51] Wohlmuth C, Boudreaux D, Moise KJ Jr., Johnson A, Papanna R, Bebbington M, et al. Cardiac pathophysiology in twin-twin transfusion syndrome: new insights into its evolution. *Ultrasound Obstet Gynecol*. 2017; 51: 341–8.

[52] Gardiner H, Matsui H, Roughton M, Greenwald S, Diemert A, Taylor M, et al. Cardiac function in 10-year-old twins following different fetal therapies for twin-twin transfusion syndrome. *Ultrasound Obstet Gynecol*. 2014; 43: 652–7.

[53] Gardiner H, Taylor M, Karatza A, Vanderheyden T, Huber A, Greenwald S, et al. Twin-twin transfusion syndrome: the influence of intrauterine laser photocoagulation on arterial distensibility in childhood. *Circulation*. 2003; 107: 1906–11.

[54] Gardiner H, Barlas A, Matsui H, Diemert A, Taylor M, Preece J, et al. Vascular programming in twins: the effects of chorionicity and fetal therapy for twin-to-twin transfusion syndrome. *J Dev Orig Health Dis*. 2012; 3: 182–9.

[55] Mahieu-Caputo D, Salomon L, Le Bidois J, Fermont L, Brunhes A, Jouvet P, et al. Fetal hypertension: An insight into the pathogenesis of the twin-twin transfusion syndrome. *Prenat Diagn*. 2003; 23: 640–5.

[56] Stagnati V, Zanardini C, Fichera A, Pagani G, Quintero RA, Bellocco R, et al. Early prediction of twin-to-twin transfusion syndrome: systematic review and meta-analysis. *Ultrasound Obstet Gynecol*. 2017; 49: 573–82.

[57] Sebire NJ, Souka A, Skentou H, Geerts L, Nicolaides KH. Early prediction of severe twin-to-twin transfusion syndrome. *Hum Reprod*. 2000; 15: 2008–10.

[58] Dunn WB, Shek N, Fox CE, Mackie F, van Mieghem T, Kilby M. Non-targeted metabolomics in recipient amniotic fluid of MC twin pregnancies complicated by severe twin to twin transfusion syndrome (TTTS) and treated by fetoscopic laser ablation (FLC). *BJOG*. 2015; 122(Suppl. 8): 8.

[59] Taylor G, Peart W, Porter K, Zondek L, Zondek T. Concentration and molecular forms of active and inactive renin in human fetal kidney, amniotic fluid and adrenal gland: evidence for

renin-angiotensin system hyperactivity in 2nd trimester of pregnancy. *J Hypertens.* 1986; 4: 121–9.

[60] Paul M, Poyan M, Kreutz R. Physiology of local renin-angiotensin systems. *Physiol Rev.* 2006; 86: 747–803.

[61] Kilby M, Platt C, Whittle M, Oxley J, Lindop G. Renin-gene expression in fetal kidneys of pregnancies complicated by twin-twin transfusion syndrome. *Pediatr Dev Pathol.* 2001; 4: 175–9.

[62] Wee L, Sullivan M, Humphries K, Fisk N. Longitudinal blood flow in shared (arteriovenous anastomoses) and non-shared cotyledons in monochorionic placentae. *Placenta.* 2007; 28: 516–22.

[63] Mahieu-Caputo D, Meulemans A, Martinovic J, Gubler M, Delezoide A, Muller F, et al. Paradoxic activation of the renin-angiotensin system in twin-twin transfusion syndrome: an explanation for cardiovascular disturbances in the recipient. *Pediatr Res.* 2005; 58: 685–8.

[64] Verbeek L, Joemmanbaks F, Quak J, Sukhai R, Middeldorp J, Oepkes D, et al. Renal function in neonates with twin-twin transfusion syndrome treated with or without fetoscopic laser surgery. *Eur J Pediatr.* 2017; 176: 1209–15.

[65] Bajoria R, Ward S, Chatterjee R. Natriuretic peptides in the pathogenesis of cardiac dysfunction in the recipient

fetus of twin-twin transfusion syndrome. *Am J Obstet Gynecol.* 2002; 186: 121–7.

[66] Hynynen M, Khalil R. The vascular endothelin system in hypertension – recent patents and discoveries. *Recent Pat Cardiovasc Drug Discov.* 2006; 1: 95–108.

[67] Bajoria R, Sullivan M, Fisk NM. Endothelin concentrations in monochorionic twins with severe twin-twin transfusion syndrome. *Hum Reprod.* 1999; 14: 1614–18.

[68] Bajoria R, Ward S, Chatterjee R. Brain natriuretic peptide and endothelin-1 in the pathogenesis of polyhydramnios-oligohydramnios in monochorionic twins. *Am J Obstet Gynecol.* 2003; 189: 189–94.

[69] Wilkins M, Redondo J, Brown L. The natriuretic-peptide family. *Lancet.* 1997; 349: 1307–10.

[70] Chen H, Burnett J. Natriuretic peptides in the pathophysiology of congestive heart failure. *Curr Cardiol Rep.* 2000; 2: 198–205.

[71] Butt R, Laurent G, Bishop J. Mechanical load and polypeptide growth factors stimulate cardiac fibroblast activity. *Ann N Y Acad Sci.* 1995; 752: 387–93.

[72] Cao L, Gardner D. Natriuretic peptides inhibit DNA synthesis in cardiac fibroblasts. *Hypertension.* 1995; 25: 227–34.

[73] Omland T, Aakvaag A, Bonarjee V,

Caidahl K, Lie R, Nilsen D, et al. Plasma brain natriuretic peptide as an indicator of left ventricular systolic function and long-term survival after acute myocardial infarction. Comparison with plasma atrial natriuretic peptide and N-terminal proatrial natriuretic peptide. *Circulation.* 1996; 93: 1963–9.

[74] Bajoria R, Ward S, Sooranna SR. Atrial natriuretic peptide mediated polyuria: pathogenesis of polyhydramnios in the recipient twin of twin-twin transfusion syndrome. *Placenta.* 2001; 22: 716–24.

[75] Kiowski W, Sütsch G, Hunziker P, Müller P, Kim J, Oechslin E, et al. Evidence for endothelin-1-mediated vasoconstriction in severe chronic heart failure. *Lancet.* 1995; 346: 732–6.

[76] Yorikane R, Sakai S, Miyauchi T, Sakurai T, Sugishita Y, Goto K. Increased production of endothelin-1 in the hypertrophied rat heart due to pressure overload. *FEBS Lett.* 1993; 332: 31–4.

[77] Garcia R, Lachance D, Thibault G. Positive inotropic action, natriuresis and atrial natriuretic factor release induced by endothelin in the conscious rat. *J Hypertens.* 1990; 8: 725–31.

[78] Kanno K, Hirata Y, Tsujino M, Imai T, Shichiri M, Ito H, et al. Up-regulation of ETB receptor subtype mRNA by angiotensin II in rat cardiomyocytes. *Biochem Biophys Res Commun.* 1993; 194: 1282–7.

单绒毛膜多胎妊娠之双胎输血综合征

第 32 章

双胎输血综合征的治疗：胎儿镜下胎盘吻合血管激光电凝术

Gihad E. Chalouhi ◆ Julien Stirnemann ◆ Claire Colmant ◆ Yves Ville

引言

自然妊娠双胎中大约 20% 为单绒毛膜双胎，辅助生育技术受孕的双胎中有 5% 为单绒毛膜双胎[1]。单绒毛膜双胎具有共用一个胎盘这个独特的特点，因此通过绒毛膜板上的血管吻合可共用一些胎盘小叶。这种情况可导致一些特殊的并发症，包括双胎输血综合征（TTTS）[2,3]，双胎贫血红细胞增多症序列（twin anemia polycythemia sequence，TAPS）[4,5] 和选择性胎儿生长受限（sFGR）[6]。这些并发症导致了单绒毛膜双胎围产儿死亡率是双绒毛膜双胎的 6~12 倍[7-10]。

TTTS，也称为双胎羊水过多-羊水过少序列（twin oligohydramnios-polyhydramnios sequence，TOPS），发生于大约 15% 的单绒毛膜双胎（与受孕方式无关）[7]。这是由上文提到的胎盘血管吻合引起两胎儿间血流动力学和激素水平分布的不平衡所致[11-14]。90% 未经治疗的 TTTS 胎儿的自然病程是宫内或围生期死亡[15,16]。目前报道双胎一胎宫内死亡，50% 的幸存胎儿因早产及贫血而发生神经系统发育受损[17,18]。所以我们需要采用最好的策略对 TTTS 患者进行管理，其中关键问题是早诊断和早治疗。这章主要讨论治疗的选择，特别介绍胎儿镜下胎盘吻合血管激光电凝术。我们也将讨论这种治疗方法的益处和风险。

治疗方案选择

迄今为止，胎儿镜下胎盘吻合血管激光电凝术（fetoscopic laser coagulation of placental vessels，FLCPV）是唯一一种针对 TTTS 病理生理改变进行的治疗，并经随机对照试验，证实其疗效优于羊水减量术[19]。TTTS 的处理方式还包括非针对病因的对症处理，如羊水减量，羊膜造口，或期待治疗[2]。TTTS 一般不提供选择性减胎，除非一胎合并严重的畸形或处于濒死状态。对于 TTTS 一胎儿水肿（IV 期），也不建议减胎，因为胎儿水肿状态经胎儿镜手术后多可逆转[20]。

羊水减量术

由于羊水过多是 TTTS 中最主要和最危险的症状，羊水减量术长时间以来被认为是 TTTS 的首选治疗。这种治疗是在必要和可行的时候抽吸出羊膜腔内过量的羊水，使得羊水最大深度 ≤5cm。一系列的侵入性的羊水减量可降低宫腔压力从而降低早产和羊膜破裂的风险[20]。但是羊水减量术并没有针对潜在的病因，胎盘血管吻合持续开放，高风险的情况仍然存在。在发生医源性早产或未足月胎膜早破（preterm premature rupture of membranes，PPROM）前我们需要反复多次，或者两周一次的操作。基于我们的实践，在只能选择羊水减量术的情况下，我们建议每次羊水减量不超过 3 000ml，持续时间不超过 30min。这种重复的侵入性操作使 PPROM、胎盘早剥、绒毛膜羊膜炎发生的风险增高，并可导致医源性羊膜腔贯通。羊水减量术是通过 20G 或 18G 规格的穿刺针连接真空吸引器进行。

羊水减量术治疗 TTTS 与胎儿镜激光治疗的最终目的不同。这将在之后进行详细讨论。激光治疗的最终目的是根治疾病，而羊水减量的最终目的是延长孕周[20]，经过连续的羊水减量术治疗 TTTS 的预后不确定，总体结局较差。双胎存活率为 40%~80%，存活胎儿神经系统受损的风险 5%~50%，分娩孕周较早（平均分娩孕周为 28 周左右）。

羊膜分隔造口术

羊膜分隔造口术是使用穿刺针故意刺破羊膜

隔,从而使两个羊膜腔内的羊水自由流通。Saade 等人首先报道了羊膜分隔造口术[21],他们认为意外的穿透双胎之间的羊膜,可以改善一些 TTTS 病例的羊水动力学,其机制可能为平衡胎盘表面的压力[22]。两个随机对照试验得出羊水减量和羊膜分隔造口术有相同的存活率[23,24],但是不久后,此结论被推翻。羊膜分隔造口术使双羊膜囊妊娠变为医源性的假单羊膜囊妊娠,可导致一些严重的并发症例如:脐带缠绕、胎死宫内、早产和 PPROM[25,26]。有报道游离的羊膜可导致假羊膜带综合征(PABS)和肢体截断[2,27-29](图 32-1)。这个并发症与更差的围产结局相关,多继发于增加下列并发症发生率:早产(P<0.001)、PPROM(P<0.001)、死产(P<0.005)、PABS(P<0.001)[28]。所以,羊膜分隔造口术在临床实践中应该避免。

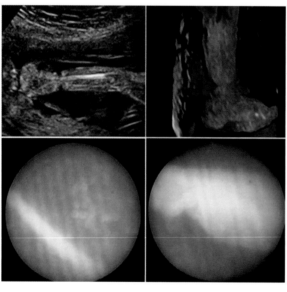

图 32-1 羊膜造口术后,双胎间的胎膜在羊膜腔内自由漂浮。这可能导致假羊膜束带,可导致胎儿肢体截断异常

激光治疗

基本原理

1973 年,Benirschke 和 Kim[30] 第一次提出对 TTTS 进行外科治疗。之后,De Vore 等人[31] 提出了使用激光能量(ND:YAG laser)凝固胎盘吻合血管的概念。在 TTTS 中使用激光技术凝固胎盘血管,这一原创技术的发展归功于 De Lia 等人,他们经行母体的开腹手术暴露子宫,然后在子宫上切一个微小的切口放入内镜[32]。后来,这项技术被 Ville 等人简化,变为在局麻下的经皮微创

侵入性手术[33-35]。胎盘吻合血管激光电凝术(LCPV)使用胎儿镜引导激光纤维,胎儿镜封装在一个鞘内,通过穿刺器(在超声引导下插入宫腔内)进入宫内。

手术过程

我们推荐使用一种用于建立静脉通路的 9～12F 一次性套管针(Angiocath™, Terumo, Leuven, Belgium)[36],通过 Seldinger 技术将鞘置入宫腔。

目前对大于及小于 20 周的分别使用直径 1.3～2cm 的胎儿镜,长度为 20～30cm。有几个公司参与设计及发展胎儿镜的器械(图 32-2)。欧洲胎儿协会已经促使欧洲的胎儿医学专家和胎儿镜制造商(Karl Storz, Tuttlingen, Germany)之间的合作正式化,开发研制了具有 0° 视野的胎儿镜。为了满足术中不同视角的要求,后来又发展了有角度的镜头和可弯曲鞘的纤维内镜[36]。

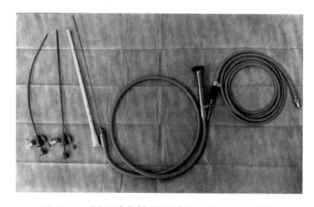

图 32-2 用于胎儿镜凝固胎盘血管吻合的器械

激光纤维穿过内镜鞘中的手术通道;可选用的激光有 Nd:YAG 和二极管激光器。它们根据作用媒介的不同而命名:钕-钇-铝-石榴石(Nd:YAG),和二极管(半导体激光),两者都用于凝固胎盘血管。它们在血红蛋白光谱中都有最佳的能量吸收率[36,37]。损伤取决于氧合血红蛋白的比例和使用的波长。激光凝固后的血管肉眼可见到其变白。其过程为对一段 1～2cm 长的血管,进行 3～10s 非接触性(距离 1cm)成直角的直接发射激光进行凝固。对于较大的血管从边缘开始凝固要好于从中间开始,这样可以减少因血管破裂导致出血的可能。工作能量习惯于设置为持续模式,Nd:YAG 激光 70w/二极管激光 40w。血管外观结构的消失或血管变白可以确定血管已经被凝固[37-40]。

技术方法

确定穿刺的位置是操作过程中最重要的部

分。理想的穿刺点可以看见绒毛膜板上的血管赤道线,并沿赤道线以最小的移动距离能跨越胎盘,同时最接近血管。标记点是两个脐带插入点,供血儿的纵轴,和胎膜插入的位置。胎儿镜通常进入羊水过多的受血儿的羊膜囊。最理想的通往手术区域的方法如下:

胎儿镜入径需成直角对准供血儿的纵轴。这有助于更容易找到双胎间胎膜。同时在沿着胎盘上双胎间胎膜插入处分辨血管赤道时,这种办法也使内镜/套管针摆动的幅度最小。

只要有可能,胎儿镜入径的方向应沿着两胎儿脐带插入点连接形成的虚拟线,这使在内镜移动最小的情况下,沿着双胎间胎膜找到胎盘上血管赤道的可能性最大。

局部麻醉使用 10~20ml 不含肾上腺素的 2%利多卡因,通过皮肤直达子宫肌层。当术前母体有显著的不适或对于宫颈过短(<15mm)而需行宫颈环扎的患者时,硬膜外麻醉也可以作为一种选择[33-35]。超声监测下,在尽量避开胎盘的位置,使用 Seldinger 技术经皮插入一个 3mm 的套管(图 32-3)。

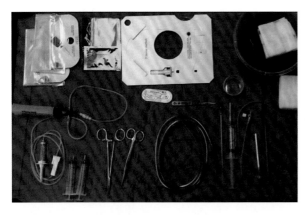

图 32-3　穿刺使用的 3mm 的穿刺器(右下角)和 2mm 的胎儿镜(注意在图上部中间部位的激光纤维)等器械

这种激光治疗的目的是烧灼双胎间所有的血管吻合。理论上,凝固前可以分辨绒毛膜表面的所有血管吻合:包括动脉-静脉吻合(AVA)、动脉-动脉吻合(AAA)或静脉-静脉吻合(VVA)。所有横跨过双胎之间胎膜的血管都应跟踪其路径。应向两侧的脐带插入点跟踪血管走行,尽管有时当双胎间胎膜覆盖血管赤道时或供血儿横跨这一区域时这变得很难或不可能[36]。当检查确定某些血管只属于一个胎儿时,这些血管才应该被完整

的留下。

前壁胎盘时,通过子宫前壁进入变得更加困难。为了克服这种困难,有学者提出了可弯曲内镜[41],30°角斜镜[42],侧边燃烧的光纤[43],腹腔镜辅助下经子宫后壁进入法[44],及脐孔周围开腹手术[45]等方法。至今,对于前壁胎盘病例的最佳方法,仍没有达成共识。因此,有时选择通过胎盘入径是难以避免的。我们团队使用儿科的 Foley 球囊压迫来减少术后的出血:在移除穿刺器的时候,使用球囊短时间持续压迫穿刺的位置几分钟。这种方法的有效性仍需要进一步评估。为了降低血管破坏引起出血的风险,在移出一部分套管的时候,我们经常会进行烧灼并用套管对血管轻微加压。

De Lia 等人第一次电凝血管的时候,他们选择那些看起来可能发生了吻合的血管[32]。如果缺乏特异的分辨吻合血管的解剖标志,这种依赖于手术者的技术非常难以重现。从那以后,发表了很多文献,研究如何选择绒毛膜板上需电凝的吻合血管及电凝的顺序。我们最初使用一种系统的,容易复制的技术:电凝所有跨过羊膜分隔的血管[34]。后来发现,由于受血儿羊水过多,过多的羊水经常将羊膜分隔推向供血儿的方向;结果,它的解剖学位置与两胎间实际的血管边界分布是没有关系的[44]。虽然这种技术能有效地切断两胎间的交通血管,但在受血儿侧明显地凝固了更多供血儿的血管。这种非选择性的电凝减少了供血儿的胎盘份额,使他们暴露于更高的胎死宫内的风险。

接下来发展了一种可以分辨血管吻合并只对吻合血管进行特异性电凝的更高选择性的技术:选择性 LCPV 或 SLCPV。Quintero 等人报道的这项技术:在治疗严重的 TTTS 病例中,使用 SLCPV 优于非 SLCPV(NSLCPV),(RR=3.1;范围 1.008~9.7),SLCPV 组的至少一胎存活率(83.1%)要明显高于 NSLCPV(61.1%)(P=0.004)[46]。但是由于非 SLCPV 多用于更加严重的病例,所以并不具有可比性。而且,存活率在单侧 Fisher 精确检验中有统计学意义,但在双侧检验中是没有统计学意义的。另外,虽然这项技术的主要目的是保留供血儿更多的血管供应,但是使用这项技术并没有显著地降低供血儿胎死宫内的风险:尽管使用了 SLCPV,大约 29% 的供血儿和 17% 的受血儿在手术后的四周内会死亡[47]。SLCPV 组两胎均

死亡率（5.6%）明显低于 NSLCPV 组（22%）（P=0.05）。SLCPV 术后胎死宫内可部分由胎盘血供不足来解释，特别是供血儿的死亡[48]。

这些作者也假定如果能按顺序（序贯）激光电凝吻合血管，可以降低供血儿因持续恶化的低血压而胎死宫内的风险。首先激光电凝供血儿到受血儿的深部动脉-静脉吻合（AVDR：供血儿到受血儿的动脉-静脉吻合），之后电凝受血儿到供血儿的动脉-静脉吻合（AVRD：受血儿到供血儿的动脉-静脉吻合），最后是表面的吻合支（AAA 和 VVA）。因此，他们比较了序贯的 SLCPV（SQLCPV）和标准的 SLCPV 结论提示，虽然 SQLCPV 至少一胎存活率与标准的 SLCPV 相似，但是可明显提高两胎存活率（从 60% 提高到 75%），降低供血儿胎死宫内的概率（7.8% vs 21.4%）。对受血儿胎死宫内的概率无明显的影响。但是这个研究并非随机对照试验而且分组不平衡。目前也没有神经系统损伤和新生儿患病率的相关报道。手术时间可能是一个关键的因素。因为这个研究的大多数手术都超过了 45min，统计学结果可能存在差异。如果能将手术时间适当地控制在大约 20min，选择电凝的顺序就不那么重要了，因为在这么短的时间内低血压不太可能发生。

在实践中，大多数操作过程是选择性和非选择性电凝的结合。理想的 100% 的选择性技术不可能在每一个手术过程中都完美的完成。是否能完成"选择性"操作取决于是否可以轻易找到胎盘插入点，胎儿的位置与脐带插入点的关系，羊膜分隔。很多难以分辨的可疑的吻合只能在受血儿的羊膜腔看到它的一部分轨迹），所以只能采用非选择性电凝。Stirnemann 等人提出，选择度可以作为手术中的定量参数，研究选择度对妊娠结局的影响[49,50]。他们介绍了一个参数：选择度（S），是指选择性和非选择性电凝的比（分子和分母都加 1 来防止出现 0）。这个参数来描述两种电凝方法的占比。根据生后 28d 至少一胎存活及两胎都存活，结果可以很好地显示选择性手术的好处——特别是供血儿的存活率显著升高。虽然截断值 S=-0.25 被明确的围生期结局所证实为高选择度，在选择这个特别的截断值为预后因素前，仍需更多的研究。其他团队发现这个参数存在局限性，因为他们没有区分选择性和非选择性手术。他们建议用选择性/非选择性手术的比率，和选择性电凝/所有电凝的血管来评价中心和患

者特异性的手术效果[51]。这些仍需要更多的评估。

SLCPV 最近的改良被称为"Solomon"技术，包括完成最初的 SLCPV，然后通过激光沿着之前胎盘表面已凝固的点连续烧灼成一连线。一个随机对照试验显示该手术可以减少残余的吻合支及和其相关的并发症如 TAPS 和复发性 TTTS[50]。这么广泛的电凝绒毛膜板手术的潜在并发症（包括 PPROM）仍需要进一步评估。

手术时间

更短的手术时间会改善妊娠结局和降低产科并发症的风险[52,53]。手术时间的缩短可以减少手术时双胎之间的输血并减少 SQLCPV 的必要性。高选择性及高生存率的手术仍然是耗时的，平均手术时间为 73min（范围 20~178min）[43]。所有的手术者都在寻找缩短手术时间的方法。Ierullo 等人描述的赤道技术[54]似乎有耗时更短，胎儿镜的中位时间为 15min（范围 5~25min）。手术时间与手术者有关，有经验的术者手术时间更短，因此学习曲线是非常重要的。

学习曲线

现在全世界都在开展胎儿镜激光电凝术。经过训练，新开展 LCPV 手术的胎儿医学的专家完全可以媲美这项技术的原始先驱者们。这项专业技术可以经私人交流，出版物和亲身实践传播。虽然这项技术已经扩散到了许多的中心，但是其仍然主要限制在有限的几个大的中心。一些作者呼吁限制可以进行这项手术的中心的数目，从而使这项专业技术最优化[3]。随着中心及手术者经验的增长，一胎或两胎的围生期生存率随之增长[55,56]。在一篇综述中，Rossi 等人[57]强调了在他们的中心，在 2004—2007 年胎儿存活率随着手术经验和手术曲线的学习而改善。

总体上胎儿镜手术的适应证是有限的，稀少的病例数将影响新中心开展这项技术的效率和成果[36]。虽然技术挑战和追求进步对这些中心来说很有吸引力，但这是一个职业道德问题而不是外部规范问题。

在一项尝试评估影响围产结局因素的研究中，Morris 等人[55]证明接诊过大量的单绒毛膜妊娠病例、熟悉胎盘的血管结构、具有较多使用胎儿镜治疗 TTTS 经验的术者进行手术可以降低不良结局的发生。在他们中心做了 61 例胎儿镜和拥有了 3.4 年的治疗经验后，胎儿镜治疗 TTTS 的妊

娠结局有了很大的改善。Hecher 等人报告了相似的结果,在经历 75 例手术的学习曲线以后,围产儿生存率有了明显的改善($P<0.01,OR=4.59$, $95\%CI:1.84\sim11.44$)。

围术期处理和随访

无论使用何种激光电凝技术,在手术的最后应该从套管中放羊水,直至羊水最大深度降至 $5\sim6cm$。术前 1h 内 100mg 吲哚美辛置肛可有效地预防 24 周内的早产[58,59]。虽然没有报道,但是在晚期妊娠手术时,使用阿托西班 24h 可有效地预防宫缩,对母体没有明显的副作用。在手术开始的时候预防性使用静脉抗生素(头孢唑林 2g)。在手术刚结束后,通常在术后 16、24、36 和 48h 行超声随访。

患者通常在术后 $24\sim48h$ 出院,然后每周超声随访。之后对胎儿生长,羊水量,脐动脉血流速度,大脑中动脉收缩期血流峰值进行监测,可发现 TAPS 或复发性 TTTS 的早期征象[60]。

虽然对经过手术的 TTTS 双胎的分娩时机和分娩方式仍没有达成共识,我们建议不要超过 $34\sim35$ 周。这是基于一个 602 例接受了胎儿镜激光手术的 TTTS 单绒毛膜双胎的队列研究得出的结论,这个研究比较了宫内风险和出生后结局。我们认为,如果适时终止妊娠是可以避免一些难以预料的产前不良事件,包括双胎全部死亡或潜在的死亡风险。$26\sim36$ 周难以预料的不良事件的预期风险从 $16.8\%(95\%CI:13.6\%\sim20.5\%)$ 降至 $0(95\%CI:0\sim11\%)$。在 32 周,残余风险值为 $1/17(95\%CI:1/28\sim1/11)$。$26\sim28$ 周分娩新生儿的围产儿死亡率或严重脑损伤的风险从 $35\%(25\%\sim47\%)$ 降至 $3\%(1\%\sim6\%)$。我们的结果并没有对经过了激光手术的 TTTS 选择性早产确定一个最佳的截断值。超过 32 周后,围产儿发病率明显降低,是否终止妊娠取决于病史,父母的要求和专家的评估。另外一项荟萃分析建议:没有并发症的其他单绒毛膜双胎应该在 36 周终止妊娠以避免围生期胎儿丢失[61]。

母体并发症

因为 LCPV 已经进化到可以显著改善两个胎儿的围产儿结局,关注母体的安全和不良事件变得重要。但是这方面数据是缺乏的。在所有的文献中只有 3 项研究作为初级或次级结局指标报道了母体的发病率是 $17.4\%(66/379$ 个患者)[19,62,63]。在一篇短篇信函中,Merz 等人[64]发现这个比率远高于其他散在报道,他们的母体不良结局总的风险是 $5.4\%(P<0.000\ 1)$。母体并发症容易被低估。许多不良事件被报道,包括各种严重并发症(肺栓塞,胎盘早剥,入住 ICU 等)到中等程度并发症(绒毛膜羊膜炎,出血,羊水渗漏到腹腔)。严重并发症的发生率只有 1.8%[64],被认为是可以接受的风险[63]。然而,为了改善技术及有利于母体做出安全的选择,一个系统的研究设计应纳入母体并发症。

早期和晚期并发症

LCPV 仍然不是一个完美的技术,有发生相关并发症的风险。早期并发症发生在 TTTS 妊娠手术治疗后 6d 内[16],包括一胎或两胎胎死宫内,发生率分别为 $13\%\sim33\%$ 和 $3\%\sim22\%$[34,44,65],TAPS 也会发生于 9% 的病例。晚期并发症包括复发或反向 TTTS,晚发性 TAPS,一胎或两胎胎死宫内,或发生于存活的胎儿的低血压后遗症[16]。与其他入侵性胎儿手术相同,激光治疗也伴有 PPROM 的发生率升高,发生率为 $12\%\sim28\%$,常合并有早产,30.5% 的病例在 32 周前分娩[25,62,64]。

宫内入侵性治疗不可避免的造成了胎膜的损伤。大于 $3\%\sim8\%$ 的胎儿镜诊断手术和大于 30% 的复杂的胎儿镜手术都会导致医源性 PPROM[66-70]。医源性 PPROM 是胎儿镜激光治疗 TTTS 的致命弱点。医源性 PPROM 的主要特点是术后很快发生胎膜早破,由于在插入点的明确的胎膜损伤,与仪器的型号有关[71]。胎膜缺乏增生能力,这在组织学已证明,解释了为什么胎膜不能自然愈合。许多报道描述了对医源性 PPROM 的新的可能的治疗,需要大样本及随机对照试验来证明这些研究的安全性和有效性[72]。

肢体缺损出现于 $1\%\sim2\%$ 的病例,报道是激光手术过程中或术后羊膜破裂或羊膜造口而导致假羊膜带形成的结果[28,29,73]。SLCPV 术后,需在之后的随访过程中仔细超声评估双胎之间的胎膜和胎儿肢体情况。如果早期或严重的肢体缢痕已经发生,宫内手术松解羊膜带是有益的。

手术失败定义为术后出现明确的有症状的血管吻合[2]。激光术后残余的血管吻合是主要的原因。它们可以使 18% 的病例出现症状,所以有很大的临床影响[45]。在随访成功的 SLCPV 案例时,仍有 33% 的病例可以发现残余的血管吻合(成功定义为之后顺利的分娩两个健康的双胎)[12,60,74]。这些血管连接为手术时遗漏的血管吻合(多由于位置、非常微小或被羊水过多压闭),或术后血管再通和/或电凝不完全等原因引起。当这些残留血管引起不平衡表现,可能出现一系列的并发症,包括持续的 TTTS,复发性 TTTS,反向 TTTS,出现胎儿间慢性输血如 TAPS,双胎均胎死宫内,或存活胎儿出现低血压后遗症。

临床或胎盘研究均认为当较大或较小的血管吻合仍然存在时,分别容易导致 TTTS 复发或胎儿间出血,在后者更多为受血儿和供血儿之间存在动脉-动脉吻合[16,60,75]。

妊娠结局

激光治疗对于羊水减量术的优势是建立在一个 RCT 研究上的[19]。研究预测每组需要 172 个孕妇。但是基于外部的统计-流行病专家在经行了第二次中期分析后的推荐,这个研究在达到预计样本量之前提前终止了。在这个阶段,72 个孕妇分配到了激光治疗组,70 个孕妇分配到了羊水减量组。与羊水减量组比较,激光治疗组有更高的 28d 后至少一胎存活率(76% vs 56%;两胎均死亡的 $RR = 0.63; CI: 0.25 \sim 0.93; P = 0.009$)。而且,生后 6 个月的随访证实在激光治疗组有更高的存活率($P = 0.002$),同时由于降低了脑室周围白质软化的发生率(6% vs 14%)和神经系统并发症的发生率(31% vs 52%),也改善了神经系统结局。自从这个欧洲胎儿协会 RCT 研究的发表,激光治疗成为治疗 26 周前 TTTS 的最佳方法[3,19]。多个研究比较激光治疗和连续的羊水减量治疗[19,65,76,77],更加确定了激光治疗的优势。一个 Cochrane 综述也指出激光电凝胎盘吻合血管是高期别 TTTS 的最佳治疗方法。有一个荟萃分析复习了 1997—2007 年有关选择 TTTS 最佳一线治疗方案的文献[57]:总的来说激光治疗后的生存率是连续羊水减量治疗的 2 倍。进行连续羊水减量治疗的胎儿与进行激光治疗的胎儿相比具有较高的宫内及新生儿期死亡的风险。子代死亡的风险和远期的神经系统损伤的风险,在长达 6 岁的随访中,是稳步下降的[78]。一项综述总结了 25 年内发表的一共 34 篇进行了 TTTS 胎盘激光手术的文献,包括 3 868 例单绒毛膜双胎妊娠。在这 25 年内两胎均存活的平均生存率从 35% 增长到 65%($P = 0.012$),至少一胎存活的平均生存率从 70% 增长到 88%($P = 0.009$)。平均出生孕周仍然稳定在 32 周。随着激光技术从非选择性向选择性

及之后 Solomon 技术的发展[79],围生期存活率得到明显改善。胎儿镜选择性激光电凝绒毛膜板上的吻合血管被明确证明可改善 Quintero 分期 2 期或以上的 TTTS 的生存率和神经系统结局。但是,许多挑战仍然没有解决,其中最重要的是 PPROM[80]。

TTTS 的预后实际上与 Quintero 分期无关[62,81]。I 期包括了非常广泛而且多变的病例。一定数量的 I 期病例不会进展甚至会缓解。有 4 个病例报道证实 I 期 TTTS 可迅速进展为很严重的阶段,甚至胎儿死亡[81-84],同荟萃分析中报道的一样[85]。他们报道了一个进展的比例是 26%(在 10% ~ 45.5% 变化),I 期的异质性被胎儿心脏功能分析所确定,有意义的受血儿心肌功能不全只在 55% 的 I 期病例中发现[81]。这就是为什么 I 期是否需要宫内手术仍存在争论。北美胎儿治疗网络(NAFTNet)对有关 Quintero 分期 I 期的 TTTS 处理的可获得的研究结果进行了评估[86]。他们的目的是对已知的益处和可选择的治疗的风险达成共识,以评价对 I 期的 TTTS 进行随机对照试验是公平的。他们总结:"近期的证据指出,决定观察不进行宫内治疗和采取 3 种目前最流行的宫内治疗方法(胎儿镜激光电凝,连续的羊水减量术,微造口术)中的一种处理 Quintero 分期 I 期的患者是符合公平原则的三个标准的。"收集了相关问题后,2011 年开展了一个国际性的随机对照试验,计划终止于 2019 年 5 月。这是一个聚类随机对照试验,比较期待治疗和激光治疗在 I 期 TTTS 中的应用。目的是比较这两种策略的围产结局,对 TTTS I 期制订外科治疗的指针。

我们复习了 2000—2016 年在本中心经行 FLC 治疗的 1 092 例 TTTS 中发生 PPROM 的病例及其预后,其中 6.8% 失访。使用竞争风险模型进行分析 PPROM 的发生率和潜在的危险因素,使用生后 28d 的新生儿存活率和神经系统损伤来评估结局。有趣的是,2000—2016 年 PPROM<32 周的发生率从 15% 增长到 40%,伴随着围生期结局的改善。确实,双胎都存活的比率从 42% 增长到 66%,同时双胎都丢失的比率下降了 2 倍,从 19% ~ 9%。手术时孕周小于 17 周是 PPROM 显著的危险因素,在术后的第一周可增加额外 10% 的风险。小于 20 周的 PPROM 可带来 56% 的流产风险。20 周以后的 PPROM 发生并不影响生存

率,尽管可增加<32 周早产的风险。所以,手术技术的提高带来围生期结局的改善,术后并发症变为非致死性的产科并发症如 PPROM,尽管仍存在较高的早产发生率和潜在的发病率,但是产后的远期结局仍是令人满意的。过早的手术(<17 周)带来较高的术后 PPROM 风险。这些数据激励学者开展针对预防医源性 PPROM 的研究[87]。

围生期结局可以对 LCPV 治疗后的远期结局进行预测,宫内治疗的受益在六岁时仍能保持。预后最主要的决定因素是分娩孕周和激光治疗是否成功。超过 1 000 例经过产前治疗的 TTTS 病例,产前使用超声联合 MRI 的方法诊断了 22 例脑损伤(22/1 023,2.1%)。所有的病损都与脑缺血性损伤相关。术后发生 TAPS 和 TTTS 复发与原发于产前的脑损伤显著相关。双胎之一胎死宫内仍然是存活胎儿发生神经系统损伤的高危因素,这可能与手术的不完全性有一部分关系,术前

TTTS 分期与脑损伤的关系尚不明确[30,57,76-78,88]。

总结

激光电凝胎盘血管吻合支是针对 TTTS 的病理生理进行治疗的唯一方法。虽然对 TTTS 的理解,诊断及治疗有了相当大的进步,在这个领域仍有许多问题有待于研究和解决。这个技术明确改善了总生存数和神经系统完好的生存率[75,79],但是仍然缺乏术前预测指标。

宫内激光治疗不可避免的造成了胎膜的损伤。医源性的 PPROM 是 LCPV 技术的致命缺点,特别是在较早的孕周。

TTTS 的早期诊断使及时手术成为可能从而改善预后。所以,每两周标准超声和多普勒超声监测单绒毛膜双胎是明智的[89]。这最好在专门的双胎临床中心完成[90]。

（翻译 邹刚　审校 郑明明）

参考文献

[1] Salomon LJ, Stirnemann JJ, Bernard JP, et al. Prenatal management of uncomplicated monochorionic biamniotic pregnancies. *J Gynecol Obstet Biol Reprod*. 2009; 38: S45–50.

[2] Chalouhi GE, Stirnemann JJ, Salomon LJ, et al. Specific complications of monochorionic twin pregnancies: twin-twin transfusion syndrome and twin reversed arterial perfusion sequence. *Semin Fetal Neonatal Med*. 2010; 15: 349–56.

[3] Bebbington M. Twin-to-twin transfusion syndrome: current understanding of pathophysiology, in-utero therapy and impact for future development. *Semin Fetal Neonatal Med*. 2010; 15: 15–20.

[4] Lopriore E, Middeldorp JM, Oepkes D, et al. Twin anemia-polycythemia sequence in two monochorionic twin pairs without oligo-polyhydramnios sequence. *Placenta*. 2007; 28: 47–51.

[5] Slaghekke F, Kist WJ, Oepkes D, et al. Twin anemia-polycythemia sequence: diagnostic criteria, classification, perinatal management and outcome. *Fetal Diagn Ther*. 2010; 27: 181–90.

[6] Lewi L, Gucciardo L, Huber A, et al. Clinical outcome and placental characteristics of monochorionic diamniotic twin pairs with early- and late-onset discordant growth. *Am J Obstet Gynecol*. 2008; 199: 511. e1–7.

[7] Sebire NJ, Snijders RJ, Hughes K, Sepulveda W, Nicolaides KH. The hidden mortality of monochorionic twin pregnancies. *BJOG*. 1997; 104: 1203–7.

[8] Hack K, Derks J, Elias S, et al. Increased perinatal mortality and morbidity in monochorionic versus dichorionic twin pregnancies: clinical implications of a large Dutch cohort study. *BJOG*. 2008; 115: 58–67.

[9] Lewi L, Van Schoubroeck D, Gratacós E, et al. Monochorionic diamniotic twins: complications and management options. *Curr Opin Obstet Gynecol*. 2003; 15: 177–94.

[10] Hamilton EF, Platt RW, Morin L, Usher R, Kramer M. How small is too small in a twin pregnancy? *Am J Obstet Gynecol*. 1998; 179: 682–5.

[11] Ville Y. Monochorionic twin pregnancies: 'les liaisons dangereuses'. *Ultrasound Obstet Gynecol*. 1997; 10: 82–5.

[12] Lewi L, Jani J, Cannie M, et al. Intertwin anastomoses in monochorionic placentas after fetoscopic laser coagulation for twin-to-twin transfusion syndrome: is there more than meets the eye? *Am J Obstet Gynecol*. 2006; 194: 790–5.

[13] Quintero RA, Morales WJ, Allen MH, et al. Staging of twin-twin transfusion syndrome. *J Perinatol*. 1999; 19: 550–5.

[14] Wee LY, Fisk NM. The twin-twin transfusion syndrome. *Semin Neonatol*. 2002; 7; 187–202.

[15] Weir PE, Ratten GJ, Beischer NA. Acute polyhydramnios: a complication of monozygous twin pregnancy. *BJOG*. 1979; 86: 849–53.

[16] Robyr R, Lewi L, Salomon LJ, et al. Prevalence and management of late fetal complications following successful selective laser coagulation of chorionic plate anastomoses in twin-to-twin transfusion syndrome. *Am J Obstet Gynecol*. 2006; 194: 796–803.

[17] De Lia JE. Surgery of the placenta and umbilical cord. *Clin Obstet Gynecol*. 1996; 39: 607–25.

[18] Haverkamp F, Lex C, Hanisch C, Fahnenstich H, Zerres K. Neurodevelopmental risks in twin-to-twin transfusion syndrome: preliminary findings. *Eur J Paediatr Neurol*. 2001; 5; 21–7.

[19] Senat MV, Deprest J, Boulvain M, et al. A randomized trial of endoscopic laser surgery versus serial amnioreduction for severe twin-to-twin transfusion syndrome at midgestation. *N Engl J Med*. 2004; 351: 136–44.

[20] De Lia J, Fisk N, Hecher K, et al. Twin-to-twin transfusion syndrome – debates on the etiology, natural history and management. *Ultrasound Obstet Gynecol*. 2000; 16: 210–13.

[21] Saade GR, Belfort MA, Berry DL, et al. Amniotic septostomy for the treatment of twin oligohydramnios-polyhydramnios sequence. *Fetal Diagn Ther*. 1998; 13: 86–93.

[22] Garry D, Lysikiewicz A, Mays J, Canterino J, Tejani N. Intra-amniotic pressure reduction in twin-twin transfusion syndrome. *J Perinatol*. 1998; 18: 284–6.

[23] Moise KJJ, Dorman K, Lamvu G, et al. A randomized trial of amnioreduction versus septostomy in the treatment of twin-twin transfusion syndrome. *Am J Obstet Gynecol.* 2005; 193: 701–7.

[24] Johnson JR, Rossi KQ, O'Shaughnessy RW. Amnioreduction versus septostomy in twin-twin transfusion syndrome. *Am J Obstet Gynecol.* 2001; 185: 1044–7.

[25] Gilbert WM, Davis SE, Kaplan C, et al. Morbidity associated with prenatal disruption of the dividing membrane in twin gestations. *Obstet Gynecol.* 1991; 78: 623–30.

[26] Feldman DM, Odibo A, Campbell WA, Rodis JF. Iatrogenic monoamniotic twins as a complication of therapeutic amniocentesis. *Obstet Gynecol.* 1998; 91: 815–16.

[27] Rujiwetpongstorn J, Tongsong T. Amniotic band syndrome following septostomy in management of twin-twin transfusion syndrome: a case report. *J Perinatol.* 2008; 28: 377–9.

[28] Cruz-Martinez R, Van Mieghem T, Lewi L, et al. Incidence and clinical implications of early inadvertent septostomy after laser therapy for twin-twin transfusion syndrome. *Ultrasound Obstet Gynecol.* 2011; 37: 458–62.

[29] Winer N, Salomon LJ, Essaoui M, et al. Pseudoamniotic band syndrome: a rare complication of monochorionic twins with fetofetal transfusion syndrome treated by laser coagulation. *Am J Obstet Gynecol.* 2008; 198: 393. e1–5.

[30] Benirschke K, Kim CK. Multiple pregnancy. *N Engl J Med.* 1973; 288: 1276–84.

[31] De Vore G, Dixon J, Hobbins JC. Fetoscope-directed Nd:YAG laser: a potential tool for fetal surgery. *Am J Obstet Gynecol.* 1983; 143: 379–80.

[32] De Lia JE, Cruikshank DP, Keye WR. Fetoscopic neodymium:YAG laser occlusion of placental vessels in severe twin-twin transfusion syndrome. *Obstet Gynecol.* 1990; 75: 1046–53.

[33] Ville Y, Hyett JA, Vandenbussche FP, Nicolaides KH. Endoscopic laser coagulation of umbilical cord vessels in twin reversed arterial perfusion sequence. *Ultrasound Obstet Gynecol.* 1994; 4: 396–8.

[34] Ville Y, Hyett J, Hecher K, Nicolaides K. Preliminary experience with endoscopic laser surgery for severe twin-twin transfusion syndrome. *N Engl J Med.* 1995; 332: 224–7.

[35] Ville Y, Hecher K, Gagnon A, et al. Endoscopic laser coagulation in the management of severe twin-to-twin transfusion syndrome. *BJOG.* 1998; 105: 446–53.

[36] Klaritsch P, Albert K, Van Mieghem T, et al. Instrumental requirements for minimal invasive fetal surgery. *BJOG.* 2009; 116: 188–97.

[37] Nizard J, Barbet JP, Ville Y. Does the source of laser energy influence the coagulation of chorionic plate vessels? Comparison of Nd:YAG and Diode Laser on an ex-vivo placental model. *Fetal Diagn Ther.* 2007; 22: 33–7.

[38] Chalouhi GE, Essaoui M, Stirnemann J, et al. Laser therapy for twin-to-twin transfusion syndrome (TTTS). *Prenat Diagn.* 2011; 31: 637–46.

[39] Salomon LJ, Nasr B, Nizard J, et al. Emergency cerclage in cases of twin-to-twin transfusion syndrome with a short cervix at the time of surgery and relationship to perinatal outcome. *Prenat Diagn.* 2008; 28: 1256–61.

[40] Van Peborgh P, Rambaud C, Ville Y. Effect of laser coagulation on placental vessels: histological aspects. *Fetal Diagn Ther.* 1997; 12: 32–5.

[41] Deprest JA, Van Schoubroeck D, Van Ballaer PP, et al. Alternative technique for Nd:YAG laser coagulation in twin-to-twin transfusion syndrome with anterior placenta. *Ultrasound Obstet Gynecol.* 1998; 11: 347–52.

[42] Huber A, Baschat AA, Bregenzer T, et al. Laser coagulation of placental anastomoses with a 30 degrees fetoscope in severe mid-trimester twin-twin transfusion syndrome with anterior placenta. *Ultrasound Obstet Gynecol.* 2008; 31: 412–16.

[43] Quintero RA, Bornick PW, Allen MH, Johson PK. Selective laser photocoagulation of communicating vessels in severe twin-twin transfusion syndrome in women with an anterior placenta. *Obstet Gynecol.* 2001; 97: 477–81.

[44] Middeldorp JM, Lopriore E, Sueters M, et al. Laparoscopically guided uterine entry for fetoscopy in twin-to-twin transfusion syndrome with completely anterior placenta: a novel technique. *Fetal Diagn Ther.* 2007; 22: 409–15.

[45] De Lia JE, Kuhlmann RS, Harstad TW, Cruikshank DP. Fetoscopic laser ablation of placental vessels in severe previable twin-twin transfusion syndrome. *Am J Obstet Gynecol.* 1995; 172: 1202–8.

[46] Quintero RA, Comas C, Bornick PW, et al. Selective versus non-selective laser photocoagulation of placental vessels in twin-to-twin transfusion syndrome. *Ultrasound Obstet Gynecol.* 2000; 16: 230–6.

[47] Martinez JM, Bermudez C, Becerra C, et al. The role of Doppler studies in predicting individual intrauterine fetal demise after laser therapy for twin-twin transfusion syndrome. *Ultrasound Obstet Gynecol.* 2003; 22: 246–51.

[48] Quintero RA, Martinez JM, Lopez J, et al. Individual placental territories after selective laser photocoagulation of communicating vessels in twin-twin transfusion syndrome. *Am J Obstet Gynecol.* 2005; 192: 1112–18.

[49] Stirnemann JJ, Nasr B, Quarello E, et al. A definition of selectivity in laser coagulation of chorionic plate anastomoses in twin-to-twin transfusion syndrome and its relationship to perinatal outcome. *Am J Obstet Gynecol.* 2008; 198: 62. e1–6.

[50] Lopriore E, Slaghekke F, Middeldorp JM, et al. Residual anastomoses in twin-to-twin transfusion syndrome treated with selective fetoscopic laser surgery: localization, size, and consequences. *Am J Obstet Gynecol.* 2009; 201: 66. e1–4.

[51] Crisan LS, Kontopoulos EV, Quintero RA. Appraisal of the selectivity index in a cohort of patients treated with laser surgery for twin-twin transfusion syndrome. *Am J Obstet Gynecol.* 2010; 202: 157. e1–5.

[52] Sago H, Hayashi S, Saito M, et al. The outcome and prognostic factors of twin-twin transfusion syndrome following fetoscopic laser surgery. *Prenat Diagn.* 2010; 30: 1185–91.

[53] Thilaganathan B, Gloeb DJ, Sairam S, Tekay A. Sono-endoscopic delineation of the placental vascular equator prior to selective fetoscopic laser ablation in twin-to-twin transfusion syndrome. *Ultrasound Obstet Gynecol.* 2000; 16: 226–9.

[54] Ierullo AM, Papageorghiou AT, Bhide A, et al. Severe twin-twin transfusion syndrome: outcome after fetoscopic laser ablation of the placental vascular equator. *BJOG.* 2007; 114: 689–93.

[55] Morris RK, Selman TJ, Harbidge A, Martin WL, Kilby MD. Fetoscopic laser coagulation for severe twin-to-twin transfusion syndrome: factors influencing perinatal outcome, learning curve of the procedure and lessons for new centres. *BJOG.* 2010; 117; 1350–7.

[56] Sepulveda W, Wong AE, Dezerega V, Devoto JC, Alcalde JL. Endoscopic laser surgery in severe second-trimester twin-twin transfusion syndrome: a three-year experience from a Latin American center. *Prenat Diagn.* 2007; 27: 1033–8.

[57] Rossi AC, D'Addario V. Laser therapy and serial amnioreduction as treatment for twin-twin transfusion syndrome: a meta-analysis and review of literature. *Am J Obstet Gynecol.* 2008; 198: 147–52.

[58] Johnston TA, Cameron AD. Atosiban for the primary prevention of preterm labour. *BJOG.* 2001; 108: 886–7.

[59] Yamamoto M, Barki G, Ville Y. Direct visual control on cord coagulation using a fetoscopy-guided bipolar

forceps. Description of a new technique. *Prenat Diagn.* 2010; 30: 156–8.

[60] Cheong-See F, Schuit E, Arroyo-Manzano D, et al. Prospective risk of stillbirth and neonatal complications in twin pregnancies: systematic review and meta-analysis. *BMJ.* 2016; 354: i4353.

[61] Robyr R, Lewi L, Yamamoto M, Deprest J, Ville Y. Permanent feto-fetal transfusion from the recipient to the donor twin: a complication of laser surgery in twin-to-twin transfusion syndrome. *Am J Obstet Gynecol.* 2004; 191: 42.

[62] Ville Y, Hecher K, Gagnon A, et al. Endoscopic laser coagulation in the management of severe twin-to-twin transfusion syndrome. *BJOG.* 1998; 105: 446–53.

[63] Yamamoto M, El Murr L, Robyr R, et al. Incidence and impact of perioperative complications in 175 fetoscopy-guided laser coagulation of chorionic plate anastomoses in fetofetal transfusion syndrome before 26 weeks of gestation. *Am J Obstet Gynecol.* 2005; 193: 1110–16.

[64] Merz W, Tchatcheva K, Gembruch U, Kohl T. Maternal complications of fetoscopic laser photocoagulation (FLP) for treatment of twin-twin transfusion syndrome (TTTS). *J Perinat Med.* 2010; 38: 439–43.

[65] Hecher K, Diehl W, Zikulnig L, et al. Endoscopic laser coagulation of placental anastomoses in 200 pregnancies with severe mid-trimester twin-to-twin transfusion syndrome. *Eur J Obstet Gynecol Reprod Biol.* 2000; 92: 135–9.

[66] Habli M, Bombrys A, Lewis D, et al. Incidence of complications in twin-twin transfusion syndrome after selective fetoscopic laser photocoagulation: a single-center experience. *Am J Obstet Gynecol.* 2009; 201: 417. e1–7.

[67] Grannum PA, Copel JA. Invasive fetal procedures. *Radiol Clin North Am.* 1990; 28: 217–26.

[68] Deprest JA, Van Ballaer PP, Evrard VA, et al. Experience with fetoscopic cord ligation. *Eur J Obstet Gynecol Reprod Biol.* 1998; 81: 157–64.

[69] Quintero RA. Treatment of previable premature ruptured membranes. *Clin Perinatol.* 2003; 30: 573–89.

[70] Harrison MR, Mychaliska GB, Albanese CT, et al. Correction of congenital diaphragmatic hernia in utero. IX: Fetuses with poor prognosis (liver herniation and low lung-to-head ratio) can be saved by fetoscopic

temporary tracheal occlusion. *J Pediatr Surg.* 1998; 33: 1017–22.

[71] Bilic G, Brubaker C, Messersmith PB, et al. Injectible candidate sealants for fetal membrane repair: bonding and toxicity in vitro. *Am J Obstet Gynecol.* 2010; 202: 85. e1–85. e9.

[72] Liekens D, Lewi L, Jani J, et al. Enrichment of collagen plugs with platelets and amniotic fluid cells increases cell proliferation in sealed iatrogenic membrane defects in the foetal rabbit model. *Prenat Diagn.* 2008; 28: 503–7.

[73] Devlieger R, Millar LK, Bryant-Greenwood G, et al. Fetal membrane healing after spontaneous and iatrogenic membrane rupture: a review of current evidence. *Am J Obstet Gynecol.* 2006; 195; 1512–20.

[74] Lopriore E, Lewi L, Oepkes D, et al. In utero acquired limb ischemia in monochorionic twins with and without twin-to-twin trnsfusion syndrome. *Prenat Diagn.* 2008; 28: 800–4.

[75] Akkermans J, Peeters SH, Klumper FJ, Lopriore E, Middeldorp JM, Oepkes D. Twenty-five years of fetoscopic laser coagulation in twinetwin transfusion syndrome: a systematic review. *Fetal Diagn Ther.* 2015; 38: 241. e53.

[76] Lenclen R, Paupe A, Ciarlo G, et al. Neonatal outcome in preterm monochorionic twins with twin-to-twin transfusion syndrome after intrauterine treatment with amnioreduction or fetoscopic laser surgery: comparison with dichorionic twins. *Am J Obstet Gynecol.* 2007; 196; 450. e1–7.

[77] Roberts D, Neilson JP, Kilby M, et al. Interventions for the treatment of twin-twin transfusion syndrome. *Cochrane Database Syst Rev.* 2008; 1: CD002073.

[78] Salomon LJ, Ortqvist L, Aegerter P, et al. Long-term developmental follow-up of infants who participated in a randomized clinical trial of amniocentesis versus laser photocoagulation for the treatment of twin-to-twin transfusion syndrome (TTTS). *Am J Obstet Gynecol.* 2010; 203; 444. e1–7.

[79] Djaafri F, Stirnemann J, Mediouni I, Colmant C, Ville Y. Twin-to-twin transfusion syndrome: what we have learned from clinical trials ? *Sem Fetal Neonatal Med.* 2017; 22: 367. e375

[80] Stirnemann JJ, Nasr B, Proulx F, Essaoui M, Ville Y. Evaluation of the CHOP cardiovascular score as a prognostic predictor of outcome in twin–twin transfusion syndrome after

laser coagulation of placental vessels in a prospective cohort. *Ultrasound Obstet Gynecol.* 2010; 36: 52–7.

[81] Taylor MJ, Govender L, Jolly M, et al. Validations of the Quintero staging system for twin–twin transfusion syndrome. *Obstet Gynecol.* 2002; 100: 1257–65.

[82] Dickinson JE, Evans S. The progression of disease stage in twin–twin transfusion syndrom. *J Matern Fetal Neonatal Med.* 2004; 16: 95–101.

[83] O'Donoghue K, Cartwright E, Galea P, Fisk NM. Stage I twin-twin transfusion syndrome: rates of progression and regression in relation to outcome. *Ultrasound Obstet Gynecol.* 2007; 30: 958–66.

[84] Wagner MM, Lopriore E, Klumper FJ, Oepkes D, Vandenbussche FP, Middeldorp JM. Short- and long-term outcome in stage 1 twin-to-twin transfusion syndrome treated with laser surgery compared with conservative management. *Am J Obstet Gynecol.* 2009; 201: 286. e1–6.

[85] Khalil A, Cooper E, Townsend R, Thilaganathan B. Evolution of stage 1 twin-to-twin transfusion syndrome (TTTS): systematic review and meta-analysis. *Twin Res Hum Genet.* 2016; 19: 207–16.

[86] Molina S, Papanna R, Moise KJ Jr., Johnson A. Management of Stage I twin-to-twin transfusion syndrome: an international survey. *Ultrasound Obstet Gynecol.* 2010; 36: 42–7.

[87] Stirnemann J, Djaafri F, Kim A, et al. Preterm premature rupture of membranes is a collateral effect of improvement in perinatal outcomes following fetoscopic coagulation of chorionic vessels for twin-twin transfusion syndrome: a retrospective observational study of 1092 cases. *BJOG.* 2018; 125: 1154–62.

[88] Gray PH, Cincotta R, Chan FY, Soong B. Perinatal outcomes with laser surgery for twin-twin transfusion syndrome. *Twin Res Hum Genet.* 2006; 9: 438–43.

[89] Vayssiere C, Benoist G, Blondel B, et al. Twin pregnancies: guidelines for clinical practice from the French College of Gynaecologists and Obstetricians (CNGOF). *Eur J Obstet Gynecol Reprod Biol.* 2011; 156: 12–17.

[90] Kilby MD, Bricker L. Management of monochorionic twin pregnancies. *BJOG.* 2016; 124: e1–45.

单绒毛膜多胎妊娠之双胎输血综合征

第33章

早期和晚期双胎输血综合征的干预措施

Tim Van Mieghem ◆ David Baud ◆ Greg Ryan

引言

双胎输血综合征(twin-twin transfusion syndrome,TTTS)占单绒毛膜双胎的 10%~15%。绝大多数病例常常发生于孕 16~26 周,但其高发于这些孕周的原因尚无法解释。如果未治疗,孕中期发生的 TTTS 其胎儿死亡率非常高,主要是由于持续存在的羊水过多导致的早产[1]或胎儿心脏衰竭导致死亡[2,3]。

自从一项大的随机对照试验通过对比羊水减量和胎儿镜激光凝结胎盘血管交通支术治疗 TTTS 发表以来,后者已经成为严重 TTTS 的标准治疗方案[4]。在这项名为"Eurofoetus"临床研究中,TTTS 被定义为在孕 16~26 周单绒毛膜双胎中同时存在严重的羊水过少和羊水过多。当时的研究考虑到孕 16 周之前(胎儿羊膜、绒毛膜尚未融合)手术的可行性和安全性问题并不明确以及胎儿镜激光凝结胎盘血管交通支手术局限性,孕 26 周之后的 TTTS 处理首选终止妊娠。此外,研究中过早和过晚孕周的 TTTS 较罕见,因此也不是该临床队列的主要研究内容。该研究的孕周局限性被纳入 TTTS 的定义范畴。美国食品药品管理局(Food and Drug Administration,FDA)仅批准胎儿镜设备用于孕 16~26 周的 TTTS 治疗。

随着对 TTTS 的关注越来越多,该疾病也被诊断于更早或更晚孕周。一项来自多伦多的大的单中心研究表明 7%(24/325)的 TTTS 发生于孕 17 周之前,2.5%(8/325)发生于孕 16 周之前[5]。一项来自法国的类似研究指出在包含 178 例 TTTS 病例的队列中,40 例(22.5%)诊断早于孕 17 周和 11 例(6.2%)早于孕 16 周[6]。对于晚期的 TTTS(>孕 26 周),来自荷兰莱顿的研究报道其发生率为 11%[7],多伦多的研究报道其发生率

为 5.5%[5]。

随着 TTTS 检出率持续增加,很多中心从胎儿镜激光手术的过程中获得了信心,其中部分中心也对以往规定孕周之外的病例实施手术治疗。在本章内,我们将讨论早期和晚期 TTTS 手术治疗需要考虑的关注点和回顾其他的治疗方法。

早期双胎输血综合征

诊断

对于孕周特定的"经典"TTTS 诊断标准已经在 Eurofoetus 研究中明确定义[羊水过少的供血儿最大羊水池深度(DVP)<2cm,同时羊水过多的受血儿在孕 20 周之前的 DVP>8cm,20 周之后>10cm],但是这一定义是否适用于非常早期的 TTTS 仍有待商榷。事实上,胎儿尿液的产生随着孕周增加显著增多,而在孕 16~17 周之前非常有限[8]。没有并发症的单绒毛膜双胎羊水量在孕 15 周(平均 DVP3.7cm)明显少于孕 20 周(平均 DVP 4.5cm)。这些情况支持在小孕周的羊水过多的诊断使用更小阈值,部分学者建议在孕 16 周将 DVP>6cm(第 95 百分位数)诊断为羊水过多[9]。

然而在我们的临床实践中,在小孕周羊水过多的诊断常常是更依据于理论,并非和临床密切相关。因为在小孕周大部分最终手术治疗的病例其手术指征主要由于多普勒血流异常而非羊水量异常。在孕早期妊娠子宫还存在部分扩张的储备空间,很少出现因羊水过多(DVP>6cm)导致的胎膜早破或流产。结合 TTTS 的自发好转现象,尤其在 TTTS I 期,疾病的稳定和缓解率高达 30%[10,11],在孕 18 周前对于没有出现严重多普勒异常的病例采取期待治疗可能更

为有益。

胎儿镜激光凝结胎盘血管交通支手术

在小孕周胎儿镜手术需要考虑的干扰因素：

（1）由于子宫较小且羊水过多的现象不够明显，手术入路更为困难。尤其在前壁胎盘时更为明显，但有时可以在胎儿镜手术套管穿刺前通过细针下羊水灌注扩张子宫腔。另外，可以通过采用股动脉穿刺技术放置手术套管，此方法可以更轻柔得避开前壁胎盘。

（2）更小的胎盘血管，理论上在胎儿镜术中可能更容易出现遗漏血管吻合支的激光凝结，增加术后双胎贫血红细胞增多症序列（twin anemia polycythemia sequence，TAPS）的发生。这可以通过 Solomon 技术降低风险，即凝结整个血管交通支赤道面，而非只凝结可见的血管吻合支[12]。

（3）绒毛膜和羊膜尚未完全融合，可能会增加手术入路和视野的困难，增加手术后的羊膜分离和胎膜早破风险。事实上，Baud 的一项研究[5]比较了 24 例孕 17 周之前和 301 例孕 17 周之后的胎儿镜手术，手术后 7d 内胎膜早破率于孕 16 周前、16~17 周和 17 周后分别为 38%、19% 和 6%。值得关注的是，更高的早期胎膜早破率并未增加整体的胎膜早破率以及早产发生率。早期胎膜早破可能通过使用更小的胎儿镜设备来避免。在 Lecointre 报道的一个包含 40 例早期激光手术的队列中，早期胎膜早破在早期（0）和"经典"（11%）的胎儿镜手术中并没有显著差异。该研究在早期 TTTS 手术中使用了 1.3mm 胎儿镜和 8Fr 的穿刺鞘，在"经典"TTTS 手术中使用 2.0mm 胎儿镜和 10~12Fr 的穿刺鞘。尽管在一项大的多中心研究中未发现在"经典"TTTS 激光手术中血管鞘的型号和早期胎膜早破的相关性[13]，但血管鞘的大小和早期 TTTS 手术早期胎膜早破可能相关。另外，手术中应谨慎使用羊水灌注以预防子宫腔和羊膜的过度扩张。

结局

目前为止报告的两项研究表明，在专业的中心进行早期激光手术的结局和经典孕周进行激光手术其妊娠结局相似，两胎儿存活率为 57%~64%，至少一胎存活率为 85%~87%（表 33-1），期分娩的平均孕周是 31 周。

表 33-1　2 篇关于孕 17 周前行胎儿镜激光手术的研究总结

	Baud 等，2013[5]（n=24）	Lecointre 等，2014[6]（n=40）
手术孕周/周	16.0（14.6~17.0）	16.3±0.9
器械设备	12Fr 口径	8~10Fr 口径
胎膜早破<7d	25%	0
胎膜早破<32 周	58.3%	42.9%
分娩孕周/周	30±4	31±6
分娩<32 周	58.3%	35.9%
激光手术与分娩间隔时长/周	14（0.4~19）	14±6
双胎均存活率	57%	64%
至少一胎存活率	84%	83%
双胎均未存活率	17%	15%

早期胎儿镜激光凝结胎盘血管交通支手术的替代方案

（1）羊水减量：通常不推荐为了延长孕周进行胎儿镜手术而采取羊水减量-羊水减量可能会导致羊膜分离和羊膜腔内出血，这些都会影响后期激光手术。而且，羊水减量常常对早期发病病例无效，比如严重的羊水过多导致胎膜早破或早产在这些孕周较罕见。除了出现多普勒异常威胁胎儿生存，羊水减量对这一时期延长孕周的帮助并不明确。

（2）选择性减胎：部分中心对非常早期出现的病例采取选择性减胎手术替代胎儿镜激光凝结胎盘血管交通支手术。然而，最近的系统性综述明确显示在孕 18 周前的选择性减胎手术随着孕周减小成功率亦下降，孕 16 周减胎的单胎存活率仅 60%[14]。这显然不如激光手术的结果。我们仅会对非常少的进展较快的没有胎儿镜入路的小孕周 TTTS 病例进行选择性减胎手术。这些病例中，应用细的穿刺针经胎盘进行激光或射频消融减胎。

（3）期待治疗：对早期的 TTTS Ⅰ期病例可以考虑期待治疗，因为有 30% 病例可自行缓解[15]。更高期别的病例几乎总是会有进展，因此不适于期待。

晚期双胎输血综合征

胎儿镜激光凝结胎盘血管交通支手术

在较大孕周行胎儿镜激光凝结胎盘血管交通支手术需要考虑下列问题：

（1）由于子宫增大常常出现明显的羊水过多和严重的孕妇不适。为有效防止术中腔静脉受压或孕妇活动，孕妇可采取充分舒适的侧卧位。

（2）由于胎脂和胎粪的存在羊水通常是浑浊的，影响手术视野。

（3）胎儿较大有可能会挡住胎盘血管交通支，这在后壁胎盘中更为常见。可以通过移动胎儿镜或通过胎儿镜使胎儿改变体位来解决。

（4）胎盘血管交通支常常更少也更粗大。吻合支的凝结可能会更困难。从血管的旁边开始凝结减小血管管径，渐渐地向血管中心靠近，或者增加激光的输出功率将会有所帮助。需要特别注意不要烧灼血管或临近胎盘组织，以避免出血。

（5）对于胎儿有可能存活的孕周，需要和孕妇及家属讨论术中监测胎儿以及急诊剖宫产手术的可能。

结局

整体上，晚期胎儿镜激光手术的妊娠结局和更早孕周的手术相似，分娩孕周和胎儿存活率均相似（表33-2）。

表33-2　2篇关于26孕周后行胎儿镜
激光手术的研究总结

	Baud 等,2013[5]（n=18）	Middeldrop 等,2007[7]（n=10）
手术孕周/周	27.1（26.1~30.3）	27（26~28）
胎膜早破<7d	6%	0
胎膜早破<32周	56%	NA
分娩孕周/周	33±3	31（28~37）
分娩<32周	28%	NA
激光手术与分娩间隔时长/周	6（0.1~10）	4（0.7~11）
双胎均存活率	78%	100%
至少一胎存活率	94%	100%
双胎均未存活率	6%	0%

NA，未提供。

晚期胎儿镜激光凝结胎盘血管交通支手术的替代方案

（1）分娩：目前没有孕26周之后的随机对照试验，缺乏这些孕周未经治疗TTTS的分娩妊娠结局数据。Murataet[16]发表了5例在孕31周之后诊断的TTTS，在出生后6个月所有新生儿均无明显神经损伤。然而受血儿在呼吸和心血管方面需要超过预期的监护。Middeldorp报道了11例羊水减量的TTTS病例，其平均分娩孕周为29周（范围27~36周），其中有3例新生儿死亡，严重新生儿发病率为27%。这比其报道的10例无严重的新生儿发病的激光手术病例结局要差。激光术后新生儿发病率虽低但胎儿死亡率有所增加。在我们的临床工作中，我们给夫妇双方提供这两种方法，根据夫妇双方的意愿实施个体化治疗。如果选择分娩，使用激素促胎肺成熟和硫酸镁用于保护胎儿神经系统。目前为止没有明确证据证明到哪一孕周为止进行产前干预更为有利，但是激光手术将孕29周定为上限似乎是合理的。唯一的例外是TTTS的Ⅳ期。不足孕30周的水肿胎儿其存活率非常低，因此对于这样的情况即便是在更晚孕周激光手术仍是推荐的治疗方法。

（2）羊水减量：羊水减量相对于激光手术的益处可能在于没有阻断胎盘血管交通支血流，可能降低了死胎发生率，尤其在疾病的较早期。但羊水减量并不能像激光手术那样可以延长孕周[4,7]，可能与更高的新生儿死亡率或神经损伤相关。另一方面，羊水减量带来的风险也不应该被忽视：在国际羊水减量的注册研究中羊水减量的相关并发症风险约15%（包括胎膜早破，胎盘早剥和感染）[17]。反复羊水减量会造成胎盘压力反复增加和减少，这可能与"胎盘盗血"[18]和胎儿脑损伤相关。在我们的临床实践中，只有当胎儿镜手术被认为不安全、不可行或被孕妇及家属拒绝时，我们才考虑羊将水减量作为延长孕周的治疗方法。

结论

我们现在有很好的证据表明，少数TTTS病例发生早于孕17周或迟于孕26周，对于这些TTTS病例需要考虑替代治疗方案，包括对于早期的 TTTS 病例延迟等待手术,对于晚期的 TTTS 实施羊水减量或者终止妊娠。除了这些方案,有些病例还是需要通过胎儿镜激光手术治疗。在开展这类手术的中心,对于"极端"孕周手术的预后和孕 18~26 周手术的结局相似。

（翻译　郑明明　审校　王彦林）

参考文献

[1] Dickinson JE, Evans SF. Obstetric and perinatal outcomes from The Australian and New Zealand twin-twin transfusion syndrome registry. *Am J Obstet Gynecol.* 2000; 182: 706–12.

[2] Van Mieghem T, Martin AMM, Weber R, Barrea C, Windrim R, Hornberger LKK, Jaeggi E, Ryan G. Fetal cardiac function in recipient twins undergoing fetoscopic laser ablation of placental anastomoses for Stage IV twin-twin transfusion syndrome. *Ultrasound Obs Gynecol.* 2013; 42: 64–9.

[3] Van Mieghem T, Lewi L, Gucciardo L, Dekoninck P, Van Schoubroeck D, Devlieger R, Deprest J. The fetal heart in twin-to-twin transfusion syndrome. *Int J Pediatr.* 2010; 2010: 1–8.

[4] Senat MV, Deprest J, Boulvain M, Paupe A, Winer N, Ville Y. Endoscopic laser surgery versus serial amnioreduction for severe twin-to-twin transfusion syndrome. *N Engl J Med.* 2004; 351: 136–44.

[5] Baud D, Windrim R, Keunen J, Kelly EN, Shah P, Van Mieghem T, Seaward PGR, Ryan G. Fetoscopic laser therapy for twin-twin transfusion syndrome before 17 and after 26 weeks' gestation. *Am J Obstet Gynecol.* 2013; 208: 197. e1–7.

[6] Lecointre L, Sananes N, Weingertner AS, Kohler M, Guerra F, Fritz G, Viville B, Langer B, Nisand I, Favre R. Fetoscopic laser coagulation for twin-twin transfusion syndrome before 17 weeks' gestation: laser data, complications and neonatal outcome. *Ultrasound Obstet Gynecol.* 2014; 44: 299–303.

[7] Middeldorp JM, Lopriore E, Sueters M, Klumper FJCM, Kanhai HHH, Vandenbussche FPHA, Oepkes D. Twin-to-twin transfusion syndrome after 26 weeks of gestation: is there a role for fetoscopic laser surgery? *BJOG.* 2007; 114: 694–8.

[8] Touboul C, Boulvain M, Picone O, Levaillant J-M, Frydman R, Senat M-V. Normal fetal urine production rate estimated with 3-dimensional ultrasonography using the rotational technique (virtual organ computer-aided analysis). *Am J Obstet Gynecol.* 2008; 199: 57. e1–57. e5.

[9] Dekoninck P, Deprest J, Lewi P, Richter J, Galjaard S, Van Keirsbilck J, Van Calsteren K, Lewi L. Gestational age-specific reference ranges for amniotic fluid assessment in monochorionic diamniotic twin pregnancies. *Ultrasound Obstet Gynecol.* 2013; 41: 649–52.

[10] Emery SP, Bahtiyar MO, Dashe JS, Wilkins-Haug LE, Johnson A, Paek BW, et al. The North American Fetal Therapy Network Consensus Statement. *Obstet Gynecol.* 2015; 125: 1236–43.

[11] Van Mieghem T, Eixarch E, Gucciardo L, Done E, Gonzales I, Van Schoubroeck D, Lewi L, Gratacos E, Deprest J. Outcome prediction in monochorionic diamniotic twin pregnancies with moderately discordant amniotic fluid. *Ultrasound Obstet Gynecol.* 2011; 37: 15–21.

[12] Slaghekke F, Lopriore E, Lewi L, Middeldorp JM, Van Zwet EW, Weingertner AS, et al. Fetoscopic laser coagulation of the vascular equator versus selective coagulation for twin-to-twin transfusion syndrome: an open-label randomised controlled trial. *Lancet.* 2014; 383: 2144–51.

[13] Petersen SG, Gibbons KS, Luks FI, Lewi L, Diemert A, Hecher K, et al. The impact of entry technique and access diameter on prelabour rupture of membranes following primary fetoscopic laser treatment for twin-twin transfusion syndrome. *Fetal Diagn Ther.* 2016; 40: 100–9.

[14] Rossi AC, D'Addario V. Umbilical cord occlusion for selective feticide in complicated monochorionic twins: a systematic review of literature. *Am J Obstet Gynecol.* 2009; 200: 123–9.

[15] Emery SP, Hasley SK, Catov JM, Miller RS, Moon-Grady AJ, Baschat AA, et al. North American Fetal Therapy Network: intervention vs expectant management for stage I twin-twin transfusion syndrome. *Am J Obstet Gynecol.* 2015; 215: 346. e1–7.

[16] Murata M, Ishii K, Taguchi T, Mabuchi A, Kawaguchi H, Yamamoto R, Hayashi S, Mitsuda N. The prevalence and clinical features of twin-twin transfusion syndrome with onset during the third trimester. *J Perinat Med.* 2014; 42: 93–8.

[17] Mari G, Roberts A, Detti L, Kovanci E, Stefos T, Bahado-Singh RO, Deter RL, Fisk NM. Perinatal morbidity and mortality rates in severe twin-twin transfusion syndrome: results of the International Amnioreduction Registry. *Am J Obstet Gynecol.* 2001; 185: 708–15.

[18] Fichera A, Ambrosi C, Taddei F, Gasparotti R, Frusca T. Severe brain damage from twin-twin transfusion syndrome treated with serial amnioreductions after 26 weeks: a case to reconsider the gestational age limits of laser therapy. *Fetal Diagn Ther.* 2009; 25: 203–5.

单绒毛膜多胎妊娠之双胎输血综合征

第34章　双胎贫血红细胞增多症序列的诊断和治疗

Lisanne S. A. Tollenaar ◆ Femke Slaghekke

引言

双胎贫血红细胞增多症序列（twin anemia polycythemia sequence，TAPS）是指单绒毛膜双胎慢性的输血形成，以出生时两胎儿间较大的血红蛋白浓度差异为特征。TAPS 的供血儿由于慢性贫血呈苍白色，而受血儿由于红细胞增多呈现充血样表现（图 34-1）。TAPS 可能自然发生于

2%~5% 的单绒毛膜双胎（自发性 TAPS），TTTS 经胎儿镜激光手术后的单绒毛膜双胎中 TAPS 发生率约 2%~16%（激光术后 TAPS）。激光手术后的 TAPS 发生的原因是术后仍残存小的血管吻合支[1-5]。TAPS 诊断标准相对较新，因为第一例文献报道的 TAPS 是在 2007 年[6]。自那以后，全球对 TAPS 的发病机制、诊断、治疗和预后的认识都有了很大发展。

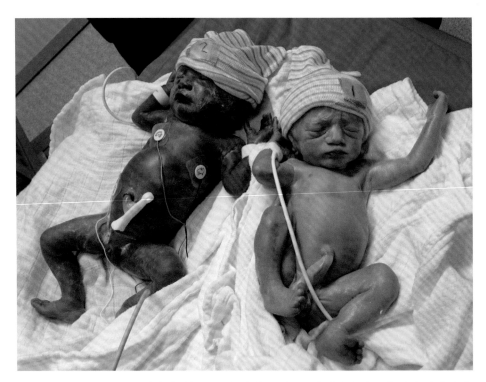

图 34-1　自发性 TAPS 双胎分娩时情况，左侧为多血质红细胞增多的受血儿，右侧为苍白贫血的供血儿

发病机制

TAPS 的发病根源在于胎盘独特的血管吻合支结构。双胎间通过胎盘表面血管吻合支形成慢性输血，导致供血儿血红蛋白缺乏和受血儿血红

蛋白过剩。实际通过这些小的血管吻合支的单向血流达到每 24h 约 5~15ml[7,8]。这导致显著的血红蛋白差异，供血儿出现贫血和受血儿出现高血红蛋白。单绒毛膜胎盘的血管吻合支分为 3 种：动脉-静脉吻合（AVA），动脉-动脉吻合（AAA）和静脉-静脉吻合（VVA）。AVA 是单向血流，而

AAA 和 VVA 可以是双向血流。TAPS 胎盘表面仅存在一些非常小（直径<1mm）的血管吻合支[6]。没有出现并发症的单绒胎盘平均存在 8 个血管吻合支，而 TAPS 胎盘平均仅存在 3~4 个血管吻合支[9]。AAA 和 VVA 吻合支在 TAPS 胎盘中并不常见，分别仅存在 10%~20% 和 7% 的 TAPS 胎盘中[10,11]。而这些出现的 AAA 和 VVA 吻合支均非常细小（直径<1mm）。和无并发症的单绒胎盘相比，AAA 吻合支在 TTTS 胎盘中相对少见，而在 TAPS 胎盘中更为少见[9,12]。因此，AAA 吻合支被认为可能对于双胎间输血并发症的发生起到保护作用[7,12]。这一假设背后的机制可能是 AAA 吻合支允许双向血流从而补偿了双胎间血流不平衡。VVA 吻合支的角色并不清楚。VVA 吻合支在 TTTS 胎盘中更为常见，可能和疾病的发生相关[13,14]。然而，在 TAPS 胎盘中这种血管吻合支非常少见[11]。

尽管 TTTS 和 TAPS 都是由于两胎儿间血流灌输的不平衡导致的，这两种疾病在本质上和表型上都不相同。双胎间羊水过多-过少序列征是 TTTS 的特征，但 TAPS 的诊断仅仅用在没有出现羊水失衡的情况下[6]。TAPS 病例中供血儿没有出现羊水过少和受血儿没有发展为羊水过多的机制并不完全清楚。最可能的解释是 TAPS 的细小血管吻合支仅仅导致慢性的缓慢血流输注，因此留有足够的血流动力学补偿时间[2]。而且 TTTS 发生和病情加重的关键因素包括激素调节的失衡。TTTS 供血儿因肾脏的低血流灌注而表现为高肾素水平；TTTS 受血儿则因高血容量表现为肾素蛋白的低表达[8,15]。这一激素表达的不平衡在 TAPS 中并没有出现，可能是 TAPS 中没有同时出现羊水过多-过少序列征的另一种解释。

产前诊断

TAPS 是相对较迟认识的疾病，理想的产前和产后诊断标准仍在探究中。通过超声多普勒检测的大脑中动脉收缩期血流峰值速度（MCA-PSV），曾被用于单胎红细胞自身免疫性胎儿贫血的精确预测指标，也被用于预测单绒毛膜双胎胎儿贫血和多血质[16]。近年来，关于 TAPS 供血儿和受血儿的各种诊断标准被报道。起先 TAPS 的诊断推荐用贫血的供血儿 MCA-PSV>1.5MoM，伴

有多血质的受血儿 MCA-PSV<0.8MoM[17]。随后，产前诊断分类系统中给出新的更保守的诊断胎儿多血质的 MCA-PSV 标准（<1.0MoM）[18,19]。之所以有这个新标准的原因是发现出生后严重的多血质儿有时产前 MCA-PSV 值>0.8MoM，但大于 1.0MoM 非常罕见。这一发现和一项新的研究相吻合：该研究报道单绒毛膜双胎出生后诊断的多血质新生儿，其产前 MCA-PSV 并没有显著降低[20]。有趣的是，该研究发现胎儿间 MCA-PSV 差异和出生时血细胞比容（Ht）差异强相关。

最近，有研究评估了双胎间 MCA-PSV 差值（deltaMCA-PSV）（>0.5MoM）用于预测 TAPS 的诊断准确性[21]。这一产前诊断标准用于预测 TAPS 似乎优于原先的诊断截断值（>1.5MoM 和 <1.0MoM）。随后，一个新的基于 deltaMCA-PSV 值 TAPS 诊断系统被提出。以往的 TAPS1 和 2 期分别被 deltaMCA-PSV>0.5MoM 和>0.7MoM 来定义（表 34-1）。

表 34-1　产前 TAPS 分类系统

TAPS 分期	Doppler 超声检查发现
1 期	ΔMCA-PSV>0.5MoM 没有其他胎儿损害表现*
2 期	ΔMCA-PSV>0.7MoM 没有其他胎儿损害表现*
3 期	处于 1 期或者 2 期，并伴有供血儿胎儿心功能受损，表现为血流显著异常
4 期	供血儿水肿
5 期	由于 TAPS 进展导致的单胎或双胎宫内死亡

* 显著异常的多普勒定义为脐动脉舒张末期血流消失或反向，脐静脉出现搏动性血流，静脉导管血流搏动指数增加或反向。

TAPS 还常常存在其他超声表现。TAPS 多血质受血儿超声下可表现为"星空样"的肝脏回声[22]。"星空样"肝脏回声主要是由清晰显现的门静脉（星星）和肝实质的低回声（天空）（图 34-2）。TAPS 双胎的另一个超声特征是两胎儿胎盘厚度和回声的显著差异。这是由于贫血胎盘表现出水肿和强回声，与多血质胎盘的相对正常超声表现形成对比（图 34-3）[23,24]。TAPS 的这两种超声下表现是否与疾病的严重程度相关目前尚不清楚，需要进一步的研究。

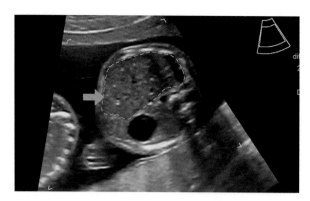

图34-2　超声下TAPS受血多血质胎儿肝脏呈"星空样"。白色的点(星星)是拥挤的门静脉在肝脏实质低回声(天空)的对比下回声增强

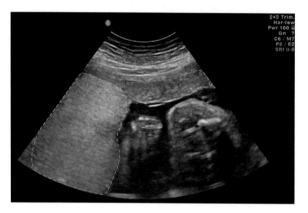

图34-3　TAPS的胎盘超声图像显示胎盘回声及厚度差异明显。图像左侧为贫血儿部分的回声增强并且水肿的胎盘,图像右侧是受血儿正常的胎盘

新生儿诊断

由于TAPS并不表现为羊水过多-过少序列征,同时孕晚期超声检测MCA-PSV存在技术难度,因此在产前常常被漏诊[11,19]。总体上,有40%~63%的TAPS仅仅在产后得到诊断[11,19]。因而,几种产后诊断TAPS的诊断标准应运而生。产后诊断TAPS最直接的标准是双胎间血红蛋白的巨大差异(>8g/dl)[25]。TAPS并不是唯一在出生时表现为胎儿血红蛋白异常的MC并发症。急性产程中TTTS也可出现血红蛋白巨大差异,表现为在分娩过程中一胎向另一胎急性大量输血,导致急性贫血和急性多血质现象[26]。

由于这两类疾病治疗方法不同,从本质上区别两者的标准如下。首先,只有在TAPS双胎才会出现较高的网织红细胞比率(>1.7),这反映了供血儿的慢性贫血[25]。其次,通过颜料染色的胎盘血管交通吻合支在TAPS和产程中急性TTTS也不一样[27]。在TAPS的胎盘中仅存在细小血管吻合支(直径<1mm),产生了慢性输血(图34-4A,图34-4B)[6]。与之相反,产程急性TTTS的胎盘会出现较大血管吻合支,至少一个较大的双向血管吻合支(AAA或VVA)形成急性血流灌输[26]。

最近的研究显示在诊断TAPS中,胎盘可以提供更多的信息[28,29]。在TAPS病例中,胎盘的母体面表现为显著的颜色差异:贫血供血儿的胎盘部分为苍白色,而多血质受血儿的胎盘部分为多血的暗红色(图34-4C)。在产程中急性TTTS的胎盘并不表现出明显的颜色差异[30]。

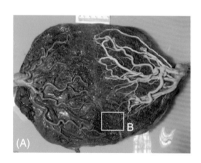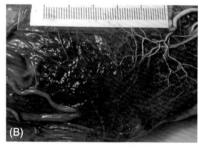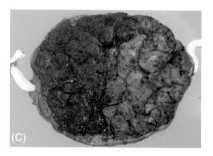

图34-4　(A)自发性TAPS的单绒毛膜双羊膜囊双胎的胎盘染料灌注后的图片。受血儿部分胎盘,静脉灌注红色染料,动脉灌注蓝色染料,供血儿胎盘静脉灌注黄色染料,动脉灌注绿色染料。(B)胎盘血管赤道面特写可以看到仅有一根极小的动脉-静脉吻合支。(C)胎盘母体面可见受血儿部分充血,供血儿部分苍白

治疗

未经治疗的TAPS可能会导致严重的新生儿并发症,包括脑损伤甚至围产儿死亡[31,32]。为了预防不良妊娠结局,产前干预是需要考虑的。然而至今尚无明确的最佳治疗方案。治疗方案包括期待治疗,对贫血儿的(反复)宫内输血(IUT)伴或不伴受血儿的部分血液置换(PET),未足月引

产,选择性减胎和胎儿镜激光电凝胎盘血管交通支手术。

期待治疗

期待治疗主要是密切监测 MCA-PSV 多普勒检测,一般用于不严重的 TAPS,比如 1 期[33]。由于没有进行宫内干预来减轻或解决 TAPS 的症状,双胎在怀孕期间可能会恶化。然而在特定情况下 TAPS 可能会出现自发缓解[34]。自发缓解可能的原因是小血管吻合支的栓塞或像 TTTS1 期那样出现血流动力学的重新平衡。期待治疗是否会发生自发缓解并不清楚,一般情况下发生的可能性小。

宫内输血

宫内输血可以通过脐带血管,经肝内脐静脉或者腹腔内间接输血。腹腔内 IUT 是首选的,因为腹腔内输血可能允许较慢的红细胞吸收进入胎儿循环,防止该受血胎循环中输血的快速丢失[35]。由于 IUT 不是对因治疗,只是临时缓解症状,供血儿会再次出现贫血,而受血儿甚至出现更严重的多血质现象,因而常常需要反复干预。一般情况下,TAPS 的供血儿宫内输血不超过 4 次,但绝对最大值尚未被报道。IUT 潜在副作用是受血儿多血质高血黏滞度综合征,使得胎儿存在肢体坏死或严重脑损伤风险[17]。考虑到受血儿严重的多血质,出现了联合供血儿 IUT 和受血儿 PET 的方案。几项病例研究结合计算机模型强调了这种联合治疗方案的有益效果[36-38]。

胎儿镜激光手术

胎儿镜下激光凝结(剩余的)胎盘血管交通吻合支是唯一的对因治疗。尽管大的研究证实激光手术可以有效降低 TTTS 的新生儿死亡率和发病率[39,40],但其有效性尚未得到充分评估。需要注意的是,由于缺乏羊水过多-过少序列征,在胎儿镜下 TAPS 血管赤道面的视野不够清晰,较 TTTS 激光手术更具挑战性。而且导致 TAPS 的血管交通支很小(直径<1mm),在胎儿镜下更难明确发现和凝固[6]。小的回顾性研究显示激光手术可能会延长孕周,因此改善妊娠结局[41,42]。需要更大的随机对照试验来证实 TAPS 的最佳治疗方案,评估胎儿镜激光手术的潜在益处。

选择性减胎

当激光或 IUT/PET 不可行或者其中一胎儿出现脑损伤时,TAPS 的选择性减胎可作为一种治疗方法。对于不同孕周,不同的选择性减胎方法被报道:射频消融(radiofrequency ablation,RFA),脐带结扎,双极电凝和激光凝结。

未足月分娩

通常情况,所有的单绒毛膜双胎在孕 36 周引产或剖宫产。而对于在较大孕周(>28 周)出现的严重或持续进展的 TAPS,有时上述治疗有困难时,未足月分娩也是一种选择[33]。

围产儿结局

尽管 TAPS 可能不像 TTTS 那样在有严重的产前表现,但宫内死胎并不少见,发生率接近 12%[41,43]。TAPS 新生儿结局从轻度血红蛋白异常到严重新生儿并发症和围产儿死亡不等。

除了低血红蛋白,TAPS 供血儿相对于受血儿的总蛋白和白蛋白都较低[44]。这说明不光红细胞,而且血液中其他成分也可以通过细小的 AVA 吻合支。另外,TAPS 供血儿的长期贫血可以导致短期肾功能受损[45]。供血儿是否出现长期肾损伤和肾脏并发症尚不清楚。TAPS 受血儿更容易出现血小板减少,可能是由于组织缺氧和脾血流减缓导致血小板生成不足[25]。此外,TAPS 受血儿可能出现多血质高血黏滞度综合征,表现为皮肤坏死,(多处)肢体缺血[17,46],和严重脑损伤。尽管 TAPS 曾经被认为是比 TTTS 更轻的疾病,但各类病例报道显示不论是受血儿还是供血儿都有可能出现严重脑损伤[31,38]。

TAPS 存活胎儿的长期结局数据非常少见。有报道存活儿出现双侧耳聋和痉挛性麻痹[47]。TAPS 激光手术后存活儿严重脑损伤和轻/中度脑损伤的发生率分别为 9% 和 17%[43]。受血儿和供血儿之间的脑损伤无显著差异。TAPS 激光术后的脑损伤发生率似乎与 TTTS 激光术后相似。目前自发性 TAPS 的长期结局尚不清楚。

结论

TAPS 是一种单绒毛膜双胎由于存在小的血

管吻合支形成慢性输血导致供血儿贫血和受血儿多血质的并发症。产前诊断 TAPS 依据于超声测量出现较大的双胎间 MCA-PSV 差值（>0.5MoM）。目前最佳的产前治疗方案仍不明确，可选择的治疗包括期待治疗，胎儿镜激光凝结术，宫内输血（可伴有受血儿血液置换），选择性减胎和未足月分娩。由于 TAPS 双胎存在较高的围产儿死亡率和严重新生儿发病率，迫切血压大的随机对照试验来评估最佳治疗方案。

（翻译　郑明明　审校　王彦林）

参考文献

[1] Casanova J, Paiva C, Carvalho C, Cunha AC. Twin anemia polycythemia sequence: a report of three cases. *J Reprod Med*. 2014; 59: 596–8.

[2] Lopriore E, Deprest J, Slaghekke F, Oepkes D, Middeldorp JM, Vandenbussche FP, et al. Placental characteristics in monochorionic twins with and without twin anemia-polycythemia sequence. *Obstet Gynecol*. 2008; 112: 753–8.

[3] Gucciardo L, Lewi L, Vaast P, Debska M, De Catte L, Van Mieghem T, et al. Twin anemia polycythemia sequence from a prenatal perspective. *Prenat Diagn*. 2010; 30: 438–42.

[4] Habli M, Bombrys A, Lewis D, Lim FY, Polzin W, Maxwell R, et al. Incidence of complications in twin-twin transfusion syndrome after selective fetoscopic laser photocoagulation: a single-center experience. *Am J Obstet Gynecol*. 2009; 201: 417. e1–7.

[5] Lopriore E, Slaghekke F, Middeldorp JM, Klumper FJ, Oepkes D, Vandenbussche FP. Residual anastomoses in twin-to-twin transfusion syndrome treated with selective fetoscopic laser surgery: localization, size, and consequences. *Am J Obstet Gynecol*. 2009; 201: 66. e1–4.

[6] Lopriore E, Middeldorp JM, Oepkes D, Kanhai HH, Walther FJ, Vandenbussche FP. Twin anemia-polycythemia sequence in two monochorionic twin pairs without oligo-polyhydramnios sequence. *Placenta*. 2007; 28: 47–51.

[7] Lopriore E, van den Wijngaard JP, Middeldorp JM, Oepkes D, Walther FJ, van Gemert MJ, et al. Assessment of feto-fetal transfusion flow through placental arterio-venous anastomoses in a unique case of twin-to-twin transfusion syndrome. *Placenta*. 2007; 28: 209–11.

[8] van den Wijngaard JP, Lewi L, Lopriore E, Robyr R, Middeldorp JM, Vandenbussche FP, et al. Modeling severely discordant hematocrits and normal amniotic fluids after incomplete laser therapy in twin-to-twin transfusion syndrome. *Placenta*. 2007; 28: 611–15.

[9] Zhao DP, de Villiers SF, Slaghekke F, Walther FJ, Middeldorp JM, Oepkes D, et al. Prevalence, size, number and localization of vascular anastomoses in monochorionic placentas. *Placenta*. 2013; 34: 589–93.

[10] Suzuki S. Twin anemia-polycythemia sequence with placental arterio-arterial anastomoses. *Placenta*. 2010; 31: 652.

[11] de Villiers SF, Slaghekke F, Middeldorp JM, Walther FJ, Oepkes D, Lopriore E. Placental characteristics in monochorionic twins with spontaneous versus post-laser twin anemia-polycythemia sequence. *Placenta*. 2013; 34: 456–9.

[12] de Villiers SF, Slaghekke F, Middeldorp JM, Walther FJ, Oepkes D, Lopriore E. Arterio-arterial vascular anastomoses in monochorionic placentas with and without twin-twin transfusion syndrome. *Placenta*. 2012; 33: 652–4.

[13] Zhao DP, Cambiaso O, Otano L, Lewi L, Deprest J, Sun LM, et al. Veno-venous anastomoses in twin-twin transfusion syndrome: a multicenter study. *Placenta*. 2015; 36: 911–14.

[14] de Villiers SF, Zhao DP, Cohen D, van Zwet EW, Duan T, Oepkes D, et al. Correlation between veno-venous anastomoses, TTTS and perinatal mortality in monochorionic twin pregnancies. *Placenta*. 2015; 36: 603–6.

[15] Mahieu-Caputo D, Dommergues M, Delezoide AL, Lacoste M, Cai Y, Narcy F, et al. Twin-to-twin transfusion syndrome. Role of the fetal renin-angiotensin system. *Am J Pathol*. 2000; 156: 629–36.

[16] Oepkes D, Seaward PG, Vandenbussche FP, Windrim R, Kingdom J, Beyene J, et al. Doppler ultrasonography versus amniocentesis to predict fetal anemia. *N Engl J Med*. 2006; 355: 156–64.

[17] Robyr R, Lewi L, Salomon LJ, Yamamoto M, Bernard JP, Deprest J, et al. Prevalence and management of late fetal complications following successful selective laser coagulation of chorionic plate anastomoses in twin-to-twin transfusion syndrome. *Am J Obstet Gynecol*. 2006; 194: 796–803.

[18] Slaghekke F, Pasman S, Veujoz M, Middeldorp JM, Lewi L, Devlieger R, et al. Middle cerebral artery peak systolic velocity to predict fetal hemoglobin levels in twin anemia-polycythemia sequence. *Ultrasound Obstet Gynecol*. 2015; 46: 432–6.

[19] Slaghekke F, Kist WJ, Oepkes D, Pasman SA, Middeldorp JM, Klumper FJ, et al. Twin anemia-polycythemia sequence: diagnostic criteria, classification, perinatal management and outcome. *Fetal Diagn Ther*. 2010; 27: 181–90.

[20] Fishel-Bartal M, Weisz B, Mazaki-Tovi S, Ashwal E, Chayen B, Lipitz S, et al. Can middle cerebral artery peak systolic velocity predict polycythemia in monochorionic-diamniotic twins? Evidence from a prospective cohort study. *Ultrasound Obstet Gynecol*. 2016; 48: 470–5.

[21] Tollenaar LS, Lopriore, E, Middeldorp, JM, Haak, MC, Klumper FJ, Oepkes, D, et al. Improved antenatal prediction of twin anemia polycythemia sequence by delta middle cerebral artery peak systolic velocity: new antenatal classification system. *Ultrasound Obstet Gynecol*. 2019; 53: 788–93.

[22] Soundararajan LP, Howe DT. Starry sky liver in twin anemia-polycythemia sequence. *Ultrasound Obstet Gynecol*. 2014; 43: 597–9.

[23] Movva VC, Rijhsinghani A. Discrepancy in placental echogenicity: a sign of twin anemia polycythemia sequence. *Prenat Diagn*. 2014; 34: 809–11.

[24] Stritzke A, Thomas S, Somerset D. Placental dichotomy: a hint in twin anemia polycythemia sequence. *J Obstet Gynaecol Can*. 2014; 36: 1097–100.

[25] Lopriore E, Slaghekke F, Oepkes D, Middeldorp JM, Vandenbussche FP, Walther FJ. Hematological characteristics in neonates with twin anemia-polycythemia sequence (TAPS). *Prenat Diagn*. 2010; 30: 251–5.

[26] Lopriore E, Holtkamp N, Sueters M, Middeldorp JM, Walther FJ, Oepkes D. Acute peripartum twin-twin transfusion syndrome: incidence, risk factors, placental characteristics and neonatal outcome. *J Obstet Gynaecol Res*. 2014; 40: 18–24.

[27] Lopriore E, Slaghekke F, Middeldorp JM, Klumper FJ, van Lith JM, Walther FJ, et al. Accurate and simple evaluation of vascular anastomoses in monochorionic placenta using colored dye. *J Vis Exp*. 2011; 55: e3208.

[28] Tollenaar LS, Zhao DP, Middeldorp JM, Slaghekke F, Oepkes D,

Lopriore E. Color difference in placentas with twin anemia-polycythemia sequence: an additional diagnostic criterion? *Fetal Diagn Ther.* 2016; 40: 123–7.

[29] De Paepe ME, Gundogan F, Mao Q, Chu S, Shapiro S. Redness discordance in monochorionic twin placentas: correlation with clinical and placental findings. *Placenta.* 2017; 60: 54–60.

[30] Tollenaar LSA, Zhao DP, Middeldorp JM, Oepkes D, Slaghekke F, Lopriore E. Can color difference on the maternal side of the placenta distinguish between acute peripartum twin-twin transfusion syndrome and twin anemia-polycythemia sequence? *Placenta.* 2017; 57: 189–93.

[31] Lopriore E, Slaghekke F, Kersbergen KJ, de Vries LS, Drogtrop AP, Middeldorp JM, et al. Severe cerebral injury in a recipient with twin anemia-polycythemia sequence. *Ultrasound Obstet Gynecol.* 2013; 41: 702–6.

[32] Luminoso D, Figueira CO, Marins M, Peralta CF. Fetal brain lesion associated with spontaneous twin anemia-polycythemia sequence. *Ultrasound Obstet Gynecol.* 2013; 42: 721–2.

[33] Tollenaar LS, Slaghekke F, Middeldorp JM, Klumper FJ, Haak MC, Oepkes D, et al. Twin anemia polycythemia sequence: current views on pathogenesis, diagnostic criteria, perinatal management, and outcome. *Twin Res Hum Genet.* 2016; 19: 222–33.

[34] Lopriore E, Hecher K, Vandenbussche FP, van den Wijngaard JP, Klumper FJ, Oepkes D. Fetoscopic laser treatment of twin-to-twin transfusion syndrome followed by severe twin anemia-polycythemia sequence with spontaneous resolution.

Am J Obstet Gynecol. 2008; 198: e4–7.

[35] Herway C, Johnson A, Moise K, Moise KJ, Jr. Fetal intraperitoneal transfusion for iatrogenic twin anemia-polycythemia sequence after laser therapy. *Ultrasound Obstet Gynecol.* 2009; 33: 592–4.

[36] Slaghekke F, van den Wijngaard JP, Akkermans J, van Gemert MJ, Middeldorp JM, Klumper FJ, et al. Intrauterine transfusion combined with partial exchange transfusion for twin anemia polycythemia sequence: modeling a novel technique. *Placenta.* 2015; 36: 599–602.

[37] Bahtiyar MO, Ekmekci E, Demirel E, Irani RA, Copel JA. In utero partial exchange transfusion combined with in utero blood transfusion for prenatal management of twin anemia-polycythemia sequence. *Fetal Diagn Ther.* 2018; 45: 28–35.

[38] Genova L, Slaghekke F, Klumper FJ, Middeldorp JM, Steggerda SJ, Oepkes D, et al. Management of twin anemia-polycythemia sequence using intrauterine blood transfusion for the donor and partial exchange transfusion for the recipient. *Fetal Diagn Ther.* 2013; 34: 121–6.

[39] Slaghekke F, Lopriore E, Lewi L, Middeldorp JM, van Zwet EW, Weingertner AS, et al. Fetoscopic laser coagulation of the vascular equator versus selective coagulation for twin-to-twin transfusion syndrome: an open-label randomised controlled trial. *Lancet.* 2014; 383: 2144–51.

[40] Senat MV, Deprest J, Boulvain M, Paupe A, Winer N, Ville Y. Endoscopic laser surgery versus serial amnioreduction for severe twin-to-twin transfusion syndrome. *N Engl J Med.* 2004; 351: 136–44.

[41] Slaghekke F, Favre R, Peeters SH, Middeldorp JM, Weingertner AS, van Zwet EW, et al. Laser surgery as a management option for twin anemia-polycythemia sequence. *Ultrasound Obstet Gynecol.* 2014; 44: 304–10.

[42] Sananes N, Veujoz M, Severac F, Barthoulot M, Meyer N, Weingertner AS, et al. Evaluation of the utility of in utero treatment of twin anemia-polycythemia sequence. *Fetal Diagn Ther.* 2015; 38: 170–8.

[43] Slaghekke F, van Klink JM, Koopman HM, Middeldorp JM, Oepkes D, Lopriore E. Neurodevelopmental outcome in twin anemia-polycythemia sequence after laser surgery for twin-twin transfusion syndrome. *Ultrasound Obstet Gynecol.* 2014; 44: 316–21.

[44] Verbeek L, Slaghekke F, Hulzebos CV, Oepkes D, Walther FJ, Lopriore E. Hypoalbuminemia in donors with twin anemia-polycythemia sequence: a matched case-control study. *Fetal Diagn Ther.* 2013; 33: 241–5.

[45] Verbeek L, Slaghekke F, Favre R, Vieujoz M, Cavigioli F, Lista G, et al. Short-term postnatal renal function in twin anemia-polycythemia sequence. *Fetal Diagn Ther.* 2016; 39: 192–7.

[46] Stranak Z, Korcek P, Hympanova L, Kyncl M, Krofta L. Prenatally acquired multiple limb ischemia in a very low birth weight monochorionic twin. *Fetal Diagn Ther.* 2017; 41: 237–8.

[47] Taniguchi K, Sumie M, Sugibayashi R, Wada S, Matsuoka K, Sago H. Twin anemia-polycythemia sequence after laser surgery for twin-twin transfusion syndrome and maternal morbidity. *Fetal Diagn Ther.* 2015; 37: 148–53.

第35章 单绒毛膜双胎并发症胎儿治疗的长期神经发育结局

Jeanine van Klink ◆ Marjolijn S. Spruijt ◆ Enrico Lopriore

引言

由于产前超声检查等技术的提高,越来越多的单绒毛膜双胎并发症在分娩前被诊断[1]。对于各类单绒毛膜双胎并发症,胎儿手术可替代产后治疗,挽救胎儿生命或预防胎儿严重组织损伤,包括预防严重脑损伤。本章有三层内容:总结目前单绒毛膜双胎并发症胎儿治疗后子代神经发育的结局;明确远期不良结局相关的风险因素;为单绒毛膜双胎并发症提供进一步研究和治疗的建议。

双胎输血综合征

双胎输血综合征(twin-twin transfusion syndrome,TTTS)是可导致围产儿死亡的常见疾病之一。制订最佳治疗方案仍是产科和新生儿科医生面临的巨大挑战。TTTS治疗方案包括多次的羊水减量和胎儿镜激光凝结胎盘血管交通支手术。激光手术被证实优于多次的羊水减量,包括更高的存活率,更大的分娩孕周(分别孕32~33周/孕29周)和更低的脑损伤发生率[2,3]。整体激光手术后的存活率由初始时的55%提升到目前的74%[4,5]。当前越来越多的研究开始关注TTTS胎儿治疗后存活儿的远期预后和发病率。

下面我们聚焦于羊水减量和胎儿镜激光手术后存活儿的神经发育近、远期结局。

新生儿神经影像学的脑损伤

羊水减量和激光手术后的新生儿脑损伤发生率分别为6%~38%和2%~18%[6,7]。研究报道羊水减量治疗的严重脑损伤发生风险是激光手术的7倍[6]。报道的几种常见脑损伤包括侧脑室旁囊性白质软化症(cPVL),脑白质囊肿,严重脑室内出血(IVH),侧脑室增宽,脑萎缩和动脉缺血性脑卒中[8]。脑损伤可能是产前损伤和/或产后损伤。部分脑损伤是因为极度早产,这是cPVL和IVH的重要原因。产前损伤可能是由于血流动力学不平衡和血管吻合支的血流影响造成的脑灌注不足,最终形成缺血缺氧性损伤。供血儿和受血儿的严重脑损伤风险是相似的。供血儿脑损伤的主要原因是脑组织灌注不足引起的缺氧缺血性脑损伤。受血儿脑损伤的主要原因可能是红细胞增多和高血黏滞度引起血管阻塞。在一项包括1 023例双胎激光手术的队列研究中,随着手术后并发症的出现,包括激光术后双胎贫血红细胞增多症序列(twin anemia polycythemia sequence,TAPS)和复发TTTS,脑损伤风险也相应增加[7]。

由于TTTS相关的脑损伤风险较高,强烈建议常规行产前和产后神经影像学检查,以明确评估病因,发病时间和损伤种类。在发生脑损伤的病例中,产前和产后的MRI是评估病情的重要手段。对神经影像学异常的病例增加关注和适当干预,可以改善新生儿和儿童期的预后。临床神经影像学的异常发现被用于指导是否对TTTS存活儿进行至少包含儿童期的详细远期神经发育的随访。

TTTS存活儿的远期神经发育

技术的革新,胎儿存活率的提升和近期妊娠结局的改善,使得我们更有必要了解TTTS对于存活儿的影响以及远期神经发育的管理。更好地了解儿童期神经发育情况会给父母带来更准确的咨询,必要时提供更有针对性的治疗以改善儿童期的神经发育。这需要国际合作以期得到足够样本量和统计学意义的结论,用统一和明确定义的标准,定制的随访内容了解远期神经发育损伤(NDI)情况。NDI是一个标准的整合概念,至少满足下列1项即可诊断:脑瘫(CP),严重运动和/或认知发育延迟,双侧失明或需要助听器的听力丧失。NDI 的诊断包括身体和神经发育检查,以及通过标准化量表,例如由有资质人员实施的 Bayley 新生儿量表和 Toddler 发育量表,评估认知和运动发育情况。

TTTS 经羊水减量或激光手术后的存活儿远期 NDI 发生率和类型分别在下面两部分阐述。

TTTS 经羊水减量治疗的存活儿远期神经发育预后

经过羊水减量治疗,在存活儿中 CP 发生率为 5%~23%(平均 14%),NDI 发生率为 14%~26%(平均 20%)[6]。这些结果总结于表 35-1。远期结局的差异较大是由于各个研究方法学的不同和队列的异质性。这些研究常常缺乏明确的 NDI 定义,每个病例的具体损伤信息也是缺乏的。而且并不是每个研究都具有标准的神经发育测试。这些研究样本量仅为少数儿童(20~52 个儿童),因此研究者并不能区分 NDI 是否是因为早产或生长受限引起的[4]。

表 35-1　双胎输血综合征胎儿经羊水减量术治疗后的远期神经发育结局

作者,年份	结局测量方法	CP%(n/N)	NDI%(n/N)	注释
1. Reisner,1993[41]	在 5~53 月龄行神经系统检查	19(5/27)	NA	100% 入组,无发育测试,70% 随访时小于 18 月龄,无对照组
2. Mari,2000[42]	临床医疗记录,与父母或小儿科医师讨论,大于 24 月龄的言语或物理治疗	5(2/42)	NA	有 1 例失访,16% 新生儿死亡,无发育测试,无对照组
3. Cincotta,2000[43]	神经系统检查,物理治疗评估,2~4.5 岁行 Griffiths 智力发展量表评估	13(3/23)	22(5/23)	100% 入组,18% 新生儿死亡,有根据孕周匹配的双胎对照
4. Haverkamp,2001[44]	神经系统检查,Denver 筛查测试,24 月龄时 Griffiths 量表	23(9/40)	23(9/40)	18% 失访,无对照组
5. Frusca,2003[45]	神经系统检查,平均 24 月龄时行 Griffiths 智力发展量表评估	16(5/31)	26(8/31)	100% 入组,35% 随访时小于 24 月龄,无对照组
6. Lopriore,2003[46]	神经系统检查,在平均 6.2 岁时行学习能力评估	21(6/29)	NA	100% 入组,无发育测试,17%(5/29)需要特殊教育,无对照组
7. Dickinson,2005[47]	神经系统检查,一般健康问卷,VABS,CBCL,Bayley 新生儿量表,Stanford Binet 智力量表	6(3/52)	14(7/52)	94% 入组,大部分在 30 孕周前分娩,有同孕龄对照组
8. Lenclen,2009[48]	神经系统检查,24 月龄行 ASQ	19(4/21)	NA	1 例失访,分娩孕周在 24~34 孕周,未报道新生儿死亡,有孕周匹配的双绒毛膜双胎对照
9. Salomon,2010[9]	神经系统检查,ASQ,Wechsler 量表至 6 岁	13(6/47)	NA	6 岁时有 25% 失访,36% 新生儿死亡,未报道神经系统发育受损,无对照组
10. Li,2011[49]	神经系统检查,Enjoji 生长量表,平均 6.3 岁(3~12 岁)行 Wechsler 量表评估	15(3/20)	20(4/20)	8% 失访,研究样本量小,10% 有轻度的神经系统发育受损,大部分是较轻的 TTTS 病例
整体		14% (46/332) 5%~23%	20% (33/166) 14%~26%	

CP,脑瘫;NDI,神经发育损伤,定义包括:脑瘫、严重的认知或运动发育迟缓(<2SD)、眼盲/耳聋。NA,未评估;TTTS,双胎输血综合征;VABS,Vineland 适应行为量表;CBCL,儿童生长量表;ASQ,年龄发育阶段问卷。

在 Eurofoetus 研究中,经羊水减量治疗的 TTTS 存活儿近期神经发育结局差于经激光治疗的存活儿[4]。然而,远期神经发育结局两个治疗组相似[9]。遗憾的是,在羊水减量组存活儿中相当一部分(22%,20/93)缺乏远期评估,由于严重脑损伤终止了积极治疗。如果这些儿童存活,两组间远期神经发育结局差异将更加明显。

TTTS 经激光手术治疗的存活儿远期神经发育预后

文献报道的激光手术后存活儿 CP 和 NDI 的发生率分别为 2%～18%(平均 6%)和 4%～18%(平均 10%)[6,10-12]。表 35-2 总结了激光手术后神经发育随访研究结果。同样,这些研究结果也不能分析出准确的远期神经损伤比率。这些研究方法存在多方面的差异,包括评估时间,入组标准,NDI 的定义和结局评估的方法及对照组情况。

这些双胎随访研究的例数从 33～278 不等,随访年龄从产后 1 个月至 6 岁不等。大部分研究随访时间为修正年龄 2 岁时。在这样小的年龄随访,有可能发现严重的神经发育异常并通过早期干预获益。然而这样早期的发育评估结局可能只是远期神经发育随访的中等预测因子,尤其在认知和学识评分方面。虽然有些研究随访到 5 岁,仍有部分神经发育异常需要在这之后才能检测出,包括学习障碍和自闭症疾病的检测需要随访更大年龄,那时儿童才开始面临更多的社会化和学习挑战。远期随访需要了解在儿童早期诊断的轻微损伤的远期临床预后相关性。

表 35-2 双胎输血综合征胎儿经激光治疗后的远期神经发育结局

作者,年份	结局测量方法	CP%(n/N)	NDI%(n/N)	注释
1. De Lia,1999[50]	在(14±10)月龄进行的神经系统检查	4(3/93)	NA	100%入组,无发育测试,无对照组
2. Sutcliffe,2001[51]	神经系统检查,在 24(17～32)月龄时行 Griffiths 智力发展量表评估	9(6/66)	9(6/66)	19%失访,47%信息来自全科医师,54%检测不完整,无对照组
3. Banek,2003[52]	神经系统检查,Griffiths 智力发展量表评估,在平均 22 月龄 Snijders-Oomen 智商评估	11(10/89)	11(10/89)	100%入组,神经系统发育受损的标准不包括严重的神经发育迟缓,11%轻微的神经系统损伤,无对照组
4. Graef,2006[53]	神经系统检查,Griffiths 智力发展量表评估,在平均 3 岁 2 月龄 Snijders-Oomen 智商评估	6(10/167)	8(13/167)	98%入组,欠佳的或不完整的生长发育评估,7%轻微的神经系统损伤,无对照组
5. Lenclen,2009[48]	神经系统检查,2 岁时 AQS	10(9/88)	NA	98%入组,无神经发育测试,有根据孕周匹配的双绒毛膜双胎对照
6. Lopriore,2009[13]	神经系统检查,2 岁时 Bayley 量表	6(17/278)	18(50/278)	94%入组,2 例 TTTS 双胎妊娠手术孕周大于 26 周,无对照组
7. Salomon,2010[9]	神经系统检查,至多 6 岁时行 Wechsler 量表	12(9/73)	NA	25%在 6 岁时失访,36%新生儿死亡,神经系统发育受损未报道,无对照组
8. Gray,2011[54]	神经系统检查,在平均 2.1(1.8～3.8)岁时行 Griffiths 及 Bayley 量表评估	4(5/113)	12(14/1 130)	97%入组,混合的神经发育检查,比如第二和第三版的 Bayley 量表,3 例手术时大于 26 孕周,无对照组
9. Chang,2012[55]	神经系统检查,在校正年龄 1 岁时行 Bayley 量表评估	5(3/59)	7(4/59)	97%入组,小样本研究,随访年龄较小,无对照组

作者,年份	结局测量方法	CP%(n/N)	NDI%(n/N)	注释
10. Graeve,2012[56]	神经系统检查,Kaufman 评估全国筛查,6 岁时问卷调查	NA	9(17/151)	25%失访,未报道脑瘫,47%(89/190)神经系统检查,43%(82/190)智力检查
11. McIntosh,2014[57]	在 3~5 岁时行美国健康问卷调查及 Wechsler 量表	2(1/50)	4(2/50)	16%失访,无神经系统检查,小样本,无对照组
12. Vanderbilt,2014[58]	Amiel-Tieson 测量,2 岁时 Battelle 发育调查	3(3/100)	4(4/100)	大部分 Quintero Ⅳ期中 50%失访,无对照组
13. Tosello,2014[10]	至多到 5 岁的 ASQ	6(2/35)	NA	20%失访,小样本,31%(11/35)至少一次 ASQ 评分<-2SD
14. van Klink,2015[14]	神经系统检查,2 岁时 Bayley 量表评估	3(6/216)	10(22/216)	94%入组,5 个参与队列的中心有 2 个队列有随访数据
15. Müllers,2015[11]	在平均 4 岁(6 月龄~7 周岁)时的个体应答及儿科评估	4(4/106)	NA	90%入组,无神经系统发育测试,14%(15/106)有'神经系统发育方面问题':言语(n=7),行为(n=2),运动发育迟缓(n=2),脑瘫(n=4),无对照组
16. Campos,2016[12]	临床检查,在 5.5(±1.4)月龄及 9.8(±1.9)月龄行 Bayley 筛查	18(6/33)	NA	100%入组,样本量小,测试评分差:18% 在认知方面,9%接受交流方面,21%表达交流方面,24%在精细运动方面,24%在粗大运动方面,有 22 个足月单胎对照
17. Sananès,2016[59]	2~5 岁行 ASQ	NA	NA	Quintero Ⅰ期病例中 44%失访,无神经系统检查,14%(17/126)有至少一项 ASQ 评分<2SD:4%交流方面,4%精细运动方面,6%粗大运动方面,6%问题解决能力,3%社交能力,无对照组
整体		6%(94/1 515) 2%~18%	10%(120/1 228) 4%~18%	

CP,脑瘫;NDI,神经系统发育受损;NA,未评估;TTTS,双胎输血综合征;ASQ,年龄发育阶段问卷;SD,标准差。
注意,有两项研究[46,60]未包含在本表格中,因为这些患儿在这些多中心研究[13,14]中已充分评估过。

远期 NDI 相关的几个风险因素包括激光手术时的孕周较大和较高的 TTTS Quintero 分期,较小的分娩孕周,低出生体重和严重新生儿发病率如严重脑损伤[6,13]。激光手术时孕周较大和分期较高与远期损伤的相关性分析提示,疾病的严重程度不仅和较高的围产儿死亡率有关,还与远期发病率有关。产前和产后诊断的严重脑损伤对远期神经损伤的预测价值一直是在争议中。具备严格神经影像和远期随访方案的大的前瞻性多中心研究可以为这些不良结局的相关性提供证据。小分娩孕周和低出生体重是被广泛认为和远期神经损伤相关的风险因素:早产儿的严重 NDI 是非常常见的,且随着分娩孕周和出生体重减小而加重。

然而,TTTS 存活儿的远期随访结局随着时间延长而改善,尤其是 CP 和严重 NDI。这些改善可能与下列因素相关,例如胎儿和新生儿监护的提高,对 TTTS(潜在)可治疗的并发症的认识和关注增加,以及像激光手术这样高技巧性手术的学习曲线效果显现。可以预期 TTTS 激光术后出现的神经损伤正向轻中度偏倚。在 5 岁以内用年龄发育阶段问卷(ASQ),Tosello 等(2014)发现 TTTS 激光术后存活儿 31%的问卷结果提示异常,也就是至少一个发育领域低于截断值[10]。Mullers 等(2015)报道 14%(4/106)存活儿平均在 4 岁时存在持续的神经发育问题,包括发音和语言问题,行为问题,如自闭,轻度运动迟缓和 CP I 级[11]。另外,Campos 等(2016)报道在 TTTS 组 Bayley 筛查结果不理想的频率:18%在认知领域,9%在接收交流领域,21%在表达交流领域,24%在精细运动和 24%在整体运动领域[12]。这些结果提示,甚至在没有明显 NDI 的儿童中仍有可能出现微小问题,包括轻度 CP 和神经认知损伤。这些“微小”问题可能会终身影响存活儿的护理和教育需求。

TTTS 的随机对照试验

尽管 TTTS 的首选治疗是胎儿镜激光凝结胎盘血管交通支手术,如果术后双胎间的血管吻合支仍然存在相通则会产生严重的术后并发症。为了减少残留吻合血管的可能,新的激光手术技术得到发展,Solomon 技术,即激光消融胎盘血管交通吻合支的整体赤道线[5]。在 Solomon 随机对照试验中,该技术相对于标准的激光手术,明显降低了术后 TAPS 和再次 TTTS 的发生率。

在 5 个参加 Solomon 研究的中心中,有 2 个中心进行了存活儿预产期后 2 年的常规标准化随访:Buzzi 医院(米兰/意大利),Leiden 大学医学中心(莱顿/荷兰)[14]。随访的结果是没有发生 NDI 的存活儿在 Solomon 组为 95/141(67%),在标准手术组为 99/146(68%)。在远期随访的存活儿中 NDI 在 Solomon 组为 12/107(11%),在标准手术组为 10/109(9%)(表 35-2)。

对于远期随访结局两组间无显著差异的解释有几点。首先,该研究是基于近期随访结局设计的研究。在 5 个中心只有 2 个提供了远期随访,并不能代表所有中心的数据。其次,及时随访和充分治疗(宫内输血,再次胎儿镜激光手术)减少了近期并发症(TAPS 或复发 TTTS)在标准手术组中所带来的远期神经损伤。另外,对于神经发育损伤的儿童进行早期干预也减少了 Bayley 评分的差异。然而在 Solomon 组和对照组中并没有发现早期干预率的差异,包括物理治疗(39%/41%),

语言训练(9%/12%)和心理治疗(4%/7%)。鉴于子代近期并发症的减少而远期并发症并未增加,上述数据支持在 TTTS 激光手术中使用 Solomon 技术。

单绒毛膜双胎的其他并发症

双胎贫血红细胞增多症序列

TAPS 发生在 5%的单绒毛膜双胎中,在 TTTS 激光手术治疗后的发生率高达 16%[15]。在 3 项队列研究中报道了激光术后 TAPS 存活儿的近远期神经发育结局。一例 TAPS 供血儿和一例 TAPS 受血儿发生 NDI:分别于 9.5 岁时发现双侧耳聋和 2 岁时发现痉挛性瘫痪[16]。Slaghekke 和 van Klink 报道激光术后 TAPS 存活儿有 4%出现严重脑损伤,其中 NDI 占 9%,认知迟缓占 17%[15]。低认知评分的风险因素包括早产,低出生体重和宫内输血。激光术后 TAPS 的 NDI 发生率似乎和 TTTS 激光术后 NDI 的发生率(约 10%)相近。

Ashwal 等(2015)比较了 8 例自发 TAPS 和 2 例激光后 TAPS 与对应孕周的无并发症的单绒毛膜双胎围产结局[17]。产后超声发现的严重脑损伤比例两组相似(5%/2.5%,P=0.61)。此外,严重新生儿并发症两组相似。但是由于样本量小以及 10 例 TAPS 均为轻度 TAPS(1 或 2 期),故不足以得出结论[18]。

需要大的对照研究来了解 TAPS 是否相对于 TTTS 和无并发症单绒毛膜双胎增加脑损伤风险。一个 TAPS 注册网站已经成立,它是一个为了获得更多 TAPS 相关知识以期提高这类单绒毛膜双胎并发症疗效的国际母胎医学中心联合组织(www. tapsegistry. org)。

选择性胎儿生长受限

选择性胎儿生长受限(selective fetal growth restriction,sFGR)发生在近 25%的单绒毛膜双胎妊娠,和胎盘分配不均相关。生长受限胎儿分得较小的胎盘组织,常伴有帆状胎盘[19]。理想的 sFGR 处理方案并不清晰,缺乏最佳治疗方案的国际共识。胎儿手术(胎儿镜激光凝结血管交通支,选择性减胎)或产科干预(医源性早产)是否能够提高(远期)预后仍未明确。如何平衡延长孕周预防早产相关损伤的益处和单胎死亡后另一胎脑损伤的风险仍是临床上的挑战，需要进一步研究。另一方面，有创性的胎儿手术和胎膜早破及早产等并发症相关。

系统性综述表明 sFGR 的严重脑损伤发生率差异较大，从 0 到 33%，平均发生率为 8%[20]。脑损伤发生率最高的情况是伴有一胎发生宫内死亡、妊娠期发现脐血流异常或严重早产。然而由于入组标准、诊断标准及结局观察指标不同，应谨慎解释这些观察性和对照研究。

表 35-3 总结了 sFGR 的远期神经发育随访研究。重要的是这些研究中所采用的 sFGR 诊断定

义不同，因而不宜互相比较和联合分析。最常用的 sFGR 定义是两胎儿出生体重差异达到或超过 20%。Swamy 等报道了 51 对体重差异从 20%~56% 的单绒毛膜双胎学龄儿童的发育结局[21]。生长受限儿相对于无生长受限儿认知评分平均低 3 分，主要表现在数学和记忆能力差异。作者分析了出生体重差异和学龄期认知评分差异的强相关性。Edmonds 等研究了 71 对单绒毛膜双胎 7~18 岁的情况得出相同结论[22]。作者发现了生长差异的严重程度和生长受限儿语言智能低评分的相关性。这体现了胎儿生长受限对于出生后持续影响的现象。

表 35-3　单绒毛膜双胎选择性生长受限胎儿的远期神经系统结局

作者,年份	sFGR 定义	结局评估	CP%(n/N)	NDI%(n/N)	注释
1. Adegbite,2004[61]	出生体重差异≥20%,并且腹围≤第 5 百分位数	24 月龄行 Griffiths 量表	19(5/26)	42(11/26)	孕龄:24~34 周根据孕周匹配的双绒毛膜双胎,大胎儿与小胎儿之间评分无差异
2. Hack,2009[62]	出生体重差异≥20%	22 月龄行 Griffiths 量表	0(0/14)	1(1/14)	小胎儿评分更低(趋势)
3. Edmonds,2010[22]	出生体重差异作为一个连续变量	7~17 岁行 Wechsler 量表	排除	NA	n=71>32 孕周,小胎儿 Wechsler 语言智商更低
4. Halling,2016[63]	出生体重差异≥20%	24~42 月龄 Bayley 量表	NA	NA	n=24:未分析单绒毛膜双胎大小胎儿之间差异,与双绒毛膜双胎生长受限胎儿相比,单绒毛膜双胎生长受限胎儿 Bayley 评分更低
5. Vedel,2017[64]	出生体重差异≥第 75 百分位数	ASQ 至 48~60 月龄	NA	NA	n=119:大胎儿与小胎儿的 ASQ 无差异
6. Rustico,2017[65]	小胎儿预估胎儿体重<第 10 百分位数或预估胎儿体重差异≥20%	无神经发育检测,8 岁时评估	5(4/80)小 5(5/111)大	6(5/80)小 5(6/111)大	无神经发育测试,与大胎儿相比,小胎儿中轻微 NDI 更多
7. Swamy,2018[21]	出生体重差异≥20%	英国能力量表,平均 6.3 岁行长处和困难问卷调查	2(3/58) 1 小 2 大	排除	12%(6/51)并发 TTTS,有 CP 或 NDI 的双胎未纳入认知评分分析
总体			6%(17/289) 5%~19%	9%(23/254) 1%~42%	

sFGR,选择性胎儿生长受限;CP,脑瘫;NDI,神经发育受损;ASQ,年龄发育阶段问卷。

胎儿生长受限（fetal growth restriction，FGR）不仅对健康有直接影响，还对后期生活存在长期的负面影响，最主要的表现为胰岛素抵抗，心血管疾病和神经发育异常的风险增高[23,24]。该现象的机制可能涉及表观遗传的变化，即持续基因调节的改变调控了生长和代谢[25]。单绒毛膜双胎的生长差异研究是一个可以用来揭示干扰 FGR 和整个生命调控的表观遗传机制的重要方法。因为单绒毛膜双胎具有相同的基因，性别和母体因素，经历相同的宫内环境和分娩孕周，但却表现为不同的生长模式。

目前胎儿治疗和密切的临床关注使得单绒毛膜双胎的急性、近期并发症结局得到改善，与此同时远期结局越来越需要重视。宫内不良环境影响整个生命周期的健康，但目前为止尚缺乏改变这种环境的有效方法。发掘那些神经发育异常高风险的表观遗传信号分子可以让这部分双胎接受可能的宫内干预，也可以帮助这部分儿童在出生后得到更多监护和支持。而且这样的信号分子也可以用来预测产前干预的远期疗效，包括胎儿治疗、提高 sFGR 胎盘功能的新治疗方法。

双胎动脉反向灌注序列和一胎严重畸形

对于一些特殊的单绒毛膜双胎并发症，选择性减胎作为一种可选择方案，以期最大可能提高另一胎儿的健康存活概率。其中常见的指征有双胎动脉反向灌注序列（twin reversed arterial perfusion sequence，TRAPS）和一胎严重畸形。有效的

方法包括脐带双极电凝，射频消融，脐血管结扎或激光凝结术，和激光凝结胎盘血管吻合支。基于不同指征和技术，减胎后另一胎存活率约 65%～92%[26]。一项包含 131 例单绒毛膜双胎减胎的队列研究报道总体减胎后存活率 67%，在孕 18 周之后减胎的存活率（86%）高于孕 18 周之前（47%）[27]。新生儿发病率，主要是严重脑损伤或继发于早产的并发症，约占存活儿的 7%[26]。

远期神经发育的随访研究仅限于研究样本6～74 例存活儿的小样本队列[28-33]。报道的选择性减胎后 CP 和 NDI 发病率分别为 0～8% 和0～12%。表 35-4 总结了单绒毛膜双胎选择性减胎后远期神经发育随访的各类研究。Delabaere等（2013）回顾了选择性减胎术后随访 16 年的连续队列[31]。该团队于产后第 5 年基于医疗记录和电话询问父母完成远期随访（范围：6 个月至 15 岁）：存活儿中 8%（2/26）诊断 CP，12%（3/26）诊断 NDI。和远期神经发育不良结局（包括严重脑损伤）相关的重要风险因素包括未足月胎膜早破，早产，低出生体重和严重新生儿并发症[32]。需要多中心的联合研究来分析与围产不良结局和远期不良结局相关的重要风险因素，包括减胎指征和各类减胎技术。此外，所有存活儿都应该常规颅脑成像以排除严重脑损伤和获取脑损伤的病因与时间。减胎后大部分病例都离开胎儿医学中心而回到各自所在医院。这些病例离开胎儿医学中心时需要告知他们在分娩前和分娩后进行存活儿的颅脑成像检查。

表 35-4　由于各种并发症进行减胎治疗后的单绒毛膜双胎胎儿远期神经系统发育结局表

作者，年份	指征及技术	CP%（n/N）	NDI%（n/N）	注释
1. Robyr，2005[28]	TRAPS n = 12，TTTS n = 19，双胎之一畸形 n = 5 双极电凝减胎术	0（0/36）	2.8（1/36）	100% 入组，无神经发育测试：在 1 月龄至 5 岁（范围）进行儿科随访
2. Lewi，2006[29]	TRAPS n = 14，TTTS n = 18，双胎之一畸形 n = 24，sFGR n = 5，激光和/或双极电凝减胎术	0（0/67）	1.5（1/67）	单绒毛膜双胎及三胎，无正式的 NDI 标准，55/67（82%）儿童经标准的神经发育测试：在平均 1.3 岁（12 月龄～6 周岁）进行 Bayley 测试或者 Snijders-Oomen 智商测试，12/67（18%）信息来自全科医生
3. Moise，2008[30]	TTTS n = 3，双胎之一畸形 n = 3，射频消融减胎术	0（0/6）	NA	小样本研究（n = 6），无神经发育测试：在平均 4 月龄（2.3～6.6 月龄）电话联系父母

续表

作者,年份	指征及技术	CP%(n/N)	NDI%(n/N)	注释
4. Lanna,2012[66]	TTTS n=30,TRAPS n=2,双胎之一畸形 n=26,双极电凝减胎术	1(1/84)	NA	标准的神经发育检测:Griffiths 评分及神经系统检测,对于外院分娩的儿童在 1~9 岁(范围)无生长发育检测(问卷调查),98%(82/84)神经系统发育正常:1 例 TOP,4 例由于严重脑损伤新生儿死亡
5. Delabaere,2013[31]	TTTS n=10,TRAPS n=9,双胎之一畸形 n=4,sFGR n=3,双极电凝减胎术,结扎术	7.7(2/26)	11.5%(3/26)	无神经发育测试:医疗文书记录或者在平均年龄 5 岁(6 月龄至 15 岁)电话联系父母
6. van Klink,2015[32]	TTTS n=25,TRAPS n=19,双胎之一畸形 n=21,sFGR n=8,其他 n=1,双极,胎儿镜激光脐带凝固术,射频消融	2.7(2/74)	6.8%(5/74)	16%失访,标准的神经发育测试:在平均 55 月龄(25 月龄至 12 岁)进行 Bayley 或 Wechsler 量表评估
7. Wang,2017[33]	TTTS n=5,TRAPS n=1,双胎之一畸形 n=8,sFGR n=3 射频消融减胎术	0(0/17)	0(0/17)	无神经发育测试:在 6 月龄到 3 岁期间进行访视
整体		2% (5/310) 0~8%	5% (10/220) 0~12%	

CP,脑瘫;NDI,神经系统发育异常;sFGR,选择性胎儿生长受限;TRAPS,双胎动脉反向灌注序列;TTTS,双胎输血综合征;TOP,终止妊娠。

单绒毛膜双胎一胎死亡

单绒毛膜双胎中一胎死亡,由于存在血管交通支可造成另一存活胎的严重脑损伤。通过荟萃分析,Hillman 等统计了一胎死亡后存活胎发生严重脑损伤的概率为 34%,26%出现 NDI[34]。

一胎死亡后的大脑损伤主要是缺血缺氧性损伤,脑干和小脑一般不受影响[35,36]。局部大脑损伤更常见于 TTTS 或胎儿手术介入的病例。脑损伤的一个重要风险因素是孕晚期一胎死亡[35,37,38]。这是因为随着孕周增加胎盘血管交通支也更加粗大,因此急性失血的影响也会越大。

国家(国际)性的数据库应该发展起来,记录所有一胎死亡的病例来了解其自然病程和可能影响远期预后的风险因素。强烈建议标准化的神经影像学检查,用以准确评估产前脑损伤的发生和类型以及了解产前产后影像学异常的相关性。这些异常发现的临床相关性可以通过对所有一胎死亡的单绒毛膜双胎远期神经发育随访结局来明确。

结论

尽管越来越多的双胎经历了胎儿手术而存活,对远期神经发育的知识还是有限的,尤其是不良结局和轻中度损伤的潜在风险因素。大多数发表的随访研究是观察性,横断面设计,缺乏长期的儿童神经发育调查。多数研究的样本量不大,缺乏空白对照组,而且缺乏标准的神经发育检查和明确的神经损伤标准。

远期随访研究结果常受到相对较高的失访率影响。这可以导致神经损伤研究的偏倚,因为父母的低教育水平,并且严重发育迟缓的儿童更容易失访[39,40],很可能低估了不良结局。此外,那些需要长途跋涉去随访中心的家庭,父母很可能拒绝随访。基于网络的问卷调查,比如年龄和发展阶段问卷(ASQ)可能更有利于降低失访率。

作为单绒毛膜双胎父母的重要咨询证据,远期随访研究提供了评估单绒毛膜双胎并发症胎儿治疗和监护的必要性数据。此外,当一个中心决定开展胎儿治疗时需要知道远期不良预后的发生率，并也有责任明确这些术后存活儿最终会得到合适的监护和照顾。远期随访应该是胎儿治疗的内容之一。遗憾的是，远期神经发育异常研究是昂贵和难于实施的。常见的挑战有追踪受访家庭，激励家庭参加，组织受训的儿科医生和心理医生随访评估和完成数据采集和分析。胎儿治疗后

的儿童远期随访项目需要一个专门的随访队伍，包括胎儿医学专家，新生儿科医生，物理治疗师，儿童心理医生和研究护士。

对于儿童发育的连续监测至关重要，包括规范的心理测试和标准的心理测量指标记录，随着随访儿童的年龄增加随访数据的可信度增高。依据不同年龄的远期随访评估内容请见表35-5。

表 35-5　在不同年龄进行的随访内容建议

胎儿	新生儿	2 岁	5 岁	8 岁	12 岁	16 岁

脑发育：大脑影像学检查

感官：听力筛查及检测，（感应性）耳聋或听力缺失，ROP 筛查，视觉检测（双侧）眼盲或耳聋

身体：总体健康状况，生长，神经检测，脑瘫（GMFCS），粗大运动发育，DCD

认知发育：Bayley 发育量表及阶段调查表，Wechsler 量表（IQ）

学习：学前技能，特殊教育，低于年龄适当水平的评分

神经心理学：学习困难（阅读障碍，计算障碍），语言（表达和接受），执行能力，关注力，视觉空间能力，记忆力，精细运动发育

社会心理和行为：行为评估，内在及外在的行为（Achenbach 系统），社交能力，生活质量，日常功能（Vineland 适应行为量表）

发育失常：注意力缺失，多动，自闭症谱，情绪及焦虑状况

ROP，早产儿视网膜病变；GMFCS，粗大运动功能分类系统；DCD，发育性协调障碍；IQ，智商。

多中心联合对研究单绒毛膜双胎并发症的转归和干预的效果非常重要，有助于确定理想的干预方案（干预时机和方法）。理想的评估胎儿治疗新方法的研究是以"无 NDI 存活"为主要研究目的的足够样本量的随机对照试验。通过国际化注册，登记和评估大量经胎儿治疗的单绒毛膜妊娠结局对于我们增加在该领域的认识至关重要。

（翻译　郑明明　审校　王彦林）

参考文献

[1] Deprest J, Jani J, Lewi L, et al. Fetoscopic surgery: encouraged by clinical experience and boosted by instrument innovation. *Semin Fetal Neonatal Med.* 2006; 11: 398–412.

[2] Rossi AC, D'Addario V. Laser therapy and serial amnioreduction as treatment for twin-twin transfusion syndrome: a meta-analysis and review of literature. *Am J Obstet Gynecol.* 2008; 198: 147–52.

[3] van Klink JMM, Koopman HM, van Zwet EW, et al. Cerebral injury and neurodevelopmental impairment after amnioreduction versus laser surgery in twin-twin transfusion syndrome: a systematic review and meta-analysis. *Fetal Diagn Ther.* 2013; 33: 81–9.

[4] Senat MV, Deprest J, Boulvain M, et al. Endoscopic laser surgery versus serial amnioreduction for severe twin-to-twin transfusion syndrome. *New Engl J Med.* 2004; 351: 136–44.

[5] Slaghekke F, Lopriore E, Lewi L, et al. Fetoscopic laser coagulation of the vascular equator versus selective coagulation for twin-to-twin transfusion syndrome: an open-label randomised controlled trial. *Lancet.* 2014; 383: 2144–51.

[6] van Klink JM, Koopman HM, Rijken M, et al. Long-term neurodevelopmental outcome in survivors of twin-to-twin transfusion syndrome. *Twin Res Hum Genet.* 2016; 19: 255–61.

[7] Stirnemann J, Chalouhi G, Essaoui M, et al. Fetal brain imaging following laser surgery in twin-to-twin surgery. *BJOG.* 2016; 125: 1186–91.

[8] Lopriore E, van Wezel-Meijler G, Middeldorp JM, et al. Incidence, origin, and character of cerebral injury in twin-to-twin transfusion syndrome treated with fetoscopic laser surgery. *Am J Obstet Gynecol.* 2006; 194: 1215–20.

[9] Salomon LJ, Ortqvist L, Aegerter P, et al. Long-term developmental follow-up of infants who participated in a randomized clinical trial of amniocentesis vs laser photocoagulation for the treatment of twin-to-twin transfusion syndrome. *Am J Obstet Gynecol.* 2010; 203: 444. e1–7.

[10] Tosello B, Blanc J, Haumonté JB, D'Ercole C, Gire C. Short and medium-term outcomes of live-born twins after fetoscopic laser therapy for twin-twin transfusion syndrome. *J Perinat Med.* 2014; 42: 99–105.

[11] Mullers SM, McAuliffe FM, Kent E, et al. Outcome following selective fetoscopic laser ablation for twin to twin transfusion syndrome: an 8 year national collaborative experience. *Eur J Obstet Gynecol Reprod Biol.* 2015; 191: 125–9.

[12] Campos D, Arias AV, Campos-Zanelli TM, et al. Twin-twin transfusion syndrome: neurodevelopment of infants treated with laser surgery. *Arq Neuropsiquiatr.* 2016; 74: 307–13.

[13] Lopriore E, Ortibus E, Acosta-Rojas R, et al. Risk factors for neurodevelopment impairment in

twin-twin transfusion syndrome treated with fetoscopic laser surgery. *Obstet Gynecol.* 2009; 113: 361–6.

[14] van Klink JM, Slaghekke F, Balestriero MA, et al. Neurodevelopmental outcome at 2 years in twin-twin transfusion syndrome survivors randomized for the Solomon trial. *Am J Obstet Gynecol.* 2015; 214: 113. e1–7.

[15] Slaghekke F, van Klink JM, Koopman HM, et al. Neurodevelopmental outcome in twin anemia-polycythemia sequence after laser surgery for twin-twin transfusion syndrome. *Ultrasound Obstet Gynecol.* 2014; 44: 316–21.

[16] Taniguchi K, Sumie M, Sugibayashi R, et al. Twin anemia-polycythemia sequence after laser surgery for twin-twin transfusion syndrome and maternal morbidity. *Fetal Diagn Ther.* 2015; 37: 148–53.

[17] Ashwal E, Yinon Y, Fishel-Bartal M, et al. Twin Anemia-Polycythemia Sequence: perinatal Management and Outcome. *Fetal Diagn Ther.* 2016; 40: 28–34.

[18] Tollenaar LS, Slaghekke F, Middeldorp JM, et al. Twin anemia polycythemia sequence: current views on pathogenesis, diagnostic criteria, perinatal management, and outcome. *Twin Res Hum Genet.* 2016; 19: 222–33.

[19] Lopriore E, Sluimers C, Pasman SA, et al. Neonatal morbidity in growth-discordant monochorionic twins: comparison between the larger and the smaller twin. *Twin Res Hum Genet.* 2012; 15: 541–6.

[20] Inklaar MJ, van Klink JM, Stolk TT, et al. Cerebral injury in monochorionic twins with selective intrauterine growth restriction: a systematic review. *Prenat Diagn.* 2014; 34: 205–13.

[21] Swamy RS, McConachie H, Ng J, et al. Cognitive outcome in childhood of birth weight discordant monochorionic twins: the long-term effects of fetal growth restriction. *Arch Dis Child Fetal Neonatal Ed.* 2018; 103: F512–16.

[22] Edmonds CJ, Isaacs EB, Cole TJ, et al. The effect of intrauterine growth on verbal IQ scores in childhood: a study of monozygotic twins. *Pediatrics.* 2010; 126: e1095–101.

[23] Barker DJ. Adult consequences of fetal growth restriction. *Clin Obstet Gynecol.* 2006; 49: 270–83.

[24] Gluckman PD, Hanson MA, Cooper C, Thornburg KL. Effect of in utero and early-life conditions on adult health and disease. *New Engl J Med.* 2008; 359: 61–73.

[25] Heijmans BT, Tobi EW, Stein AD, et al. Persistent epigenetic differences associated with prenatal exposure to famine in humans. *Proc Natl Acad Sci U S A.* 2008; 105: 17046–9.

[26] Rossi AC, D'Addario V. Umbilical cord occlusion for selective feticide in complicated monochorionic twins:a systematic review of the literature. *Am J Obstet Gynecol.* 2009; 200: 123–9.

[27] van den Bos EM, van Klink JM, Middeldorp JM et al. Perinatal outcome after selective feticide in monochorionic twin pregnancies. *Ultrasound Obstet Gynecol.* 2013; 41: 653–8.

[28] Robyr R, Yamamoto M, Ville Y. Selective feticide in complicated monochorionic twin pregnancies using ultrasound-guided bipolar cord coagulation. *BJOG.* 2005; 112: 1344–8.

[29] Lewi L, Gratacós E, Ortibus E, et al. Pregnancy and infant outcome of 80 consecutive cord coagulations in complicated monochorionic multiple pregnancies. *Am J Obstet Gynecol.* 2006; 194: 782–9.

[30] Moise KJ Jr., Johnson A, Moise KY, Nickeleit V. Radiofrequency ablation for selective reduction in the complicated monochorionic gestation. *Am J Obstet Gynecol.* 2008; 198: 198. e1–198. e5.

[31] Delabaere A, Favre N, Velemir L, et al. Pediatric outcome after selective feticide for 30 complicated monochorionic twin pregnancies. *Gynecol Obstet Fertil.* 2013; 41: 85–9.

[32] van Klink JM, Koopman HM, Middeldorp JM, et al. Long-term neurodevelopmental outcome after selective feticide in monochorionic pregnancies. *BJOG.* 2015; 122: 1517–24.

[33] Wang HM, Li HY, Wang XT, et al. Radiofrequency ablation for selective reduction in complex monochorionic multiple pregnancies: A case series. *Taiwan J Obstet Gynecol.* 2017; 56: 740–4.

[34] Hillman SC, Morris RK, Kilby MD. Co-twin prognosis after single fetal death. A systematic review and meta-analysis. *Obstet Gynecol.* 2011; 118: 928–40.

[35] van Klink JM, van Steenis A, Steggerda SJ, et al. Single fetal demise in monochorionic pregnancies: incidence and patterns of cerebral injury. *Ultrasound Obstet Gynecol.* 2015; 45: 294–300.

[36] Conte G, Righini A, Griffiths PD, et al. Brain-injured survivors of monochorionic twin pregnancies complicated by single intrauterine death: MR findings in a multicenter study. *Radiology.* 2018; 288: 582–90.

[37] O'Donoghue K, Barigye O, Pasquini L, et al. Interstitial laser therapy for fetal reduction in monochorionic multiple pregnancy: loss rate and association with aplasia cutis congenita. *Prenat.* *Diagn.* 2008; 28: 535–43.

[38] Mackie FL, Morris RK, Kilby MD. Fetal brain injury in survivors of twin pregnancies complicated by demise of one twin: a review. *Twin Res Hum Genet.* 2016; 19: 262–7.

[39] Aylward GP, Hatcher RP, Stripp B, Gustafson NF, Leavitt LA. Who goes and who stays: subject loss in a multicenter, longitudinal follow-up study. *J Dev Behav Pediatr.* 1985; 6: 3–8.

[40] Wolke D, Söhne B, Ohrt B, Riegel K. Follow-up of preterm children: important to document dropouts. *Lancet.* 1995; 345: 447.

[41] Reisner DP, Mahony BS, Petty CN, et al. Stuck twin syndrome: outcome in thirty-seven consecutive cases. *Am J Obstet Gynecol.* 1993; 169: 991–5.

[42] Mari G, Detti L, Oz U, Abuhamad AZ. Long-term outcome in twin-twin transfusion syndrome treated with serial aggressive amnioreduction. *Am J Obstet Gynecol.* 2000; 183: 211–17.

[43] Cincotta RB, Gray PH, Phythian G, Rogers YM, Chan FY. Long term outcome of twin-twin transfusion syndrome. *Arch Dis Child Fetal Neonatal Ed.* 2000; 83: F171–6.

[44] Haverkamp F, Lex C, Hanisch C, Fahnenstich H, Zerres K. Neurodevelopmental risks in twin-to-twin transfusion syndrome: preliminary findings. *Eur J Paediatr Neurol.* 2001; 5: 21–7.

[45] Frusca T, Soregaroli M, Fichera A, et al. Pregnancies complicated by twin-twin transfusion syndrome: outcome and long-term neurological follow-up. *Eur J Obstet Gynecol Reprod Biol.* 2003; 107: 145–50.

[46] Lopriore E, Middeldorp JM, Sueters M, et al. Long-term neurodevelopmental outcome in twin-to-twin transfusion syndrome treated with fetoscopic laser surgery. *Am J Obstet Gynecol.* 2007; 196: 231. e1–4.

[47] Dickinson JE, Duncombe GJ, Evans SF, French NP, Hagan R. The long term neurologic outcome of children from pregnancies complicated by twin-to-twin transfusion syndrome. *BJOG.* 2005; 112: 63–8.

[48] Lenclen R, Ciarlo G, Paupe A, Bussieres L, Ville Y. Neurodevelopmental outcome at 2 years in children born preterm treated by amnioreduction or fetoscopic laser surgery for twin-to-twin transfusion syndrome: comparison with dichorionic twins. *Am J Obstet Gynecol.* 2009; 201: 291. e1–5.

[49] Li X, Morokuma S, Fukushima K, et al. Prognosis and long-term neurodevelopmental outcome in conservatively treated twin-to-twin transfusion syndrome. *BMC Pregnancy Childbirth.* 2011; 11: 32.

[50] De Lia JE, Kuhlmann RS, Lopez KP. Treating previable twin-twin transfusion syndrome with fetoscopic laser surgery: outcomes following the learning curve. *J Perinat Med*. 1999; 27: 61–7.

[51] Sutcliffe AG, Sebire NJ, Pigott AJ, et al. Outcome for children born after in utero laser ablation therapy for severe twin-to-twin transfusion syndrome. *BJOG*. 2001; 108: 1246–50.

[52] Banek CS, Hecher K, Hackeloer BJ, Bartmann P. Long-term neurodevelopmental outcome after intrauterine laser treatment for severe twin-twin transfusion syndrome. *Am J Obstet Gynecol*. 2003; 188: 876–80.

[53] Graef C, Ellenrieder B, Hecher K, et al. Long-term neurodevelopmental outcome of 167 children after intrauterine laser treatment for severe twin-twin transfusion syndrome. *Am J Obstet Gynecol*. 2006; 194: 303–8.

[54] Gray PH, Poulsen L, Gilshenan K, et al. Neurodevelopmental outcome and risk factors for disability for twin-twin transfusion syndrome treated with laser surgery. *Am J Obstet Gynecol*. 2011; 204: 159. e1–6.

[55] Chang YL, Chao AS, Chang SD, et al. The neurological outcomes of surviving twins in severe twin-twin transfusion syndrome treated by fetoscopic laser photocoagulation at a newly established center. *Prenat Diagn*. 2012; 32: 893–6.

[56] Graeve P, Banek C, Stegmann-Woessner G, et al. Neurodevelopmental outcome at 6 years of age after intrauterine laser therapy for twin-twin transfusion syndrome. *Acta Paediatr*. 2012; 101: 1200–5.

[57] McIntosh J, Meriki N, Joshi A, et al. Long term developmental outcomes of pre-school age children following laser surgery for twin-to-twin transfusion syndrome. *Early Hum Dev*. 2014; 90: 837–42.

[58] Vanderbilt DL, Schrager SM, Llanes A, et al. Predictors of 2-year cognitive performance after laser surgery for twin-twin transfusion syndrome. *Am J Obstet Gynecol*. 2014; 211: 388. e1–7.

[59] Sananes N, Gabriele V, Weingertner AS, et al. Evaluation of long-term neurodevelopment in twin-twin transfusion syndrome after laser therapy. *Prenat Diagn*. 2016; 36: 1139–45.

[60] van Klink JM, Koopman HM, van Zwet EW, et al. Improvement in neurodevelopmental outcome in survivors of twin-twin transfusion syndrome treated with laser surgery. *Am J Obstet Gynecol*. 2014; 210: 540. e1–7.

[61] Adegbite AL, Castille S, Ward S, Bajoria R. Neuromorbidity in preterm twins in relation to chorionicity and discordant birth weight. *Am J Obstet Gynecol*. 2004; 190: 156–63.

[62] Hack KE, Koopman-Esseboomet C, Derks JB, et al. Long-term neurodevelopmental outcome of monochorionic and matched dichorionic twins. *PLoS ONE*. 2009; 4: e6815.

[63] Halling C, Malone FD, Breathnach FM, et al. Neuro-developmental outcome of a large cohort of growth discordant twins. *Eur J Pediatr*. 2016; 175: 381–9.

[64] Vedel C, Oldenburg A, Worda K, et al. Short- and long-term perinatal outcome in twin pregnancies affected by weight discordance. *Acta Obstet Gynecol Scand*. 2017; 96: 233–42.

[65] Rustico MA, Consonni D, Lanna M, et al. Selective intrauterine growth restriction in monochorionic twins: changing patterns in umbilical artery Doppler flow and outcomes. *Ultrasound Obstet Gynecol*. 2017; 49: 387–93.

[66] Lanna MM, Rustico MA, Dell'Avanzo M, et al. Bipolar cord coagulation for selective feticide in complicated monochorionic twin pregnancies: 118 consecutive cases at a single center. *Ultrasound Obstet Gynecol*. 2012; 39: 407–13.

第36章　单绒毛膜双胎妊娠胎儿生长受限的诊断和监测

Rosemary Townsend ◆ Asma Khalil

引言

尽管不是所有的小胎儿都是真正的生长受限,但是胎儿努力达到其生长潜能将面临着出现胎儿和新生儿严重并发症的风险,如果产前没有发现则更是如此。与大多数妊娠并发症一样,双胎妊娠胎儿生长受限(fetal growth restriction,FGR)的风险增加,在单绒毛膜双胎妊娠中风险更大。大约19.7%的单绒毛膜双胎合并FGR,而双绒毛膜双胎仅为10.5%[1]。而且前者出现与生长受限相关的围生期死亡率较高(75.1/1 000 vs 33.0/1 000)[2]。

与单胎妊娠一样,双胎妊娠中的FGR可以在产前被发现,并且仅仅是小于胎龄儿并不一定出现围生期不良结局。与单胎一样,很多双胎发育小(<第10百分位数)但没有不良后果,而相当大比例的发育正常表现的双胎出现了与胎儿生长受限相关的不良结局。单绒毛膜妊娠中存在相互依赖的胎儿循环,进一步使胎儿生长受限的病理学基础复杂化,并改变了产前病理学表现。

近年来,单绒毛膜双胎FGR的监测和诊断一直是研究和讨论的热点,其目的是使描述和分类标准化,以便在非常具有挑战性的临床情况下达到最佳治疗。如果单绒毛膜双胎怀疑有FGR,应由胎儿医学专家进行全面评估。重要的是要考虑双胎中一个还是两个胎儿受累,在诊断和进行临床管理时,要评估生长差异的程度,排除任何潜在的致病条件,并评估与预后相关的因素。

单绒毛膜双胎胎儿生长受限的监测

在管理单绒毛膜妊娠FGR时,临床医生需要考虑超声评估的最佳频率和生长趋势,他们将根据这些图测量胎儿生长和确定生长百分位数。这两方面因素都会影响双胎妊娠人群中FGR的检出率,从而可能影响围生期干预率、发病率和死亡率。

大多数国际指南建议16周以后双绒毛膜双胎每4周进行一次超声评估,单绒毛膜双胎每2周进行一次超声评估(图36-1)[3]。单绒毛膜双胎的监测更为频繁,因为会出现双胎输血综合征(twin-twin transfusion syndrome,TTTS)、双胎贫血红细胞增多症序列(twin anemia polycythemia sequence,TAPS)和选择性胎儿生长受限(selective fetal growth restriction,sFGR)等其他风险。每次扫描时,应记录双胎中每个胎儿的胎儿预测体重(estimated fetal weight,EFW)、最大羊水深度(maximum vertical pocket,MVP)、脐动脉多普勒和大脑中动脉收缩期血流峰值速度(peak systolic velocity of the middle cerebral artery,MCA-PSV),

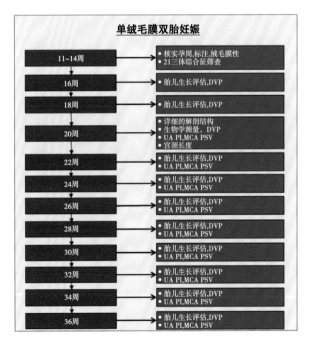

图36-1　单绒毛膜双胎妊娠超声评估推荐频率[3]。DVP,最大羊水垂直深度;MCA PSV,大脑中动脉收缩期峰值血流速度;UA PI,脐动脉搏动指数

并使用公式[（大胎儿体重−小胎儿体重）×100/大胎儿体重]计算双胎间的体重差[3-6]。超声间隔时间越长，并发症诊断时表现可能越严重，从而妊娠结局越差。

考虑到生长受限胎儿丢失的风险，必须进行额外的筛查，特别是不完善的诊断方法将不可避免地导致更多疑似生长受限胎儿的医源性早产分娩。在双胎妊娠中，这些医源性早产分娩不仅影响母亲，也影响健康但可能不成熟的双胎。大多数小胎儿发育较好，没有不良的胎儿或新生儿结局，可以安全地期待至成熟后分娩。使用合适的方法来测量胎儿的生长发育和寻找其他预后标记物以发现高风险妊娠，可以降低医源性早产带来的风险。

尽管双胎和单胎在孕中期看起来有相似的生长模式[7]，但在孕晚期，双胎的生长速度始终低于单胎，这种差异在单绒毛膜双胎妊娠中最为显著并更早被注意到。临床医生要考虑的关键问题是，观察到的生长差异是生理适应性变化还是真正的生长受限？如果双胎的生长受到母体提供两个胎儿代谢需求能力的限制，这是否意味着需要双胎特定的生长曲线，因为它们在生理上不同于单胎胎儿，还是证明了双胎生长受限发生率增加的病理生理学原因？如果是前者，那么就需要双胎特定的生长发育评估，但如果是后者，那么关于继续使用单胎生长曲线以避免漏诊双胎妊娠中的生长受限，尚有争议。同样值得注意的是，在双胎妊娠中，EFW计算的准确性也低于单胎妊娠，对于使用单胎规范管理双胎妊娠的有效性，以及仅仅因为用于识别风险胎儿的方法不完善而导致不必要的医源性早产的潜在危害，这些都引起了进一步的质疑[8]。

由于双胎确实比单胎更容易发生死产和围生期丢失，双胎可能更小以及更有可能出现生长受限。然而有证据表明，使用双胎特定曲线可以减少胎儿FGR的诊断，同时也不会漏诊那些继续妊娠会发生宫内死亡（intrauterine demise，IUD）的小胎儿[9,10]。许多研究表明，考虑到绒毛膜性，双胎特异生长曲线评估真正生长受限且有IUD和新生儿死亡风险的双胎更为准确[11,12]。尽管这些结果很有意思，也需要进一步研究，在使用双胎特异性产前生长评估进行产前管理的前瞻性试验推出之前，应谨慎地考虑双胎小于同龄单胎时生理上是正常的。

仅仅依靠胎儿大小来识别有风险胎儿的策略不太可能有效地预防死胎，尤其是接近足月时。由于大多数小胎儿有正常的围生期结局，因此需要更好的标记物从小于胎龄儿（small for gestational age，SGA）中识别出那些有不良围生期结局风险的胎儿。同样重要但更具挑战性的任务是，在那些仅仅是因为胎儿大小在正常范围内就被认为是低风险的胎儿中，确定真正有可能发生围生期不良结局的胎儿。为了最准确地识别可能因为胎盘功能不全导致胎儿生长受限的情况，与单胎妊娠一样，增加多普勒参数有助于区分有风险的胎儿和健康的小胎儿[13]。

单绒毛膜双胎生长不一致的意义

与单胎不同，双胎，尤其是单绒毛膜双胎，存在内在调控。双胎之间的差异有助于区分发育良好的小胎儿和生长受限胎儿。可以理解两胎儿都小的双胎发生并发症的风险要低，特别是与基因相同、在同一宫内环境生长轨迹却明显不同的双胎相比。虽然双胎的大小很少相同，但显著的生长差异与不良的围生期结局持续相关，而且在围生期结局方面可能比单个胎儿的绝对大小更重要[14]（图36-3）。

当发现双胎之一是SGA时，称之为sFGR。虽然sFGR可以发生在双绒毛膜妊娠和单绒毛膜妊娠，但单绒毛膜妊娠的病理学机制是很不同的。报道称15%~46%的单绒毛膜妊娠会发生sFGR，发病率差异很大，可能与sFGR诊断标准不同有关[15,16]。

孕早期大小差异

高达1/3的单绒毛膜妊娠会因共用胎盘而出现单绒毛膜双胎并发症，包括sFGR和TTTS[17]。在妊娠早期预测单绒毛膜双胎妊娠的并发症可以使低危妊娠的父母安心，并可对高危妊娠进行直接监测和干预。已经研究了许多参数，虽然都不理想，但孕早期生长不一致似乎与许多妊娠后期的并发症相关。

双胎头臀径（crown-rump length，CRL）和羊水量均一致的孕妇预后良好，总体存活率在95%左右[18]。已经考虑应用一些超声参数预测TTTS和sFGR-CRL、颈项透明层（nuchal translucency，NT）和羊水差异、脐带插入点和静脉导管a波改变。单胎妊娠和双绒毛膜妊娠中与FGR相关的母体特征，对于包括sFGR在内的单绒毛膜妊娠并发症的预测能力较差，这是可以理解的，因为主要的病理学基础是单绒毛膜双胎和单绒毛膜胎盘的发育过程[19]。与胎盘功能相关的生物标志物可能在预测 sFGR 和 TTTS 中起到作用,但尚需进一步研究。OMMIT 试验是将填补现有文献空白的一个研究[20]。

在双胎中,脐带异常插入被发现与 sFGR 有关,但是超过 55% 的双胎有异常脐带插入,所以这一发现作为一个孤立的筛查试验并没有特别大的帮助[21]。

CRL 尚未被证实可以预测随后的 TTTS,但在单绒毛膜妊娠和双绒毛膜妊娠 sFGR 的发生中有重要意义。CRL 差异≥7% 对诊断 sFGR 的敏感度为 92%,特异度为 76%[22]。孕早期 CRL 不一致还与其他一些不良妊娠结局相关,包括早产和妊娠丢失。虽然合并的预测风险只有 52%[23,24],

但任何 CRL 差超过 20% 的妊娠都应咨询胎儿医学专家,以考虑加强监测[3]。

关于 NT 差异作为 TTTS 预测因子的证据是矛盾的:尽管 NT 似乎与体积状态的差异相关,从而与早期 TTTS 相关,但当观察到这种相关性时,似乎并不足以对临床有用[19,25]。NT 差异似乎也不能预测 sFGR 的后续发展[19]。

孕中期胎儿生长不一致

与孕早期相比,孕中期的胎儿生长差异与围生期结局更密切相关(图 36-2)。在孕中期,如果 EFW 在 21~24 周时一致,则不太可能进展为 sFGR。然而,21~24 周生长的不一致与出生体重的实际不一致相关性很低,因此这是个非特异性结果[26]。

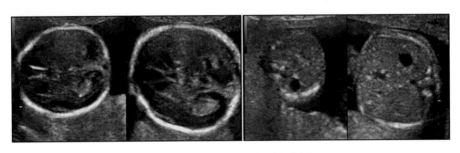

图 36-2　生长差异-头围和腹围

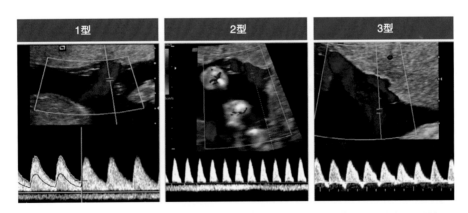

图 36-3　单绒毛膜双胎妊娠选择性胎儿生长受限的分类。Ⅰ型脐动脉多普勒频谱舒张末期血流正向,Ⅱ型脐动脉舒张末期血流消失或反向(absent or reversed end-diastolic flow,AREDF)。Ⅲ型 AREDF 呈间歇性

双胎之间的生长差异程度与预后持续相关,重要的是差异随妊娠而变化,但美国指南寻求绝对的截断值,以指导转诊和管理决策。已经提出几种基于胎儿生长差异百分比的截断值作为预测不良围生期结局的最佳方法。当胎儿生长差异仅为 18% 时,即使排除 TTTS,围生期不良结局也会增加[27]。大多数国家机构建议将 20%~25% 的差异作为转诊给胎儿医学专家或加强监测的参考

值,以平衡 sFGR 的风险和包括早产在内的医源性干预的风险[3,4]。

单绒毛膜双胎妊娠疑似 sFGR 患者的评估

尽管单绒毛膜妊娠的 sFGR 通常与胎儿胎盘循环的病理学机制有关,但单胎妊娠和双绒毛膜

妊娠中与 FGR 相关的原因也可能导致单绒毛膜妊娠的胎儿发生 sFGR,在对疑似 sFGR 的妇女进行初步评估时不应忽视这一点。

先天性感染

宫内感染,包括细小病毒和巨细胞病毒(cytomegalovirus,CMV),可以选择性地影响双胎之一[28,29],两个胎儿受累的风险似乎与绒毛膜性无关[30]。临床医生应进行调查,排除生长受限的可治疗原因,并对明确感染史的父母提供准确的咨询。据报道,寨卡病毒与对双胎之一选择性影响有关[31],但由于对该病毒垂直传播的了解有限,仍然很难为双胎中的任何一个提供有意义的预后评估。如果有指征,应仔细询问病史并对 CMV、弓形虫和风疹进行血清学筛查,然后才对原发性的 FGR 进行管理。

单绒毛膜双胎之一发育异常

双胎可能出现染色体或结构的不一致,最开始的表现可能是在常规胎儿生长评估时发现 sFGR。单绒毛膜双胎之一异常的发生率约为 1/15[32],因此 sFGR 的评估应包括详细的胎儿结构评估,并考虑在有指征的情况下进行非整倍体的入侵性检测。虽然罕见,但是已有报道发现单卵妊娠的非整倍体检测不一致[33]以及双绒毛膜妊娠有单绒毛膜胎盘的超声表现[34],因此,联合筛查检测或母血胎儿游离 DNA 的无创性产前检测的结果为高风险时,需要对两个羊膜腔进行穿刺术,仔细鉴别两个胎儿和样本,从而可能得出双胎非整倍体检测不一致的诊断。

对双胎不一致的管理取决于绒毛膜性和胎儿异常的预后。详细的胎儿评估,包括 MRI 评估,可以提供更多关于异常性质的信息,并有助于向父母咨询治疗方案。甚至受累胎儿宫内死亡的风险很高,在双绒毛膜妊娠中,通常也首选期待治疗。在单绒毛膜妊娠中,胎盘循环相通使健康的同卵双胎有面临死亡和严重神经系统疾病的风险,此外,如果双胎之一死亡,还有早产的风险[35]。这种风险影响了对患有严重先天性畸形的单绒毛膜双胎进行预防性干预的绝对好处,在单绒毛膜妊娠中选择性减胎手术在技术上也更具挑战性,因为相连的血液循环限制了氯化钾的使用。无论选择双极电凝或射频消融,减胎后另一胎预后良好且效果类似,所以术式的选择取决于操作人员的偏好、技术可行性和专业知识[36]。

单绒毛膜妊娠选择性胎儿生长受限的胎盘病理生理学

在排除感染和异常的情况下,评估可疑 sFGR 的单绒毛膜妊娠时,应仔细检查 TTTS 或 TAPS 的迹象。TTTS 通常与 sFGR 共存[16],却是一种截然不同的疾病。sFGR 的孕晚期表现更多与 TAPS 相关,在 26 周后出现的 sFGR 中,多达 1/3 的病例在出生时有显著的血红蛋白不一致[37]。由于 TTTS 和 TAPS 的处理与单纯 sFGR 有很大的不同,对胎儿膀胱、羊水量、大脑中动脉 PSV、脐动脉和静脉导管多普勒的评估应纳入可疑 sFGR 的初步评估中。

双绒毛膜妊娠的 sFGR 与单胎妊娠的胎盘功能不全相似,而单绒毛膜妊娠的 sFGR 与胎盘功能不全无关,主要与胎盘份额不一致有关。根据目前对单绒毛膜双胎妊娠 sFGR 的理解,胎盘比例的差异越大,观察到的生长差异就越大。这与异常脐带插入(边缘性或帆状)与 sFGR 相关的观察结果一致,因为脐带边缘插入自然与胎盘的不均匀分配有关[38]。胎盘总质量也是一个重要的因素:与单纯 TTTS 相比,sFGR 合并 TTTS 的胎盘总质量更低[39]。

除了胎盘总质量和相对胎盘份额外,临床结局同样也取决于双胎之间血管吻合的数量和类型。胎盘吻合可以是动脉-动脉吻合(artery to artery anastomoses,AAA)、动脉-静脉吻合(artery to vein anastomoses,AVA)或静脉-静脉吻合(vein to vein anastomoses,VVA)。AVA 通常是从一胎到另一胎的单向血流,是 TTTS 形成的关键。VVA 可以是双向血流,在无并发症、TTTS 和 sFGR 的单绒毛膜妊娠中的发生率相似(18%～25%)。AAA 在较高的压力下可以出现双向血流,对 sFGR 胎儿实现血流代偿,并对 TTTS 有保护性作用,但是直径较大(>2mm)的吻合也可以导致急性胎儿输血事件[37]。这些动脉吻合可能对生长受限的胎儿有利,使大胎儿在一定程度上弥补了胎盘的不足,但这种紧密联系也给大胎儿带来了特殊的风险,因为大胎儿易受小胎儿血压突然变化的影响。即使小胎儿没有死亡,一过性的心动过缓和低血压也会导致任一胎儿或两胎儿出现明显的血容量变化和神经系统损伤。

单绒毛膜妊娠选择性胎儿生长受限的诊断

在充分评估了导致生长差异的其他潜在原因后,可以诊断 sFGR。正如我们已经讨论过的,有一系列的截断值被报道可以用来确定胎儿生长差异是否具有临床意义。单纯的生长差异并非都要诊断为 sFGR。研究人员在报告 sFGR 的治疗和预后时使用了多种诊断标准,其中许多标准不包括双胎之间的生长差异。文献中报道的诊断标准的例子包括使用不同的胎儿生长测量值(腹围[AC]、EFW 和头围[HC]:AC 比值)、不同的百分位数截断值(<第 3 百分位数,<第 5 百分位数或<第 10 百分位数),以及增加各种多普勒测量值[脐动脉多普勒 PI(UAPI)升高、舒张末期血流消失或反向(absent or reversed end-diastolic flow,AREDF),静脉导管(DV)血流异常和脑胎盘比(cerebroplacental ratio,CPR)]。在一项针对所有双胎妊娠的研究中,应用了三个独立的标准——至少一胎出生体重<第 10 百分位数,或至少一胎出生体重<第 5 百分位数或双胎出生体重差异为 20%,其发生率分别为 48%、27% 和 16%[40]。

诊断标准的不同限制了 sFGR 管理和结局研究的推广。如果不考虑生长差异,EFW 或 AC 在第 9 和第 11 百分位数的双胎可能被诊断为 sFGR,而在第 15 和第 90 百分位数的双胎可能被归类为正常,尽管后者显然更可能是异常的。很少有研究将多普勒异常作为诊断标准,但多普勒可以帮助区分发育好的小胎儿和真正生长受限的小胎儿。例如,双胎之一的 EFW 位于第 11 百分位数,同时合并脐动脉 AREDF,另一胎儿的 EFW 位于第 50 百分位数,这个小胎儿可能是真正的生长受限,而一个 EFW 位于第 9 百分位数但多普勒正常的胎儿更可能是小的。

国际专家最近通过德尔菲程序解决了现有诊断标准的异质性,目的是在双绒毛膜和单绒毛膜双胎妊娠中达成 sFGR 诊断的共识。在此过程中,考虑了 60 多个诊断参数,也清晰地反映了该领域内存在的差异性[41]。EFW<第 3 百分位数被认为是可以单独诊断 sFGR 的单一参数,但是任意两个辅助参数(双胎之一的 EFW 或 AC<第 10 百分位数,EFW 差异>25% 或脐动脉搏动指数>第 95 百分位数)也足以诊断 sFGR(表 36-1)。这将限制以后的 sFGR 研究纳入仅发现双胎之一 EFW

<第 10 百分位数的病例,并有助于对最可能受到慢性缺氧和营养不良影响的胎儿进行研究和治疗。在以后的研究中使用这些标准将增加研究 sFGR 管理的适用性。

表 36-1　双胎妊娠选择性胎儿生长受限的诊断标准共识[41]

双胎妊娠选择性胎儿生长受限	
国际共识:诊断特点	
双绒毛膜双胎	单绒毛膜双胎
单一参数:EFW<第 3 百分位数	单一参数:EFW<第 3 百分位数
辅助:至少 2/3	辅助:至少 2/4
• EFW<第 10 百分位数 • EFW 差异≥25% • 脐动脉 PI>第 95 百分位数	• EFW<第 10 百分位数 • EFW 差异≥25% • 脐动脉 PI>第 95 百分位数 • AC<第 10 百分位数

EFW,胎儿预测体重;AC,腹围;PI,搏动指数。

单绒毛膜双胎妊娠合并 sFGR 的预后

大多数合并 sFGR 的双胎妊娠将足月产两个健康的婴儿。但产前情况恶化和宫内死亡的风险仍然很大,这不仅对较小的胎儿来说是致命性的,而且对于较大的胎儿来说,可能会在同卵双胎死亡时发生神经系统损伤或死亡。合并 sFGR 的单绒毛膜妊娠的神经系统损伤总发生率为 0~33%[42]。双胎之一死亡,另一胎有 15% 的死亡风险和 25% 的神经发育异常的风险[35]。sFGR 管理的关键是预测病情恶化和评估如何从严密监测和/或早产中获益最多。

合并 sFGR 的单绒毛膜妊娠的超声评估应包括胎盘结构和血管的评估,以便评估病情的严重程度和预后。应确定脐带插入点,用彩色多普勒了解胎盘血管吻合,大胎儿循环对小胎儿的代偿作用程度可以通过评估脐动脉舒张末期血流来记录。有报道称,三维胎盘容积可量化胎盘总质量,也有助于描绘胎盘区域,尽管不能立即明确功能性胎盘份额。

脐动脉多普勒诊断：单绒毛膜妊娠 sFGR 的 Gratacós 分类法

在单胎和双绒毛膜双胎妊娠合并 FGR 时，脐动脉多普勒检查结果预计将按照逐渐恶化的模式。多普勒参数的变化可以用来指导干预的时机。在单绒毛膜双胎妊娠中，小胎儿的脐动脉血流明显受大胎儿血流动力学的影响，通过双向胎盘血管吻合的代偿作用可以延缓甚至完全防止小胎儿的恶化。并不排除诊断时正常的脐动脉舒张末期血流在妊娠后期出现恶化，其中 16% 会出现恶化[43]，但间歇性的舒张末期血流消失或反向与不可预测的胎儿死亡有关。

这意味着，尽管脐动脉多普勒结果并不能像在单胎和双绒毛膜双胎妊娠中那样预测进行性恶化，但在诊断时观察到的 UA EDF 仍然与连接胎儿循环的吻合类型有关，因此可能与大胎儿代偿性供应、急性胎儿输血事件和突发宫内死亡有关（表 36-2）。

表 36-2 单绒毛膜双胎妊娠选择性胎儿生长受限的分类、胎盘解剖和妊娠结局

小胎儿脐动脉多普勒结果[44]	相应的胎盘血管结果[37]	围生期死亡率[43]	6 月龄时神经系统发病率（每个存活胎儿）[46]
Ⅰ型 舒张末期血流正常（EDF）	与非复杂性病例相似[70% 有动脉-动脉吻合（AAA）]	4.1%（95%CI:1.2~8.7）	2.1%
Ⅱ型 舒张末期血流消失或反向（AREDF）	大的 AAA 吻合支数量减少（18%AAA）	16.1%（95%CI:4.6~32.7）	15.2%
Ⅲ型 间歇性舒张末期血流消失或反向（iAREDF）	大量的大直径 AAA 吻合支（98%AAA）	11.5%（95%CI:7.7~16.0）	34.8%

诊断时受累双胎中 UA EDF 的存在与否构成了 Gratacós 等人设计的分类系统的基础[44]。EDF 正向为 Ⅰ 型，AREDF 为 Ⅱ 型。单绒毛膜妊娠特有的"间歇性 AREDF"被归类为 Ⅲ 型（图 36-2）。在这一组中，大直径 AAA 的存在产生了来自正常胎儿的周期性代偿性血流，在小胎儿表现为 EDF 周期性正常化，延长小胎儿存活时间，但也增加了发生不可预期的导致胎儿死亡或神经系统损伤的急性输血事件。

Ⅰ 型 sFGR 预后良好，选择 34~36 周分娩通常是安全的。尽管大多数 Ⅰ 型病例保持稳定，但最近的报告显示，11%~26% 的病例可能会出现进展，这强调了即使在这一组，也要定期超声监测的重要性。

在 Ⅱ 型 sFGR 中，预计 60%~90% 的病例会恶化，完整存活率仅为 37%[43,45,46]。大多数描述 sFGR 预后的研究都是小规模和回顾性的，但荟萃分析表明，围生期死亡率和神经系统发病率在 Ⅱ 型 sFGR 中最高[43]。虽然 Ⅲ 型 sFGR 的围生期死亡率与 Ⅱ 型相当或更低，但预测急性事件更为困难，意外胎儿死亡所伴随的神经系统损伤或死亡的发生率可能更高[43,46]。

其他超声参数与 sFGR 预后相关。关键参数包括静脉导管多普勒[47]和严重羊水过少[48]。已经观察到严重羊水过少与小胎儿宫内死亡相关，一些临床医生利用静脉导管的变化来指导干预。专家一致认为，合并 sFGR 的妊娠应监测的关键参数包括间隔监测胎儿生长、脐动脉和大脑中动脉多普勒、静脉导管和羊水量[41]。产前胎心监护（cardiotocography，CTG）可在有生机胎儿中使用，但必须承认，对早产儿 CTG 的解释缺乏有力的证据支持。

结论

对经验丰富的胎儿医学专家来说，单绒毛膜妊娠 FGR 也是一个重大挑战。准确的检测和诊断是正确管理的基础，平衡对健康妊娠进行医源性干预和胎儿发育不良漏诊的风险。最近在诊断和分类方面的共识为单绒毛膜妊娠 sFGR 的高质量管理研究铺平了道路。未来的研究将集中在多胎妊娠生长评估工具的开发，其他指标在预测单绒毛膜妊娠合并 sFGR 预后中的价值，以及入侵性胎儿治疗在未足月严重 sFGR 中的作用。

（翻译 王新霞 审校 刘云）

参考文献

[1] Coutinho Nunes F, Domingues AP, Vide Tavares M, Belo A, Ferreira C, Fonseca E, et al. Monochorionic versus dichorionic twins: are obstetric outcomes always different? *J Obstet Gynaecol (Lahore)*. 2016; 36: 598–601.

[2] Glinianaia SV, Obeysekera MA, Sturgiss S, Bell R. Stillbirth and neonatal mortality in monochorionic and dichorionic twins: a population-based study. *Hum Reprod*. 2011; 26: 2549–57.

[3] Khalil A, Rodgers M, Baschat A, Bhide A, Gratacos E, Hecher K, et al. ISUOG practice guidelines: role of ultrasound in twin pregnancy. *Ultrasound Obstet Gynecol*. 2016; 47: 247–63.

[4] National Institute for Health and Care Excellence. (2011). Multiple pregnancy: antenatal care for twin and triplet pregnancies. Clinical Guideline CG129. www.nice.org.uk/guidance/cg129

[5] Morin L, Lim K, Bly S, Butt K, Cargill YM, Davies G, et al. Ultrasound in twin pregnancies. *J Obstet Gynaecol Canada*. 2011; 33: 643–56.

[6] Committee on Practice Bulletins—Obstetrics, Society for Maternal–Fetal Medicine. Practice bulletin 169: multifetal gestations: twin, triplet and higher-order multifetal pregnancies. *Obstet Gynecol*. 2016; 128: e131–46.

[7]. Chervenak FA, Skupski DW, Romero R, Myers MK, Smith-Levitin M, Rosenwaks Z, et al. How accurate is fetal biometry in the assessment of fetal age? *Am J Obstet Gynecol*. 1998; 178: 678–87.

[8] Khalil A, D'Antonio F, Dias T, Cooper D, Thilaganathan B, Southwest Thames Obstetric Research Collaborative (STORK). Ultrasound estimation of birth weight in twin pregnancy: comparison of biometry algorithms in the STORK multiple pregnancy cohort. *Ultrasound Obstet Gynecol*. 2014; 44: 210–20.

[9] Kalafat E, Sebghati M, Thilaganathan B, Khalil A, Southwest Thames Obstetric Research Collaborative (STORK). Predictive accuracy of the Southwest Thames Obstetric Research Collaborative (STORK) chorionicity-specific twin growth charts for stillbirth: a validation study. *Ultrasound Obstet Gynecol*. 2019; 53: 193–9.

[10] Stirrup OT, Khalil A, D'Antonio F, Thilaganathan B, Southwest Thames Obstetric Research Collaborative (STORK). Fetal growth reference ranges in twin pregnancy: analysis of the Southwest Thames Obstetric Research Collaborative (STORK) multiple pregnancy cohort. *Ultrasound Obstet Gynecol*. 2015; 45: 301–7.

[11] Gielen M, Lindsey PJ, Derom C, Loos RJF, Souren NY, Paulussen ADC, et al. Twin-specific intrauterine 'growth' charts based on cross-sectional birthweight data. *Twin Res Hum Genet*. 2008; 11: 224–35.

[12] Odibo AO, Cahill AG, Goetzinger KR, Harper LM, Tuuli MG, Macones GA. Customized growth charts for twin gestations to optimize identification of small-for-gestational age fetuses at risk of intrauterine fetal death. *Ultrasound Obs Gynecol*. 2013; 41: 637–42.

[13] Khalil AA, Khan N, Bowe S, Familiari A, Papageorghiou A, Bhide A, et al. Discordance in fetal biometry and Doppler are independent predictors of the risk of perinatal loss in twin pregnancies. *Am J Obstet Gynecol*. 2015; 213: 222. e1–222. e10.

[14] Harper LM, Weis MA, Odibo AO, Roehl KA, Macones GA, Cahill AG. Significance of growth discordance in appropriately grown twins. *Am J Obstet Gynecol*. 2013; 208: 1–5.

[15] Chauhan SP, Shields D, Parker D, Sanderson M, Scardo JA, Magann EF. Detecting fetal growth restriction or discordant growth in twin gestations stratified by placental chorionicity. *J Reprod Med*. 2004; 49: 279–84.

[16] Lewi L, Jani J, Blickstein I, Huber A, Gucciardo L, Van Mieghem T, et al. The outcome of monochorionic diamniotic twin gestations in the era of invasive fetal therapy: a prospective cohort study. *Am J Obstet Gynecol*. 2008; 199: 514. e1–8.

[17] Gratacós E, Ortiz JU, Martinez JM. A systematic approach to the differential diagnosis and management of the complications of monochorionic twin pregnancies. *Fetal Diagn Ther*. 2012; 32: 145–55.

[18] Lewi L, Lewi P, Diemert A, Jani J, Gucciardo L, Van Mieghem T, et al. The role of ultrasound examination in the first trimester and at 16 weeks' gestation to predict fetal complications in monochorionic diamniotic twin pregnancies. *Am J Obstet Gynecol*. 2008; 199: 493. e1–493. e7.

[19] Mackie FL, Hall MJ, Morris RK, Kilby MD. Early prognostic factors of outcomes in monochorionic twin pregnancy: systematic review and meta-analysis. *Am J Obstet Gynecol*. 2018; 219: 436–46.

[20] Mackie FL, Morris RK, Kilby MD. The prediction, diagnosis and management of complications in monochorionic twin pregnancies: the OMMIT (Optimal Management of Monochorionic Twins) study. *BMC Pregnancy Childbirth*. 2017; 17: 153.

[21] Cambiaso O, Zhao D-P, Abasolo JI, Aiello HA, Oepkes D, Lopriore E, et al. Discordance of cord insertions as a predictor of discordant fetal growth in monochorionic twins. *Placenta*. 2016; 47: 81–5.

[22] Memmo A, Dias T, Mahsud-Dornan S, Papageorghiou AT, Bhide A, Thilaganathan B. Prediction of selective fetal growth restriction and twin-to-twin transfusion syndrome in monochorionic twins. *BJOG*. 2012; 119: 417–21.

[23] D'Antonio F, Khalil A, Pagani G, Papageorghiou AT, Bhide A, Thilaganathan B. Crown-rump length discordance and adverse perinatal outcome in twin pregnancies: systematic review and meta-analysis. *Ultrasound Obstet Gynecol*. 2014; 44: 138–46.

[24] D'Antonio F, Khalil A, Mantovani E, Thilaganathan B, Hamid R, Gandhi H, et al. Embryonic growth discordance and early fetal loss: the STORK multiple pregnancy cohort and systematic review. *Hum Reprod*. 2013; 28: 2621–7.

[25] Kagan KO, Gazzoni A, Sepulveda-Gonzalez G, Sotiriadis A, Nicolaides KH. Discordance in nuchal translucency thickness in the prediction of severe twin-to-twin transfusion syndrome. *Ultrasound Obstet Gynecol*. 2007; 29: 527–32.

[26] Queirós A, Blickstein I, Valdoleiros S, Felix N, Cohen A, Simões T. Prediction of birth weight discordance from fetal weight estimations at 21–24 weeks' scans in monochorionic and dichorionic twins. *J Matern Neonatal Med*. 2017; 30: 1944–7.

[27] Breathnach FM, McAuliffe FM, Geary M, Daly S, Higgins JR, Dornan J, et al. Definition of intertwin birth weight discordance. *Obstet Gynecol*. 2011; 118: 94–103.

[28] Bekhit MT, Greenwood PA, Warren R, Aarons E, Jauniaux E. In utero treatment of severe fetal anaemia due to parvovirus B19 in one fetus in a twin pregnancy—a case report and literature review. *Fetal Diagn Ther*. 2009; 25: 153–7.

[29] De la Calle M, Baquero F, Rodriguez R, González M, Fernández A, Omeñaca F, et al. Successful treatment of intrauterine cytomegalovirus infection with an intraventricular cyst in a dichorionic diamniotic twin gestation using cytomegalovirus immunoglobulin. *J Matern Neonatal Med*. 2017; 6: 1–4.

[30] Yinon Y, Yagel S, Tepperberg-Dikawa M, Feldman B, Schiff E, Lipitz S. Prenatal diagnosis and outcome of congenital cytomegalovirus infection in twin pregnancies. *BJOG*. 2006; 113: 295–300.

[31] Linden VV, Linden HV Jr., Leal MC, Rolim ELF, Linden AV, Aragão MFVV, et al. Discordant clinical outcomes of

congenital Zika virus infection in twin pregnancies. *Arq Neuropsiquiatr*. 2017; 75: 381–6.

[32] Hall JG. Twinning. *Lancet*. 2003; 362: 735–43.

[33] McFadden P, Smithson S, Massaro R, Huang J, Prado GT, Shertz W. Monozygotic Twins Discordant for Trisomy 13. *Pediatr Dev Pathol*. 2017; 20: 340–7.

[34] Lu J, Cheng YKY, Ting YH, Law KM, Leung TY. Pitfalls in assessing chorioamnionicity: novel observations and literature review. *Am J Obstet Gynecol*. 2018; 219: 242–54.

[35] Hillman SC, Morris RK, Kilby MD. Co-twin prognosis after single fetal death: a systematic review and meta-analysis. *Obstet Gynecol*. 2011; 118: 928–40.

[36] Gaerty K, Greer RM, Kumar S. Systematic review and meta-analysis of perinatal outcomes after radiofrequency ablation and bipolar cord occlusion in monochorionic pregnancies. *Am J Obstet Gynecol*. 2015; 213: 637–43.

[37] Lewi L, Deprest J, Hecher K, Sebire NJ, Snijders RJ, Hughes K, et al. The vascular anastomoses in monochorionic twin pregnancies and their clinical consequences. *Am J Obstet Gynecol*. 2013; 208: 19–30.

[38] Kalafat E, Thilaganathan B, Papageorghiou A, Bhide A, Khalil A. The significance of placental cord insertion site in twin pregnancy. *Ultrasound Obstet Gynecol*. 2018; 52: 378–84.

[39] Van Winden KR, Quintero RA, Kontopoulos EV, Korst LM, Llanes A, Chmait RH. Decreased total placental mass found in twin-twin transfusion syndrome gestations with selective growth restriction. *Fetal Diagn Ther*. 2016; 40: 116–22.

[40] Fox N, Rebarber A, Klauser C, Roman A, Saltzman D. Intrauterine growth restriction in twin pregnancies: incidence and associated risk factors. *Am J Perinatol*. 2011; 28: 267–72.

[41] Khalil A, Beune I, Hecher K, Wynia K, Ganzevoort W, Reed K, et al. Consensus definition and essential reporting parameters of selective fetal growth restriction in twin pregnancy: a Delphi procedure. *Ultrasound Obstet Gynecol*. 2019; 53: 47–54.

[42] Inklaar MJ, van Klink JMM, Stolk TT, van Zwet EW, Oepkes D, Lopriore E. Cerebral injury in monochorionic twins with selective intrauterine growth restriction: a systematic review. *Prenat Diagn*. 2014; 34: 205–13.

[43] Buca D, Pagani G, Rizzo G, Familiari A, Flacco ME, Manzoli L, et al. Outcome in monochorionic twin pregnancies with selective intrauterine growth restriction according to the umbilical artery Doppler pattern of the smaller twin: a systematic review and meta-analysis. *Ultrasound Obstet Gynecol*. 2017; 50: 559–68.

[44] Gratacós E, Lewi L, Muñoz B, Acosta-Rojas R, Hernandez-Andrade E, Martinez JM, et al. A classification system for selective intrauterine growth restriction in monochorionic pregnancies according to umbilical artery Doppler flow in the smaller twin. *Ultrasound Obstet Gynecol*. 2007; 30: 28–34.

[45] Rustico MA, Consonni D, Lanna M, Faiola S, Schena V, Scelsa B, et al. Selective intrauterine growth restriction in monochorionic twins: changing patterns in umbilical artery Doppler flow and outcomes. *Ultrasound Obstet Gynecol*. 2017; 49: 387–93.

[46] Ishii K, Murakoshi T, Takahashi Y, Shinno T, Matsushita M, Naruse H, et al. Perinatal outcome of monochorionic twins with selective intrauterine growth restriction and different types of umbilical artery doppler under expectant management. *Fetal Diagn Ther*. 2009; 26: 157–61.

[47] Gratacós E, Antolin E, Lewi L, Martínez JM, Hernandez-Andrade E, Acosta-Rojas R, et al. Monochorionic twins with selective intrauterine growth restriction and intermittent absent or reversed end-diastolic flow (Type Ⅲ): feasibility and perinatal outcome of fetoscopic placental laser coagulation. *Ultrasound Obstet Gynecol*. 2008; 31: 669–75.

[48] Ishii K, Murakoshi T, Hayashi S, Saito M, Sago H, Takahashi Y, et al. Ultrasound predictors of mortality in monochorionic twins with selective intrauterine growth restriction. *Ultrasound Obstet Gynecol*. 2011; 37: 22–6.

单绒毛膜多胎妊娠之胎儿生长受限

第 37 章　单绒毛膜双胎选择性胎儿生长受限的临床结局和管理

Mar Bennasar ◆ Elisenda Eixarch ◆ JosepMariaMartinez ◆
Eduard Gratacós

引言

　　单绒毛膜（monochorionic，MC）双胎妊娠中 10%~15% 会发生选择性胎儿生长受限（selective fetal growth restriction，sFGR）。发生于孕中期的 sFGR，对于生长受限和正常生长[1-9]的胎儿而言，都是一种严重的并发症，存在宫内死亡或神经系统不良结局的潜在重大风险。胎盘份额分配不均（图 37-1）常伴脐带帆状附着，是单绒毛膜双胎发生 sFGR 的主要原因[10-14]。单绒毛膜双胎 sFGR 的自然发展过程既取决于胎盘分配的不一致性，也取决于胎盘血管吻合方式。因为小胎儿从正常生长的另一胎中获得了额外的氧气和

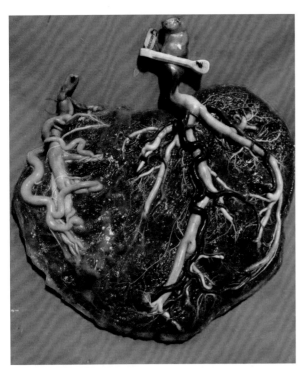

图 37-1　1 例 MC 妊娠 sFGR 胎盘分配不均，接受了激光治疗。左侧部分对应小胎儿的胎盘区，而大部分胎盘属于正常发育的胎儿

营养，从而通过血管吻合的血流交换干扰了胎盘功能不全的自然演变。血管吻合的模式可能在 MC 妊娠中有很大的不同，这解释了为何胎儿体重差异程度相似的妊娠，其临床过程和结局却存在显著差异[1,12,15,16]。因此，胎儿间较大的血流交换将使临床进程更温和且结局更好，而吻合小/少而血流交换少的胎盘通常会导致更严重的临床过程。除此之外，两条脐带之间可能存在大的动脉-动脉吻合，也可能对临床演变产生重大影响。

临床风险及其类型划分

　　sFGR 的一个主要风险是小胎儿宫内死亡，这与小胎儿宫内死亡后或死亡过程中出现从正常胎儿向死亡或即将死亡胎儿的急性胎-胎输血（acute feto-fetal transfusion）有关[1,6,8,16-18]。据报道，这种情况 15%~20% 伴发大胎儿死亡，20%~30% 的幸存者出现严重的神经系统损伤[19,20]。此外，即使两个胎儿都是活产儿，sFGR 也可能与正常生长胎儿的神经功能损害有关[8-10,16]。虽然这种风险可以部分解释为早产率的增加，但主要原因是宫内存在急性胎-胎输血事件，可能是由于小胎儿出现心动过缓和低血压，特别是存在大的 AAA。

　　如上所述，sFGR 的临床演变具有很大的差异性。迄今为止，最能预测临床病程和围生期结局预后的临床征象是根据 UA 多普勒波形进行分类。是不同的 UA 多普勒波形，在单绒毛膜双胎妊娠中，UA 波形的改变不仅反映了胎盘功能不全，而且可以特异性反映双胎胎盘血管的交通支[17,19-26]，基于此，可以使用依据 UA 多普勒舒张期血流类型的分类系统[8]，如下所示：

- Ⅰ型（正向）
- Ⅱ型（舒张末期血流消失或反向）
- Ⅲ型［间歇性舒张末期血流消失或反向

（iAREDF）］，存在于具有大 AAA 的单绒毛膜双胎中，表现为大胎儿血流流向小胎儿（图 37-2）。

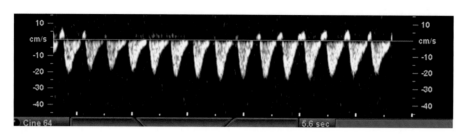

图 37-2　UA 脉冲多普勒显示脐动脉间歇性舒张末期血流消失或反向（iAREDF），对应于 sFGR Ⅲ型

评估 iAREDF 的实际问题

必须积极关注多普勒特征，否则很容易被忽略。这可能解释了在前瞻性研究中 sFGR 胎儿 iAREDF 发生率的差异，从 20% 到 45% 不等[16,24]。该特征在脐带胎盘插入处附近更为突出（图 37-3），在多普勒血流检测期间，应尽量减少母体的呼吸运动或屏气。应该设置为低速脉冲多普勒来识别舒张期不太明显的血流，并要观察特征性伴随舒张期变化的收缩期速度的振荡变化。AAA 只涉及一条脐动脉，但在大多数情况下，由于胎盘脐带插入处存在连接脐动脉的 Hyrtl 吻合，所以在两条动脉中均可观察到 iAREDF[27]。iAREDF 也可以少见地出现于无并发症的 MC 妊娠或 TTTS 患者，特别是在脐带插入点非常接近和存在大 AAA 的情况下[24]。另一方面，MC 妊娠中大的 AAA 并不一定会导致 iAREDF，尤其是当脐带分隔开且胎儿体重相似时。AAA 有助于将双胎之一的收缩期波形传输到另一胎儿的脐带中。事实上，

iAREDF 是 AAA 双向血流进入生长受限胎儿脐带的一种传输结果[23-24,28]。AAA 模式的传递可以解释为双胎体重差异大、AAA 直径大、胎盘脐带插入点距离短之间不同比例的组合[16,24]。当这三个因素都存在时，FGR 胎儿的反向波形可能非常显著。

每一个特殊的 sFGR 病例的多普勒模式可以从妊娠早期观察到，通常在分娩前保持不变。sFGR 类型与不同的临床演变和预后密切相关，与胎盘吻合的不同模式密切相关[1,6,8,16,17,23]。Ⅰ型通常预后和围产儿结局良好，而 Ⅱ 型和 Ⅲ 型 sFGR 通常预后较差。但是，必须强调的是，在同一类型的 sFGR 中，存在着明显的个体差异，因此接下来对管理的考虑必须个体化。这些决定需要根据每个病例的具体情况进行调整，包括诊断时的胎龄、严重程度标准（见下文）、专业问题（即胎盘和脐带插入），以及父母的意愿。期待疗法和胎儿宫内治疗是两种主要的治疗策略[20]。

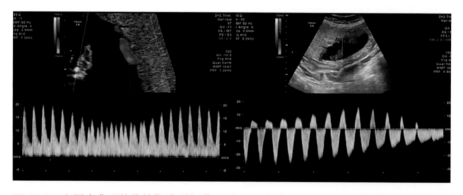

图 37-3　左图中典型的收缩期波形振荡反映了两个胎儿波形传递对峰值速度的影响。低速频谱多普勒有助于识别舒张期变化，收缩期峰值速度的特征性振荡，反映两个胎儿相反收缩期波形的碰撞。右图中一个大的 AAA 的胎盘分支嵌入小胎儿的循环中。两种血液顺行流动的叠加是可以理解的。这解释了大胎儿是如何将血液灌注到小胎儿的胎盘区域的

期待疗法

目的是延长孕周,直至胎儿至少具有生存能力,并预防小胎儿宫内死亡的后果[29]。因为大多数已发表的研究是联合使用期待疗法和积极疗法,因此可用的数据很难直接进行对比。这导致没有任何一篇发表的文章存在有关单一疗法的大样本数据。最有价值的信息来源之一是在日本进行的纵向研究,该国法律不允许选择性终止妊娠,因此所有的病例都得到了预期的随访[6,30]。

Ⅰ型 sFGR

双胎中小胎儿通常病情稳定,呈线性增长曲线,没有恶化的迹象。这些妊娠表现为两种胎盘特征的不同组合,轻度的胎盘分配不均和/或大量的交通吻合。这导致大量的双向胎儿血流交换。来自大胎儿的输血可以减轻小胎儿胎盘功能不全的影响。UA 多普勒模式诊断后在妊娠后期很少改变,因此,一旦一个病例被定为Ⅰ型,它通常会保持在这一类型直到分娩。宫内死亡率为 2%~4%[6,8,21],已报道的相关神经系统损害不足 5%[6,8,21,29]。因此,这些病例显然应该推荐期待疗法,但建议密切随访,以排除进展为Ⅱ型多普勒模式。

至少每 2 周评估一次胎儿生长情况,并至少每周进行一次胎儿多普勒检查,以发现胎儿情况恶化的迹象。大多数病例会保持稳定直至 34~36 周,届时可以择期分娩[18,20]。

Ⅱ型 sFGR

特别是对于符合重度标准的病例,期待疗法预后不良的风险较高。与Ⅰ型相比 FGR 胎儿的胎盘比例通常非常小[12]。此外,胎盘血管吻合的数量和直径也要小得多,这阻碍了在Ⅰ型中出现的代偿效应,因此,这些妊娠的演变过程更类似于受胎盘分配严重不均影响的双绒毛膜双胎。围生期发病率和死亡率也很高。据报道宫内死亡率约 10%,围生期死亡率约 16.1%。MC 妊娠中Ⅱ型 sFGR,发生脑室内出血(intraventricular hemorrhage,IVH)或脑室周围白质软化(periventricular leukomalacia,PVL)等神经系统损伤的风险更高[21]。Ishii 等人报道,在Ⅱ型 sFGR 中,小胎儿的完整存活率为 37%,大胎儿的完整存活率为 55%,平均分娩孕周(gestational age,GA)为 28 周[6,30]。

临床治疗将取决于孕周和胎儿状况是否恶化。由于 UA 多普勒不能作为监测参数,静脉导管(ductus venosus,DV)多普勒已被用于临床监测胎儿状况恶化的预测指标[8,31]。生物物理评分也有助于发现胎儿状况恶化。据报道,在妊娠 30 周前,高达 60%~90% 的Ⅱ型 sFGR 出现 DV 多普勒或生物物理评分异常[6,8,17,21,29]。

如果确定了期待疗法,DV 多普勒正常的病例可以每周评估一次,当 DV 搏动指数(pulsatility index,PI)升高到第 95 百分位数以上时,建议更密切地随访(每周两次)。具备生存能力后的随访方案可以包括生物物理评分和胎心监护[18]。在出现胎儿状况恶化迹象时,应考虑分娩或胎儿手术,以防止出现单个胎儿死亡的后果。在没有胎儿状况恶化的情况下,可在 32 周左右计划择期分娩[18,20]。

Ⅲ型 sFGR

在 3 种 sFGR 中,胎盘不均衡的程度Ⅲ型最高,有时相差 10 倍甚至更大。在Ⅲ型中,双胎中的正常胎儿通过一个大的 AAA 维持小胎儿的部分循环。在某种程度上,它类似于单绒毛膜双胎合并无心畸胎中的泵血胎,这可以解释Ⅲ型 sFGR 中肥厚型心肌病样改变高达 20%,而在Ⅰ型和Ⅱ型中仅为 2.5%[32,33]。因此,AAA 使大胎儿向小胎儿大量输血,以补偿胎盘分配不均衡。这种大换血势必造成小胎儿出现短暂性心动过缓时发生胎-胎急性输血事件的风险增高[8,12]。

Ⅲ型 sFGR 妊娠的特点是明显的良性进展。在大多数情况下,即使存在显著胎儿体重差异,大 AAA 的代偿作用可以使生长受限胎儿在没有缺氧恶化迹象的情况下存活超过 32 或 34 周。这与Ⅰ型类似。然而,伴 iAREDF 的 sFGR,小胎儿不可预测的死亡风险可高达 10%~20%。双胎中正常生长的胎儿也有脑损伤的风险,即使两个胎儿都是活产儿,影响率也高达 10%~30%[1,6,21]。

这些并发症被认为是小胎儿发生短暂性心动过缓时,通过大的 AAA 造成急性胎-胎出血事件导致的。大直径的 AAA 有助于数秒钟内直接快速输血。因此,与较小的 AAA 血管病例相比,即使是小胎儿短暂的心动过缓或低血压,也能在几秒钟内导致大量的血液交换[1]。

总的来说,Ⅲ型的预后比Ⅱ型好,但由于临床进展的不可预测性,这些病例的处理可能是最具挑战性的。与Ⅱ型 sFGR 一样,临床治疗也将取决于 GA 和是否存在胎儿状况恶化。Ⅲ型 sFGR 的主要问题是不良事件通常是不可预测的。脐动脉多普勒血流是典型的间歇性缺失或反向,FGR 胎儿的静脉导管多普勒很少显示胎儿状况恶化的迹象。

如果决定采用期待疗法,每周随访比较合理。具备生存能力后,多普勒评估、生物物理评分和胎心监护可纳入随访方案。双胎中正常胎儿负荷增加可能导致心脏增大和心力衰竭,因此胎儿超声心动图应作为Ⅲ型 sFGR 妊娠随访的一部分,特别是对于发育良好的胎儿。在妊娠 32~34 周左右择期分娩相对合理,这取决于 UA 多普勒的类型(如仅缺失或反向)、EFW 差异程度、静脉导管的搏动指数以及是否存在心力衰竭的征象。如果发现胎儿情况恶化,应根据 GA 和父母的意愿考虑择期分娩或胎儿治疗[18,20]。

胎儿治疗

早发型Ⅱ型和Ⅲ型 sFGR 相关的不良预后可能促使父母要求积极治疗。目前尚无明确的证据支持早发型严重 sFGR 的最佳治疗策略。胎儿治疗已用于早期诊断的严重病例,在 24 周前,或具备存活能力前有临近胎儿死亡征象的病例。已有报道应用胎儿镜下激光凝固(fetoscopic laser coagulation,FLC)和脐带闭塞治疗这种情况。

胎儿镜下胎盘血管激光凝固术

在 sFGR 中进行 FLC 显然比在 TTTS 中更困难。羊水过多-羊水过少序列征的缺乏阻碍了血管赤道的显示,因为胎盘没有变平以及小胎儿的羊膜囊中有羊水[3,20,35-36]。在Ⅲ型 sFGR 中,FLC 的技术难度甚至比Ⅱ型更大,因为脐带插入点可能非常接近彼此,凝固大的 AAA 可能是困难的,有时甚至是不可能的[38]。

激光凝固吻合血管已经在一些临床研究中描述过。已经出版的最大型研究报道了 142 例Ⅱ型 sFGR 进行 FLC。小胎儿存活率为 39.5%,正常胎儿存活率为 69.3%,平均分娩孕周为 32 周[35]。这些与其他更小型的研究结果类似[38-40]。因此,与期待疗法研究相比,激光方法似乎降低了小胎儿的生存机会,但令人惊讶的是,大胎儿的生存机

会也降低了。对于正常生长的胎儿,激光治疗效果较差可能是多种因素综合作用的结果,包括需要在大胎儿的羊膜囊中进行手术,手术比 TTTS 的激光手术更具挑战性,原因包括手术时间更长和术后胎盘血管再开放率较高。后一个因素有助于解释正常胎儿宫内死亡风险增加,这种情况通常在激光术后几天或几周内意外发生[38]。

脐带闭塞

脐带双极电凝(bipolar cord coagulation,BCC)和射频消融(radiofrequency ablation,RFA)被认为是 MC 选择性减胎术的选择方法[3,20,34,37,41-42]。一篇包括 12 项研究和各种技术的荟萃分析报道总存活率为 79%[34]。然而,大多数病例研究包括团队学习曲线期间的手术。报道称学习曲线后的结果更好,存活率达 90%[37,41]。因此,这些临床研究的结果表明,脐带闭塞后双胎中正常生长的胎儿存活率更高,可以通过留下单胎、经被减胎儿的羊膜囊进行手术等因素解释。一项包括连续 90 例严重Ⅱ型和Ⅲ型 sFGR 经脐带闭塞治疗的最新研究,显示正常胎儿的存活率为 93.3%,平均分娩孕周为 36.4 周[37]。

结论

选择性胎儿生长受限是 MC 妊娠的一种严重并发症,对于生长受限和正常生长的胎儿来说,尤其是在中孕早期,均具有胎死宫内或神经系统不良结局的显著风险。脐动脉多普勒是预测临床病程进展和围产儿结局的最佳参数,因此对于父母咨询至关重要。在现有资料的基础上,建议Ⅰ型 sFGR 使用期待疗法。关于Ⅱ型和Ⅲ型 sFGR,最佳选择仍不清楚。应该建议父母,胎儿治疗可以降低双胎中正常生长胎儿的总体风险,而代价是小胎儿的预后显著恶化。整合已发表数据的临床算法(图 37-4),以区分围生期不良结局的"高"和"中"风险病例,可能有助于临床决策。不管严重程度如何,父母通常倾向于期待疗法或一种或其他形式的胎儿干预。此外,上述技术问题可能使激光治疗非常困难或根本不可行。因此,每一个具体病例的最终决定总是取决于严重程度、家长的意愿和技术问题。这会导致多种可能的情况,并阻碍随机对照试验的设计和实施。

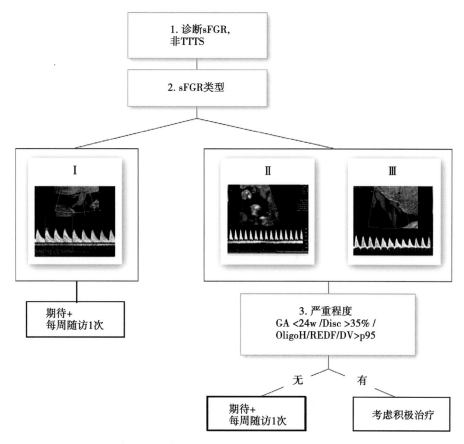

图 37-4　BCNatal（巴塞罗那母胎和新生儿医学中心）单绒毛膜双胎合并 sFGR 患者咨询及处理的流程图。sFGR，选择性胎儿生长受限；TTTS，双胎输血综合征；GA，孕周；Disc，双胎体重差异；OligoH，羊水过少；REDF，UA 舒张末期血流反向；DV>P95，静脉导管搏动指数>第 95 百分位数

（翻译　王新霞　　审校　刘云）

参考文献

[1] Gratacós E, Carreras E, Becker J, et al. Prevalence of neurological damage in monochorionic twins with selective intrauterine growth restriction and intermittent absent or reversed end-diastolic umbilical artery flow. *Ultrasound Obstet Gynecol.* 2004; 24: 159–63.

[2] Lewi L, Gucciardo L, Huber A, et al. Clinical outcome and placental characteristics of monochorionic diamniotic twin pairs with early- and late-onset discordant growth. *Am J Obstet Gynecol.* 2008; 199: 511. e1–7.

[3] Valsky DV, Eixarch E, Martinez JM, et al. Selective intrauterine growth restriction in monochorionic twins: pathophysiology, diagnostic approach and management dilemmas. *Semin Fetal Neonatal Med.* 2010; 15: 342–8.

[4] Valsky DV, Eixarch E, Martinez JM, et al. Selective intrauterine growth restriction in monochorionic diamniotic twin pregnancies. *Prenat Diagn.* 2010; 30: 719–26.

[5] Sebire NJ, Snijders RJ, Hughes K, et al. The hidden mortality of monochorionic twin pregnancies. *BJOG.* 1997; 104: 1203–7.

[6] Ishii K, Murakoshi T, Takahashi Y, et al. Perinatal outcome of monochorionic twins with selective intrauterine growth restriction and different types of umbilical artery Doppler under expectant management. *Fetal Diagn Ther.* 2009; 26: 157–61.

[7] Victoria A, Mora G, Arias F. Perinatal outcome, placental pathology, and severity of discordance in monochorionic and dichorionic twins. *Obstet Gynecol.* 2001; 97: 310–15.

[8] Gratacós E, Lewi L, Munoz B, et al. A classification system for selective intrauterine growth restriction in monochorionic pregnancies according to umbilical artery Doppler flow in the smaller twin. *Ultrasound Obstet Gynecol.* 2007; 30: 28–34.

[9] Ortibus E, Lopriore E, Deprest J, et al. The pregnancy and long-term neurodevelopmental outcome of monochorionic diamniotic twin gestations: a multicenter prospective cohort study from the first trimester onward. *Am J Obstet Gynecol.* 2009; 200: 494. e1–8.

[10] Chang YL, Chang SD, Chao AS, et al. Clinical outcome and placental territory ratio of monochorionic twin pregnancies and selective intrauterine growth restriction with different types of umbilical artery Doppler. *Prenat Diagn.* 2009; 29: 253–6.

[11] Fick AL, Feldstein VA, Norton ME, et al. Unequal placental sharing and birth weight discordance in monochorionic diamniotic twins. *Am J Obstet Gynecol.* 2006; 195: 178–83.

[12] Lewi L, Cannie M, Blickstein I, et al. Placental sharing, birthweight discordance, and vascular anastomoses in monochorionic diamniotic twin placentas. *Am J Obstet Gynecol.* 2007; 197: 587. e1–8.

[13] Denbow ML, Cox P, Taylor M, et al. Placental angioarchitecture in monochorionic twin pregnancies:

relationship to fetal growth, fetofetal transfusion syndrome, and pregnancy outcome. *Am J Obstet Gynecol.* 2000; 182: 417–26.

[14] Machin GA.Velamentous cord insertion in monochorionic twin gestation. An added risk factor. *J Reprod Med.* 1997; 42: 785–8.

[15] Hack KE, Nikkels PG, Koopman-Esseboom C, et al. Placental characteristics of monochorionic diamniotic twin pregnancies in relation to perinatal outcome. *Placenta.* 2008: 29: 976–81.

[16] Gratacós E, Lewi L, Carreras E, et al. Incidence and characteristics of umbilical artery intermittent absent and/or reversed end-diastolic flow in complicated and uncomplicated monochorionic twin pregnancies. *Ultrasound Obstet Gynecol.* 2004; 23: 456–60.

[17] Vanderheyden TM, Fichera A, Pasquini L, et al. Increased latency of absent end diastolic flow in the umbilical artery of monochorionic twin fetuses. *Ultrasound Obstet Gynecol.* 2005; 26: 44–9.

[18] Khalil A, Rodgers M, Baschat A, Bhide A, Gratacós E, Hecher K, et al. ISUOG Practice Guidelines: role of ultrasound in twin pregnancy. *Ultrasound Obstet Gynecol.* 2016; 47: 247–63.

[19] Bejar R, Vigliocco G, Gramajo H, et al. Antenatal origin of neurologic damage in newborn infants. II. Multiple gestations. *Am J Obstet Gynecol.* 1990; 162: 1230–6.

[20] Bennasar M, Eixarch E, Martínez JM et al. Selective intrauterine growth restriction in monochorionic diamniotic twin pregnancies. *Semin Fetal Neonatal Med.* 2017; 22: 376–82.

[21] Buca D, Pagani G, Rizzo G, et al. Outcome in monochorionic twin pregnancies with selective intrauterine growth restriction according to the umbilical artery Doppler pattern of the smaller twin: a systematic review and meta-analysis. *Ultrasound Obstet Gynecol.* 2017; 50: 559–68.

[22] Gratacós E, Van Schoubroeck D, Carreras E, et al. Impact of laser coagulation in severe twin-twin transfusion syndrome on fetal Doppler indices and venous blood flow volume. *Ultrasound Obstet Gynecol.* 2002; 20: 125–30.

[23] Hecher K, Jauniaux E, Campbell S, et al. Artery-to-artery anastomosis in monochorionic twins. *Am J Obstet Gynecol.* 1994; 171: 570–2.

[24] Wee LY, Taylor MJ, Vanderheyden T, et al. Transmitted arterio-arterial anastomosis waveforms causing cyclically intermittent absent/reversed end-diastolic umbilical artery flow in monochorionic twins. *Placenta.* 2003; 24:772–8.

[25] Gaziano E, Gaziano C, Brandt D. Doppler velocimetry determined redistribution of fetal blood flow: correlation with growth restriction in diamniotic monochorionic and dizygotic twins. *Am J Obstet Gynecol.* 1998; 178: 1359–67.

[26] Bajoria R, Wee LY, Anwar S, et al. Outcome of twin pregnancies complicated by single intrauterine death in relation to vascular anatomy of the monochorionic placenta. *Hum Reprod.* 1999; 14: 2124–30.

[27] Ullberg U, Sandstedt B, Lingman G. Hyrtl's anastomosis, the only connection between the two umbilical arteries. A study in full term placentas from AGA infants with normal umbilical artery blood flow. *Acta Obstet Gynecol Scand.* 2001; 80: 1–6.

[28] Taylor MJ, Denbow ML, Tanawattanacharoen S, et al. Doppler detection of arterio-arterial anastomoses in monochorionic twins: feasibility and clinical application. *Hum Reprod.* 2000; 15: 1632–6.

[29] Inklaar MJ, van Klink JM, Stolk TT, et al. Cerebral injury in monochorionic twins with selective intrauterine growth restriction: a systematic review. *Prenat Diagn.* 2014; 34: 205–13.

[30] Ishii K, Murakoshi T, Hayashi S, et al. Ultrasound predictors of mortality in monochorionic twins with selective intrauterine growth restriction. *Ultrasound Obstet Gynecol.* 2011; 37: 22–6.

[31] Chauhan SP, Shields D, Parker D, et al. Detecting fetal growth restriction or discordant growth in twin gestations stratified by placental chorionicity. *J Reprod Med.* 2004; 49: 279–84.

[32] Muñoz-Abellana B, Hernandez-Andrade E, Figueroa-Diesel H, et al. Hypertrophic cardiomyopathy-like changes in monochorionic twin pregnancies with selective intrauterine growth restriction and intermittent absent/reversed end-diastolic flow in the umbilical artery. *Ultrasound Obstet Gynecol.* 2007; 30: 977–82.

[33] Gardiner HM, Matsui H, Roughton M, et al. Cardiac function in 10-year-old twins following different fetal therapies for twin-twin transfusion syndrome. *Ultrasound Obstet Gynecol.* 2014; 43: 652–7.

[34] Rossi AC, D'Addario V. Umbilical cord occlusion for selective feticide in complicated monochorionic twins: a systematic review of literature. *Am J Obstet Gynecol.* 2009; 200: 123–9.

[35] Peeva G, Bower S, Orosz L, et al. Endoscopic Placental Laser Coagulation in Monochorionic Diamniotic Twins with Type II Selective Fetal Growth Restriction. *Fetal Diagn Ther.* 2015; 38: 86–93.

[36] Quintero RA, Bornick PW, Morales WJ, et al. Selective photocoagulation of communicating vessels in the treatment of monochorionic twins with selective growth retardation. *Am J Obstet Gynecol.* 2001; 185: 689–96.

[37] Parra-Cordero M, Bennasar M, Martínez JM, et al. Cord occlusion in monochorionic twins with early selective intrauterine growth restriction and abnormal umbilical artery Doppler: a consecutive series of 90 cases. *Fetal Diagn Ther.* 2016; 39: 186–91.

[38] Gratacós E, Antolín E, Lewi L, et al. Monochorionic twins with selective intrauterine growth restriction and intermittent absent or reversed end-diastolic flow (Type Ⅲ): feasibility and perinatal outcome of fetoscopic placental laser coagulation. *Ultrasound Obstet Gynecol.* 2008; 31: 669–75.

[39] Quintero RA, Bornick PW, Morales WJ, et al. Selective photocoagulation of communicating vessels in the treatment of monochorionic twins with selective growth retardation. *Am J Obstet Gynecol.* 2001; 185: 689–96.

[40] Chalouhi GE, Marangoni MA, Quibel T, et al. Active management of selective intrauterine growth restriction with abnormal Doppler in monochorionic diamniotic twin pregnancies diagnosed in the second trimester of pregnancy. *Prenat Diagn.* 2013; 33: 109–15.

[41] Yinon Y, Ashwal E, Weis B, et al. Selective reduction in complicated monochorionic twins: prediction of obstetric outcome and comparison of techniques. *Ultrasound Obstetric Gynecol.* 2015; 46: 670–7.

[42] Roman A, Papanna R, Johnson A, et al. Selective reduction in complicated monochorionic pregnancies: radiofrequency ablation vs. bipolar cord coagulation. *Ultrasound Obstet Gynecol.* 2010; 36: 37–41.

第 38 章　双胎动脉反向灌注序列：病理生理学和宫内治疗

Liesbeth Lewi ◆ Isabel Couck

引言

双胎动脉反向灌注序列(twin reversed arterial perfusion sequence，TRAPS)是单绒毛膜(monochorionic，MC)多胎妊娠的一种独特罕见病。据估计占 MC 妊娠的 2.5%，总妊娠发病率的 1:10 000[1]。TRAPS 在单羊膜囊妊娠中比在双羊膜囊妊娠中更常见，但是由于双羊膜囊双胎更常见，因此大多数 TRAPS 病例都是在双羊膜囊双胎妊娠中出现的。TRAPS 是由一对双胎中看似正常的胎儿向严重异常的胎儿泵血所构成。正常的胎儿因此被称之为"泵血胎"。严重异常的胎儿通常没有功能性心脏，因此被称为无心畸胎。

病理生理学

当单绒毛膜双胎之一在胚胎早期死亡时，TRAPS 就产生了。因为单绒毛膜双胎间有血管连接，存活下来的胎儿将通过动脉-动脉吻合(artery to artery anastomoses，AAA)将血液泵入死亡的胎儿。胎儿期脐动脉携带低氧血。因此，低氧血会经 AAA 从泵血胎流入无心畸胎，故名双胎动脉反向灌注序列[2]。

在双绒毛膜双胎妊娠中，双胎的每个胎儿都有自己的胎盘，两胎儿间无血管交通。如果在早期一个胚胎死亡则不会发生双胎综合征。相反，在单绒毛膜双胎妊娠中，由于 AAA 的逆向灌注，死亡胎儿的身体可能继续生长。因此，死亡胎儿变成了寄生物，其血供完全依靠泵血胎，并且没有自己的胎盘区。反向循环可导致泵血胎出现高输出量心力衰竭，表现为心脏增大、三尖瓣反流、水肿和羊水过多。

由于低氧血的逆向灌注，无心畸胎通常仍有发育下肢，但没有头部(图 38-1)。这种最常见的表现被称为无心无头(acardiac acephalus)畸形。更为罕见的是只有头部发育的有头无心(acardiac acormus)畸形。同样罕见的是那些拥有大部分身体部位，包括头部、面部和不完整的大脑的，被称为部分头或头不全无心(acardiac anceps or paracephalus)畸形。最后，一些无心畸胎只由不成形的组织组成，没有任何可辨认的部分——无定形或无体形无心(acardiac amorphous or anideus)畸形。无心畸胎的类型与心搏骤停的时间和反向灌注的方向有关。

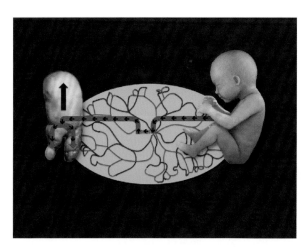

图 38-1　TRAPS 病理生理学图解。低氧血经动脉-动脉吻合从泵血胎流向无心畸胎

严重低氧的血液通过绕过胎盘的静脉-静脉吻合(VVA)从无心畸胎回流到泵血胎，导致泵血胎体内的静脉氧浓度降低(图 38-2)。与非复杂性单绒毛膜双胎相比，泵血胎大脑中动脉阻力较低。这种脑保护循环可能反映了向大脑增加总供氧量的尝试，就像在生长受限或左心发育不良综合征的胎儿中看到的一样。在这些情况下，脑保护现象会增加神经发育异常的风险[3]。

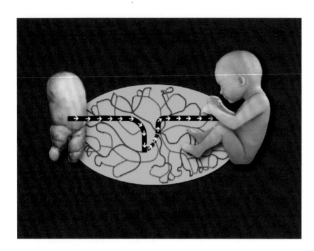

图 38-2 TRAPS 病理生理学图解。严重低氧的血液经静脉-静脉吻合从无心畸胎回流到泵血胎，导致泵血胎的静脉氧浓度降低

TRAPS 诊断

TRAPS 应该在孕早期超声检查时被诊断出来。一旦 MC 妊娠在早期扫查被诊断为双胎之一死亡时，必须安排随访以排除发展为 TRAPS。典型的 TRAPS 有一个正常胎儿和一个严重异常的胎儿，伴发囊性水肿，应用彩色或脉冲多普勒可显示脐动脉内血流流向而非远离异常胎儿。这个异常胎儿没有任何正常的心脏活动。罕见情况下，无心畸胎可能会有缓慢的心率，但因为心输出量很低，以至于脐动脉的总血流发生反向（图 38-3）。如果有一个不完整的心脏，称之为半无心畸胎（hemiacardiacus）。然而通常心脏是完全缺失的，也被称为全无心畸胎（holoacardiacus）。虽然泵血胎在超声检查时总是表现正常，但其结构异常的风险会增加，建议对胎儿解剖结构进行详细监测。

TRAPS 需要与绒毛膜血管瘤、胎盘囊肿或畸胎瘤以及单绒毛膜双胎妊娠的其中一胎早期死亡进行鉴别诊断。脐动脉的反向血流是 TRAPS 的病理特征。重要的是要找到双胎之间的隔膜，以确定是单羊膜囊还是双羊膜囊。由于无心畸胎囊内的羊水可能较少，因此两者间的隔膜有时很难观察到。寻找无心畸胎的脐带胎盘插入点也很重要，因为有时它直接来自泵血胎的脐带。此外，脐带可能完全缺失，无心畸胎团块组织可嵌入胎盘内。这种情况下，与绒毛膜血管瘤或胎盘畸胎瘤的鉴别诊断则具有挑战性，但如果存在骨性结构倾向于诊断无心畸胎[4]。

TRAPS 也可能发生在 MC 三胎妊娠中。那么，三胎中其中一个可能是泵血胎，通过 AAA 向无心畸胎泵血，而第三个胎儿可以通过 VVA 接收血液，或者是两个胎儿向无心畸胎泵血[5]。更少见者甚至可能是一个泵血胎向两个无心畸胎提供血液。

(A)

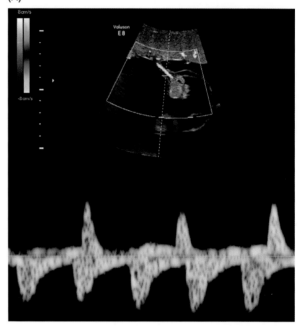

图 38-3（A） 二维超声图像显示单羊膜囊环境下无定形半无心畸胎的脐动脉为双向血流，来自泵血胎的心律正常，75 次/min 的反向血流来自无定形半无心畸胎的原始心脏

(B)

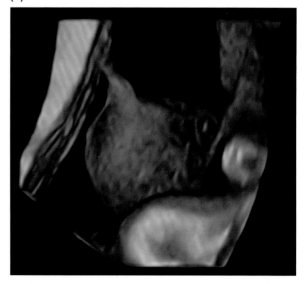

图 38-3（B） 同一包块的三维超声图像

(C)

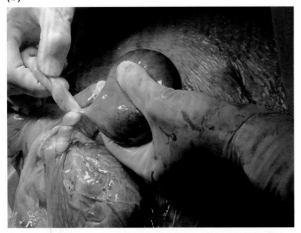

图 38-3（C）　出生时团块组织的照片。因为团块较小，病例采取了保守治疗。但是 32 周时患者出现胎动减少。因胎心监护图异常和脐动脉舒张期血流倒置行紧急剖宫产。半无心畸胎的脐带与泵血胎的脐带缠绕，造成了压迫

TRAPS 的自然病程

如果孕早期诊断 TRAPS，大约 1/3 的泵血胎会在中孕早期之前（16~18 周）死亡。这些死亡似乎不能通过颈后透明层测量、头臀径或静脉导管血流异常的差异来预测[6]。如果他们能存活下来，围生期死亡率约为 55%，原因是心力衰竭或羊水过多相关的早产。保守治疗病例的平均出生胎龄为 29 周[7]。

在中孕晚期和晚孕早期，无心畸胎的大小与泵血胎的结局呈线性关系。差异越小，泵血胎的预后越差。如果无心畸胎与泵血胎的重量比为 50% 或更高，泵血胎的死亡风险为 45%。这一预测是基于 49 例 TRAPS 病例的出生后测量数据所得[7]。

产前无心畸胎的重量可以根据三个径线值来计算，使用长椭球体公式 [V = π/6×长度×前后径×宽度（cm^3 或 g）] 或使用三维超声（其中 1ml 等于 1g）来计算。除了无心畸胎与泵血胎的重量比为 50% 或更高外，也试图用其他变量预测孕中期的不良结局，如单羊膜性、高输出量心力衰竭的征象（三尖瓣反流、静脉导管 a 波反向、脐静脉搏动、水肿、羊水过多）、无心畸胎快速生长、大脑中动脉峰值流速增快、无心畸胎与泵血胎的脐动脉搏动指数比值小于 1[8-11]。由于无心畸胎相当罕见，没

有大样本量的研究可用于评价这些变量预测的准确性。

文献中也没有关于保守治疗的泵血胎长期神经发育结果的数据。如上所述，在保守治疗的病例中，如同脑保护循环一样，有人担心保守治疗时，供氧慢性减少会存在对泵血胎的影响[3]。

阻止血流反向的胎儿干预

由于目前 TRAPS 是在孕早期诊断出来的，大多数欧洲专家中心在 16 周羊膜和绒毛膜融合后开始进行胎儿治疗以阻止逆流，与羊膜腔穿刺术的时间类似。对所有患者进行常规预防性治疗的根本原因是，16 周时还没有对在孕中期预测结局的预后变量进行检查。另外，后期干预可能更困难，因为无心畸胎包块更大或脐带更厚伴极早产的风险可能更高。最后，如上所述，慢性低氧血症可能对泵血胎的神经发育产生不利影响。相反，美国大多数中心只有当无心畸胎的大小超过泵血胎的 50% 时，才进行侵入性治疗[12]。

可通过胎儿内凝固、胎儿镜下激光凝固胎盘吻合或凝固无心畸胎脐带或超声引导下双极电凝来阻止反向血流。所有这些都是微创手术，通常在局部麻醉下进行，用/不用意识镇静。这些侵入性手术的技术方面将在随后讨论。理想情况下，技术的选择应根据每个病例的特点进行调整。高强度聚焦超声等非侵入性方法仍处于实验阶段，目前仅报道 1 例成功病例[13]。

胎儿内凝固

胎儿内凝固旨在阻断无心畸胎内的供血血管（图 38-4）。在超声引导下，将针头放在临近胎儿体内脐动、静脉部位，然后进行凝固，直到超声扫描发现周围组织呈高回声，并通过彩色多普勒证实无血流。胎儿内凝固是一种相对简单的技术，任何有绒毛取样经验的操作人员都可以进行，其优点是可以使用 15~20 号的针头进行。

泵血胎的存活率在 75%~80%，出生时平均胎龄为 34~38 周[12,14,15]。双羊膜囊双胎妊娠时，当有通道可以直接进入无心畸胎而不用羊膜造口时，胎儿内凝固是治疗 TRAPS 的首选方法。羊膜

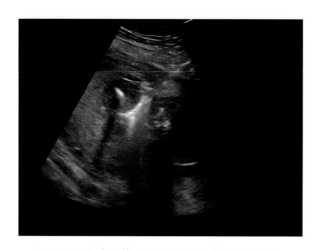

图 38-4 超声图像显示 19 周应用射频消融无心畸胎的胎儿内凝固

造口术可能导致医源性单羊膜囊妊娠,随后的脐带缠绕可能导致妊娠后期泵血胎难以预料的宫内死亡。这也是为什么单羊膜囊妊娠不适合胎儿内凝固的原因[16]。目前常用的方式有射频消融(radiofrequency ablation, RFA)、激光消融(laser ablation)或微波消融(microwave ablation, MWA)。

使用 RFA 进行胎儿内凝固

有几种类型的射频消融针可用。针的大小和凝固深度取决于靶胎儿的大小,但最小尺寸为17G。RFA 有各种类型的电极。在大多数关于RFA 治疗 TRAPS 序列的报道中,使用带尖齿的可膨胀针状电极或不带尖齿的内冷电极的成功率相似。潜在的并发症是另一胎儿的热损伤和母亲的大腿被电极片烧伤[16]。

使用激光消融进行胎儿内凝固

对于胎儿内的 Nd:YAG 或二极管激光器,使用 18~20G 的针。然后,400~600μm 的激光纤维穿过针头,并向针尖之外推进几毫米。由于该针头(18~20G)比射频消融(17G)和 MWA(15G)通常使用的针头小,胎儿内激光凝固是中孕早期一种有吸引力的治疗方法。潜在的风险是,当纤维未完全推进,并且在针内进行凝固时,针头可能会断裂。此外,泵血胎皮肤发育不全的病例也有报道[17]。

使用 MWA 进行胎儿内凝固

微波消融是一种较新的技术,未来可能会更加流行。与激光和射频消融相比,MWA 具有一些潜在的优势。MWA 对高度血管化的组织有效,可以在较短的时间内凝固较大的靶点,而不需

要接电极片。虽然关于使用 MWA 治疗 TRAPS 的数据仍然有限[18],但这种技术在治疗肝、肾和肺转移瘤的肿瘤学中越来越流行。然而,目前可用于 MWA 的最小针头尺寸为 15G。

胎儿镜下激光凝固胎盘血管吻合或无心畸胎脐带

在内镜引导下,利用激光能量使血管吻合和/或无心畸胎脐带凝固。胎儿镜下血管吻合或脐带的激光凝固需要与双胎输血综合征血管吻合激光凝固相同的经验和设备。可以使用 1.0~2.8mm 的胎儿镜和使用 Nd:YAG 或二极管激光源的 400~1 000μm 激光器进行(图 38-5)。

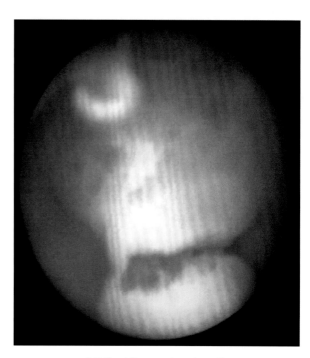

图 38-5 胎儿镜图像显示应用激光横断 18 周单羊膜囊双胎之无心畸胎的脐带

尽管由于器械直径较大,术后胎膜破裂的风险可能更高,泵血胎的结果似乎与胎儿内凝固相似,存活率为 75%~80%,出生时的平均胎龄约为37 周[19]。如果脐带过短或超过 20 周,此时脐带可能过度水肿,胎儿镜下激光凝固无心畸胎的脐带可能会失败。因此,最好在 20 周前进行激光凝固。对于 18 周前的早期手术,可使用 1.0~1.2mm 的胎儿镜。

如果不能直接进入无心畸胎,胎儿镜下激光凝固可能比胎儿内凝固更好。手术可以通过泵血

胎的囊进行,而不是羊膜造口。AAA 和 VVA 可在胎盘表面凝固,无心畸胎脐带可通过双胎间分隔凝固。胎儿镜脐带凝固术是单羊膜囊妊娠的首选技术,在这种情况下,必须切断已凝固的脐带,以避免脐带缠绕导致远端的泵血胎死亡。

超声引导双极电凝

在超声引导下,利用双极能量使无心畸胎脐带凝固。可使用 2.4～3mm 双极钳进行。通常,用胎儿镜检查凝固部位的完整性(图 38-6)。双极脐带凝固治疗 TRAPS 仅限于选择 18 周后脐带厚且水肿的病例,在这种情况下,不能选择胎儿内凝固,激光凝固很可能失败,例如在 20 周时诊断为单羊膜囊的 TRAPS。

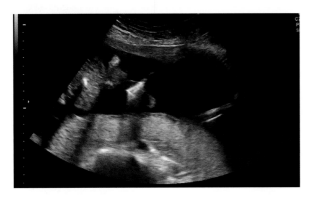

图 38-6　超声图像展示无心畸胎的双极脐带凝血,与图 38-5 为同一病例。切断脐带前,首先凝固脐带

泵血胎的存活率约为 70%,略低于胎儿内或胎儿镜下激光凝固[14]。另外,由于通过 3.3mm 的端口进入,医源性胎膜破裂的风险较高,出生时胎龄较小,为 35～36 周。如果脐带异常短或直接来自泵血胎脐带,则双极电凝技术要求很高。

阻止血流反向的干预时机

传统上,阻止血流反向的干预措施只在妊娠 16 周以后进行。在此之前,羊膜和绒毛膜仍被胚外体腔分离,16 周前羊膜腔穿刺术的经验表明,如果在胚外体腔消失前进行羊膜腔穿刺术,则羊

膜破裂和流产的风险大大增加。此外,无心畸胎通常只在 20 周扫查异常时才被诊断出来。然而,由于早期超声扫描在染色体异常筛查中的广泛应用,目前大多数 TRAPS 病例都是在孕早期诊断的。

将干预推迟到 16 周后的一个主要缺点是从孕早期诊断到 16 周时计划干预之间泵血胎的死亡率较高(高达 33%)。因此,在孕早期诊断并在 16 周后治疗的 TRAPS 的存活率估计只有 50% 左右[6]。此外,荟萃分析显示治疗时的胎龄与出生时的胎龄成反比关系[14],这表明早期干预可能会降低极早产的风险。因此,在孕早期进行干预可以防止早期死亡,降低极早产的风险,但也可能增加因胎膜早破而流产的风险。因此,一项多中心随机对照试验已经建立,以探讨与 16 周后干预相比,孕早期干预是否能改善预后(TRAPS 干预研究[TRAPSIST] NCT02621645)。

结论

无心畸胎是一种罕见的单绒毛膜妊娠并发症。因此,没有合适的研究来指导我们何时进行干预以及使用哪种技术。目前,从 16 周开始提供有创性治疗似乎是明智的,要么是当无心畸胎大小超过泵血胎大小的 50% 时,要么是在出现高输出量心力衰竭的迹象时,进行预防性治疗。在单羊膜囊情况下,预防性横断脐带似乎可以预防脐带缠绕的并发症。

如果可以直接进入无心畸胎的羊膜腔,则胎儿内凝固是一种简单有效的技术。另一方面,如果不能直接进入无心畸胎的羊膜腔或在单羊膜囊环境下,则首选血管吻合和/或脐带凝固。由于 TRAPS 的罕见性,治疗最好集中在三级诊疗中心,这样就可以根据每个病例个性化定制治疗方案,并且可以邀请患者参与研究,以便获得更高质量的数据,特别是关于长期结果的数据。

(翻译　王新霞　审校　刘云)

参考文献

[1] van Gemert MJ, van den Wijngaard JP, Vandenbussche FP. Twin reversed arterial perfusion sequence is more common than generally accepted. *Birth Defects Res A Clin Mol Teratol.* 2015; 103: 641–3.

[2] Van Allen MI, Smith DW, Shepard TH. Twin reversed arterial perfusion (TRAP) sequence: a study of 14 twin pregnancies with acardius. *Semin Perinatol.* 1983; 7: 285–93.

[3] Peyvandi S, Feldstein VA, Hirose S, et al. Twin-reversed arterial perfusion sequence associated with decreased fetal cerebral vascular impedance. *Ultrasound Obstet Gynecol.* 2015; 45: 447–51.

[4] Sherer DM, Dalloul M, Garza M, et al. Prenatal sonographic diagnosis of acardiac twin embedded within the placenta. *Ultrasound Obstet Gynecol.* 2017; 52 : 120–1.

[5] López-Pérez R, Lorente M, Martínez-Uriarte J, et al. Twin-reversed arterial perfusion sequence in a triple monochorionic pregnancy with two direct pump fetuses results in significant cyclic Doppler waveform. *Fetal Diagn Ther.* 2015; 37: 157–60.

[6] Lewi L, Valencia C, Gonzalez E, et al. The outcome of twin reversed arterial perfusion sequence diagnosed in the first trimester. *Am J Obstet Gynecol.* 2010; 203: 213. e1–4.

[7] Moore TR, Gale S, Benirschke K. Perinatal outcome of forty-nine pregnancies complicated by acardiac twinning. *Am J Obstet Gynecol.* 1990; 163: 907–12.

[8] Jelin E, Hirose S, Rand L, et al. Perinatal outcome of conservative management versus fetal intervention for twin reversed arterial perfusion sequence with a small acardiac twin. *Fetal Diagn Ther.* 2010; 27: 138–41.

[9] Brassard M, Fouron JC, Leduc L, et al. Prognostic markers in twin pregnancies with an acardiac fetus. *Obstet Gynecol.* 1999; 94: 409–14.

[10] Wong AE, Sepulveda W. Acardiac anomaly: current issues in prenatal assessment and treatment. *Prenat Diagn.* 2005; 25: 796–806.

[11] Dashe JS, Fernandez CO, Twickler DM. Utility of Doppler velocimetry in predicting outcome in twin reversed-arterial perfusion sequence. *Am J Obstet Gynecol.* 2001; 185: 135–9.

[12] Lee H, Bebbington M, Crombleholme TM, North American Fetal Therapy Network. The North American Fetal Therapy Network Registry data on outcomes of radiofrequency ablation for twin-reversed arterial perfusion sequence. *Fetal Diagn Ther.* 2013; 33: 224–9.

[13] Ichizuka K, Hasegawa J, Nakamura M, et al. High-intensity focused ultrasound treatment for twin reversed arterial perfusion sequence. *Ultrasound Obstet Gynecol.* 2012; 40: 476–8.

[14] Chaveeva P, Poon LC, Sotiriadis A, et al. Optimal method and timing of intrauterine intervention in twin reversed arterial perfusion sequence: case study and meta-analysis. *Fetal Diagn Ther.* 2014; 35: 267–79.

[15] Pagani G, D'Antonio F, Khalil A, et al. Intrafetal laser treatment for twin reversed arterial perfusion sequence: cohort study and meta-analysis. *Ultrasound Obstet Gynecol.* 2013; 42: 6–14.

[16] Sugibayashi R, Ozawa K, Sumie M, et al. Forty cases of twin reversed arterial perfusion sequence treated with radio frequency ablation using the multistep coagulation method: a single-center experience. *Prenat Diagn.* 2016; 36: 437–43.

[17] O'Donoghue K, Barigye O, Pasquini L, et al. Interstitial laser therapy for fetal reduction in monochorionic multiple pregnancy: loss rate and association with aplasia cutis congenita. *Prenat Diagn.* 2008; 28: 535–43.

[18] Stephenson CD, Temming LA, Pollack R, et al. Microwave ablation for twin-reversed arterial perfusion sequence: a novel application of technology. *Fetal Diagn Ther.* 2015; 38: 35–40.

[19] Hecher K, Lewi L, Gratacós E, et al. Twin reversed arterial perfusion: fetoscopic laser coagulation of placental anastomoses or the umbilical cord. *Ultrasound Obstet Gynecol.* 2006; 28: 688–91.

单绒毛膜多胎妊娠之减胎术

第 39 章　减胎术与选择性终止妊娠

Mark I. Evans ◆ Shara M. Evans ◆ Jenifer Curtis ◆
David W. Britt

引言

30 年前，我们首次发表了关于通过减胎术（fetal reduction，FR）进行妊娠管理的研究[1]。医疗技术、妊娠结局和患者选择已发生了显著变化——人口结构变化与文化观念的多样化推动着研究进展的步伐及方向[2,3]。

由于多胎妊娠带给母亲和胎儿的风险高得让人难以接受，FR 开始是为了挽救多胎妊娠做出的最后努力。为了降低母体发病和死亡的风险，提升存留胚胎的存活能力，对一些胚胎进行选择性减胎，是无望医疗条件下的最后尝试。与其他许多技术发展进程一样，最初的关注点集中在事关生死的问题上。并最终获得了外界的认可。如今，FR 的适应证已经超越了"生死"的二元危机，发展到关于改善生活质量问题的更广泛领域。

自 1978 年 7 月 Louise Brown 出生以来，已经有超过 800 万名体外受精（IVF）的婴儿出生。在过去的 30~35 年中，多胎妊娠数量急剧的升高已经成为不孕症治疗的不良作用。在美国，双胎的出生率从不孕症治疗前的 1/90 上升到近 1/30[4,5]。流行病学研究发现，如今有近 70% 双胎妊娠是接受了辅助生殖技术的结果，例如体外受精。

在美国，近 1/3 的体外受精为多胎妊娠[5]。尽管四胎及以上多胎妊娠发生率已经达到一定程度的平台期，并且很多已回到基线水平，但是还是有一些中心创造了与单胎几乎一样多的多胎妊娠[4,5]（表 39-1，图 39-1）。这一主张得到了美国疾病控制和预防中心（CDC）的支持，该中心报道了 2015 年 48 820 例单胎和 24 093 例多胎妊娠，出生了 72 913 例婴儿（最新的完整数据）（表 39-2）。在过去几年中，这些比例保持相对稳定[4,6]。辅助生殖技术协会（SART）2015 年的数据显示，对 35 岁以下女性的 31 984 例活产分娩研究发现，44.4% 为单胎，12.0% 为双胎，0.3% 为三胎或以上妊娠[4]。对于 38~40 岁的女性，共纳入 12 169 名

表 39-1　美国多胎妊娠数量的纵向趋势[5]

年份	双胎	三胎	四胎	五胎+
2018	128 310	3 675	103	49
2016	131 723	3 871	228	24
2013	132 324	4 634	270	66
2011	131 269	5 137	239	41
2009	137 217	5 905	355	80
2003	128 615	7 110	468	85
1996	100 750	5 298	560	81
1989	90 118	2 529	229	40
较 1989—2018 年增加百分比	42.24%	45.31%	约 52.40%	22.50%

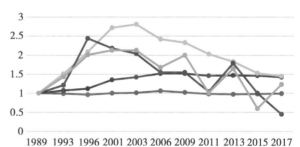

图 39-1　1989—2017 年单胎及多胎比例变化：美国数据，使用 1989 年数据作为基线[1]。X 轴显示不同年份单胎及多胎案例的发生率

表 39-2　Start-2017 年数据

孕妇年龄	<35	35~37	38~40	41~42	>42
孕妇数量	43 755	25 629	24 747	12 728	10 173
单胎	86.6%	87.7%	89.0%	90.5%	93.1%
双胎	13.1%	12.0%	10.7%	9.3%	6.9%
三胎+	0.3%	0.2%	0.3%	0.2%	0.0%
活产	46.8%	34.4%	21.0%	10.1%	3.1%
足月产	82.5%	83.5%	83.3%	82.9%	83.4%
早产	14.3%	13.7%	14.0%	14.8%	13.6%
极早产	3.2%	2.9%	2.7%	2.3%	3.1%

孕妇,其中 25.5% 为单胎妊娠,5.0% 为双胎,0.1% 为三胎妊娠。

如果研究几十年来多胎妊娠的趋势,就会发现一些不同的情况[4,5](表 39-1)。双胎妊娠的发生率在数十年内保持稳步上升;而三胎及以上多胎妊娠的发生率呈曲线型(图 39-1)。这种模式最适合描述四胎妊娠;最初是翻倍增长,然后是回到与 1989 年几乎相同的发生率,如果从符合纳入条件妇女的百分比来看,这一发生率实际上可能会更低。这一增长激发了医疗技术的改革,并引入了新的技术,随着时间的推移,对医疗护理的影响更加深远。

控制多胎妊娠数目的关键之一是单胚胎移植(SET)的规范和临床预后的完善,而不是简单地从使用促排药物转向 IVF[4,5](表 39-3)。虽然选择性 SET(eSET)具有许多医学优势,并且在过去几年中显著增加,但在当前的医疗体系和经济环境下,eSET 不太可能在美国普及。由于 IVF 每个周期成本极高(通常为 15 000 美元或更高,保险覆盖范围各不相同),因此涉及的各方——包括患者和 IVF 提供者——都面临着如何提升每个周期妊娠率的压力。因此,SART 指南指出,35 岁以下女性,只能移植 1~2 枚胚胎;然而,根据 2014 年 CDC 和 SART 的数据,平均移植的胚胎数仅从 2007 年的 2.2 个降至 1.8 个[4,5]。2009 年 SART 数据显示,美国 35 岁以下的女性中,仅 7% 的 IVF 病例采用 SET,在 35 岁以上女性中,这一比例要低得多[4,5]。2013 年,35 岁以下女性中,eSET 的比例为 22%,>40 岁女性的 eSET 约为 4.5%[5]。eSET 的百分比持续上升,现在大部分病例均采取 eSET。2015 年 SART 的数据显示,移植的胚胎平均数已降至约 1.24 个,且与年龄无太大相关性[4,5]。

表 39-3 母亲年龄与胚胎移植数量(非供卵)

年份	<35	35~37	38~40	41~42	43~44
1998	3.4	3.6	3.7	3.9	
2001	2.8	3.1	3.4	3.7	
2004	2.5	2.7	3	3.3	
2007	2.2	2.5	2.8	3.1	3.2
2010	2	2.2	2.6	3	3.2
2013	1.8	1.9	2.3	2.7	2.8
2015	1.2	1.1	1.1	1.1	1.0

2012 年,Lawlor 使用英国的数据表明,单次移植两个胚胎与两个周期内各移植一个胚胎相比,活产的成功率大约高出 7%[7]。众所周知,无论使用鲜胚移植还是冻胚移植,每次移植的成功率都随着母亲年龄的增长而明显降低。因此,胚胎移植中采用多胚移植的动力是显而易见的,但也增加了多胎妊娠的发生风险(图 39-2)。由于卵子供体往往更年轻,因此在统计学上类似于<35 岁队列组[4]。近年来,随着"高龄女性"比例的增加,供卵者的数量也在增加(图 39-4)。

从促排卵转向 IVF(移植胚胎数目得到更好的控制)后,四胎及以上的多胎妊娠的比例紧接着呈现下降趋势。因此,接受减胎手术的孕妇的平均"初始胎儿数目"从约 3.5 缓慢降至目前的 3.0 以下(表 39-3)[4,7]。移植胚胎数目的减少最有可能归因于管控力度的增强和希望通过减胎以改善结局的孕妇群体的转变。

随着人们对多胎妊娠风险进一步理解,对其可能的干预措施也有所认知,对多胚移植的怀疑态度,甚至在某些情况下持否定态度已经有了明显的转变。20 世纪 30 年代,Dionne 五胞胎引起世界震惊,几乎被视为奇迹,它与其他案例一起对后世的影响超过 60 年。同样,"奇迹"的地位也被赋予其他高知名度的例子,如 20 世纪 80 年代的 Frustasci 家族和 20 世纪 90 年代的 McCoys。在美国,一个关键时刻是公众对加州 2009 年"Octomom"事件的态度,由 20 世纪 80 年代的"欣赏性震惊"明显转向主要是惊愕和厌恶[8,9]。因此,3 胚胎或多胚胎移植显著减少,并且如果超声或激素水平提示多胎妊娠风险较高,则许多计划促排卵病例在中途改为 IVF[10]。

流产实际上只是不良结局的冰山一角,特别是在四胎及以上多胎妊娠。自不孕症治疗技术开展以来,研究已明确证实早产及相关后遗症与胎儿数量直接相关(图 39-2)[4-7],新生儿出生体重低于 750g,约 20% 发生脑瘫(CP)[11,12]。在西澳大利亚,Peterson 等发现双胎妊娠每个活产婴儿的 CP 发生率是单胎的 4.6 倍,但按妊娠数计算则是单胎的 8.3 倍[13]。Pharoah 和 Cooke 计算的 CP 发生率(每 1 000 个人)如下,单胎妊娠为 2.3,双胎为 12.6,三胎为 44.8[14,15]。最近的数据显示,CP 的总体发生率呈上升趋势,即使在单胎妊娠中,每 1 000 例活产婴儿中有大约 4 例会发生

多胎妊娠与早产

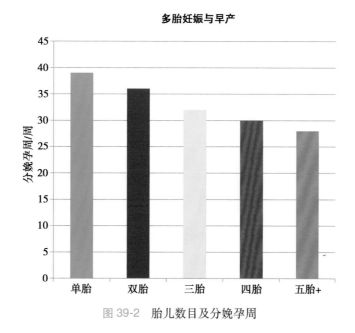

图 39-2　胎儿数目及分娩孕周

CP。总体而言,发病率在过去十年中似乎保持相对稳定[16-19]。

早产儿对公共卫生的巨大影响怎么强调也不为过;2000 年美国的数据显示,102 亿美元的初始新生儿护理费用中,57% 用在出生 <37 周的 9% 的早产儿身上。2003 年,12.3% 的早产儿花费了超过 100 亿美元的医疗费用[24]。Gross 等利用 2013 年私人医疗保险数据保守估计,7.7% 的投保早产儿占参与计划花费 20 亿美元的 37% 保险额。作者指出,他们认为这些数据仍低估了真实成本[20-23]。

2005 年的数据显示,在出生小于 26 周或以下的 6 岁儿童中,神经和发育功能障碍的情况更加显著[25,26]12% 的儿童存在明显的 CP。重度残疾、中度残疾和轻度残疾的发生率分别为 22%、24% 和 34%[26]。Hack 等研究还表明,在出生体重低于 1 000g 的婴儿中,CP 的发生率为 14%,而对照组为 0;在这些极早产儿中,哮喘、视力差、IQ<85 和运动技能差也显著较高[27]。新生儿重症监护的发展显著降低了新生儿的死亡率,尤其是极早产儿,导致存活但残疾的婴儿数目增加[28,29]。随着早产成本的上升,可以预测的是,保险覆盖范围会相应的改变,IVF 受孕,高危妊娠,这些问题的敏感性会持续升温。

历史

20 世纪 80 年代,美国和欧洲的一小部分临床医生试图通过选择性终止妊娠或减少胎儿数量来降低四胎及以上多胎妊娠严重不良妊娠结局的高发生率,FR 便应运而生。欧洲首次由 Dumez 和 Oury 报道[30],美国首次由 Evans 等报道[1],Berkowitz[31] 及随后的 Wapner 等[32]进一步报告概述了在这种情况下改善妊娠结局的初始手术方法。

20 世纪 80 年代中期,手术方法涉及经腹胎儿胸腔注射减胎。主要包括注射 KCl,但也包括空气栓塞、电烙术或机械破坏胎儿。还尝试了经宫颈抽吸,但收效甚微。一些中心还采用了经阴道机械破坏或注射 KCl 减胎;但是,数据表明经阴道减胎手术流产率显著高于经腹途径,因此该技术的应用不太普遍[33]。然而,一些已发表和未发表的数据表明,尽管流产率相当高,但一些中心继续采用 6~8 周经阴道减胎方法。如今,绝大多数有经验的临床医生选择超声引导下经腹胎儿胸腔内注射法进行减胎[34]。

与大多数外科手术一样,随着时间的推移,人们对各种 FR 方法的风险、优势和临床特性有了更多的了解。同样,关于如何最好地向患者介绍这些手术,以及临床医生如何进行手术,这些问题也有了改进。进行 FR 的主要中心之间存在许多合作。1993 年,经验最丰富的几个中心的首次合作报告显示,24 周内的流产率为 16%[35]。进一步的协作研究得出多胎妊娠的总体结局不断改善的结论(图 39-3,表 39-4)。

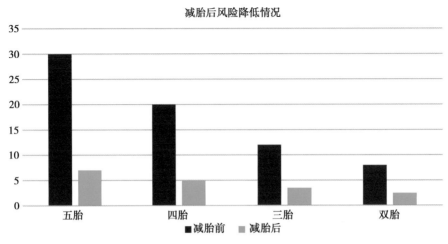

图 39-3 减胎后流产率降低情况

表 39-4 多胎妊娠风险及减胎后妊娠结局改善情况

初始胎儿数量	自发性流产率	保留胎儿数目	流产率降低
6+	90%~99%	2	90%~10%
5	75%	2	50%~7%
4	25%	2	25%~4%
		1	25%~7%
3	15%	2	15%~3.5%
		1	15%~4%
2	8%	1	8%~2.5%

以上数据都是基于多篇论文的推断,当时有同卵双胎作为多胎妊娠一部分时,整体风险增加,因为初始胎儿数目超过1。

最初争议的问题是:"初始胎儿数目是多少时,FR 是合理的?"尽管专业团队和宗教团体对风险的认知存在实质性差异,意见分歧通常集中在三胎与四胎之间[36]。在 20 世纪 90 年代,多篇文章研究发现,从多胎妊娠减至双胎,妊娠结局有了明显的改善,包括三胎妊娠。大量研究探索了三胎减胎是否会有更好的妊娠结局。Yaron 等比较了三胎妊娠减至双胎、初始双胎妊娠和期待治疗的三胎妊娠的结局[37]。结果显示,与期待治疗相比,减至双胎显著改善了妊娠结局。

Antsaklis 等还证实,三胎减至双胎在 6~8 周实行时,可减少 32 周前早产(11% vs 37%)和出生体重<1 500g(11% vs 28%)的发生率;然而,这种获益是以提高流产率为代价的(15% vs 5%)[38]。Luke 等评估了自然受孕与辅助受孕双胎妊娠的不良结局风险因素,发现在所有双胎妊娠中,FR 增加了<30 周出生、极低出生体重和孕中期生长减缓的风险[39]。然而,该分析未比较多胎妊娠未减胎组与减至双胎组的妊娠结局。Kozinsky 等发现辅助生殖术后的单胎和双胎妊娠的围生期结局与自然受孕相似[40]。McDonald 等一项荟萃分析显示,IVF 术后双胎妊娠,即使与自然受孕的双胎妊娠结局相似,但是发生早产的风险略高,这并未导致低出生体重、先天性畸形或围生期死亡的显著差异[41]。在过去的 15 年里,多篇出版物发表了相呼应的结论,即三胎妊娠未减胎与减胎相比,妊娠风险更大[42,43]。很明显,在选择比较组时,必须极其谨慎。

在 2001 年,早孕晚期协作数据同样表明,三胎减为双胎和四胎减为双胎的妊娠结局与初始双胎妊娠非常相似[44]。流产率和早产率均显著降低,且均与初始和分娩胎儿数目相关。Blickstein 报道称,在他的大型数据库中,三胎妊娠未减胎组在每个围产阶段都比减至双胎组表现更差[45]。最近的数据显示,在有经验的中心手中,妊娠管理水平和总体围产结局能得到持续改进[9](表 39-4)。

临床医生经验和知识的提升,不孕症管理的进步,也产生了一些新的临床场景。由于囊胚移植的增加和 IVF 技术的发展,在过去 15 年中,单卵(monozygotic,MZ)双胎的数量和比例显著增加[4,8,46]。大约 7% 的四胎及以上多胎妊娠包含单绒毛膜双羊膜囊双胎部分[46]。根据我们的经验,如果通过绒毛取样(CVS)和超声评价后"单胎"似乎健康,则最佳结局通常减去单卵双胎部分。然而,如果单胎有明显的问题,那么保持双胎是次佳选择。其他中心报道称,在双绒毛膜三胎妊娠中,FR 可降低早产率,且流产率并不显著增加[47]。

在 2001 年的一份合作报道中，双胎减为单胎与三胎减为双胎的孕妇亚组中，流产率相似；然而，在双胎减至单胎的孕妇，约 1/3 伴有其他高危因素，如母体心脏病，既往双胎妊娠伴重度早产或子宫异常，这可能增加总体风险[44]。然而，最近人口统计学发生了变化，大多数的病例在医学上并不复杂，但涉及 40 多岁甚至 50 多岁的女性，其中一些人使用供体卵子。其中许多女性，由于医学和社会原因，希望单胎妊娠[40,48,49]。我们的数据表明，与未减胎的双胎相比，减至单胎妊娠结局更佳[48,50]。因此，每年都有更多的孕妇要求将双胎减为单胎。在 20 世纪 90 年代末，我们在对三胎妊娠研究中观察到，减为双胎的孕妇平均年龄为 37 岁，减为单胎的孕妇平均年龄为 41 岁[37]。然而在 20 世纪 90 年代，三胎减至单胎的流产率降低幅度不如三胎减至双胎的幅度大（分别为 15%～7% 和 15%～5%），但减至单胎，胎儿分娩孕周更大，且与减至双胎相比，出生 <1 500g 的发生率降低 10 倍。随着减至单胎变得越来越普遍，减至双胎组和减至单胎组的孕妇之间的年龄差异已经消失[46]。这些数据使患者的咨询远比以前复杂。不出所料，在保留双胎还是单胎意愿方面，或者甚至在期望的总数方面，夫妇之间经常存在意见分歧，对于夫妻一方而言，有时希望保留超过 2 个胎儿[50]。基于上述数据，对于接受不孕症治疗并且选择减胎术的夫妇，我们认为将双胎妊娠减到单胎是合理的，并且这一治疗方法应得以推广。

新兴观点

自 20 世纪 80 年代 FR 开展以来，我们见证了多胎妊娠的妊娠结局以及与 FR 相关的问题都发生了巨大变化。由于以下几个因素，结局持续改善：①对于相关临床问题的更加深刻的认知；②极高阶多胎妊娠（如四胎及以上）比例降低；③超声技术的发展提升了可视化程度；④CVS 的使用，降低了超声或染色体异常胎儿漏诊的风险；⑤与过去相比，现在的医生临床实践经验的不断丰富（表 39-4）[48-53]。

在过去 20～30 年中，医患之间临床沟通的背景和范围也发生了变化。最显著的转变是从死亡率问题向发病率问题的转变。这似乎与接受不孕症治疗的患者年龄的增加和期望胎儿数目的减少有关[54,55]。由于 IVF 技术的发展和母亲生育第

一个孩子时年龄结构的变化，这些转变似乎反过来正在发生变化[4-6]。这些转变的另一个结果是供卵的利用率和产前诊断就诊人数的增加[54,55]。所有这些因素都使人们对于 FR 的认知由高阶多胎妊娠的挽救性手术转变为常见并且预先计划的妊娠管理策略。

总体而言，在过去 30 年里，FR 的妊娠结局得到显著的改善[46,54,55]。在 20 世纪 90 年代初，当一半的 FR 病例为四胎及以上多胎妊娠，流产率（妊娠 24 周前）高达 13%。10% 的病例发生早产。如今，随着初始胎儿数目的减少、超声技术的改善、对于合子性更加深刻的认知和从业医师临床实践的丰富，早产率已降至约 4%。但是，咨询必须是依据个体化原则，同时要考虑到初始和保留胎儿数目的不同（表 39-4）。在大多数情况下，我们仍然在一次手术中实施减胎，但将五胎及以上多胎妊娠减至单胎时，间隔 5～7d 分次减胎可获得更好的妊娠结局。

在过去十年中，随着人口结构和文化认知的不断转变，要求 FR 的患者模式也发生变化[4,5]。在整个西方世界的大部分地区，女性生育其第一个孩子的年龄越来越大（图 39-4）。实际上，有两个具有独立趋势的平行线：未成年少女分娩（和终止妊娠）较少，更多的女性因为各种原因推迟生育年龄到 30 多岁和 40 多岁。当然，后者适合我们在此讨论[4]。随着人们越来越认识到延迟生育的风险，辅助生殖技术得以改进，供卵和代孕渠道的增加[25,55]，供卵作为降低高龄妊娠风险的一种方式，其需求相应增加[54]。

根据我们的经验，现在选择 FR 的患者中，10% 以上年龄超过 40 岁，其中近一半的患者正在使用供体卵子[9,45]。医疗护理发展如果仅是降低而不是消除高龄孕妇的妊娠风险，大多的高龄孕妇还是会选择这样做。

由于夫妇年纪的增加，有的已经生过小孩，他们更希望只再多生育一个孩子。愿意实施双胎之一减胎术的经验丰富的中心，数量仍然非常有限，但我们相信，基于妊娠结局的改善，在几乎所有情况下均可证明双胎减胎的合理性。在我们中心，目前大约 25% 选择减胎的患者为双胎妊娠[9,46]。

对于高龄患者，特别是使用自体供卵者，基因诊断问题变得日益突出。2009 年，美国约 60% 接受辅助生殖的患者年龄超过 35 岁。如果使用与 35 岁人群妊娠风险相当的标准，那么大约 90% 的

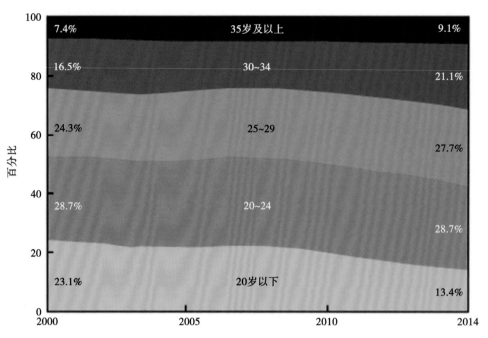

图 39-4　初育年龄增长,母亲年龄与初次生育年纪百分比情况:美国,2010—2014 年

体外受精患者的妊娠风险会增加[1]。

自减胎术开展以来,大多数操作医师仅通过超声评估决定胎儿去留问题。20 世纪 80 年代,减胎手术多在 9~10 周进行,主要基于超声和胎位[1]。对于适合进行基因评估的患者,数周后进行羊膜穿刺术[56];后来,我们改变了策略,在减至双胎后一周进行 CVS 检查,目前我们更倾向于 CVS 后进行快速的 FISH(荧光原位杂交)分析。等待全基因组核型向来存在问题,因为结果分析耗时长,并且核型结果相应胎儿进行匹配时,可能存在 1% 的错误率[57,58]。因此,随着 FISH 技术的成熟,我们开始常规连续两天进行 FR 术前准备[52-54]。在过去 20 年中,FR 术前进行 CVS 检查的患者比例从 2000 年约 20% 稳步上升至目前的85%左右[46]。

虽然已经有很多关于产前诊断风险的研究,统计结果差异很大[59],但我们认为,在最有经验的医生手中,净效应值为 0,因为产前诊断的风险与通过不允许异常胎儿继续妊娠来降低流产的风险相平衡[46]。

另有一些患者选择减胎的目的是减去多胎妊娠中的已诊断异常的胎儿,而不是因为多胎妊娠本身固有的风险[51,52]。文献一致认为,在孕早期进行 FR,是为了减少胎儿数量本身,对于异常的胎儿,通常在孕中期选择性终止妊娠(selective termination,ST)。有时候,胎儿异常首次在孕晚期发现,这会带来医学、伦理和法律问题[60]。在过去几十年里,我中心及其他中心均开展了大型的研究队列,描述了存在确认胎儿异常时的相似点和差异性[61,62]。大多数文献研究聚焦于双胎妊娠,其中一些病例还伴有双胎输血综合征(TTTS),在这种情况下,激光治疗是主要方法,但ST 有时仍然是必要的[63]。对这些问题的完整讨论详见第 40 章。

现代化妊娠管理

在实施减胎之前,我们应该对胎儿状态进行严格的评估,其中不仅仅包括超声测量的颈项透明层厚度和胎儿的位置。通常,在 12 周左右的大多数病例中,手术操作流程为 2d:第 1d 进行 CVS,并在当晚对 13、18、21、X 和 Y 染色体进行 FISH 分析(图 39-5)[46]。第二天下午获得结果,并在当天进行减胎。根据定义,FISH 检测能检出 5 条染色体,并不能发现所有染色体畸形,但我们的经验和建模表明,染色体核型问题的残余风险仅约为 1/400[46]。至少对于四胎及以上多胎妊娠,该风险低于两周后进行全染色体核型所带来的风险,以及超声检查显示的胚胎/胎儿可能混淆的风险[57,58]。

在过去几年中,约 85% 的患者接受了 FR 术前 CVS 检查(图 39-5A、5B、5C)。预计这一措施

(A)

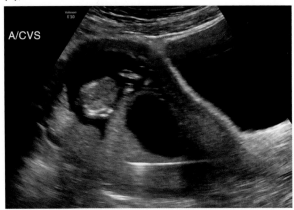

图 39-5(A)　经宫颈对三胎中 B 胎儿进行 CVS 检测,见穿刺针穿过胎盘后壁,如图白线所示

(B)

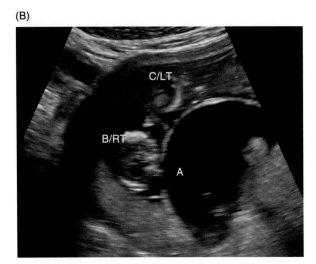

图 39-5(B)　三绒毛膜三胎中,三个妊娠囊的交汇。本图中仅能看清胎盘"B"

(C)

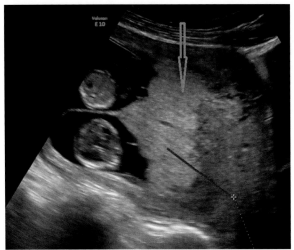

图 39-5(C)　在相邻胎盘中获取 CVS 标本。双绒毛膜胎盘,红线显示经宫颈路径,橙色箭头显示经腹路径

可能会进一步推广,因为高龄孕妇的逐年增加,且由于 IVF 受孕,尤其是胞质内单精子注射(ICSI),以及胚胎植入前基因诊断已知的 3%~6% 误差率,染色体和其他结构畸形的风险也随之增加[46,52-55]。我们还发现,许多 40 多岁,甚至 50 多岁的夫妇,正在使用供体卵子——其遗传风险是卵子供体的年龄——仍然希望在 FR 之前进行 CVS 检查,因为他们对生育的特殊需求,致使他们的"耐受性"更接近于他们的实际年龄,而不是卵子供体的年龄。

我们的数据显示,CVS 检查后当晚进行 FISH 分析并在次日下午实施 FR 这一方案显著改善了此类病例的妊娠结局。我们之前发表的研究提示,在超声检查显示正常的胎儿中,3.1% 的胎儿在孕早期实施 FR 前外观未见异常,但染色体核型异常,其中 FISH 检测率为 90%[46]。剩下 10% 是由于胎盘嵌合体形成这一局限性所致。在 350 例孕早期胎儿表型正常的孕妇中,6% 表现为染色体核型或 FISH 显示的 CVS 异常。这些异常 FISH 和超声结果指导着 FR 手术时的决策。最后,90% 的异常 FISH 结果被证实为最终核型。关于假阴性,大多数是针对未使用 FISH 探针的染色体,并且大部分确实是胎盘嵌合体。最终,350 例病例中仅 1 例(0.3%)为临床相关的假阴性(性染色体嵌合体)。总的来说,我们认为假阴性的风险低于等待过程中遇到的风险,由于胎儿数目较多,流产及误减的风险也随之增加。

虽然使用 FISH 进行快速诊断成效显著,但在未来几年里,其他方法也会趋于成熟。成本较低的方法包括 CVS 直接制备法,这在 20 世纪 80 年代应用较广,但由于嵌合体和非整倍体的发生率较高,不能真实反映胎儿状态,这种方法后来就很少使用了[64]。QF-PCR 法也可用于染色体数目的快速制备及评估[65]。

在过去的 5 年里,出现了一个新的问题。染色体微阵列技术的发展推动了胎儿健康评估的进一步完善——显示至少增加了 1% 的异常检出率[66]。无论是单胎还是双胎妊娠,我们常规在孕早期进行 CVS 和染色体微阵列分析[67-69]。对需要减胎的孕妇而言,这一操作的缺点是需要长达 3 周才能得知结果。我们发现,绝大多数远道而来的患者更倾向于依据一夜的 FISH 结果进行 FR。他们中的很多人仍然希望对存留胎儿进行染色体微阵列检查。对于双胎减胎且居住在本中心附近的患者,等待染色体微阵列结果再行 FR 越来越常见。对于三胎及以上多胎妊娠想要减至单胎的病例,有时候上述方案会联合使用。例如,对三胎进行 CVS,当晚行 FISH 检测,次日减为双胎,待染色体微阵列结果出来了,最后再减为单胎妊娠。

随着胚胎植入前遗传筛查(pre-implantation genetic screening,PGS)在 IVF 中应用的不断增加,许多患者质疑传统 CVS 对于减胎的决策是否仍然适用[70]。我们的经验是,在过去 5 年中,PGS 和 CVS 结果不一致率为 2%~3%,染色体的不一致结果高于孟德尔[46]。然而,随着新的类似 PGS 染色体微阵列检测方法的引入,差异率可能会下降,我们认为最终有望降至 1%左右[71,72]。同样,随着无创产前筛查(non-invasive prenatal screening,NIPS)技术的出现,也遇到了相同的问题[73]。我们的观点是,PGS 和 NIPS 都是极好的筛查试验,但它们不是诊断性的。我们观察到一些发生错误的情况,即出生的婴儿患有产前已进行筛查的疾病。此外,在多胎妊娠中,NIPS 无法精确到单个胎儿,因此如果检测到异常,仍需要进一步诊断。

多胎妊娠中越来越常见的情况是一个及以上单胎同时合并单卵双胎成分[74]。IVF 培养技术的变化,包括囊胚移植增加,显著提升了单卵双胎的发生率。因此,诸如双绒毛膜三羊膜囊(DC/TA)三胎妊娠的流产率、TTTS 以及早产相关并发症的发生率都显著增高[75]。我们观察到 DC/TA 三胎妊娠,其中单绒毛膜双胎部分一半以上发生 TTTS,并且平均分娩孕周约 30 周,比三绒毛膜三胎妊娠早两周。一些人主张在双绒毛膜/三羊膜囊三胎妊娠中,通过射频消融(RFA)对其中的单卵双胎进行减胎,并接受术后另一胎儿有 50%的流产率。如此结局包括两种,要么单胎妊娠,要么双卵双胎妊娠。评估远期并发症的风险还为时过早,因此,RFA 术后留存胎儿的预后是仍需要随访研究[76]。

在绝大多数病例中,决定胎儿去留的主要因素是基于染色体的评估。同时也要兼顾孟德尔遗传风险。例如,我们对一例三胎妊娠,同时夫妇双方都是囊性纤维化携带者进行评估。使用适当的探针技术,我们能够确定其中 2 个胎儿为携带者,剩下的 1 个为患病胎儿,后期可进行选择性减胎。

作为 FISH 结果的一部分,我们还可以知晓胎儿性别。应该拒绝让性别成为减胎的因素,当然发生率具有性别差异的罕见遗传病例外。对于一些 X 染色体连锁疾病,其在男性中高发,因此选择生女孩是更安全的选择。无论如何,单纯因为宗教或社会陋习原因选择性针对特定性别的减胎是不道德的,在有些国家甚至是违法的。

自然受孕的双胎妊娠或高阶多胎妊娠,其中一胎或多个胎儿出现异常,需要行减胎术。我们对减胎术与选择性终止妊娠术进行了区分,前者主要针对胎儿的数量在孕早期进行,后者大多是在孕中期胎儿出现异常时进行的操作。在过去的 30 年里,多家独立中心和协作报告表明,越早进行手术,围产结局越好,因此我们得出结论,对于所有的多胎妊娠,使用 CVS 进行诊断优于等待羊水穿刺术。无论何时作出诊断,只要操作是合乎标准的,均可进行 ST。在双绒毛膜双胎中,胎儿心内注射 KCl 是最有效的方法。我们之前的数据表明,16 周进行减胎,存留胎儿的流产率增加,但我们现在发现,即使在 20 周后,双胎减胎也是能改善妊娠结局的。

在单绒毛膜双胎中,情况就更加复杂了,因为胎儿结构异常的发生率远高于双卵双胎妊娠[77]。20 世纪 70 年代和 20 世纪 80 年代的不幸经验告诉我们,如果因为未识别单合子性而使用 KCl 减胎,失败率接近 50%,幸存胎儿中高达 75%会出现神经系统损伤[78]。即使双胎之一妊娠中、晚期自发性宫内死亡,存活胎儿神经系统受损风险约 12%,这是由于胎儿死亡时,血压骤降,血流反向灌注所致[79]。对于存活胎儿的最佳处理,目前存在很大的争议,包括立即剖宫产、足月剖宫产、存活胎儿的宫内输血治疗或期待治疗。前瞻性确定存留胎儿损伤的危险因素通常是不可能[78]。

20 世纪 90 年代,我们提出了脐带结扎的概念来进行 ST,并将对存留胎儿的风险降至最低[80]。目前已经使用了几种方法,包括字面上的结扎、烧灼、肝动脉 RFA 和栓塞。胎儿存活率约为 90%,但也有 6%~10%的存活胎儿受损风险[81]。因此,我们认为单绒毛膜双胎选择性减胎是不明智的,因为存留胎儿的风险太高。仅当胎盘吻合血管完全阻断时,才可以考虑 FR,但是这是非常少见的。两胎儿之间始终存在血管连接的可能性。

使用囊胚移植在提高着床率的同时,单卵双胎的发生率也提升 3%~4%。单绒毛膜/双羊膜囊双胎发生先天性畸形、TTTS 和早产的风险较高。对此类病例进行 FR，存留胎儿流产率及并发症风险都很高[9]。

统计数据表明，移植 2 个胚胎妊娠率更高[7]。虽然双绒毛膜/三羊膜囊三胎的流产发生率及相关并发症风险显著增加，但可减去单卵双胎部分，留下总体健康的单胎。对于双绒毛膜/双羊膜囊双胎，可以用 CVS 进行产前诊断，获得结果后，患者可以决定减胎与否。从公共卫生策略来看，我们认为这是一种更好的方法。

随着初始胎儿数目的逐渐减少，关注点已经一定程度转移到对于严重并发症的预防上，即早产所致的脑瘫。多项研究表明，单胎的脑瘫率约为 1/700；双胎为 1/100；三胎为 1/25～30[13-19]。如果成功的定义是健康的母亲和健康的家庭，无论是发病率还是死亡率，那么最终的研究数据表明，在多胎妊娠中，胎儿数目越少越好。

总结

在过去 30 年中，美国和国际数据显示，通过减少多胎妊娠的胎儿数量，妊娠结局得到极大的改善。三胎及以上减胎的有效性，早已被大众接受，除了最保守的评论者。现在的医学数据还显示，双胎减胎可以改善妊娠结局。然后就涉及伦理学问题。我们理解 FR 永远不会被所有人接受，但我们认为，从自治性和公共卫生的角度来看，FR 必须被视为一种必要的干预措施。

（翻译　王彦林　审校　闫瑞玲）

参考文献

[1] Evans MI, Fletcher JC, Zador IE, Newton BW, Struyk CK, Quigg MH. Selective first trimester termination in octuplet and quadruplet pregnancies: clinical and ethical issues. *Obstet Gynecol.* 1988; 71: 289–96.

[2] Cohen AB, Hanft RS. *Technology in American Health Care: Policy Direction for Effective Evaluation and Management.* Ann Arbor: University of Michigan Press, 2004.

[3] Evans MI, Hanft RS. The introduction of new technologies. *ACOG Clinical Seminars.* 1997; 2: 1–3.

[4] Society for Assisted Reproductive Technology (2019). SART National Summary Report 2017. www.sartcorsonline.com/rptCSR_PublicMultYear.aspx?reportingYear=2017.

[5] Martin JA, Hamilton BE, Osterman MJK: Births in the United States, 2018. NCHS Data Brief #346, July 2019. https://www.cdc.gov/nchs/products/databriefs/db346.htm.

[6] Centers for Disease Control and Prevention (2015). Assisted Reproductive Technology (ART). www.cdc.gov/art/reports/

[7] Evans MI, Britt DW. Medical, ethical, and legal aspects of fetal reduction. In JL Schenker, ed., *Ethical and Legal Aspects of ART.* Berlin & New York: Walter De Gruyter GmbH & Co, 2011, pp. 121–130.

[8] Martin JA, Hamilton BE, Osterman MJK, Driscoll AK, Drake P. *Births: Final Data for 2016. National Vital Statistics Report 67#1.* Washington, DC: US Department Health and Human Services, CDC, NCHS, 2018.

[9] Evans MI, Andriole SA, Britt DW. Fetal Reduction – 25 years' experience. *Fetal Diagn Ther.* 2014; 35: 69–82.

[10] Lawlor DA, Nelson SM. Effect of age on decisions about the number of embryos to transfer in assisted conception: a prospective study. *Lancet.* 2012; 379: 521–7.

[11] Task Force of American College of Obstetricians and Gynecologists. *Neonatal Encephalopathy and Cerebral Palsy: Defining the Pathogenesis and Pathophysiology.* Washington, DC: ACOG, 2003.

[12] Task Force of American College of Obstetricians and Gynecologists. *Neonatal Encephalopathy and Neurologic Outcome.* Washington, DC: ACOG, 2014.

[13] Petterson B, Nelson K, Watson L, Stanley F. Twins, triplets, and cerebral palsy in births in Western Australia in the 1980s. *BMJ.* 1993; 307: 1239–43.

[14] Pharoah PO, Cooke T. Cerebral Palsy and Multiple Births. *Arch Dis Child Fetal Neonatal Ed.* 1996; 75: F174–7.

[15] Dimitiiou G, Pharoah PO, Nicolaides KH, Greenough A. Cerebral palsy in triplet pregnancies with and without iatrogenic reduction. *Eur J Pediatr.* 2004; 163: 449–51.

[16] Van Naarden Braun K, Doernberg N, Schieve L, Christensen D, Goodman A, Yeargin-Allsopp M. Birth prevalence of cerebral palsy: a population-based study. *Pediatrics.* 2016; 137: e2015872.

[17] Christensen D, Van Naarden Braun K, Doernberg NS, Maenner MJ, Arneson CL, Durkin MS, et al. Prevalence of cerebral palsy, co-occurring autism spectrum disorders, and motor functioning – Autism and Developmental Disabilities Monitoring Network, USA, 2008. *Devel Med Child Neurol.* 2014; 56: 59–65.

[18] Dahsling MO, Anderson GL, Irgens L, Skranes J, Vik T. Risk of cerebral palsy in term-born singletons according to growth status at birth. *Devel Med Child Neurol.* 2014; 56: 53–58.

[19] Boyle CA, Boulet S, Schieve LA, Cohen RA, Blumberg SJ, Yeargin-Allsopp M, Visser S, Kogan MD. Trends in the prevalence of developmental disabilities in US children, 1997–2008. *Pediatrics.* 2011; 127: 1034–42.

[20] St. John EB, Nelson KG, Oliver SP, Bishno, RR, Goldenberg RL. Cost of neonatal care according to gestational age at birth and survival status. *Am J Obstet Gynecol.* 2000; 182: 170–5.

[21] Kirby RS. Contribution of cost of preterm infants to the total cost of infant health care in the United States. *Pediatrics.* 2017; 140: e20172240.

[22] March of Dimes (2013). Long-term health effects of premature birth. www.marchofdimes.org/complications/long-term-health-effects-of-premature-birth.aspx

[23] Grosse SD, Waitzman NJ, Yang N, Abe K, Barfield WD. Employer sponsored plan expenditures for infants born preterm. *Pediatrics.* 2017; 140: e20171078.

[24] Cuevas KD, Silver DR, Brooten D, Youngblut JM, Bobo CM. The cost of prematurity: Hospital charges at birth and frequency of rehospitalizations and acute care visits over the first year of life: a comparison by gestational age and birth weight. *Am J Nurs.* 2005; 105: 56–64.

[25] Marlow N, Wolke D, Bracewell MA, Samara M, EPICure Study Group. Neurologic and developmental disability at six years of age after extremely preterm birth. *N Engl J Med.* 2005; 352: 9–19.

[26] Rosenbaum P, Paneth N, Leviton A, Goldstein M, Bax M, Damiano D, Dan B, Jacobsson, B. A report: The definition and classification of cerebral palsy April 2006. *Dev Med Child Neurol.* 2007; **49**: 8–14. [Corrected in Rosenbaum et al. *Dev Med Child Neurol.* 2007; Suppl. 109: 8–14]

[27] Hack M, Taylor HG, Drotar D, Schluchter M, Cartar L, Andreias L, Wilson-Costello D, Klein N. Chronic conditions, functional limitations, and special health care needs of school-aged children born with extremely low birth weights in the 1990s. *JAMA.* 2008; 94: 318–25.

[28] Stoll BJ, Hansen NI, Bell EF, Shankaran S, Laptook AR, Walsh MC, et al. Neonatal outcomes of extremely preterm infants from the NICHD Neonatal Research Network. *Pediatrics.* 2010; 126: 443–56.

[29] Yogev Y, Melamed N, Bardin R, Tenenbaum-Gavish K, Ben-Shitrit G, Ben-Haroush AB. Pregnancy outcome at extremely advanced maternal age. *Am J Obstet Gynecol.* 2010; 203: 558. e1–7.

[30] Dumez Y, Oury JF. Method for first trimester selective abortion in multiple pregnancy. *Contrib Gynecol Obstet.* 1986; 15: 50.

[31] Berkowitz RL, Lynch L, Chitkara U, Wilkins IA, Mehalek KE, Alvarez E. Selective reduction of multiple pregnancies in the first trimester. *N Engl J Med.* 1988; 318: 1043–7.

[32] Wapner RJ, Davis GH, Johnson A. Selective reduction of multifetal pregnancies. *Lancet* 1990; 335: 90–3.

[33] Timor-Tritsch IE, Peisner DB, Monteagudo A, Lerner JP, Sharma S. Multifetal pregnancy reduction by transvaginal puncture: evaluation of the technique used in 134 cases. *Am J Obstet Gynecol.* 1993; 168: 799–804.

[34] Li R, Yang R, Chen X, Yang S, Ma C, Liu P, Qiao J. Intracranial KCl injection – an alternative method for multifetal pregnancy reduction in the early second trimester. *Fetal Diag Ther.* 2013; 34: 26–30.

[35] Evans MI, Dommergues M, Wapner RJ, Lynch L, Dumez Y, Goldberg JD, et al. Efficacy of transabdominal multifetal pregnancy reduction: collaborative experience among the world's largest centers. *Obstet Gynecol.* 1993; 82: 61–7.

[36] Evans MI, Drugan A, Fletcher JC, Platt LD, Rodeck CA, Hansmann M, Bottoms SF. Attitudes on the ethics of abortion, sex selection & selective termination among health care professionals, ethicists & clergy likely to encounter such situations. *Am J Obstet Gynecol.* 1991; 164: 1092–9.

[37] Yaron Y, Bryant-Greenwood PK, Dave N, Moldenhauer JS, Kramer RL, Johnson MP, Evans MI. Multifetal pregnancy reduction (MFPR) of triplets to twins: Comparison with non-reduced triplets and twins. *Am J Obstet Gynecol.* 1999; 180: 1268–71.

[38] Antsaklis A, Souka AP, Daskalakis G, Papantoniou N, Koutra P, Kavalakis Y, Mesogitis S. Embryo reduction versus expectant management in triplet pregnancies. *J Matern Fetal Neonatal Med.* 2004; 16: 219–22.

[39] Luke B, Brown MD, Nugent C, Gonzalez-Quintero VH, Witter FR, Newman RB. Risk factors for adverse outcomes in spontaneous versus assisted conception in twin pregnancies. *Fertil Steril.* 2004; 81: 315–19.

[40] Kozinsky Z, Zadori J, Orvos H, Katona M, Pál A, Kovács L. Obstetric and neonatal risk of pregnancies after assisted reproductive technology: a matched control study. *Acta Obstet Gynecol Scand.* 2003; 82: 850–6.

[41] McDonald S, Murphy K, Beyene J, Ohlsson A. Perinatal outcomes of in vitro fertilization twins: a systematic review and meta-analysis. *Am J Obstet Gynecol.* 2005; 193: 141–52.

[42] Lipitz S, Shulman A, Achiron R, Zalel Y, Seidman DS. A comparative study of multifetal pregnancy reduction from triplets to twins in the first versus early second trimesters after detailed fetal screening. *Ultrasound Obstet Gynecol.* 2001; 18: 35–8.

[43] Sepulveda W, Munoz H, Alcalde JL. Conjoined twins in a triplet pregnancy: early prenatal diagnosis with three-dimensional ultrasound and review of the literature. *Ultrasound Obstet Gynecol.* 2003; 22: 199–204.

[44] Evans MI, Berkowitz R, Wapner R, Carpenter R, Goldberg J, Ayoub MA, et al. Multifetal pregnancy reduction (MFPR): improved outcomes with increased experience. *Am J Obstet Gynecol.* 2001; 184: 97–103.

[45] Blickstein I. How and why are triplets disadvantaged compared to twins. *Best Pract Res Clin Obstet Gynecol.* 2004; 18: 631–44.

[46] Rosner M, Pergament E, Andriole S, Gebb J, Dar P, Evans MI. Detection of genetic abnormalities using CVS and FISH prior to fetal reduction in sonographically normal appearing fetuses. *Prenat Diagn.* 2013; 33: 940–4.

[47] Chaveeva P, Kosinski P, Puglia D, Poon LC, Nicolaides KH. Trichorionic and dichorionic triplet pregnancies at 10–14 weeks: outcome after embryo reduction compared to expectant management. *Fetal Diag Ther.* 2013; 34: 199–205.

[48] Evans MI, Kaufman MI, Urban AJ, Krivchenia EL, Britt DW, Wapner RJ. Fetal reduction from twins to a singleton: a reasonable consideration. *Obstet Gynecol.* 2004; 104: 102–9.

[49] Templeton A. The multiple gestation epidemic: the role of the assisted reproductive technologies. *Am J Obstet Gynecol.* 2004; 190: 894–8.

[50] Kalra SK, Milad MP, Klock SC, Grobman WA. Infertility patients and their partners: differences in the desire for twin gestations. *Obstet Gynecol.* 2003; 102: 152–5.

[51] Evans MI, Britt DW. Selective Reduction in Multifetal Pregnancies. In M Paul, D Grimes, P Stubblefield, L Borgatta, S Lichfield, M Creinin, eds., *Management of Unintended and Abnormal Pregnancy.* London: Blackwell-Wiley Publishing Co, 2009, pp. 312–18.

[52] Evans MI, Britt DW. Fetal reduction: ethical and societal issues. *Sem Reprod Med.* 2010; 28: 295–302.

[53] Britt DW, Von-Voris Schoenborn S, Jamil S, Gebb J, Rosner M, Evans MI. The impact of area conservatism on deviations from best practice: women choosing to undergo selective reduction. *Intl J Health Well Soc.* 2017; 7: 115–40.

[54] Balasch J, Gratacós E. Delayed childbearing: effects on fertility and the outcome of pregnancy. *Curr Opin Obstet Gynecol.* 2012; 24: 187–93.

[55] Balasch J, Gratacós E. Delayed childbearing: effects on fertility and the outcome of pregnancy. *Fetal Diagn Ther.* 2011; 29: 263–73.

[56] McLean LK, Evans MI, Carpenter RJ, Johnson MP, Goldberg JD. Genetic amniocentesis (AMN) following multifetal pregnancy reduction (MFPR) does not increase the risk of pregnancy loss. *Prenat Diagn.* 1998; 18: 186–8.

[57] Wapner RJ, Johnson A, Davis G, Urban A, Morgan P, Jackson L. Prenatal diagnosis in twin gestations: a comparison between second-trimester amniocentesis and first-trimester chorionic villus sampling. *Obstet Gynecol.* 1993; 82: 49–56.

[58] Brambati B, Tului L, Baldi M, Guercilena S. Genetic analysis prior to selective fetal reduction in multiple pregnancy: technical aspects and clinical outcome. *Hum Reprod.* 1995; 10: 818–25.

[59] Tabor A, Alfirevic Z. Update on procedure-related risks for prenatal diagnosis techniques. *Fetal Diagn Ther.* 2010; 27: 1–7.

[60] Hern WM. Selective termination for fetal anomaly/genetic disorder in twin pregnancy at 32+ menstrual weeks. Report of four cases. *Fetal Diagn Ther.* 2004; 19: 292–5.

[61] Evans MI, Goldberg J, Horenstein J, Wapner R, Ayoub MA, Stone J, et al. Selective termination (ST) for structural (STR), chromosomal (CHR), and Mendelian (MEN) anomalies: International experience. *Am J Obstet Gynecol*. 1999; 181: 893–7.

[62] Eddleman KA, Stone JL, Lynch L, Berkowitz RL. Selective termination of anomalous fetuses in multiple pregnancies: two hundred cases at a single center. *Am J Obstet Gynecol*. 2002; 187: 1168–72.

[63] Lu J, Ting YH, Law KM, Lau TK, Leung TY. Radiofrequency ablation for selective reduction in complicated monochorionic multiple pregnancies. *Fetal Diagn Ther*. 2013; 34: 211–16.

[64] Pergament E, Schulman JD, Copeland K, Fine B, Black SH, Ginsberg NA, Frederiksen MC, Carpenter RJ. The risk and efficacy of chorionic villus sampling in multiple gestations. *Prenat Diagn*. 1992; 12: 377–84.

[65] Nicolini U, Lalatta F, Natacci F, Curcio C, Bui TH. The introduction of QF-PCR in prenatal diagnosis of fetal aneuploidies: time for reconsideration. *Hum Reprod Update*. 2004; 10: 541–8.

[66] Wapner RJ, Martin CL, Levy B, Ballif BC, Eng CM, Zachary JM, et al. Chromosomal microarray versus karyotyping for prenatal diagnosis. *N Engl J Med*. 2012; 367: 2175–84.

[67] Evans MI, Wapner RJ, Berkowitz RL. Noninvasive prenatal testing or advanced diagnostic testing: caveat emptor. *Am J Obstet Gynecol*. 2016; 215: 298–305.

[68] Evans MI, Evans SM, Bennett TA, Wapner RJ. The price of abandoning testing for cell-free fetal DNA screening. *Prenat Diagn*. 2018; 38: 243–5.

[69] Evans MI, Andriole S, Curtis J, Evans SM, Kessler AA, Rubenstein AF. The epidemic of abnormal copy number variants missed because of reliance upon noninvasive prenatal screening. *Prenat Diagn*. 2018; 38: 730–4.

[70] Wapner RJ, Babiarz JE, Levy B, Stosic M, Zimmermann B, Sigurjonsoon S, et al. Expanding the scope of noninvasive prenatal testing: detection of fetal microdeletion syndromes. *Am J Obstet Gynecol*. 2015: 212: 322. e1–9.

[71] Dreesen J, Destouni A, Kourlaba G, Degn B, Mette WC, Carvalho F, et al. Evaluation of PCR-based preimplantation genetic diagnosis applied to monogenic disease: a collaborative ESHRE PGD consortium study. *Eur J Hum Genet*. 2013; 22: 1012–18.

[72] Yang Z, Liu J, Collins GS, Salem SA, Liu X, Lyle SS, et al. Selection of single blactocysts for fresh transfer via standard morphology assessment alone and with array CGH for good prognosis IVF patients: results from a randomized pilot study. *Mol Cytogenet*. 2012; 5: 24–32.

[73] Dondorp W, de Wert G, Bombard Y, Bianchi DW, Bergmann C, Borry P, et al. Non-invasive prenatal testing for aneuploidy and beyond: challenges of responsible innovation in prenatal screening. *Eur J Hum Genet*. 2015; 57: 1–8.

[74] Pantos K, Kokkali G, Petroutsou K, Lekka K, Malligiannis P, Koratzis A. Monochorionic triplet and monoamniotic twins gestation after intracytoplasmic sperm injection andlaser-assisted hatching. *Fetal Diagn Ther*. 2009; 25: 144–7.

[75] Peeters SH, Evans MI, Slaghekke F, Klumper FJ, Middeldorp JM, Lopriore E, Oepkes D. Pregnancy complications for di-chorionic, tri-amniotic triplets: markedly increased over trichorionic and reduced cases. *Am J Obstet Gynecol*. 2014; 210: S288.

[76] Chaveeva P, Peeva G, Pugliese SG, Shterev A, Nicolaides KH. Intrafetal laser ablation for embryo reduction from dichorionic triplets to dichorionic twins. *Ultrasound Obstet Gynecol*. 2017; 50; 632–4.

[77] Hack KE, Derks JB, Elias SG, Franx A, Roos EJ, Voerman SK, et al. Increased perinatal mortality and morbidity in monochorionic versus dichorionic twin pregnancies: clinical implications of a large Dutch cohort study. *BJOG*. 2008; 115: 58–67.

[78] Evans MI, Lau TK. Making decisions when no good options exist: Delivery of the survivor after intrauterine death of the co-twin in monochorionic twin pregnancies. *Fetal Diagn Ther*. 2010; 28: 191–5.

[79] Quintero RA, Reich H, Puder KS, Bardicef M, Evans MI, Cotton DB, Romero R. Brief report: umbilical cord ligation of an acardiac twin by fetoscopy at 19 weeks of gestation. *N Engl J Med*. 1994; 330: 469–71.

[80] Gebb J, Rosner M, Dar P, Evans MI. Long term neurologic outcomes after fetal interventions: meta-analysis *Am J Obstet Gynecol*. 2014; 210: S115.

[81] Beauchamp TL, Childress JC. *Principles of Biomedical Ethics*, 5th edn. New York: Oxford University Press, 2001, pp. 358–9.

第 40 章　单绒毛膜双胎妊娠一胎选择性减胎术

Min Chen ◆ Tak Yeung Leung

引言

单绒毛膜双胎妊娠由于共享胎盘及血管吻合支的存在,常伴随特有的妊娠并发症。包括双胎输血综合征(TTTS)、选择性胎儿生长受限(sFGR)、双胎动脉反向灌注序列(twin reversed arterial perfusion sequence,TRAPS)、双胎贫血红细胞增多症序列(twin anemia polycythemia sequence,TAPS)以及连体双胎[1]。此外,结构异常不一致(discordant structural anomaly)在单绒毛膜双胎中更为常见,发生率约 6%~8%,而在双绒毛膜双胎中,发生率约 1%~2%。基于以上情况,单绒毛膜双胎之一选择性减胎术可能最大限度上提升了另一胎儿存活可能性,并将妊娠相关风险降至最低。双绒膜双胎妊娠胎盘之间无血管吻合支的存在,与之不同的是,单绒毛膜双胎妊娠两胎儿通过融合胎盘中多条血管通道相互联系[2]。因此,在单绒毛膜双胎中,通过胎儿心内注射 KCl 的方式进行减胎是不可取的[3]。选择性减胎术必须针对性阻断目标胎儿的血供,使用的方法更加复杂,可以通过阻断脐带血流,也可以通过阻断脐带入胎儿腹壁的脐静脉腹内段血流。这一章节将讨论选择性减胎术手术指征、手术方法以及比较不同方法的优缺点。

手术指征

双胎动脉反向灌注序列

双胎动脉反向灌注序列(twin reversed arterial perfusion sequence,TRAPS)发生率占单绒毛膜双胎妊娠的 1%,妊娠胎儿的 1∶35 000[4]。其特征是存在由结构正常胎儿(泵血胎)灌注的无心畸胎[5]。泵血胎通过脐动脉之间的动脉-动脉吻合向寄生的无心畸胎供血。两者脐带胎盘插入点通常是相互靠近的。这种独特的血管吻合方式使泵血胎处于一种高动力循环状态,并逐渐发展为高输出型心力衰竭。如果不采取干预措施,TRAPS中泵血胎的死亡率高达 55%[4,6]。因此,对于双胎,密切进行超声监测是非常必要的,以便早期发现 TRAPS 中泵血胎的心脏血流情况及无心畸形胎体积增大征象。一旦病情恶化,应及时凝固无心畸胎的脐带血管以阻断两者之间的血管联系[7]。不良预后因素包括胎儿水肿、心胸比增大、无心畸胎体积大:与泵血胎腹围与比值大于50%[8]。尽管如此,即使是密切的超声监测也难以准确的预测或者避免突然胎死宫内的发生。一项荟萃分析研究发现,在 11~14 周诊断的 30 例TRAPS 中,11 例在预定干预孕周 16~18 周之前发生泵血胎的死亡或者脑损伤。最近的研究发现,在 12~14 周通过激光[9,10]或者射频进行选择性干预治疗[11],泵血胎的存活率有望提升至80%。因此,一项关于 TRAPS 最佳干预时机问题的大型随机对照试验正在进行中。(https∶//clinicaltrial.gov/ct2/show/NCT02621645)。

选择性胎儿生长受限

sFGR 通常定义为双胎之一估测体重位于该孕周第 10 百分位数以下,另一胎儿估测体重正常,两胎儿体重相差 25% 以上[12-14]。根据脐动脉多普勒舒张期血流改变情况,sFGR 可进一步分为3 种类型[15]。

Ⅰ 型小胎儿脐血流正常,存活率可超过90%。Ⅱ 型为小胎儿出现持续的脐动脉舒张期血流缺失或者反向。因此发生胎儿宫内死亡,早产以及神经系统发育迟缓的风险较高。胎儿宫内死亡与脐动脉及静脉导管血流的恶化具有一定的相关性,因此这些指标是具有预测价值的。Ⅲ型为小胎儿出现间歇性脐动脉舒张期血流缺失或者反向,尽管血流看起来似乎是稳定的,10%~20% 可出现突发的宫内死亡,这些情况是不能通过脐动脉或者静脉导管多普勒进行预测的。当小胎儿发生宫内死亡时(尤其是Ⅱ型和Ⅲ型),存活胎儿可能会急性血流灌注给死胎,从而导致高死亡率与发病率[1]。因此,及时预防性的阻断两胎儿的胎盘吻合血管支可能有助于改善正常胎儿的妊娠结局。

然而,在单绒毛膜双胎,关于sFGR Ⅱ型和Ⅲ型最佳的干预时间及治疗方法,是采取胎儿镜激光凝固血管吻合支还是选择性减去小胎儿,相关方面的研究是局限的。这两种方法都是以保护正常胎儿的生长为目的,前者给了小胎儿生存的机会,后者则"牺牲"了小胎儿。尤其在sFGR Ⅲ型中,突然胎死宫内的风险几乎是不可预测的,干预方法的选择就显得尤为重要[16]。对于早发型严重的sFGRⅡ,胎儿存活的概率较低,选择性减胎可作为首选。由于严重的案例中,小胎儿常处于羊水偏少和活动度减低状态,选择性减胎的实施相对来说是比较容易的。在对减胎术有法定胎龄限制的美国,对于干预时机的选择更具有挑战性。

双胎输血综合征

胎儿镜激光凝固吻合血管是双胎输血综合征(TTTS)的首选治疗方法,因为有强有力的证据支持其有效性和安全性[5,17]。当然,在某些情况下,选择性减胎术仍是可以考虑的,例如胎儿镜操作困难或者失败,或者一胎存在sFGR、畸形、不可逆性损伤迹象如脑室扩大等异常。

双胎贫血红细胞增多症序列

双胎贫血红细胞增多症序列(twin anemia polycythemia sequence,TAPS)的特点是供血胎儿贫血,受血胎儿红细胞增多,不伴羊水量差异性改变。胎儿贫血和红细胞增多症表现为大脑中动脉收缩期血流峰值速度测量和胎盘和肝脏回声的显著差异[18]。在TTTS病例中,TAPS可能影响多达5%的单绒毛膜双胎,在不完全激光治疗后也可能发生。对于TAPS,可供选择妊娠管理方案有多种,包括期待治疗、选择性减胎、终止妊娠、宫内输血(与红细胞增多症胎儿部分交换或不交换输血),和胎儿镜激光凝固吻合血管。到目前为止,最佳的产前治疗方案尚未确定,但与宫内输血治疗或期待治疗相比,激光凝固胎盘吻合血

管支似乎是一种更好的选择[19]。一项关于比较激光凝固胎盘吻合血管与其他的妊娠管理方法的国际性多中心随机对照试验正在进行中(www.trialregister.nl/trial/6879)。只有在其他方法失败,或者同时合并胎儿异常时,才会考虑选择性减胎术。

结构异常不一致

与双绒毛膜双胎相比,结构异常不一致在单绒毛膜双胎中更为常见。与TRAPS、sFGR、TTTS和TAPS不同的是,单绒毛膜双胎一胎存在畸形,即使有一种情况在出生后是致死性的(如无脑畸形),通常本身不会增加胎儿宫内死亡的风险,因此不会对另一胎造成任何直接的风险。然而会间接增加另一胎儿的妊娠风险,比如由于双胎妊娠本身或由于某些畸形(如无脑儿)引起的羊水过多,会使早产的发生率增加。因此,选择性减胎术应遵循个体化的原则。应向孕妇及家属交代医疗干预的潜在优缺点[20],这取决于畸形的类型、预后、父母对于畸形胎儿可接受性以及手术风险和技术可行性。

单绒毛膜单羊膜囊双胎妊娠

单绒毛膜单羊膜囊(MCMA)占所有单绒毛膜双胎妊娠的5%左右。文献报道中16周前的妊娠流产率高达50%左右。大多数可归因于脐带缠绕、交叉输血综合征、胎儿结构异常不一致或生长受限[17,21]。研究发现MCMA双胎妊娠中脐带缠绕发生率高达70%。为了防止两个胎儿因脐带缠绕过紧继发血流阻塞而导致的胎儿突然死亡,主张对双胎之一的脐带进行预防性阻断[22]。然而,在一项对114例脐带缠绕的MCMA双胎进行系统性回顾研究发现,总体死亡率仅为11.4%(26例),其中仅有2例是由脐带缠绕直接引起的[23]。因此,选择性减胎术不是脐带缠绕的唯一首选方案。

双绒毛膜三胎妊娠

与三绒毛膜三胎妊娠相比,双绒毛膜三胎妊娠低出生体重儿、早产、宫内死亡风险、选择性生长受限和小于32周的极早产的发生率较高[24]。因此这些孕妇经常面临减胎方案选择的问题。减胎方案也很复杂,要面临减至单胎还是DC或单绒毛膜双胎妊娠的选择问题。减去独立胎盘的胎

儿在技术上是可行的。方案为胎儿心内注射KCl,但由于留下的单绒毛膜双胎本身妊娠风险较高,因此这也不是令人满意的妊娠管理方案。因此,减少单绒毛膜双胎其中一胎形成双绒毛膜双胎妊娠是最好的,但技术要求较高,双极钳或射频消融(radiofrequency ablation,RFA)设备将是必要的。如果倾向于减至单胎,那么减去单绒毛膜双胎部分(通过胎儿心内注射KCl)和保持独立胎盘的胎儿是最明智的选择[25-27]。在最近的一项由100组DC三胎组成的系统性回顾研究中,期待治疗的流产率和早产率分别为8.9%和33.3%;减去单绒毛膜双胎中的一胎为8.8%/11.8%,减去单绒毛膜双胎部分为14.5%/5.5%,减去独立胎盘的胎儿为23.5%/17.6%,这四组中至少有一个胎儿存活的概率分别为90.7%、91.2%、83.6%和70.6%[28]。

不同的技术与方法

阻断目标胎儿的脐血流可以通过阻断胎儿游离脐带部分(胎儿外)或脐带腹内段(胎儿内)。脐带双极电凝(bipolar cord coagulation,BCC)是应用最普遍的胎儿外血管凝固技术,在胎儿内技术中,RFA是最常用的[29],激光凝固现已应用较少,微波消融(microwave ablation,MWA)是一种需要进一步研究的新兴技术。

以上所有操作均为侵入性操作,应在局部麻醉下进行,无菌操作,并且建议使用抗生素预防感染。所有这些侵入性操作的一个常见和主要的技术困难是能否选择到一个合适的位置便于操作器械接近目标胎儿。前壁胎盘可能会限制操作路径,有时目标胎儿躲在胎盘或另一胎儿的下方,这样手术就更具挑战性了。因此,有研究尝试使用高强度聚焦超声(high-intensity focused ultra-sound,HIFU)对胎儿根部脐血管进行凝固的无创操作方法[30,31]。

脐带双极电凝

自Deprest等在2000年介绍了使用BCC治疗复杂的单绒毛膜双胎以来[32],BCC已成为唯一最常用的阻断脐带的方法。其他的方法,如胎儿镜脐带结扎,由于手术复杂性,已逐渐被淘汰。

仪器

可重复使用的双极钳的直径从2.4mm到

3.0mm不等,长度为26~30cm(双极抓合钳,Karl Storz,Tutlingen,德国)。大小的选择取决于脐带的直径,而脐带的直径又取决于妊娠。还有2.7mm(Imagyn,Laguna Nigel,CA)和3.0mm的一次性钳子(Everest Medical,Minneapolis,MN)。钳子可以在超声或胎儿镜引导下操作。前者只需要一个操作孔在二维超声引导下工作,但是用钳子抓取悬浮的脐带技术要求更高。胎儿镜手术需要两个操作孔,一个用于胎儿镜(1mm或2mm),另一个用于双极钳。或者,有专门结合胎儿镜和双极钳设计的仪器(光学双极抓取钳,Karl Storz),它只需要一个操作孔,但孔径更大。

技术

在超声或胎儿镜的指导下,操作双极进入目标胎儿的羊膜囊,避免穿破羊膜隔。双极先进到目标双胎之一的脐带,接近其入脐部或胎盘插入部位,或脐带处于稳定位置的任何部位。然后,打开双极钳叶,以了解脐带直径。在单羊膜囊双胎中,等到胎儿开始出现心动过缓,再开始进行操作,可以判断所阻断脐带的正确性。在确认钳夹位置后,设置30W的功率凝固30s。功率可提高到50W,直至达到组织凝固。在凝固过程中,使用超声对热损伤效应进行监测。产生自双极钳叶的气泡流表明局部受热并最终组织达到凝固,初始热量不应过高,防止组织碳化导致钳子卡在脐带上。重要的是要保持设备远离胎盘,另一胎儿以及两胎儿之间的羊膜间隔,以防止操作过程中意外的热损伤。超声和彩色多普勒可用于证实钳子离开脐带后脐血流消失,胎儿心脏活动减慢和停止。有时未能监测到多普勒血流可能是由于暂时性血管痉挛而不是真正的血管闭塞所致,因此建议在相邻部位重复2~3次测量,以确保完全闭塞。脐带电凝总体成功率在80%左右[33]。

潜在的困难

足够的羊膜囊空间对于超声成像和钳子操作都是必要的。如果目标胎儿出现严重的羊水过少,可能需要羊膜腔灌注。由于仪器直径相对较大,孕周较小是BCC的主要限制,与其他方法相比,胎膜早破的风险更高[34]。

射频消融

RFA最初用于各种肿瘤的局部治疗。2002年,Tsao等首次报道了RFA在选择性减胎术中的应用,他们在13例TRAPS中使用了14号(3mm)

RFA 探针[35]。由于 RFA 探针的规格现在减至 17 号，并且由于操作方便，RFA 现在已经成为单绒毛膜双胎并发症选择性减胎的一种非常流行的方法[36,37]。

仪器

RFA 探针或针状电极有许多不同的设计[38,39]。其中常见的是 17 号（1.4mm）探针，长度 15cm，顶端有 8 个可展开的弯曲尖齿。另一种有 3 个弯曲的尖齿，可从其远端轴一侧展开。探针连接到射频发生器弯曲尖齿之间便可以产生高频（200～1 200kHz）正弦交流电。因此，在尖齿之间可形成一个球形电场，引发组织离子的运动，产生摩擦热，最终导致热组织凝固和坏死。距离电极的尖齿越远，热凝区域直径越大（如 LeVeen 和 Starburst 的最大直径分别为 2cm 和 5cm），但需要更多的能量输入（因此需要更多的时间）才能实现完全的热凝。

不同的 RFA 电极与不同类型的射频发生器相匹配。例如，LeVeen 与 RF3000 射频发生器（Boston Scientific，Natick，MA）相结合，该装置具有阻力反馈系统，可以监测目标组织的阻力。当目标组织完全干燥时，阻力变得很高，功率输出将被关闭（阻力"滚降"）。另一方面，StarBurst 针与多点温度反馈系统相连接。发生器产生射频能量，直至三个尖齿的平均温度达到 110℃，持续 3min。完整的加热周期结束之后是 1min 的冷却周期。循环进行，直到超声检查显示脐带血流停止。

技术

在超声引导下，将 RFA 探针插入目标胎儿的腹部，瞄准其脐带插入点的根部。确认位置正确后，便可以开始打开伞部了。针伞区域应根据目标胎儿大小来估计，这是随孕周而变化的。必须采取预防措施，以确保所有伞尖都在目标胎儿体内。然后，功率逐步增加，从 30 瓦开始，每 2min 增加 10 瓦，最高达 100 瓦。一些学者主张高启动功率，以快速阻断血流，尽量减少对另一胎儿造成潜在的血流动力学不稳定[34]。手术操作可能需要重复 1～2 个周期，直到使用彩色和脉冲多普勒确认脐血流彻底消失。保持电极远离子宫壁和胎膜是重要的，以防止热损伤的扩散。在去除电极之前，必须先收回尖齿[38-40]。

潜在的困难

在脐带根部精确放置 RFA 针尖是手术成功的关键，但在某些情况下可能是困难的，例如当胎儿在手术过程中背部朝上，或者羊水过多导致胎儿活动频繁。消融后，超声显示消融区，或评估脐血流，通常变得不那么理想，确认血流完全闭塞变得困难。假性血流信号可能是由于不完全消融后的缓慢流动的血流，特别是当采样血流垂直于超声束。因此，必须进行调整以检测低血流信号。

胎内激光术

仪器

该仪器与用于治疗 TTTS 激光凝固的仪器相似，但激光光纤不是在胎儿镜可视化下操作的，而是在超声引导下，通过 18 号针引入的[41]。

技术

在超声引导下，针头套管被放置到脐带插入部位下方的目标胎儿腹部后，激光光纤随后通过针尖，其尖端在针尖以外的几毫米处进入目标（靶）组织。在短时间内，调整功率为 40 瓦，直到靠近光纤的组织回声改变，脐动脉血流停止。每次激光发射时，都会看到一个回声区域从光纤尖端向周围扩散。当血流完全停止时，便提示手术成功了[9,42]。

潜在的困难

胎内激光非常适合于妊娠早期，因为目标血管的直径较小，仪器的尺寸较小，但该方法不适用于妊娠 16 周后，因为此时血管直径增大，凝固可能不完全。

微波消融术

MWA 是一种比较新的胎内（宫内治疗）方法，文献中仅报道了 2 例。与 RFA 不同，MWA 在没有电路的情况下产生热量，并且具有热传播或热吸收效应更小，特别是在高流量血管中[43-45]。因此，更高的聚焦能量可以应用于目标（靶）组织，从而允许更高的组织温度和更快的消融时间，并且比 RFA 更有利于血管凝固。

仪器

微波发生器通过天线的裸露、非绝缘部分发射电磁波[45]。该天线为 15 号针（1.8mm）并且有具备室温流体或二氧化碳的内部冷却系统。发射的微波引起水分子运动，产生摩擦热，从而引起热凝和坏死。加热区通常在天线末端，呈椭圆形或泪滴状[44,45]。

技术

与其他入胎儿内途径相似,经皮操作,旨在针对目标胎儿脐血管的腹内部分。一旦确认了合适的位置,便可以开始选择微波能量。能量的选择是根据目标区域的大小来估计。一般情况下,应用100~140瓦的能量3~4min,可以创造一个直径3~5cm的凝固面积。在妊娠早期,建议使用功率降至50瓦[44,45]。超声和彩色多普勒可观察微波消融的效果。

潜在的困难

由于加热区域通常是围绕天线末端呈现椭球状或泪滴状,建议从侧面进入胎儿腹部[44,45]。

高强度聚焦超声HIFU

临床已证实HIFU在非侵入性子宫肌瘤消融中的应用。HIFU在选择性减胎中的潜在优势是它将能量聚集到目标位点的非侵入性和准确性。当遇到前壁胎盘或者因目标胎儿位置原因影响手术操作时,HIFU优势就显得尤为突出。Ichizuka等报道了首次尝试使用HIFU技术,在一个26周的TRAPS病例中凝固腹内脐血管,但最终未能完全阻断血流[30]。随后Okai等报道了第一个成功的案例,在一例妊娠13~17周TRAPS病例中,通过HIFU多次循环,最终达到了血管阻断的目的[31]。HIFU的缺点是达到血管凝固耗时较长,不适合于活动频繁的胎儿。

并发症

虽然选择性减胎的目的是保障另一胎儿的生存和健康,但干预本身可能带来一定的死亡率和发病率,特别是在干预治疗不充分的情况下[46,47]。死亡率可高达33%[48],最有可能的原因是由于目标血管凝固不成功或不完全,血流从存活胎儿快速灌注到低血压、死亡的胎儿体内。这一手术风险的高发时机在操作后24~48h内。然而,有时在手术后几周内可能会发生存留胎儿的宫内死亡,潜在的原因尚不清楚。

有时急性输血可能不会导致存留胎儿死亡,但可能会造成严重的贫血和缺血性脑血管损伤。目前关于选择性减胎后存留胎儿的长期神经发育结局的可靠数据是稀缺的[49]。通过对74例单绒毛膜双胎妊娠选择性减胎术后进行随访发现,在2岁及以上人群中,6.8%的人发现了神经发育障碍[48];然而,单绒毛膜双胎一胎发生自发死亡,存活胎儿神经系统损伤的发生率为18%[46,47]。

任何方法的另一个主要和常见的并发症是医源性未足月胎膜早破(iPPROM),它与操作孔的入口直径有关[37]。据报道,当使用5mm套管针时,PPROM的风险超过50%,但使用3.3mm的套管针可以减少一半[50]。因此,与BCC相比,RFA的主要理论优势似乎是相对于3.3mm套管针,引入17号针造成的膜损伤较小。PPROM不仅仅在围术期发生。在大约一半的病例中,PPROM发生在手术4周后。这种并发症显著增加了不良围产结局的发生率。

MC妊娠选择性减胎其他围术期并发症包括早产、晚期流产、羊膜带综合征、热损伤以及绒毛膜羊膜炎。严重母体并发症如内脏损伤、肺水肿、脓毒血症、出血及死亡是罕见的[39]。

选择性减胎的指征本身可能是影响结局的一个因素。Kumar等认为因sFGR行选择性减胎,存留胎儿出生率较高[51]。Yinon等人还发现,与sFGR(87.0%)、TTTS(92.9%)和TRAPS(100%)相比,因胎儿结构异常不一致行选择性减胎术,存留胎儿的活产率较低,为66.7%[29]。

丰富的实践经验对降低并发症的发生率具有重要意义。Lee等研究发现,在实践操作机会多的大型中心,RFA治疗TRAPS术后的存活率高于操作实践少的中心(85% vs 56%)[52]。Schou等人分析了2004—2015年接受BCC治疗的102例MC妊娠案例。他们的队列研究分为1期(2004—2009)和2期(2010—2015)。两个时期的胎儿存活率从78%提高到95%,分娩孕周也显著提升。术后48h内胎儿死亡数从4例(1期)下降到0例(2期)。结果的改善归因于操作者技术和经验的不断增强与提升[53]。同样,Lewi等对连续80例复杂的MC妊娠行脐带电凝发现,虽然他们的队列前半部分和后半部分的总生存率没有差异,但在队列的前半部分,操作时间超过60min的病例更多,PPROM的发生率更高(42%),继发于25周以下PPROM所致的围生期死亡及31周之前的分娩例数更多[50]。

不同技术的比较及选择

目前尚没有比较不同的选择性减胎方法的随机对照试验。手术的选择主要取决于技术因素,决定因素包括胎龄、目标胎儿和胎盘的位置、羊水量、仪器和专业知识的可实施性[54]。

使用 BCC 进行减胎,一旦夹紧脐带并对其进行电凝,脐血流停便停止了。而 RFA 可能需要更多的时间或多次尝试来进行脐带凝固从而达到脐血流消失[38]。由于操作的时间间隔较长,另一胎儿循环受到影响的可能性较大。在早年的一项回顾性比较研究中,Bebbington 等认为与 RFA 相比,BCC 有较高的存活率(分别为 88% 和 70.7%)[34]。然而,Roman 等研究中,两者存活率相似(BCC 88% vs RFA87%)[37],而在 Yinon 等的研究中,BCC、RFA 术后存活率分别为 76.5% 和 88.9%[29]。

当在孕早期进行选择性减胎时,RFA 或胎内激光优于 BCC,因为前两者的仪器穿刺探针直径及创伤比 BCC 小。可能的优点是 PPROM 发生的风险较低,干预-分娩间隔时间较长。当妊娠超过 16 周时,胎内激光减胎成功率较低,不可作为首选。

对于 BCC,足够的羊水量是必需的,以确保足够的空间可以插入仪器、操作钳、胎儿镜以及实现超声引导。充足的羊水对于超声观察脐带及其插入部位也是必不可少的。因此,在羊水过少的情况下,应考虑羊膜腔灌注,以充分暴露手术视野[33]。相比之下,RFA 和胎内激光可以很好地在羊水过少或无羊水的情况下工作,因为它们的目标是脐血管的腹内部分。缺乏羊水的胎儿活动度会降低,因此便于更准确地穿刺。另一方面,当目标胎儿存在羊水过多时,BCC 可能是首选。

在 MCMA 妊娠中,两个胎儿的脐带可能缠绕在一起,难以区分,使用 BCC 的时候必须瞄准靠近插入目标胎儿腹内段脐带部分;紧握抓钳,直至出现目标胎儿心动过缓时才开始凝固血管。使用 RFA 或胎内激光时则无须担心这类风险。与 BCC 不同,胎内减胎路线难以做到同时横断脐带。在对 20 篇文章进行的一项系统性回顾分析中,共有 60 例 MCMA 病例成功地进行了脐带横断,而同期的 14 例未能实现脐带横断,前组存留胎儿宫内死亡的发生率似乎较低(12% vs 40%)[55]。因此,在这种情况下,通常推荐使用双极电凝进行脐带横断。

当目标胎儿位于子宫腔后方穿刺过程中不可避免地会穿过两胎儿之间羊膜隔时,RFA 可能是首选,因为它对膜的创伤小于 BCC。

最后,RFA 相对比 BCC 更昂贵,因为它需要一个专门的发生器(通常用于肝癌治疗),而且探针是不可回收的,而 BCC 使用的标准烧灼设备是大多数中心都能购置的,并且双极钳是可以重复使用的。

结论

单绒毛膜双胎妊娠的各种并发症均可通过阻断脐血流的选择性减胎术进行干预治疗。其目的是在一胎突发宫内死亡后,降低另一胎儿继发宫内死亡或其他不良妊娠结局的风险。脐带双极电凝和射频消融是目前常用的治疗方法,其治疗效果相似,胎儿存活率能达到 80%~90%。减胎方法的选择取决于技术上的考虑,决定因素包括胎龄、目标胎儿和胎盘的位置、羊水量以及仪器和专业技能的可实施性。

（翻译　王彦林　审校　闫瑞玲）

参考文献

[1] Khalil A, Rodgers M, Baschat A, et al. ISUOG Practice Guidelines: role of ultrasound in twin pregnancy. *Ultrasound Obstet Gynecol.* 2016; 47: 247–63.

[2] Wimalasundera RC. Selective reduction and termination of multiple pregnancies. *Semin Fetal Neonatal Med.* 2010; 15: 327–35.

[3] Evans MI, Goldberg JD, Dommergues M, et al. Efficacy of second-trimester selective termination for fetal abnormalities: international collaborative experience among the world's largest centers. *Am J Obstet Gynecol.* 1994; 171: 90–4.

[4] Moore TR, Gale S, Benirschke K. Perinatal outcome of forty-nine pregnancies complicated by acardiac twinning. *Am J Obstet Gynecol.* 1990; 163: 907–12.

[5] Royal College of Obstetricians & Gynaecologists. Management of Monochorionic Twin Pregnancy: Green-top Guideline No. 51. *BJOG.* 2017; 124: e1–45.

[6] Healey MG. Acardia: predictive risk factors for the co-twin's survival. *Teratology.* 1994; 50: 205–13.

[7] Tan TY, Sepulveda W. Acardiac twin: a systematic review of minimally invasive treatment modalities. *Ultrasound Obstet Gynecol.* 2003; 22: 409–19.

[8] Wong AE, Sepulveda W. Acardiac anomaly: current issues in prenatal assessment and treatment. *Prenatal Diagn.* 2005; 25: 796–806.

[9] Pagani G, D'Antonio F, Khalil A, et al. Intrafetal laser treatment for twin reversed arterial perfusion sequence: cohort study and meta-analysis. *Ultrasound Obstet Gynecol.* 2013; 42: 6–14.

[10] Chaveeva P, Poon LC, Sotiriadis A, et al. Optimal method and timing of intrauterine intervention in twin reversed arterial perfusion sequence: case study and meta-analysis. *Fetal Diagn Ther.* 2014; 35: 267–79.

[11] Cabassa P, Fichera A, Prefumo F, et al. The use of radiofrequency in the

treatment of twin reversed arterial perfusion sequence: a case series and review of the literature. *Eur J Obstet Gynecol Reprod Biol.* 2013; 166: 127–32.

[12] Emery SP, Bahtiyar MO, Moise KJ. The North American Fetal Therapy Network Consensus Statement: Management of Complicated Monochorionic Gestations. *Obstet Gynecol.* 2015; 126: 575–84.

[13] Buca D, Pagani G, Rizzo G, et al. Outcome of monochorionic twin pregnancy with selective intrauterine growth restriction according to umbilical artery Doppler flow pattern of smaller twin: systematic review and meta-analysis. *Ultrasound Obstet Gynecol.* 2017; 50: 559–68.

[14] Khalil A, Beune I, Hecher K, et al. Consensus definition and essential reporting parameters of selective fetal growth restriction in twin pregnancy: a Delphi procedure. *Ultrasound Obstet Gynecol.* 2019; 53: 47–54.

[15] Gratacós E, Lewi L, Munoz B, et al. A classification system for selective intrauterine growth restriction in monochorionic pregnancies according to umbilical artery Doppler flow in the smaller twin. *Ultrasound Obstet Gynecol.* 2007; 30: 28–34.

[16] Bennasar M, Eixarch E, Martinez JM, et al. Selective intrauterine growth restriction in monochorionic diamniotic twin pregnancies. *Semin Fetal Neonatal Med.* 2017; 22: 376–82.

[17] Roberts D, Neilson JP, Kilby MD, et al. Interventions for the treatment of twin-twin transfusion syndrome. *Cochrane Database Syst Rev.* 2014; 1: CD002073.

[18] Lopriore E, Middeldorp JM, Oepkes D, et al. Twin anemia-polycythemia sequence in two monochorionic twin pairs without oligo-polyhydramnios sequence. *Placenta.* 2007; 28: 47–51.

[19] Slaghekke F, Favre R, Peeters SH, et al. Laser surgery as a management option for twin anemia-polycythemia sequence. *Ultrasound Obstet Gynecol.* 2014; 44: 304–10.

[20] Vojtech J, Haslik L, Pock R, et al. Selective feticide in monochorionic twin pregnancies with discordant fetal anomalies: management and outcome. *Ceska Gynekol.* 2017; 82: 345–50.

[21] Glinianaia SV, Rankin J, Khalil A, et al. Prevalence, antenatal management and perinatal outcomes of monochorionic monoamniotic twin pregnancies: a collaborative multicentre study in England, 2000–2013. *Ultrasound Obstet Gynecol.* 2019; 53: 184–92.

[22] Middeldorp JM, Klumper FJ, Oepkes D, et al. Selective feticide in monoamniotic twin pregnancies by umbilical cord occlusion and transection. *Fetal Diagn Ther.* 2008; 23: 121–5.

[23] Rossi AC, Prefumo F. Impact of cord entanglement on perinatal outcome of monoamniotic twins: a systematic review of the literature. *Ultrasound Obstet Gynecol.* 2013; 41: 131–5.

[24] Geipel A, Berg C, Katalinic A, et al. Prenatal diagnosis and obstetric outcomes in triplet pregnancies in relation to chorionicity. *BJOG.* 2005; 112: 554–8.

[25] Chaveeva P, Kosinski P, Birdir C, et al. Embryo reduction in dichorionic triplets to dichorionic twins by intrafetal laser. *Fetal Diagn Ther.* 2014; 35: 83–6.

[26] Chaveeva P, Peeva G, Pugliese SG, et al. Intrafetal laser ablation for embryo reduction from dichorionic triplets to dichorionic twins. *Ultrasound Obstet Gynecol.* 2017; 50: 632–4.

[27] Abel JS, Flock A, Berg C, et al. Expectant management versus multifetal pregnancy reduction in higher order multiple pregnancies containing a monochorionic pair and a review of the literature. *Arch Gynecol Obstet.* 2016; 294: 1167–73.

[28] Morlando M, Ferrara L, D'Antonio F, et al. Dichorionic triplet pregnancies: risk of miscarriage and severe preterm delivery with fetal reduction versus expectant management. Outcomes of a cohort study and systematic review. *BJOG.* 2015; 122: 1053–60.

[29] Yinon Y, Ashwal E, Weisz B, et al. Selective reduction in complicated monochorionic twins: prediction of obstetric outcome and comparison of techniques. *Ultrasound Obstet Gynecol.* 2015; 46: 670–7.

[30] Ichizuka K, Hasegawa J, Nakamura M, et al. High-intensity focused ultrasound treatment for twin reversed arterial perfusion sequence. *Ultrasound Obstet Gynecol.* 2012; 40: 476–8.

[31] Okai T, Ichizuka K, Hasegawa J, et al. First successful case of non-invasive in-utero treatment of twin reversed arterial perfusion sequence by high-intensity focused ultrasound. *Ultrasound Obstet Gynecol.* 2013; 42: 112–14.

[32] Deprest JA, Audibert F, Van Schoubroeck D, et al. Bipolar coagulation of the umbilical cord in complicated monochorionic twin pregnancy. *Am J Obstet Gynecol.* 2000; 182: 340–5.

[33] Lanna MM, Rustico MA, Dell'Avanzo M, et al. Bipolar cord coagulation for selective feticide in complicated monochorionic twin pregnancies: 118 consecutive cases at a single center. *Ultrasound Obstet Gynecol.* 2012; 39: 407–13.

[34] Bebbington MW, Danzer E, Moldenhauer J, et al. Radiofrequency ablation vs bipolar umbilical cord coagulation in the management of complicated monochorionic pregnancies. *Ultrasound Obstet Gynecol.* 2012; 40: 319–24.

[35] Tsao K, Feldstein VA, Albanese CT, et al. Selective reduction of acardiac twin by radiofrequency ablation. *Am J Obstet Gynecol.* 2002; 187: 635–40.

[36] Paramasivam G, Wimalasundera R, Wiechec M, et al. Radiofrequency ablation for selective reduction in complex monochorionic pregnancies. *BJOG.* 2010. 117: 1294–8.

[37] Roman A, Papanna R, Johnson A, et al. Selective reduction in complicated monochorionic pregnancies: radiofrequency ablation vs. bipolar cord coagulation. *Ultrasound Obstet Gynecol.* 2010; 36: 37–41.

[38] Bebbington M. Selective reduction in multiple gestations. *Best Pract Res Clin Obstet Gynaecol.* 2014; 28: 239–47.

[39] Bebbington M. Selective reduction in complex monochorionic gestations. *Am J Perinatol.* 2014; 31 (Suppl. 1): S51–8.

[40] Lu J, Ting YH, Law KM, et al. Radiofrequency ablation for selective reduction in complicated monochorionic multiple pregnancies. *Fetal Diagn Ther.* 2013; 34: 211–16.

[41] Klaritsch P, Albert K, Van Mieghem T, et al. Instrumental requirements for minimal invasive fetal surgery. *BJOG.* 2009; 116: 188–97.

[42] O'Donoghue K, Barigye O, Pasquini L, et al. Interstitial laser therapy for fetal reduction in monochorionic multiple pregnancy: loss rate and association with aplasia cutis congenita. *Prenat Diagn.* 2008; 28: 535–43.

[43] Prefumo F, Cabassa P, Fichera A, et al. Preliminary experience with microwave ablation for selective feticide in monochorionic twin pregnancies. *Ultrasound Obstet Gynecol.* 2013; 41: 470–1.

[44] Prefumo F, Cabassa P, Fichera A, et al. Microwave ablation in complicated monochorionic twin pregnancies. *Fetal Diagn Ther.* 2015; 38: 159.

[45] Stephenson CD, Temming LA, Pollack R, et al. Microwave ablation for twin-reversed arterial perfusion sequence: a novel application of technology. *Fetal Diagn Ther.* 2015; 38: 35–40.

[46] Hillman SC, Morris RK, Kilby MD. Co-twin prognosis after single fetal death: a systematic review and meta-analysis. *Obstet Gynecol.* 2011; 118: 928–40.

[47] Ong SS, Zamora J, Khan KS, et al. Prognosis for the co-twin following single-twin death: a systematic review. *BJOG.* 2006; 113: 992–8.

[48] van Klink JM, Koopman HM, Oepkes D, et al. Long-term neurodevelopmental outcome in monochorionic twins after fetal

therapy. *Early Hum Dev.* 2011; 87: 601–6.

[49] Panciatici M, Tosello B, Blanc J, et al. Newborn outcomes after radiofrequency ablation for selective reduction in the complicated monochorionic pregnancies. *Gynecol Obstet Fertil Senol.* 2017; 45: 197–201.

[50] Lewi L, Gratacós E, Ortibus E, et al. Pregnancy and infant outcome of 80 consecutive cord coagulations in complicated monochorionic multiple pregnancies. *Am J Obstet Gynecol.* 2006; 194: 782–9.

[51] Kumar S, Paramasivam G, Zhang E,

et al. Perinatal- and procedure-related outcomes following radiofrequency ablation in monochorionic pregnancy. *Am J Obstet Gynecol.* 2014; 210: 454. e1–6.

[52] Lee H, Bebbington M, Crombleholme TM. The North American Fetal Therapy Network Registry data on outcomes of radiofrequency ablation for twin-reversed arterial perfusion sequence. *Fetal Diagn Ther.* 2013; 33: 224–9.

[53] Schou KV, Jensen LN, Jørgensen C, et al. Ultrasound-guided bipolar umbilical cord occlusion in complicated monochorionic

pregnancies: is there a learning curve. *Fetal Diagn Ther.* 2018; 44: 65–71.

[54] Gaerty K, Greer RM, Kumar S. Systematic review and meta-analysis of perinatal outcomes after radiofrequency ablation and bipolar cord occlusion in monochorionic pregnancies. *Am J Obstet Gynecol.* 2015; 213: 637–43.

[55] Peeters SH, Devlieger R, Middeldorp JM, DeKoninck P, Deprest J, Lopriore E, et al. Fetal surgery in complicated monoamniotic pregnancies: case series and systematic review of the literature. *Prenat Diagn.* 2014; 34: 586–91.

胎儿尿路梗阻

第41章　下尿路梗阻：病理生理学、产前评估和宫内干预

K. W. Cheung ◆ R. Katie Morris ◆ Mark D. Kilby

引言

先天性肾脏和尿路发育异常很常见，占所有先天性发育异常的21%[1]。据报道，该疾病在妊娠中的发生率为1:1 000~1:250[2]。常规产前超声检查可以相对较早发现这些先天性肾脏和尿路发育异常，尤其是那些较为常见的梗阻性尿路病变。根据2015年英国最新的肾脏登记报告，"梗阻性尿路病变"是16岁以下儿童发生慢性肾衰竭的第二大原因（19%），仅次于肾发育不良±反流[3]。梗阻性尿路病变可能发生在上尿路或下尿路，其预后差异显著，膀胱颈水平的梗阻多与新生儿死亡和肾衰竭有关。在未治疗病例中，围产儿死亡率较高（高达45%，通常是由于重度羊水过少和肺发育不良所致[4]），30%的幸存者在5岁之前患有终末期肾衰竭（end-stage renal failure，ESRF），需要接受透析和肾移植手术[5]。与12~16岁开始相比，在2岁之前开始进行肾支持治疗或肾移植，儿童的总体生存机会最低（$HR = 4.1$，$95\%CI:1.7~9.9$，$P = 0.002$）[3]。因此，已尝试膀胱羊膜腔分流术、胎儿膀胱镜检查和瓣膜切除术等宫内干预措施，可以减缓这些疾病在宫内的病程进展（及其结局），并改变小儿先天性膀胱颈梗阻的自然病史。本章我们将讨论先天性膀胱颈梗阻的病因、病理生理、产前表现和产前诊断，并讨论需要胎儿宫内治疗的产前筛查和预后评估方法。

先天性膀胱颈梗阻

流行病学和病因学

下尿路梗阻（lower urinary tract obstruction，LUTO），尤其是先天性膀胱颈梗阻相关的病理具有遗传异质性。英国局部地区先天性异常登记网

络（通过英国和爱尔兰先天性异常研究网络数据库，BINOCAR）提供了可以定义基于人群的患病率估计的评估机制。基于两项群体研究（英国东北部和西米德兰兹地区的先天性发育异常记录）估计，先天性膀胱颈梗阻的新生儿发病率为2.2/1 000~3.3/1 000[6,7]。后尿道瓣膜（posterior urethral valve）（63%）、尿道闭锁（9.9%）和尿道狭窄（7.0%）是较为常见的病理基础。Prune belly综合征不常见，出生后可见巨膀胱、双侧重度肾积水，双侧隐睾和前腹壁肌组织发育不良（2.5%）。17.6%先天性膀胱颈梗阻病例尚未根据病理基础进行分类[6,7]。

先天性膀胱颈梗阻可能是孤立存在，也可能与其他的胎儿结构异常并存。后者更为常见，如果存在包括先天性膀胱颈梗阻的多发异常，可能存在潜在的染色体异常（最常见的是13三体和18三体）[8,9]和单基因异常。在巨膀胱病例中，妊娠10~14周胎儿膀胱纵向长度为7~15mm的染色体异常的发生率（23.6%）高于>15mm染色体异常的发生率（11.4%）[9]。具有可能的候选基因的DNA拷贝数变异与孤立性后尿道瓣膜相关[10]。Prune belly综合征（先天性膀胱颈梗阻伴胎儿前腹壁肌肉发育异常）可能与染色体异常、*ACTA2*基因修饰[11]及多种基因拷贝数变异有关，包括与中胚层、肌肉和尿路发育和分化的相关基因（*BMPR1B*、*STIM1*、*NOG*和*MYOCD*）[12]。女性胎儿先天性膀胱颈梗阻的产前超声表现会有更为复杂的病理基础，包括持续泄殖腔异常和巨膀胱-小结肠-肠蠕动减弱综合征。后者产前超声特征通常表现为女性胎儿的巨膀胱和大肠扩张[13]。主要的异常是平滑肌功能障碍，据报道是*ACTG2*基因的错义突变导致[13]。另外，有研究发现毒蕈碱性乙酰胆碱受体基因突变与这些异常有关[14]。Prune belly综合征和巨膀胱-小结肠-肠蠕动减弱综合征的总体预后均很差，可能与膀胱流出道梗

阻不相关。

病理生理学

先天性膀胱颈梗阻（congenital bladder neck obstruction）患儿围生期发病率和死亡率高，主要是由于肺发育不良和围生期肾衰竭所导致。羊水对于胎儿肺部发育至关重要，尤其是在妊娠 16～24 周的小管期[15]。目前已经建立了动物模型来研究其病理生理学机制。通过结扎输尿管和脐尿管建立胎羊的医源性先天性尿道梗阻。Harrison 等研究发现医源性完全性尿道梗阻会导致双侧肾积水、输尿管积水、膀胱扩张和肺发育不良[16]。因此通过宫内减压可提高肺脏重量和缓解肾积水程度[17]。Pringle 等研究了在胎羊妊娠 60d 时造成医源性尿道梗阻后施行分流术的效果[18]。医源性尿道梗阻后 14～21d 放置分流管可保留肾脏发育功能，但会造成膀胱顺应性下降[18]。尽管这些在动物模型中的发现是否对人类同样适用仍存在争议，但这些研究为先天性膀胱颈梗阻的胎儿宫内干预提供了一定的科学依据，并为进一步研究奠定了基础。

产前管理

先天性膀胱颈梗阻的诊断

超声检查是评估胎儿泌尿道问题非常有效的影像学检查方法。由于与非梗阻性尿路病变产前超声特征相似，因此通常很难对先天性膀胱颈梗阻进行准确的产前预测。由于两者的预后和治疗方法有很大差别，所以鉴别诊断至关重要。

胎儿在妊娠 10 周后开始产生尿液，此后超声检查可显示膀胱[19]。在孕早期，巨膀胱（定义为膀胱纵向直径超过 7mm）通常是先天性膀胱颈梗阻的首发征象[8]。多数孕早期的巨膀胱可自行消退，但持续性巨膀胱往往提示先天性膀胱颈梗阻。巨膀胱缓解的概率取决于膀胱的纵向长度。妊娠 10～14 周长度为 7～15mm，如果胎儿核型正常，90% 在妊娠 20 周之前可自然消退，而当膀胱长度超过 15mm 时则难以自行消退[9,20]。另一项研究也表明，在妊娠 18 周之前出现膀胱纵向长度小于 12mm 时，自行缓解的可能性更大[21]。孕早期胎儿由于膀胱内缺乏收缩组织，膀胱可能会出现生理性的一过性扩张[9]，因为自主神经支配和胎儿膀胱平滑肌的正常发育是在妊娠 13 周后[22]。

在孕中晚期，膀胱颈或尿道的梗阻会导致胎儿泌尿道的上游逐渐扩张，导致经典三联症：后尿道扩张（所谓的锁孔征）、膀胱增大和肾积水，其中锁孔征、膀胱容积/大小增加和肾盂前后径增加可以通过产前超声检查发现（图 41-1）[23]。妊娠中期或晚期的巨膀胱定义不清。目前公认可接受标准是纵向直径（单位：mm）大于孕周数加 12，或者是在 45min 内未能排空增大的胎儿膀胱[8]。在这段时期，梗阻性尿道病变和非梗阻性尿道病变都可能以巨膀胱的形式出现[24]。锁孔征曾一度被认为是 LUTO 所特有的超声征象，尤其发生在后尿道瓣膜中[25,26]（图 41-1）。一项回顾性研究表明，51.6% 确诊后尿道瓣膜的胎儿和 34.8% 其他非梗阻性尿路病变（膀胱输尿管反流和原发性巨输尿管）的胎儿[27]，存在该特征。另一项回顾性研究也证实了其特异性较差（48%）[28]。由于逼尿肌欠稳定和膀胱括约肌功能失调导致膀胱下部扩张，酷似锁孔征，可能是导致假阳性结果的原

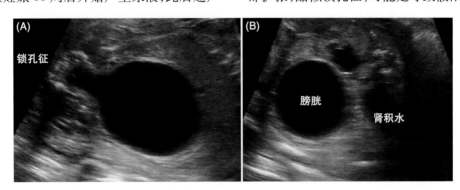

图 41-1　典型下尿路梗阻的产前超声检查发现。（A）尿道近端扩张，称为锁孔征。（B）胎儿膀胱增大和肾积水（Kilby MD, Morris RK. Fetal therapy for the treatment of congenital bladder neck obstruction. Nat Rev Urol, 2014;11:412-419）

因[26]。超声检查发现 88% 的先天性膀胱颈梗阻和 79% 的非梗阻性泌尿道病例中存在胎儿肾积水[28]。在一项对 136 例出生后诊断后尿道瓣膜或膀胱输尿管反流的男婴的回顾性研究中,产前超声检查发现了胎儿后尿道扩张、膀胱壁增厚以及无羊水与后尿道瓣膜有关,泌尿道波动性改变与膀胱输尿管反流有关[26]。但是即使联合使用这些超声指标,如巨膀胱[26,27]、后尿道瓣膜扩张[25,26]、膀胱壁增厚[25-27]、输尿管扩张[26]、羊水过少或无羊水[26,27],以及肾实质回声异常[25,26],产前超声检查在检测先天性膀胱颈梗阻与鉴别非梗阻性尿路病变方面的准确性仍然不尽人意。研究发现产前超声检出先天性膀胱颈梗阻的敏感性仅为 51%[6,7]。产后调查发现约有 27% 的产前疑似先天性膀胱颈梗阻病例在出生时表现正常或被诊断为其他非梗阻性泌尿系病变[6,7]。有学者提出一种临床评分系统来提高产前超声诊断先天性膀胱颈梗阻的准确性[28]。该评分系统来源于 143 例妊娠 18 周后疑似先天性膀胱颈梗阻的回顾性

病例数据。记录了几个产前超声检查指标。膀胱容量>35cm³/尿性腹水、羊水过少/无羊水、男性胎儿和妊娠 28 周前需要转诊,分别得 4 分,双侧输尿管扩张每增加 1mm 得 1.3 分(表 41-1)。为了使 LUTO 与非梗阻性疾病鉴别开来,切割值超过 9.5 时,诊断的灵敏度可达到 78%,特异性度可达到 79%(图 41-2)[28]。

表 41-1　先天性膀胱颈梗阻的临床预测评分系统

	评分
重度巨膀胱(膀胱体积>35cm³/尿性腹水)	4
双侧输尿管直径	1.3/双侧输尿管每增加 1mm
羊水过少/无羊水	4
男孩	4
转诊孕周>28 周	4

摘自 Fontanella F, Duin LK, Adama van Scheltema PN, et al. Prenatal diagnosis of LUTO:how to improve diagnostic accuracy. Ultrasound Obs Gyn. 2017;52;739-43。

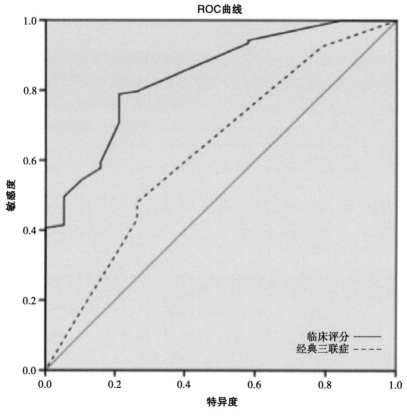

图 41-2　用于先天性下尿路梗阻的产前预测 ROC 曲线(Fontanella F, Duin LK, Adama van Scheltema PN, et al. Prenatal diagnosis of LUTO:how to improve diagnostic accuracy. Ultrasound Obs Gyn. 2017;52;739-743)

MRI 作为一种影像学诊断工具是很有前景的[29]。在宫内，MRI 可以提供胎儿泌尿系统外的更多信息，尤其是女性胎儿，如果存在微结肠、食管扩张和腹肌发育不良，则可能提示巨膀胱-微结肠-肠道蠕动减弱综合征[30,31]。MRI 三维虚拟胎儿膀胱镜检查已有报道，通过对尿道和膀胱进行虚拟检查来评估先天性膀胱颈梗阻的病因[32]。然而，应用宫内 MRI 检查主要局限于妊娠晚期，基于其无创的特性，应进一步探讨其在妊娠早期和中期诊断先天性膀胱颈梗阻的应用价值。

通过超声评估预后

我们小组在一项涉及 13 项研究，包含 215 例产后确诊先天性膀胱颈梗阻的孕妇的系统综述中，发现预测新生儿出生后肾功能的最有效的产前超声检查特征有：①肾皮质外观（肾实质高回声或肾皮质内囊性变），灵敏度为 0.57（95% CI：0.37 ~ 0.76），特异性为 0.84（95% CI：0.71 ~ 0.94）；②羊水过少，灵敏度为 0.63（95% CI：0.51 ~ 0.74），特异性为 0.76（95% CI 为 0.65 ~ 0.85）[33]。然而，在大多数纳入的研究中，对羊水过少的诊断尚缺乏一致性的客观定义和主观评估。羊水过少被定义为羊水指数<5cm 或低于对 51 例男孩的后尿道瓣膜的回顾性研究中的第 5 百分位数，其预测出生后肾功能损害的似然比为 17.0（95% CI：2.4 ~ 122）[34]。羊水过少可以体现先天性膀胱颈梗阻的两个不同发展阶段。一是由于早期胎儿肾衰竭发生之前胎儿的尿路梗阻，二是由于孕晚期宫内胎儿肾衰竭导致胎儿肾脏尿量产生减少。因此，单独的羊水过少可能无助于识别那些可能从宫内胎儿干预中获益的病例。此外，出生时羊水量正常的先天性膀胱颈梗阻者产后新生儿也可能出现肾功能损伤，32% 的这类患者出生后需要进行肾脏替代治疗[35]。

测量胎儿膀胱充盈时间可以了解胎儿肾脏产生尿液的能力，从而前瞻性地预测胎儿肾功能[36]。通过计算公式（膀胱穿刺后 48h 的胎儿膀胱体积-膀胱穿刺前的胎儿膀胱体积）/（膀胱穿刺前的胎儿膀胱体积）×100 计算出胎儿膀胱充盈百分比。切割值低于 27% 预测子宫内发生肾衰可能性的敏感度为 80%，特异度为 75%。在一个队列研究中，8 名胎儿符合标准，被诊断为宫内肾衰竭。尽管对 4 例尿液检测良好的胎儿进行了胎儿宫内治疗，但 6 例在出生后的 24h 内死亡，2 例幸存者在出生后的第一周内需要接受透析治疗[36]。

通过胎儿尿液分析评估预后

也可以通过检查膀胱穿刺术获取的胎儿尿液来评估胎儿肾功能，从而提供有关出生后预后的信息。通常建议每 48h 进行一次膀胱穿刺术，最多 3 次，因为从理论上讲，首次和第二次尿液样本分别代表胎儿膀胱内尿液和存在于上尿路的尿液。第三次样本是胎儿肾脏新鲜产生的尿液，因此通过分析第三次尿液样本可以真正反映胎儿的肾脏功能[37]。通过进行连续评估，尿液值降低，第三次尿液样本降至阈值以下（钠<100mg/dl，氯<90mg/dl，渗透压<200mOsm/L，钙<8mg/dl，总蛋白<20mg/dl，$β_2$ 微球蛋白<6mg/L）证明胎儿肾功能可以挽救[37,38]。在某些情况下，仅使用首次尿液样本来指导临床治疗可能会降低潜在治疗的机会，因为如果首次尿液样本不理想可以通过序贯尿液分析进行补救（表 41-2）[37]。

表 41-2　通过分析首次尿液样本和第三次尿液样本中尿液成分预测正常肾功能

	阈值	敏感度	特异度	阳性预测值	阴性预测值	假阳性率
钠/（mg/dl）	≤100					
首次尿液样本		0.70	0.79	0.64	0.83	0.14
第三次尿液样本		1.00	0.79	0.71	1.00	0.14
氯化物/（mg/dl）	≤90					
首次尿液样本		0.60	0.61	0.46	0.73	0.25
第三次尿液样本		1.00	0.72	0.67	1.00	0.18
钙/（mg/dl）	≤8					
首次尿液样本		0.75	0.60	0.50	0.82	0.26
第三次尿液样本		0.88	0.47	0.47	0.88	0.35

续表

	阈值	敏感度	特异度	阳性预测值	阴性预测值	假阳性率
β_2-微球蛋白/（mg/L）	≤4					
首次尿液样本		0.33	1.00	1.00	0.71	0.00
第三次尿液样本		0.22	1.00	1.00	0.68	0.00
渗透压/（mOsm/L）	≤200					
首次尿液样本		0.50	0.89	0.71	0.77	0.07
第三次尿液样本		1.00	0.84	0.77	1.00	0.10
总蛋白/（mg/dl）	≤20					
首次尿液样本		0.50	0.71	0.50	0.71	0.18
第三次尿液样本		0.88	0.71	0.64	0.91	0.18

摘自 Johnson MP，Corsi P，Bradfield W，et al. Sequential urinalysis improves evaluation of fetal renal function in obstructive uropathy. Am J Obs Gyn. 1995；173：59-65。

本研究小组对使用尿液分析物预测产后肾功能进行了系统综述,包括具有先天性膀胱颈梗阻的产前超声检查特征的 23 项研究和 572 例孕妇[39]。研究发现最有用的两种尿液分析物:尿钙>对应孕周的第 95 百分位数(阳性似然比为6.65,95% *CI* 为 0.23～190.96;阴性似然比为0.19,95% *CI* 为 0.05～0.74)和钠>对应孕周的第 95 百分位数(阳性似然比为 4.46,95% *CI*:1.71～11.6;阴性似然比为 0.39,95% *CI*:0.17～0.88)。但是纳入的队列研究规模较小且都是回顾性研究。而且纳入的各个研究之间有显著异质性。因此目前的结论是所研究的尿液分析物均不能准确地预测胎儿出生后是否会发生肾功能不全。此外,即使胎儿产前超声疑似为先天性膀胱颈梗阻,也不推荐常规通过反复的膀胱穿刺术进行胎儿尿液检查来评估胎儿肾脏功能。

联合评估预后和分期系统

如上所述,仅通过超声检查特征或胎儿尿液分析很难预测胎儿肾功能。由于超声检查胎儿肾脏外观与尿液生化分析之间无显著相关性[40],两种评估方法可能独立起作用,这些参数联合起来可能会更好地评估预后。Ruano 等提出了一个分期系统,包括羊水量、肾皮质外观和胎儿尿液生化检查,以指导先天性膀胱颈梗阻的临床治疗(表 41-3)[41-43]。但该评分系统不包括潜在的主要病理,它是影响预后和临床结局的另一个重要因素。Ruano 等人的单中心回顾性研究发现胎儿结局与该分期系统具有良好的相关性[43]。5 例 I 期胎儿均存活,2 岁时均未出现终末期肾衰竭。14 例 II 期和 III 期 7 例中的 3 例妊娠接受了胎儿宫内干预。II 期和 III 期胎儿存活率分别为 86% 和 18%,终末期肾衰竭发生率分别为 43% 和 100%。这项回顾性研究的局限性是缺乏产后相关确诊信息,也没有设立病例对照组。所以需要在前瞻性对照研究中对该分期系统进行进一步评估。

表 41-3　先天性膀胱颈梗阻的临床分期系统

	I 期	II 期	III 期	IV 期
羊水	正常	羊水过少	无羊水/羊水过少	无羊水
胎儿肾脏超声	正常	正常-回声增强	强回声,出现肾囊肿±发育不良,膀胱羊膜腔分流术后 48h 膀胱再充盈>27%	强回声,出现肾囊肿和发育不良,膀胱羊膜腔分流术后 48h 膀胱再充盈<27%
胎儿尿液分析	良好	序贯抽样检验良好	序贯抽样检验差	序贯抽样检验差

续表

	Ⅰ期	Ⅱ期	Ⅲ期	Ⅳ期
解释	– 可能部分性/一过性梗阻	– 如果<24周羊水过少,有肺发育不良的风险	– 如果<24周无羊水/羊水过少,有肺发育不良的风险	– 如果<24周无羊水/羊水过少,有肺发育不良的风险
	– 胎儿肺发育不良和宫内肾衰竭低风险	– 肾功能可能正常/肾功能可逆转	– 可能在宫内发生肾衰竭	– 可能在宫内发生肾衰竭
风险评估及预后	一般预后好	有肺发育不良和肾衰风险	有新生儿死亡和肾脏衰竭风险	预后慎重,早期新生儿死亡高风险
治疗(图41-5)	1~2周监护一次	膀胱羊膜腔分流术或胎儿膀胱镜	膀胱羊膜腔分流术或胎儿膀胱镜	选择终止妊娠? 多次羊膜腔灌注
胎儿宫内干预	不需要	降低死亡率和生后肾脏功能损伤	降低新生儿死亡率但是可能出现肾损伤	尚存争议,预计出生时肾衰竭和死亡

改编自 Ruano R,Dunn T,Braun MC,et al. lower urinary tract obstruction:fetal intervention based on prenatal staging. Pediatr Nephrol. 2017;32:1871-1878。

胎儿宫内干预之前——其他重要检查和针对胎儿父母的咨询

先天性膀胱颈梗阻胎儿的预后取决于潜在病因、染色体/基因异常以及其他相关的胎儿结构异常、肺部发育情况和宫内胎儿肾损伤的程度。应进行侵入性产前诊断基因检测,详细的胎儿超声结构检查,因为这两项检查结果任何一项异常都可能导致胎儿预后不良,并改变临床医生和孕妇对后续治疗方式的选择。产前确诊的孤立性先天性膀胱颈梗阻,伴有早发性羊水过少和可逆性胎儿肾功能受损的胎儿将是宫内干预的最适宜人群。

为父母提供关于胎儿干预的实际预期的详细的咨询至关重要。胎儿干预的目的是防止由于肺发育不良引起的新生儿死亡,以及防止因膀胱功能障碍和肾衰竭引起的远期并发症。但是对于已经显示出不可逆宫内肾损伤或肺发育不良迹象的胎儿,即使进行了胎儿宫内干预,也会发生明显的围产儿肾衰竭,出生后需要进行肾脏替代治疗甚至死亡。在这些情况下,可以选择终止妊娠。

胎儿治疗

膀胱羊膜腔分流

20世纪80年代,Charles Rodeck 描述了一种膀胱羊膜腔引流管放置的方法,可以绕开膀胱颈尿路梗阻部位,实现尿路改道和胎儿尿液的自由分流。羊水量恢复正常可预防胎儿肺发育不良,并预防性保护胎儿肾脏免受泌尿系统内压力改变导致的肾脏损害。膀胱羊膜腔引流是一种微创手术,需要在超声引导下将双猪尾导管(通常为Rocket™引流装置)放置在胎儿膀胱(近端)和羊膜腔(远端)中(图41-3)。该手术通常采用局部麻醉,孕妇镇静状态下进行,将一根16号Rocket™导引针穿过产妇的腹部、子宫和羊膜腔。在羊水过少/无羊水的情况下,可能需将温生理盐水/哈特曼溶液输注到羊膜腔中,以达到胎儿可视并产生手术透声窗。然后使用套管针刺穿胎儿腹壁和膀胱,通过该套管针展开双猪尾管(Rocket™),其近端位于胎儿膀胱,远端位于羊膜腔。

经皮膀胱羊膜腔引流术与保守治疗下尿路梗阻试验(PLUTO)是唯一评估膀胱羊膜腔引流术有效性的随机对照试验[44]。这个研究非常实际,基于临床需求采用的临床方法。该研究没有评估胎儿治疗预后预测的相关指标。研究将产前超声发现为孤立先天性膀胱颈梗阻(膀胱增大伴近端尿道扩张、单侧/双侧肾积水和囊实性肾脏疾病)的男性胎儿随机分配接受膀胱羊膜腔引流术或保守治疗。该研究计划样本量为150例,但是仅招募了31例孕妇,最终因招募率低而提前结束。其中15例实施膀胱羊膜腔引流术,16例采取保守

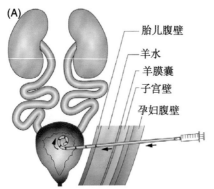
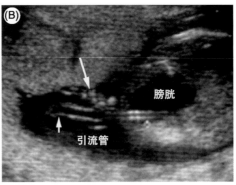

胎儿腹壁
羊水
羊膜囊
子宫壁
孕妇腹壁

膀胱
引流管

图41-3　产前膀胱羊膜腔分流术。(A)膀胱内羊膜腔引流管示意图。(B)插入引流管后的超声检查,显示膀胱羊水引流管的正确位置,其近端位于膀胱内,远端位于羊膜腔(箭头)。摘自 BMJ Publishing Group Limited. Morris,RK et al. Vesicoamniotic shunting for fetal lower urinary tract obstruction:an overview. Arch Dis Child Fetal Neonatal Ed,2007;92: F166-168

治疗。在膀胱羊膜腔引流组和保守治疗组中分别有11例和13例活产婴儿,两组出生后28d内分别有2例和10例新生儿死亡(均死于肺发育不良的并发症)。分析实际接受治疗的膀胱羊膜腔分流术与保守治疗组数据,发现与保守治疗相比,28d内围产儿存活率具有明显的统计学意义($RR=3.20,95\% CI:1.06\sim9.62;P=0.03$)。但是有6例胎儿(40%)发生了膀胱羊膜腔引流的并发症,包括胎膜早破、引流管移位或阻塞,最终1例流产和3例因预后不良终止妊娠。此外,膀胱羊膜腔引流术组的大多数幸存者(5/7)在出生后2岁发现肾功能不全。

一项纳入包括PLUTO试验在内的9项研究的系统综述对246例胎儿进行了分析,其中112例采用膀胱羊膜腔引流术,134例采用保守治疗[45]。染色体异常或终止妊娠的病例被排除在外。如果产前超声发现存在胎儿膀胱增大和双侧肾积水定义为先天性膀胱颈梗阻。膀胱羊膜腔引流组的围产儿存活率在6~12个月和2年并未见显著改善。产后肾脏功能比较两组没有统计学差异。该分析中仅有1个随机对照临床试验(PLUTO),一些研究未明确出生后先天性膀胱颈梗阻的情况。

在大多数介入性治疗研究中,均未评估膀胱羊膜腔引流术对膀胱功能的远期影响。3/4后尿道瓣膜幸存者需要进行膀胱扩张,随访发现所有施行胎儿膀胱羊膜引流术患者中43%(6/14)的幸存者需要在术后54个月进行间歇性导尿[46]。正常的膀胱充盈和排空周期对保持膀胱顺应性是必需的。在无先天性膀胱颈梗阻的动物模型中,行膀胱羊膜腔引流术后膀胱将失去充盈和排空周期,会导致出生后膀胱发生纤维化,膀胱顺应性变差[18]。使用低压带阀膀胱羊膜腔引流术,理论上可减少膀胱纤维化,保留膀胱的顺应性[18],但目前尚无人体实验研究其在产前胎儿宫内干预中的作用。

胎儿膀胱镜

胎儿镜技术和仪器的出现使得子宫内胎儿膀胱窥镜检查变得可行。通过胎儿膀胱镜直接观察胎儿膀胱颈,可以对先天性膀胱颈梗阻的潜在病因进行更准确的评估和诊断。其可以提供评估胎儿预后信息,也可以进行针对性治疗[47]。理论上讲,经过胎儿镜治疗后,恢复正常的胎儿尿液生理排泄可以促进膀胱正常发育。

该过程可以在局部麻醉或局部镇痛、产妇镇静的情况下进行[47-49](图41-4),并在超声引导下将一根22G针头插入脐带或胎儿手臂或腿部肌肉内注射芬太尼和泮库溴铵,以达到胎儿镇静作用。然后,将一条2.2~3.3mm的弯曲鞘经过孕妇腹壁、子宫壁、羊膜腔插入胎儿膀胱。然后膀胱镜向扩张的后尿道行进至膀胱颈。后尿道瓣膜的诊断可以通过可视化尿道腔内的膜状结构进行,通过消融治疗后尿道瓣膜。尿道狭窄的可以进行经尿道支架置入术。如果发生尿道闭锁,则无法进行膀胱镜治疗,可以施行膀胱羊膜腔分流术。可通过膀胱镜注水并运用多普勒观察沿尿道的尿液流动来证明梗阻已经解除。如前所述,该操作技术要求很高:由于膀胱轴线相对于尿道轴线的角度问题,穿刺部位和套管针进入胎儿膀胱的位置必须在上部才能使近端尿道可视化。穿刺部位过高可能导致脐静脉撕裂[48]。据报道该技术相

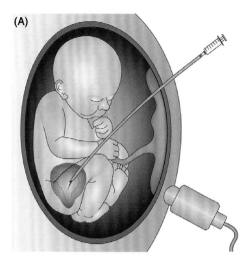
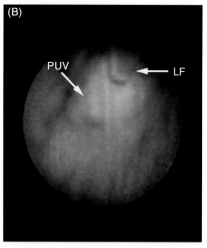

图 41-4　胎儿膀胱镜检查可显示胎儿膀胱颈。(A)弯曲鞘内镜通过产妇的腹部和子宫插入胎儿膀胱，使胎儿膀胱颈部直接可视化。(B)后尿道扩张的膀胱镜检查。LF，激光光纤；PUV，后尿道瓣膜。摘自 Kilby, MD, et al. Fetal Therapy: Scientific Basis and Critical Appraisal of Clinical Benefits. Cambridge: Cambridge University Press, 2012

关未足月胎膜早破的风险很高(23%)[48]。其他并发症包括后尿道瓣膜消融后"假道"形成和医源性尿道瘘管形成(约 10%)[49]。

一项系统综述共纳入了 4 项队列研究，包括 63 位受试者，使用胎儿膀胱镜来研究和治疗先天性膀胱颈梗阻[47]。胎儿膀胱镜检查后，25%~36%的病例改变了预期的产前诊断，其诊断后尿道瓣膜(83%~100%)和尿道闭锁(100%)的敏感性较高。与未干预组相比，胎儿膀胱镜组的围生期存活率显著提高(OR = 20.51,95% CI：3.87~108.69)，但与膀胱羊膜引流组相比，围生期存活率没有明显提高(OR = 1.49,95% CI：0.13~16.97)。总体而言，这些研究主要是回顾性研究，样本量小且缺乏随机对照试验，阻碍了最终结论的得出。

在一项回顾性队列研究中，在 48 例核型正常的先天性膀胱颈梗阻病例中，胎儿膀胱镜治疗后，胎儿死亡率为 4.2%，新生儿死亡率为 22.9%[48]。在出生后 2 岁时，儿童总体存活率和肾功能正常率分别约为 35%和 75%。如果合并尿道闭锁或狭窄则预后较差，其中大多数孕妇选择终止妊娠(72%)，其中新生儿死亡 4 例(22%)，只有 1 名幸存者生后因尿道狭窄接受了经尿道支架置入术。对于有后尿道瓣膜的胎儿，先天性膀胱颈梗阻复发率为 20%(一半胎儿需要接受再次治疗)，尿道瘘发生率为 13.3%，胎儿脐静脉撕裂发生率为 3.3%，在生后 2 岁时，儿童总体存活率和肾功能正常率分别约为 55%和 75%。

胎儿膀胱镜与膀胱羊膜腔引流术的比较

目前尚无随机对照试验直接对这两种干预措施进行比较。一项回顾性研究对 111 例产前疑似先天性膀胱颈梗阻的男性胎儿(34 例接受了膀胱镜治疗，16 例接受了膀胱羊膜腔引流术，61 例未接受胎儿治疗的对照组)进行了分析[50]。发现与对照组相比，胎儿膀胱镜或膀胱羊膜腔引流术治疗者生存率更高(aRR = 1.86,95% CI 为 1.01~3.42；P = 0.048 和 aRR 为 1.73,95% CI：1.01~3.08；P = 0.04)。膀胱羊膜腔引流术组未发现肾功能正常，但在胎儿膀胱镜治疗组中观察到了有利趋势(aRR = 1.73,95% CI：0.97~3.08；P = 0.06)。证实有后尿道瓣膜的胎儿经膀胱镜治疗后，出生后 6 个月时具有更好的肾功能(aRR = 2.66,95% CI：1.25~5.70；P = 0.01)，而在膀胱羊膜腔引流术组无此发现(aRR = 1.03,95% CI：0.49~2.17；P = 0.93)。膀胱羊膜腔引流组中发现 31.3%的患者发生引流管阻塞或移位，胎儿膀胱镜治疗组中有 8.8%发生尿道瘘。

减少并发症

对于接受产前膀胱羊膜腔引流术治疗的孕妇，Harrison 胎儿膀胱引流管相对于 Rocket KCH™ 胎儿膀胱引流管的移位率更高(78%比30%)[51]。在胎儿膀胱镜治疗期间，通过使用最低有效能量和足够的胎儿麻醉剂量，并使用最佳仪器(弯鞘管)精确地进入胎儿膀胱颈位置，可以防止周围组织损伤和泌尿系统瘘管形成[49]。与其他胎儿干预措施类似[52]，有经验的术者可以增加成功的机会并减少并发症[49]。

先天性膀胱颈梗阻的临床处理

孕早期和孕中期，先天性膀胱颈梗阻筛查和处理建议列出如下（图 41-5）。羊水量和肾脏外观正常的先天性膀胱颈梗阻病例，由于肺发育不良和肾功能不全的风险较低，因此建议定期超声检查的保守治疗。但是羊水过少/无羊水和肾发育不良等并发症发生风险高的妊娠，尤其是在妊娠 24 周之前已经确诊的病例可以选择终止妊娠。

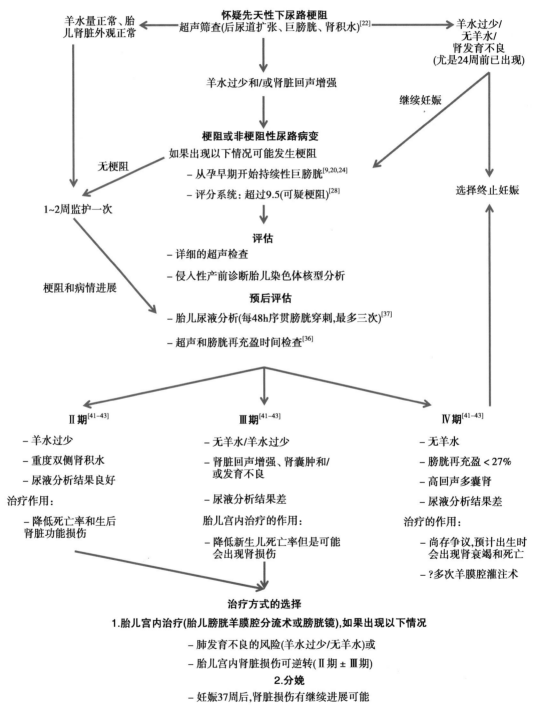

图 41-5　先天性膀胱镜梗阻的临床治疗——从筛查到治疗。摘自 Cheung KW，Morris RK，Kilby MD. Congenital urinary tract obstruction，Best Pract Res Clin Obs Gynaecol，2019；https：//doi. org/10. 1016/j. bpobgyn. 2019. 01. 003

先天性膀胱颈梗阻伴羊水过少和子宫内可逆性肾功能损害可能会受益于胎儿宫内干预，其有利于促进胎儿肺部发育并保留肾功能，因为未经治疗组患者的自然病史会导致死亡率和发病率明显增加。如前面章节所述，产前侵入性检查、详细的结构筛查、系列超声评估和胎儿尿液分析是识别真正的先天性膀胱颈梗阻并评估胎儿肾功能的重要步骤。预后良好者可考虑胎儿宫内治疗，以预防先天性膀胱颈梗阻（2 期±3 期）引起并发症。

对于那些在宫内已经发生肾衰竭（4 期）的胎儿，已经发生不可逆的肾损害，进而胎儿尿液生成减少。即使进行胎儿宫内干预也不能恢复羊水量来防止肺发育不良，因此不推荐使用。如果父母选择继续妊娠，则妊娠期处理非常复杂且尚存在争议。据报道，可以选择重复羊膜腔灌注预防肺发育不全，提高围生期存活率[53]，新生儿出生后开始肾脏替代治疗。但是羊膜腔灌注预防肺发育不良的效果尚不确定，因此即使因肾衰竭而多次进行了羊膜腔灌注，评估新生儿预后时仍需十分谨慎[54]。因为羊膜腔灌注最佳起始孕周、输注的时间间隔、近期和远期发病率以及能否改善生活质量都尚不明确[55]。此外，重复进行操作引起母体感染的潜在风险增加，未足月胎膜早破和早产可能会增加病情负担，使孕妇和新生儿的预后变差。因此胎儿宫内干预组患者的总体效果尚不明确。随着新生儿肾衰竭治疗水平的提高，未来宫内治疗减轻肺发育不良的症状，新生儿出生后进行肾脏替代治疗（透析或移植）可能会是可行的选择。如果寻求积极干预，在现有的研究背景下，需要对胎儿父母进行详细咨询并进行恰当的术前评估。

妊娠早期普及产前筛查超声检查有助于在孕早期和孕中期检查出先天性膀胱颈梗阻患儿。孕晚期才首次发现并诊断可能是由于：不完全膀胱颈梗阻引起的轻症患者导致晚期才出现症状；或早期超声筛查检查没有发现异常，孕晚期出现严重的先天性膀胱颈梗阻并伴有宫内胎儿肾衰竭才被发现。在这两种情况下，通常都不进行胎儿宫内治疗。如果在孕晚期（尤其是妊娠 34 周后）考虑进行胎儿宫内干预，则需要权衡因胎儿干预而导致的早产风险和期待治疗导致胎儿肾功能损害的风险。妊娠 37 周后，如果担心可能造成持续的肾脏功能损害，可以考虑适时终止妊娠。但是通过尽早选择分娩来预防肾脏并发症目前尚存争议。

结论

先天性膀胱颈梗阻是一种先天性发育异常，可通过孕早期和孕中期的产前超声筛查出来。通过胎儿宫内治疗可显著降低死亡率和远期胎儿发病率。胎儿宫内干预的成功取决于胎儿宫内治疗前的正确预后评估和适应证的选择，但由于产前难以识别潜在病因（梗阻性或非梗阻性尿路病变）以及缺乏预测子宫内及产后肾功能不全的可靠的产前标志物，阻碍了胎儿宫内治疗的广泛开展。临床评分系统、通过胎儿膀胱再充盈相关指标评估胎儿肾功能、MRI 非侵入性评价以及分期系统的进步，疑似先天性膀胱颈梗阻的治疗方法将来肯定会逐渐得到改善。

膀胱羊膜腔分流和胎儿膀胱镜是胎儿先天性膀胱颈梗阻的主要干预措施。虽然这些干预措施可以提高新生儿存活率，但尚无证据表明对远期肾脏发育有益。尽管存在胎儿丢失、置管问题（移位和阻塞率高）以及远期出生后胎儿病率的担忧，但是由于提高了围生期存活率，膀胱羊膜腔分流术仍是一种潜在治疗选择。胎儿膀胱镜在技术上具有挑战性，但优于膀胱羊膜腔分流术，因此可能更具吸引力。需要进一步评估胎儿宫内治疗的效果和分期系统在先天性膀胱颈梗阻中的作用，最好在设计精良、协调良好的随机对照试验中进行。

（翻译　闫瑞玲　审校　姜海利）

参考文献

[1] Grandjean H, Larroque D, Levi S. The performance of routine ultrasonographic screening of pregnancies in the Eurofetus Study. *Am J Obstet Gynecol.* 1999; 181: 446–54.

[2] Lewis MA. Demography of renal disease in childhood. *Semin Fetal Neonatal Med.* 2008; 13: 118–24.

[3] Hamilton AJ, Braddon F, Casula A, Lewis M, Mallett T, Marks SD, Shenoy M, Sinha MD, Tse Y, Maxwell H. UK Renal Registry 19th Annual Report: Chapter 4 Demography of the UK Paediatric Renal Replacement Therapy Population in 2015. *Nephron.* 2017; 137: 103–16.

[4] Freedman AL, Johnson MP, Gonzalez R. Fetal therapy for obstructive uropathy: past, present, future? *Pediatr Nephrol.* 2000; 14: 167–76.

[5] Parkhouse HF, Barratt TM, Dillon MJ, Duffy PG, Fay J, Ransley PG, Woodhouse CR, Williams DI. Long-term outcome of boys with posterior urethral valves. *Br J Urol.* 1988; 62: 59–62.

[6] Anumba DO, Scott JE, Plant ND, Robson SC. Diagnosis and outcome of fetal lower urinary tract obstruction in the northern region of England. *Prenat Diagn.* 2005; 25: 7–13.

[7] Malin G, Tonks AM, Morris RK, Gardosi J, Kilby MD. Congenital lower urinary tract obstruction: a population-based epidemiological study. *BJOG.* 2012; 119: 1455–64.

[8] Taghavi K, Sharpe C, Stringer MD. Fetal megacystis: a systematic review. *J Pediatr Urol.* 2017; 13: 7–15.

[9] Liao AW, Sebire NJ, Geerts L, Cicero S, Nicolaides KH. Megacystis at 10–14 weeks of gestation: chromosomal defects and outcome according to bladder length. *Ultrasound Obstet Gynecol.* 2003; 21: 338–41.

[10] Boghossian NS, Sicko RJ, Kay DM, Rigler SL, Caggana M, Tsai MY, et al. Rare copy number variants implicated in posterior urethral valves. *Am J Med Genet A.* 2016; 170: 622–33.

[11] Richer J, Milewicz DM, Gow R, de Nanassy J, Maharajh G, Miller E, Oppenheimer L, Weiler G, O'Connor M. R179H mutation in ACTA2 expanding the phenotype to include prune-belly sequence and skin manifestations. *Am J Med Genet A.* 2012; 158A: 664–8.

[12] Boghossian NS, Sicko RJ, Giannakou A, Dimopoulos A, Caggana M, Tsai MY, et al. Rare copy number variants identified in prune belly syndrome. *Eur J Med Genet.* 2018; 61: 145–51.

[13] De Sousa J, Upadhyay V, Stone P. Megacystis microcolon intestinal hypoperistalsis syndrome: case reports and discussion of the literature. *Fetal Diagn Ther.* 2016; 39: 152–7.

[14] Weber S, Thiele H, Mir S, Toliat MR, Sozeri B, Reutter H, et al. Muscarinic acetylcholine receptor M3 mutation causes urinary bladder disease and a prune-belly-like syndrome. *Am J Hum Genet.* 2011; 89: 668–74.

[15] Williams O, Hutchings G, Hubinont C, Debauche C, Greenough A. Pulmonary effects of prolonged oligohydramnios following mid-trimester rupture of the membranes – antenatal and postnatal management. *Neonatology.* 2012; 101: 83–90.

[16] Harrison MR, Ross N, Noall R, de Lorimier AA. Correction of congenital hydronephrosis *in utero*. I. The model: fetal urethral obstruction produces hydronephrosis and pulmonary hypoplasia in fetal lambs. *J Pediatr Surg.* 1983; 18: 247–56.

[17] Harrison MR, Nakayama DK, Noall R, de Lorimier AA. Correction of congenital hydronephrosis *in utero*. II. Decompression reverses the effects of obstruction on the fetal lung and urinary tract. *J Pediatr Surg.* 1982; 17: 965–74.

[18] Pringle KC, Kitagawa H, Seki Y, Koike J, Zuccollo J. Development of an animal model to study congenital urinary obstruction. *Pediatr Surg Int.* 2013; 29: 1083–9.

[19] McHugo J, Whittle M. Enlarged fetal bladders: aetiology, management and outcome. *Prenat Diagn.* 2001; 21: 958–63.

[20] Kagan KO, Staboulidou I, Syngelaki A, Cruz J, Nicolaides KH. The 11–13-week scan: diagnosis and outcome of holoprosencephaly, exomphalos and megacystis. *Ultrasound Obstet Gynecol.* 2010; 36: 10–14.

[21] Fontanella F, Duin L, Adama van Scheltema PN, Cohen-Overbeek TE, Pajkrt E, Bekker M, Willekes C, Bax CJ, Bilardo CM. Fetal megacystis: prediction of spontaneous resolution and outcome. *Ultrasound Obstet Gynecol.* 2017; 50: 458–63.

[22] Newman J, Antonakopoulos GN. The fine structure of the human fetal urinary bladder. Development and maturation. A light, transmission and scanning electron microscopic study. *J Anat.* 1989; 166: 135–50.

[23] Robyr R, Benachi A, Daikha-Dahmane F, Martinovich J, Dumez Y, Ville Y. Correlation between ultrasound and anatomical findings in fetuses with lower urinary tract obstruction in the first half of pregnancy. *Ultrasound Obstet Gynecol.* 2005; 25: 478–82.

[24] Fievet L, Faure A, Coze S, Harper L, Panait N, Braunstein D, Carson J, Gorincour G, Chaumoitre K, Guys JM, Alessandrini P, D'Ercole C, Merrot T. Fetal megacystis: etiologies, management, and outcome according to the trimester. *Urology.* 2014; 84: 185–90.

[25] Montemarano H, Bulas DI, Rushton HG, Selby D. Bladder distention and pyelectasis in the male fetus: causes, comparisons, and contrasts. *J Ultrasound Med.* 1998; 17: 743–9.

[26] Chitrit Y, Bourdon M, Korb D, Grapin-Dagorno C, Joinau-Zoulovits F, Vuillard E, et al. Posterior urethral valves and vesicoureteral reflux: can prenatal ultrasonography distinguish between these two conditions in male fetuses? *Prenat Diagn.* 2016; 36: 831–7.

[27] Bernardes LS, Aksnes G, Saada J, Masse V, Elie C, Dumez Y, Lortat-Jacob SL, Benachi A. Keyhole sign: how specific is it for the diagnosis of posterior urethral valves? *Ultrasound Obstet Gynecol.* 2009; 34: 419–23.

[28] Fontanella F, Duin LK, Adama van Scheltema PN, Cohen-Overbeek TE, Pajkrt E, Bekker M, Willekes C, Bax CJ, Gracchi V, Oepkes D, Bilardo CM. Prenatal diagnosis of LUTO: how to improve diagnostic accuracy. *Ultrasound Obstet Gynecol.* 2017; 52: 739–43.

[29] Abdelazim IA, Abdelrazak KM, Ramy AR, Mounib AM. Complementary roles of prenatal sonography and magnetic resonance imaging in diagnosis of fetal renal anomalies. *Aust N Z J Obstet Gynaecol.* 2010; 50: 237–41.

[30] Capito C, Belarbi N, Paye Jaouen A, Leger J, Carel JC, Oury JF, Sebag G, El-Ghoneimi A. Prenatal pelvic MRI: additional clues for assessment of urogenital obstructive anomalies. *J Pediatr Urol.* 2014; 10: 162–6.

[31] Millischer AE, Grevent D, Rousseau V, O'Gorman N, Sonigo P, Bessieres B, Ville Y, Boddaert N, Salomon LJ. Fetal MRI compared with ultrasound for the diagnosis of obstructive genital malformations. *Prenat Diagn.* 2017; 37: 1138–45.

[32] Werner H, Lopes J, Ribeiro G, Jésus NR, Santos GR, Alexandria HAF, Ruano R, Araujo Júnior E. Three-dimensional virtual cystoscopy: Noninvasive approach for the assessment of urinary tract in fetuses with lower urinary tract obstruction. *Prenat Diagn.* 2017; 37: 1350–2.

[33] Morris RK, Malin GL, Khan KS, Kilby MD. Antenatal ultrasound to predict postnatal renal function in congenital lower urinary tract obstruction: systematic review of test accuracy. *BJOG.* 2009; 116: 1290–9.

[34] Harper L, Waubant A, Vignes J, Amat S, Dobremez E, Lefevre Y, Ferdynus C. Can quantity of amniotic fluid reliably predict postnatal renal function in boys with posterior urethral

valves: a decision curve analysis. *Prenat Diagn.* 2017; 37: 931–4

[35] Johnson MP, Danzer E, Koh J, Polzin W, Harman C, O'Shaughnessy R, Brown R, Zaretsky MV, North American Fetal Therapy Network (NAFTNet). Natural history of fetal lower urinary tract obstruction with normal amniotic fluid volume at initial diagnosis. *Fetal Diagn Ther.* 2017; 44: 10–17.

[36] Ruano R, Safdar A, Au J, Koh CJ, Gargollo P, Shamshirsaz AA, Espinoza J, Cass DL, Olutoye OO, Olutoye OA, Welty S, Roth DR, Belfort MA, Braun MC. Defining and predicting 'intrauterine fetal renal failure' in congenital lower urinary tract obstruction. *Pediatr Nephrol.* 2016; 31: 605–12.

[37] Johnson MP, Corsi P, Bradfield W, Hume RF, Smith C, Flake AW, Qureshi F, Evans MI. Sequential urinalysis improves evaluation of fetal renal function in obstructive uropathy. *Am J Obstet Gynecol.* 1995; 173: 59–65.

[38] Walsh DS, Johnson MP. Fetal interventions for obstructive uropathy. *Semin Perinatol.* 1999; 23: 484–95.

[39] Morris RK, Quinlan-Jones E, Kilby MD, Khan KS. Systematic review of accuracy of fetal urine analysis to predict poor postnatal renal function in cases of congenital urinary tract obstruction. *Prenat Diagn.* 2007; 27: 900–11.

[40] Nassr AA, Koh CK, Shamshirsaz AA, Espinoza J, Sangi-Haghpeykar H, Sharhan D, Welty S, Angelo J, Roth D, Belfort MA, Braun M, Ruano R. Are ultrasound renal aspects associated with urinary biochemistry in fetuses with lower urinary tract obstruction? *Prenat Diagn.* 2016; 36: 1206–10.

[41] Ruano R, Sananes N, Wilson C, Au J, Koh CJ, Gargollo P, et al. Fetal lower urinary tract obstruction: proposal for standardized multidisciplinary prenatal management based on disease severity. *Ultrasound Obstet Gynecol.* 2016; 48: 476–82.

[42] Ruano R, Dunn T, Braun MC, Angelo JR, Safdar A. Lower urinary tract obstruction: fetal intervention based on prenatal staging. *Pediatr Nephrol.* 2017; 32: 1871–8.

[43] Farrugia MK, Braun MC, Peters CA, Ruano R, Herndon CD. Report on the society for fetal urology panel discussion on the selection criteria and intervention for fetal bladder outlet obstruction. *J Pediatr Urol.* 2017; 13: 345–51.

[44] Morris RK, Malin GL, Quinlan-Jones E, Middleton LJ, Hemming K, Burke D, Daniels JP, Khan KS, Deeks J, Kilby MD, Percutaneous vesicoamniotic shunting in Lower Urinary Tract Obstruction (PLUTO) Collaborative Group. Percutaneous vesicoamniotic shunting versus conservative management for fetal lower urinary tract obstruction (PLUTO): a randomised trial. *Lancet.* 2013; 382: 1496–506.

[45] Nassr AA, Shazly SAM, Abdelmagied AM, Araujo Júnior E, Tonni G, Kilby MD, Ruano R. Effectiveness of vesicoamniotic shunt in fetuses with congenital lower urinary tract obstruction: an updated systematic review and meta-analysis. *Ultrasound Obstet Gynecol.* 2017; 49: 696–703.

[46] Freedman AL, Johnson MP, Smith CA, Gonzalez R, Evans MI. Long-term outcome in children after antenatal intervention for obstructive uropathies. *Lancet.* 1999; 354: 374–7.

[47] Morris RK, Ruano R, Kilby MD. Effectiveness of fetal cystoscopy as a diagnostic and therapeutic intervention for lower urinary tract obstruction: a systematic review. *Ultrasound Obstet Gynecol.* 2011; 37: 629–37.

[48] Sananes N, Cruz-Martinez R, Favre R, Ordorica-Flores R, Moog R, Zaloszy A, Giron AM, Ruano R. Two-year outcomes after diagnostic and therapeutic fetal cystoscopy for lower urinary tract obstruction. *Prenat Diagn.* 2016; 36: 297–303.

[49] Sananes N, Favre R, Koh CJ, Zaloszyc A, Braun MC, Roth DR, Moog R, Becmeur F, Belfort MA, Ruano R. Urological fistulas after fetal cystoscopic laser ablation of posterior urethral valves: surgical technical aspects. *Ultrasound Obstet Gynecol.* 2015; 45: 183–9.

[50] Ruano R, Sananes N, Sangi-Haghpeykar H, Hernandez-Ruano S, Moog R, Becmeur F, Zaloszyc A, Giron AM, Morin B, Favre R. Fetal intervention for severe lower urinary tract obstruction: a multicenter case-control study comparing fetal cystoscopy with vesicoamniotic shunting. *Ultrasound Obstet Gynecol.* 2015; 45: 452–8.

[51] Kurtz MP, Koh CJ, Jamail GA, Sangi-Haghpeykar H, Shamshirsaz AA, Espinoza J, Cass DL, Olutoye OO, Olutoye OA, Braun MC, Roth DR, Belfort MA, Ruano R. Factors associated with fetal shunt dislodgement in lower urinary tract obstruction. *Prenat Diagn.* 2016; 36: 720–5.

[52] Diehl W, Diemert A, Grasso D, Sehner S, Wegscheider K, Hecher K. Fetoscopic laser coagulation in 1020 pregnancies with twin-twin transfusion syndrome demonstrates improvement in double-twin survival rate. *Ultrasound Obstet Gynecol.* 2017; 50: 728–35.

[53] Haeri S, Simon DH, Pillutla K. Serial amnioinfusions for fetal pulmonary palliation in fetuses with renal failure. *J Matern Fetal Neonatal Med.* 2017; 30: 174–6.

[54] Gimpel C, Avni FE, Bergmann C, Cetiner M, Habbig S, Haffner D, et al. Perinatal diagnosis, management, and follow-up of cystic renal diseases: a clinical practice recommendation with systematic literature reviews. *JAMA Pediatr.* 2018; 172: 74–86.

[55] Sugarman J, Anderson J, Baschat AA, Herrera Beutler J, Bienstock JL, Bunchman TE, et al. Ethical considerations concerning amnioinfusions for treating fetal bilateral renal agenesis. *Obstet Gynecol.* 2018; 131: 130–4.

第42章　胎儿胸腔积液和肺脏病理：病理生理学和临床管理

Nimrah Abbasi ◆ Greg Ryan

引言

胎儿肺部病变尽管十分罕见，但其围生期相关的发病率和死亡率可能很高。本章将重点介绍最常见的胎儿肺部疾病（不包括先天性膈疝），重点回顾产前诊断、预后影响因素、产前干预措施和临床妊娠结局。

胎儿胸腔积液

胎儿胸腔积液（pleural effusion）的发病率为1∶10 000～1∶15 000妊娠次。原发性胸腔积液是淋巴管畸形引起的，而继发性胸腔积液可能与胎儿结构畸形、先天性感染有关，也可能是免疫性或非免疫性胎儿水肿（non-immune hydrops fetalis，NIHF）的一部分[1]。少量的胸腔积液可能自行消失或保持稳定，而大量的胸腔积液与发病率和死亡率的增加明显相关，尤其发生胎儿水肿时。在未行胎儿宫内干预的情况下，孤立的原发性胸腔积液胎儿总存活率为59%，当合并非免疫性水肿时仅为35%[2]。

尽管高达20%的单侧原发性少量胸腔积液可能自行消退，但是大多数病程会向双侧胸腔积液进展。胸腔内压力升高可能导致胎儿腹水和水肿，迫使心脏受压、静脉回流受阻，最终发生心力衰竭。大量胸腔积液还会导致胎儿食管受压、吞咽功能受损和羊水过多，可导致未足月胎膜早破（preterm premature rupture of membranes，PPROM）和早产的后遗症[3]。大量胸腔积液的临床表现类似肺脏空间占位病变，可引起肺发育不良[1,4]，其严重程度取决于：①发病时孕周（GA）[1,4]：肺小管期最易感（16～24周）；②持续时间；③胸腔积液量[1]。

研究现状与产前诊断

胸腔积液最常见于孕中期和晚孕早期，但可能发生于整个妊娠期间[2]。原发性胸腔积液是排除性诊断，需要进行详细的检查以排除其他病因后才能做出诊断。必须进行详细的超声检查排除相关的胎儿结构畸形，因为与胸腔积液相关的胎儿畸形的发生率为10%～15%[5,6]，最常见的是胎儿胸腔和颈部发育异常。并且必须进行胎儿超声心动图检查，因为高达20%的非免疫性水肿病例继发于胎儿心血管异常。

有文献报道6%～17%的胸腔积液合并染色体异常，最常见的是21三体或45,X[5]。大量文献报道胸腔积液患儿非整倍体的总发生率为35%：非孤立性胸腔积液非整倍体的发生率为50%，孤立性胸腔积液非整倍体的发生率为12%[7]。一项大型研究运用染色体微阵列（CMA）分析检测了586例具有孤立的颈部和/或体液异常的整倍体胎儿（包括胸腔积液），致病性变异检出率为4%，临床意义不明变异检出率为3%[8]，强调了CMA比传统的核型分析具有更高的染色体异常检出率。如果胎儿染色体核型或CMA没有异常，建议检查与努南综合征（Noonan syndrome）相关的基因突变。

由于胸腔积液中存在大量淋巴细胞，故可在羊膜腔穿刺术中抽取胸腔积液用于细胞计数和快速核型分析。尽管淋巴细胞增多超过80%可能提示先天性乳糜胸，但也不尽其然。

胎儿贫血通常表现为腹水，而不常直接表现为胸腔积液或心包积液，应通过孕妇血型检查、抗体筛查、血红蛋白电泳、K-B试验以及评估胎儿大脑中动脉（MCA）多普勒峰值流速（PSV）来排除胎儿贫血。应对孕妇进行非免疫性水肿相关的感染血清学检查，包括细小病毒B19、巨细胞病毒、单纯疱疹病毒和弓形虫，还可运用羊水或胸腔积液通过PCR技术检查上述相关指标。

超声特征

胸腔积液表现为围绕单侧或双侧肺的积液，

由于游离肺周围是无回声的液性暗区,表现为典型的"蝙蝠翼"外观,通过这一点可与心包积液进行鉴别[3](图42-1)。应评估纵隔移位程度、有无羊水过多、胎儿水肿以及其他畸形。60%~70%胸腔积液胎儿就诊时合并胎儿水肿[5,9],确定胸腔积液是原发性还是广泛性胎儿水肿的一部分具有挑战性。原发性胸腔积液的诊断是排除性诊断,

孤立、单侧或非对称的胸腔积液则提示原发性胸腔积液[9]。继发性胸腔积液表现为胸膜腔积液相对于其他腔室积液量更多,主要表现为上身明显水肿、显著羊水过多、无胎盘增厚或其他结构异常[9]。还应寻找与先天性感染的相关的胎儿其他超声征象,包括肠管回声增强、肝脏或颅内钙化灶。

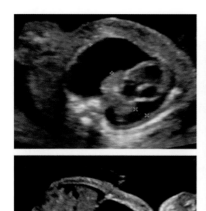
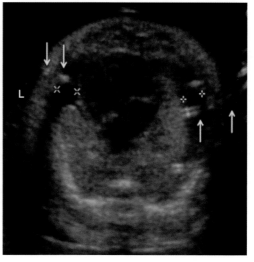

图42-1　(A)胸腔轴平面显示胎儿左侧大量胸腔积液、右侧少量胸腔积液、纵隔移位和皮下水肿。(B)胸部矢状面见左侧大胸腔积液,伴有皮下水肿和腹水。(C)双侧胸腔羊膜腔置管位置(箭头),残留极少量的胸腔积液,纵隔复位

预后影响因素

一篇综述回顾了32例原发性胸腔积液的自然进程,发现胎儿总体死亡率为53%,主要与早产、胎儿水肿和肺发育不良有关[1]。胎儿若无纵隔移位、无水肿或者自行消失的单侧胸腔积液,其存活率为100%,而如果胎儿出现了水肿其存活率仅为38%[1]。存在相关的胎儿畸形[6]、水肿[1,2,6,9,10]、诊断孕周<33周[1]、早产[1,9,10]、双侧胸腔积液[1,6]、单侧大量积液引起的纵隔移位和病情进展迅速[1]均与不良预后有关;然而,性别[1,10]、羊水过多[1,10]或分娩方式[5]尚未显示出能够持续影响预后。在另外一项对204例原发性胎儿胸腔积液的系统综述发现89例未接受胎儿宫内干预的胎儿总体死亡率为39%。经过多因素变量分析发现胎儿水肿是重要的预后影响因素[9]。

产前管理

原发性胸腔积液高达20%可自行消退,但这通常见于不合并胎儿水肿或羊水过多的单侧胸腔积液[9]。因此,少量、原发性、无胎儿水肿的胸腔

积液可以采取期待治疗,进行每周一次超声监测。

如果胸腔积液量迅速增加导致了胎儿纵隔移位、水肿和显著羊水过多,建议行胎儿胸腔积液抽取减压术[4,6]。抽取胸腔积液后可使肺复张,从而降低胎儿肺发育不良的风险,通过降低胸腔内压力和改善静脉回流来缓解胎儿水肿,通过减轻食管压力使羊水量正常化,并可降低早产的相关风险。如果胸腔积液抽取减压术后胎儿肺复张失败可能预示胎儿肺发育不良[11],可能是继发性胸腔积液,因为原发性胸腔积液抽取减压后通常会出现胎儿水肿明显减轻[6]。

胸腔穿刺术和胸腔羊膜腔引流术

尽管胸腔穿刺术(thoracocentesis)可以快速引流出宫内胎儿胸腔积液,但由于胸腔积液复发,通常需要重复穿刺[6]。胸腔积液如果在孕早期已经出现则提示胎儿肺发育不良的风险明显增加,此类胎儿通常需要有效的宫内治疗[4]。

在对203例原发性胸腔积液胎儿进行的综述分析中,总体存活率为60%~66%,胸腔穿刺术后的水肿胎儿的存活率为50%,非水肿胎儿的存活

率为 77%[2]。接受胸腔羊膜腔引流术（thoraco-amniotic shunting, TAS）治疗的胎儿妊娠结局更好，合并水肿胎儿和非合并水肿胎儿的存活率在统计学上无显著性差异（合并水肿胎儿为 62%，非合并水肿胎儿为 82%）[2]。

根据本书作者经验，共 132 例因大量原发性胸腔积液而接受胸腔羊膜腔引流术的胎儿，其中 62% 合并胎儿水肿，70% 双侧胸腔积液[5,未发表的数据]。围产儿总体存活率为 65.2%；未合并水肿胎儿存活率为 62%，合并水肿胎儿存活率仅为 38%，在 116 名活产儿中，75% 平安度过了新生儿期。在 30 例新生儿死亡（NND）病例中，大多数 NND 与肺发育不良、持续性肺动脉高压（PPH）或肺淋巴管扩张症（16 例）、早产并发症以及相关的遗传综合征或染色体异常有关。16 例（12.1%）没有任何结构异常或染色体异常胎儿发

生宫内死亡[5]。尽管在幸存者和非幸存者之间施行胸腔羊膜腔引流术的孕周没有区别，但在水肿胎和非水肿胎幸存者中，其分娩孕周均迟于发生新生儿死亡的病例（分别为 34.9 周 vs 31.6 周，37.8 周 vs 32.6 周；P=0.000 3）。

一项大型单中心研究发现胸腔羊膜腔引流术治疗胎儿胸腔积液的胎儿总体存活率为 48% ~ 75%，如果没有合并胎儿水肿其存活率为 60% ~ 100%，而合并胎儿水肿其存活率则为 44% ~ 66%[2,5,12-19]，46% ~ 89% 胎儿水肿可自行消退[5,13-17,19]（表 42-1）。持续性胎儿水肿则提示胎儿病情可能更为复杂[6,9]，并提示存在潜在遗传性疾病或综合征可能[6,9,13]。作者经验显示47% 接受过胸腔羊膜腔引流术的胎儿水肿消失，且与持续的胎儿水肿相比，其存活率显著提高（71% vs 35%）[5]。

表 42-1 胎儿胸腔羊膜腔分流术治疗原发性胸腔积液的大样本研究

参考文献	病例数		分娩孕周/周	水肿缓解率/%	围生期存活率		
	总数	水肿/%			总数/%	合并水肿/%	非合并水肿/%
Pettersen 等[14]	69	59	36（23 ~ 41）	46	68	46	100
Picone 等[13]	47	100	34（22 ~ 40）	89	66	66	–
Smith 等[12]	21	76	32（22 ~ 40）	N/A	48	44	60
Rustico 等[2]	53	81	N/A	N/A	64	58	90
Yinon 等[5,未发表数据]	132	62	34（19 ~ 42）	47.5	65.2	38	62
Pellegrinelli 等[15]	27	74	31（27 ~ 35）	78	52	47	85
Jeong 等[16]	65	77	33.6（26.2 ~ 40）	58	75	54	93
Peranteau 等[17]	35	60	34±4	71	60	NA	NA
Wada 等[18]	71	85	37.1±2.1 § 33.7±2.8 ¶	N/A	69	63	100
Witlox 等[19]	48	100	34.4（29.5 ~ 38）	75	63	63	NA
总数*	524	59 ~ 100	33.6	46 ~ 89	48 ~ 75	44 ~ 66	60 ~ 100

* 根据有数据的研究计算。GA，孕周［中位数（范围）］。§ 非水肿胎儿，¶ 水肿胎儿，±标准差。

尽管尚无随机对照试验比较不同疗法对胎儿胸腔积液的治疗效果，但较多回顾性数据分析支持侵入性治疗可以提高胎儿围生期存活率，而且胸腔羊膜腔引流术似乎优于多次胸腔穿刺术，尤其是当胎儿合并水肿时[3]。

胸腔羊膜腔引流术并发症

胸腔羊膜腔引流管移位和阻塞的发生率高达 15%[5]。根据作者行 227 例胸腔羊膜腔引流术的

治疗经验，16 例（7%）发生宫内导管移位，其中 6 例胸腔外导管移位，通常进入羊膜腔，另外 10 例导管移位至胸腔内。高达 25% 病例因引流管移位或阻塞需要重复手术[5]。早产仍然是主要的并发症，高达 80% 的病例于 37 周前分娩[5,13]，未足月胎膜早破发生率为 6% ~ 15%[5,13]，绒毛膜羊膜炎的发生率为 8.5%[13]。总体而言，与手术相关的并发症风险约为 9%（10/113 引流手术），其

中包括 4 例因胎儿窘迫而行紧急剖宫产,5 例未足月胎膜早破和 1 例胎死宫内[5]。胎死宫内极少由于手术操作造成,但可能与胎儿出血、经胎盘进入引起的胎盘早剥[12]或外伤性脐带损伤[1,5]有关。其他罕见的并发症包括低蛋白血症、羊膜索带综合征以及由于子宫腹膜羊水渗漏引起孕妇腹水和羊水过少。

围生期管理

胸腔羊膜腔引流术必须在手术并发症和水肿新生儿的复苏通气的挑战之间取得平衡。作者建议面对早产风险时始终要考虑到置管引流[3]。围生期胸腔穿刺术可能有助于大量胸腔积液新生儿的复苏[6],而引流术的好处在于增加了胎儿各腔室之间液体平衡,有助于胎儿能够等待分娩自然发动[5]。考虑到这些原因,我们主张即使在足月时也要考虑行胸腔羊膜腔分流术,尤其合并水肿的胎儿(图 42-2)。

分娩方式似乎并不影响新生儿临床结局[5,10],有手术适应证的应选择剖宫产终止妊娠。出生时应立即夹闭胸腔分流管以避免气胸。分娩应在能够抢救患儿进行新生儿复苏的中心进行,该中心应具有各类胸腔置管的能力,并能提供包括高频通气在内的所有通气支持,而且能治疗新生儿持续性肺动脉高压,能给予输液和营养支持[3]。

胸腔羊膜腔引流术远期预后

研究原发性胸腔积液胎儿远期预后的数据非常有限。在 20 例继发于胸腔积液的水肿胎儿存活者中,发现 15% 合并有神经发育障碍,6% 合并有一定程度的行为问题,35% 合并呼吸道后遗症[19]。在本中心接受胸腔羊膜腔引流术的 132 例胎儿中,62% 合并胎儿水肿,近 1/4 病例诊断有明确的其他疾病,其中 1/3 在产后发现,包括 6 例努南综合征[5]。胎儿总体存活率为 65%,超过 80% 的存活儿神经系统发育正常。

胸腔羊膜腔引流术操作流程

已在前面进行了描述了胸腔羊膜腔引流术[3]。手术操作前使用局部麻醉,并给产妇静脉使用镇静药物,如瑞芬太尼、咪达唑仑和丙泊酚。不建议给予胎儿麻醉。Rocket 医疗公司(Washington, Tyne & Wear, UK)、Karl Storz GmbH (Tüttlin-gen, Germany) 或 Cook 医疗公司(Bloomington, IN) 可提供引流管放置装置。Rocket 和 Storz 9F(外径

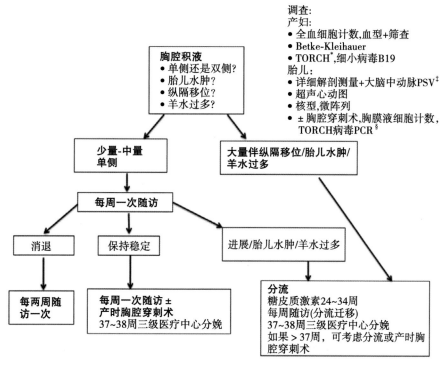

图 42-2　胎儿胸腔积液评估和处理流程图。* 弓形虫病、风疹、巨细胞病毒、单纯疱疹;‡ 大脑中动脉收缩期血流峰值速度;§ 聚合酶链反应扩增技术。摘自 Abbasi N, Ryan G. Fetal primary pleural effusion: Prenatal diagnosis and management. Best Pract Res Clin Obs Gynaecol, 2019; pii: S1521-6934(18)30260-8. doi: 10. 1016/j. bpobgyn. 2019. 01. 005[ePub ahead of print

3mm)装置都能与双尾纤硅橡胶导管(外径2.1mm;Rocket 医疗公司)配套使用。下面我们仅描述一下 Rocket 引流管的操作流程。在连续超声引导下,尽量避开胎盘,将套管和套管针插入羊膜腔中。理想情况下,将套管针靠近腋中线垂直插入并穿过胎儿胸壁进入胸腔积液处,尽量避开胎儿乳头。当套管针尖端准确地进入胎儿胸腔积液处,退出套管针,并通过套管置入引流管。使用推杆将引流管的一半推到胎儿胸腔。然后将套管从胎儿胸腔退出,其余的引流管外部留置在羊膜腔中。要注意如果过早推进推动器可将整个引流管留置于胎儿胸腔中。对于双侧胸腔积液,通常可以使用套管的钝端旋转胎儿,便于放置对侧引流管。如果胎儿合并严重水肿或孕晚期,操作难度更具有挑战性。在羊水过多的情况下,可在放置引流管后进行羊水抽取减压术。在妊娠 24~34 周进行的分流手术,或者如果在妊娠 24 周之前行分流手术,则在胎儿有存活可能时,建议使用倍他米松来促进胎儿肺成熟。作者建议预防性使用抗生素,以及短期的抗宫缩治疗(<24h),如吲哚美辛或硝苯地平。并建议每周进行一次胎儿超声检查以确保引流管没有阻塞或移位(图 42-1)。

胸膜固定术

有学者报道胸膜内给药 OK-432 可以治疗胎儿胸腔积液,OK-432 是一种 3 型人 A 族链球菌经青霉素灭活处理后产生的硬化剂,可强烈诱导细胞和细胞因子介导的炎症反应,引起内脏和壁层胸膜之间的黏附[20]。当治疗单侧合并有胎儿水肿的重度胸腔积液[20,21]以及发病孕周较早的胸腔积液(16~21 周)时,胸腔羊膜腔引流术在技术上可能更具挑战性,在这类患者中已有学者报道利用胸膜固定术(pleurodesis)取得了成功。但也有报道一名孕妇在实施胸膜固定术后 8 周因羊水栓塞死亡,但两事件之间有无关联仍不清楚[22]。回顾分析用 OK-432 治疗的原发性胸腔积液,并将其与接受胸腔羊膜腔引流术的胎儿进行比较,发现接受胸腔羊膜腔引流术和胸膜固定术合并水肿胎儿的围产儿存活率%[55(113/206)vs 30%(12/40)]和非合并水肿胎儿的围产儿存活率[85%(61/72)vs 82%(28/34)]相当[23]。尽管 OK-432 在产前宫内应用的经验有限,且其安全性仍有待验证,但初步研究数据令人鼓舞,可作为微创治疗原发性胎儿胸腔积液的一种方法。

肺部占位病变

肺部占位病变可能是实性也可能是囊性的。支气管肺隔离症(bronchopulmonary sequestration,BPS)、纵隔畸胎瘤或横纹肌瘤和先天性高气道阻塞综合征(congenital high airway obstruction syndrome,CHAOS)可能表现为实体病变,而支气管囊肿或先天性肺气肿则表现为囊性病变。先天性膈疝(congenital diaphragmatic hernia,CDH)和先天性肺气道畸形(congenital pulmonary airway malformation,CPAM)可能同时表现为实性和囊性病变。混合性 CPAM/BPS 病变相对较常见。尽管产前超声检查不能准确地预测病变的性质[24],但肺部占位病变胎儿的监护过程和处理方法基本相似。

先天性肺气道畸形

先天性肺气道畸形[或称先天性囊性腺瘤样畸形(congenital cystic adenomatoid malformation,CCAM)]是最常见的胎儿肺部病变,是由于未成熟的细支气管异常增生形成良性、无功能性肿块,通常起源于单个肺叶并与气管支气管树交通[25,26]。

Stocker 最初根据其病理特征将 CPAM 分为三种类型[26]。后来 Adzick[27]将 CPAM 病变分成两种类型,该分型与临床相关性更为密切,因为它们可以通过超声检查区分开来,包括:①微囊型病变,不易分辨的<5mm 的小囊肿,通常累及肺下叶,表现为团块状强回声;②大囊型病变,直径大于 5mm 的充满液体的无回声囊肿(图 42-3)。有时小囊病变和大囊病变可能混合出现。大约53%的病变是小囊性的,22%的是大囊性的,另外25%是混合性的[28]。孕中期 CPAM 可能会迅速生长,常继发占位效应,羊水过多和胎儿心力衰竭,但很少引起肺发育不良。在最近的一项系列研究中,发现4%~7%会出现胎儿水肿[24,28],其主要是大囊性病变。纵隔移位的发生率高达50%[24],羊水过多的发生率高达40%[29]。据报道2%~6%胎儿 CPAM 会伴有肺外畸形,最常见的是胎儿肾脏或心脏畸形[28,30]。

支气管肺隔离症

支气管肺隔离症(bronchopulmonary sequestration,BPS)是无功能的肺部肿块,与气管支气管树不相通,由胸主动脉或腹主动脉供血。BPS 可能是由支气管和前肠出芽异常引起的,因此可能

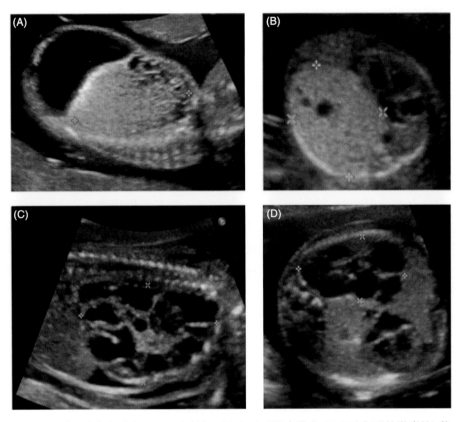

图 42-3 胎儿胸部矢状切面(A)和轴切面(B)显示混合性大 CPAM(主要是微囊性)伴有明显纵隔移位和腹水。胸腔矢状切面(C)和轴平面(D)显示大囊性 CPAM 伴有明显纵隔移位

与膈和前肠发育异常有关。BPS 既可能是叶内型(75%),其中肿块部分被肺组织包围并被脏层胸膜覆盖;也可能是叶外型(25%),其有别于周围肺组织,有独立的脏层胸膜,可能附着在膈肌、胃肠道或胸壁上[31]。叶外型 BPS 通常位于左下肺叶和膈肌之间,与食管下段相邻,但也有可能发生在膈肌上[31,32]。10%~15% 位于膈肌下方,应该与胎儿肾上腺占位病变进行鉴别诊断。约有65% 的叶外型 BPS、10% 叶内型伴有其他异常,最常见的是先天性膈疝[32]。如果存在胸腔积液或发现腹部占位病变,则 BPS 可以诊断为叶外型,否则,很难区分是叶内型还是叶外型 BPS[33]。BPS 通常表现为实性、边界清晰的三角形强回声包块,偶有囊性成分,6%~10% 伴有同侧胎儿胸腔积液[33]。用彩色多普勒观察如其供血血管来源于主动脉可将 BPS 与其他肺部肿块鉴别开来[33](图 42-4),这在产前并非总是准确检测到[25],在这种情况下就无法准确区分 BPS 和 CPAM,因为两者均表现为实性、强回声胸腔病变。

混合性病变

当 CPAM 有体循环动脉供血或 BPS 具有

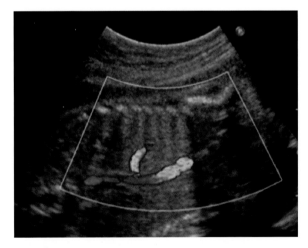

图 42-4 肺部实性、高回声病变,供血血管来自降主动脉,与支气管肺隔离症一致

CPAM 的组织学成分时,就会发生"混合性"CPAM 和 BPS 病变,表明两者的胚胎起源相近[25]。所以产前超声检查如果发现肺实性病变,应仔细寻找其供血动脉,并在鉴别诊断时始终考虑到"混合性"肺部病变的可能。

研究现状

应将疑似胸腔内肿块的胎儿转诊至胎儿医学

中心进行详细的超声检查。如果怀疑还有其他异常,例如 CDH 或病因不明的膈肌下肿块,则需要 MRI 检查[33]。孤立的 CPAM 或 BPS 很少伴有基因异常[34],通常不必常规进行基因检测。

自然病程和产前预后因素

一篇综述研究了 645 例产前诊断为 CPAM 并且不合并胎儿水肿的病例,胎儿存活率>97%,约 30% CPAM 产前自行消退[28]。其中 6%～10%肺部病变胎儿进展为胎儿水肿[24,30],可能是继发于明显的纵隔移位引起的静脉回流受阻或心脏受压。另外一项研究发现在 85 名产前诊断为 CPAM 合并胎儿水肿的病例中,其胎儿存活率为 60%[28],而采取期待疗法时几乎没有存活者[34,35]。在非合并水肿的胎儿中,CPAM 快速生长通常发生在妊娠 20～26 周,26～28 周达到平台期,然后逐渐消退。如果平台期后没有发生胎儿水肿,在 32～34 周时大多数 CPAM 病变在超声检查时可能检测不到[36]。目前认为胎儿预后与病灶的大小和肿块造成的继发性影响有关,严重的病灶会引起纵隔移位、肺发育不良、羊水过多,最终导致胎儿心脏损害和胎儿水肿。目前研究认为胎儿水肿可以预测围生期不良妊娠结局[27,29,34],据报道 15%的 CPAM 和高达 70%的 BPS 会自行"消退"[34]。Crombleholme[36] 建议使用以下公式进行标准化肿瘤体积测量:肺囊腺瘤体积比(CVR)公式:(长×宽×高×0.52)/头围,运用此公式可以在胎儿水肿出现之前提前识别出肺部病变可能会增加胎儿围生期不良结局高风险的病例。在一项 58 例 CPAM 胎儿的研究中发现,CVR 值与胎儿死亡率密切相关,42 例 CVR≤1.6 的胎儿存活率为 94%,而 16 例 CVR>1.6 的胎儿存活率仅为 53%。在 CVR>1.6 的胎儿中,75%进展为胎儿水肿[36]。

在有肺部肿块的 82 例胎儿研究中,包括支气管闭锁、BPS 和 CPAM,CVR 值和胎儿水肿与是否需要胎儿宫内干预密切相关,受试者曲线下面积分别为 0.96($P<0.0001$)和 0.88($P<0.0001$)[37]。胎儿肺部病变最大直径>5.2cm 和 CVR 与胎儿水肿、心力衰竭、需要胎儿干预和高死亡率密切相关,CVR>2 是胎儿水肿和需要进行胎儿宫内干预的最强预测指标(CVR>2 时 56%需要胎儿宫内干预,而 CVR≤2 则仅 3%需要胎儿宫内干预)[37]。此外,即使是非水肿胎儿,CVR>1 也与新生儿呼吸系统疾病的发病率和新生儿肺部局灶切除需求

有关。几乎所有 CVR<1 的胎儿在出生时都无临床症状,CVR 最大值和最后一次测量值是最可靠的新生儿临床结局的预测指标[30]。预后和妊娠结局也与潜在的基础病理学相关,因为在组织学上证实 CPAM 中胎儿水肿和需要胎儿宫内干预的概率高于隔离肺,在有支气管囊肿、支气管闭锁或先天性肺气肿的胎儿中没有发生胎儿水肿或需进行胎儿宫内干预[37]。

临床管理

一项具有里程碑意义的研究描述了胎儿肺部病变的自然病史,对产前临床管理具有指导意义[34]。一项 120 例 CPAM 胎儿研究发现,101 例采取期待治疗,所有非合并水肿胎儿(n=76)均存活,但 25 例合并水肿胎儿均未存活。39 例 BPS 中近 70%的病变完全或几乎完全在产前消退。在本系列研究及后续相关研究报道中,发现产前宫内干预对改善先天性肺部病变胎儿预后有潜在作用,尤其是在合并胎儿水肿的情况下,产前宫内干预变得尤为重要[29,34,35]。

肺大囊型病变

在最早介绍 CVR 的研究中,有 7 例 CVR≤1.6 的胎儿进展为胎儿水肿,其中 6 例肺部表现为明显囊肿[36]。在明显囊肿且 CVR≤1.6 的胎儿中,发生水肿的风险低于 3%。作者提出,与实体病变相比,CPAM 的囊性成分可能比实性病变生长更快,相对于与生长缓慢的微囊型 CPAM,CVR 越低可能越难以承受因快速增长引起的压力的快速上升,这可能需要在胎儿水肿形成之前进行胎儿宫内干预[36]。

大囊型 CPAM 行引流术后,大多数胎儿水肿消失[17,38,39]。但是一项系统综述[40]发现先天性肺囊性病变引流组相对于未引流组围生期胎儿存活率没有任何改善(OR=0.56,95% CI:0.32～0.97,P=0.04);然而对于合并水肿胎儿却有明显改善(OR=19.3,95% CI:3.7～101.3,P=0.0005)。作者强调尚缺乏强有力证据来证实引流术对先天性肺囊性病变临床应用效果的可靠性,尤其是未合并水肿的胎儿数据极其有限。

最近发表的一篇文献综述报道了 98 例接受 TAS 治疗的大囊型 CPAM 胎儿,合并水肿胎儿的总体存活率为 77%,非合并水肿胎儿的总体存活率为 90%[39]。本中心 11 例行 TAS 的胎儿,有 6 例胎儿合并水肿,除了 1 例严重水肿在胎儿妊娠 17 周治疗后次日死亡外,其余全部存活。存活者

水肿均消失,并且均顺利进行了新生儿病变肺叶切除术[38]。另一项单中心研究对 40 例大囊型 CPAM 胎儿施行引流术,其中 31 例合并水肿,总体死亡率为 27%,水肿缓解率为 90%[17]。单因素变量分析发现存活率与分娩时的孕周和 CVR 降低的百分比相关,后者表明降低肿块对胎儿机体的影响和对改善胎儿预后具有重要作用。同时多因素变量分析还显示存活率与水肿消退和分娩孕周有关。研究中对于持续水肿胎儿没有存活病例。

目前尽管研究数据有限,但作者建议应该为合并水肿的大囊型病变施行 TAS,并建议为病变范围较大(CVR>1.6)导致纵隔移位或羊水过多且无其他异常的非水肿胎儿施行 TAS[38]。

肺微囊型病变

微囊型肺部病变胎儿很少发生水肿,但是一旦发生,产前可供选择的治疗方法非常有限。

胎儿肺叶切除术(fetal lobectomy) 已有一些研究中心开展了胎儿肺叶切除术治疗胎儿肺水肿。一项单中心研究对 24 例以较大范围多囊性或以实性为主的在 21~31 周时接受手术切除的 CPAM 胎儿进行了研究,其中有 13 名健康存活(54%)[41]。在存活者中,肺叶切除术使胎儿水肿在 1~2 周内消失,神经系统发育检查均正常。大多数胎儿宫内死亡发生在术中或刚刚完成手术后,其他死亡原因与绒毛膜羊膜炎和早产有关[41]。另外一项 23 例水肿胎儿接受肺叶切除术治疗的研究中,有 13 例胎儿存活(57%)[35]。北美三个中心研究发现行肺叶切除术治疗水肿胎儿后的总体存活率为 52%(28/54)[37]。

一项文献综述总结了开放式胎儿手术并发症发生率,包括肺水肿(2%~28%)、输血(1%~13%)、早产(33%)、PPROM(52%)、绒毛膜羊膜炎(3%~9%)、胎盘早剥(2%~9%)的风险,以及其对未来生育结局的影响,包括早产(22%)、完全性子宫破裂(14%)和不完全性子宫破裂(7%~11%)风险增加[42]。

糖皮质激素疗法 据报道对于合并水肿的微囊型 CPAM 胎儿,使用糖皮质激素治疗有效(肌内注射倍他米松 12mg,两次,间隔 24h),其作用机制可能涉及诱导肺细胞成熟或直接影响病灶生长[43,44]。有研究报道了 20 例微囊型 CPAM 胎儿,单疗程使用糖皮质激素后,80% 水肿消退,87% 得以存活至出院(非合并水肿胎儿为 100%,

合并水肿胎儿为 80%)[43]。疗效不佳或需要多疗程糖皮质激素治疗能够把更需要接受胎儿或新生儿干预的较为严重病变者识别出来。潜在的病理学基础也可能决定了对糖皮质激素的反应,其中一个小型研究表明支气管闭锁者获益较少[44]。

鉴于与开放性胎儿手术相关的较大母胎风险,单剂量和多疗程糖皮质激素应被认为是继发于微囊型肺病变的持续性或进展性水肿胎儿的一线治疗。

微创疗法(minimally invasive therapy) 目前已经报道了多种微创方法用于治疗合并胎儿水肿的肺部病变,包括间质性激光消融、激光血管阻塞、射频消融(radiofrequency ablation, RFA)或注射硬化剂。

激光手术 经皮超声引导的间质性激光消融既可以在肿瘤内操作,也可以完美地阻塞 BPS 或混合性病变中的供血血管,在水肿胎儿也已有成功案例的报道[45,46]。一篇 16 例进行了激光治疗的肺部病变胎儿的文献发现,BPS 患儿存活率较高(BPS 存活率 87.5%,CPAM 存活率 28.6%)和血管阻塞胎儿存活(血管阻塞存活率 100%,肿瘤间质性消融存活率 25%)得到显著提高[46]。

射频消融(radiofrequency ablation, RFA) RFA 经验仅限于非水肿性和水肿性肺肿块的少数病例报道[45,47]。潜在的风险包括附属物的热损伤、组织坏死引起的高钾血症、气体栓塞、热疗引起的溶血、未足月胎膜早破和早产。作者在 25 周时使用 RFA 治疗了一例水肿性肺肿块,尽管胎儿水肿消失了,但一个月后,发生了医源性先天性膈疝和腹壁缺损。33 周分娩发动,新生儿死于败血症[45]。另一篇病例报道描述了用 RFA 在第 26 周治疗了合并水肿的 CPAM 胎儿,但 3d 后发现胎死宫内。尸检提示为广泛坏死性肿瘤内出血[47]。直径较小的单针 RFA 电极可消融直径约 1cm 的较小区域,可能更适用于胎儿治疗。

硬化疗法(sclerotherapy) 通过将硬化剂(3% 聚桂醇)直接注射到 BPS 供血血管中,成功治疗了 3 例合并水肿的 BPS,水肿神奇地消失了,至足月分娩[48]。硬化疗法也已成功用于微囊型和混合性水肿性 CPAM[49]。在多次糖皮质激素治疗失败后,作者已在妊娠 23 周时通过直接向病变间质性注射 3% 的癸烷基硫酸钠治疗了 1 例水肿性微囊 CPAM。水肿迅速消退,足月分娩的婴儿在 1 岁时接受了选择性肺叶切除术,病理学得到证实。这个孩子 3 岁时身体状况良好,没有相关的任何疾病[57]。

作者还在供血血管来自乳腺内动脉的合并胎儿水肿的肺部肿块中使用了促血栓形成的线圈栓塞术。由于供血血管靠近胸壁,因此使用线圈可以减少邻近组织损害。尽管已经阻断了肺部病灶的供应血管,但 2d 后仍发生了胎死宫内[45]。

有必要进一步的研究来评估治疗水肿性肺部病灶的安全性、有效性和最佳治疗方式。在实性肺部病灶中,胎儿治疗方法的选择将取决于是否存在明显的供血动脉,而在大囊型病变中,TAS 似乎是最佳选择。胎儿肺叶切除术应留作糖皮质激素或微创方法难以治疗的罕见病变(图 42-5)。

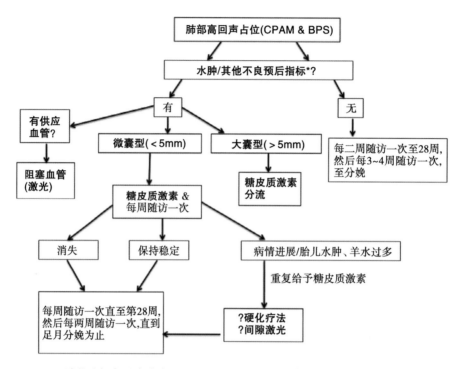

图 42-5 胎儿肺部高回声病变(CPAM 和 BPS)的诊治建议。* 严重纵隔移位,CVR>1.6,羊水过多

分娩

应在具有新生儿和手术支持的三级医疗中心进行分娩,尤其是对于合并胎儿水肿、较大的囊性或实性病变者[17]。鼓励足月阴道分娩,有明确剖宫产指征的可采取剖宫产。

产后外科切除手术

有症状的先天性肺部病变通常需要外科手术切除,而对于无症状性肺部病变的处理尚存在争议。大多数大囊型或较大病变将需要产后手术切除[24]。无症状的婴儿可以采取保守随访,也可以进行选择性肺叶切除术[50],据报道后者通常是由罕见的恶性肿瘤考虑手术,多数为胸膜肺母细胞瘤。所有在产前诊断的肺部病变在婴儿早期都应进行新生儿胸部 X 线检查和 CT 扫描[50]。

先天性高气道阻塞综合征

先天性高气道阻塞综合征(congenital high airway obstruction syndrome,CHAOS)是由于上呼吸道完全阻塞或接近完全阻塞而导致的,通常是由于喉咙闭锁导致正常的肺分泌的液体无法流出所致[51]。CHAOS 的特征性表现是双肺大范围回声,压迫胎儿心脏,使心脏位于中间,膈肌平移或外翻,梗阻远端气管支气管树扩张[28](图 42-6)。胸腔内腔静脉和心脏结构受压会导致胎儿腹水和/或非免疫性胎儿水肿[51],食管受压会导致羊水过多。有时可能会发生胎盘增大和"镜像"综合征。

详细的解剖学超声检查是必不可少的,当存在羊水过少、肾发育不全和 CHAOS 的情况下,应该考虑到 Fraser 综合征可能[52]。CHAOS 应与双侧 CPAM 伴胎儿水肿进行鉴别,后者通常缺乏气管或支气管扩张。建议进行胎儿 MRI 检查以确诊并确定气道阻塞水平和评估严重程度。可以通过染色体微阵列分析进行 Fraser 综合征基因检测。

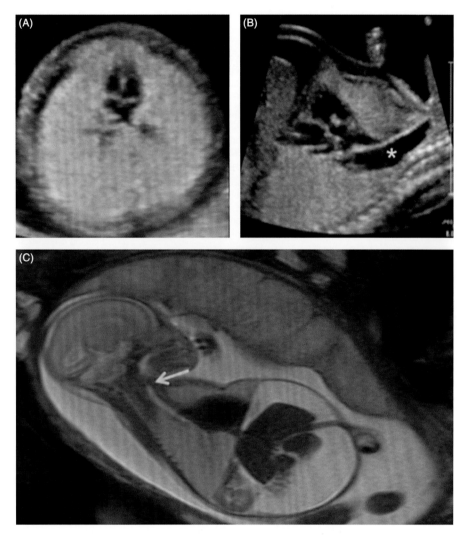

图 42-6　胎儿胸部的轴切面(A)显示双肺增大、回声增强、心脏受压和气管扩张(*),
胸部矢状切面(B)显示膈肌倒置和腹水。胎儿 MRI 显示喉管梗阻(箭头)(C)

伴有水肿的 CHAOS 往往预后不良,胎儿或新生儿死亡风险较高[28,51]。上呼吸道梗阻的少数幸存者会出现说话、进食困难,通常在 2 岁以上直到可以进行分期气道重建才能进行气管切开术[53]。胎儿水肿进展迅速、重度羊水过多或心脏储备功能降低可能是进行胎儿宫内干预的指征,例如可以采用胎儿支气管内镜,使用激光或血管球囊对气管支气管树内的所有膜状或网状闭锁打孔以达到气管减压的目的[54,55]。

通过产时子宫外手术(ex utero intrapartum treatment,EXIT) 计划分娩能够提高新生儿存活率[56],即在保持胎儿胎盘循环的同时去除阻碍胎儿呼吸的诱因。在一篇有关胎儿 CHAOS 的文献综述中,对 11 例胎儿实施 EXIT,其中 10 例存活[28],而对照组 10 例期待治疗的仅有 1 例幸存。如果怀疑胎儿气道阻塞,应转诊至具有执行 EXIT 操作经验的多学科团队的医院分娩。

(翻译　闫瑞玲　审校　姜海利)

参考文献

[1] Longaker MT, Laberge JM, Dansereau J, et al. Primary fetal hydrothorax: natural history and management. *J Pediatr Surg*. 1989; 24: 573-6.

[2] Rustico MA, Lanna M, Coviello D, Smoleniec J, Nicolini U. Fetal pleural effusion. *Prenat Diagn*. 2007; 27: 793-9.

[3] Yinon Y, Kelly E, Ryan G. Fetal pleural effusions. *Best Pract Res Clin Obstet Gynaecol*. 2008; 22: 77-96.

[4] Castillo RA, Devoe LD, Falls G, et al. Pleural effusions and pulmonary hypoplasia. *Am J Obstet Gynecol*. 1987; 157: 1252-5.

[5] Yinon Y, Grisaru-Granovsky S, Chaddha V, et al. Perinatal outcome following fetal chest shunt insertion for pleural effusion. *Ultrasound Obstet Gynecol*. 2010; 36: 58-64.

[6] Nicolaides K, Azar GB. Thoraco-amniotic shunting. *Fetal Diagn Ther*. 1990; 5: 153-64.

[7] Waller K, Chaithongwongwatthana S, Yamasmit W, et al. Chromosomal abnormalities among 246 fetuses with pleural effusions detected on prenatal ultrasound examination: factors associated with an increased risk of aneuploidy. *Genet Med.* 2005; 7: 417.

[8] Shaffer LG, Rosenfeld JA, Dabell MP, et al. Detection rates of clinically significant genomic alterations by microarray analysis for specific anomalies detected by ultrasound. *Prenat Diagn.* 2012; 32: 986–95.

[9] Aubard Y, Derouineau I, Aubard V, Chalifour V, Preux PM. Primary fetal hydrothorax: a literature review and proposed antenatal clinical strategy. *Fetal Diagn Ther.* 1998; 13: 325–33.

[10] Weber AM, Philipson EH. Fetal pleural effusion: a review and meta-analysis for prognostic indicators. *Obstet Gynecol.* 1992; 79: 281–6.

[11] Rodeck CH, Fisk NM, Fraser DI, Nicolini U. Long-term in utero drainage of fetal hydrothorax. *N Engl J Med.* 1988; 319: 1135–8.

[12] Smith R, Illanes S, Denbow ML, Soothill PW. Outcome of fetal pleural effusions treated by thoracoamniotic shunting. *Ultrasound Obstet Gynecol.* 2005; 26: 63–6.

[13] Picone O, Benachi A, Mandelbrot L, et al. Thoracoamniotic shunting for fetal pleural effusions with hydrops. *Am J Obstet Gynecol.* 2004; 191: 2047–50.

[14] Pettersen H, et al. Pleural effusions. In: Fisk NM, ed., *Pleural Effusions.* Cambridge, UK: Cambridge University Press, 1997, pp. 261–72.

[15] Pellegrinelli J, Kohler A, Kohler M, et al. Prenatal management and thoracoamniotic shunting in primary fetal pleural effusions: a single centre experience. *Prenat Diagn.* 2012; 32: 467–71.

[16] Jeong BD, Won HS, Lee MY, et al. Perinatal outcomes of fetal pleural effusion following thoracoamniotic shunting. *Prenat Diagn.* 2015; 35: 1365–70

[17] Peranteau WH, Adzick NS, Boelig MM, et al. Thoracoamniotic shunts for the management of fetal lung lesions and pleural effusions: a single-institution review and predictors of survival in 75 cases. *J Pediatr Surg.* 2015; 50: 301–5.

[18] Wada S, Jwa SC, Yumoto Y, et al. The prognostic factors and outcomes of primary fetal hydrothorax with the effects of fetal intervention. *Prenat Diagn.* 2017; 37: 184–92.

[19] Witlox RSGM, Lopriore E, Rijken M, et al. Long-term neurodevelopmental and respiratory outcome after intrauterine therapy for fetal thoracic abnormalities. *Fetal Diagn Ther.* 2018; 7: 1–6.

[20] Okawa T, Takano Y, Fujimori K, Yanagida K, Sato A. A new fetal therapy for chylothorax: pleurodesis with OK-432. *Ultrasound Obstet Gynecol.* 2001; 18: 376–7.

[21] Chen M, Shih JC, Wang BT, Chen CP, Yu CL. Fetal OK-432 pleurodesis: complete or incomplete? *Ultrasound Obstet Gynecol.* 2005; 26: 791–3.

[22] Nygaard U, Sundberg K, Nielsen HS, Hertel S, Jørgensen C. New treatment of early fetal chylothorax. *Obstet Gynecol.* 2007; 109: 1088–92.

[23] O'Brien B, Kesby G, Ogle R, Rieger I, Hyett JA. Treatment of primary fetal hydrothorax with OK-432 (Picibanil): outcome in 14 fetuses and a review of the literature. *Fetal Diagn Ther.* 2015; 37: 259–66.

[24] Davenport M, Warne SA, Cacciaguerra S, Patel S, Greenough A, Nicolaides K. Current outcome of antenally diagnosed cystic lung disease. *J Pediatr Surg.* 2004; 39: 549–56.

[25] Cass DL, Crombleholme TM, Howell LJ, Stafford PW, Ruchelli ED, Adzick NS. Cystic lung lesions with systemic arterial blood supply: a hybrid of congenital cystic adenomatoid malformation and bronchopulmonary sequestration. *J Pediatr Surg.* 1997; 32: 986–90.

[26] Stocker JT, Madewell JE, Drake RM. Congenital cystic adenomatoid malformation of the lung: classification and morphologic spectrum. *Human Pathol.* 1977; 8: 155–71.

[27] Adzick NS, Harrison MR, Glick PL, et al. Fetal cystic adenomatoid malformation: prenatal diagnosis and natural history. *J Pediatr Surg.* 1985; 20: 483–8.

[28] Cavoretto P, Molina F, Poggi S, Davenport M, Nicolaides KH. Prenatal diagnosis and outcome of echogenic fetal lung lesions. *Ultrasound Obstet Gynecol.* 2008; 32: 769–83.

[29] Thorpe-Beeston J, Nicolaides KH. Cystic adenomatoid malformation of the lung: prenatal diagnosis and outcome. *Prenat Diagn.* 1994; 14: 677–88.

[30] Ehrenberg-Buchner S, Stapf AM, Berman DR, et al. Fetal lung lesions: can we start to breathe easier? *Am J Obstet Gynecol.* 2013; 208: 151. e1–7.

[31] Carter R. Pulmonary sequestration. *Ann Thorac Surg.* 1969; 7: 68–88.

[32] DeParedes CG, Pierce WS, Johnson DG, Waldhausen JA. Pulmonary sequestration in infants and children: a 20-year experience and review of the literature. *J Pediatr Surg.* 1970; 5: 136–47.

[33] Dhingsa R, Coakley FV, Albanese CT, Filly RA, Goldstein R. Prenatal sonography and MR imaging of pulmonary sequestration. *Am J Roentgenol.* 2003; 180: 433–7.

[34] Adzick NS, Harrison MR, Crombleholme TM, Flake AW, Howell LJ. Fetal lung lesions: management and outcome. *Am J Obstet Gynecol.* 1998; 179: 884–9.

[35] Grethel EJ, Wagner AJ, Clifton MS, et al. Fetal intervention for mass lesions and hydrops improves outcome: a 15-year experience. *J Pediatr Surg.* 2007; 42: 117–23.

[36] Crombleholme TM, Coleman B, Hedrick H, et al. Cystic adenomatoid malformation volume ratio predicts outcome in prenatally diagnosed cystic adenomatoid malformation of the lung. *J Pediatr Surg.* 2002; 37: 331–8.

[37] Cass DL, Olutoye OO, Cassady CI, et al. Prenatal diagnosis and outcome of fetal lung masses. *J Pediatr Surg.* 2011; 46: 292–8.

[38] Schrey S, Kelly EN, Langer JC, et al. Fetal thoracoamniotic shunting for large macrocystic congenital cystic adenomatoid malformations of the lung. *Ultrasound Obstet Gynecol.* 2012; 39: 515–20.

[39] Litwińska M, Litwińska E, Janiak K, et al. Thoracoamniotic shunts in macrocystic lung lesions: case series and review of the literature. *Fetal Diagn Ther.* 2017; 41: 179–83.

[40] Knox EM, Kilby MD, Martin WL, Khan KS. In-utero pulmonary drainage in the management of primary hydrothorax and congenital cystic lung lesion: a systematic review. *Ultrasound Obstet Gynecol.* 2006; 28: 726–34.

[41] Adzick NS. Management of fetal lung lesions. *Clin Perinatol.* 2009; 36: 363–76, x.

[42] Al-Refai A, Ryan G, Van Mieghem T. Maternal risks of fetal therapy. *Curr Opin Obstet Gynecol.* 2017; 29: 80–4.

[43] Curran PF, Jelin EB, Rand L, et al. Prenatal steroids for microcystic congenital cystic adenomatoid malformations. *J Pediatr Surg.* 2010; 45: 145–50.

[44] Peranteau WH, Boelig MM, Khalek N, et al. Effect of single and multiple courses of maternal betamethasone on prenatal congenital lung lesion growth and fetal survival. *J Pediatr Surg.* 2016; 51: 28–32.

[45] Baud D, Windrim R, Kachura JR, et al. Minimally invasive fetal therapy for hydropic lung masses: three different approaches and review of the literature. *Ultrasound Obstet Gynecol.* 2013; 42: 440–8.

[46] Ruano R, da Silva MM, Salustiano EM, et al. Percutaneous laser ablation under ultrasound guidance for fetal hyperechogenic microcystic lung lesions with hydrops: a single center cohort and a literature review. *Prenat Diagn.* 2012; 32: 1127–32.

[47] Vu L, Tsao K, Lee H, et al.

Characteristics of congenital cystic adenomatoid malformations associated with nonimmune hydrops and outcome. *J Pediatr Surg.* 2007; 42: 1351–6.

[48] Bermudez C, Pérez-Wulff J, Bufalino G, et al. Percutaneous ultrasound-guided sclerotherapy for complicated fetal intralobar bronchopulmonary sequestration. *Ultrasound Obstet Gynecol.* 2007; 29: 586–9.

[49] Bermúdez C, Pérez-Wulff J, Arcadipane M, et al. Percutaneous fetal sclerotherapy for congenital cystic adenomatoid malformation of the lung. *Fetal Diagn Ther.* 2008; 24: 237–40.

[50] Downard CD, Calkins CM, Williams RF, et al. Treatment of congenital pulmonary airway malformations: a systematic review from the APSA outcomes and evidence based practice committee. *Pediatr Surg Int.* 2017; 33: 939–53.

[51] Hedrick MH, Ferro MM, Filly RA, et al. Congenital high airway obstruction syndrome (CHAOS): a potential for perinatal intervention. *J Pediatr Surg.* 1994; 29: 271–4.

[52] Tessier A, Sarreau M, Pelluard F, et al. Fraser syndrome: features suggestive of prenatal diagnosis in a review of 38 cases. *Prenat Diagn.* 2016; 36: 1270–5.

[53] Roybal JL, Liechty KW, Hedrick HL, et al. Predicting the severity of congenital high airway obstruction syndrome. *J Pediatr Surg.* 2010; 45: 1633–9.

[54] Martinez JM, Castañón M, Gómez O, et al. Evaluation of fetal vocal cords to select candidates for successful fetoscopic treatment of congenital high airway obstruction syndrome: preliminary case series. *Fetal Diagn Ther.* 2013; 34: 77–84.

[55] Martínez JM, Prat J, Gómez O, et al.

Decompression through tracheobronchial endoscopy of bronchial atresia presenting as massive pulmonary tumor: a new indication for fetoscopic surgery. *Fetal Diagn Ther.* 2013; 33: 69–74.

[56] Ryan G, Somme S, Crombleholme TM. Airway compromise in the fetus and neonate: Prenatal assessment and perinatal management. *Semin Fetal Neonatal Med*; 2016; 21: 230–9.

[57] Abbasi N, Morency AM, Langer JC, et al. Fetal Sclerotherapy for Hydropic Congenital Cystic Adenomatoid Malformations of the Lung Refractory to Steroids: A Case Report and Review of the Literature. https://www.ncbi.nlm.nih.gov/pubmed/31112955. Fetal Diagn Ther. 2019; May 21:1–10. doi: 10.1159/000497143. [Epub ahead of print]

神经管缺陷的外科矫正

第43章

神经管缺陷：病理生理学与预防的最新进展

Alex J. Eggink ◆ Regine P. M. Steegers-Theunissen

引言

神经管缺陷是一组涉及中枢神经系统的严重出生缺陷,全球发病率约为 1/1 000[1]。由于遗传及环境差异,包括母体条件、药物、毒素、营养和生活方式等,其发病率在不同地理位置、社会经济地位和种族之间存在很大的差异。全世界每年大约有 13 万新生儿出生时患有神经管缺陷(neural tube defect, NTD)。神经管缺陷的临床表现包括脊柱裂(spina bifida)、无脑畸形(anencephaly)、脑膨出(encephalocele)以及罕见的颅脊柱裂(craniorachischisis)和枕骨裂露脑畸形(iniencephaly)。脊柱裂、无脑畸形和脑膨出分别占所有神经管缺陷的 57%、33% 和 10%。

开放性神经管缺陷是由于大脑或脊柱发育异常引起的,源于初级神经胚形成异常。在胚胎发育的最初几周,脊髓和脑神经板和神经管发育而来。受孕后约 28d,神经管的闭合过程完成。头侧神经皱襞闭合失败会导致无脑畸形。初级神经胚形成异常伴尾侧神经管闭合失败则导致脊柱裂。在开放性脊柱裂中,脊髓、神经和脊膜通过缺损的椎弓、肌肉和皮肤向外突出,最常见于脊柱的腰段和骶尾段。闭合性脊柱裂与之不同,是次级神经胚形成异常:这种闭合形式的脊柱裂,仅存在单个椎体缺损,表面覆盖皮肤,通常不合并功能异常。

由于缺乏皮肤和肌肉骨骼的覆盖,开放性脊柱裂患儿的神经组织持续暴露于宫内环境引起继发性获得性神经组织损伤,进而导致神经功能的不可逆性丧失。通过宫内闭合缺损以预防这种继发性神经损伤,并改善出生时的神经功能预后,是宫内治疗胎儿脊柱裂的基本原理。

脊髓脊膜膨出(myelomeningocele, MMC)是最常见的一种脊柱裂,占脊柱裂病例的 90% 以上。在脊髓脊膜膨出中,脊髓和/或神经通过缺损处突入充满脑脊液的囊中。这可能会导致终身下肢残疾、肠道和膀胱功能障碍、性功能障碍以及精神障碍。尽管不是致死性的,但由于长期严重的病态、残疾以及心理和社会经济的消耗,它仍是一种灾难性的疾病。尽管生后神经外科手术修复和药物治疗脊柱裂取得了成功,但死亡率仍然保持在 10% 左右,尤其对于那些继发于 Chiari II 畸形的脑干功能失调的儿童,死亡率甚至会上升到 35%。本章的目的是提供有关 NTD 的病理生理学与预防的最新进展,尤其强调环境危险因素的重要作用。

病理生理学

NTD 是一类复杂的多因素先天性畸形,同大多数复杂的先天畸形相似,约 85% 的 NTD 是由异常基因-环境相互作用而引起的。总体来说,环境因素可以直接影响细胞的增殖、分化和凋亡,并间接影响基因的表达和编码。人们认识到 NTD 与环境因素相关已有数十年的历史,当时是在 18 世纪的荷兰,人们注意到生育 NTD 儿童的风险与社会经济地位和营养相关[2]。NTD 的病理生理学所涉及的环境因素包括地域、种族、毒素、营养、药物、母体疾病、受孕季节和受孕方式、社会经济状况以及家族史。随着长期的演化进展,这些非遗传因素与多种基因相互作用,从而可以解释大多数 NTD 的多重病因。

遗传危险因素

尽管并未严格遵循孟德尔遗传模式,其家族聚集性仍是脊柱裂病因学中具有强烈遗传成分的证据。脊柱裂患者兄弟姐妹的发病风险为 2% ~ 5%[3]。与一般人群(<0.1%)相比,风险增加了 20~50 倍。若已有两个患有 NTD 的孩子出生,则第三个孩子患有 NTD 的风险为 11%。NTD 患者

后代的再发风险约为 4%。如果父母双方都患有脊柱裂,则孩子患脊柱裂的风险为 15%。二、三级亲属的患病风险也比普通人群高。女孩往往比男孩更易受影响,但与脊柱裂相比,患有高位缺损和无脑畸形的患者中女性比例相对更高。同母异父的兄弟姐妹再发风险很高,母系亲属的发病率亦增高,这表明性别和母系印迹对 NTD 风险存在影响[4]。单卵双胎似乎特别容易发生 NTD。同性双胎(单卵和双卵)较异性双胎的 NTD 一致性更高。单卵双胎和双卵双胎的同病率分别为

7.7% 和 4.0%。在染色体病如 3 号、13 号、18 号和 X-染色体三体等,NTD 可能为该病的一种表型特征。NTD 还与多种综合征和单基因突变相关,包括梅克尔-格鲁贝尔综合征(Meckel-Gruber syndrome)、脑-肋骨-下颌综合征、Fraser 综合征、Waardenburg 综合征和 Joubert 综合征等[5]。然而,综合征相关性 NTD 仅占所有病例的一小部分,约 71% 的患者不合并任何综合征或其他异常。基于此,遗传因素无疑是造成人类 NTD 的重要因素,而不是唯一因素。(表 43-1)

表 43-1　导致妊娠期神经管缺陷的遗传、母体环境风险因素

遗传风险因素	环境风险因素		
	母体因素	维生素和营养因素	有毒物质和药物
家族聚集性	社会经济地位低下	叶酸*	酒精
性别	母亲年龄	维生素 B_{12}*	吸烟
同性双胎一致性	社会心理压力	维生素 C*	咖啡因
种族	妊娠期糖尿病	肌醇*	叶酸拮抗剂
非整倍体特征	肥胖	胆碱*	丙戊酸
综合征特征	饮食受限	锌*	卡马西平
MTHFR 突变	减肥手术		伏马菌素
	低碳水化合物饮食		空气污染
	高同型半胱氨酸血症		消毒剂
	季节变化		农药
	过热		
	发热性疾病		

* 母体血清或血浆中低浓度。

NTD 的风险存在明显的种族和地理差异。与美国和许多欧洲国家(0.5/1 000 ~ 0.8/1 000)相比,中国某些地区的新生儿 NTD 患病率高 20 倍。在美国,非西班牙裔白人的新生儿患病率(2.0/1 000)高于西班牙裔白人(1.96/1 000)和非西班牙裔黑人(1.74/1 000)[6]。此外,西班牙裔人的新生儿患病率高于非洲裔美国人和亚裔女性[7]。而这些差异是否归因于环境或遗传因素仍然未知。

迄今为止,已经有 200 多种 NTD 小鼠模型,它们或是自然发生或是基因工程产生。在小鼠中进行的一项研究表明,只有存在易感基因(如 *Pax*3)突变时,NTD 才可能仅由叶酸缺乏这一种原因所导致。这也支持了基因-营养相互作用在

NTD 发病中的重要作用。人们一直关注人类编码参与叶酸依赖性单碳代谢的蛋白质的基因。研究最多的基因之一是编码 5,10-亚甲基四氢叶酸还原酶(5,10-methylenetetrahydrofolate reductase,MTHFR)的同型半胱氨酸再甲基化基因。MTHFR 调节叶酸和同型半胱氨酸水平[6]。该基因的纯合突变可导致 MTHFR 活性降低,血浆同型半胱氨酸和红细胞叶酸浓度升高,以及因血浆同型半胱氨酸向甲硫氨酸的转化率降低而导致的低血浆叶酸[8]。该基因的两种遗传多态性(677C→T,可能还有 1298A→C)可能与特定人群中的 NTD 风险增加有关[9]。该基因的多态性在患有 NTD 的后代及其父亲中也更为常见。677C→T 基因突变的患病率为 9.3%,但在亚洲人群之间存在一定差

异(加利福尼亚州黑人为 1.2%,西班牙裔为 20.7%)。摄入叶酸(天然或合成补充剂)可以降低这种基因突变的带来的影响。

环境风险因素

包括母亲营养不良在内的许多环境因素都与 NTD 风险增加密切相关。历史上助产士 Catherina Schrader 最早发现环境因素和 NTD 之间的相关性,她于 1693—1745 年在荷兰执业。她仔细记录了自己协助的 3 100 例分娩,并注意到在 1722—1723 年、1732—1733 年 NTD 的发病率有所上升,当时该地区农作物极度歉收。而患有 NTD 的孩子来自最贫穷的城镇家庭。这些家庭可能无法获得与农村家庭相同的食物,尤其是叶酸来源,这表明社会经济地位、营养和可能的叶酸缺乏与 18 世纪 NTD 风险增加相关[2]。营养匮乏时期如美国的大萧条、战时饥荒期间的患病率增加,也表明环境因素与 NTD 密切相关。此外,早在叶酸补充剂使用之前,美国某些地区的新生儿脊柱裂和无脑畸形的患病率已经开始下降,这也可以通过育龄妇女营养水平的逐步改善以及叶酸饮食摄入量的增加来解释[10]。母亲营养状况与后代 NTD 风险之间的关联清楚地表明了基因-营养相互作用的重要性,尤其是围生期健康饮食模式的重要性。(表 43-1)

母体风险因素

既往孕妇糖尿病和肥胖是脊柱裂的独立危险因素[11]。妊娠前患有糖尿病的妇女生育中枢神经系统畸形(包括脊柱裂)后代的风险比普通人群高 2~10 倍[12]。这种风险可能与母亲的代谢调控有关。小鼠研究证实了葡萄糖的直接致畸作用。

一项关于孕妇血糖水平与其胎儿患脊柱裂风险之关系的研究表明,即使在没有糖尿病的情况下,孕妇血糖浓度轻度升高至 4.5mmol/L 并同时服用叶酸和复合维生素补充剂,生育脊柱裂患儿的风险也会增加至 4.3 倍[13]。因为高浓度的葡萄糖会干扰细胞对肌醇的摄取,所以高血糖症孕妇的胎儿脊柱裂风险增加可能是由于细胞肌醇浓度降低所致。此外,母亲原发性肌醇缺乏症可导致继发性叶酸缺乏,从而可以解释原发性肌醇缺乏症与脊柱裂风险增加的关系[13]。

多项荟萃分析显示,与体重正常的母亲相比,肥胖的母亲[体重指数(BMI)≥30kg/m²)育有

NTD 胎儿的风险增加 1.7~1.8 倍。与非肥胖女性相比,严重肥胖女性(BMI≥38~40kg/m²)育有 NTD 胎儿的风险增加 3.1 倍。这种高风险与孕妇叶酸水平无关,且不能用从食物或补充剂中摄取叶酸的差异来解释[14]。达到和未达到推荐叶酸摄入量的肥胖女性育有脊柱裂胎儿的风险没有差异[15]。妊娠前三个月限制食物摄入与 NTD 发病率增加有关,对于肥胖女性可能更明显。同样,腹部脂肪堆积可能与高血糖和糖耐量降低相关。曾经接受过减肥手术的肥胖女性育有 NTD 患儿的风险同样增加。母亲肥胖与 NTD 风险增加之间的关联可能归因于血糖控制异常、叶酸缺乏、过度氧化应激、代谢综合征和高胰岛素血症。

围生期的营养和生活方式是与 NTD 风险相关的重要因素,这其中包括吸烟、饮酒以及摄入咖啡因。美国的一项研究发现,受孕前一年低碳水化合物饮食的孕妇育有脊柱裂或无脑畸形胎儿的风险轻度增加[16]。造成这种风险增加的可能原因是,低碳水化合物饮食(如谷物和面食)限制了富含叶酸的高碳水化合物的摄入。与之相反,孕前一年母亲遵循健康饮食模式与 NTD 风险降低相关[17]。地中海饮食是一种健康饮食模式,因为它富含水果、蔬菜、豆类、鱼、谷物产品和植物油(尤其是橄榄油)。而且土豆、甜点和糖果的摄入量较低。一项关于母亲饮食模式的研究表明,坚持地中海饮食与血清维生素 B₁₂ 水平、红细胞和血清中的叶酸含量呈正相关,与血浆同型半胱氨酸浓度呈负相关。那么,与坚持地中海饮食的母亲相比,不能坚持地中海饮食的母亲后代患有脊柱裂的风险增加就不足为奇了(OR=2.7~3.5)。

一些有关围生期母亲经历心理压力影响的研究发现,发生高压力生活事件(如搬迁、工作变动或重大伤害)与后代患 NTD 的风险相关(OR=2.9)[18]。贫困人群可能尤其易受到这些因素影响。

母亲在怀孕早期暴露在高温环境下,如流感等发热性疾病以及过度使用热水浴池、桑拿或电热毯等外部热源,也会增加胎儿患 NTD 的风险[19]。在一项荟萃分析中,这种相关性的总体 OR 为 1.92。

母亲年龄也会影响 NTD 风险。40 岁以上或 19 岁以下的母亲育有 NTD 患儿的风险增加[6]。(表 43-1)

维生素和营养因素

母亲缺乏某些维生素或微量元素，尤其是叶酸，在 NTD 的发病机制中起着重要作用。研究表明，育有 NTD 后代的母亲在怀孕前和怀孕期间叶酸摄入量不足，血清叶酸和维生素 B_{12}、白细胞维生素 C 和红细胞叶酸水平较低[20]。叶酸缺乏可由摄入不足或与代谢相关的生物利用度降低引起，比如孕期由于胎儿和母体组织生长所致的叶酸需求增加。

叶酸可由天然食物叶酸和叶酸强化食品及补充剂提供。它是一种水溶性 B 族维生素，主要存在于绿叶蔬菜（拉丁语中 folium 的意思是叶子）、橘子、橙汁和豆类中。叶酸是生物活性维生素四氢叶酸的合成、稳定、氧化形式，可制成片剂或添加到强化食品中。叶酸是一种重要的甲基供体，对细胞分裂所需的 DNA、RNA 和氨基酸的合成至关重要。

一项关于使用包括叶酸在内的多种维生素补充剂的研究发现，曾育有 NTD 患儿的女性再次生育 NTD 患儿的风险降低[21]。一项多中心随机对照的预防性试验显示，补充叶酸（4.0mg/d）可显著降低曾育有 NTD 患儿的女性再次生育 NTD 患儿的风险[22]。与对照组相比，叶酸组的 *RR* 估值为 0.28（72% 的保护作用）。此后不久，另一项试验表明，围生期每天服用含有 0.8mg 叶酸的维生素补充剂可降低后代首次发生 NTD 的概率[23]。自从美国开始叶酸强化治疗以来，NTD 的出生率明显下降，证实了叶酸的重要预防作用。此外，社会经济地位较低的群体患 NTD 的风险较高，部分原因可能为：社会地位较高或受过高等教育的母亲更倾向于在受孕前补充叶酸。NTD 发病率的季节性变化可能继发于夏季（在这些病例中指受孕前的季节）食品中叶酸的生物利用度降低[24]：一些研究指出，夏末和秋季受孕的胎儿患有 NTD 的风险最高，尤其是在地中海国家。

孕妇体内维生素 B_{12} 水平低会使胎儿罹患 NTD 的风险增至 3 倍[25]。叶酸或维生素 B_{12} 的代谢紊乱会导致血浆同型半胱氨酸水平轻度升高[26]。两者都是同型半胱氨酸代谢的营养要素，而同型半胱氨酸再甲基化被转化为甲硫氨酸。研究表明，无论是空腹状态还是在摄入甲硫氨酸前后，怀有脊柱裂胎儿孕妇的血浆同型半胱氨酸水平均显著升高[27]。在具有 *MTHFR* 基因多态性（677C→T）的母亲中，血浆同型半胱氨酸浓度升高，叶酸需求增加。而这种多态性在育有 NTD 患儿的母亲中更为常见。最近的一项荟萃分析汇总结果显示，育有 NTD 后代的母亲血浆同型半胱氨酸水平的平均对数明显高于育有正常后代的母亲（log WMD：0.06，95% *CI*：0.02～0.09，*P* < 0.001），几何均值也相应地增加了 6%（2%～9%）[28]。亚组分析还显示了在怀孕期间或在取样前没有叶酸补充的情况下检测到的 NTD 的差异。但是，在强制性补充叶酸的国家并没有发现这种关联。

血清胆碱（一种卵磷脂的饮食成分）水平较低也与 NTD 的风险增加有关[29]。较高水平的胆碱具有预防 NTD 的作用。与叶酸和甲硫氨酸一样，胆碱也是一种甲基供体，参与单碳代谢及蛋白质、脂质和 DNA 的甲基化，而缺乏营养可能会导致胆碱的供应不足。

其他与后代罹患 NTD 的风险增加相关的营养因素是肌醇和锌[13]。在小鼠模型中，肌醇可以预防大部分的 NTD，而叶酸则无效。一些育有 NTD 患儿的母亲体内肌醇浓度较低，且肌醇浓度低使胎儿罹患脊柱裂的风险增加了 2.6 倍[30]。研究发现，育有脊柱裂胎儿的孕妇体内锌浓度较低，如果母亲在围生期服用叶酸或多种维生素补充剂，但体内锌浓度低于 190μmol/L，其胎儿患脊柱裂的风险仍增加 4.5 倍[3]。

有害的生活方式、药物和有毒物质

有关围生期母亲饮酒使胎儿患 NTD 的风险增加的报道并不一致[5,31]。同孕妇主动或被动吸烟一样，有的研究表示胎儿患 NTD 的风险增加，有的表明无关联甚至风险降低。孕妇摄入咖啡因也与胎儿患脊柱裂的风险增加有关[32]。但一些研究显示风险增加的程度因母亲的种族和民族不同而异，而另一些研究则表示两者没有相关性。

在孕早期服用抗癫痫药物丙戊酸会使胎儿发生 NTD 的风险增加约 10 倍，而且是剂量依赖性的[33]。在孕早期服用叶酸拮抗剂，如甲氨蝶呤和甲氧苄啶会使胎儿发生 NTD 的风险增加 6 倍以上。此外，抗惊厥药卡马西平和抗真菌类药物伏马菌素也增加胎儿患 NTD 的风险。

有些研究表示孕妇暴露于空气污染物和其他化学物质与后代罹患 NTD 的风险呈正相关。一项研究表明，怀孕前两个月暴露于交通相关的环境空气污染物（如一氧化碳，氧化亚氮和二氧化氮）与胎儿患脊柱裂和无脑畸形的风险增加相关[34]。苯也是一种有害的空气污染物。母亲暴露于苯环境与后代患脊柱裂相关[35]。使用固体燃料(煤炭或生物质燃料)引起的室内空气污染也与胎儿患脊柱裂的风险增加有关[36]。

有研究发现,孕早期暴露于高水平的亚氯酸盐或氯酸盐的母亲育有脊柱裂胎儿的风险增加。这些化学物质存在于饮用水中,是二氧化氯的副产品。二氧化氯是一种水消毒剂[37]。作为环境有毒物质,杀虫剂也与胎儿患 NTD 的风险增加相关。一项研究报道在受孕前后不久接触杀虫剂的妇女育有 NTD 患儿的风险增加[38]。

预防

人们知道合成叶酸具有预防作用已有 30 多年的历史。母体的叶酸水平在围生期十分重要。使用叶酸补充剂改善叶酸水平可以明显降低生育 NTD 患儿的风险,若已育有 NTD 患儿,同样可以降低再发风险。一些研究表明,围生期服用叶酸补充剂可以预防高达 70% 的 NTD,因此公共卫生鼓励相应人群增加叶酸的摄入。备孕妇女每天应摄入 0.4mg 的叶酸,而以前育有 NTD 患儿的妇女每天应摄入 4mg 叶酸[22]。

1992 年,美国疾病控制和预防中心(Centers for Disease Control and Prevention,CDC)提出了官方建议:"美国所有可能怀孕的育龄期妇女每天应摄入 0.4mg 叶酸,以降低其胎儿罹患脊柱裂或其他 NTD 的风险"。然而,这项建议的效果有限:在 1998 年,只有 29% 的妇女遵循了这项建议,部分原因可能是在美国有大约 50% 的妊娠是计划外的而导致错过了围生期的关键时刻。因此,为了进一步降低生育 NTD 患儿的风险,美国于 1998 年实施了强制性的谷物产品叶酸强化措施,以确保育龄期妇女每天可摄入 0.4mg 叶酸。该措施要求制造商在每 100g 谷类及谷物产品中添加 140μg 叶酸。与叶酸强化前相比,强化后 NTD 和脊柱裂患儿的出生率分别降低了 19% 和 23%[39]。此外,美国育龄期妇女的血清和红细胞叶酸水平在叶酸强化后亦有增加。据估计,叶酸强化后每年约预防 1 300 个 NTD 患儿出生[40]。在加拿大,自从 1997 年开始使用叶酸强化食品,NTD 的患病率降低了 46%,仅就脊柱裂而言,患病率降低了 53%[41]。一些研究得出结论,在美国,叶酸强化是具有成本效益的,全民的健康和经济收益可能大于损失[42]。

目前,美国、加拿大、澳大利亚和南美洲大部分地区都已实行强制性叶酸强化。许多非洲国家正在逐步实施。但在亚洲和欧洲仍很少见这项措施,而这些地区的国家中,脊柱裂的患病率较高[43]。

一些国家尚未使用叶酸强化食品是因为担心潜在的不良影响。一个主要的担忧是不能及时诊断潜在的维生素 B_{12} 缺乏:叶酸摄入量的增加可以改善与维生素 B_{12} 缺乏相关的贫血,但神经系统损伤仍会持续发展,而且从长远来看,这种损伤是不可逆的。尤其是老年人,维生素 B_{12} 缺乏的风险更大。而美国的一项研究表明,使用叶酸强化食品并不增强叶酸对维生素 B_{12} 缺乏的掩饰作用[44]。另一个令人担忧的问题是,全民接受叶酸强化可能会增加罹患癌症的风险。一项大型的荟萃分析研究了叶酸补充剂在 5 年内对所有癌症和特定部位癌症发生率的短期影响,并未发现补充叶酸对癌症发病率有短期不良影响,也未使癌症发生率降低[45]。然而,叶酸在刺激细胞生长、增殖以及表观遗传(再)编码方面的显著作用必须严密监测。

尽管实施了叶酸补充剂及叶酸食品强化,但并未达到 100% 的预防,NTD 在世界范围内的发病仍然非常普遍。据估计,可能有 1/3 的 NTD 存在叶酸抵抗。此外,约 22.8% 的育龄期妇女仍未达到预防 NTD 的叶酸水平[46]。一项研究表明,只有 30% 的女性在受孕前一个月每天服用叶酸补充剂。此外,并非每位女性都应摄入每日推荐量的叶酸,该摄入量因种族不同而有所差异[47]。低水平的血清维生素 B_{12} 和维生素 C 也与 NTD 风险增加相关,因此应进一步探索补充除叶酸外的这些维生素及其他营养素以降低 NTD 风险。

肌醇是一种可能降低 NTD 风险的营养物质。肌醇是一种广泛存在于各种食物(如水果、豆类、谷物和坚果)中的小分子,在多种细胞功能中起着重要作用。动物研究表明,肌醇是神经管闭合所必需的,如果在没有肌醇的情况下培养大鼠胚胎,它就会罹患 NTD。在人类研究中,母体血清肌醇水平低与胎儿罹患脊柱裂相关。在英国进行了一项试验性随机对照临床实验,该试验为曾育有一个或多个 NTD 患儿并再次备孕的女性补充肌醇和叶酸[48]。研究表明,在围生期补充肌醇对母亲和胎儿都是安全的。但仍需要大样本量的进一步研究来证明肌醇对预防 NTD 首发和再发风险的有益作用。

欧洲尚未实施强制性叶酸强化措施，2011 年 NTD 的总患病率与 1991 年相当（9.1/10 000）[49]。尽管从 1992 年开始，半数欧洲国家开始实施补充叶酸的政策，但自 1991 年以来，欧洲 NTD 的患病率并未明显下降[50]。许多妇女可能未响应公共卫生活动，或者这一消息来得太迟，很多妇女已经意外怀孕。在计划外妊娠中，直到胎儿神经管几乎完全闭合，孕妇可能仍未意识到自己已经怀孕。虽然脊柱裂患儿的治疗取得了令人鼓舞的成果，可以减轻患儿及其家庭的严重负担，但仍需采取一级预防措施以显著降低脊柱裂的发病率。因此，无论该国是否实施强制性叶酸强化措施，都应继续采取公共卫生干预措施，鼓励育龄期妇女摄取足够的天然叶酸以增加叶酸摄入量。尤其对于生育 NTD 后代风险较高的妇女，应根据她们的健康差异、饮食、生活方式、社会经济和种族/民族特征建立摄入叶酸的意识。

总而言之，为降低育有 NTD 患儿的风险，建议备孕妇女每天服用 0.4mg 的低剂量叶酸。建议曾育有 NTD 患儿或本身患有 NTD 的妇女每天服用 4mg 叶酸。从怀孕前至少 3 个月到孕 12 周应持续遵循以上建议。除叶酸补充剂外，在围孕期还应遵循健康、富含叶酸的饮食模式。

（翻译　栗河舟　审校　王新霞）

参考文献

[1] Botto LD, Moore CA, Khoury MJ, et al. Neural-tube defects. *N Engl J Med.* 1999; 341: 1509–19.

[2] Michie CA. Neural tube defects in 18th century. *Lancet.* 1991; 337: 504.

[3] Padmanabhan R. Etiology, pathogenesis and prevention of neural tube defects. *Congenit Anom (Kyoto).* 2006; 46: 55–67.

[4] Deak KL, Siegel DG, George TM, et al. Further evidence for a maternal genetic effect and a sex-influenced effect contributing to risk for human neural tube defects. *Birth Defects Res A Clin Mol Teratol* 2008; 82: 662–9.

[5] Wilde JJ, Petersen JR, Niswander L. Genetic, epigenetic, and environmental contributions to neural tube closure. *Annu Rev Genet.* 2014; 48: 583–611.

[6] Au KS, Ashley-Koch A, Northrup H. Epidemiologic and genetic aspects of spina bifida and other neural tube defects. *Dev Disabil Res Rev.* 2010; 16: 6–15.

[7] Copp AJ, Adzick NS, Chitty LS, et al. Spina bifida. *Nat Rev Dis Primers.* 2015; 1: 15007.

[8] Viswanathan M, Treiman KA, Doto JK, et al. *Folic Acid Supplementation: An Evidence Review for the U.S. Preventive Services Task Force: U.S. Preventive Services Task Force Evidence Syntheses.* Rockville: Agency for Healthcare Research and Quality, 2017.

[9] van der Put NM, Steegers-Theunissen RP, Frosst P, et al. Mutated methylenetetrahydrofolate reductase as a risk factor for spina bifida. *Lancet.* 1995; 346: 1070–1.

[10] Besser LM, Williams LJ, Cragan JD. Interpreting changes in the epidemiology of anencephaly and spina bifida following folic acid fortification of the U.S. grain supply in the setting of long-term trends, Atlanta, Georgia, 1968–2003. *Birth Defects Res A Clin Mol Teratol.* 2007; 79: 730–6.

[11] Becerra JE, Khoury MJ, Cordero JF, et al. Diabetes mellitus during pregnancy and the risks for specific birth defects: a population-based case-control study. *Pediatrics.* 1990; 85: 1–9.

[12] Mitchell LE, Adzick NS, Melchionne J, et al. Spina bifida. *Lancet.* 2004; 364: 1885–95.

[13] Groenen PM, Peer PG, Wevers RA, et al. Maternal myo-inositol, glucose, and zinc status is associated with the risk of offspring with spina bifida. *Am J Obstet Gynecol.* 2003; 189: 1713–19.

[14] Carmichael SL, Rasmussen SA, Shaw GM. Prepregnancy obesity: a complex risk factor for selected birth defects. *Birth Defects Res A Clin Mol Teratol.* 2010; 88: 804–10.

[15] Parker SE, Yazdy MM, Tinker SC, et al. The impact of folic acid intake on the association among diabetes mellitus, obesity, and spina bifida. *Am J Obstet Gynecol.* 2013; 209: 239. e1–8.

[16] Desrosiers TA, Siega-Riz AM, Mosley BS, et al. Low carbohydrate diets may increase risk of neural tube defects. *Birth Defects Res.* 2018; 110: 901–9.

[17] Vujkovic M, Steegers EA, Looman CW, et al. The maternal Mediterranean dietary pattern is associated with a reduced risk of spina bifida in the offspring. *BJOG.* 2009; 116: 408–15.

[18] Suarez L, Cardarelli K, Hendricks K. Maternal stress, social support, and risk of neural tube defects among Mexican Americans. *Epidemiology.* 2003; 14: 612–16.

[19] Moretti ME, Bar-Oz B, Fried S, et al. Maternal hyperthermia and the risk for neural tube defects in offspring: systematic review and meta-analysis. *Epidemiology.* 2005; 16: 216–19.

[20] Molloy AM, Pangilinan F, Brody LC. Genetic risk factors for folate-responsive neural tube defects. *Annu Rev Nutr.* 2017; 37: 269–91.

[21] Smithells RW, Sheppard S, Schorah CJ, et al. Apparent prevention of neural tube defects by periconceptional vitamin supplementation. *Arch Dis Child.* 1981; 56: 911–18.

[22] MRC Vitamin Study Research Group. Prevention of neural tube defects: results of the Medical Research Council Vitamin Study. MRC Vitamin Study Research Group. *Lancet.* 1991; 338: 131–7.

[23] Czeizel AE, Dudas I. Prevention of the first occurrence of neural-tube defects by periconceptional vitamin supplementation. *N Engl J Med.* 1992; 327: 1832–5.

[24] Giardini V, Russo FM, Ornaghi S, et al. Seasonal impact in the frequency of isolated spina bifida. *Prenat Diagn.* 2013; 33: 1007–9.

[25] Ray JG, Wyatt PR, Thompson MD, et al. Vitamin B12 and the risk of neural tube defects in a folic-acid-fortified population. *Epidemiology.* 2007; 18: 362–6.

[26] Steegers-Theunissen RP, Boers GH, Trijbels FJ, et al. Maternal hyperhomocysteinemia: a risk factor for neural-tube defects? *Metabolism.* 1994; 43: 1475–80.

[27] Steegers-Theunissen RP, Boers GH, Trijbels FJ, et al. Neural-tube defects and derangement of homocysteine metabolism. *N Engl J Med.* 1991; 324: 199–200.

[28] Yang M, Li W, Wan Z, et al. Elevated homocysteine levels in mothers with neural tube defects: a systematic review and meta-analysis. *J Matern Fetal Neonatal Med.* 2017; 30: 2051–7.

[29] Shaw GM, Finnell RH, Blom HJ, et al. Choline and risk of neural tube defects in a folate-fortified population. *Epidemiology.* 2009; 20: 714–19.

[30] Greene ND, Leung KY, Copp AJ. Inositol, neural tube closure and the

prevention of neural tube defects. *Birth Defects Res.* 2017; 109: 68–80.

[31] Grewal J, Carmichael SL, Ma C, et al. Maternal periconceptional smoking and alcohol consumption and risk for select congenital anomalies. *Birth Defects Res A Clin Mol Teratol.* 2008; 82: 519–26.

[32] Schmidt RJ, Romitti PA, Burns TL, et al. Maternal caffeine consumption and risk of neural tube defects. *Birth Defects Res A Clin Mol Teratol.* 2009; 85: 879–89.

[33] Vajda FJ, Eadie MJ. Maternal valproate dosage and foetal malformations. *Acta Neurol Scand.* 2005; 112: 137–43.

[34] Padula AM, Tager IB, Carmichael SL, et al. The association of ambient air pollution and traffic exposures with selected congenital anomalies in the San Joaquin Valley of California. *Am J Epidemiol.* 2013; 177: 1074–85.

[35] Lupo PJ, Symanski E, Waller DK, et al. Maternal exposure to ambient levels of benzene and neural tube defects among offspring: Texas, 1999-2004. *Environ Health Perspect.* 2011; 119: 397–402.

[36] Li Z, Zhang L, Ye R, et al. Indoor air pollution from coal combustion and the risk of neural tube defects in a rural population in Shanxi Province, China. *Am J Epidemiol.* 2011; 174: 451–8.

[37] Righi E, Bechtold P, Tortorici D, et al. Trihalomethanes, chlorite, chlorate in drinking water and risk of congenital anomalies: a population-based case-control study in Northern Italy.

Environ Res. 2012; 116: 66–73.

[38] Brender JD, Felkner M, Suarez L, et al. Maternal pesticide exposure and neural tube defects in Mexican Americans. *Ann Epidemiol.* 2010; 20: 16–22.

[39] Honein MA, Paulozzi LJ, Mathews TJ, et al. Impact of folic acid fortification of the US food supply on the occurrence of neural tube defects. *JAMA.* 2001; 285: 2981–6.

[40] Williams J, Mai CT, Mulinare J, et al. Updated estimates of neural tube defects prevented by mandatory folic acid fortification – United States, 1995–2011. *MMWR Morb Mortal Wkly Rep.* 2015; 64: 1–5.

[41] De Wals P, Tairou F, Van Allen MI, et al. Reduction in neural-tube defects after folic acid fortification in Canada. *N Engl J Med.* 2007; 357: 135–42.

[42] Bentley TG, Weinstein MC, Willett WC, et al. A cost-effectiveness analysis of folic acid fortification policy in the United States. *Public Health Nutr.* 2009; 12: 455–67.

[43] Atta CA, Fiest KM, Frolkis AD, et al. Global birth prevalence of spina bifida by folic acid fortification status: a systematic review and meta-analysis. *Am J Public Health.* 2016; 106: e24–34.

[44] Mills JL, Von Kohorn I, Conley MR, et al. Low vitamin B-12 concentrations in patients without anemia: the effect of folic acid fortification of grain. *Am J Clin Nutr.* 2003; 77: 1474–7.

[45] Vollset SE, Clarke R, Lewington S, et al. Effects of folic acid supplementation on overall and site-specific cancer incidence during the randomised trials: meta-analyses of data on 50,000 individuals. *Lancet.* 2013; 381: 1029–36.

[46] Tinker SC, Hamner HC, Qi YP, et al. U.S. women of childbearing age who are at possible increased risk of a neural tube defect-affected pregnancy due to suboptimal red blood cell folate concentrations, National Health and Nutrition Examination Survey 2007 to 2012. *Birth Defects Res A Clin Mol Teratol.* 2015; 103: 517–26.

[47] Centers for Disease Control and Prevention. Racial/ethnic differences in the birth prevalence of spina bifida – United States, 1995–2005. *MMWR Morb Mortal Wkly Rep.* 2009; 57: 1409–13.

[48] Greene ND, Leung KY, Gay V, et al. Inositol for prevention of neural tube defects: a pilot randomised controlled trial – CORRIGENDUM. *Br J Nutr.* 2016; 115: 1697.

[49] Khoshnood B, Loane M, de Walle H, et al. Long term trends in prevalence of neural tube defects in Europe: population based study. *BMJ.* 2015; 351: h5949.

[50] Busby A, Abramsky L, Dolk H, et al. Preventing neural tube defects in Europe: population based study. *BMJ.* 2005; 330: 574–5.

第 44 章

神经管异常：开放性胎儿手术的临床管理

N. Scott Adzick ◆ Julie S. Moldenhauer ◆ Gregory G. Heuer

脊髓脊膜膨出研究的背景和意义（MOMS 试验）

脊髓脊膜膨出（myelomeningocele，MMC）是最常见的先天性中枢神经系统（central nervous system，CNS）异常，由于受孕前后 4 周神经管闭合失败所致，以充满液体的囊状物为特征，囊内包含裸露的脊髓和神经。脊柱裂与 MMC 相似（图 44-1），只是没有膜囊，缺损范围更大。开放性神经管缺陷会引起中枢神经系统发育异常。神经元暴露于羊水中，因毒性作用而受损，从而导致长期发病和死亡。脑脊液（cerebrospinal fluid，CSF）通过 MMC 外漏，通过后脑疝入颈椎管并阻断 CSF 循环，导致脑积水和脑损伤。脊柱裂的婴儿一年生存率为 88%~96%，75% 可以存活至成年[1,2]。超过 80% 的患者需通过脑室-腹腔分流术以转移 CSF，从而减轻脑积水，且取决于病变水平，患者病变水平越高，就越需要脑室-腹腔分流[3]。分流手术的并发症包括：感染、阻塞、移位和置管失败[3,4]。超过 75% 的患者有 Chiari II 型畸形的影像学证据（后脑疝、脑干异常以及后颅窝小），约 1/3 的受累个体在临床上可表现为呼吸暂停、吞咽困难、四肢瘫和共济失调[5-7]。大约 39% 的患者功能性运动水平与病变水平相关，但在超过一半的患者中，功能性运动水平高于解剖性病变两个水平[3]。使用轮椅与病变水平相关：胸部、腰部以及骶部病变患者使用轮椅的概率分别为 90%、45% 和 17%[8]。MMC 也会引起大小便失禁，因此需要无菌间歇导尿和灌肠等治疗。泌尿系统并发症包括复发性尿路感染、膀胱输尿管反流和上尿路扩张[9]。此外，大部分婴儿的足部畸形需要干预[10]。在长期生存的脊柱裂患者中，高达 1/3 的成年患者无法独自生活，且意外死亡率较高[11,12]。

在美国每年大约有 1 500 个脊柱裂患儿出生，全世界每年约 300 000 个神经管缺陷的患儿出生[13,14]。这些新生儿的护理费用远高于正常分娩的费用，有研究显示，脊柱裂患儿在生后第一年平均住院 2.4 次[15,16]。高昂的医疗费用将持续至儿童期和成年期[17]。脊柱裂对受累个体的终身影响不仅局限于身体，还包括相关的经济支出和医疗保健服务的增加。用于评估 MMC 胎儿期手术修复的成本效益模型显示：预计每 100 例手术可节省 200 多万美元[18]。

由于 MMC 可导致终身残疾，且产前诊断可靠，因此有学者提出宫内修复以期改善预后。各种动物模型被用来探索宫内 MMC 修复的可行性，其中最接近人类的病理生理学的是绵羊模型[19-25]。我们在绵羊模型中的研究包括在妊娠中期创建脊柱缺损，并使其持续暴露于宫内环境，在妊娠后期使用背阔肌皮瓣修复缺损，进行皮肤覆盖，之后足月分娩[23]。与患有弛缓性截瘫、后肢感觉缺失、大小便失禁的未修复羔羊不同，在宫内接受干预的羔羊具有接近正常的运动功能，完整的感觉功能，大小便失禁得以改善，且后脑疝逆转[23-25]。尽管这只是胎儿宫内治疗模式的一个改变，但这些动物研究为人类先驱研究奠定了基础，此前宫内治疗被认为仅

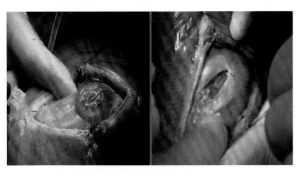

图 44-1　子宫切开术中孕 23 周的胎儿，显示胎儿脊髓脊膜膨出（左图）和胎儿脊柱裂（右图），没有囊且缺损比 MMC 更宽

可用于危及生命时。

人类初步尝试宫内修复 MMC 是在内镜下用一块厚皮片覆盖神经板[26]。结果大失所望,之后人们开始探索开放式胎儿手术。来自范德堡大学和费城儿童医院(CHOP)的研究小组报告了他们

在孕 22~30 周时进行的一系列开放式胎儿 MMC 闭合术,两组均实现了后脑疝的逆转(图 44-2)[27-29]。两组脑室-腹腔分流术的需求度均显著降低,CHOP 组中大部分接受修复的胎儿,其运动功能至少提升了两个水平[29,30]。

(A)　　　　　　　　　　　　　　(B)

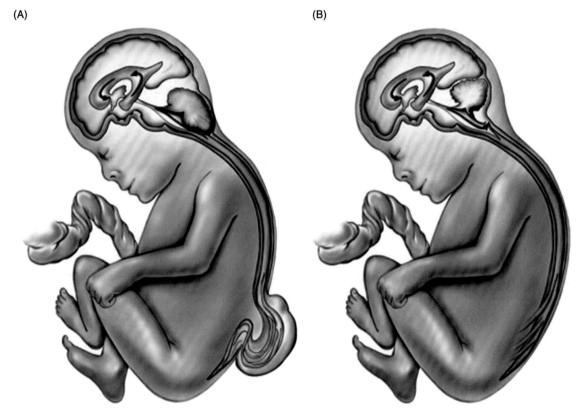

图 44-2　后脑疝的病理生理学。(A)脑脊液(CSF)通过胎儿 MMC 缺损处漏出,导致静水压下降,后脑通过枕骨大孔疝入椎管。(B)胎儿 MMC 闭合后,CSF 泄漏被修复,静水压恢复,后脑上行进入后颅窝,从而形成正常的 CSF 引流途径

这些早期的开放性胎儿 MMC 修复手术不仅在技术可行性上带来了希望,其潜在的好处是减少了对分流术的需求,逆转后脑疝,改善功能性运动水平。但这些研究存在一些局限性,如将既往的方案作为对照组与胎儿修复组比较,且患者选择存在偏倚。因此,为了确定 MMC 宫内修复的真正益处,需要进行一项随机前瞻性试验以比较胎儿期和新生儿期手术,并由此研发了 MOMS 实验。

MOMS 试验

MOMS 试验是一项前瞻性、多中心随机研究,由美国国立卫生研究院(NIH)赞助,比较 MMC 的产前和产后修复结局[30]。担任临床治疗的三个胎儿手术中心分别是 CHOP、范德堡大学和加利福尼亚大学旧金山分校(UCSF),其中华盛顿大学

为数据和研究协调中心(DSCC)。最初需将患者转诊至 DSCC 以确定 MOMS 试验中的候选资格,如果符合入选标准,根据患者所在地理位置将其转至三个胎儿手术中心之一。孕妇、胎儿和新生儿管理均按照试验中明确规定的方案进行,包括表 44-1 中严格的纳入和排除标准。在严格监督下,MOMS 研究小组之外所有潜在的美国中心都不允许在研究进行期间提供胎儿 MMC 手术,以防止对该手术的任何秘密操控。

在胎儿外科中心对患者进行评估后,确定合适的候选人并在其同意参与研究后,患者在孕 19.0~25.9 周被随机分组。产前手术组的孕妇需一直在胎儿外科中心随访,直到 37 周计划性剖宫产。产后手术组则回家继续妊娠,直至 37 周时返回胎儿外科中心进行计划性剖宫产,出生后由同一神经外科团队进行新生儿 MMC 修复。分别在

表 44-1 MOMS 中的纳入和排除标准

纳入标准:

单胎妊娠

孕周 19.0~25.9 周

产妇年龄≥18 岁

病变水平 T1-S1

后脑疝征象

核型正常

美国居民

排除标准:

合并与脊髓脊膜膨出无关的胎儿异常

多胎妊娠

脊柱后凸>30°

早产高风险(有<37 周自发早产史,宫颈短于 20mm,宫颈功能不全史,环扎史)

胎盘异常(前置胎盘,可疑胎盘植入,胎盘早剥)

BMI≥35kg/m²

子宫异常(肌瘤,Müllerian 管畸形,子宫体部剖宫术史)

有可能对母体健康,手术风险或妊娠影响增加额外风险的孕产妇状况(控制不良的妊娠糖尿病,控制不良的高血压,HIV+,乙肝或丙肝)

母胎 Rh 同种免疫,Kell 同种免疫,新生儿同种免疫性血小板减少病史

缺乏亲属支持

产妇的心理社会局限性

无法随访或追踪

12 个月和 30 个月进行随访。

该研究有两个主要结局。首先是胎儿/新生儿死亡或需要 CSF 分流,其定义是放置分流管或在 12 个月时满足分流手术的客观标准。第二个主要结局是婴儿发育的贝利量表Ⅱ的智力发育指数和 30 月龄按照解剖病变水平进行调整的运动功能的综合评分。次要结局为孕妇、胎儿和新生儿手术和妊娠结局。

样本量为 200 例(每组 100 例),由于对 183 例患者进行了随机分组后,产前手术组中已显示出疗效,MOMS 试验被提前终止。因此,有 158 例婴儿报告了 12 个月的结局,有 134 例儿童报告了 30 个月的结局。在产前手术组中这两个主要结局均有积极效果。该试验的重要结果包括一年内 CSF 分流的需求大大降低,产前修复组和产后组的实际分流率分别为 40% 和 82%。后脑疝的逆转也很显著,产前修复组中有 64% 的人有后脑疝的表现,而产后修复组为 96%。产前手术组 32%

的患者运动功能水平提高了两个或两个以上水平,11% 的患者提高了一个或多个水平,而产后修复组分别为 12% 和 9%。产前手术组中有 42% 在 30 个月大时能独立行走,而产后手术组只有 21%。

研究中还发现了明确的母婴并发症。产前手术组的平均孕周为(34.1±3.1)周,而产后手术组的平均孕周为 37.3 周±1.1 周(P<0.001)。在产前修复组中发现有 13% 于 30 周前分娩,而在产后修复组中没有发生。在产前手术组中较常见的导致早产的危险因素包括绒毛膜分离(产前:26% vs 产后:0,P<0.001),胎膜早破(产前:46% vs 产后:8%,P=0.001),自发性早产(产前:38% vs 产后:14%,P=0.001)和羊水过少(产前:21% vs 产后:4%,P=0.001)。胎儿手术相关的产妇风险包括肺水肿(产前:6% vs 产后:0,P=0.03)和分娩时需要输血(产前:9% vs 产后:1%,P=0.03)。对分娩时子宫切开术检查发现,大部分(64%)愈合良好,而 25% 非常薄,9% 存在子宫裂开,1 例(1%)见完全裂开但未发生子宫破裂。

2018 年公布了更多来自 MOMS 研究队列的结果,包括有关分流、运动功能、泌尿外科结局、产科并发症和家庭心理影响的数据。12 个月大时,对于 183 例患者的整个研究队列,产前组的主要结局发生率为 73%,而产后组为 98%(P<0.000 1)[31]。在整个队列中,实际分流率与最初公布的产前组 44% 和产后组 84% 非常相似(P<0.000 1)。对于做过分流手术的患儿,产前组一岁时需再次修复的概率低于产后组,分别为 15.4% 和 40.2%。产前评估时的脑室大小是分流的一个危险因素:在产前修复组中,脑室<10mm 者约 20% 需要分流,10~15mm 者约 45.2% 需要分流,≥15mm 者 79% 需要分流,而产后组中该比例分别为:79.4%、86% 和 87.5%。病变水平、后脑疝程度、修补时的胎龄对是否需要分流没有影响。

完整的 30 个月的队列数据证实了《新英格兰医学杂志》上报道的原始 MOMS 试验的结果,已证实产前 MMC 修复可改善神经系统预后并降低分流需求[32]。产前 MMC 修复后,其独立行走与产前超声显示宫内踝关节、膝关节和/或髋关节运动存在与否显著相关,而且与 L3 或更低的 MMC 病变也有较好的相关性。与解剖水平相比,脊柱裂患者的运动功能水平甚至优于 MMC 患者。产前 MMC 修复组显示运动功能与产前脑室大小无相关性,也和出生后"分流"患者与"无分流"患者

无相关性。出生前脑室增大或出生后分流手术与30个月时的运动功能之间无明显相关性,这对产前咨询很重要。

关于泌尿学研究,产前手术似乎并不影响30个月时无菌间歇导尿的必要性[33]。然而,产前手术组的膀胱小梁形成、膀胱输尿管反流、输尿管扩张和膀胱颈开放明显减少,这些发现给我们带来了希望,但需要在正在进行的MOMS Ⅱ期研究中对学龄儿童进行进一步随访。

对整个MOMS队列的产科结局进行回顾性分析仍然显示,绒毛膜分离(33%),胎膜早破(44%),羊水过少(20%)和自发早产(42.9%)的发生率高[34]。产妇的总输血率稳定在8.8%,肺水肿率保持在5.5%。整个队列的平均分娩孕周为34.1周,其中11%分娩周数小于30周。与胎膜早破相关的危险因素包括手术时的胎龄小和绒毛膜分离。此外,较长的手术时间和羊水过少被认为是早产的危险因素,而初产妇是分娩时子宫不完整的危险因素。

我们还评估了MOMS试验中修复时机对家庭和父母压力的影响[35]。家庭和社会影响以及对家庭评分的修正影响等指标在产前手术组中更为有利。与产后组比较,产前组照顾脊柱裂儿童对家庭的负面影响明显较低。治疗效果也与30个月时的行走能力相关。家庭和社会影响,以及修正对家庭评分的影响等指标在产前手术组中更有利。

MOMS之后的CHOP试验结果

自MOMS试验注册结束以来,我们在CHOP进行了超过220次的MMC修复手术。前100个病例的孕妇和新生儿结局已经公布,其结果与MOMS试验相似[36]。这些数据与MOMS试验结果的比较如表44-2所示。

以下10点是基于我们在MOMS试验后的全部经验,第3~9项帮助我们在最近的试验中取得了比之前更好的结果:

(1)后脑疝是一个至关重要的纳入标准,胎儿MRI仍然是评估后脑疝的金标准。仅用超声不足以在术前评估后脑疝存在与否。

(2)不再排除BMI在35~40kg/m²的女性。

(3)我们发现在23周前进行胎儿MMC修复手术会增加PPROM和绒毛膜分离的风险,因此,现在我们在23~26周进行胎儿MMC修复[37,38]。

表 44-2　MOMS 与 MOMS 后 CHOP 的前 100 例患者之间开放性胎儿 MMC 封闭的比较

	MOMS 之后的 CHOP 病例 n=100	MOMS n=78
评估时胎龄/周	21.6±1.6	23.6±1.4
病变水平		
-T11/T12	6(6%)	4(5%)
-L1/L2	21(21%)	21(27%)
-L3/L4	66(66%)	30(38%)
-L5/S1	7(7%)	23(29%)
胎儿手术时孕龄/周	23.3	24.2
手术中的母体输血	1(1%)	1(1%)
胎儿复苏,n(占比)	5(5%)	8(10%)
总手术时间/min	78.5±11.9	105±23.2
肺水肿,n(占比)	2(2%)	5(6%)
绒毛膜羊膜分离(CMS),n(占比)	22(23%)	20(26%)
未足月胎膜早破,n(占比)	31(32%)	36(46%)
早产,n(占比)	36(37%)	30(38%)
羊水过少,n(占比)	6(6%)	16(21%)
分娩时平均胎龄/周	34.3	34.1
分娩孕周<30周,n(占比)	9(9%)	10(13%)
30~34周,n(占比)	35(36%)	26(33%)
35~36周,n(占比)	26(27%)	26(33%)
37周,n(占比)	26(27%)	16(21%)
出生体重/g	2 416±722	2 383±688
围生期死亡,n(占比)	6(6%)	2(3%)
分娩时母体输血,n(占比)	3(3%)	7(9%)
分娩时子宫切开术,n(占比)		
-完整	44/87(51%)	49/76(64%)
-较薄	36/87(41%)	19/76(25%)
-局部破裂	6/87(7%)	7/76(9%)
-子宫破裂	1/87(1%)	1/76(1%)

(4)胎儿MMC的修复具有挑战性,需要一支经验丰富且高效的手术团队,这从我们自孕妇皮肤切开到闭合的平均手术时间为74min就可以看出。

（5）在实施 MOMS 后的前 100 例中,有 5 例成功进行了胎儿心脏复苏,而第 101～220 例中均不需要进行心脏复苏,因为术中进行了无菌超声心动图监测胎儿心率和心功能,调整麻醉水平、胎儿宫内位置和根据需要调整宫内输液的流速。

（6）在 MOMS 试验期间,开放式胎儿外科 MMC 修复术的最低要求是硬脑膜和皮肤闭合,但硬脑膜可能无法完全闭合,单纯皮肤封闭可能导致脑脊液渗漏和/或皮肤与神经基板相连。我们的操作步骤是[39]:①切开神经板周围的上皮带,由此将神经板释放回脊柱裂的隐窝内;②切除沿

神经板的所有真皮组织,以防止皮样囊肿的发生;③沿四周大面积但仔细地去除胎儿皮肤;④使用单极针烧灼法制作由硬脑膜、筋膜、肌肉和骨骼组成的两个膜衬里皮瓣,并以无张力、无创伤的方式缝合在神经板的中线上,以提供精确、细致、完全水密的膜衬修复(图 44-3),这些皮瓣坚固且血管化良好,纤细的膜衬部分与神经组织接触;⑤使用荷包缝合使皮肤活动和闭合。皮肤在肌筋膜瓣上闭合,在修复后没有进一步的脑脊液渗漏或羊水暴露,愈合伤口的典型产后外观如图 44-4 所示。结果该技术显示 95％的病例后脑疝出现逆转,术

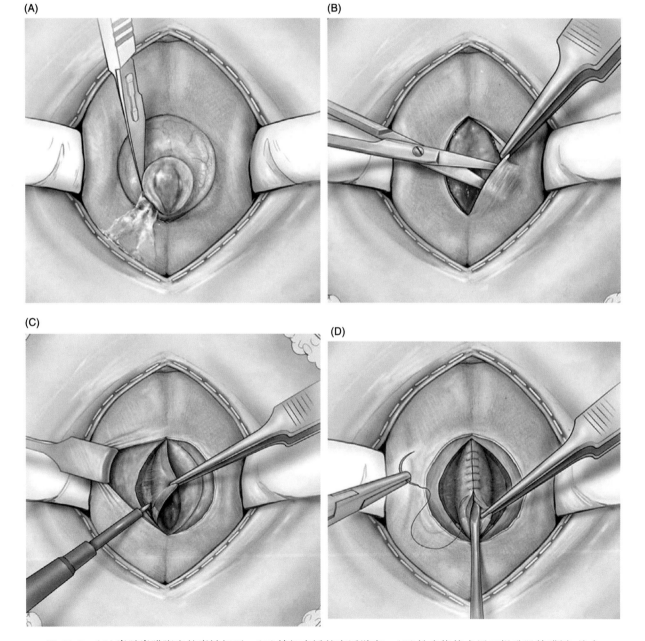

图 44-3　(A)脊髓脊膜膨出的囊被切开。(B)精细皮瓣的广泛游离。(C)针尖烧灼术用于提升肌筋膜瓣,从内到外依次是膜、筋膜、肌肉、骨骼。(D)水密性肌筋膜闭合。可以保护脆弱的神经板和神经

(E)

(F)

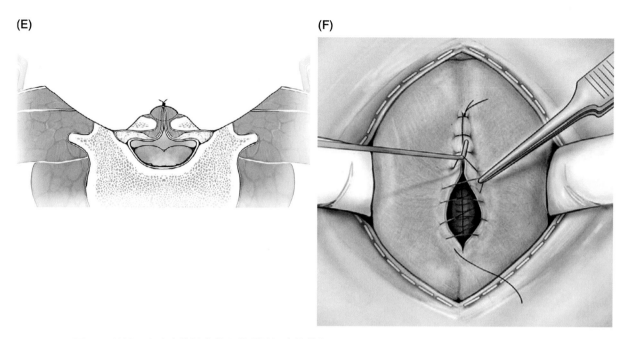

图 44-3(续) (E)皮肤闭合前肌筋膜瓣闭合的横切面。(F)用于闭合皮肤的荷包缝合,像逐渐收紧的鞋带。有时会在皮肤伤口上下延伸后,从每一端开始缝一针。我们已经了解到胎儿的皮肤是非常有弹性的

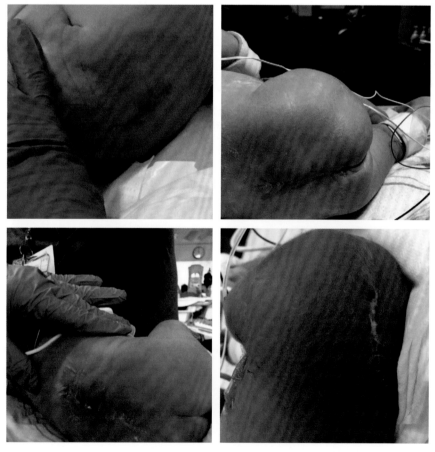

图 44-4 出生当场看到的四个愈合良好的胎儿 MMC 修复部位的拼图

后很少形成皮样囊肿[40]。

（7）如果无法将胎儿皮肤聚集在一起以封闭最后一层，我们需要在 6% 的 MMC 和 30% 的脊柱裂病例中放置一个椭圆形的异体真皮移植物（Life-Cell,Branchburg,NJ）（图 44-5）。胎儿组织迅速生长到该去细胞真皮基质中，无须产后伤口修复。

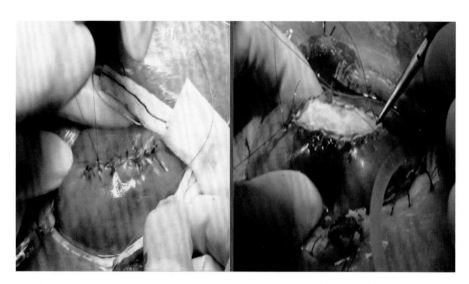

图 44-5　MMC 的一期皮肤闭合术（左图）和人造皮肤闭合术治疗胎儿脊柱裂（右图）。人造皮肤覆盖在水密性肌筋膜瓣闭合处

（8）目前术后羊水过少的发生率<4%，而在 MOMS 试验中为 20%。我们将子宫分两层关闭，包括间断的全层单丝缝合和一个连续的全层单丝缝合，确保将膜与肌层一起缝合，然后在子宫切口的上方放置一个大网膜瓣，帮助封闭子宫，防止腹腔内羊水渗漏。

（9）剖宫产时的孕妇输血率为 1.4%，而 MOMS 试验中的输血率为 9%。

（10）目前平均分娩孕周为 35 周。<30 周的分娩率为 7%，而 MOMS 试验为 11%，因此这仍然是一个问题。

MMC 的开放性胎儿手术-MOMS 试验后的更新和改进

一般来说，进行子宫内 MMC 修复的中心遵循围术期处理，并使用与 MOMS 试验中类似的外科技术。典型的麻醉包括全身麻醉和硬膜外麻醉的结合，硬膜外麻醉具有双重功能，包括术后疼痛管理。采用低位横切式剖腹术，胎盘位置在术前计划中至关重要。例如，前壁胎盘时，把子宫从腹腔内拿出，以便于从后宫底行子宫切开术。在手术前，通过超声了解胎盘边缘、胎儿姿势和胎儿结构定位。子宫切开术在宫底部进行，无论胎盘位于前壁或者后壁，都需要胎儿处于头位。如果胎

儿是臀位，则需要倒转胎位。在完成绘图并选定子宫切开的最佳位置后，在超声引导下将两条间隔约 1cm 的全厚缝合线放置在没有胎盘、脐带和胎儿部分的部位，子宫壁的中间部分用电烙术进入。非创伤性肠夹最初放置在预期的子宫切开线上，以压紧子宫组织，这有助于后续使用子宫切口吻合器[36]。子宫切口吻合器已用矿物油预处理，以便后续操作。然后使用子宫吻合器制作一个约 6~8cm 长的不出血的切口，直接暴露胎儿 MMC 缺损处。之后，在子宫切口处放置一根引流管，并持续向宫内注入温暖的乳酸林格液，以保持胎儿温度、浮力和子宫张力。当轻柔放置好胎儿后，依据胎儿体重肌内注射芬太尼和维库溴铵用于胎儿补充麻醉。目前的胎儿 MMC 修复技术在上一小节第（6）项中已有叙述。

一旦胎儿 MMC 修复完成，分两层关闭子宫。在进行最后的子宫缝合之前，通过引流管输送乳酸林格液使羊水上升到正常水平，且于关闭前在羊水内注射抗生素。在子宫切口的上方放置一个大网膜瓣帮助密封，逐层关腹，完成皮下皮肤层闭合并放置透明塑料敷料。

围术期的处理包括使用安胎药，硫酸镁输注 18~24h，吲哚美辛 48h，然后口服硝苯地平。由于围术期的液体变化，鼓励患者在术前一晚口服补液，并在术中术后明显限制液体量。这种管理方

式的改变降低了肺水肿的发生率。在 CHOP,患者住院大约 4d,出院后限制活动。每周接受超声检查和产前检查,计划在 37 周时剖宫产。如果在术后 3 周内保持稳定,并且产检医生愿意为他们提供保健,那么患者就可以回家继续保健和等待分娩。

MOMS 后时代的挑战

自 MOMS 试验发表以来,胎儿 MMC 修复已成为产前诊断脊柱裂的一种标准治疗方案[41]。因此,患者需求增加并且开展这种手术的中心数量成倍增加。正如伴随 MOMS 试验结果的社论中所述,在试验中心之外进行胎儿 MMC 修复的能力一直受到质疑[42]。随后,我们发表了一份立场声明,为各中心制订了指导方针,以应对日益增长的需求[43]。此外,北美胎儿治疗网络(NAFTNet)还赞助发展了胎儿脊髓脊膜膨出联合会和结果登记处(naftnet. org)。登记处将提供一个跟踪结果的机制,也可用于指导研究工作。参与 MOMS 试验的两个中心自试验以来发表了一系列胎儿 MMC 修复论文,结果类似,这表明可以实现与 MOMS 相似的结果[37,44]。需要更多经验丰富的中心以外的研究结果数据来评价该试验。

除了扩展中心之外,原始的 MOMS 规范也进行了拓展及修改。首先变化之一是患者返回原保健医生处继续保健和分娩。这带来了一些挑战,包括无法规范产妇和新生儿保健,这可能会导致结果改变。在 MOMS 试验中,纳入标准 BMI 最大值为 $35kg/m^2$。自试验以来,包括 CHOP 在内的一些中心已将 BMI 提高到 $40kg/m^2$,这是否会给手术带来附加风险尚不清楚。MOMS 试验的纳入和排除标准界限模糊,围术期的技术和管理也是如此。最近的一篇关于调查开展胎儿 MMC 修复中心的文章也强调了此问题[45]。

在 MOMS 后时代,一个重要问题是,越来越多的妇女接受开放式胎儿手术,并继续生育下一胎。以往关于开放式胎儿手术后的继续生育的数据有限。MOMS 试验中一小部分接受胎儿手术并继续生育的患者,其子宫破裂率为 12.5%[46]。这样的数据参考价值有限,如 16 名孕妇继续生育,但没有子宫破裂的报告。开放式胎儿手术后继续生育的结局数据最多的是一项问卷调查,调查对象是 47 名因多种胎儿畸形(包括 MMC)而接受过开放式胎儿手术的孕妇[47]。尽管在开放式胎儿手术后,生育似乎不再是一个问题,但这组患者子宫破裂的综合发生率为 28%。目前还没有关于评估子宫切开部位完整性的最佳方法的数据。子宫超声造影、超声评估子宫壁厚度和 MRI 评估子宫是评估子宫切口的方法。在没有明确数据的情况下,对于前次怀孕中接受过开放式胎儿手术的女性的最佳建议是 2 年后再次妊娠,并在妊娠期间接受连续超声检查以监测子宫壁,及时评估所出现的任何母体症状,待 37 周剖宫产。

考虑到与开放式胎儿 MMC 修复相关的并发症和孕产妇发病率,最近更多研究尝试使用胎儿镜回归微创技术。胎儿镜的优点是避免了切开子宫,而且这种方法已经获得了技术上的成功。但是,胎儿镜下修补术依然会增加如下风险,如胎膜早破、早产、缺损覆盖不足导致持续性脑脊液渗漏、持续性后脑疝和神经元持续性暴露于羊水[48-53]。胎儿镜术中仅闭合神经板上方的皮肤会导致皮肤和神经板之间形成致密的瘢痕,从而导致神经功能受损。在胎羊模型中,胎儿镜术中使用二氧化碳可导致严重的胎儿高碳酸血症、酸中毒、缺氧、高血压、子宫灌注减少、脑神经炎性细胞急剧增加和子宫内膜炎[54-56]。二氧化碳吸入的这些有害影响可能引起对持续 $3\sim6h$ 的人类胎儿镜手术的潜在担忧。最近的研究比较了开放式手术和胎儿镜手术,说明了胎儿镜手术此类风险增加[57-59]。但胎儿镜技术的改进为未来的发展带来希望。正在研究的其他技术包括组织工程和干细胞模型[60,61]。

结论

开放性手术修复胎儿 MMC 已成为治疗胎儿期脊柱裂的标准选择。这种手术可以降低生后分流手术的风险,逆转脑疝,改善神经功能,但产妇并发症和早产的风险增加。MOMS Ⅱ期针对学龄儿童的研究结果令人期待。持续的研究工作应包括结果评估和创新,以优化微创技术。优化患者选择标准和咨询、多学科团队合作和关键数据报告将不断完善胎儿 MMC 修复的结局。

(翻译 栗河舟 审校 刘云)

参考文献

[1] Bowman RM, McLone DG, Grant JA, et al. Spina bifida outcome: a 25-year prospective. *Pediatr Neurosurg*. 2001; 34: 114–20.

[2] Shin M, Kucik JE, Siffel C, et al. Improved survival among children with spina bifida in the United States. *J Pediatrics*. 2012; 161: 1132–7. e3.

[3] Rintoul NE, Sutton LN, Hubbard AM, et al. A new look at myelomeningoceles: Functional level, vertebral level, shunting and the implications for fetal intervention. *Pediatrics*. 2002; 109: 409–13.

[4] Caldarelli M, Di Rocco C, La Marca F. Shunt complications in the first postoperative year in children with meningomyelocele. *Childs Nerv Syst*. 1996; 12: 748–54.

[5] McLone DG, Dias MS. The Chiari II malformation: cause and impact. *Childs Nerv Sys*. 2003; 19: 540–50.

[6] Just M, Schwarz M, Ludwig B, et al. Cerebral and spinal MR-findings in patients with postrepair myelomeningocele. *Pediatr Radiol*. 1990; 20: 262–6.

[7] Mitchell LE, Adzick NS, Melchionne J, et al. Spina bifida. *Lancet*. 2004; 364: 1885–95.

[8] Cochrane DD, Wilson RD, Steinbok P, et al. Prenatal spinal evaluation and functional outcome of patients born with myelomeningocele: information for improved prenatal counselling and outcome prediction. *Fetal Diagn Ther*. 1996; 11: 159–68.

[9] Cass AS, Luxenberg M, Johnson CF, et al. Incidence of urinary tract complications with myelomeningocele. *Urology*. 1985; 25: 374–8.

[10] Drennan JC. Foot deformities in myelomeningocele. In HS Thilos, ed., *Instruction Course Lectures*. Park Ridge, IL: American Academy of Orthopedic Surgeons, 1991.

[11] Oakeshott P, Hunt GM, Poulton A, et al. Expectation of life and unexpected death in open spina bifida: a 40-year complete, nonselective, longitudinal cohort study. *Dev Med Child Neurol*. 2010; 52: 749–53.

[12] Oakeshott P, Hunt GM. Long-term outcome in spina bifida. *Br J Gen Pract*. 2003; 53: 632–6.

[13] Parker SE, Mai CT, Canfield MA, et al. Updated national birth prevalence estimates for selected birth defects in the United States, 2004–2006. *Birth Defects Res A Clin Mol Teratol*. 2010; 88: 1008–16.

[14] Christianson A, Modell B, Howson C. *March of Dimes Global Report on Birth Defects: The Hidden Toll of Dying and Disabled Children*. White Plains, NY: March of Dimes, 2006.

[15] Centers for Disease Control and Prevention. Hospital stays, hospital charges, and in-hospital deaths among infants with selected birth defects – United States, 2003. *MMWR Morb Mortal Wkly Rep*. 2007; 56: 25–9.

[16] Radcliff E, Cassell CH–Tanner JP, et al. Hospital use, associated costs, and payer status for infants born with spina bifida. *Birth Defects Res A Clin Mol Teratol*. 2012; 94: 1044–53.

[17] Ouyang L, Grosse SD, Armour BS, et al. Health care expenditures of children and adults with spina bifida in a privately insured U.S. population. *Birth Defects Res A Clin Mol Teratol*. 2007; 79: 552–8.

[18] Werner EF, Han CS, Burd I, et al. Evaluating the cost-effectiveness of prenatal surgery for myelomeningocele: a decision analysis. *Ultrasound Obstet Gynecol*. 2012; 40: 158–64.

[19] Michejda M. Intrauterine treatment of spina bifida: primate model. *Z Kinderchir*. 1984; 39: 259–61.

[20] Heffez DS, Aryanpur J, Rotellini NA, et al. Intrauterine repair of experimental surgically created dysraphism. *Neurosurgery*. 1993; 32: 1005–10.

[21] Heffez DS, Aryanpur J, Hutchins GM, et al. The paralysis associated with myelomeningocele: clinical and experimental data implicating a preventable spinal cord injury. *Neurosurgery* 1990; 26: 987–92.

[22] Meuli M, Meuli-Simmen C, Yingling CD, et al. Creation of myelomeningocele in utero: a model of functional damage from spinal cord exposure in fetal sheep. *J Pediatr Surg*. 1995; 30: 1028–32.

[23] Meuli M, Meuli-Simmen C, Hutchins GM, et al. In utero surgery rescues neurological function at birth in sheep with spina bifida. *Nat Med*. 1995; 1: 342–7.

[24] Paek BW, Farmer DL, Wilkinson CC, et al. Hindbrain herniation develops in surgically created myelomeningocele but is absent after repair in fetal lambs. *Am J Obstet Gynecol*. 2000; 183: 1119–23.

[25] Bouchard S, Davey MG, Rintoul NE, et al. Correction of hindbrain herniation and anatomy of the vermis after in utero repair of myelomeningocele in sheep. *J Pediatr Surg*. 2003; 38: 451–8.

[26] Bruner JP, Tulipan NB, Richards WO. Endoscopic coverage of fetal open myelomeningocele *in utero*. *Am J Obstet Gynecol*. 1997; 176: 256–7.

[27] Adzick NS, Sutton LN, Crombleholme TM, et al. Successful fetal surgery for spina bifida. *Lancet*. 1998; 352: 1675–6.

[28] Tulipan N, Hernanz-Schulman M, Bruner JP. Reduced hindbrain herniation after intrauterine myelomeningocele repair: a report of four cases. *Pediatr Neurosurg*. 1998; 29: 274–8.

[29] Sutton LN, Adzick NS, Bilaniuk LT, et al. Improvement in hindbrain herniation demonstrated by serial fetal magnetic resonance imaging following fetal surgery for myelomeningocele. *JAMA*. 1999; 282: 1826–31.

[30] Adzick NS, Thom EA, Spong CY, et al. A randomized trial of prenatal versus postnatal repair of myelomeningocele. *N Engl J Med*. 2011; 364: 993–1004. (Full study protocol available in the Supplementary Appendix at NEJM.org)

[31] Tulipan N, Wellons JC III, Thom EA, et al. Prenatal surgery for myelomeningocele and the need for cerebrospinal fluid shunt placement. *J Neurosurg Pediatr*. 2015; 16: 613–20.

[32] Farmer DL, Thom EA, Brock JW, et al. The Management of the Myelomeningocele Study: Full cohort 30 month pediatric outcomes. *Am J Obstet Gyn*. 2018; 218: 256. e1–13.

[33] Brock JW III, Carr MC, Adzick NS, et al. Bladder function after fetal surgery for myelomeningocele. *Pediatrics*. 2015; 136: e906–13.

[34] Johnson MP, Bennett KA, Rand L, et al. The Management of Myelomeningocele Study: obstetrical outcomes and risk factors for obstetrical complications following prenatal surgery. *Am J Obstet Gyn*. 2016; 215: 778–9.

[35] Antiel RM, Adzick NS, Thom EA, et al. Impact on family and parental stress of prenatal versus postnatal repair of myelomeningocele. *Am J Obstet Gyn*. 2016; 215: 522. e1–6.

[36] Moldenhauer JS, Soni S, Rintoul NE, et al. Fetal myelomeningocele repair: the post-MOMS experience at the Children's Hospital of Philadelphia. *Fetal Diagn Ther*. 2015; 37: 235–40.

[37] Soni S, Moldenhauer JS, Spinner SS, et al. Chorioamniotic membrane separation and preterm premature rupture of membranes complicating in utero myelomeningocele repair. *Am J Obstet Gynecol*. 2016; 214: 647. e1–7.

[38] Wilson RD, Johnson MP, Crombleholme TM, et al. Chorioamniotic membrane separation following open fetal surgery: pregnancy outcome. *Fetal Diagn Ther*. 2003; 18: 314–20.

[39] Heuer GG, Adzick NS, Sutton LN. Fetal myelomeningocele closure: technical considerations. *Fetal Diagn Ther*. 2015; 37: 166–71.

[40] Flanders TM, Heuer GG, Madsen PJ,

et al. Modified myofascial technique for open fetal myelomeningocele results in improved outcomes. Presented at the 88th meeting of the American Association of Neurological Surgery, New Orleans, LA, May 1, 2018.

[41] American College of Obstetricians and Gynecologists. ACOG Committee Opinion No. 550: Maternal-fetal surgery for myelomeningocele. *Obstet Gynecol.* 2013; 121: 218–19.

[42] Simpson JL, Greene MF. Fetal surgery for myelomeningocele? *N Engl J Med.* 2011; 364: 1076–7.

[43] Cohen AR, Couto J, Cummings JJ, et al. Position statement on fetal myelomeningocele repair. *Am J Obstet Gynecol.* 2014; 210: 107–11.

[44] Bennett KA, Carroll MA, Shannon CN, et al. Reducing perinatal complications and preterm delivery for patients undergoing in utero closure of fetal myelomeningocele: further modifications to the multidisciplinary surgical technique. *J Neurosurg Pediatr.* 2014; 14: 108–14.

[45] Moise KJ Jr, Moldenhauer JS, Bennett KA, et al. Current selection criteria and perioperative therapy used for fetal myelomeningocele surgery. *Obstet Gynecol.* 2016; 127: 593–7.

[46] Thom EA. Maternal reproductive outcomes after in-utero repair of myelomeningocele. *Am J Obstet Gynecol.* 2016; 214: S36.

[47] Wilson RD, Lemerand K, Johnson MP, et al. Reproductive outcomes in subsequent pregnancies after a pregnancy complicated by open maternal-fetal surgery (1996–2007). *Am J Obstet Gynecol.* 2010; 203: 209. e1–6.

[48] Kohl T. Percutaneous minimally invasive fetoscopic surgery for spina bifida aperta. Part I: surgical technique and perioperative outcome. *Ultrasound Obstet Gynecol.* 2014; 44: 515–24.

[49] Degenhardt J, Schürg R, Winarno A, et al. Percutaneous minimal-access fetoscopic surgery for spina bifida aperta. Part II: maternal management and outcome. *Ultrasound Obstet Gynecol.* 2014; 44: 525–31.

[50] Graf K, Kohl T, Neubauer BA, et al. Percutaneous minimally invasive fetoscopic surgery for spina bifida aperta – Part III: postnatal neurosurgical interventions in the first year of life. *Ultrasound Obstet Gynecol.* 2016; 47: 158–61.

[51] Flake AW. Percutaneous minimal-access fetoscopic surgery for myelomeningocele – not so minimal! *Ultrasound Obstet Gynecol.* 2014; 44: 499–500.

[52] Pedreira DA, Zanon N, Nishikuni K, et al. Endoscopic surgery for the antenatal treatment of myelomeningocele: the CECAM trial. *Am J Obstet Gynecol.* 2016; 214: 111. e1–111.e11.

[53] Belfort MA, Whitehead WE, Shamshirsaz AA, et al. Fetoscopic open neural tube defect repair: Development and refinement of a two-port, carbon dioxide insufflation technique. *Obstet Gynecol.* 2017; 129: 734–43.

[54] Luks FI, Deprest J, Marcus M, et al. Carbon dioxide pneumoamnios causes acidosis in fetal lamb. *Fetal Diagn Ther.* 1994; 9: 105–9.

[55] Skinner S, DeKoninck P, Crossley K,

et al. Partial amniotic carbon dioxide insufflation for fetal surgery. *Prenat Diagn.* 2018; 38: 983–93.

[56] Lawrence KM, Rossidis AC, Baumgarten HD et al. Safety of prolonged intra-amniotic carbon dioxide insufflation in a fetal sheep model. Presented at the 49th meeting of the American Pediatric Surgical Association, Palm Desert, CA, May 4, 2018.

[57] Joyeux L, Engels AC, Russo FM, et al. Fetoscopic versus open repair for spina bifida aperta: a systematic review of outcomes. *Fetal Diagn Ther.* 2016; 39: 161–71.

[58] Araujo Junior E, Eggink AJ, van den Dobbelsteen J, et al. Procedure-related complications of open vs. endoscopic fetal surgery for treatment of spina bifida in an era of intrauterine myelomeningocele repair: systematic review and meta-analysis. *Ultrasound Obstet Gynecol.* 2016; 48: 151–60.

[59] Kabagambe SK, Jensen GW, Chen YJ, et al. Fetal surgery for myelomeningocele: a systematic review and meta-analysis of outcomes in fetoscopic versus open repair. *Fetal Diagn Ther.* 2018; 43: 161–74.

[60] Watanabe M, Kim AG, Flake AW. Tissue engineering strategies for fetal myelomeningocele repair in animal models. *Fetal Diagn Ther.* 2015; 37: 197–205.

[61] Brown EG, Saadai P, Pivetti CD, et al. In utero repair of myelomeningocele with autologous amniotic membrane in the fetal lamb model. *J Pediatr Surg.* 2014; 49: 133–8.

第45章 开放性神经管缺陷的修复：胎儿镜技术的发展与完善

Michael A. Belfort ◆ Alireza A. Shamshirsaz ◆ William E. Whitehead

引言

在过去的三十年中,胎儿手术从被认为仅仅是个创新且有挑战性的概念发展成为广为接受的现实。开放式子宫切开手术的改进、可用技术和仪器的发展、微创影像引导的经皮介入手术的进展,以及胎儿镜手术安全性和有效性的发展,推动了由出于好奇到成为炙手可热治疗方案的蜕变。早期胎儿外科手术相关的严重并发症,如术中胎儿死亡,胎盘早剥和肺水肿,已经基本消除,极早早产(<28 周)已经显著减少。专门的麻醉方案和术中管理方法提高了胎儿对这些操作的耐受,新生儿重症监护的进步显著改善了新生儿结局。

脊柱裂是一种因沿背脊走行的神经管闭合缺陷导致的严重致残的先天畸形,在美国活产新生儿的发生率为 3~4/10 000,而全世界范围内的发生率为 2~6/10 000[1,2]。

脊柱裂的后遗症通常被认为是由两个独立、但互为因果的损伤所致——所谓的"二次打击假说(two-hit hypothesis)"。第一个"打击"是先天性异常本身。它导致脑脊液(cerebrospinal fluid,CSF)漏,后脑脑疝和多种大脑移位的病变。第二个"打击"是由于子宫内环境的持续性损害,包括胎儿运动引起的机械损伤及暴露的神经元与富含越来越成熟和越来越多蛋白质的羊水长时间接触所致的损伤。

早期的动物研究显示,产前覆盖脊柱裂病变可以保留神经功能和(不同程度)可逆转的后脑脑疝[3,4]。Noel Tulipan 和 Joseph Bruner[5] 最早在人体上进行了胎儿脊髓脊膜膨出(myelomeningocele,MMC)的开放式胎儿手术修复。他们对 3 例接近妊娠 28 周的患者实施剖腹手术,切开子宫暴露胎儿,随后对脊髓脊膜膨出的胎儿进行常规的手术修复。3 例患者均无并发症如期恢复正常,并在妊娠 33~36 周剖宫产分娩。出生时的功能性神经系统检查显示,缺陷情况与产前影像学检查的大致符合。在 3 个婴儿中,只有 1 个需要进行侧脑室-腹膜引流[5]。该手术引起了极大的兴趣(和关注)。在 2003—2010 年设计并开展了一项关于产前修复与产后修复的随机对照试验。这项名为"脊髓脊膜膨出的管理"(MOMS)的研究是由美国国立卫生研究院资助,计划在 3 个参与该研究的美国胎儿外科手术中心随机分配 200 名患者[6]。该研究在 183 名患者随机分组后被终止,其中 158 例接受中期评估。分析显示,产前修复的新生儿在主要结局方面已经显著获益,包括新生儿死亡或在 12 月龄时接受进行 CSF 引流术。

MOMS 研究明确指出宫内脊柱裂修复(in-utero spina bifida repair)的重要优点。尽管 68% 的产前手术组和 98% 的产后手术组的主要结局均达到指标,而实际接受引流术的比例在产前手术组和产后手术组分别是 40% 和 82%。研究显示,产前手术可改善新生儿产后 30 个月的智力发育和运动功能发育的综合评分以及一些次要结局,包括 12 个月大时后脑脑疝的患病率和 30 个月大时行走能力。特别指出的是,在 12 个月时,产前手术组中无后脑脑疝迹象的婴儿比例(36%)高于产后手术组(4%)。那些接受产前手术的孩子运动功能明显较仅根据病灶水平所预测的水平高一两个或者更多的水平。他们的 Bayley 心理运动发展指数和 Peabody 运动发育量表分数也明显更好。产前手术组中能独立行走的儿童比例是产后手术组的 2 倍,而更少出现完全不能行走的病例。产前干预还与脑干扭曲、第四脑室位置异常和脊髓空洞症的低发生率相关[6,7]。从膀胱功能的角度来看,产前手术已经减少膀胱小梁和促进膀胱颈开放,但这并没有减少间歇性导尿的发生[8]。

虽然新生儿的神经学益处显而易见,但产前手术与一些重要的产科并发症相关,包括早产风险的增加以及分娩时子宫瘢痕变薄和/或裂开的增加。大部分的产前手术组发生早产(即<37 周),其中,13%在妊娠 30 周之前分娩,33%的孕妇在妊娠 30~34 周分娩,33%在妊娠 35~36 周分娩。产前手术的其他不良结局,包括产妇肺水肿、胎盘早剥、羊水过少、PPROM、自发性流产、早产以及孕妇输血。剖宫产时,产前手术的孕妇中 25%的子宫切口部位薄弱,9%在该部位裂开,而 1%完全裂开。

MOMS 研究和先前一些较小的临床研究突显了开放式子宫切开术修复脊柱裂患者和术者所面临的困境。尽管产前手术显然具有明显的新生儿神经学益处,但子宫开放手术与早产并发症所带来的新生儿风险(对于极早产而言,这很重要)以及明显的产科和孕妇风险相关。这两个相互冲突的结果,即潜在的新生儿获益与增加的孕产妇发病风险,迫使手术者探讨侵入性较小的方法,即通过胎儿镜技术进行子宫内的脊柱裂修复术。

胎儿镜下脊柱裂宫内修复术

美国早期的经验

20 世纪 90 年代,率先采用开放式手术的 Tu-lipan 和 Bruner 博士认识到应用胎儿镜进行 MMC 修复的优势[9,10]。他们发现,羊水中进行微创手术存在视野不清的问题,严重阻碍微创胎儿镜手术。这是由于通过小口径胎儿镜传入羊膜腔的光线有限,而当光线在血迹斑斑或混浊的羊水中被吸收或散射时,情况会进一步恶化。尽管晶体液置换羊水可以稍微改善羊膜腔内的视野,但是这太耗时,即便如此,由于折射的原因,视野也非常有限。然而,用二氧化碳置换部分羊水,能达到和腹腔镜手术相同的视野。

Bruner 等描述了他们在 2 名人类病例中应用胎儿镜修复的初步经验[9],将切割成薄片的母体皮肤通过胎儿镜覆盖在裸露的神经基底部。这是一种三端口技术,与妇科手术相似,端口设置成三角形排列,子宫肌层荷包缝合压迫套管,控制直径大的端口(10mm)出血。将皮肤移植物覆盖在神经元暴露的上方,"在二氧化碳气体中用纤维蛋白胶黏合"。由于羊膜炎,1 例胎儿在术后 1 周分娩,随后因早产并发症死亡。另 1 例胎儿在妊娠 35 周时计划剖宫产分娩。1999 年,第二篇关于使用皮肤移植物和纤维蛋白胶的三端口胎儿镜技术(图 45-1),在最初的 2 例基础上又增加了 2 例,不良结局相似[9,10]。

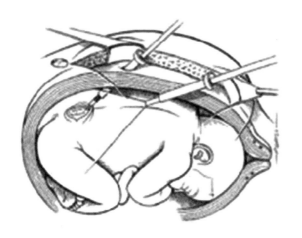
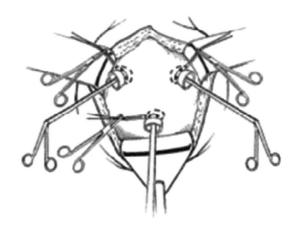

图 45-1 Bruner 等[9,10]第一个发表在外置子宫上进行胎儿镜神经管修复技术。他们使用了标准腹腔镜孔和器械的 3 孔入路方式

旧金山的 Farmer 等人[11]报道了他们的 3 次胎儿镜修复的经验。第一个病例将 AlloDerm 补片放置在 MMC 缺损周围的胎儿皮肤下方,并且"胎儿皮肤的四个象限用钉固定"。该病例因出血而不得不转为开放式手术,移除补片后,实施单层缝合。这次妊娠持续到 35 周,最后剖宫产分娩。但是,新生儿出生后需要明确的神经外科手术修复,术中发现部分补片离开了胎儿皮肤。应用三端口胎儿镜技术的第二例病例尝试了双层缝合[11]。基板分离,并用 2~0 的线体内打结技术关闭病灶。但缝线撕脱,造成缝合中线出现缝隙,渗漏脑脊液。患者在术后 6 周发生了 sPPROM,并于妊娠 31 周分娩。新生儿接受了外科手术修补和脑室引流,继而发展为尿路败血症并在 1 个

月死亡。第三例病例同样复杂，中转开放式手术，实施了三层修复。手术后 3 周胎死宫内。

由于这些已发表的病例，美国放弃了胎儿镜 MMC 修复术，转而采用开放式手术。该决定得到了 Bruner 和 Tulipan 的支持，他们比较了 4 例胎儿镜手术病例（母体皮肤移植物和胶原蛋白胶）和 4 例标准缝合的开放式子宫切开手术的妊娠结局[12]，子宫切开术有更好的妊娠结局，包括分娩孕周更大、手术时间减少、MMC 修复愈合更好。这为 MOMS 研究奠定了基础。

德国的早期经验

然而，在欧洲，Thomas Kohl 开展了一种完全经皮的胎儿镜技术。2006 年，他报道了这项技术以及应用该技术治疗 3 例病例的妊娠结局[13]。通过 Seldinger 技术的 3~5 个经皮端口进入子宫内环境。在开始手术之前，先排出一些羊水，然后在子宫内注入二氧化碳气体以改善视野。神经外科修复包括将基底板从周围组织中游离出来，然后对病变周围皮肤进行广泛游离。然后将不可吸收的聚四氟乙烯补片放置在神经基底板上，随后将补片缝合到周围的皮肤上。有一例，补片在子宫内脱落，而另外两例补片仍保留在原位。三例胎儿中有两个幸存下来，其中一例婴儿需要进行脑室引流术。

2014 年，Kohl 描述了应用经皮胎儿镜技术的 51 例病例的累积结局[14]。其中，36 个"平面"（可能是脊柱裂）和 15 个囊性病变（大概是 MMC），所有胎儿均在手术后存活。4 例新生儿死亡：1 例是因为孕 24.9 周分娩的极早早产，2 例由于 Chiari Ⅱ 畸形导致严重的脑干功能障碍，1 例是漏诊的 13 三体综合征。手术的时间为 140~315min。

来自同一小组的另一文献中，Degenhardt 等[15]详细介绍了这些病例的母体结局。51 例患者中，84.3% 发生了胎膜早破，平均发病孕周为 29.7 周。分娩的平均孕周为 33 周，均为计划性剖宫产分娩，51% 的患者在妊娠 34 周前分娩。

2016 年，同一小组公布了 71 例胎儿镜脊柱裂修复术的新生儿结局[16]。其中，61% 需要出生后神经外科治疗，其中 28% 需要翻修覆盖缺陷，45% 需要引流手术。

2018 年，Kohl 和他的团队研究了通过部分性注入二氧化碳（PACI）进行胎儿镜修复术的母体通气和血流动力学参数。他们观察了潮气末二氧化碳水平，在 PACI 后没有明显变化，结论是这项技术是安全的[17]。

巴西的经验

在巴西，Pedreira 等观察了 Kohl 实施的修复术后，开展了他们自己的经皮胎儿镜补片修复术[18,19]。他们连续针对 10 例腰骶部开放性脊柱裂病例实施了一项可行性研究。全身麻醉下实施 3~4 端口（11~16Fr）的经皮技术，PACI 技术与 Kohl 等人的相同。进入子宫后，游离神经板，然后覆盖生物纤维素补片。剥离病变周围的皮肤，然后覆盖补片用 2~0 单线连续缝合。10 例胎儿中有 8 例完成了内镜修复，2 例因为失去子宫通路而无法完成。所有患者均发生了未足月胎膜早破（PPROM），均通过计划剖宫产分娩，平均孕周为 32.4 周。其中 1 例胎儿死亡、1 例新生儿死亡，未成功手术的胎儿在产后进行了修复手术。在可供分析的 7 例婴儿中，有 3 例需要进行脑室-腹膜引流术或者第三脑室造口术来治疗脑积水。

在最近的文献中，同一研究小组描述了他们如何在原有的技术基础上改进来修复更大范围的开放性脊柱裂[20]。对于皮肤几乎无法覆盖的病例，在生物纤维素补片上放置双层皮肤替代物（包括两层：一层硅树脂，一层真皮基质）。这种双层皮肤替代物应用了 13 例，其中 5 例为脊髓裂。所有的病例，出生时均发现皮肤替代物保持在手术部位上。3 例（23%）在出生后需要额外的手术修补。另外的 10 例，硅树脂层从真皮基质上自然脱落（平均出生后 25d），病灶二期愈合。放置双层皮肤替代物的手术时间更长（延长 42min）。双层皮肤替代物的亚组未足月胎膜早破发生率和分娩孕周与初始队列相似。在进行双层补片修复的婴儿中，后脑疝完全逆转的发生率为 33%。

两组的研究结果显示，完全经皮的修复术在逐步完善，但是批评者指出，与 MOMS 数据相比，3 个或更多端口的胎儿镜修复术仍然与<37 周的早产和未足月胎膜早破的高发生率相关 [Pedreira 等：妊娠（30±3）周，100% PPROM（10/10）；Degenhardt 等：妊娠（30±3）周，84.3% PPROM（43/51）；Adzick 等：46%（36/78），未报告孕周]，有较高的围产儿死亡率[Pedreira 等：

20%（2/10）；Degenhardt 等：8%（4/51）；Azick 等：3%（2/78）]，并且神经学预后低于同等水平（需要手术翻修和额外的出生后手术）[Pedreira 等：29%（2/7）；Degenhardt 等：未报道；Adick 等：3%（2/77）][21]。

得克萨斯儿童医院胎儿中心的技术

2012 年，美国得克萨斯儿童医院胎儿中心的团队开始进行开放式子宫切开的 MMC 修复手术。大约在同一时间，我们开始与巴塞罗那的 Jose Luis Peiro 博士合作，研究胎儿镜修复的潜力。巴塞罗那小组在研发一种使用"补片和胶"的单端口手术方法，与 Bruner 等人的方法相似[9,10]。他们合作发表的文章显示该技术在羊胎模型中成功应用[22]。基于这种动物模型的经验，巴塞罗那小组随后用补片和胶水技术在 10 例人类病例中完成手术（Jose Luis Peiro 和 Elena Carreras 的经

验交流）。这个结果已经在国际会议上口头汇报，但尚未公布。结局不如预期的好，我们小组决定不再使用这种技术。我们在休斯敦得克萨斯儿童医院胎儿中心开发了一种低分辨率内镜手术模拟器，包括一个聚氨酯球，一个塑料娃娃和鸡皮组织（图 45-2）[23]。我们用该模拟器开发了一种外置的子宫，双端口，统一的单层技术。经过数百小时模拟器的培训和实践，该团队返回了巴塞罗那，并证明该技术在活的羊胎模型中的可行性。

2014 年，Belfort 等在得克萨斯儿童医院进行了他们首例的胎儿镜下 MMC 修复。2015 年，他们发表了一篇病例报道，描述这种新式双端口外置子宫胎儿镜方法的细节[24]。有很多以前未报道的创新。首先，由于特定原因，该技术涉及 2 个端口，相距 7~10cm，以便当无法完成胎儿镜下修复时能够快速转为开放式手术。双端口技术是专

塑料娃娃、聚氨酯球、鸡皮

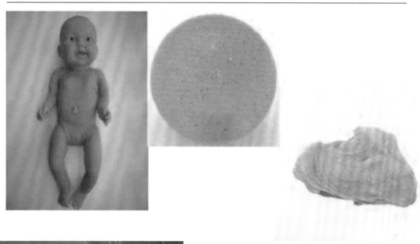

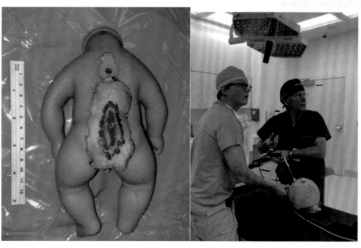

图 45-2　考虑到双端口技术所需的技能与标准腹腔镜手术不同，得克萨斯儿童医院开发的低熟练度模拟器[23]在手术团队的培训中发挥着重要作用。塑料娃娃、聚氨酯球和一块鸡皮被用来创建模拟病变和子宫

门为了减少医源性胎膜损伤,从而降低绒毛膜羊膜分离和未足月胎膜早破(PPROM)风险。这是一种新的内镜手术方法,是目前任何标准腹腔镜项目均未涉及的。在双端口的方法中,一名手术者操作胎儿镜和两个操作通道中的一个,而另一名手术者可以操作另一个操作通道。由于充气膨胀的人类子宫的柔韧性和延展性,每个手术者必须一手控制自己的插入端口,一手控制正在使用的仪器。这不是手的自然定位,也不是外科医生最舒适的姿势。这需要在模拟器上练习数小时手术操作才能又快又好的程度。第二项创新是在插入 2 个 12Fr 的端口前,将缝线穿透宫腔缝合固定,将羊膜固定在子宫壁上。第三项创新是使用加湿和加热的 CO_2 来保护羊膜免受气体干燥的影响。

　　该技术已经在 2017 年发表的文献中全面阐述[26],简单概括如下:在剖腹和通过下腹部横切口使子宫外置之后,超声监测胎儿健康状态(心率和心功能,脐动脉多普勒),调整胎儿体位(必要时可行胎头倒转术),使胎头朝下,病变面向距胎盘边缘至少 5cm 的子宫区域。然后选择穿刺端口的位置,以便获得最佳手术视野和仪器角度。超声引导下,将四个 2~0 单丙烯全层缝合线放在盒子里,待第一个 12Fr 端口插入后,将胎膜固定在子宫壁上,等。然后使用 Seldinger 技术将 12Fr 血管套管插入"盒子"里。然后排出部分羊水(300~500ml),加温/加湿(仪器:Insuflow,Lexion Medical,St. Paul,MN)的 CO_2 气体在 8~10mmHg 的压力和 0.5L/min 的流速下注入。然后,插入特定的胎儿镜[25]观察病变情况。如果必要,在插入第二个端口前将胎儿体位改变,因为这两个端口必须与胎儿的脊柱对齐。一旦胎儿位置固定,就确定第二个端口位置,并使用胎儿镜将 4 根固定胎膜的缝合线置于视野下。然后,使用 Seldinger 技术将第二个端口置于视野下。通过剪刀和透热疗法(Storz Clickline,Tuttlingen,Germany)将蛛网膜基质在皮肤和基板间分开,再仔细的将神经基板从皮肤上游离。神经基板可以落入脊柱裂的骨性缺损中(图 45-3)。在我们最初的 22 例患者中,实施单层闭合将解剖病变两侧交接区(包括皮肤和硬脊膜)缝合在一起(图 45-4)。当最初皮肤不足以覆盖病变时,在婴儿两侧做松弛切口(图 45-5),这样可以在中线将组织缝合在一起。随着时间的推移,缝合技术演变成一种三层闭合

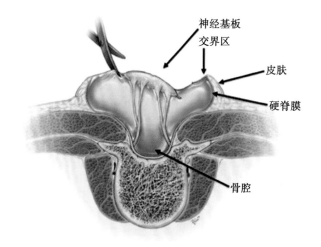

图 45-3　这张图显示了胎儿脊柱在开放性神经管缺陷水平的横截面。基板从蛛网膜上游离出来,并允许落入下面的骨腔中

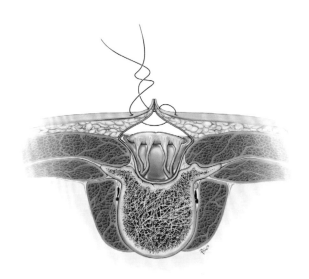

图 45-4　最初的 22 名患者采用了统一"闭合"技术,将皮肤和附着的硬脑膜单层缝合在一起

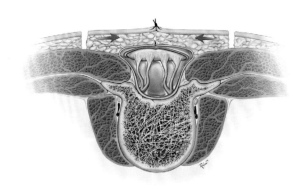

图 45-5　该图显示了病变外侧松弛切口的定位,用于在张力过大或皮肤覆盖不足的情况下允许缺损上方皮肤闭合,以实现羊水隔绝

（参见下文）。第一层是将牛胶原蛋白补片（Du-repair，Medtronic，Minneapolis，MN）放置在骨髓腔的神经基板上（图45-6）。第二层由两侧的椎旁肌的肌筋膜瓣组成，将其牵拉覆盖补片并用聚乙醇酸缝线缝合在一起（3/0）（图45-7）最后一层是皮肤层，将其剥离后，以 3/0 缝合线间断缝合（无论是否松弛切口），保持密闭性（图45-8）（整个过程的视频）。

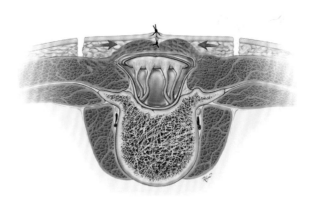

图45-8　该图显示了完整的 3 层闭合，皮肤在肌筋膜和牛胶原补片层上闭合。注意创建的松弛切口有助于缓解张力并确保皮肤水密闭合

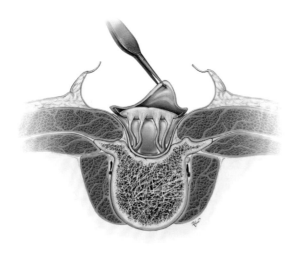

图45-6　该图显示了释放的基板上牛胶原补片的位置。这是我们当前 3 层闭合技术中的第一层

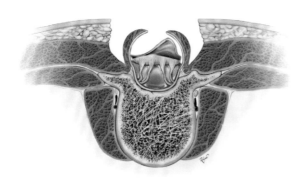

图45-7　该图显示了在缺损外侧创建的肌筋膜皮瓣，然后在补片顶部缝合，以创建 3 层闭合的第二个"层"

当确定完整修复后，将混有萘夫西林的热林格液缓慢的注入子宫，并排清 CO_2 气体。将子宫还纳后常规关腹。图 45-9 显示了初始手术后缝合端口的范围以及剖宫产时端口部位的情况。

产妇在产房和分娩室恢复 1~2d，然后在产前病房监护直至出院。产妇需要住在医院附近，我们团队负责产前检查。每周都会进行超声评估和常规检查。术后 6 周进行 MRI 检查，记录后脑位置以及评估修复的完整性。如果怀疑修复有渗漏（无后脑逆转），通常在自发临产或妊娠 41 周时

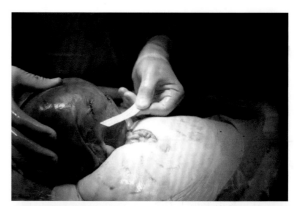

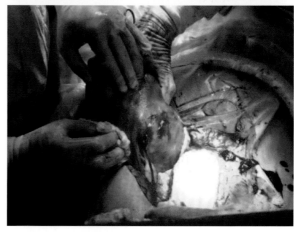

图45-9　上图显示了胎儿镜手术结束时两个端口部位的外观。下图显示了剖宫产分娩时穿刺口部位的健康外观。剖宫产时检查的穿刺口部位均未变薄或裂开

计划剖宫产分娩。如果病变好转，可以阴道试产。剖宫产的选择遵循标准的产科指征。图 45-10 是有或无松弛切口的患儿分娩时的剪辑画面。

总之，得克萨斯儿童医院胎儿中心开发并应用的这项技术，与其他胎儿镜技术相比，存在以下方面的不同：①剖腹手术，子宫外置的方法；②2端口技术与当前所教授的方法均有不同，与标准的 3 端口方法相比，通道视图的可视化需要更多

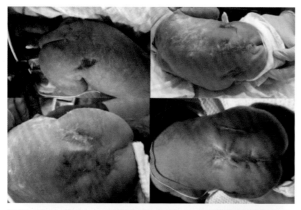

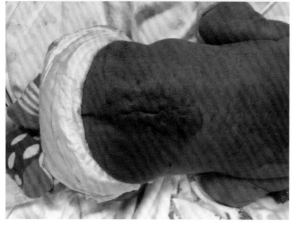

图 45-10 该图显示了分娩时多名婴儿背部的外观。在所有情况下,病变均被健康皮肤覆盖,并进行水密闭合。显示了松弛切口上皮化的不同阶段,范围从子宫内覆盖率最低到完全愈合。这在子宫内是不可预测的,但所有病例出生后在 7~14d 内松弛切口外均有快速的上皮覆盖现象

的调整;③羊膜的保护策略应用了 2 种特殊的创新:(ⅰ)将羊膜和子宫壁连接起来,(ⅱ)使用加湿和加热的 CO_2;④使用胶原蛋白补片、肌筋膜瓣和密闭皮肤层的多层缝合,有或无松弛切口。

得克萨斯儿童医院胎儿中心胎儿镜结局

我们的首例病例报告于 2015 年[24]。术后 6 周,MRI 显示有后脑脑疝逆转和病变闭合的证据。超声所见胎足的主动屈曲提示保留的 S1 功能水平。术后 7 周,妊娠 30 周发生了未足月胎膜早破(PPROM)。患者入院后按照 PPROM 标准流程进行监测。几天后,由于不明原因的胎儿心动过速,考虑胎盘早剥,采取剖宫产手术分娩。剖宫产所见及产妇血液检查均未发现胎盘早剥证据。新生儿的病程并不典型,需要在床旁放置一个单独的无菌胶布,覆盖在液滴样脑脊液泄漏的针孔状缺损的上方,新生儿在 ICU 住院 4 周后出院。截至其出生后

60 个月,不再需要进行脑积水的治疗。

2017 年,我们的团队报道了进行内镜下脊柱裂修复的 28 例患者结局[26]。其中 79%(22/28)内镜下修复成功。该系列中的最初 12 例患者分组到一个队列中(迭代组),原因是根据先前的经验教训,该技术在每例病例之后都会稍作调整。迭代包括留置缝线数量(最初的几个病例中是 4)、端口数量和大小、不同缝合材料的使用、不同器械的使用和定制胎儿镜发展的变化[25]。随后的 10 名患者被纳入标准的闭合组中,该组所有患者均采用 2 端口技术,垂直褥式间断缝合的单层闭合并外部打结,以及单股缝合。所有病例均采用相同的全身麻醉、开腹手术、部分羊水引流以及加湿和加热的 CO_2 注入。入选和排除标准参考了 MOMS 的研究试验标准。

与迭代组相比,标准化组在许多方面显示了更好的结局:22 例病例中的 23% 并发 PPROM,而迭代组的发生率(33%)更高(相差 10%)。22 例患者的平均分娩孕周为 38 周,其中,迭代组为 36 周,标准化组的平均孕周为 39 周。22 例患者中的 11 例(50%)为阴道分娩(迭代组 42%,标准化组 60%)。在剖宫产分娩患者中,所有病例的切口部位均愈合良好。在 22 例患者中,57% 发生了后脑疝逆转(迭代组 55%,标准化组 60%),32% 出生时存在脑脊液漏,但标准化组的发生率(10%)明显低于迭代组(50%)。总计 41% 的新生儿在生后 12 个月或以内接受过手术治疗脑积水(迭代组 58%,标准组 20%),而 55% 符合 MOMS 的分流或死亡标准(迭代组 75%,标准化组 30%)。

如上所述,我们最初的 2 端口外置子宫技术采用了单层统一缝合,包括单层的硬脑膜、皮下脂肪和皮肤(图 45-4)。我们逐渐改良了该闭合技术,原因是:①脑脊液漏发生率仍为 10%,希望尽可能降低;②MRI 显示单层缝合比多层缝合的修复层更薄,在一些病例中,我们发现有一些功能正常的儿童完全仅基于 MRI 表现就在外院接受了脊髓栓系松解手术(有时会出现意外的不良结局)。由于这两个主要原因,我们转而使用多层缝合,包含一个胶原蛋白补片、肌筋膜瓣和低张力皮肤缝合,不论是否有松弛切口(图 45-8)初步结果看起来非常好,100% 的患者出生时后脑疝逆转,无脑脊液漏(n=13,未发表数据)。

我们方法的一个主要好处是:如产妇愿意并

且产科条件允许,可经阴道分娩。我们已经报道了 34 例胎儿镜修复患者的产程、分娩和新生儿结局[27]。其中,50%(17/34)经阴道分娩成功,分娩孕周的中位数为 38^{+1} 周(范围 $26 \sim 40^{+2}$ 周),剖宫产的分娩孕周中位数为 37^{+1} 周(范围 $25^{+5} \sim 40^{+5}$ 周);62%病例胎儿足月分娩。8 例患者是临产前剖宫产:3 例患者是非紧急的产科指征,5 例患者因胎心监护可疑紧急手术。26 例患者分娩;6 例(23%)引产,20 名(77%)自发分娩,后者中,5 例接受缩宫素加强宫缩。在 26 例分娩患者中,17 例经阴道分娩(65%),9 例紧急剖宫产分娩(35%,95%CI:17%~56%;7 例可疑胎心监护,2 例臀位),其中无子宫破裂或裂开。大多数新生儿(94%,95%CI:80%~99%)Apgar 评分 5min 正常;1 例新生儿(3%,95%CI:0~15%)脐动脉血气提示酸中毒,但 Apgar 评分正常。

我们发现在早期的神经学预后中,公开病例与已发表的 MOMS 数据相当[28]。该队列中患者的神经发育、行为、认知、功能性运动以及膀胱功能和性功能的远期预后仍在进一步观察中。患者随访至少 5 年,累积数据将在随后发表。

迄今为止,十多年来,共有 200 多人进行了胎儿镜 MMC 修复术。虽然我们热切期待 Kohl 这10 多年中实施手术患者的详细的神经系统远期预后,但我们推测,队列中的儿童存在严重宫内代谢性酸中毒的后遗症,这可能已有报道或广为人知。Pedreira 等人报道的病例也可能是如此。虽然宫内 CO_2 暴露婴儿的尸检数据尚未发表,但宫内有 CO_2 暴露的小羊脑组织未见明显的病理性异常[29]。

胎儿镜下人神经管缺陷修复术中应用 CO_2 的安全性

我们选择注入 CO_2 的原因是人类妇科手术中使用 CO_2 的大量安全数据。体内使用气体的最可怕并发症是血栓。尽管在胎儿手术中具有理论上的可能性,但尚无任何数据发表证明在 CO_2 中进行的人类胎儿镜神经管修复发生过血栓。CO_2 极易溶解于血液,即使发生气体栓塞,也可通过母体肺迅速清除。

另外一种严重的并发症是注入空气或氧气后,当使用透热疗法或激光时发生燃烧或爆炸。而在 CO_2 中,可以安全使用而不必担心。

还有许多其他更具体的关注点问题需要讨论,处理如下:

高碳酸血症-宫内 CO_2 引起的代谢性酸中毒

第一个也是最常提出的问题是 PACI 引起胎儿酸中毒[30,31]。这主要基于早期的非对照研究,该研究显示,在绵羊子宫注入 CO_2,羊胎出现酸中毒的情况[32,33]。Luks 等人[32]的绵羊研究中,CO_2暴露 30min 后,羊胎 CO_2 水平从 57.6mmHg 升高至 87mmHg,pH 从 7.22 降至 7.11。该文章存在以下局限性,影响其价值,包括:①缺乏对照组(观察到的任何效应可能是由于实验操作所致);②使用双样本 t 检验而非重复测量 ANOVA;③羊胎 pH 基线低于正常羊胎对照组报告的值[34],表明有先前效应;④使用高剂量氟烷(3%),已知后者会造成胎儿心肌抑制和呼吸气体交换抑制[35];⑤Luks 图 3[32]中提供的单个动物数据,使用了不同的方案,其充气压力是开腹实验中的 8 倍以上;⑥pH 和 HCO_3 变化不显著,表明 CO_2 暴露不会引起额外代谢性酸中毒,不会超过充气之前已经存在的。另一篇 Gratacós 的论文经常被引用支持酸中毒批评论[33]。这篇文章存在先前强调的同样的设计缺陷(缺少无 CO_2 的对照组、胎儿高碳酸血症、使用氟烷)。此外,很少有研究关注手术中母羊的麻醉管理,这是胎儿 CO_2 水平的重要决定因素。Saiki 等人表明母羊若过度换气可抵消胎羊模型中的羊胎高碳酸血症[36]。

胎儿碳酸酐酶缺乏?

另一个经常被引用的论点是"胎儿中碳酸酐酶(carbonic anhydrase,CA)缺乏"是羊膜腔内注入 CO_2 对胎儿有害的原因[31]。这是一个非常不准确的描述,通常基于 Akbar 和 Brown[37]的观点,文章中仅提及了 16 种已知 CA 亚型中的 2 种。该论点的倡导者没有提及许多其他胎儿组织具有显著的 CA 水平(胃黏膜、皮肤、脑、肺、肾),26 周胎儿肾脏就具有与成人肾皮质相似的催化活性和免疫测定量[38]。在所有哺乳动物中,CA 系统功能是最强大的生物物理能力,即缓冲血液、组织、器官和大脑中碱性 pH 值变化和血液中 CO_2 的能力。CA 是一个普遍存在的酶的家族,由真核生物中发现的 16 种家族亚型组成,是自然界中最有效的催化剂之一[39]。作为一个家族,CA 通常催化 CO_2 和 H_2O 向 H_2CO_3 和质子相互转化(反之亦然),以及其他水解反应。伴随着 15 亿年的多细胞进化,大自然母亲不大可能消除人类胎儿发育过程中 CA 的表达。而且,事实上,她没有。虽然批评者会急于引用 AKbar 和 Brown 关于缺氧和贫血的研究,但应当指出,该研究仅限于 CAI 和 CAII 酶,它们是 29kD 的胞质亚型,表达仅限于红细胞(CAI)或红细胞、骨骼和远端肾小管(CAII)[37]。事实上,CA 整体上在亚细胞定位、动力学特性、组织特异性分布、对抑制剂(特别是磺酰胺)的敏感性和催化的结构要求上存在差异[40]。同样,几种 CA(尤其是 CAIX 和 CAXII)表达受缺氧诱导因子(HIF)调节,HIF 是细胞适应缺氧的关键介质,包括循环系统发育前的哺乳动物胚胎期的早期低氧分压[41]。

持续性胎儿酸中毒和胎儿心动过缓?

基于不正确的假设,且没有任何相关文献/数据支持,批评者指出,在 CO_2 下胎儿镜手术期间,"可能发生持续性胎儿酸中毒(prolonged fetal acidosis)"[31]。他们没有提供令人信服的解释羊膜腔内 CO_2 如何引起麻醉下的胎儿代谢性酸中毒,也无法解释如何克服母胎酸碱平衡机制。非缺氧性胎儿 CO_2 潴留(呼吸性酸中毒)和缺氧诱导的代谢性酸血症是根本不同的疾病——前者在几十年来被公认为是无害的。Thakor 和 Giussani 表明,尽管羊胎体内的常氧高碳酸血症(55mmHg)持续 75min,但 H^+ 浓度仍完全保持稳定[42]。然而,该实验中,当诱发缺氧时,发生代谢性酸中毒,并导致严重心动过缓。在 CO_2 条件下进行人类胎儿手术出现严重心动过缓是非常罕见的——事实上,据我们的经验(还有 Kohl 和 Pedreira 的经验——个人交流),在这些手术中,胎儿心率极稳定。Kohl 研究了羊膜腔中 CO_2 清除前后 2min 内大脑中动脉的多普勒速度时间积分,发现波形几乎相同,这表明不太可能出现极度的胎儿高碳酸血症[43]。我们小组研究了胎儿镜手术中人类胎儿的心脏活动,发现可能存在一过性多普勒异常,而这些异常仅限于脐动脉。即使在这些脐动脉舒张期血流消失的情况下,静脉导管血流模式也没有明显变化。在胎儿镜和开放式的胎儿 MMC 修复过程中均观察到这种效应[44],表明它不是 CO_2 介导的效应,而是与手术本身的一些方面相关。低温就是其中一个因素,我们最近描述了 2 例低温诱导心动过缓的人类病

例[45]。使用加温加湿宫内 CO_2 的以前没有意识到的优点是预防胎儿低体温。加温的 CO_2 气体充入子宫,胎儿温度可能不会因气体而降低。众所周知,在腹腔镜手术中,干冷的 CO_2 可产生显著的冷却效果[46]。

人类血气数据

Baschat 等人在妊娠 25^{+1}、25^{+3}、24^{+1} 周的 3 例胎儿镜 MMC 修复术中采集脐静脉血。CO_2 注入开始时的胎儿静脉 pH 分别为 7.36、7.46 和 7.37;181、159 和 149min 后的重复值分别为 7.28、7.35 和 7.36。在这些时间点,氧分压和二氧化碳分压维持在正常范围内,患者 3 的 pH 降低较少,这是唯一接受加热/加湿 CO_2 注入的患者[47]。尽管这些数据仅来自脐静脉,代表了从胎盘返回的血液,而不是返回胎盘的胎儿血液,但众所周知,在严重的代谢性酸中毒中,脐动脉和脐静脉血液标本均表现出显著的血气异常。鉴于这些 pH 和其他血气读数,这 3 个胎儿极不可能发生严重的代谢性酸中毒。这些是接受 MMC 修复的人类胎儿的首批血气数据,虽然令人鼓舞,但仍需要证实。虽然不太可能收集到开放性子宫切开术病例的类似数据,但此类数据将是有趣的,并有助于专门控制 CO_2 暴露对产前 MMC 修复胎儿的影响。

"袋装羔羊"实验

Alan Flake 博士曾在一些会议上介绍了数据,包括 2018 年在雅典举行的胎儿医学基金会会议(未发表),表明部分替代被泵入胎羊生长袋中的人工羊水会导致胎儿进行性酸中毒。该模型被认为证明了胎羊能够通过其皮肤吸收 CO_2,并可达到严重代谢性酸中毒的程度。有关此模型有很多要注意的地方。首先,在描述的孕周时,胎羔羊皮肤和人皮肤不同,此外,我们没有关于远期的人工羊水对胎羔羊皮肤气体传输能力影响的信息。非常重要的是,Flake 博士证实了这些动物在实验期间并未麻醉,从他的早期工作和最初的出版物中显示[48],羔羊的呼吸和吞咽运动正常。这表明这些动物可能一直呼吸和吞咽 100% CO_2——这种情况很可能导致高碳酸血症和酸中毒。*Nature Communications* 的论文[48]中,研究者指出,"在整个孵育期可定期观察到羊胎呼吸运动",并且这些小羊"具有呼吸和吞咽运动"。这些羔羊的气

道/肺和胃/肠可能被 CO_2 扩张了,然后被吸收。其他需要澄清的问题包括对这些胎儿使用的药物的影响、袋中 CO_2 的压力,以及(非常重要的是)应用冷、干燥的 CO_2 对胎儿皮肤的影响。我们知道,在该实验初期,CO_2 既未加湿也未加温,羊胎皮肤干燥极有可能会造成损害并增加其对 CO_2 的渗透性。

绵羊胎儿是合适的动物模型吗?

绵羊模型研究羊膜腔内 CO_2 影响的效果不佳的原因有很多,其中最重要的原因是绵羊胎盘小叶与人类胎盘的解剖结构不同。绵羊胎盘是附着在薄壁、高度扩张的子宫胎盘绒毛膜结构,而人类的是附着在厚壁、盘状的、富含血液的胎盘结构。Luks 等[32]和 Gratacós 等[33]观察到进行性的胎儿酸中毒,至少部分是由子宫过度膨胀和高输注压力引起的小叶间血流受损所致。我们也注意到,当子宫内压超过 8mmHg 时,羊胎出现进行性过度换气和酸中毒(未发表的数据)。绵羊的子宫肌层薄无法支撑小叶间血管自由流动,过度充气容易导致这些血管的非生理性拉伸,从而导致血管缩窄和子宫胎盘阻力增加。这个问题在人体中并不存在,因为胎盘对其内部和表面的血管的保护程度要大得多,小叶之间没有胎儿血管穿过子宫壁。用于 CO_2 实验的理想动物模型是灵长类动物,但伦理和逻辑问题严重限制该模型的可行性,因此这种实验不太可能实施。

长期冷、干燥的 CO_2 暴露对胎膜的影响

在胎羊模型的实验中使用冷、干燥的 CO_2 也是值得关注的。冷和干燥的胎儿皮肤和胎膜,干扰其代谢能力和作用的可能性很高。与冷、干燥的 CO_2 相比,使用加热、加湿的 CO_2 可保护大鼠间皮免受 CO_2 腹膜充气的损伤[49]。在人体腹腔镜实验中,加热、加湿的 CO_2 可以减少低体温、腹膜损伤和粘连形成[50]。近期研究显示,胎儿镜与开放式修复病例中,这种对人胎膜[51]的保护作用相同。手术持续时间、CO_2 暴露时间与我们研究的任何定量组织学参数均无相关性。我们的初步结果认为,使用加热和加湿的 CO_2 气体注入子宫不会对胎膜和胎盘产生有害影响。

我们认为,未来研究子宫内 CO_2 影响的动物实验,应使用加湿和加温的 CO_2。来自人类腹腔镜文献的电子显微镜数据显示,长时间暴露于寒冷、干燥的 CO_2 气体可能导致腹膜损伤[52]。一些胎羊数据(尚未发表,来自 Skinner 等在澳大利亚)表明,加热和加湿的 CO_2 导致的凋亡远少于其他人所观察到的[53]。冷、干燥的 CO_2 对羊膜和绒毛膜的损伤很可能导致很高的极早未足月胎膜早破发生率(Kohl 和 Pedreira 系列中超过 80%,而 MOMS 中为 46%),从而导致 34 周以下的高早产率[6,14,19]。我们在系列研究中一直使用加温加湿 CO_2,迄今为止,得克萨斯儿童医院胎儿中心分娩 34 例患者,其分娩孕周的中位数超过 37 周[27]。我们的系列研究数据表明,胎儿镜和开放式手术的胎膜和胎盘组织学相似,这些可能由 CO_2 暴露所致的差异并无显著性[未发表的数据]。尽管我们相信在端口插入前放置固定缝线具有重要作用,但我们也认为减少长时间暴露于冷、干气体所致的潜在膜损伤是关键。

总结

宫内脊柱裂修复术正在迅速成为此类先天性异常患者的广泛的选择。MOMS 试验已证实宫内修复对新生儿神经系统有益,并预示着,在世界范围内,胎儿手术的接受度的提高。然而,从产科医生和新生儿学家的角度来看,开放式子宫切开的胎儿手术仍然存在产科和新生儿的非神经系统问题。胎儿镜下脊柱裂修复的优势使其成为具有吸引力的选择。随着越来越多的专业仪器的发展和越来越复杂的技术的引入,我们相信胎儿镜手术终将取代开放式胎儿手术。显然,需要进行更多的关于宫内 CO_2 暴露的远期影响的研究以确定其安全性;但是,目前尚无令人信服的人体数据表明存在其他问题。目前,来自 CO_2 暴露的胎儿的胎儿期、新生儿期和中期(1 年)人体放射学和神经学检测结果的数据,并未发现任何重度代谢性酸中毒所导致的子宫内损伤。在胎儿医学基金会主持下成立的国际胎儿镜检查联盟,把目前大多数在该领域工作的小组聚集起来,借助这种合作以及他们共同的力量,我们确信必将获得更多的答案。

(翻译 姜海利 审校 胡芷洋)

参考文献

[1] Williams J, Mai CT, Mulinare J, et al. Updated estimates of neural tube defects prevented by mandatory folic acid fortification – United States, 1995–2011. *MMWR Morb Mortal Wkly Rep.* 2015; 64: 1–5.

[2] Bowman RM, Boshnjaku V, McLone DG. The changing incidence of myelomeningocele and its impact on pediatric neurosurgery: a review from the Children's Memorial Hospital. *Childs Nerv Syst.* 2009; 25: 801–6.

[3] Meuli M, Meuli-Simmen C, Yingling CD, et al. *In utero* repair of experimental myelomeningocele saves neurological function at birth. *J Pediatr Surg.* 1996; 31: 397–402.

[4] Paek BW, Farmer DL, Wilkinson CC, et al. Hindbrain herniation develops in surgically created myelomeningocele but is absent after repair in fetal lambs. *Am J Obstet Gynecol.* 2000; 183: 1119–23.

[5] Tulipan N, Bruner JP. Myelomeningocele repair in utero: a report of three cases. *Pediatr Neurosurg.* 1998;28: 177–80.

[6] Adzick NS, Thom EA, Spong CY, et al. A randomized trial of prenatal versus postnatal repair of myelomeningocele. *N Engl J Med.* 2011; 364: 993–1004.

[7] Farmer DL, Thom EA, Brock JW 3rd, Burrows PK, Johnson MP, Howell LJ, et al. The Management of Myelomeningocele Study: full cohort 30-month pediatric outcomes. *Am J Obstet Gynecol.* 2018; 218: 256. e1–256. e13.

[8] Brock JW 3rd, Carr MC, Adzick NS, Burrows PK, Thomas JC, Thom EA, et al. Bladder function after fetal surgery for myelomeningocele. *Pediatrics.* 2015; 136: e906–13.

[9] Bruner JP, Tulipan NE, Richards WO. Endoscopic coverage of fetal open myelomeningocele in utero. *Am J Obstet Gynecol.* 1997; 176: 256–7.

[10] Bruner JP, Richards WO, Tulipan NB, Arney TL. Endoscopic coverage of fetal myelomeningocele in utero. *Am J Obstet Gynecol.* 1999; 180: 153–8.

[11] Farmer DL, von Koch CS, Peacock WJ, et al. *In utero* repair of myelomeningocele: experimental pathophysiology, initial clinical experience, and outcomes. *Arch Surg.* 2003; 138: 872–8.

[12] Bruner JP, Tulipan NB, Richards WO, Walsh WF, Boehm FH, Vrabcak EK. *In utero* repair of myelomeningocele: a comparison of endoscopy and hysterotomy. *Fetal Diagn Ther.* 2000; 15: 83–8.

[13] Kohl T, Hering R, Heep A, et al. Percutaneous fetoscopic patch coverage of spina bifida aperta in the human – early clinical experience and potential. *Fetal Diagn Ther.* 2006; 21: 185–93.

[14] Kohl T. Percutaneous minimally invasive fetoscopic surgery for spina bifida aperta. Part I: Surgical technique and perioperative outcome. *Ultrasound Obstet Gynecol.* 2014; 44: 515–24.

[15] Degenhardt J, Schurg R, Winarno A, et al. Percutaneous minimal-access fetoscopic surgery for spina bifida aperta. Part II: maternal management and outcome. *Ultrasound Obstet Gynecol.* 2014; 44: 525–31.

[16] Graf K, Kohl T, Neubauer BA, et al. Percutaneous minimally invasive fetoscopic surgery for spina bifida aperta. Part III: neurosurgical intervention in the first postnatal year. *Ultrasound Obstet Gynecol.* 2016; 47: 158–61.

[17] Ziemann M, Fimmers R, Khaleeva A, Schürg R, Weigand MA, Kohl T. Partial amniotic carbon dioxide insufflation (PACI) during minimally invasive fetoscopic interventions on fetuses with spina bifida aperta. *Surg Endosc.* 2018; 32: 3138–48.

[18] Pedreira DA, Zanon N, de Sa RA, et al. Fetoscopic single-layer repair of open spina bifida using a cellulose patch: preliminary clinical experience. *J Mat Fetal Neonat Med.* 2014; 27: 1613–19.

[19] Pedreira DA, Zanon N,Nishikuni K, et al. Endoscopic surgery for the antenatal treatment of myelomeningocele: the CECAM trial. *Am J Obstet Gynecol.* 2016; 214: 111. e1–111. e11.

[20] Lapa Pedreira DA, Acacio GL, Gonçalves RT, Sá RAM, Brandt RA, Chmait R, et al. Percutaneous fetoscopic closure of large open spina bifida using a bilaminar skin substitute. *Ultrasound Obstet Gynecol.* 2018; 52: 458–66.

[21] Belfort M, Deprest J, Hecher K. Current controversies in prenatal diagnosis 1: in utero therapy for spina bifida is ready for endoscopic repair. *Prenat Diagn.* 2016; 36: 1161–6.

[22] Peiro JL, Fontecha CG, Ruano R, Esteves M, Fonseca C, Marotta M, et al. Single-access fetal endoscopy (SAFE) for myelomeningocele in sheep model I: amniotic carbon dioxide gas approach. *Surg Endosc.* 2013; 27: 3835–40.

[23] Belfort MA, Whitehead WE, Bednov A, Shamshirsaz AA. Low-fidelity simulator for the standardized training of fetoscopic meningomyelocele repair. *Obstet Gynecol.* 2018; 131: 125–9.

[24] Belfort MA, Whitehead WE, Shamshirsaz AA, et al. Fetoscopic repair of meningomyelocele. *Obstet Gynecol.* 2015; 126: 881–4.

[25] Pham P. (2018). Sophisticated tools lead to breakthroughs in prenatal surgery. Wired. www.wired.com/story/nicu-tools-fetal-surgery

[26] Belfort MA, Whitehead WE, Shamshirsaz AA, et al. Fetoscopic open neural tube defect repair: development and refinement of a two-port, carbon dioxide insufflation technique. *Obstet Gynecol.* 2017; 129: 734–43.

[27] Kohn JR, Rao V, Sellner AA, Sharhan D, Espinoza J, Shamshirsaz AA, et al. Management of labor and delivery after fetoscopic repair of an open neural tube defect. *Obstet Gynecol.* 2018; 131: 1062–8.

[28] Sanz Cortes M, Torres O, Sharhan D, Yepez M, Espinoza J, Shamshirsaz AA, et al. Neurodevelopmental assessment in patients who underwent prenatal fetoscopic and open fetal neural tube defect repair. *Am J Obstet Gynecol.* 2018; 1 (Suppl.): S294–5.

[29] Kohl T, Reckers J, Strümper D, Große Hartlage M, Gogarten W, Gembruch U, et al. Amniotic air insufflation during minimally invasive fetoscopic fetal cardiac interventions is safe for the fetal brain in sheep. *J Thorac Cardiovasc Surg.* 2004; 128: 467–71.

[30] Moise KJ Jr., Tsao K, Papanna RM, Bebbington MW. Fetoscopic repair of meningomyelocele. *Obstet Gynecol.* 2015; 126: 674.

[31] Moise KJ Jr., Flake A. Fetoscopic open neural tube defect repair: development and refinement of a two-port, carbon dioxide insufflation technique. *Obstet Gynecol.* 2017; 130: 648.

[32] Luks FI, Deprest J, Marcus M, Vandenberghe K, Vertommen JD, Lerut T, et al. Carbon dioxide pneumoamnios causes acidosis in fetal lamb. *Fetal Diagn Ther.* 1994; 9: 105–9.

[33] Gratacós E, Wu J, Devlieger R, Van de Velde M, Deprest JA. Effects of amniodistension with carbon dioxide on fetal acid–base status during fetoscopic surgery in the sheep model. *Surg Endosc.* 2001; 15: 368–72.

[34] Gardner DS, Fletcher AJ, Bloomfield MR, Fowden AL, Giussani DA. Effects of prevailing hypoxaemia, acidaemia or hypoglycaemia upon the cardiovascular, endocrine and metabolic responses to acute hypoxaemia in the ovine fetus. *J Physiol.* 2002; 540: 351–66.

[35] Sabik JF, Assad RS, Hanley FL. Halothane as an anesthetic for fetal surgery. *J Pediatr Surg.* 1993; 28: 542–6.

[36] Saiki Y, Litwin DE, Bigras JL, Waddell J, Konig A, Baik S, et al. Reducing the deleterious effects of intrauterine CO_2 during fetoscopic surgery. *J Surg Res.* 1997; 69: 51–4.

[37] Akbar SA, Brown PR. Human erythrocyte CAI and CAII isoenzymes in hypoxemic and anemic fetuses. *Clin Biochem*. 1996; 29: 57–62.

[38] Lönnerholm G, Wistrand PJ. Carbonic anhydrase in the human fetal kidney. *Pediatr Res*. 1983; 17: 390–7.

[39] Supuran CT. Structure and function of carbonic anhydrases. *Biochem J*. 2016; 473: 2023–32.

[40] Sly WS, Hu PY. Human carbonic anhydrases and carbonic anhydrase deficiencies. *Annu Rev Biochem*. 1995; 64: 375–401.

[41] Schipain E, Mangiavini L, Merceron C. HIF-1a and growth plate development: what we really know. *Bonekey Rep*. 2015; 4: 730.

[42] Thakor AS, Giussani DA. Effects of acute acidemia on the fetal cardiovascular defense to acute hypoxemia. *Am J Physiol Regul Integr Comp Physiol*. 2009; 296: R90–9.

[43] Kohl T. Impact of partial amniotic carbon dioxide insufflation (PACI) on middle cerebral artery blood flow in mid-gestation human fetuses undergoing fetoscopic surgery for spina bifida aperta. *Ultrasound Obstet Gynecol*. 2016; 47: 521–2.

[44] Kassir E, Belfort MA, Shamshirsaz AA, et al. Doppler changes in umbilical artery and ductus venosus during fetoscopic prenatal surgical repair of myelomeningocele. *Ultrasound Obstet Gynecol*. 2019; 53: 335–9.

[45] Mann DG, Nassr AA, Whitehead WE, Espinoza J, Belfort MA, Shamshirsaz AA. Fetal bradycardia associated with maternal hypothermia after fetoscopic repair of neural tube defect. *Ultrasound Obstet Gynecol*. 2018; 51: 411–12.

[46] Dean M, Ramsay R, Heriot A, Mackay J, Hiscock R, Lynch AC. Warmed, humidified CO2 insufflation benefits intraoperative core temperature during laparoscopic surgery: a meta-analysis. *Asian J Endosc Surg*. 2017; 10: 128–36.

[47] Baschat AA, Ahn ES, Murphy J, Miller JL. Fetal blood gas values during fetoscopic myelomeningocele repair performed under carbon dioxide insufflation. *Ultrasound Obstet Gynecol*. 2018; 52: 400–2.

[48] Partridge EA, Davey MG, Hornick MA, McGovern PE, Mejaddam AY, Vrecenak JD, et al. An extra-uterine system to physiologically support the extreme premature lamb. *Nat Commun*. 2017; 8: 15112.

[49] Davey AK, Hayward J, Marshall JK, Woods AE. The effects of insufflation conditions on rat mesothelium. *Int J Inflam*. 2013; 2013: 816283.

[50] Peng Y, Zheng M, Ye Q, Chen X, Yu B, Liu B. Heated and humidified CO2 prevents hypothermia, peritoneal injury, and intra-abdominal adhesions during prolonged laparoscopic insufflations. *J Surg Res*. 2009; 151: 40–7.

[51] Sanz Cortes M, Castro E, Sharhan D, Torres P, Yepez M, Espinoza J, Shamshirsaz AA, Nassr AA, Popek E, Whitehead W, Belfort MA. Amniotic membrane and placental histopathological findings after open and fetoscopic prenatal neural tube defect repair. *Prenat Diagn*. 2019 Mar; 39(4): 269–279.

[52] Erikoglu M, Yol S, Avunduk MC, Erdemli E, Can A. Electron-microscopic alterations of the peritoneum after both cold and heated carbon dioxide pneumoperitoneum. *J Surg Res*. 2005; 125: 73–7.

[53] Papanna R, Mann LK, Moise KJ Jr., Kyriakides T, Johnson A, Garcia E, et al. Histologic changes of the fetal membranes after fetoscopic laser surgery for twin-twin transfusion syndrome. *Pediatr Res*. 2015; 78: 247–55.

第 46 章

胎儿肿瘤：临床管理

Sundeep G. Keswani ◆ Timothy M. Crombleholme

引言

　　产前影像学的重大进步使得宫内诊断胎儿肿瘤更加准确。这些产前诊断技术极大帮助了胎儿及其父母和围产团队。这些技术可以为诊断胎儿肿瘤的父母提供更全面的产前咨询，以便他们知道怀孕期间会发生什么，并帮助他们为胎儿在妊娠期及以后所面临的挑战作好准备。对于胎儿而言，产前诊断使我们能够鉴别预后很差的胎儿，而这部分患儿可能因为及时接受宫内治疗而改善预后。最后，对于产科医生团队而言，产前诊断有助于识别那些将承受重大围生期挑战的高危患者，从而确保他们在适当的环境、最佳的分娩孕周以及采用先进的分娩技术来分娩，例如产时子宫外手术（EXIT），以便为最危重的患者尽最大可能改善预后。

　　本章的目的是概述胎儿肿瘤的产前影像学和临床诊断，讨论产前自然病史，并综述胎儿肿瘤在产前和产后的治疗方案。由于肿瘤的组织学只能在产后切除后才能确定，因此本章根据解剖部位进行产前诊断的阐述。

头颈部肿瘤

颈部畸胎瘤

概述

　　颈部畸胎瘤较为罕见，目前已有约 300 例先天性发病的报道[1]。而与之一致的是，面部畸胎瘤的发生率更低，仅占所有先天性畸胎瘤的1.5%[2]。它的鉴别诊断包括一些良性颈部肿块，淋巴管瘤在产前检查中最有可能被误诊为颈部畸胎瘤。

　　在超声检查中，颈部畸胎瘤往往表现为不对称、单侧发病、活动度好并且界限清。大多数呈多房、不规则的囊实性包块，高达 50% 出现钙化[2]。值得注意的是，钙化有时候在超声检查中较难发现，但在 X 线平片中更容易见到。羊水过多更容易与巨型肿瘤并发，出现在 20% ~ 40% 产前诊断的病例中[3]。由于磁共振成像（magnetic resonance imaging，MRI）比超声成像具有更大的视野和更好的组织对比度，在鉴别复杂的囊实体性畸胎瘤和淋巴管瘤时，MRI 的应用具有重要意义[4]。此外，T1 和 T2 加权图像可以识别病变组织中的脂肪，与淋巴管畸形相比，这更符合颈部畸胎瘤的诊断（图 46-1A）。另外，胎儿 MRI 对于识别这些肿瘤的颅内侵袭更有意义[5]。

产前自然病史

　　在胎儿和婴儿中，绝大多数的颈部畸胎瘤是良性的[6]。然而，该年龄组的罕见恶性肿瘤病例也有报道，估计少于 10%。尽管肿瘤中存在原始的组织类型和局部淋巴结，但是，许多婴儿在完整切除颈部畸胎瘤后无复发，这表明肿瘤的恶性生物学行为在该人群中并不常见。

　　患颈部畸胎瘤的胎儿的死胎和死产的风险增加，据估计，约 17% 的胎儿死于宫内，35% 的胎儿在产后手术前死亡[6-8]。另一方面，由于口咽或食管受压，大多数患有颈或面部畸胎瘤的胎儿合并羊水过多。同样，脑神经受压会导致功能丧失，下颌骨受压或移位可能导致其发育不良。此外，颈部过伸可能将隆突拉至胸腔入口上方，从而将肺部拉至胸腔的顶端，不可避免地导致严重的肺发育不良和肺动脉高压。

产前管理

　　胎儿颈部畸胎瘤可对妊娠产生深远影响，因此需要超声检查以监测羊水量、肿瘤大小和胎儿安全。通过颈部的畸胎瘤或血管畸形的血流均可能导致高输出型心力衰竭，而结合心室输出量的超声心动图评估可鉴别。它导致早产的发生率很高，原因可能是羊水过多和/或肿瘤体积增加。另

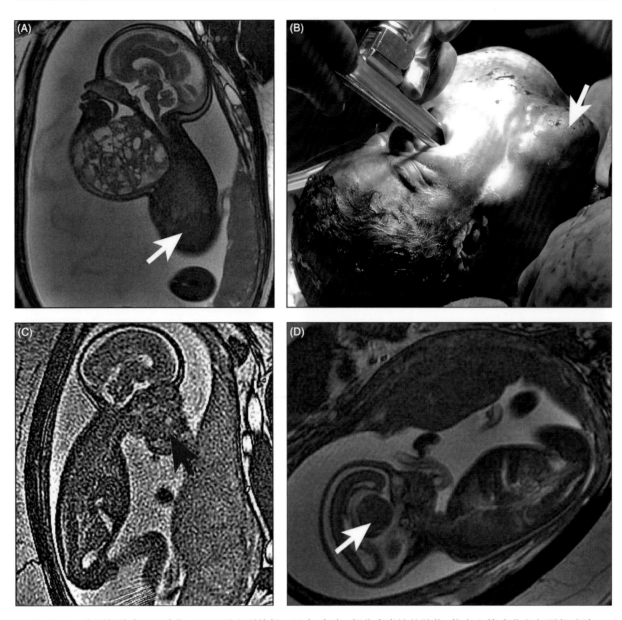

图 46-1　头颈部肿瘤（A）胎儿 MRI 显示左颈前部一巨大、复杂、部分多囊性的肿物,伴有血管成分和与颈部畸胎瘤一致的非均质信号。口咽部和中央气道无扩张,伴有胃泡(箭头处)消失和羊水过多,这与这些结构的受压/阻塞相一致。（B）这些气道困难的患者最好采用产时子宫外手术-开通气道或产时子宫外手术-肿物切除的策略进行分娩。（C）胎儿 MRI 显示 3.3cm 的非均质的囊实性颅内肿块,占据了蝶鞍上的脑池并延伸到右基底神经节/丘脑和右侧脑室(箭头)。尽管颅咽管瘤和 PNET(原始神经外胚层肿瘤)也可能有这种外观,但主要鉴别诊断是颅内畸胎瘤。（D）胎儿 MRI 显示从口腔长出的肿块(箭头),这是与上颌寄生胎一致的分叶状、不均质、囊实性包块

外,由于肿瘤的体积较大和胎位异常,通常采取剖宫产终止妊娠。因此,如果经口气管插管不成功,则由专业的团队实施支气管镜或手术开放气道,以确保新生儿气道的通畅。目前,胎儿颈部畸胎瘤的最好的处理方式是 EXIT。EXIT 通过药物吸入和维持子宫体积来保持子宫松弛,从而维持子宫胎盘血流量和胎儿-母体气体交换。通过仅暴露部分胎儿,可以有足够时间进行多种操作,包括:直接喉镜检查、支气管镜检查、气管切开术、表面活性剂应用和囊肿减压,通过以上部分或全部

操作来使气道通畅(图 46-1B)[9]。

　　巨大颈部畸胎瘤可能会对气道施加较大的压力,即使喉镜检查能清楚显示气管插管的喉部通道,也需要手术松解带状肌,才能完成插管。畸胎瘤延伸入胸腔入口也可能导致上腔静脉(superior vena cava,SVC)综合征,头部和颈部出现静脉高压,导致出血风险高,从而成为外科手术的禁忌。在这种情况下,可能需要切开胸骨正中、逆向气管插管来确保气道通畅。这需要控制胸部的气管、切开气管逆行插管后气管内更换插管。因此,重

要的是要认识到以下事实：颈部过度屈曲,继发于肿块,很可能会导致隆突向头颅迁移和解剖结构的改变。在进行正中胸骨切开术的过程中,可松解带状肌肉以允许气管内换管器通过。然后气管插管可以通过,固定并修复切开的气管。我们称这种-经胸逆行插管的 EXIT 手术为 TRI-EXIT。

产后管理/预后

出生时的气道阻塞危及生命,死亡率极高,巨型的胎儿颈部肿块通常会导致呼吸道的开放延迟和婴儿无法有效通气。这种延迟可能导致缺氧和酸中毒,并且如果延迟时间超过 5min,可能造成缺氧性脑损伤。这种并发症更加严重,因为多数孩子是单发良性肿瘤,并且术后能完全恢复。

与此相关的是,巨型颈部畸胎瘤的治疗原则是期待新生儿稳定后延迟切除。但是,在肿块切除之前,凝血功能障碍将持续存在,并且由颈部畸胎瘤引起的颈部过伸将肺部拉入胸腔顶部,导致严重的肺动脉高压以及通气和氧合困难。分娩后立即切除畸胎瘤将纠正凝血功能障碍,减轻肺动脉高压,并改善了婴儿的呼吸。这些患者的远期预后取决于肿块影响的重要结构以及恶性生物学行为。

其他肿瘤

上颌寄生胎

上颌寄生胎是一种从口腔根部开始生长的肿瘤,自上颚或下颌骨开始,其根部相对狭窄,形状不规则,大小不一,主要位于鼻咽区域。肿块常常大到充满口腔,造成下颌脱臼,阻塞口腔并引起羊水过多。巨型上颌寄生胎会引起大量的动静脉分流,导致婴儿发生高输出型心力衰竭。产前超声诊断特征是回声不均,无回声或高回声(图 46-1D)。解剖位置和超声影像学特征有助于将上颌寄生胎与视网膜母细胞瘤(retinoblastoma)、脑膨出(encephalocele)和血管瘤(hemangiomas)等的区分。

由于肿瘤的解剖位置和体积较大,胎儿容易发生气道不通畅,需要采取产时子宫外手术开放气道,而在肿瘤巨大并且阻塞时,可能需要采取产时子宫外手术切除肿物[8,10]。实际上,所有的上颌寄生胎,蒂部都相对较窄,最常见于上颚,但也可能源于上颌或下颌牙龈。即便是最大的肿瘤,由于蒂部狭窄,其在产时子宫外手术中也易于切除。我们曾成功的应用厚组织吻合器,快速的切除上颌寄生胎的蒂部,为气管插管提供通道。

心脏肿瘤

心内肿瘤(intracardiac tumor)极为罕见,通过胎儿超声心动图研究发现其发病率为 0.11% ~ 0.14%[12]。大多数胎儿心内肿瘤(60%~80%)为横纹肌瘤(rhabdomyomas),其次是畸胎瘤、纤维瘤、血管瘤及黏液瘤[13]。60%~95%横纹肌瘤与结节性硬化症(tuberous sclerosis,TS)有关[14],当父母任意一方有 TS 病史时,胎儿心内肿瘤均需考虑是与 TS 相关的横纹肌瘤,除非有证据排除[15]。

在诊断横纹肌瘤的胎儿中,超声检查发现肾囊肿或胎儿 MRI 下显示室管膜下囊肿,均有助于 TS 的诊断,而详细的胎儿超声心动图检查也是必需的[16]。

横纹肌瘤常常需要密切观察下列情况：流出道梗阻,心律不齐和水肿的迹象,建议早期分娩进行产后处理。分娩后数周至数月内,横纹肌瘤会均匀缩小,很少需要心脏手术。Barnes 等人最近报道了一例宫内成功治疗横纹肌瘤病例,妊娠 21 周的患儿,双侧流出道梗阻和室上性心动过速并伴有水肿,经胎盘应用西罗莫司治疗[17]。经西罗莫司治疗后,横纹肌瘤变小,妊娠延长至 36 周。出生后,证实婴儿携带 TSC1 基因突变,与 TS 一致。

颅内肿瘤

胎儿颅内肿瘤并不常见,鉴别诊断主要包括占很大比例的畸胎瘤,其他包括血管瘤、乳头状瘤以及其他非常罕见的组织学类型。产前超声检查和胎儿 MRI 用于评估和确定颅内肿瘤的病因(图 46-1C)。如果包块阻滞脑脊液正常流动,则可导致脑积水。通常情况下,由于颅内肿瘤体积较大,患儿总体预后较差。而患有脉络丛乳头状瘤的胎儿预后最好[11]。

胸部肿瘤

支气管肺隔离症

概述

支气管肺隔离症(BPS)是指无功能性肺组

织,其与气管支气管树缺乏明显交通,并且血运完全或部分来自异常的体循环血管。BPS 有两种类型:叶内型和叶外型。叶内型 BPS 是最常见的畸形,与正常肺组织共享胸膜包裹。叶外型 BPS 有来源于肺的单独胸膜包裹,病灶可位于胸腔内或者横膈下。叶内 BPS 的鉴别诊断包括Ⅲ型先天性肺气道畸形(congenital pulmonary airway malformation,CPAM),纵隔或胸膜畸胎瘤和先天性膈疝。

BPS 的超声影像学特征为实性的强回声团块,并且伴有经彩色多普勒超声或 MRI 检查确定的来自体循环的血液供应(图 46-2A)。BPS 的超声影像学特征还包括胸腔积液,纵隔移位,水肿和羊水过多。叶外型 BPS 可能因血管蒂部扭转导致静脉和淋巴阻塞,继而导致胸腔积液,纵隔移位和胎儿水肿。胎儿水肿可能是由于肺隔离组织作用于下腔静脉,导致静脉阻塞和心输出量减少。与 BPS 相关的羊水过多则是由于食管阻塞或胎儿吞咽减少所致。如果不予治疗,BPS 合并胸腔积液将导致胎儿或新生儿死亡[18]。

产前自然病史

BPS 的自然病史取决于是叶内型还是叶外型(位于胸腔还是腹腔)以及是否存在水肿和其他异常。据报道,产前诊断的 BPS 的患者中,总体生存率高达 95%。通常情况下,BPS 合并胸腔积液多为叶外型,因为叶外型 BPS 血管蒂部的扭转可能导致静脉和淋巴回流障碍。除非采取干预措施,否则 BPS 胎儿合并张力性胸腔积液(tension hydrothorax)是致命的[18]。

产前管理

出生后的 BPS 中,合并其他畸形的比例很高,在叶外型 BPS 中高达 60%,叶内型 BPS 中高达 10%,因此排除其他畸形很重要[18]。胎儿应进行染色体核型和超声心动图检查。分娩应在具有新生儿和小儿外科手术条件的中心进行。

合并水肿的叶内型 BPS 胎儿的治疗原则取决于孕周的大小。妊娠 30 周或以上的胎儿可提前分娩,在宫外切除病灶。在妊娠 30 周之前诊断的叶内型 BPS 和并水肿的胎儿可进行宫内干预。BPS 伴有张力性胸腔积液可能出现水肿,导致纵隔移位,静脉回流受阻和心输出量受损,预后不良。叶内型 BPS 不会发生胸腔积液,而叶外型 BPS 中,张力性胸腔积液和水肿是致命的。

治疗的常用方法是超声引导下胸腔羊膜腔引流术。该分流术减轻了胸腔积液所引起的胸腔内压力,并有效地保持了胸腔减压。Oepkes 等人首次提出,BPS 合并张力性胸腔积液的最新治疗方法是针对供血的血管进行激光凝固治疗[19]。一项针对 BPS 合并张力性胸腔积液病例的综述报道,共有 18 例以及我们自己治疗的 3 例,采取超声引导下激光凝固的治疗方法[20-22]。在 21 例病例中,20 例(95%)成功的凝固了供应血管,解除了水肿,并且产后存活。由于 BPS 合并水肿通常是致命的,因此针对无胸腔积液的巨大实性包块,应进行开放式胎儿手术。

产后管理/预后

理论上,较大的 BPS 胎儿应在具备新生儿复苏和处理新生儿肺发育不全和肺动脉高压的医疗机构中分娩。相反,较小的病灶不需要改变分娩计划,在社区环境中分娩是合适的。BPS 的手术方法非常简单,胸腔病灶采用切开肌肉的开胸手术或胸腔镜手术,而膈肌下 BPS 则需进行开腹手术或腹腔镜。手术中需要注意的是首先要控制异常供应的血管(图 46-2B)。

先天性肺气道畸形

概述

先天性肺气道畸形是一种以肺组织多囊性肿块伴有支气管结构增生为特征的病变。CPAM 在男性中更为常见,可累及任意肺叶。80%~95% 的病例中,病变位于单肺叶,而双肺叶病变则少于 2%[18]。与 BPS 不同的是,CPAM 的动脉血供和静脉回流均来自正常的肺循环。Stocker 等人将 CPAM 分为五种类型:0 型为支气管型;Ⅰ型为支气管/细支气管型;Ⅱ型为细支气管型;Ⅲ型为细支气管/肺泡管;Ⅳ型为终末气泡型[23]。CPAM 的鉴别诊断与 BPS 相似。CPAM 在产前超声诊断上表现为没有体循环血流的实性或囊性(常见)的肺部包块。

产前自然病史

在产科超声检查出现之前,人们认为高达 14% 的 CPAM 病例发生死产[18]。人们对 CPAM 自然病史的认识在不断的进展,进行性水肿的胎儿预后最差。水肿通常见于巨大病灶类型(通常为Ⅲ型),导致纵隔移位和下腔静脉阻塞。有个案报道,CPAM 胎儿在出现水肿之后最终存活。而仅有腹水作为胎儿水肿唯一表现的病例的病灶逐渐缩小[24]。直到 Crombleholme 描述了 CPAM

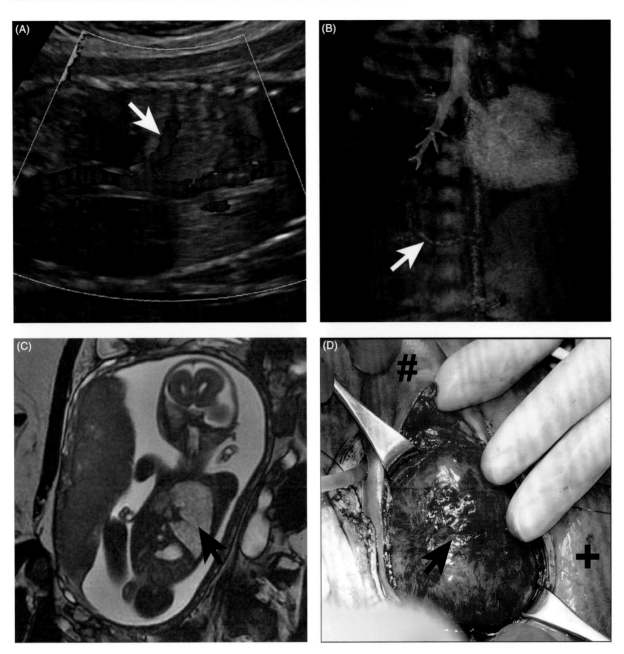

图 46-2　(A)胎儿超声显示胎儿左下半胸内无离散囊性回声病灶。在膈肌水平有一条明确的起源于主动脉的全身供血血管(箭头)。供血血管的存在使 BPS 初步诊断得以确立。(B)出生后 3D CT 血管造影显示一条相似的供血血管(箭头)起源于腹主动脉并供应 BPS。(C)胎儿 MRI 显示巨大左侧 CPAM(箭头)伴纵隔移位。(D)巨大微囊型 CPAM 胎儿可发生水肿,对母体糖皮质激素无反应。这些患者的主要治疗方法是子宫内切除。↑,经开胸手术切除的肿块;#,胎儿腋窝;+,子宫

的自然病程进展后,才发现这一出人意料的水肿消退原因[25]。妊娠 26 周左右,CPAM 病灶生长发育到平台期,此后胎儿生长速度超过 CPAM,而水肿开始消退。已有报道,应用 CPAM 体积和体积比(CVR)来预测水肿的发展。通过椭球型体积公式($h\times w\times l\times0.52$),以 cm^3 为单位估算 CPAM 的体积,并通过除以头围(单位为 cm)来校正不同孕周的差异。在一项针对 42 名 CPAM 患儿的前瞻性研究中,只有 2% 的体积比<1.6(且无明显

囊肿)的胎儿发生了水肿。而 80% 的体积比>1.6 的患儿伴有或发展为水肿。体积比是判断胎儿发生水肿风险高低的有效标准。

产前管理

对于疑似 CPAM 的患儿,初始评估应进行详细的超声检查以明确诊断,应用彩色多普勒检查以证实或排除 BPS 或混合性病变的体循环血管供应。快速胎儿 MRI 也可能有助于确定肿块与其他胸腔结构的关系(图 46-2C)。应注意病灶中

囊肿的大小,以及 CPAM 的大小和位置。观察有无纵隔移位的证据和水肿的细小征象。如果预期进行胎儿治疗,推荐羊膜穿刺进行胎儿染色体核型分析。由于合并心脏异常的发生率增加,所有疑似 CPAM 的胎儿均应进行胎儿超声心动图检查。CPAM 的治疗原则取决于 CVR 值。当 CVR 小于 1.6,且无巨大囊肿时,仅 2% 的胎儿会出现水肿。胎儿应该每周复查超声,以测量 CPAM 的体积和 CVR,以识别胎儿水肿的早期迹象,或者观察到病灶生长的平台期。一旦达到生长的最高平台期,就不会有出现水肿的风险。如果发现巨大囊肿,即使 CVR 小于 1.6,胎儿仍会出现囊肿急速增大并发展为水肿的风险。当出现胎儿水肿的早期迹象时,应考虑行胸腔羊膜引流术。当 CVR 大于 1.6,无论是否存在巨大囊肿,有 80% 的机会出现水肿。应该每周两次的超声检查,以便发现胎儿水肿的早期迹象。当 CVR 大于 1.6,应考虑孕妇应用糖皮质激素治疗,一般认为糖皮质激素可以限制 CPAM 病灶中实体成分的生长,使得病灶更早进入平台高峰期,从而胎儿能获得病灶周围的生长空间,使水肿得以缓解。如果在合并水肿的 CPAM 中应用糖皮质激素,应谨慎决定,并应与胎儿外科中心协商。最麻烦的是巨大微囊性的 CPAM 合并水肿,无法进行导管引流减压术。巨大微腺瘤 CPAM 合并水肿的胎儿外科手术切除已经在少数的胎儿中心成功实施,但病例仍是少数(图 46-2D)。虽然开放式胎儿手术仍然是Ⅲ型 CPAM 合并水肿的最佳治疗方案,但我们现在常规给予一个疗程的糖皮质激素治疗(倍他米松或地塞米松),因为它可能有效限制 CPAM 病灶的生长。糖皮质激素的有效性在Ⅲ型 CPAM 中高达 85%,而在更常见的Ⅰ型和Ⅱ型囊性 CPAM 中仅有 50%。有些 CPAM 的病灶很大,伴随明显的纵隔移位和心脏压迫。这些胎儿或可通过 EXIT-病灶切除方式进行分娩[18]。

产后管理/预后

CPAM 的胎儿应转运至有新生儿重症监护的医院中心分娩,该中心应配备对潜在重度肺发育不良和肺动脉高压的新生儿有复苏经验的医务人员。Ⅰ型或Ⅱ型 CPAM 的新生儿病变出现空气滞留的风险很高,可在出生后数小时急剧恶化[18]。对于那些单侧 CPAM 的患儿,对侧支气管的选择性插管是紧急切除 CPAM 前的一种有效

的临时措施。如果婴儿有症状,应在早期进行 CPAM 手术切除;如果婴儿无症状,则在 3~6 个月进行手术切除。CPAM 切除后婴儿的长期预后是极好的。

腹部肿瘤

肝肿瘤

概述

围生期肝肿瘤十分罕见,其发病仅占胎儿和新生儿肿瘤的 5%。最常见的胎儿原发性肝肿瘤是肝血管瘤(hemangioma),其次是间叶性错构瘤(mesenchymal hamartoma)和肝母细胞瘤(hepatoblastoma)[26-29]。而转移性病变通常多于原发性肝肿瘤。在胎儿和新生儿期最常见的转移性肝肿瘤是神经母细胞瘤(neuroblastoma),其次是白血病(leukemia)、来自骶尾部畸胎瘤(sacrococcygeal teratoma)的卵黄囊瘤(yolk-sac tumor)和肾脏横纹肌样瘤(rhabdoid tumor of the kidney)。值得注意的是,肝血管瘤最常见的产前表现是超声发现肝脏肿块,继之出现贫血、水肿、羊水过多、心力衰竭、血小板减少和弥散性血管内凝血(DIC)。有些病例因在分娩过程中肝血管瘤破裂和腹腔内出血而危及生命。血管瘤可伴有 DIC 所致的消耗性凝血异常,血小板减少而导致易出血体质[卡萨巴赫-梅里特综合征(Kasabach-Merritt syndrome)]和贫血[27]。目前已有肝血管瘤导致高排出型心力衰竭而致胎死宫内的病例报道[27]。

围生期第二常见的良性肝肿瘤是间叶性错构瘤,超过 33% 以上的病例在婴儿期确诊,约 25% 在新生儿期确诊。目前间叶性错构瘤完全切除后尚无复发或恶性转化的报道。大多数间叶性错构瘤是多囊的(70%),其余为实性或囊实性。一般来说,间叶性错构瘤与其他先天性畸形无关。

肝母细胞瘤是 1 岁内最主要的原发性肝脏恶性肿瘤,可通过产前超声发现。多种先天性异常和畸形综合征已被报道和肝母细胞瘤有关。肝母细胞瘤患者中有 2%~3% 患有单侧肥大畸形。Beckwith-Wiedemann 综合征和肠腺瘤性息肉病是最常见并发症。胎儿肝大的鉴别诊断通常包括脾肿大、水肿、胎儿感染、贫血、代谢异常(如甲状腺功能减退)和一些遗传综合征,如 Beckwith-Wiedemann 综合征和脑肝肾综合征(Zellweger syndrome)[26,27]。

　　产前超声诊断的肝脏血管瘤可以是单发或多发,根据纤维化程度和进展阶段的不同,可以表现为低回声、高回声或混合回声,伴或不伴肝脏肿大。而偶有羊水过多,认为是血管瘤引起的高动力状态或肿物压迫胃肠道所致。产前也有间叶性错构瘤的报道[26]。错构瘤典型的超声表现是不规则的囊肿。患间叶性错构瘤的胎儿可伴有羊水过少或羊水过多。肝母细胞瘤发生在胎儿期,是婴儿期最常见的原发性肝脏恶性肿瘤,但极少在产前诊断。新生儿肝母细胞瘤通常呈实性,伴有潜在的钙化回声。胎儿 MRI 有助于区分肝脏肿块的病因[26,27]。

产前自然史

　　由于肝肿瘤病变十分罕见,其产前自然史也知之甚少。血管瘤在组织学上呈良性,往往在婴儿期后逐渐自然消退,但其并发症的严重程度有很大差异。一旦产后经 CT 或 MRI 确诊为血管瘤,无症状的新生儿可在告知其潜在并发症的同时,采取保守治疗。肝母细胞瘤很少能在产前诊断,一经诊断大多预后不佳。有一例与间叶性错构瘤有关的死产报道,但尸检时未发现其他致死性胎儿畸形[28]。

产前干预

　　对于疑似胎儿肝肿瘤的孕妇,应进行详尽的产前评估。详细的超声检查以明确肿块的性质、位置、血运和其他相关异常。彩色多普勒超声有助于肝血管瘤与肝母细胞瘤、间叶性错构瘤或腺瘤的鉴别,而且应寻找其他血管瘤的证据。虽然间叶性错构瘤常单独出现,但也有合并气管食管瘘和环状胰等报道。已有 Beckwith-Wiedemann 综合征合并肝母细胞瘤的报道,因此,发现胎儿患有肝脏肿瘤时,应检查有无器官肥大或巨舌症。每个有肝脏肿块的胎儿均应接受超声心动图检查以获得基础数据,并随访以发现有无进展到高输出型心脏病的情况。胎儿合并肝脏肿瘤的孕妇应在三级医疗中心分娩。根据病灶体积大小,剖宫产可能是必要的。目前已有关于间叶性错构瘤和肝母细胞瘤在分娩过程中发生肿瘤破裂的报道。

　　胎儿肝脏肿瘤介入治疗的适应证很少。但是对于引起高输出型心力衰竭和水肿的巨大肝血管瘤,应考虑予母体糖皮质激素或 β-肾上腺素受体阻滞剂治疗。

产后管理/结局

　　一旦患有肝肿瘤的婴儿出生,应通过放射影像学技术明确诊断。MRI 是建立诊断和确定病变范围的有效工具(图 46-3A、3B)。对于肝血管瘤的患儿,出生后应定期复查超声心动图以排除高输出型心脏病。糖皮质激素、β-肾上腺素受体阻滞剂或西罗莫司可用于治疗肝血管瘤,难治性病变可采用手术治疗。对于疑似肝母细胞瘤的新生儿,应检测血清甲胎蛋白(AFP)水平,手术切除是治疗的金标准。对于间叶性错构瘤,明确的治疗方案包括冰冻切片确诊,并排除恶性肿瘤,随后就是彻底切除肿块。

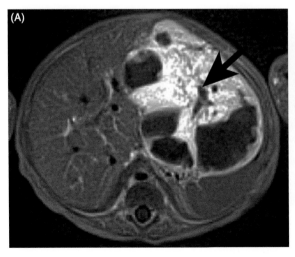 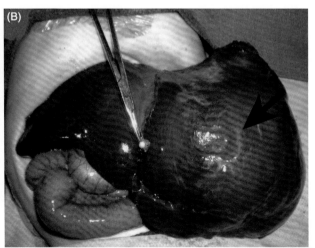

图 46-3　(A)出生后左外侧段肝血管瘤 MRI(黑色箭头)。患者对药物治疗不敏感,临床上开始消耗血小板,因此需要手术治疗。(B)术中照片显示血管瘤累及肝左叶的清晰界限

肾脏肿瘤

概述

中胚叶肾瘤和肾母细胞瘤

中胚叶肾瘤(mesoblastic nephroma)是一种罕见肿瘤,但占儿童肾脏肿瘤的3%~10%,也是3个月以下的婴儿最常见的肾脏肿瘤。90%的中胚叶肾瘤在出生后1年内确诊[29],而据估计,产前诊断的病例不足50例。

中胚叶肾瘤的鉴别诊断包括肾积水、多囊性肾发育不良(multicystic dysplastic kidney)、局灶性肾发育不良(focal renal dysplasia)、弥漫性肾母细胞瘤病(diffuse nephroblastomatosis)和肾母细胞瘤。

肾母细胞瘤(Wilms tumor)占儿童肾脏肿瘤的80%,其发病高峰为2~3岁,但从胎儿期到成年期都有可能出现,目前已有少数病例在产前被诊断。肾母细胞瘤和许多遗传性疾病有关,包括Beckwith-Wiedemann综合征,Denys-Drash和Klippel-Trenaunay综合征、神经纤维瘤病和WAGR综合征(肾母细胞瘤、无虹膜、泌尿生殖器畸形和智力低下),提示该病具有遗传易感性[30]。

大多数的中胚叶肾瘤产前超声诊断在妊娠晚期,表现为单侧的、结节样或弥漫性增大的肾脏包块,大小约4~8cm。这些肿瘤以实性为主,偶见囊性区,很可能继发于出血后囊性变所致,与肾母细胞瘤不同的是,中胚叶肾瘤没有明确的包膜。许多胎儿中胚叶肾瘤最初是由于羊水过多导致子宫大小和孕周不符而通过超声检查发现的。胎儿MRI有助于中胚叶肾瘤的产前诊断(图46-4A)。MRI的优势在于具有更好的组织对比度,并能较清晰地界定肿瘤和邻近组织的关系[31]。

肾母细胞瘤的超声表现可能与中胚叶肾瘤不易区别,两者的表现均为起源于肾脏或可能完全取代正常肾脏的复杂包块。这些肿瘤主要是实性的,但也可以看到囊性区。与中胚叶肾瘤不同,肾母细胞瘤具有界限清楚的假包膜。据报道,羊水过多是大部分中胚叶肾瘤的一个病例特征。迄今为止,几乎没有产前确诊的肾母细胞瘤有此描述。因此,仍不确定患肾母细胞瘤胎儿是否合并羊水过多。MRI可用来强化肾肿物的解剖分界(图46-4B,4C)。值得注意的是,如果肾脏病变为双侧,应诊断为肾母细胞瘤而非先天性中胚叶肾瘤[32]。

产前自然病史

LeClair[33]等发现,近一半的中胚层肾瘤新生儿在妊娠34周之前分娩。此外,约25%的胎儿因胎儿窘迫行剖宫产。这项研究还发现22%的患者患有高血压,可能是由于肿瘤自身产生肾素,或肿瘤压迫引起肾血流灌注改变而导致肾脏自身肾素分泌。中胚层肾瘤通常是良性的。绝大多数情

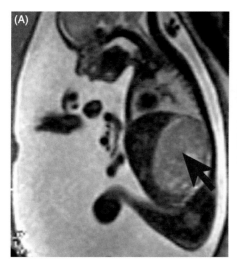
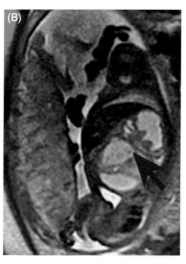
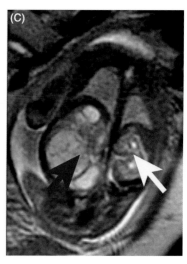

图46-4 (A)胎儿MRI图像显示右肾出现清晰、均匀的实性肿块(黑色箭头)。保留正常右肾组织,后、下可见集合系统,符合先天性中胚层肾瘤的诊断。胎儿MRI图像显示胎儿的轴位(B)和冠状(C)切片显示一个复杂的右肾肿块(黑色箭头),其上极集合系统扩张,低信号肿块伸入收集系统。下极可见分叶状不均匀高信号肿块。没有累及对侧肾脏(白色箭头),肿块压迫邻近肝脏,但是分开的。这些发现与肾母细胞瘤一致

况下,全肾切除术是最佳治疗方案。由于肾母细胞瘤的产前诊断很少见,因此该肿瘤的产前自然病史尚未明确。

产前干预

疑似肾肿瘤(renal tumor)的胎儿应进行详细的超声评价以检测肿块诱因的相关异常。应寻找 Perlman 综合征的特征,包括胎儿腹水、肝大、巨大儿和羊水过多[34]。由于大多数中胚叶肾瘤是良性的,如果超声明确显示肾脏病变情况,建议妊娠至足月。由于中胚叶肾瘤常合并羊水过多,可能导致早产和/或胎膜早破发生率升高。由于存在早产风险和与中胚叶肾瘤相关的并发症,建议这些患者应在三级医疗机构分娩,使新生儿获得良好诊治。同样,对于肾母细胞瘤,妊娠也应密切关注,但因为无羊水过多这种诱因,胎儿早产的风险可能较小。

产后处理/结局

婴儿应在三级医疗机构分娩,可考虑剖宫产,以避免难产或出血。当患中胚叶肾瘤的婴儿一般情况稳定后,应进一步完善术前影像学评估,确定肿块的大小和范围。根治性肿瘤切除术是中胚叶肾瘤的首选治疗方法,通常可以治愈。虽然这些患者绝大多数预后良好,但应在术后一年内密切随访其复发情况。对于肾母细胞瘤,应排除相关异常,并进行诊断性检查,以评估其大小、范围和转移灶的情况。对于怀疑患有肾母细胞瘤的新生儿,应行剖腹探查,行根治性肾输尿管切除术,并探查对侧肾脏,排除双侧同步病变。肾母细胞瘤确诊后,根据肿瘤的分期,可能需要化疗和放疗等辅助治疗。

神经母细胞瘤

概述

神经母细胞瘤是婴儿和儿童最常见的肿瘤之一,发病率在 1/30 000~1/10 000。神经母细胞瘤来源于肾上腺髓质的未分化神经组织(40%~70%)或腹部、胸部、骨盆或头颈部的肾上腺外交感神经节(30%~60%)[35]。至少 300 例神经母细胞瘤在产前通过超声检查被怀疑或确诊[36],而所有病例均在妊娠晚期被超声影像检测到。这些研究中超声描述差异很大,尽管肾上腺肿块合并肝大高度提示神经母细胞瘤。同样,如

果产前超声观察到肝脏肿块时,应仔细检查所有的神经嵴区域,尤其是肾脏和肾上腺区域,以排除原发肿瘤[37]。

产前自然病史

我们对神经母细胞瘤的产前自然病史的理解还在不断深入,仍有很多不确定性。在这种情况下,产前或新生儿中诊断的神经母细胞瘤,表现出侵略性生物学行为。在报道的 300 例胎儿或围生儿神经母细胞瘤患者中,83% 为 I 期或 II 期,III、IV 期各 1 例,IVS 期 5 例[37]。Jennings 等人发现 14 例死产,44 例新生儿死亡,2 例晚期死亡,而仅有 10 例存活。8 例发生胎盘转移,1 例脐带转移。肾上腺原位神经母细胞瘤在肿瘤非相关性因素的新生儿死亡后尸检的发生率为 1/40(例)[37]。

产前管理

连续的超声检查,可以评估肿瘤大小、羊水量和胎儿一般状况,在妊娠管理中发挥着重要作用,同时需要检查有无肿瘤转移扩散。同样,应通过超声和磁共振成像尝试确定疾病分期(图 46-5A,5B)。肝脏广泛转移使胎儿水肿的风险显著增加。由于预后不良,如水肿进展,建议尽早分娩。据报道,肝脏肿大、包膜破裂及随后出现的腹腔积血可导致难产[38]。当神经母细胞瘤较大时,为避免肿瘤出血应考虑剖宫产。对于神经母细胞瘤,目前还没有胎儿干预的适应证。但是,在儿茶酚胺引起高血压或胎儿水肿的情况下,如果孕妇或胎儿出现并发症,应考虑尽早分娩。

产后处理/结局

产前诊断怀疑胎儿神经母细胞瘤的婴儿应进行详细的体格检查。在 IVS 期病例中,转移性神经母细胞瘤引起的浅蓝色皮下结节("蓝莓松饼"征)可能遍布婴儿全身。疑似患有先天性神经母细胞瘤的新生儿应进行影像学检查,以确定肿瘤的范围和可能的转移,然后进行尿儿茶酚胺和肿瘤代谢物检测。在不损伤邻近器官的前提下,患儿应进行活检、分期及原发肿瘤切除术。总体而言,产前诊断的神经母细胞瘤患儿的长期存活率超过 90%[37]。

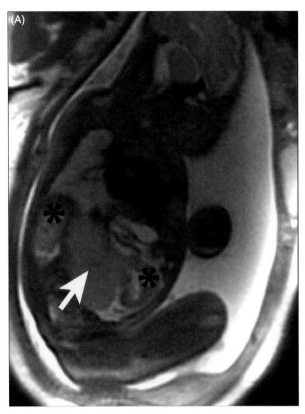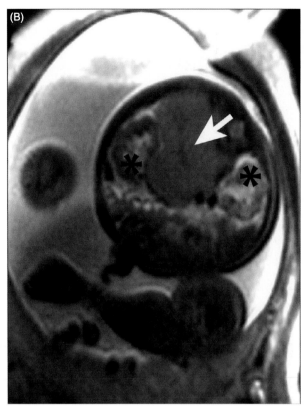

图46-5　胎儿磁共振成像显示一个大的分叶腹膜后肿块的冠状（A）和轴向（B）视图,延伸到左下胸椎旁区域（白色箭头）,没有明显的肾脏受累（星号）,这与神经母细胞瘤的诊断一致

骶尾部畸胎瘤

临床特点

骶尾部畸胎瘤（sacrococcygeal teratoma,SCT）是新生儿最常见的肿瘤之一;然而其发病率仍然较低,在活产儿中约为 1/40 000 ~ 1/23 000[39]。SCT根据肿瘤骶前和体外的相对体积进行分类[40]。

Ⅰ型主要在体外,Ⅱ型在体外并具有明显的盆腔内部分,Ⅲ型 SCT 向腹部延伸,Ⅳ型仅为骶前。通常,Ⅳ型 SCT 确诊时,肿瘤已发生恶变。SCT 的鉴别诊断包括腰骶部脊髓脊膜膨出（lumbosacral myelomeningocele）、神经母细胞瘤、神经胶质瘤（glioma）、血管瘤、神经纤维瘤（neurofibroma）、脊索瘤（cordoma）、平滑肌瘤（leiomyoma）、脂肪瘤（lipoma）和黑色素瘤（melanoma）。SCT 最常见的临床表现是子宫增大超过孕龄,因此启动超声检查[41]。大多数 SCT 是实性或囊实性混合病变,富含血管,使用彩色多普勒很容易确定。多数产前诊断的 SCT 的病例存在羊水过多现象,这可能是由于心脏高输出状态导致肾脏高滤过所

致[41]。胎儿 MRI 可提供 SCT 的重要解剖细节。如果存在羊水过多、羊水过少、肾积水或阴道积水,MRI 可以确定 SCT 的盆腔内成分及其对其他骨盆结构的影响（图 46-6A）。在考虑胎儿手术的情况下,胎儿 MRI 比超声提供更广阔的视野,有助于制订手术方案[42]。

产前自然史

新生儿 SCT 的死亡率最多为5%,而胎儿 SCT 的死亡率接近50%。SCT 的产前自然史与产后史完全不同。Flake 等报道了 27 例产前诊断的 SCT 病例,7 例死胎存在水肿和/或羊水过多。当 SCT 病例出现胎盘肿大或水肿时,15 例胎儿均胎死宫内[43]。SCT 经常合并水肿,但不总是致命的。Hedrick 等人回顾了 30 例产前确诊的 SCT 病例,其中只有 14 例（47%）存活。在 26 例继续妊娠的患者中,81%的患者出现了产科并发症,包括羊水过多、羊水过少、早产、子痫前期、妊娠期糖尿病、HELLP 综合征和妊娠剧吐[44]。

产前处理

虽然新生儿 SCT 死亡的首要原因是肿瘤恶

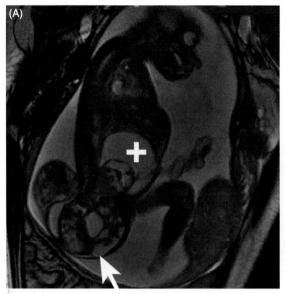 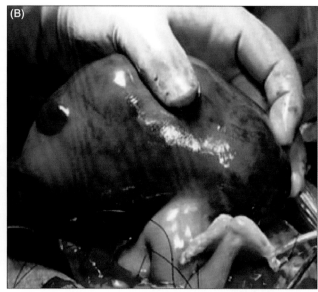

图 46-6 （A）胎儿磁共振成像显示骶前有一个巨大的实性和囊性肿块,具有广泛的骨盆外成分(箭头)和腹内延伸(加号)。（B）胚胎干细胞移植较大与水肿、胎盘肿大和即将发生高心输出量的早期症状有关失败可以通过子宫内切除来治疗。肿瘤外部的初次切除是在出生后间隔时间内进行的 SCT 骨盆延伸的切除

变,但产前 SCT 的死因主要是早产或分娩时肿瘤破裂大量出血的并发症[43,45]。妊娠期间每周进行超声检查,以评估羊水指数、肿瘤生长、胎儿健康状况和水肿早期证据。所有患者均应进行连续的多普勒超声心动图检查,以检测心脏高输出状态的早期征兆,例如评估下腔静脉直径增加（>1cm）、降主动脉流速增加（>120cm/s）或合并心室输出量增加（CVO>500ml/（kg·min））[46]。应查找心力衰竭、胎盘肿大和/或水肿的早期迹象,因为这些症状进展迅速,是胎儿死亡的先兆。肿瘤小的病儿可经阴道分娩。而肿瘤较大时（>5~10cm）,应该在三级医疗中心进行剖宫产,要非常谨慎避免创伤引起的出血,因为这可能是致命的[47]。

产前干预

　　SCT 合并胎盘肿大和水肿的胎儿均预后不良,这是子宫内切除肿瘤的一个指征[48],尤其当胎儿 SCT 巨大且出现水肿或胎盘肿大的早期迹象时。应初步切除 SCT 肿瘤体外部分,然后间断切除 SCT 的盆腔部肿瘤(图 46-6B)。这种方法有助于处理早产、肿瘤体积较大且血流高动力状态[44]。对于富含血管的 SCT 引起的心脏高输出状态,应考虑采用微创方法阻断肿瘤血供。既往

的研究提示射频消融的治疗效果均不佳,但据报道,激光凝结供血血管的手术可纠正心脏高输出状态,而且没有射频消融的不良结果[49,50]。由于早产,妊娠通常难以维持,在这种情况下,应考虑通过"产时子宫外切除术"的方式分娩,以避免分娩时肿瘤破裂出血,因为肿瘤内出血是 SCT 新生儿死亡的主要原因。

产后处理/结局

　　分娩过程中应有新生儿科医生参与,并作好提供呼吸支持的准备。小心处理婴儿对防止肿瘤内出血很重要。如果肿瘤发生出血,良好的静脉通路至关重要,并且应进行超声心动图和腹部超声检查。如果没有心脏高输出状态,则不强制切除肿瘤,那么应关注新生儿呼吸窘迫的治疗和贫血的纠正。当患者病情稳定时,应行肿瘤和尾骨切除手术,这是防止复发的关键。术前血管造影、栓塞和射频消融已被成功用作外科手术切除富含大血管的 SCT 的辅助手段[51]。如果出现血流高动力状态合并心输出量升高,应注意用正性肌力药物支持新生儿心脏,并紧急切除 SCT。通常情况下,新生儿合并 SCT 的远期预后非常好[52]。

（翻译 姜海利 审校 胡芷洋）

参考文献

[1] Oka K, Okane M, Okuno S, et al. Congenital cervical immature teratoma arising in the left lobe of the thyroid gland. *APMIS*. 2007; 115: 75–9.

[2] Hodges MM, Crombleholme TM, Marwan AI, et al. Massive facial teratoma managed with the ex utero intrapartum treatment (EXIT) procedure and use of 3-dimensional printed model for planning of staged debulking. *J Pediatr Surg*. 2017; 17: 15–19.

[3] Kelly MF, Berenholz L, Rizzo KA, et al. Approach for oxygenation of the newborn with airway obstruction due to a cervical mass. *Ann Otol Rhinol Laryngol*. 1990; 99: 179–82.

[4] Hubbard AM, Crombleholme TM, Adzick NS. Prenatal MRI evaluation of giant neck masses in preparation for the fetal exit procedure. *Am J Perinatol*. 1998; 15: 253–7.

[5] Thawani JP, Randazzo MJ, Singh N, Pisapia JM, Abdullah KG, Storm PB. Management of giant cervical teratoma with intracranial extension diagnosed in utero. *J Neurol Surg Rep*. 2016; 77: e118–120.

[6] Trecet JC, Claramunt V, Larraz J, et al. Prenatal ultrasound diagnosis of fetal teratoma of the neck. *J Clin Ultrasound*. 1984; 12: 509–11.

[7] Ryan G, Somme S, Crombleholme TM. Airway compromise in the fetus and neonate: Prenatal assessment and perinatal management. *Semin Fetal Neonatal Med*. 2016; 21: 230–9.

[8] Marwan A, Crombleholme TM. The EXIT procedure: principles, pitfalls, and progress. *Semin Pediatr Surg*. 2006; 15: 107–15.

[9] Tonni G, De Felice C, Centini G, Ginanneschi C. Cervical and oral teratoma in the fetus: a systematic review of etiology, pathology, diagnosis, treatment and prognosis. *Arch Gynecol Obstet*. 2010; 282: 355–61.

[10] Omissakin OO, Kache SA, Ajike SO. Congenital epulis: a report of twin cases and review of the literature. *Int J Med Biomed*. 2016; 5: 130–4.

[11] Vazquez E, Castellote A, Mayolas N, et al. Congenital tumours involving the head, neck and central nervous system. *Pediatr Radiol*. 2009; 39: 1158–72.

[12] Holley DG, Martin GR, Brenner JI, et al. Diagnosis and management of fetal cardiac tumors: a multicenter experience and review of published reports. *J Am Coll Cardiol*. 1995; 26: 516–20.

[13] Groves AM, Fagg NL, Cook AC, Allan LD. Cardiac tumours in intrauterine life. *Arch Dis Child*. 1992; 67: 1189–92.

[14] Roach ES, Sparagana SP. Diagnosis of tuberous sclerosis complex. *J Child Neurol*. 2004; 19: 643–9.

[15] Green KW, Bors-Koefoed R, Pollack P, Weinbaum PJ. Antepartum diagnosis and management of multiple fetal cardiac tumors. *J Ultrasound Med*. 1991; 10: 697–9.

[16] Mehta AV. Rhabdomyoma and ventricular preexcitation syndrome: a report of two cases and review of literature. *Am J Dis Child*. 1993; 147: 669–71.

[17] Barnes BT, Procaccini D, Crino J, et al. Maternal sirolimus therapy for fetal rhabdomyomas. *N Engl J Med*. 2018; 378: 1844–5.

[18] Azizkhan RG, Crombleholme TM. Congenital cystic lung disease: contemporary antenatal and postnatal management. *Pediatr Surg Int*. 2008; 24: 643–57.

[19] Oepkes D, Devlieger R, Lopriore E, Klumper FJ. Successful ultrasound-guided laser treatment of fetal hydrops caused by pulmonary sequestration. *Ultrasound Obstet Gynecol*. 2007; 29: 457–9.

[20] Coleman AM, Merrow AC, Crombleholme TM, Jaekle R, Lim FY. Fetal MRI of torsed bronchopulmonary sequestration with tension hydrothorax and hydrops in a twin gestation. *Fetal Diagn Ther*. 2016; 40: 156–60.

[21] Witlox RS, Lopriore E, Oepkes D. Prenatal interventions for fetal lung lesions. *Prenatal Diagn*. 2011; 31: 628–36.

[22] Ruano R, da Silva MM, Salustiano EM, et al. Percutaneous laser ablation under ultrasound guidance for fetal hyperechogenic microcystic lung lesions with hydrops : a single center cohort and literature review. *Prenatal Diagn*. 2012; 32: 1127–32.

[23] Stocker JT, Madewell JE, Drake RM. Congenital cystic adenomatoid malformation of the lung. Classification and morphologic spectrum. *Hum Pathol*. 1977; 8: 155–71.

[24] Diamond IR, Wales PW, Smith SD, Fecteau A. Survival after CCAM associated with ascites: a report of a case and review of the literature. *J Pediatr Surg*. 2003; 38: E1–3.

[25] Crombleholme TM, Coleman B, Hedrick H, et al. Cystic adenomatoid malformation volume ratio predicts outcome in prenatally diagnosed cystic adenomatoid malformation of the lung. *J Pediatr Surg*. 2002; 37: 331–8.

[26] Makin E, Davenport M. Fetal and neonatal liver tumours. *Early Hum Dev*. 2010; 86: 637.

[27] Isaacs H Jr. Fetal and neonatal hepatic tumors. *J Pediatr Surg*. 2007; 42: 1797–803.

[28] Kamata S, Nose K, Sawai T, et al. Fetal mesenchymal hamartoma of the liver: report of a case. *J Pediatr Surg*. 2003; 38: 639–41.

[29] Foucar E, Williamson RA, Yiu-Chiu V, Varner MW, Kay BR. Mesenchymal hamartoma of the liver identified by fetal sonography. *AJR Am J Roentgenol*. 1983; 140: 970–2.

[30] Jones VS, Cohen RC. Atypical congenital mesoblastic nephroma presenting in the perinatal period. *Pediatr Surg Int*. 2007; 23: 205–9.

[31] Linam LE, Yu X, Calvo-Garcia MA, et al. Contribution of magnetic resonance imaging to prenatal differential diagnosis of renal tumors: report of two cases and review of the literature. *Fetal Diagn Ther*. 2010; 28: 100–8.

[32] Powis M. Neonatal renal tumours. *Early Hum Dev*. 2010; 86: 607–12.

[33] Leclair M-D, El-Ghoneimi A, Audry G, et al. The outcome of prenatally diagnosed renal tumors. *J Urol*. 2005; 173: 186–9.

[34] Grundy RG, Pritchard J, Baraitser M, Risdon A, Robards M. Perlman and Wiedemann–Beckwith syndromes: two distinct conditions associated with Wilms' tumour. *Eur J Pediatr*. 1992; 151: 895–8.

[35] Nuchtern JG. Perinatal neuroblastoma. *Semin Pediatr Surg*. 2006; 15: 10–16.

[36] Athanassiadou F, Kourti M, Papageorgiou T, Drevelegas A, Zaramboukas T. Prenatally diagnosed cystic neuroblastoma. *Pediatr Blood Cancer*. 2005; 44: 290–1.

[37] Jennings RW, LaQuaglia MP, Leong K, Hendren WH, Adzick NS. Fetal neuroblastoma: prenatal diagnosis and natural history. *J Pediatr Surg*. 1993; 28: 1168–74.

[38] Askin J, Geschickter C. Neuroblastoma of the adrenal in children. *J Pediatr*. 1935; 7: 157–8.

[39] Forrester MB, Merz RD. Descriptive epidemiology of teratoma in infants, Hawaii, 1986–2001. *Paediatr Perinat Epidemiol*. 2006; 20: 54–8.

[40] Altman RP, Randolph JG, Lilly JR. Sacrococcygeal teratoma: American Academy of Pediatrics Surgical Section Survey – 1973. *J Pediatr Surg*. 1974; 9: 389–98.

[41] Chervenak FA, Isaacson G, Touloukian R, et al. Diagnosis and management of fetal teratomas. *Obstet Gynecol*. 1985; 66: 666–71.

[42] Danzer E, Hubbard AM, Hedrick HL, et al. Diagnosis and characterization of fetal sacrococcygeal teratoma with prenatal MRI. *AJR Am J Roentgenol*.

2006; 187: W350–6.

[43] Flake AW, Harrison MR, Adzick NS, Laberge JM, Warsof SL. Fetal sacrococcygeal teratoma. *J Pediatr Surg.* 1986; 21: 563–6.

[44] Hedrick HL, Flake AW, Crombleholme TM, et al. Sacrococcygeal teratoma: prenatal assessment, fetal intervention, and outcome. *J Pediatr Surg.* 2004; 39: 430–8.

[45] Adzick NS, Harrison MR. The unborn surgical patient. *Curr Probl Surg.* 1994; 31: 1–68.

[46] Bahlmann F, Wellek S, Reinhardt I, et al. Reference values of fetal aortic flow velocity waveforms and associated intra-observer reliability in normal pregnancies. *Ultrasound Obstet Gynecol.* 2001; 17: 42–9.

[47] el-Qarmalawi MA, Saddik M, el Abdel Hadi F, Muwaffi R, Nageeb K. Diagnosis and management of fetal sacrococcygeal teratoma. *Int J Gynaecol Obstet.* 1990; 31: 275–81.

[48] Adzick NS, Crombleholme TM, Morgan MA, Quinn TM. A rapidly growing fetal teratoma. *Lancet.* 1997; 349: 538.

[49] Sananes N, Javadian P, Schwach Werneck Britto I, et al. Technical aspects and effectiveness of percutaneous fetal therapies for large sacrococcygeal teratomas: cohort study and literature review. *Ultrasound Obstet Gynecol.* 2016; 47: 712–19.

[50] Van Mieghem T, Al-Ibrahim A, Deprest J, et al. Minimally invasive therapy for fetal sacrococcygeal teratoma: case series and systematic review of the literature. *Ultrasound Obstet Gynecol.* 2014; 43: 611–19.

[51] Cowles RA, Stolar CJH, Kandel JJ, et al. Preoperative angiography with embolization and radiofrequency ablation as novel adjuncts to safe surgical resection of a large, vascular sacrococcygeal teratoma. *Pediatr Surg Int.* 2006; 22: 554–6.

[52] Misra D, Pritchard J, Drake DP, Kiely EM, Spitz L. Markedly improved survival in malignant sacro-coccygeal teratomas – 16 years' experience. *Eur J Pediatr Surg.* 1997; 7: 152–5.

胎儿先天性膈疝

第47章 先天性膈疝：病理生理和产前评估

Jan Deprest ◆ Francesca Russo ◆ David Basurto ◆ Koen Devriendt ◆ Roland Devlieger

引言

先天性膈疝（congenital diaphragmatic hernia，CDH）是一种胎儿畸形，发病率 1~4/10 000，因此符合罕见病的标准（ORPHA：2140）。膈疝是胚胎发育过程中膈肌形成缺陷导致[1]，左侧多见（85%），右侧少见（13%），偶见双侧（2%）。除了真正的偏侧膈肌发育不全，大多数膈疝是后外侧部分缺损（Bochdalek 疝）。膈肌前部缺损（Morgagni 疝；30%）和中央部位的缺损（2%）较少见[2]。少数情况下，膈肌虽然完整但膈肌菲薄且没有肌纤维，称为膈膨升（diaphragmatic eventration）[3]。真正缺损的病例中，腹腔脏器疝入胸腔，成为一个占位性病变，与发育中的肺竞争空间位置。左侧膈疝（LCDH），疝入胸腔典型的有肠管、脾脏、胃，不常见的有肝左叶，罕见的有左肾。而右侧膈疝（RCDH），肝脏基本都会疝入胸腔[4]。肠管和右肾也可疝入胸腔。疝入的组织结构会影响肺脏发育，导致不同程度的肺发育不良。膈疝的同侧肺影响最大，但双肺本质上都发育不良。气道数量较少、肺泡少且小，肺泡壁厚而且间质增加[5]。这使得肺泡空间不足，从而减少气体交换的表面积。与气道改变类似，动脉血管减少，导致了血管床发育不良。形态学上，动脉中膜、外膜增加导致动脉壁增厚，肺小动脉新肌化[6,7]，而中、大血管过度肌化[8]。在胎儿出生后，这样的血管可能对机械化学刺激的反应异常。

自然病程

上述气道及肺血管发育的异常在出生后立刻表现症状，先天性膈疝的新生儿表现为不同程度的呼吸功能不全和持续性肺动脉高压（persistent pulmonary hypertension，PPH）[9]。呼吸功能不全和 PPH 对 CDH 患儿死亡、患病起决定因素，因此

也是影响患儿生活质量的关键因素[10]。

由于病情严重程度不同以及新生儿处理方式不同，CDH 的存活率差异很大。在每年至少有 10 个患儿且有标准化管理方案的三级医疗中心，CDH 患儿存活率更高[11]。具体存活率也会受到不同数据来源的影响而产生偏斜。仅根据报道的术后情况来看，孤立性 CDH 的存活率接近 70%[12]。可是如果把引产、死产、出生后死亡和/或围术期死亡病例考虑在内，死亡率可能高达 50%~60%[13]。过去二十年，在产后管理方面取得的重大进展，如引入柔和机械通气和允许性高碳酸血症策略，提高了存活率[14]。然而，重症患儿存活率的提高伴随着更严重的患病情况[14]，初次住院时间延长，尤其是那些使用体外膜氧合（extracorporeal membrane oxygenation，ECMO）治疗的患儿[15]。出生后 28d 时，一半的幸存者对氧气有依赖性[16]，而在出院时仍有 16% 幸存者需要氧气[17]。超过 40% 的患儿在出生后一年内需要支气管扩张剂，超过 10% 的患儿存在儿童期患哮喘和梗阻性肺疾病[18]。有些病例中，慢性肺疾病因膈肌顺应性异常和胸廓畸形会进一步加重[19]。CDH 婴儿患呼吸道感染的风险也较高，往往需要住院治疗[20]。最后，PPH 的持续存在与早期和晚期死亡风险的增加有关[21]。

幸存者也可能患有非肺部疾病。86% 的 CDH 患儿在出生后第一年患胃食管反流（gastroesophageal reflux，GERD）[22,23]，61% 持续更长时间。其原因是多方面的，包括胃的移位、胃食管交界处的改变和食管的异常运动，其中一些改变是由手术引起的。此外，旋转不良可能延迟胃排空，胸、腹部压力平衡异常有利于胃内容物逆行通过食管[24]。一些严重病例，GERD 会导致营养问题，20%~30% 的病例，无法茁壮成长[25]。GERD 还可导致支气管肺并发症。因此，许多 GERD 患儿需要质子泵抑制剂进行药物治疗，15%~70% 的病

例需要进行抗反流手术[26]。

神经行为结局(neurobehavioral outcomes)仍有争议,由于缺乏标准化的管理和评估方法,很难确定。一些报告显示,多达 44% 的患儿存在认知、语言发育和运动功能缺陷,尤其是那些经历了脑氧合减少期和接受了 ECMO 治疗的患儿[27]。3%~60% 的幸存儿童患有神经感觉性耳聋[27],通常发生在 ECMO 幸存者、机械通气和住院时间延长以及使用循环利尿剂和氨基糖苷等耳毒性药物后[28,29]。

肌肉骨骼并发症(musculoskeletal complication)的发生率和严重程度鲜有文献记载。最常见的骨骼缺陷是脊柱侧弯和漏斗胸等胸廓畸形,估计患病率分别为 2%~26% 和 5%~40%[22]。这些后遗症,以及经常与之相关的畸形,需要长期的随访以早发现和早处理,以及长期支持治疗[4]。

产前评估

产前超声筛查可检测出约 2/3 的 CDH 病例[30]。诊断后,患者应立即转到有评估和处理这种围生期异常经验的三级中心。在转诊中心发现一些与最初评估不一致的情况并不罕见,这可能会导致观点的改变和父母的不同决定[31]。因此,在首次诊断时,谨慎谈及患儿预后或建议。需要一套完整的检查,包括先进的影像学和基因测试(genetic testing),以排除相关的异常,并建议多学科咨询,让父母做出一个知情的产前选择决定[32,33]。准确的预测至关重要,现如今我们有可能预测个体的死亡率以及一定程度上的早期发病率。这些信息很重要,因为父母可能想要考虑他们的产前选择,包括终止妊娠和胎儿干预,这将在一个单独的章节中讨论。

最近,ERNICA 发布了产前评估(antenatal assessment)CDH 的临床指南。ERNICA 是一个关于包括 CDH 在内的前肠罕见病的欧洲参考网络。下面,我们将重点介绍那些至少应该提供的检查模式(超声和基因检测),并简要介绍胎儿 MRI 的使用。本质上,个性化的预测是基于缺陷的孤立性质,缺陷位置、估计肺大小、是否有肝脏疝入以及更近的胃位置[34-40]。肺脏大小代表肺发育不良的程度。血管发育程度可以预测 PPH,但更加难以估计。

相关的结构异常

许多与 CDH 相关的结构异常已被报道(表 47-1)。心血管缺陷最常见,在约 1/3 的 CDH 患者和 15% 的非综合征病例中可见[41]。因此胎儿超声心动图检查是必需的。室间隔和房间隔缺损是最常见的,但也有流出道畸形和异常大血管的描述。

表 47-1　常与先天性膈疝并发的畸形[80-82]

非综合征性结构异常	
心血管异常(25%~30%)	室间隔缺损和房间隔缺损;左心发育不良;法洛四联症;右心室双出口;主动脉缩窄;大动脉转位
泌尿生殖系统(5%~10%)	异位肾;隐睾或者睾丸异位;马蹄肾;性腺未发育/发育不良;生殖器不确定
肌肉骨骼系统(1%~15%)	并指;多指;截肢缺陷
胃肠道(2%~10%)	脐膨出;旋转不良;闭锁;方位不确定
中枢神经系统(1%~10%)	神经管缺陷,脑积水;胼胝体缺失(罕见)
胸部畸形(2%~5%)	先天性气道畸形;隔离肺
致病基因不明确的综合征	
Fryns 综合征	左侧膈疝,肺发育不良,末节指端/指甲发育不良,面部畸形,颜面裂,脑积水和灰质异位,心脏畸形,肾发育不良,生殖泌尿异常
Gershoni-Baruch 综合征	膈疝,脐膨出,桡侧发育不良
Cantrell 五联征	前膈疝,脐膨出,叉形胸骨,异位心及先天性心脏病(室间隔缺损和心室扩张)

虽然左心室发育不良经常被报道[42-44],当瓣膜正常时,它的临床相关性似乎是有争议的[45]。表 47-1 进一步展示了其他最常见的畸形。胎儿水肿相对常见(5%~29%)[46],但在我们的研究中,胎儿水肿并没有影响预后[46]。

基因测试

基因测试(genetic testing)是必需的,因为在 2%~33% 的 CDH 患儿中发现了致病性细胞遗传学畸变[47-50]。细胞遗传学异常已经被描述在几乎每一个染色体臂,复发性畸变提供了有关 CDH 致病基因的假设位置的信息[49-50]。虽然许多染色体异常(表 47-2)可以通过传统核型分析发现,但微阵列比较基因组杂交（array CGH）目前更合适，因为它可以诊断较小的基因组缺失和重复，有时与临床表现相关（表 47-2）。最大的微阵列 CGH 研究发现 6.3% 的 CDH 患者（$n = 256$）有染色体/亚染色体异常[47]。在多重异常的情况下，建议检测可导致已知遗传综合征相关的特定基因突变。关于 CDH 相关基因异常更详细的概述，我们建议阅读 Slavotinek 等[51] 和 Kardon 等[52] 的优秀综述。

表 47-2　与先天性膈疝相关的常见遗传病

染色体异常

1) 非整倍体

微缺失综合征	16p11.2 缺失[83]，15q24 缺失[84]
缺失	染色体 8p23.1，染色体 1q41~1q42[85]，Xpter-Xp22[86]
部分缺失/4p 单体（Wolf-Hischorn 综合征）	先天性膈疝，面部畸形，小头，心脏畸形，生长受限[87]
15q 单体	先天性膈疝，先天性心脏病，生长受限，肺发育不良，面部畸形，小指弯曲或短指畸形，马蹄内翻足，单脐动脉[88]
易位 der(12)t(11;22)(q23;q11)	先天性膈疝，先天性心脏病，颅面部畸形，生长受限[89]
完全型三体	22 三体，21 三体，18 三体，16 三体，13 三体
12p 四体（Pailister-Killian 综合征）	先天性膈疝，先天性心脏病，短肢，中枢性神经系统异常，颈部皮肤水肿，皮肤色素沉着，水肿，羊水过多[90]

2) 孟德尔遗传病

WT1；11p13 德尼-德拉什综合征（Denys-Drash 综合征）	先天性膈疝，肾增大，肾小球疾病，生长偏大（90th），男性假两性畸形[91]
EFNB1；Xp22 颅额鼻综合征	先天性膈疝；冠状缝早闭，眼距过宽，指/趾畸形[91]
PORCN；Xp22Goltz 综合征	先天性膈疝，局灶胚层发育不良，牙齿发育不良，并指畸形[92]
HCCS；Xp 小眼畸形并线状皮肤缺损；IGF2/H19/p57KIP2 和其他基因；11p15.5Beckwith-Wiedemann 综合征	先天性膈疝，心肌病，小眼畸形，胚层发育不全[86]，先天性膈疝，巨大儿，脐膨出，巨舌，新生儿低血糖[93]
GPC3；Xq26（Simpson-Golabi-Behmel 综合征）	先天性膈疝，巨大儿，颅面裂，轴后多指，指/趾甲发育不良，发育迟缓[94]

产前影像学

超声评估胎肺体积

超声测量肺头比（LHR）已被广泛应用于临床。标准二维超声测量方法是四腔心平面测量膈疝对侧肺的大小，并用头围矫正。最准确且可重复的方法是用描记法测量肺面积；也有用测量两个最大径线的方法替代（图 47-1）。然而，头围和肺生长速度并不一致。因此，用观测/期望（o/e）LHR 消除评估时孕周（GA）的影响[53]。o/e LHR 可以独立预测 LCDH 和 RCDH 出生后存活率[53] 和 LCDH 早期发病率[54-56]。为获得 o/e LHR，测量/期望相似 GA 的正常胎儿的 LHR 测量（观测）除以期望值的 LHR。当使用描记法时，期望的 LHR 可采用公式计算：$-2.2481+(0.2712\times GA)-(0.0033\times GA^2)$。公式是基于一个对正常胎儿的大型标准性研究[57]。

其他评估肺脏大小的超声方法，如肺胸比[58]、定量肺指数[59] 和肺容积的三维测量[60]，也被提出，但这些方法未被充分验证，因此没有进一步讨论。ERNICA 小组发表了实用的教学技巧和录像片段，可在该出版物的补充资料中查阅[61]。

超声检测肝脏位置

Harrison 等首次提出将胸内肝疝（图 47-2）作为一项预测指标[62]。在 RCDH 中，肝脏几乎总是疝入，因此其预测价值为零[40]。在 LCDH 中，根据一些研究，它是一个独立的预测因子，但仍存在争议[37,63]。超声上的肝脏位置通常用作二元变量，向上（胸腔内）或向下（腹腔内）。目前产前管理中心采用肝疝和 o/e LHR 结合的方法，将 LCDH 和 RCDH 胎儿分层，按肺发育不良增加率和死亡率进行不同分组（图 47-3）。肺脏大小合并肝疝也可以预测新生儿的患病情况，包括辅助机械通气时间，吸氧需求，补片修复需求，以及完全肠内喂养的时间[44,55]。关于预测 PPH 的文献比较有限（系统地回顾参见文献[56]）。在单个病例系列中已经提出了几个候选参数，包括肺大小、内脏疝的存在以及肺血管系统的直接评估，这些可能提供额外的信息。但这一点很少被研究，没有得到真正的验证。

胎儿肺脏和肝脏的 MRI

相比超声，MRI 评估在理论上有几个优势。成像不受孕妇体型、羊水量和胎儿体位影响。

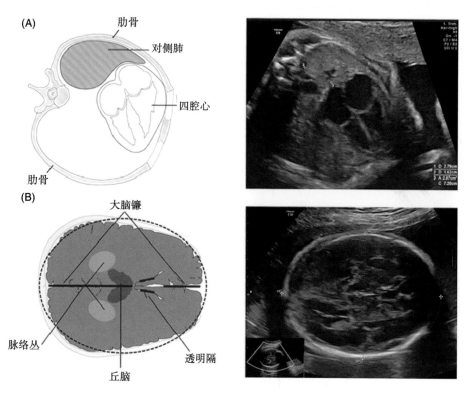

图 47-1　左侧先天性膈疝测量 o/e LHR 的示意图（左）和超声测量切面图像（右）。（A）膈疝对侧肺大小在四腔心平面测量，测量时肺要在探头近场；（B）测量头围的标准切面。摘自 UZ Leuven，Belgium，绘图：Myrthe Boymans

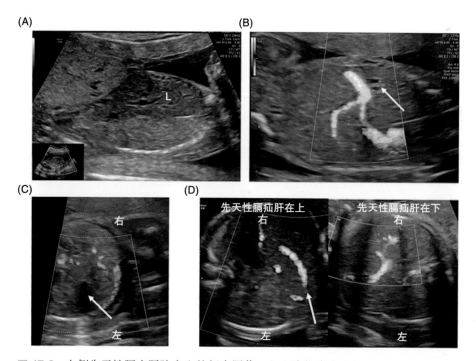

图 47-2　左侧先天性膈疝肝脏疝入的超声图像。（A）胎儿胸腹腔矢状面显示肝脏疝入（L）。（B）横膈边缘的肝脏血管（箭头处）。（C）肝内彩超无血流信号、无回声的结构是胆囊（箭头），位于腹腔左侧。（D）左侧显示有肝脏疝入胎儿的门脉切面，门静脉指向左侧（箭头）；右侧是没有肝脏疝入的左侧膈疝胎儿同一个切面作为对照

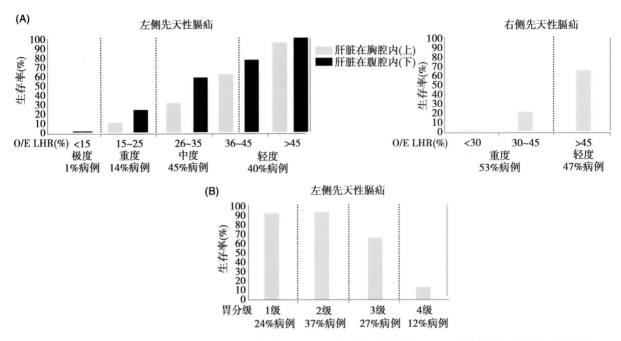

图47-3　根据o/e LHR、左侧和右侧膈疝的肝脏疝入（A）和左侧膈疝时胃的位置（B）这些产前超声指标对患者分级以及相应级别胎儿的存活率。摘自 Russo[95] 和 Cordier[76]

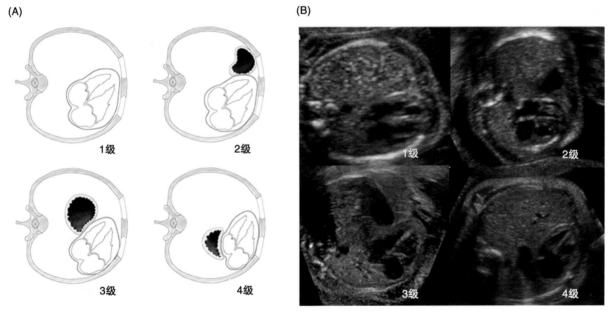

图47-4　左侧膈疝根据胃泡位置分级的示意图（A）和典型超声图像（B）。Ⅰ级，胸腔内未见胃泡；Ⅱ级，胃泡和胸腔前壁相邻；Ⅲ级，胃泡在房室瓣旁但主要在前面部分；Ⅳ级，大多数胃泡在房室瓣后方。超声图是为了更好的显示，放大倍数并不同。摘自 UZ Leuven,Belgium,绘图：Myrthe Boymans

MRI 目前广泛应用于评估胎儿肺病理（包括 CDH），是估计双侧胎肺体积的参考技术[64]。然而，在预后较差的病例中，膈疝同侧肺对整体肺容积的相对贡献通常较小[65]。观察到的预期总肺容积（o/e TLV）最常用的公式是 Gorincour 等报道的公式，但可以通过参照 Cannie 等提出的胎体体积匹配的期望值来提高准确性[66,67]。MRI 可以准确量化肺脏和胃的疝入[68,69]。尽管有文章认为 MRI 测量的肺体积和肝疝比超声更能预测结局[70]，但临床实践中却难以证实[71]。该文章在其他文献中有具体评述[72-74]。

胃的位置

胃的位置评估最近被用作评估 LCDH 疾病严重程度的间接方法，因为它已被证明与 MRI 确定胸内肝脏比例相关[39]。在几个病例系列中，胃在胸腔的确切位置已被证明与出生后死亡率和发病率相关，不受 o/e LHR 的影响[35,75-77]。

结论

总之，对患者而言，超声检查更容易获得，因此超声评估仍然是一线评估方法。综合超声评估应排除上述大多数与膈疝相关异常，并应评估膈疝严重程度。当有 MRI 专家时，基于肺容积的预测也是可能的。准确评估并不容易，并且可能受操作者影响。例如，准确测量 o/e LHR 的学习曲线很长（72~77 次测量）[78]。此外，在相当数量的病例中，经验水平不同的操作人员可能对肝脏位置和 o/e LHR 等关键参数存在差异[33]。最近的一项多中心研究表明，在病例量较大的中心，o/e LHR 的预测值更高[79]。因此，合适的做法是将患者转到具有 CDH 胎儿产前评估和管理经验的中心进行产前评估。

（翻译　胡芷洋　审校　许婷婷）

参考文献

[1] Greer JJ. Current concepts on the pathogenesis and etiology of congenital diaphragmatic hernia. *Respir Physiol Neurobiol*. 2013; 189: 232–40.

[2] Keijzer R, Puri P. Congenital diaphragmatic hernia. *Semin Pediatr Surg*. 2010; 19: 180–5.

[3] Numanoglu A, Steiner Z, Millar A, Cywes S. Delayed presentation of congenital diaphragmatic hernia. *S Afr J Surg*. 1997; 35: 74–6.

[4] Tovar JA. Congenital diaphragmatic hernia. *Orphanet J Rare Dis*. 2012; 7: 1.

[5] Kitagawa M, Hislop A, Boyden EA, Reid L. Lung hypoplasia in congenital diaphragmatic hernia. A quantitative study of airway, artery, and alveolar development. *Br J Surg*. 1971; 58: 342–6.

[6] Rottier R, Tibboel D. Fetal lung and diaphragm development in congenital diaphragmatic hernia. *Semin Perinatol*. 2005; 29: 86–93.

[7] Shehata SM, Sharma HS, van der Staak FH, van de Kaa-Hulsbergen C, Mooi WJ, Tibboel D. Remodeling of pulmonary arteries in human congenital diaphragmatic hernia with or without extracorporeal membrane oxygenation. *J Pediatr Surg*. 2000; 35: 208–15.

[8] Kool H, Mous D, Tibboel D, de Klein A, Rottier RJ. Pulmonary vascular development goes awry in congenital lung abnormalities. *Birth Defects Res C Embryo Today*. 2014; 102: 343–58.

[9] Neonatal Inhaled Nitric Oxide Study Group. Inhaled nitric oxide in full-term and nearly full-term infants with hypoxic respiratory failure. *N Engl J Med*. 1997; 336: 597–604.

[10] Vijfhuize S, Schaible T, Kraemer U, Cohen-Overbeek TE, Tibboel D, Reiss I. Management of pulmonary hypertension in neonates with congenital diaphragmatic hernia. *Eur J Pediatr Surg*. 2012; 22: 374–83.

[11] Bucher BT, Guth RM, Saito JM, Najaf T, Warner BW. Impact of hospital volume on in-hospital mortality of infants undergoing repair of congenital diaphragmatic hernia. *Ann Surg*. 2010; 252: 635–42.

[12] Downard CD, Jaksic T, Garza JJ, Dzakovic A, Nemes L, Jennings RW, et al. Analysis of an improved survival rate for congenital diaphragmatic hernia. *J Pediatr Surg*. 2003; 38: 729–32.

[13] Brownlee EM, Howatson AG, Davis CF, Sabharwal AJ. The hidden mortality of congenital diaphragmatic hernia: a 20-year review. *J Pediatr Surg*. 2009; 44: 317–20.

[14] Chiu P, Hedrick HL. Postnatal management and long-term outcome for survivors with congenital diaphragmatic hernia. *Prenat Diagn*. 2008; 28: 592–603.

[15] Jaillard SM, Pierrat V, Dubois A, Truffert P, Lequien P, Wurtz AJ, et al. Outcome at 2 years of infants with congenital diaphragmatic hernia: a population-based study. *Ann Thorac Surg*. 2003; 75: 250–6.

[16] van den Hout L, Schaible T, Cohen-Overbeek TE, Hop W, Siemer J, van de Ven K, et al. Actual outcome in infants with congenital diaphragmatic hernia: the role of a standardized postnatal treatment protocol. *Fetal Diagn Ther*. 2011; 29: 55–63.

[17] Muratore CS, Kharasch V, Lund DP, Sheils C, Friedman S, Brown C, et al. Pulmonary morbidity in 100 survivors of congenital diaphragmatic hernia monitored in a multidisciplinary clinic. *J Pediatr Surg*. 2001; 36: 133–40.

[18] Rocha G, Azevedo I, Pinto JC, Guimaraes H. Follow-up of the survivors of congenital diaphragmatic hernia. *Early Hum Dev*. 2012; 88: 255–8.

[19] Vanamo K, Peltonen J, Rintala R, Lindahl H, Jaaskelainen J, Louhimo I. Chest wall and spinal deformities in adults with congenital diaphragmatic defects. *J Pediatr Surg*. 1996; 31: 851–4.

[20] Masumoto K, Nagata K, Uesugi T, Yamada T, Kinjo T, Hikino S, et al. Risk of respiratory syncytial virus in survivors with severe congenital diaphragmatic hernia. *Pediatr Int*. 2008; 50: 459–63.

[21] Dillon PW, Cilley RE, Mauger D, Zachary C, Meier A. The relationship of pulmonary artery pressure and survival in congenital diaphragmatic hernia. *J Pediatr Surg*. 2004; 39: 307–12.

[22] Bagolan P, Morini F. Long-term follow up of infants with congenital diaphragmatic hernia. *Semin Pediatr Surg*. 2007; 16: 134–44.

[23] Caruso AM, Di Pace MR, Catalano P, Farina F, Casuccio A, Cimador M, et al. Gastroesophageal reflux in patients treated for congenital diaphragmatic hernia: short- and long-term evaluation with multichannel intraluminal impedance. *Pediatr Surg Int*. 2013; 29: 553–9.

[24] Qi B, Soto C, Diez-Pardo JA, Tovar JA. An experimental study on the pathogenesis of gastroesophageal reflux after repair of diaphragmatic hernia. *J Pediatr Surg*. 1997; 32: 1310–13.

[25] Leeuwen L, Walker K, Halliday R, Karpelowsky J, Fitzgerald DA. Growth in children with congenital diaphragmatic hernia during the first year of life. *J Pediatr Surg*. 2014; 49: 1363–6.

[26] Vanamo K, Rintala RJ, Lindahl H, Louhimo I. Long-term gastrointestinal morbidity in patients with congenital diaphragmatic defects. *J Pediatr Surg*. 1996; 31: 551–4.

[27] Rasheed A, Tindall S, Cueny DL, Klein MD, Delaney-Black V. Neurodevelopmental outcome after congenital diaphragmatic hernia: Extracorporeal membrane oxygenation before and after surgery. *J Pediatr Surg*. 2001; 36: 539–44.

[28] Morini F, Capolupo I, Masi R, Ronchetti MP, Locatelli M, Corchia C, et al. Hearing impairment in congenital diaphragmatic hernia: the inaudible and noiseless foot of time. *J Pediatr Surg*. 2008; 43: 380–4.

[29] Javidnia H, Vaccani JP. Progressive

sensorineural hearing loss in children with congenital diaphragmatic hernias. *J Otolaryngol Head Neck Surg.* 2009; 38: 29–31.

[30] Gallot D, Boda C, Ughetto S, Perthus I, Robert-Gnansia E, Francannet C, et al. Prenatal detection and outcome of congenital diaphragmatic hernia: a French registry-based study. *Ultrasound Obstet Gynecol.* 2007; 29: 276–83.

[31] Doné E, Gucciardo L, Van Mieghem T, Devriendt K, Allegaert K, Brady P, et al. Clinically relevant discordances identified after tertiary reassessment of fetuses with isolated congenital diaphragmatic hernia. *Prenat Diagn.* 2017; 37: 883–8.

[32] Deprest J, Jani J, Van Schoubroeck D, Cannie M, Gallot D, Dymarkowski S, et al. Current consequences of prenatal diagnosis of congenital diaphragmatic hernia. *J Pediatr Surg.* 2006; 41: 423–30.

[33] Doné E, Gucciardo L, Van Mieghem T. Clinically relevant discordances identified after tertiary reassessment of fetuses with isolated congenital diaphragmatic hernia. *Prenat Diagn.* 2017; 37: 883–8.

[34] Metkus AP, Filly RA, Stringer MD, Harrison MR, Adzick NS. Sonographic predictors of survival in fetal diaphragmatic hernia. *J Pediatr Surg.* 1996; 31: 148–51; discussion 151–2.

[35] Kitano Y, Okuyama H, Saito M, Usui N, Morikawa N, Masumoto K, et al. Re-evaluation of stomach position as a simple prognostic factor in fetal left congenital diaphragmatic hernia: a multicenter survey in Japan. *Ultrasound Obstet Gynecol.* 2011; 37: 277–82.

[36] Mayer S, Klaritsch P, Petersen S, Doné E, Sandaite I, Till H, et al. The correlation between lung volume and liver herniation measurements by fetal MRI in isolated congenital diaphragmatic hernia: a systematic review and meta-analysis of observational studies. *Prenat Diagn.* 2011; 31: 1086–96.

[37] Cannie M, Jani J, Chaffiotte C, Vaast P, Deruelle P, Houfflin-Debarge V, et al. Quantification of intrathoracic liver herniation by magnetic resonance imaging and prediction of postnatal survival in fetuses with congenital diaphragmatic hernia. *Ultrasound Obstet Gynecol.* 2008; 32: 627–32.

[38] Doné E, Gratacos E, Nicolaides K, Allegaert K, Valencia C, Castanon M, et al. Predictors of neonatal morbidity in fetuses with severe isolated congenital diaphragmatic hernia undergoing fetoscopic tracheal occlusion. *Ultrasound Obstet Gynecol.* 2013 ; 42 : 77–83.

[39] Cordier AG, Cannie MM, Guilbaud L, De Laveaucoupet J, Martinovic J, Nowakowska D, et al. Stomach position versus liver-to-thoracic volume ratio in left-sided congenital diaphragmatic hernia. *J Matern Fetal Neonatal Med.* 2015; 28: 190–5.

[40] DeKoninck P, Gomez O, Sandaite I, Richter J, Nawapun K, Eerdekens A, et al. Right-sided congenital diaphragmatic hernia in a decade of fetal surgery. *BJOG.* 2015; 122: 940–6.

[41] Lin AE, Pober BR, Adatia I. Congenital diaphragmatic hernia and associated cardiovascular malformations: type, frequency, and impact on management. *Am J Med Genet C Semin Med Genet.* 2007; 145C: 201–16.

[42] Losty PD, Vanamo K, Rintala RJ, Donahoe PK, Schnitzer JJ, Lloyd DA. Congenital diaphragmatic hernia–does the side of the defect influence the incidence of associated malformations? *J Pediatr Surg.* 1998; 33: 507–10.

[43] Dillon E, Renwick M, Wright C. Congenital diaphragmatic herniation: antenatal detection and outcome. *Br J Radiol.* 2000; 73: 360–5.

[44] Cohen MS, Rychik J, Bush DM, Tian ZY, Howell LJ, Adzick NS, et al. Influence of congenital heart disease on survival in children with congenital diaphragmatic hernia. *J Pediatr.* 2002; 141: 25–30.

[45] Siebert JR, Haas JE, Beckwith JB. Left ventricular hypoplasia in congenital diaphragmatic hernia. *J Pediatr Surg.* 1984; 19: 567–71.

[46] Van Mieghem T, Cruz-Martinez R, Allegaert K, Dekoninck P, Castanon M, Sandaite I, et al. Outcome of fetuses with congenital diaphragmatic hernia and associated intrafetal fluid effusions managed in the era of fetal surgery. *Ultrasound Obstet Gynecol.* 2012; 39: 50–5.

[47] Yu L, Wynn J, Ma L, Guha S, Mychaliska GB, Crombleholme TM, et al. De novo copy number variants are associated with congenital diaphragmatic hernia. *J Med Genet.* 2012; 49: 650–9.

[48] Pober BR, Russell MK, Ackerman KG. Congenital Diaphragmatic Hernia Overview. In MP Adam, HH Ardinger, RA Pagon, SE Wallace, LJH Bean, K Stephens, et al., eds., *GeneReviews.* Seattle: University of Washington, 1993.

[49] Holder AM, Klaassens M, Tibboel D, de Klein A, Lee B, Scott DA. Genetic factors in congenital diaphragmatic hernia. *Am J Hum Genet.* 2007; 80: 825–45.

[50] Lurie IW. Where to look for the genes related to diaphragmatic hernia? *Genet Couns.* 2003; 14: 75–93.

[51] Slavotinek AM. The genetics of common disorders – congenital diaphragmatic hernia. *Eur J Med Genet.* 2014; 57: 418–23.

[52] Kardon G, Ackerman KG. Congenital diaphragmatic hernias: from genes to mechanisms to therapies. *Dis Model Mech.* 2017; 10: 955–70.

[53] Jani J, Nicolaides KH, Keller RL, Benachi A, Peralta CF, Favre R, et al. Observed to expected lung area to head circumference ratio in the prediction of survival in fetuses with isolated diaphragmatic hernia. *Ultrasound Obstet Gynecol.* 2007; 30: 67–71.

[54] Cruz-Martinez R, Castanon M, Moreno-Alvarez O, Acosta-Rojas R, Martinez JM, Gratacós E. Usefulness of lung-to-head ratio and intrapulmonary arterial Doppler in predicting neonatal morbidity in fetuses with congenital diaphragmatic hernia treated with fetoscopic tracheal occlusion. *Ultrasound Obstet Gynecol.* 2013; 41: 59–65.

[55] Garcia AV, Fingeret AL, Thirumoorthi AS, Hahn E, Leskowitz MJ, Aspelund G, et al. Lung to head ratio in infants with congenital diaphragmatic hernia does not predict long term pulmonary hypertension. *J Pediatr Surg.* 2013; 48: 154–7.

[56] Lipshutz GS, Albanese CT, Feldstein VA, Jennings RW, Housley HT, Beech R, et al. Prospective analysis of lung-to-head ratio predicts survival for patients with prenatally diagnosed congenital diaphragmatic hernia. *J Pediatr Surg.* 1997; 32: 1634–6.

[57] Peralta CF, Cavoretto P, Csapo B, Vandecruys H, Nicolaides KH. Assessment of lung area in normal fetuses at 12–32 weeks. *Ultrasound Obstet Gynecol.* 2005; 26: 718–24.

[58] Hidaka N, Murata M, Sasahara J, Ishii K, Mitsuda N. Correlation between lung to thorax transverse area ratio and observed/expected lung area to head circumference ratio in fetuses with left-sided diaphragmatic hernia. *Congenit Anom.* 2015; 55: 81–4.

[59] Quintero RA, Quintero LF, Chmait R, Gomez Castro L, Korst LM, Fridman M, et al. The quantitative lung index (QLI): a gestational age-independent sonographic predictor of fetal lung growth. *Am J Obstet Gynecol.* 2011; 205: 544. e1–8.

[60] Ruano R, Takashi E, da Silva MM, Campos JA, Tannuri U, Zugaib M. Prediction and probability of neonatal outcome in isolated congenital diaphragmatic hernia using multiple ultrasound parameters. *Ultrasound Obstet Gynecol.* 2012; 39: 42–9.

[61] Russo FM, Cordier AG, De Catte L, Saada J, Benachi A, Deprest J, et al. Proposal for standardized prenatal ultrasound assessment of the fetus with congenital diaphragmatic hernia by the European Reference Network on Rare Inherited and Congenital Anomalies (ERNICA). *Prenat Diagn.* 2018; 38: 629–37.

[62] Harrison MR, Langer JC, Adzick NS, Golbus MS, Filly RA, Anderson RL, et al. Correction of congenital diaphragmatic hernia in utero, V. Initial clinical experience. *J Pediatr Surg.* 1990; 25: 47–55; discussion 56–7.

[63] Albanese CT, Lopoo J, Goldstein RB, Filly RA, Feldstein VA, Calen PW, et al. Fetal liver position and perinatal outcome for congenital diaphragmatic hernia. *Prenat Diagn.* 1998; 18: 1138–42.

[64] Rypens F, Metens T, Rocourt N, Sonigo P, Brunelle F, Quere MP, et al. Fetal lung volume: estimation at MR imaging-initial results. *Radiology.* 2001; 219: 236–41.

[65] Jani J, Cannie M, Done E, Van Mieghem T, Van Schoubroeck D, Gucciardo L, et al. Relationship between lung area at ultrasound examination and lung volume assessment with magnetic resonance imaging in isolated congenital diaphragmatic hernia. *Ultrasound Obstet Gynecol.* 2007; 30: 855–60.

[66] Gorincour G, Bouvenot J, Mourot MG, Sonigo P, Chaumoitre K, Garel C, et al. Prenatal prognosis of congenital diaphragmatic hernia using magnetic resonance imaging measurement of fetal lung volume. *Ultrasound Obstet Gynecol.* 2005; 26: 738–44.

[67] Cannie M, Jani JC, De Keyzer F, Devlieger R, Van Schoubroeck D, Witters I, et al. Fetal body volume: use at MR imaging to quantify relative lung volume in fetuses suspected of having pulmonary hypoplasia. *Radiology.* 2006; 241: 847–53.

[68] Nawapun K, Eastwood M, Sandaite I, DeKoninck P, Claus F, Richter J, et al. Correlation of observed-to-expected total fetal lung volume with intrathoracic organ herniation on magnetic resonance imaging in fetuses with isolated left-sided congenital diaphragmatic hernia. *Ultrasound Obstet Gynecol.* 2015; 46: 162–7.

[69] Cannie MM, Cordier AG, De Laveaucoupet J, Franchi-Abella S, Cagneaux M, Prodhomme O, et al. Liver-to-thoracic volume ratio: use at MR imaging to predict postnatal survival in fetuses with isolated congenital diaphragmatic hernia with or without prenatal tracheal occlusion. *Eur Radiol.* 2013; 23: 1299–305.

[70] Bebbington M, Victoria T, Danzer E, Moldenhauer J, Khalek N, Johnson M, et al. Comparison of ultrasound and magnetic resonance imaging parameters in predicting survival in isolated left-sided congenital diaphragmatic hernia. *Ultrasound Obstet Gynecol.* 2014; 43: 670–4.

[71] Schaible T, Busing KA, Felix JF, Hop WC, Zahn K, Wessel L, et al. Prediction of chronic lung disease, survival and need for ECMO therapy in infants with congenital diaphragmatic hernia: additional value of fetal MRI measurements? *Eur J Radiol.* 2012; 81: 1076–82.

[72] Mayer S, Klaritsch P, Petersen S, Done E, Sandaite I, Till H, et al. The correlation between lung volume and liver herniation measurements by fetal MRI in isolated congenital diaphragmatic hernia: a systematic review and meta-analysis of observational studies. *Prenat Diagn.* 2011; 31: 1086–96.

[73] Claus F, Sandaite I, Dekoninck P, Moreno O, Cruz Martinez R, Van Mieghem T, et al. Prenatal anatomical imaging in fetuses with congenital diaphragmatic hernia. *Fetal Diagn Ther.* 2011; 29: 88–100.

[74] Benachi A, Cordier AG, Cannie M, Jani J. Advances in prenatal diagnosis of congenital diaphragmatic hernia. *Semin Fetal Neonatal Med.* 2014; 19: 331–7.

[75] Basta AM, Lusk LA, Keller RL, Filly RA. Fetal stomach position predicts neonatal outcomes in isolated left-sided congenital diaphragmatic Hernia. *Fetal Diagn Ther.* 2016; 39: 248–55.

[76] Cordier AG, Jani JC, Cannie MM, Rodo C, Fabietti I, Persico N, et al. Stomach position in prediction of survival in left-sided congenital diaphragmatic hernia with or without fetoscopic endoluminal tracheal occlusion. *Ultrasound Obstet Gynecol.* 2015; 46: 155–61.

[77] Sananes N, Britto I, Akinkuotu AC, Olutoye OO, Cass DL, Sangi-Haghpeykar H, et al. Improving the prediction of neonatal outcomes in isolated left-sided congenital diaphragmatic hernia by direct and indirect sonographic assessment of liver herniation. *J Ultrasound Med.* 2016; 35: 1437–43.

[78] Cruz-Martinez R, Figueras F, Moreno-Alvarez O, Martinez JM, Gomez O, Hernandez-Andrade E, et al. Learning curve for lung area to head circumference ratio measurement in fetuses with congenital diaphragmatic hernia. *Ultrasound Obstet Gynecol.* 2010; 36: 32–6.

[79] Senat MV, Bouchghoul H, Stirnemann J, Vaast P, Boubnova J, Begue L, et al. Prognosis of isolated congenital diaphragmatic hernia using lung-to-head circumference ratio: variability across centers in a national perinatal network. *Ultrasound Obstet Gynecol.* 2018; 51: 208–13.

[80] Graham G, Devine PC. Antenatal diagnosis of congenital diaphragmatic hernia. *Semin Perinatol.* 2005; 29: 69–76.

[81] Dott MM, Wong LY, Rasmussen SA. Population-based study of congenital diaphragmatic hernia: risk factors and survival in Metropolitan Atlanta, 1968-1999. *Birth Defects Res A Clin Mol Teratol.* 2003; 67: 261–7.

[82] Slavotinek AM. Fryns syndrome: a review of the phenotype and diagnostic guidelines. *Am J Med Genet A.* 2004; 124A: 427–33.

[83] Wat MJ, Veenma D, Hogue J, Holder AM, Yu Z, Wat JJ, et al. Genomic alterations that contribute to the development of isolated and non-isolated congenital diaphragmatic hernia. *J Med Genet.* 2011; 48: 299–307.

[84] Magoulas PL, El-Hattab AW. Chromosome 15q24 microdeletion syndrome. *Orphanet J Rare Dis.* 2012; 7: 2.

[85] Slavotinek AM, Moshrefi A, Davis R, Leeth E, Schaeffer GB, Burchard GE, et al. Array comparative genomic hybridization in patients with congenital diaphragmatic hernia: mapping of four CDH-critical regions and sequencing of candidate genes at 15q26.1-15q26.2. *Eur J Hum Genet.* 2006; 14: 999–1008.

[86] Qidwai K, Pearson DM, Patel GS, Pober BR, Immken LL, Cheung SW, et al. Deletions of Xp provide evidence for the role of holocytochrome C-type synthase (HCCS) in congenital diaphragmatic hernia. *Am J Med Genet A.* 2010; 152A: 1588–90.

[87] Tautz J, Veenma D, Eussen B, Joosen L, Poddighe P, Tibboel D, et al. Congenital diaphragmatic hernia and a complex heart defect in association with Wolf-Hirschhorn syndrome. *Am J Med Genet A.* 2010; 152A: 2891–4.

[88] Chen CP, Lee CC, Pan CW, Kir TY, Chen BF. Partial trisomy 8q and partial monosomy 15q associated with congenital hydrocephalus, diaphragmatic hernia, urinary tract anomalies, congenital heart defect and kyphoscoliosis. *Prenat Diagn.* 1998; 18: 1289–93.

[89] Pober BR, Russell MK, Ackerman KG. Congenital Diaphragmatic Hernia Overview. In MP Adam, HH Ardinger, RA Pagon, SE Wallace, LJH Bean, K Stephens, et al., eds. *GeneReviews.* Seattle: University of Washington, 1993.

[90] Wilkens A, Liu H, Park K, Campbell LB, Jackson M, Kostanecka A, et al. Novel clinical manifestations in Pallister-Killian syndrome: comprehensive evaluation of 59 affected individuals and review of previously reported cases. *Am J Med Genet A.* 2012; 158A: 3002–17.

[91] Slavotinek AM. Single gene disorders associated with congenital diaphragmatic hernia. *Am J Med*

Genet C Semin Med Genet. 2007; 145C: 172–83.

[92] Han XY, Wu SS, Conway DH, Pawel BR, Punnett HH, Martin RA, et al. Truncus arteriosus and other lethal internal anomalies in Goltz syndrome. *Am J Med Genet.* 2000; 90: 45–8.

[93] Enns GM, Cox VA, Goldstein RB, Gibbs DL, Harrison MR, Golabi M. Congenital diaphragmatic defects and associated syndromes, malformations, and chromosome anomalies: a retrospective study of 60 patients and literature review. *Am J Med Genet.* 1998; 79: 215–25.

[94] Li M, Shuman C, Fei YL, Cutiongco E, Bender HA, Stevens C, et al. GPC3 mutation analysis in a spectrum of patients with overgrowth expands the phenotype of Simpson-Golabi-Behmel syndrome. *Am J Med Genet.* 2001; 102: 161–8.

[95] Russo FM, De Coppi P, Allegaert K, Toelen J, van der Veeken L, Attilakos G, et al. Current and future antenatal management of isolated congenital diaphragmatic hernia. *Semin Fetal Neonatal Med.* 2017; 22: 383–90.

第48章　先天性膈疝：宫内治疗的现状与未来

Jan Deprest ◆ Anne Debeer ◆ Lennart Van der Veeken ◆
Karel Allegaert ◆ Liesbeth Lewi ◆ Luc De Catte

引言

先天性膈疝(CDH)是一种可通过外科手术矫正的但可危及生命的先天性出生缺陷(活产儿中发生率3/10 000)[1]。存活率取决于相关畸形的存在和肺发育不全的严重程度。死亡率仍高达30%[2]。在前一章中,我们已经概述了如何使用基因检测和现代成像技术来评估疑有先天性CDH的胎儿。孤立性CDH的个体化预后可在产前通过测量肺的大小、胸腔肝脏的存在和膈疝的部位来确定[3]。预后不良的患者是宫内干预的理想人群,干预可以改善预后。这种宫内干预旨在出生前逆转肺发育不全(即刺激肺生长),而不是为了修补膈肌缺损,因为膈肌在出生后很容易闭合。历史上,曾经尝试宫内缺损的解剖学修复,然而结局并不理想[4]。

另一个策略,基于临床观察到喉部闭锁的胎儿肺脏更大,动物实验证实胎儿气管闭锁可以逆转实验性肺发育不全[5]。机制是上呼吸道关闭导致肺积水,从而引起肺部延展。这可激活气道和肺血管的增殖和增长,可以总结为首字母缩略词PLUG:"堵塞肺,直到它生长"[6]。然而,当闭塞持续到出生时,Ⅱ型肺泡上皮细胞的数量仍异常低,导致相对的表面活性物质缺乏[7]。通过宫内干预逆转闭塞,胎儿出生时Ⅰ型和Ⅱ型肺泡上皮细胞的平衡更为理想。因此,以"堵塞-逆转序列"命名的堵塞后再逆转是我们的胎儿治疗策略的重要组成部分[7]。我们查阅了气管闭塞的机制和病理生理实验的文献[8,9]。目前,气管闭塞术是唯一的胎儿气管内闭塞(FETO)的微创方法,在超声内镜引导下进行。它是一种局部麻醉下经皮手术,在胎儿隆突和声带之间放置一个充气的离体乳胶球囊[10]。

目前的选择标准和TOTAL随机临床试验

从本质上说,预后不良的单胎是胎儿宫内干预的目标群体。观察/预期的肺-头比(o/e LHR),肝脏在胸腔的位置("上"或"下"),以及缺陷侧别可用于对这些胎儿进行分类(图48-1)[11]。这是基于对孕30周后分娩的孤立性CDH胎儿结局的早期研究结果,研究中,这些胎儿的上述参数均被记录。换句话说,这些数据可能仍然不能反映CDH的自然进程,因为早期终止妊娠和死产可能不包括在这些数据中[12]。对于左侧CDH伴o/e LHR<25%的胎儿,不论肝脏的位置,以及妊娠期间是否进行了预期处理,胎儿存活率<20%[13]。他们是接受胎儿宫内治疗的第一批人群。这或多或少符合旧金山Harrison小组在最初试验中使用的标准,即治疗LHR<1.0的胎儿(孕24~26周,他们的o/e LHR为27%)。对于较少见的右侧膈疝病变,o/e LHR<45%的胎儿预测生存率为17%,因此也提供胎儿治疗[14,15]。

最近,FETO术后存活率明显提高[16],在此基础上,一些研究人员正在扩大其适应证,例如伴有其他结构或基因异常的胎儿,但在缺乏有利证据的情况下,这项举措仍有争议[17,18]。相反,在我们的研究中心,我们不排除符合胎儿水肿标准的孤立性CDH胎儿,也不排除与囊性腺瘤样畸形相关的胎儿,囊性腺瘤样畸形似乎与无囊性腺瘤样畸形的胎儿具有相似的结局[14,18]。

再者,尽管FETO的益处显而易见,但大多数研究者认为该过程仍然是实验性的。因此,在全球随机临床试验的背景下,大多数中心都在为孤立性L-CDH和严重肺发育不全的胎儿提供FETO,即堵塞气管加速肺生长(TOTAL)。在该试验中,将FETO结局与期待治疗的结局进行比较[19],随后是

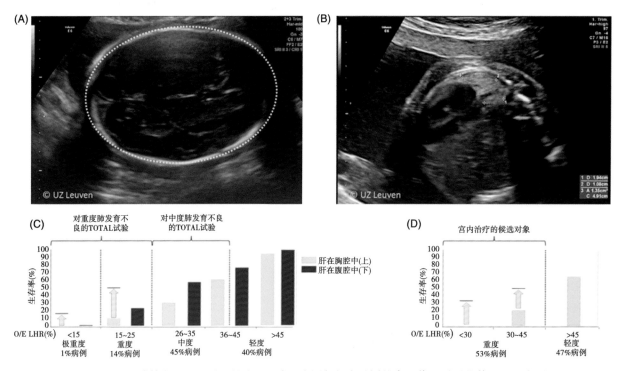

图 48-1　o/e LDH 的计算方法是用测量的肺面积除以头围与相应孕周的参照值比对后的值。（A）头围。（B）四腔心平面测量肺面积和径线，图中肺在心脏后面。（C）肝脏位置与左侧膈疝孕期自然病程下的生存率。（D）右侧膈疝的生存率，黄色箭头代表 FETO 后的生存率[15]。摘自 Russo et al. 2017

标准化的产后治疗（NCT01240057）[20]。现在，球囊一般在孕 29~30 周放置，并于孕 34 周移除。产后管理按照 Euro CDH 联盟指南进行标准化。随机化是在 1:1 的基础上，主要结局是存活情况，结果在意向-治疗的基础上进行分析（表 48-1）。在本试验中，2 组各 58（$n = 116$）例，存活率从预估的 25% 增加到 50%，包括 5 个中期分析（最终分析样本量的 40%、60%、70%、80% 和 90%）。

TOTAL 试验联盟并行启动了第二个试验组，将孤立性 CDH 和中度肺发育不全的胎儿随机分组（NCT00763737）。这些是 o/e LHR 在 25%~35% 的胎儿，而不考虑肝脏的位置，以及 o/e LHR 在 35%~45% 且肝脏向上疝入的胎儿。这类患儿预测存活率约 50%。由于肺生长需求较少，且家属要求尽可能避免早产，球囊放入孕周较晚（30~32 周），在 34 周移除球囊。设计非常相似：主要终点是存活率（我们预计存活率增加 20%）和新生儿 6 月龄时的无氧依赖的存活率。

设计这项试验时，没有关于这类肺发育不良胎儿气管堵塞后结局的数据。因此，分析初次行政审查时的结果（$n = 40/\text{arm}$）来进行效能计算

（内部试点研究方法[21]）。在这种方法中，我们使用了基于盲法数据的两组研究的总存活率（50%），并假设期待治疗组和 FETO 组的存活率分别为 40% 和 60%[22]。为了让我们尽可能早地停止这项研究，我们允许多个参数并缩小区组大小来评估以提高效能。最后采用了检验效能 80%、总体单侧检验水准 2.5% 的成组序贯设计，在最终分析时，对 40%、60%、70%、80% 和 90% 样本量的疗效进行中期分析（$n = 2 * 98$ 最大）。我们采用 O' Brien-Fleming 的方法导出关键边界，以终止有效性试验[23]。该试验有 5 个中期分析，写本文时，已经做到第 4 个。两个试验都花很长的时间（图 48-2），起步困难，受伦理学及不同地区胎儿医学发展不均衡的限制[24]。目前参与 FETO 中心有比利时鲁汶；法国巴黎；英国伦敦；西班牙巴塞罗那；意大利的米兰和罗马；德国波恩；加拿大多伦多；澳大利亚布里斯班；日本东京；波兰华沙；和美国休斯顿。实际开展并加入些研究的医院来自鲁汶（比利时）、巴黎（法国）、伦敦（英国）、巴塞罗那（西班牙）、米兰和罗马（意大利）、波恩（德国）、多伦多（加拿大）、布里斯班（澳洲）、东京（日本），华沙（波兰）和休斯顿（美国）。

表 48-1　单纯左侧先天性膈疝的胎儿分级以及 TOTAL 试验的结局

重度肺发育不良的试验	中度肺发育不良的试验
随机化孕周 29⁺⁵ 周	随机化孕周 31⁺⁵ 周
o/e LHR<25%，无论肝脏的位置	o/e LHR 25% ~ 34.9%，无论肝脏位置；o/e LHR 35% ~ 44.9%，+肝脏疝入胸内

主要结果评价
- 生存(重度病例)没有支气管肺发育不良(中度病例)

次要产后结果评价指标
- 出院时存活情况
- 氧气依赖程度分级(0~Ⅲ级)
- 严重肺动脉高压
- ECMO 需求程度
- 新生儿重症监护室住院天数
- 机械辅助通气天数
- 出现出生后 2 个月内脑室旁白质软化(0~Ⅲ级)
- 早产相关视网膜病变(Ⅲ级或以上)
- 出生到恢复全胃肠营养之间的天数
- 胃食管反流(超过 1/3 的病例需要放射学检查食管情况)
- 生后接受手术的天数
- 有无使用补片

次级产前结果评价指标
- 定期测量肺体积(o/e LHR，o/e 肺容积)
- 肝脏位置；有肝疝入时，计算肝/胸腔体积难以量化

次级远期效果评价指标
- 肺功能和容积检测(修补前和修补后、出院前和 1 岁)
- 神经系统发育在出院时、12 月龄、2 岁时评估分级
- 2 岁时死亡(原发或继续发因素)

ECMO，体外膜氧合。

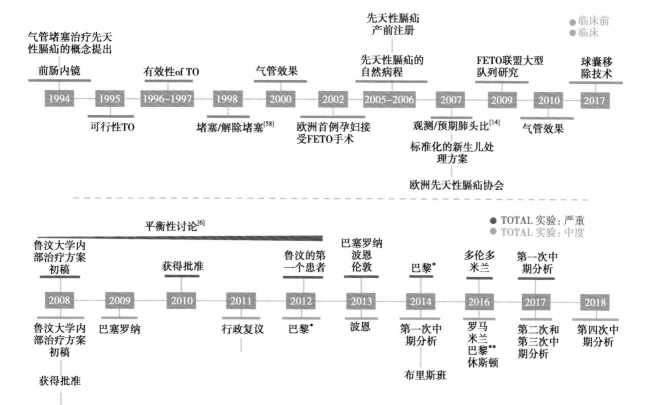

图 48-2　FETO(上面)和 TOTAL(下面)试验的时间轴。城市名字代表在各先天性膈疝中心招募的第一例患者。
摘自 Russo et al. 2017

胎儿气管堵塞和逆转

FETO 或 PLUG 步骤

FETO 最初在硬膜外麻醉下进行,但现在多在局麻下进行,并可选择有意识镇静(图 48-3)[25]。我们预防性使用宫缩抑制剂和抗生素。可能需要进行胎儿外倒转? 以便能够进入口腔。使用泮库溴铵使胎儿镇静,芬太尼缓解疼痛,注射阿托品以避免心动过缓。通过一个可弯曲的导管 10Fr,胎儿镜被引导到口和声门。

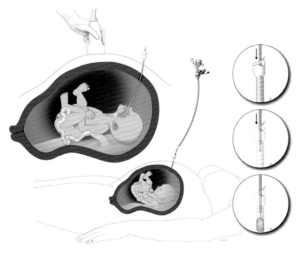

图 48-3 胎儿镜下气管堵塞(FETO)示意图,显示进入子宫和胎儿气管的路径、放置球囊的步骤。摘自 UZ Leuven,Belgium,绘图:Myrthe Boymans

胎儿镜为 1.3mm 光纤内镜(11540AA;Karl Storz),安置在一个弯曲的 3.3mm 鞘内(11540KE;Karl Storz)并具有引流液体的功能。带有集成单向阀(Goldbal 2)的可拆卸乳胶球囊安装在专门设计的导管上(Baltacci-BDPE100 0.9mm;Balt,Montmorency,France)。穿刺针(11506P;Karl Storz)和抓钳(11510C;Karl Storz)用于穿刺并移除不当位置的球囊(图 48-4)。胎儿镜推进至气管直至见到隆突,如果见不到隆突,至少能明确辨认气管环和膜部。球囊位于声带与隆突之间,注入约 0.6ml 等渗生理盐水充盈球囊。根据我们最初的经验,FETO 平均手术时间为 10min(范围:3~93min)[26]。操作时间主要取决于操作者经验和胎儿体位,与绒毛膜分离、羊膜破裂风险有关。

每隔 1~2 周对堵塞的患儿进行超声随访,直至预设的时间解除堵塞。我们评估胎儿的生长和健康状况并测量子宫颈长度,以尽可能预测早产。测量羊水量以排除羊水过多,因为羊水过多在 CDH 中很常见,会增加羊膜破裂和/或早产的风险。当最深的垂直羊水深度超过 12cm 时,我们进行羊水减量,尽管这是基于经验做的决定。注意检查有无羊膜、绒毛膜分离。每次检查都要注意球囊是否可见,因为有自发性球囊泄漏的报道[14]。气管球囊在超声上表现为低回声液体填充结构,无彩色多普勒血流,位于颈总动脉之间、声带下方。FETO 一周内,有反应的胎儿超声下肺部变成高回声[27]。如果出现羊膜破裂

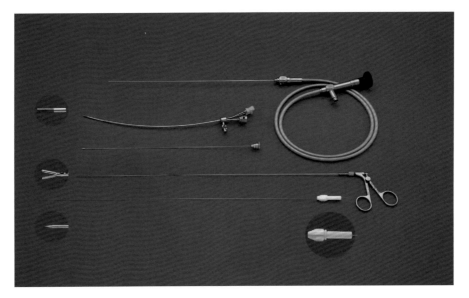

图 48-4 胎儿镜、胎儿镜钳子和细针。蒙© KARL STORZ Endoskope,Tuttlingen,Germany 提供

或早产,收住入院并制订个体化治疗方案,及时安全移除球囊。绒毛膜羊膜炎是胎膜破裂最常见的并发症,一旦出现,就要立即移除球囊和分娩。产前出血也有报道,但在我们的经验中并不多见[14]。

解除堵塞或移除球囊

我们常规是在宫内去除球囊,无论是择期还是即将分娩。这是因为在实验条件下,它能促进肺成熟、临床上增加存活机会、降低发病率[28,29],并允许阴道分娩。根据胎羊实验的观察结果,34 周拔除球囊较好。糖皮质激素可促进肺成熟。28% 的病例因临产会提前移除球囊[29]。移除和放置相似,胎儿用药后,20~22G 的细针或者胎儿镜刺破球囊。后者使用的技巧、仪器和放置球囊一样。细针通过胎儿镜鞘刺破球囊,同时钳夹住球囊顶端(表 48-2)。球囊刺破后会被支气管内的液体冲到羊膜腔或者

胎儿口腔内。可以通过彩色多普勒检查液体流束信号和超声检查气管直径变化来确定气管是否通畅。如果胎儿镜移除困难,我们可以在局麻保证胎儿胎盘循环前提下(图 48-5)采用气管镜移除(表 48-2)。在一份 302 例移除球囊的报道中,67%通过胎儿镜移除,21%通过细针穿刺移除,10%通过在维持胎盘循环前提下气管镜移除[29],实际取出方式更多的由外科医生的偏好决定。极少(1%)是出生后移除的,也是最不被青睐的。可通过喉气管镜、超声引导穿刺或盲穿刺进行。在这种情况下,似乎首选方法是在钳住脐带之前,保留胎盘循环、确认气道功能前提下移除球囊(图 48-5)。建议花些时间取出球囊(或者如果戳破了所有碎片),抽吸并清理气道,插管,并在脐带还未剪断时开始通气。只有当出现开放功能气道的积极迹象时(包括胸部偏移和氧合迹象),才应夹闭脐带。

表 48-2　FETO 和移除球囊手术所需的胎儿镜器械

器械	描述	参考
1.3mm 内镜	细镜,远端 0°镜片,工作长度 30.6cm	11540AA
3.3mm 鞘	钝头,远端被打磨后在超声下显示强回声,有阀门和双侧开口	11540KE
1.0mm 钳	移除钳	11510C
0.4mm 穿刺针	一次性使用穿刺针,可调节力矩,50cm 长	11506P
0.9mm 针	可保护套管、抽吸的穿刺针,长度 35cm,内可放置小针	11540KD
3.3mm 穿刺套管	10Fr 锥形穿刺套管,有弹性的套管 RCF-10.0(Cook,Check Flo Performer)	11650TG
0.6ml 球囊	Goldbal 2 可拆卸橡胶球囊,包含不透 X 线物质,外径 1.5mm(充气达 7mm),长度 5mm(充气达 20mm)	Goldbal 2
0.9mm 微套管	带有圆轴和 Y 型连接器的套管,外径 0.9mm,最细处 0.4mm,100cm 长	'Baltacci' BDPE 100
直支气管镜 1.3mm 内镜	细镜,远端 0°镜片,工作长度 18.8cm	10040AA
直支气管镜镜鞘	外径 4.2mm,内径 3.5mm,长度 18.5cm(尺寸 2.5),传统新生儿 Doesel-Huzly 支气管镜,带有封堵和负压吸引阀门	10339F 10924SP 10315RV
镜桥	内可放置纤镜,并有侧孔,外径 1.5mm	10338LCI
1.0mm 钳	19cm 半可屈钳子用于移除球囊	10338H
0.4mm 小针	一次性使用穿刺针,可调节力矩,50cm 长	11506P

内镜器械在欧盟委员会的第六框架下由 Karl Storz Endoskope 开发(www.eurostec.eu)。球囊系统是用于血管堵塞的商品(Balt)。大多数器械装置都是适应证外使用。

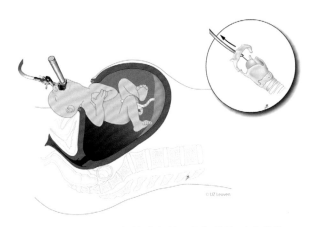

图 48-5　局麻下保持胎盘循环的气管镜下球囊移除术示意图。摘自 UZ Leuven, Belgium, 绘图: Myrthe Boymans

在上述经验中,择期移除球囊约占 72%,紧急移除球囊占 28%。无论穿刺球囊还是胎儿镜移除球囊,分娩孕周没有明显区别。有经验的医生移除球囊是安全有效的;只有在没有准备和/或缺乏经验环境下分娩时,移除球囊问题才会直接导致新生儿死亡(3/10)[29]。

FETO 结局

我们小组报道了 200 多例干预的结局。与既往严重程度相近的病例相比,FETO 将重度 LCDH(o/e LHR<25%)存活率从 24% 提高到 49%,重度 RCDH(o/e LHR<45%)的存活率从 17% 提高到 42%[47]。FETO 也似乎可以改善早期呼吸道发病率[58]。胎儿气管肿大常见,但似乎没有临床影响,除了吠声咳嗽,咳嗽会随时间减少。关于 FETO 术后的不良事件或副作用的报道极少,除了很早的堵塞术和紧急移除球囊的并发症。

主要的母胎并发症是绒毛膜分离和胎膜早破(PPROM)而导致早产。尽管平均分娩孕周为 35 周,1/3 的患者在 34 周前分娩,这可能降低了胎儿治疗干预的效果。

未来

无论 TOTAL 试验结果如何,FETO 依然是侵入性操作,增加早产和 PPROM 风险,总风险发生率为 47%,34 周前分娩的风险增加了 5 倍。此外,由于其技术复杂性且物流需求,FETO 不能普遍实施。最后,据报道严重病例的最大 FETO 术后存活率为 50%~60%,似乎并不能解决肺动脉

高压(PHT),而肺动脉高压已成为 CDH 死亡和发病的主要原因。

西地那非

西地那非(sildenafil)是一种选择性、有效的磷酸二酯酶 5(phosphodiesterase-5, PDE5)抑制剂,可特异性降解环磷酸鸟苷(cGMP)。PDE5 在肺动脉和海绵体中浓度很高。PDE5 作为围生期肺循环的关键调节因子在胎儿时期大量表达[30]。新生动物慢性 PHT 实验研究表明,内皮细胞释放氧化亚氮(NO)受损,产生的血管收缩剂增加[31]。PDE5 活性的增加可能导致这种现象[32]。西地那非对肺血管的作用机制参见图 48-6。除了有扩张血管的作用,西地那非还可促进肺血管生成和抑制肺动脉重构[33]。这些特性使西地那非成为预防 CDH 新生儿 PHT 血管变化的潜在候选药物。

西地那非获欧洲药品管理局(European Medicines Agency, EMA)和美国食品药品管理局(Food and Drug Administration, FDA)批准用于成人 PHT[34]。它对 PHT 患儿也有效且耐受性良好[35,36],已用于治疗新生儿各种病因的 PHT[37],包括 CDH[38]。西地那非也已广泛应用于 PHT 孕妇,显示出可改善孕妇症状,但对胎儿没有明显的不良影响[39-41]。西地那非还用于治疗早发性子痫前期[42]、胎儿生长受限(FGR)[43]和羊水过少[44]。目前尚未发现对胎儿、新生儿或孕妇有不良反应。所有这些都表明,西地那非是妊娠中期以后 CDH 临床试验中被评估的合理选择。

Thébaud 等最先论证了西地那非对于 CDH 的潜在作用[45]。西地那非诱导 CDH 胎儿肺 cGMP 明显升高,PDE5 活性表达明显减弱,提示胎儿肺中西地那非存在生物活性。西地那非改善肺结构,增加肺血管密度,减少右心室肥厚,改善出生后肺动脉舒张。它对胎儿的视网膜和大脑没有明显的副作用,对母体没有不良影响。自那以后,产前西地那非在硝基芬-CDH 大鼠模型中的作用[46-49]及用药时间得到了确认[50]。在一项安慰剂对照试验中,经胎盘西地那非给予 CDH 的胎兔,我们证实了该药物的安全性和有效性(图 48-6)[51]。兔模型在临床上比硝基芬-CDH 啮齿类动物更适用,因为它更大,其肺发育更接近人类。

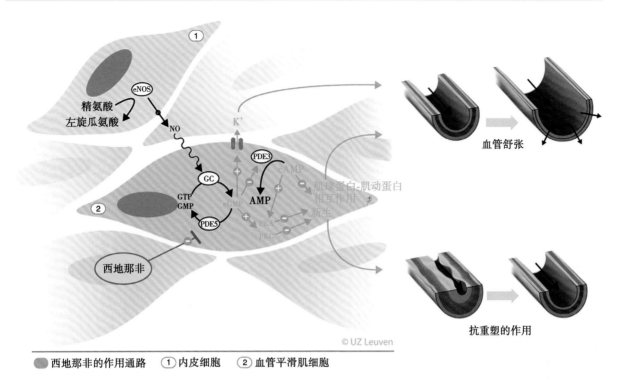

图48-6　西地那非对肺血管系统作用机制的示意图。eNOS，内皮源性氧化亚氮合成酶；NO，氧化亚氮；GC，鸟苷酸环化酶；GMP，单磷酸鸟苷；cGMP，环单磷酸鸟苷；PDE，磷酸二酯酶；ATP，三磷腺苷；AMP，单磷酸腺苷；cAMP，环单磷酸腺苷；PKG，环单磷酸鸟苷依赖性蛋白激酶；PKA，环单磷酸腺苷依赖性蛋白激酶。摘自 UZ Leuven，Belgium，绘图：Myrthe Boymans

没有明显的母体或胎儿副作用。与安慰剂组的 CDH 胎儿相比，西地那非对周围肺血管的正常管壁厚度和肌化显示了疗效。三维血管结构显示，安慰剂组的 CDH 幼崽第五级或更高级的血管更少，西地那非组的 CDH 幼崽血管数量正常。通过微超声多普勒研究，我们发现足月时宫内肺血管阻力降低。除了对血管的影响，该药物还改善了气道的形态，改善了出生后的肺力学[52]。总之，西地那非诱导的血管腔隙变化与气道发育的变化是平行的。最近的研究中，我们探索了气管堵塞（TO）和母体给予西地那非的联合效果。同样，暴露于西地那非的 CDH-TO 幼崽血管结构正常，肺实质和大小也正常，提示联合 TO 和西地那非具有协同效应[53]。最后，我们在体外胎盘灌注模型中进行了演示，西地那非穿过胎盘与母体初始浓度无关[54]。这些结果促使我们向 EMA 申请该药物用于预防 CDH 中 PHT 的唯一指定药；申请已获批准，目前已经对孕妇开展临床 Ⅰ／Ⅱ 期剂量方面的试验[55]。

微小核糖核酸

微小核糖核酸（MicroRNA，MiRNA）是微小、非编码的核苷酸链，可调控多达 1/3 的人类基因组。它们似乎在肺癌和 PHT 中都有重要作用，还有多个其他靶点正在进行临床前研究[56]。我们和来自加拿大 Manitoba 的一组研究人员发现 CDH 的胎肺中 miR-200b 和 miR-10a 的表达明显上调。FETO 术后的胎儿移除球囊时气管内液体也显示 miR-200b 表达升高。此外，我们观察到，通过 TGF-β/SMAD 信号，miR-200 的最终靶点检测，未来 FETO 幸存者的 miR-200 表达明显高于反应差者[57]。

基于这些结果，Keijzer 等在硝基芬-CDH 大鼠模型中进一步研究了这一概念。

首先，体外实验中它们能够通过增加 miR-200b 的表达来促进肺分支发育。然后，他们评估 miR-200b 经胎盘产前治疗的作用；他们可以证明 CDH 的晚期肺发育不良与低发育不良肺中 miR-200b 的（代偿）上调相关。在硝基芬暴露的大鼠中，通过模拟物增加 miR-200b 的表达可以改善肺发育不良，并将 CDH 的发生率从 80% 降低到 15%[58]。最后，我们也能够确认 CDH 和 TO 后胎兔 miR-200b 表达的改变和人类似[59]。不久，我们将尝试用同样的原则抢救 CDH 兔模型的肺发育不良。

（翻译　胡芷洋　审校　许婷婷）

参考文献

[1] EUROCAT (2015). *EUROCAT Statistical Monitoring Report – 2012*. www.eurocat-network.eu/content/Stat-Mon-Report-2012.pdf

[2] Harting MT, Lally KP. The Congenital Diaphragmatic Hernia Study Group registry update. *Semin Fetal Neonatal Med*. 2014; 19: 370–5.

[3] Claus F, Sandaite I, Dekoninck P, Moreno O, Cruz Martinez R, Van Mieghem T, et al. Prenatal anatomical imaging in fetuses with congenital diaphragmatic hernia. *Fetal Diagn Ther*. 2011; 29: 88–100.

[4] Harrison MR, Langer JC, Adzick NS, Golbus MS, Filly RA, Anderson RL, et al. Correction of congenital diaphragmatic hernia *in utero*, V. Initial clinical experience. *J Pediatr Surg*. 1990; 25: 47–55; discussion 6–7.

[5] Wilson JM, DiFiore JW, Peters CA. Experimental fetal tracheal ligation prevents the pulmonary hypoplasia associated with fetal nephrectomy: possible application for congenital diaphragmatic hernia. *J Pediatr Surg*. 1993; 28: 1433–9; discussion 1439–40.

[6] Hedrick MH, Estes JM, Sullivan KM, Bealer JF, Kitterman JA, Flake AW, et al. Plug the lung until it grows (PLUG): a new method to treat congenital diaphragmatic hernia *in utero*. *J Pediatr Surg*. 1994; 29: 612–17.

[7] Flageole H, Evrard VA, Piedboeuf B, Laberge JM, Lerut TE, Deprest JA. The plug-unplug sequence: an important step to achieve type II pneumocyte maturation in the fetal lamb model. *J Pediatr Surg*. 1998; 33: 299–303.

[8] Khan PA, Cloutier M, Piedboeuf B. Tracheal occlusion: a review of obstructing fetal lungs to make them grow and mature. *Am J Med Genet C Semin Med Genet*. 2007; 145C: 125–38.

[9] Marwan AI, Shabeka U, Dobrinskikh E. Suggested mechanisms of tracheal occlusion mediated accelerated fetal lung growth: a case for heterogeneous topological zones. *Front Pediatr*. 2017; 5: 295.

[10] Deprest J, Gratacós E, Nicolaides KH, Group FT. Fetoscopic tracheal occlusion (FETO) for severe congenital diaphragmatic hernia: evolution of a technique and preliminary results. *Ultrasound Obstet Gynecol*. 2004; 24: 121–6.

[11] Metkus AP, Filly RA, Stringer MD, Harrison MR, Adzick NS. Sonographic predictors of survival in fetal diaphragmatic hernia. *J Pediatr Surg*. 1996; 31: 148–51; discussion 151–2.

[12] Gallot D, Boda C, Ughetto S, Perthus I, Robert-Gnansia E, Francannet C, et al. Prenatal detection and outcome of congenital diaphragmatic hernia: a French registry-based study. *Ultrasound Obstet Gynecol*. 2007; 29: 276–83.

[13] Jani J, Nicolaides KH, Keller RL, Benachi A, Peralta CF, Favre R, et al. Observed to expected lung area to head circumference ratio in the prediction of survival in fetuses with isolated diaphragmatic hernia. *Ultrasound Obstet Gynecol*. 2007; 30: 67–71.

[14] Jani JC, Nicolaides KH, Gratacós E, Valencia CM, Done E, Martinez JM, et al. Severe diaphragmatic hernia treated by fetal endoscopic tracheal occlusion. *Ultrasound Obstet Gynecol*. 2009; 34: 304–10.

[15] DeKoninck P, Gomez O, Sandaite I, Richter J, Nawapun K, Eerdekens A, et al. Right-sided congenital diaphragmatic hernia in a decade of fetal surgery. *BJOG*. 2015; 122: 940–6.

[16] Al-Maary J, Eastwood MP, Russo FM, Deprest JA, Keijzer R. Fetal tracheal occlusion for severe pulmonary hypoplasia in isolated congenital diaphragmatic hernia: a systematic review and meta-analysis of survival. *Ann Surg*. 2016; 264: 929–33.

[17] Seravalli V, Jelin EB, Miller JL, Tekes A, Vricella L, Baschat AA. Fetoscopic tracheal occlusion for treatment of non-isolated congenital diaphragmatic hernia. *Prenat Diagn*. 2017; 37: 1046–9.

[18] Van Mieghem T, Cruz-Martinez R, Allegaert K, Dekoninck P, Castanon M, Sandaite I, et al. Outcome of fetuses with congenital diaphragmatic hernia and associated intrafetal fluid effusions managed in the era of fetal surgery. *Ultrasound Obstet Gynecol*. 2012; 39: 50–5.

[19] Van Mieghem T, Cruz-Martinez R, Allegaert K, Dekoninck P, Castanon M, Sandaite I, et al. Outcome of fetuses with congenital diaphragmatic hernia and associated intrafetal fluid effusions managed in the era of fetal surgery. *Ultrasound Obstet Gynecol*. 2012; 39: 50-5.

[20] Deprest J, Brady P, Nicolaides K, Benachi A, Berg C, Vermeesch J, et al. Prenatal management of the fetus with isolated congenital diaphragmatic hernia in the era of the TOTAL trial. *Semin Fetal Neonatal Med*. 2014; 19: 338–48.

[21] Friede T, Kieser M. Sample size recalculation in internal pilot study designs: a review. *Biom J*. 2006; 48: 537–55.

[22] Friede T, Mitchell C, Muller-Velten G. Blinded sample size reestimation in non-inferiority trials with binary endpoints. *Biom J*. 2007; 49: 903–16.

[23] O'Brien PC, Fleming TR. A multiple testing procedure for clinical trials. *Biometrics*. 1979; 35: 549–56.

[24] Rodrigues HC, Deprest J, Berg PP. When referring physicians and researchers disagree on equipoise: the TOTAL trial experience. *Prenat Diagn*. 2011; 31: 589–94.

[25] Van der Veeken L, Russo FM, De Catte L, Gratacós E, Benachi A, Ville Y, et al. Fetoscopic endoluminal tracheal occlusion and reestablishment of fetal airways for congenital diaphragmatic hernia. *Gynecol Surg*. 2018; 15: 9.

[26] Deprest J, Jani J, Cannie M, Debeer A, Vandevelde M, Done E, et al. Prenatal intervention for isolated congenital diaphragmatic hernia. *Curr Opin Obstet Gynecol*. 2006; 18: 355–67.

[27] Peralta CF, Jani JC, Van Schoubroeck D, Nicolaides KH, Deprest JA. Fetal lung volume after endoscopic tracheal occlusion in the prediction of postnatal outcome. *Am J Obstet Gynecol*. 2008; 198: 60. e1–5.

[28] Done E, Gratacós E, Nicolaides KH, Allegaert K, Valencia C, Castanon M, et al. Predictors of neonatal morbidity in fetuses with severe isolated congenital diaphragmatic hernia undergoing fetoscopic tracheal occlusion. *Ultrasound Obstet Gynecol*. 2013; 42: 77–83.

[29] Jimenez JA, Eixarch E, DeKoninck P, Bennini JR, Devlieger R, Peralta CF, et al. Balloon removal after fetoscopic endoluminal tracheal occlusion for congenital diaphragmatic hernia. *Am J Obstet Gynecol*. 2017; 217: 78. e1–11.

[30] Vijfhuize S, Schaible T, Kraemer U, Cohen-Overbeek TE, Tibboel D, Reiss I. Management of pulmonary hypertension in neonates with congenital diaphragmatic hernia. *Eur J Pediatr Surg*. 2012; 22: 374–83.

[31] Villamor E, Le Cras TD, Horan MP, Halbower AC, Tuder RM, Abman SH. Chronic intrauterine pulmonary hypertension impairs endothelial nitric oxide synthase in the ovine fetus. *Am J Physiol*. 1997; 272: L1013–20.

[32] Hanson KA, Ziegler JW, Rybalkin SD, Miller JW, Abman SH, Clarke WR. Chronic pulmonary hypertension increases fetal lung cGMP phosphodiesterase activity. *Am J Physiol*. 1998; 275: L931–41.

[33] Barnett CF, Machado RF. Sildenafil in the treatment of pulmonary hypertension. *Vasc Health Risk Manag*. 2006; 2: 411–22.

[34] Wharton J, Strange JW, Moller GM, Growcott EJ, Ren X, Franklyn AP, et al. Antiproliferative effects of phosphodiesterase type 5 inhibition in human pulmonary artery cells. *Am J Respir Crit Care Med*. 2005; 172: 105–13.

[35] Barst RJ, Ivy DD, Gaitan G, Szatmari A, Rudzinski A, Garcia AE, et al. A randomized, double-blind, placebo-controlled, dose-ranging study of oral sildenafil citrate in treatment-naive children with pulmonary arterial

hypertension. *Circulation*. 2012; 125: 324–34.

[36] Barst RJ, Beghetti M, Pulido T, Layton G, Konourina I, Zhang M, et al. STARTS-2: long-term survival with oral sildenafil monotherapy in treatment-naive pediatric pulmonary arterial hypertension. *Circulation*. 2014; 129: 1914–23.

[37] Steinhorn RH, Kinsella JP, Pierce C, Butrous G, Dilleen M, Oakes M, et al. Intravenous sildenafil in the treatment of neonates with persistent pulmonary hypertension. *J Pediatr*. 2009; 155: 841–7. e1.

[38] Sanchez Luna M, Franco ML, Bernardo B. Therapeutic strategies in pulmonary hypertension of the newborn: where are we now? *Curr Med Chem*. 2012; 19: 4640–53.

[39] Lacassie HJ, Germain AM, Valdes G, Fernandez MS, Allamand F, Lopez H. Management of Eisenmenger syndrome in pregnancy with sildenafil and L-arginine. *Obstet Gynecol*. 2004; 103: 1118–20.

[40] Molelekwa V, Akhter P, McKenna P, Bowen M, Walsh K. Eisenmenger's syndrome in a 27 week pregnancy – management with bosentan and sildenafil. *Ir Med J*. 2005; 98: 87–8.

[41] Streit M, Speich R, Fischler M, Ulrich S. Successful pregnancy in pulmonary arterial hypertension associated with systemic lupus erythematosus: a case report. *J Med Case Rep*. 2009; 3: 7255.

[42] Samangaya RA, Mires G, Shennan A, Skillern L, Howe D, McLeod A, et al. A randomised, double-blinded, placebo-controlled study of the phosphodiesterase type 5 inhibitor sildenafil for the treatment of preeclampsia. *Hypertens Pregnancy*. 2009; 28: 369–82.

[43] von Dadelszen P, Dwinnell S, Magee LA, Carleton BC, Gruslin A, Lee B, et al. Sildenafil citrate therapy for severe early-onset intrauterine growth restriction. *BJOG*. 2011; 118: 624–8.

[44] Maher MA, Sayyed TM, Elkhouly N. Sildenafil citrate therapy for

oligohydramnios: a randomized controlled trial. *Obstet Gynecol*. 2017; 129: 615–20.

[45] Luong C, Rey-Perra J, Vadivel A, Gilmour G, Sauve Y, Koonen D, et al. Antenatal sildenafil treatment attenuates pulmonary hypertension in experimental congenital diaphragmatic hernia. *Circulation*. 2011; 123: 2120–31.

[46] Yamamoto Y, Thebaud B, Vadivel A, Eaton F, Jain V, Hornberger LK. Doppler parameters of fetal lung hypoplasia and impact of sildenafil. *Am J Obstet Gynecol*. 2014; 211: 263. e1–8.

[47] Kattan J, Cespedes C, Gonzalez A, Vio CP. Sildenafil stimulates and dexamethasone inhibits pulmonary vascular development in congenital diaphragmatic hernia rat lungs. *Neonatology*. 2014; 106: 74–80.

[48] Lemus-Varela Mde L, Soliz A, Gomez-Meda BC, Zamora-Perez AL, Ornelas-Aguirre JM, Melnikov V, et al. Antenatal use of bosentan and/or sildenafil attenuates pulmonary features in rats with congenital diaphragmatic hernia. *World J Pediatr*. 2014; 10: 354–9.

[49] Burgos CM, Pearson EG, Davey M, Riley J, Jia H, Laje P, et al. Improved pulmonary function in the nitrofen model of congenital diaphragmatic hernia following prenatal maternal dexamethasone and/or sildenafil. *Pediatr Res*. 2016; 80: 577–85.

[50] Mous DS, Kool HM, Buscop-van Kempen MJ, Koning AH, Dzyubachyk O, Wijnen RM, et al. Clinically relevant timing of antenatal sildenafil treatment reduces pulmonary vascular remodeling in congenital diaphragmatic hernia. *Am J Physiol Lung Cell Mol Physiol*. 2016; 311: L734–42.

[51] Russo FM, Toelen J, Eastwood MP, Jimenez J, Miyague AH, Vande Velde G, et al. Transplacental sildenafil rescues lung abnormalities in the rabbit model of diaphragmatic hernia. *Thorax*. 2016; 71: 517–25.

[52] Russo FM, Toelen J, Eastwood MP, Jimenez J, Miyague AH, Vande Velde G, et al. Transplacental sildenafil rescues lung abnormalities in the rabbit model of diaphragmatic hernia. *Thorax*. 2016; 71: 517–25.

[53] Russo et al. *Am J Obstet Gynecol*. 2018 (will be added in galley proof phase)

[54] Russo FM, Conings S, Allegaert K, van Mieghem T, Toelen J, van Calsteren K, et al. Sildenafil crosses the placenta at therapeutic levels in a dually perfused human cotyledon model. *Am J Obstet Gynecol*. 2018; 219: 619. e1–619. e10.

[55] Russo FM, Benachi A, Van Mieghem T, De Hoon J, Van Calsteren K, Annaert P, et al. Antenatal sildenafil administration to prevent pulmonary hypertension in congenital diaphragmatic hernia (SToP-PH): study protocol for a phase I/IIb placenta transfer and safety study. *Trials*. 2018; 19: 524.

[56] Khoshgoo N, Kholdebarin R, Iwasiow BM, Keijzer R. MicroRNAs and lung development. *Pediatr Pulmonol*. 2013; 48: 317–23.

[57] Pereira-Terra P, Deprest JA, Kholdebarin R, Khoshgoo N, DeKoninck P, Munck AA, et al. Unique tracheal fluid microRNA signature predicts response to FETO in patients with congenital diaphragmatic Hernia. *Ann Surg*. 2015; 262: 1130–40.

[58] Khoshgoo N, Kholdebarin R, Pereira-Terra P, Mahood TH, Falk L, Day CA, et al. Prenatal microRNA miR-200b therapy improves nitrofen-induced pulmonary hypoplasia associated with congenital diaphragmatic hernia. *Ann Surg*. 2019; 269: 979–87.

[59] Eastwood MP, Deprest J, Russo FM, Wang H, Mulhall D, Iwasiow B, et al. MicroRNA 200b is upregulated in the lungs of fetal rabbits with surgically induced diaphragmatic hernia. *Prenat Diagn*. 2018; 38: 645–53.

胎儿干细胞移植

第49章 干细胞移植：治疗胎儿遗传病的临床潜力

Åsa Ekblad ◆ Cecilia Götherström

宫内移植概论

严重的遗传性基因病较为罕见，与较高的发病率和死亡率有关，因而临床结局较差。其中许多疾病目前都无法治愈，只能通过药物替代缺失的基因产物或抑制疾病的病理进展。干细胞移植有可能永久性修复缺陷，目前造血干细胞移植（hematopoietic stem cell transplantation, HSCT）用于治疗镰状细胞疾病（sickle cell disease）、重症联合免疫缺陷病（severe combined immunodeficiency, SCID）和其他免疫疾病[1,2]。然而，由于在胎儿期持续发病，病理不断进展，疾病在出生时可能就已经表现出来了。

产科领域内胎儿医学和胎儿治疗学的进步，以及高通量分子检测的最新进展，使得在妊娠早期诊断大多数遗传疾病成为可能，且对胎儿的风险很低。这促进了对新的治疗策略的探索。其中之一就是干细胞的宫内移植（in utero transplantation）。许多遗传病出现在妊娠早期，可在宫内诊断。胎儿会出现不可逆的病理损害，产后治疗效果可能较差。宫内移植的基本原理是在疾病发作时进行干预以减少不可逆的损害。宫内移植可能意味着血液病、免疫病和代谢性遗传病在管理上取得了重要的进步。本书的第一部分已详细阐述了胎儿治疗的基本原理。在这一章中，我们提供了一些可以用宫内移植治疗的疾病示例。

宫内移植的细胞来源

寻找合适的细胞来源是再生医学的主要挑战之一。除了改善需要重建的功能失调组织外，免疫原性低是有益的。

在所有干细胞中，无论是实验还是临床，对造血干细胞（hematopoietic stem cell, HSC）的研究最为广泛。HSC 是从成人骨髓、足月脐带血或胎儿肝脏（胎儿发育早期的造血器官）中分离出来的多功能干细胞。与其他干细胞一样，HSC 具有自我更新能力和发育成所有造血谱系细胞的能力。如果移植到清髓性受体中，它们将重新填充整个造血系统。然而移植时供体和受体必须在主要组织相容性抗原上匹配，并且需要免疫抑制才能获得成功。

多能间充质基质细胞（multipotent mesenchymal stromal cell）或间充质干细胞（mesenchymal stem cell, MSC）既非造血细胞，也非内皮细胞，是已知的免疫特权细胞。由于它们的非免疫原性特征，使细胞移植有可能跨越主要组织相容性障碍而不受免疫抑制，因此它们是宫内移植的候选者。此外，它们还具有向多种谱系分化的潜力，如成骨、软骨、肌源性和脂肪源性，且致癌风险极低[3]。由于这些有利的特性，它们已被用于多种疾病的临床试验中[4]。

其他细胞来源，如内皮祖细胞、上皮祖细胞、羊水干细胞、胚胎干细胞和诱导多能干细胞等，目前仅在宫内移植模型中进行了临床前研究。

可在宫内诊治的遗传病例

造血障碍

背景

珠蛋白生成障碍性贫血和镰状细胞疾病，以及免疫缺陷是最常见的最有希望用宫内移植治疗的造血系统疾病。目前，这些疾病的治疗采用出生后人类白细胞抗原（human leukocyte antigen, HLA）匹配的 HSCT。这种方法与严重的并发症和发病率有关。支持性治疗包括终身定期输血。因此，治疗性 HSCT 是血红蛋白病的首选治疗方案，如果能在子宫内进行治疗，将具有很大的优势。

临床前研究

从 20 世纪 60 年代开始,许多动物模型(小鼠、绵羊、狗、非人类灵长类)的临床前研究已经显示了使用 HSC 进行宫内移植的治疗效果。具体的研究由于在其他地方进行了综述,因而在此不做介绍,例如[5,6]。这些研究共同表明,如果一个重要的健康供体干细胞群在子宫内给予一个有缺陷的细胞区室(cell compartment)受体,只需少数甚至一个正常供体 HSC 移植足以恢复受体的正常造血功能。这些研究还表明,在宫内移植之前建立一个可用的供体细胞区室可能是至关重要的,例如全身低剂量照射。使用 HSC 进行宫内移植后,供体细胞的植入水平一直很低,低可小于 1%,高可达 50%。另一个重要的经验教训是,由于数个动物模型证明宫内移植是有效的,这意味着临床病例中的免疫屏障可能会被攻克(请参见下一部分的"机会之窗")。

临床经验

1989 年,人类胎儿首次尝试了干细胞移植,Touraine 等人发表了第一例裸淋巴细胞综合征(bare lymphocyte syndrome)的人类胎儿进行宫内移植的研究[7]。从那时起,全世界大约有 50 例宫内移植用于治疗 15 种不同的遗传疾病,包括免疫缺陷、血红蛋白病(主要是 α-珠蛋白生成障碍性贫血,β-珠蛋白生成障碍性贫血、镰状细胞贫血和 Rh 免疫)、慢性肉芽肿病、白细胞异常色素减退综合征和先天性代谢/贮存障碍性疾病(球形细胞脑白质营养不良、黏多糖贮积症、尼曼-匹克病、异染性脑白质营养不良和成骨不全)。这些病例在其他综述中已有介绍[6,8]。

传统上,早孕早期至孕中期胎儿被描述为免疫前期,即不能对同种异体细胞或病原体做出适应性免疫反应。宫内移植的概念是利用原生免疫系统,即"机会之窗",因此可以跨越组织相容性屏障进行移植,而不需要免疫调节或细胞消融。但由于胎儿免疫系统具有很高的竞争力,是实现供体细胞移植的巨大障碍。因此,应用 HSC 进行宫内移植有效的患者群是具有免疫缺陷的胎儿。这些孩子通常可以存活,出生时是嵌合体,并且具有功能性的供体免疫细胞。在免疫功能正常的患者中,使用 HSC 的宫内移植几乎都失败了[9,10]。使用 HSC 进行宫内移植治疗 α-珠蛋白生成障碍性贫血和 β-珠蛋白生成障碍性贫血后,部分病例植入率较低,但临床进程不受影响,所有患儿均依赖输血。失败的原因很复杂且难以评估,但越来越多的新证据表明,人类胎儿在妊娠中孕早期免疫系统就已具备相应功能[11]。

使用母体 HSC 对 10 例患有严重 α-珠蛋白生成障碍性贫血的胎儿进行宫内移植的安全性、可行性和有效性(临床实验．组织机构标志符:NCT02986698)的 I 期临床试验正在进行。宫内移植同时进行宫内输注红细胞。将母体细胞移植到胎儿体内利用了孕期已有的母胎耐受,如果在分娩后仍需行 HSCT,则在使用母体 HSC 时将不需要进行调理和免疫抑制。

综上所述,虽然用 HSC 进行宫内移植治疗造血功能障碍的方法在具备免疫能力的胎儿中并不总是成功的,但收集的数据表明,在出生前使用并治疗胎儿确实是安全可行的。

戈谢病

背景

遗传代谢病(inherited metabolic diseases)是一组影响约 1∶3 000 活产儿的罕见疾病,其共同特征为代谢途径中涉及酶、受体或转运蛋白的遗传基因缺乏。代谢性病与高发病率、神经损伤和死亡率有关。代谢性疾病是旨在恢复酶功能的新型细胞治疗策略的良好候选者,因为低水平的功能酶已被证明可改善临床结果[12]。在这一章我们重点关注戈谢病(Gaucher disease,GD),它是一种最常见的溶酶体贮积症,患病率为 1∶50 000,但在德系犹太人中高达 1∶850。该病为异质性较强的全身性疾病,由编码葡萄糖脑苷酶的 GBA 基因突变引起,根据发病、严重程度和神经系统受累程度分为三种类型:GD 1 型,最常见的非神经病变类型,以脾肿大、血液异常和骨科并发症为特征;GD 2 型,致命性类型,特征为急性神经病变,肝脾肿大,随着围生期发病,神经功能快速下降;GD 3 型,一种青少年慢性神经病变类型,但与 GD 2 型相比,侵袭性较低,进展较慢。

病理生理学涉及巨噬细胞溶酶体系统中葡萄糖脑苷结构的大量累积,导致细胞功能障碍,除此之外患儿免疫异常和恶性肿瘤的风险也增加。在 GD 的神经病变类型中,细胞损伤是由神经元细胞中累积的生物活性脂质的毒性作用介导的。在 GD 中,成骨细胞也有功能障碍,这可能导致骨质减少、骨骼畸形和骨痛[13]。

GD 1 型可以通过酶替代疗法成功治疗,即反复注射重组酶,可恢复血红蛋白水平和血小板计数,并减小脾脏和肝脏体积,减少骨痛和骨危象。酶替代疗法在 GD 2 型和 GD 3 型中并不成功。在 GD 3 型中,疾病的躯体特征可得到改善,但由于重组酶不能通过血脑屏障,因神经症状并未获得改善[14],目前还没有治疗神经退化的方法。

临床前研究

啮齿类动物 GD 2 型模型中的研究表明,在早期胎鼠的大脑、肝脏和脾脏中,除了葡萄糖脑苷外,有毒鞘脂的水平也在升高,且随着妊娠继续,这些物质在脑和内脏器官中逐渐增加。这一发现也在人类胎儿组织样本中得到证实。这表明神经病变在妊娠早期就开始了,而产后治疗可能无法阻止神经损害的继续进展[15]。MSC 表达代谢蛋白包括葡萄糖脑苷脂酶、β-半乳糖苷酶、β-六氨基糖苷酶 A 和 B 及肾上腺白质营养不良蛋白。酶缺乏的成纤维细胞可以吸收 MSC 分泌的酶,这表明将 MSC 作为溶酶体储存障碍患者的细胞移植来源具有优势[16]。

临床经验

由于 GD 的病理生理是由载脂巨噬细胞的累积所引起,因此 HSCT 似乎是一种合理的治疗策略。6 例 GD 3 型瑞典青少年患者接受了产后 HSCT 治疗,一名患者接受了不匹配的 HLA 父系供体的骨髓治疗,随后移植排斥,而另一名具有匹配供体的患者表现为可以长期植入。其中 4 例患者在移植后 11 年仍显示供体酶水平,2 例在 10 年的随访中没有出现认知能力退化。这些发现表明 HSCT 可能减缓神经系统恶化的速度[17],但产后进行 HSCT 并不能逆转已有的病理状况,因此进行产前治疗更为可取。已发表的用 HSC 进行宫内移植治疗贮积症的试验显示,供体细胞的移植量很低或没有[6]。需要考虑到移植时机、细胞剂量和分布途径等多个可能会改善预后的参数。在有已知病史的家族中,由于存在原生胎儿免疫系统优势,可在妊娠早期进行宫内移植。

进行性假肥大性肌营养不良

背景

肌营养不良(muscular dystrophies)是一种可遗传的异质性神经肌肉疾病,通常由编码连接细胞骨架和基底板蛋白的基因突变引起[18]。进行性假肥大性肌营养不良(Duchenne muscular dystrophy,迪谢内肌营养不良,DMD)和贝克肌营养

不良(Becker muscular dystrophies,BMD)是编码抗肌萎缩蛋白(dystrophin)的 DMD 基因突变引起的 X 连锁等位基因疾病。抗肌萎缩蛋白主要在骨骼肌和心肌中表达,在大脑中也有少量表达,在肌肉收缩时起稳定肌纤维的锚定蛋白作用。缺乏抗肌萎缩蛋白除了会导致严重的肌纤维消耗外,还会导致呼吸衰竭和心脏衰竭以及神经认知障碍。DMD 是最常见的肌肉营养不良,有报道的发病率在活产男性中为 1:6 291~1:3 802。DMD 是一种致命性疾病,由于完全缺乏抗肌萎缩蛋白,导致发病早且进展快,而 BMD 由于有部分功能性抗肌萎缩蛋白,疾病进展缓慢,病情较 DMD 相对轻[19]。

目前,DMD 没有治愈方法,欧洲唯一批准的可用治疗方法是糖皮质激素,但它只能延缓疾病的进展。患儿在 2~5 岁时由于步态改变和粗大运动延迟而被诊断。诊断后立即进行糖皮质激素治疗,但此时已表现出肌营养不良和逐渐进展的肌萎缩。在美国,药物 eteplirsen 已获批准,这是一种磷酸二甲酯吗啉代低聚物,每周给药可使 13% 的患病男孩产生功能性抗肌萎缩蛋白[20,21]。DMD 的临床病程较明确,随着近端下肢和躯干逐渐弱化,逐渐丧失行走功能,在 10~12 岁时依赖轮椅,依此即可诊断。随后迅速丧失上肢和远端肌肉功能。患者 20~30 岁前死亡,其死亡原因是肺功能下降和心肌病加重[19,22]。

在胎儿发育过程中,肌纤维是由成肌细胞,即中胚层祖细胞形成。但是现存肌肉纤维的维持和再生是由卫星细胞,即出生后的肌肉干细胞来完成。由于持续自我更新试图恢复受损肌肉,DMD 的肌纤维中卫星细胞逐渐耗竭,这会导致肌肉纤维化、萎缩和组织丢失。

在发病前做出诊断将有助于防止肌肉退化。DMD 的产前诊断已经很完善,由于相对较高的发病率,考虑对所有男性新生儿进行筛查[23,24]。

临床前研究

营养不良 mdx 小鼠是人类 DMD 的模型,研究表明,在出生前后移植成人骨髓、胎儿肝细胞或 MSC 均可导致抗肌萎缩蛋白表达、细胞移植和肌源性分化,尽管其水平较低[24]。Chan 等也证明产前腹腔注射胎儿 MSC 可在所有被检组织中获得系统分布和细胞移植物,与局部肌内注射相比是一种很有前景的细胞传递途径[24]。

基质金属蛋白酶(matrix metalloproteinase,MMP)与肌肉损伤和肌病有关,MMP-9 水平的降

低可以改善 mdx 模型中的肌肉再生和营养不良的肌肉结构。在有关细胞移植的研究中,已证明抑制 MMP-9 能够促进供体成肌细胞移植,提高卫星细胞活性,同时改善肌肉再生。此外,多不饱和脂肪酸 ω-3 可以缓解 mdx 小鼠的炎症和骨骼肌坏死,并且有报道称 ω-3 可以降低组织中的 MMP 水平。De Carvalho 等人的一项研究证明,与未使用 ω-3 治疗的小鼠相比,细胞移植前使用 ω-3 治疗可以提高 mdx 小鼠的成肌细胞移植,增加抗肌萎缩蛋白表达,降低 MMP-9 基因的表达,减少肌肉坏死和肌肉萎缩的发生[25]。这表明 ω-3 治疗可通过降低 MMP-9 活性从而减少炎症和坏死来促进成肌细胞移植,这可能会改善宫内移植后的供体细胞植入和结局。

临床经验

目前有几种实验疗法正在研究中,其中包括各种旨在肌肉组织再生和促进抗肌萎缩蛋白表达的细胞疗法。肌肉内移植健康的供体卫星细胞已被认为是一种潜在的治疗策略,临床前和 I 期临床试验已证实供体来源的抗肌萎缩蛋白在注射几个月后可以表达。这种治疗只适用于从体表无障碍肌内注射,通过高细胞密度的注射来实现移植,并且需要免疫抑制。抗肌萎缩蛋白的表达也局限于注射部位。考虑到机体的肌肉较多且需要进行多次高浓度的细胞注射,所以肌肉局部注射方法不实用[18]。

DMD 的死亡原因主要为心肌病,现已开展针对降低心脏恶化的临床研究。心肌来源的细胞(心脏祖细胞)能促进心肌发育和逆转心肌梗死损伤后形成的瘢痕。基于这些有价值的临床结果,这些祖细胞似乎是一种很有前景的治疗 DMD 心肌病的选择。目前正对 24 名 DMD 患者使用心球样细胞团来源的细胞进行开放、随机的 HOPE-Duchenne I / II 期临床试验(临床试验. 组织机构标示符:NCT02485938)[26]。

此外,在针对 10 例 DMD 和 BMD 患者的研究中 Silva 等证实存在心肌纤维化会导致患者预后更差。随后一项包括 76 名患者的双中心随机 III 期试验(临床试验. 组织机构标示符:NCT02432885)显示,血管紧张素转化酶(ACE)抑制剂治疗可降低 DMD 患者心肌纤维化进展[27]。细胞移植联合 ACE 抑制治疗可进一步减少 DMD 患者心肌病的发生,这值得进一步研究。

成骨不全

背景

严重的成骨不全(osteogenesis imperfecta,OI),或脆骨病(brittle bone disease),是一种严重致残的先天性疾病,产前发病导致骨质减少和骨脆。根据欧盟妊娠中期常规胎儿畸形超声筛查可以做出诊断,表现为长骨缩短和骨折。OI 患儿的出生比例是 1:20 000 ~ 1:10 000,主要由大于 1 400 种不同的显性突变和大于 150 种隐性突变引起,且仍有新的突变还在不断被发现[28]。最常见原因为骨胶原基因突变导致胶原微纤维组装异常。

主要临床表现为骨骼发育不典型、骨质减少、多处疼痛性骨折和身材矮小,但 OI 患者还有其他异常,包括脆牙、听力丧失和关节过度活动。在他们的一生中患肺部疾病、心脏病(包括瓣膜功能不全和动脉瘤)的风险也较高,其中心脏病通常只有在童年后期或成年时才会明显表现,并且会有出血和凝血功能障碍。OI 在临床上表现多样,从轻度 I 型到致死型 II A/C 型不等。III 型 OI 是最严重的类型,与患儿能否成年一致。且 III 型 OI 患者一生中可能发生数百次骨折。IV 型和 V 型 OI 可能是中度严重,但变化很大。较轻的 OI 患者预期寿命不受影响,但更严重的 OI 患者预期寿命可能会缩短[29]。

目前没有治愈 OI 的方法,并且当前的治疗方法并未解决潜在的分子病理学问题。治疗的目标是增加整体骨强度,以预防骨折和保持活动能力,促进正常功能,并提高生活质量。通过物理疗法来增强肌肉和改善活动能力,以及终身矫形外科手术以纠正骨畸形,如在长骨中置入髓内钉。双膦酸盐类用于减少骨再吸收和增加骨矿物质密度。然而,最近的两项关于双膦酸盐治疗 OI 的随机试验的荟萃分析并未证明骨折率、功能活动好转或疼痛减轻[30,31]。人们也越来越关注双膦酸盐在这些儿童受损骨重塑中的作用,这也许会适得其反。

临床前研究

MSC 移植治疗 OI 的潜力首先在患有 OI 疾病的小鼠模型中得到证实[32]。出生后移植同种异体成年小鼠的 MSC 导致供体细胞广泛分布和植入,并靶向至骨骼,这些细胞在骨原细胞中起作用(供体细胞植入介于 0.3% ~ 28%),并改善骨胶原含量、骨矿化和新骨形成[32]。

在 OI 的围生期显性致死性 BrtIIV 模型中应用同种异体成年小鼠骨髓宫内移植挽救了围生期新生鼠死亡，提升了骨骼的力学性能[32]。供体细胞植入造血组织和非造血组织，分化为骨细胞。尽管移植时仅占 2%，供体细胞合成了高达骨骼中 I 型骨胶原总含量的 20%。已在 oim 小鼠中验证了人类胎儿 MSC 的宫内移植或出生后 3~4d 围生期移植，这是一种自然存在的小鼠隐性遗传模型，近似于 III 型 OI，具有进行性畸形和骨折。注射人类胎儿 MSC 后，骨骼组织中的供体细胞（约 5%植入）明显多于其他器官，供体细胞聚集在活跃的骨形成和重塑区以及骨折愈合部位。骨骼中供体细胞表达成骨细胞谱系基因，产生骨蛋白和正常人 I 型骨胶原，并发育为成骨细胞。MSC 的宫内移植会导致骨羟脯氨酸含量下降，骨强度、骨厚度和骨长度显著增加。观察到长骨骨折减少了 67%，与未治疗的动物相比，每只接受治疗的动物骨折均明显减少[32]。

临床经验

已尝试在少数患有严重 OI 的儿童中进行产后干细胞移植。十年前，Horwitz 等人首次提出了该原理的临床证据，有 5 名 III 型 OI 患儿接受了与之匹配的成人全骨髓移植。尽管供体成骨细胞植入水平较低（<2%），它们的线性生长从 1.25cm 增加到 7.5cm（移植前 6 个月与移植后 6 个月比较），骨折率减少了 80%[33]。随后从骨髓供体向受体输注分离出的成人 MSC 显示出与骨髓移植相似的结果，供体细胞移植到骨骼中使生长速度加速了 60%~94%[34]。没有发现严重的不良事件，但有一位患者出现了一个不良事件：在第二次 MSC 输注后出现荨麻疹。来自小鼠的研究数据表明，相对少量的供体细胞可以沉积大量正常的骨胶原[32]，这可以解释尽管低水平的植入也可以显著改善 OI。

研究宫内移植胎儿 MSC 治疗 III 型和 IV 型 OI 的两个案例已经发表[33,35]。由于临床供体减少，这两名被治疗患者随后接受产后加压输注同一供体来源的 MSC。虽然很难最终确定这 2 例异质性病例产前移植 MSC 的效果，但结果表明它是安全的，并产生了潜在的临床效益，尤其是与相同突变的未经治疗个体相比。下面将更详细地描述每个病例。

第一个病例是一位产前被诊断为严重 III 型

OI 的瑞典患者[35]。妊娠 15 周时股骨长度低于第 5 百分位数。核型正常。妊娠 24~27 周超声检查显示四肢长度均低于第 5 百分位数，且有股骨成角骨折。妊娠 32 周她在脐静脉肝内段按照 5.0×10^6/kg 注射了 HLA 不匹配的人孕早期肝脏来源的 MSC。手术后无骨折发生，胎儿按其百分位数曲线生长。35 周时因自发性胎膜早破行剖宫产分娩。临床检查表现为典型的严重 OI 症状，包括缝间骨（wormian skull bones）、全身骨质减少、扁平椎、骨折愈合后纤长弯曲的畸形长骨，以及确切的右侧股骨干骨折。由于骨质减少和脊柱新的压缩性骨折，因而在 4 个月时开始用双膦酸盐治疗。

从基因突变来看，她的临床病程比预期要好。8 岁之前每年大约有 1 次骨折和 1 次压缩性骨折（5 次股骨骨折，2 次锁骨骨折，1 次肩部骨折和 1 次颅骨骨折，11 次椎体压缩性骨折）。15 个月时走路需要支撑，在两岁零四月时可以独立行走，之后继续以正常的速度增长，尽管从出生到 6 岁一直在 -5SD 左右，到 8 岁时加重至 -6.5SD。此时，由于骨折率的增加和生长停滞，患者接受了 2.8×10^6/kg 相同供体 MSC 的静脉加压注射[36]。在接下来的 2 年中，患者没有出现任何新的骨折，并且线性增长和活动能力得到改善。在 11~13 岁，患者每年接受一次相同供体的 MSC 加压输注以增加身高，并评估对骨折频率的疗效。目前 16 岁，并且表现超出预期。已知的另外三个患儿和该病例均为 COL1A2 突变。Götherström 等人描述了一个加拿大籍患儿[36]，表现为非常严重的 OI 表型。尽管接受了产后双膦酸盐治疗，由于没有接受 MSC 注射，患者在 5 月龄时死亡。文献中报道的另外 2 例具有相同突变的患儿存在严重的 OI（II/III 型）。这些患儿所接受的治疗以及影响其疾病的其他因素尚不清楚。

第二个病例为一名 IV 型 OI 胎儿，在妊娠 26 周时出现长骨短（<第 5 百分位数）和多发新鲜骨折和愈合骨折[36]。胎儿在孕 31 周时植入了 30×10^6/kg 来源于孕早期人类 HLA 不匹配的肝脏 MSC，此后孕期或婴儿期没有出现新的骨折。患者及其家庭成员的基因分型符合常染色体显性遗传。由于钙化差，患儿从 1 月龄时就开始了双膦酸盐治疗。患儿遵循低于第 3 百分位数的生长曲线，直到 1 岁时纵向长度达到稳定。在 18 月龄时进行了产后同种供体 MSC 的加压输注，随后恢复了其纵向生长。加压注射后不久开始行走。

供体细胞移植已在第一例中得到证实且仅局限于骨骼[35,36]。检测到的植入水平不等，但一直很低；从 0.003% 到 16.6%。第二例还不能提取到骨骼中的样本。

以上总结的两个病例在产前接受了胎儿 MSC 的静脉输注，出生后接受了同供体 MSC 加压输注。目前还未发现任何早期或晚期不良事件（患者随访 9 年和 16 年以上）。在体外供体细胞未诱导患者淋巴细胞中的任何同种异体反应。在加压注射之前，大量分析显示缺乏针对 HLA Ⅰ 类和 Ⅱ 类、IgG、IgM 或胎牛血清的抗体，或对供体 MSC 的细胞介导反应。

我们知道还有 2 个以上宫内移植和 1 个使用胎儿 MSC 的围生期移植（其中 2 个在卡罗林斯卡医学院进行）和 2 个使用成人 MSC 来宫内移植治疗 OI 的病例。这些病例均未被公布。没有不良事件的描述（口头交流）。

前景

本章所述的这些严重疾病会在胎儿早期造成损害。因此，最好在胎儿出现其他不可逆病理改变之前尽早进行治疗。与产后治疗相比，用健康的供体干细胞或祖细胞行宫内移植可更大程度上降低发病率。

然而，HSC 进行宫内移植后的成功结局在最近的免疫缺陷病例中才实现，而患有其他疾病的胎儿，如先天性代谢障碍和血红蛋白病，移植细胞由于具有免疫原性而被排斥，导致临床上的失败。化疗或免疫抑制已被认为可以阻止移植排斥反应，但尚未进行临床实验。MSC 具有低免疫原性，在没有免疫抑制的情况下使用免疫特权 MSC 跨越主要组织相容性障碍进行细胞移植的可能性有望成为许多遗传性疾病及其他疾病的突破性技术（表 49-1）。

表 49-1　未来可能使用 MSC,HSC 或 MSC 和 HSC 联合移植进行宫内移植治疗的疾病

中胚层疾病	免疫缺陷/影响淋巴细胞的疾病	先天性代谢/贮存障碍性疾病
成骨不全	SCID（性连锁）	MPS Ⅰ
骨骼发育不良	SCID（腺苷脱氨酶缺乏症）	MPS Ⅱ
低磷酸酯酶症	无人免疫球蛋白血症	MPS Ⅲ B
肌营养不良症	裸淋巴细胞综合征	MPS Ⅳ
	白细胞异常色素减退综合征	MPS Ⅵ
血红蛋白病		甘露糖苷贮积症（A 和 B）
镰状细胞贫血	**凝血功能障碍**	血脂异常
α-珠蛋白生成障碍性贫血	血友病	戈谢病
β-珠蛋白生成障碍性贫血		球形细胞脑白质营养不良
Rh-免疫	**粒细胞紊乱**	尼曼-皮克病
	慢性肉芽肿病	异染性脑白质营养不良

SCID，重症联合免疫缺陷病；MPS，黏多糖贮积症。

尽管一次宫内移植临床上不足以进行永久性表型矫正，但宫内移植的方法仍然是无可非议的。因为胎儿原生免疫可能允许对供体细胞产生免疫耐受，而正常胎儿发育又促进细胞迁移和移植，使宫内移植更有效。

最后，虽然宫内移植的理念很有趣，但与几个复杂的伦理问题有关。如何给父母提供建议？他们又如何评估不同的选择？宫内移植中另一个值得关注的问题是如何从胎儿的表型和遗传信息中准确预测出生后的表型。不确定性总是存在，这个复杂的问题需要考虑进去，并需要一个多学科团队为父母做详细的咨询。你可以在本书的第一部分和 Götherström 等人那里了解更多[37]。

结束语

目前，宫内移植还是一种实验性的治疗方法。在有干细胞移植项目的中心，它目前可以用于 SCID 病例。在 OI 中，我们将进行一项国际多中心 Ⅰ/Ⅱ期临床试验——在出生前增强脆性骨骼（Boost

Brittle Bones Before Birth, BOOSTB4) 以评估胎儿 MSC 注射治疗重度 OI 的安全性和有效性。

这一领域内的研究小组联合起来并制订共同的方案是可取的，包括关于移植的适应证、纳入和实验室操作的指南。此外，使用宫内移植方法，对参与儿童的监测和有组织的后续随访应该是群体性的。作为开端，国际胎儿移植与免疫学会（iFe-TIS）在 2014 年发表了一篇关于产前细胞和基因治疗的共识声明[38]。如果未来的产前细胞疗法不能按照最高标准进行，那么整个领域将会出现支离破碎的风险，这将阻碍该领域的发展。

（翻译　李洁　审校　王新霞）

参考文献

[1] Kassim AA, Sharma D. Hematopoietic stem cell transplantation for sickle cell disease: the changing landscape. *Hematol Oncol Stem Cell Ther.* 2017; 10: 259–66.

[2] Raje N, Dinakar C. Overview of immunodeficiency disorders. *Immunol Allergy Clin North Am.* 2015; 35: 599–623.

[3] Sagar R, Walther-Jallow L, David AL, Götherström C, Westgren M. Fetal mesenchymal stromal cells: an opportunity for prenatal cellular therapy. *Curr Stem Cell Rep.* 2018; 4: 61–8.

[4] Squillaro T, Peluso G, Galderisi U. Clinical trials with mesenchymal stem cells: an update. *Cell Transplant.* 2016; 25: 829–48.

[5] Nijagal A, Flake AW, MacKenzie TC. In utero hematopoietic cell transplantation for the treatment of congenital anomalies. *Clin Perinatol.* 2012; 39: 301–10.

[6] Tiblad E, Westgren M. Fetal stem-cell transplantation. *Best Pract Res Clin Obstet Gynaecol.* 2008; 22 : 189–201.

[7] Touraine JL, Raudrant D, Royo C, Rebaud A, Roncarolo MG, Souillet G, et al. In-utero transplantation of stem cells in bare lymphocyte syndrome. *Lancet.* 1989; 1: 1382.

[8] Vrecenak JD, Flake AW. In utero hematopoietic cell transplantation – recent progress and the potential for clinical application. *Cytotherapy.* 2013; 15: 525–35.

[9] Flake AW, Zanjani ED. In utero hematopoietic stem cell transplantation: ontogenic opportunities and biologic barriers. *Blood.* 1999; 94: 2179–91.

[10] Westgren M, Ringdén O, Eik-Nes S, Ek S, Anvret M, Brubakk AM, et al. Lack of evidence of permanent engraftment after in utero fetal stem cell transplantation in congenital hemoglobinopathies. *Transplantation.* 1996; 61: 1176–9.

[11] Loewendorf AI, Csete M, Flake A. Immunological considerations in in utero hematopoetic stem cell transplantation (IUHCT). *Front Pharmacol.* 2014; 5: 282.

[12] Perez B, Vilageliu L, Grinberg D, Desviat LR. Antisense mediated splicing modulation for inherited metabolic diseases: challenges for delivery. *Nucleic Acid Ther.* 2014; 24: 48–56.

[13] Baris HN, Cohen IJ, Mistry PK. Gaucher disease: the metabolic defect, pathophysiology, phenotypes and natural history. *Pediatr Endocrinol Rev.* 2014; 12 (Suppl. 1): 72–81.

[14] Charrow J, Scott CR. Long-term treatment outcomes in Gaucher disease. *Am J Hematol.* 2015; 90 (Suppl. 1): S19–24.

[15] Orvisky E, Sidransky E, McKinney CE, Lamarca ME, Samimi R, Krasnewich D, et al. Glucosylsphingosine accumulation in mice and patients with type 2 Gaucher disease begins early in gestation. *Pediatr Res.* 2000; 48: 233–7.

[16] Müller I, Kustermann-Kuhn B, Holzwarth C, Isensee G, Vaegler M, Harzer K, et al. In vitro analysis of multipotent mesenchymal stromal cells as potential cellular therapeutics in neurometabolic diseases in pediatric patients.. *Exp Hematol.* 2006; 34: 1413–19.

[17] Weiss K, Gonzalez A, Lopez G, Pedoeim L, Groden C, Sidransky E. The clinical management of Type 2 Gaucher disease. *Mol Genet Metab.* 2015; 114: 110–22.

[18] Meregalli M, Farini A, Belicchi M, Parolini D, Cassinelli L, Razini P, et al. Perspectives of stem cell therapy in Duchenne muscular dystrophy. *FEBS J.* 2013; 280: 4251–62.

[19] Flanigan KM. Duchenne and Becker muscular dystrophies. *Neurol Clin.* 2014; 32: 671–88, viii.

[20] Mendell JR, Rodino-Klapac LR, Sahenk Z, Roush K, Bird L, Lowes LP, et al. Eteplirsen for the treatment of Duchenne muscular dystrophy. *Ann Neurol.* 2013; 74: 637–47.

[21] Aartsma-Rus A, Goemans N. A Sequel to the eteplirsen saga: eteplirsen is approved in the United States but was not approved in Europe. *Nucleic Acid Ther.* 2019; 29: 13–15.

[22] Falzarano MS, Scotton C, Passarelli C, Ferlini A. Duchenne muscular dystrophy: from diagnosis to Therapy. *Molecules.* 2015; 20: 18168–84.

[23] Cordova G, Negroni E, Cabello-Verrugio C, Mouly V, Trollet C. Combined therapies for duchenne muscular dystrophy to optimize treatment efficacy. *Front Genet.* 2018; 9: 114.

[24] Chan J, Waddington SN, O'Donoghue K, Kurata H, Guillot PV, Götherström C, et al. Widespread distribution and muscle differentiation of human fetal mesenchymal stem cells after intrauterine transplantation in dystrophic mdx mouse. *Stem Cells.* 2007; 25: 875–84.

[25] de Carvalho SC, Hindi SM, Kumar A, Marques MJ. Effects of omega-3 on matrix metalloproteinase-9, myoblast transplantation and satellite cell activation in dystrophin-deficient muscle fibers. *Cell Tissue Res.* 2017; 369: 591–602.

[26] Aminzadeh MA, Rogers RG, Fournier M, Tobin RE, Guan X, Childers MK, et al. Exosome-mediated benefits of cell therapy in mouse and human models of duchenne muscular dystrophy. *Stem Cell Reports.* 2018; 10: 942–55.

[27] Silva MC, Magalhaes TA, Meira ZM, Rassi CH, Andrade AC, Gutierrez PS, et al. Myocardial fibrosis progression in duchenne and becker muscular dystrophy: a randomized clinical trial. *JAMA Cardiol.* 2017; 2: 190–9.

[28] Marini JC, Forlino A, Bachinger HP, Bishop NJ, Byers PH, Paepe A, et al. Osteogenesis imperfecta. *Nat Rev Dis Primers.* 2017; 3: 17052.

[29] Folkestad L, Hald JD, Canudas-Romo V, Gram J, Hermann AP, Langdahl B, et al. Mortality and causes of death in patients with osteogenesis imperfecta: a register-based nationwide cohort study. *J Bone Miner Res.* 2016; 31: 2159–66.

[30] Hald JD, Evangelou E, Langdahl BL, Ralston SH. Bisphosphonates for the prevention of fractures in osteogenesis imperfecta: meta-analysis of placebo-controlled trials. *J Bone Miner Res.* 2015; 30: 929–33.

[31] Dwan K, Phillipi CA, Steiner RD, Basel D. Bisphosphonate therapy for osteogenesis imperfecta. *Cochrane Database Syst Rev.* 2014; 7: CD005088.

[32] Chan JK, Götherström C. Prenatal transplantation of mesenchymal stem cells to treat osteogenesis imperfecta. *Front Pharmacol.* 2014; 5: 223.

[33] Horwitz EM, Prockop DJ, Gordon PL,

Koo WW, Fitzpatrick LA, Neel MD, et al. Clinical responses to bone marrow transplantation in children with severe osteogenesis imperfecta. *Blood*. 2001; 97: 1227–31.

[34] Horwitz EM, Gordon PL, Koo WK, Marx JC, Neel MD, McNall RY, et al. Isolated allogeneic bone marrow-derived mesenchymal cells engraft and stimulate growth in children with osteogenesis imperfecta: implications for cell therapy of bone. *Proc Natl Acad Sci U S A*. 2002; 99: 8932–7.

[35] Le Blanc K, Götherström C, Ringden O, Hassan M, McMahon R, Horwitz E, et al. Fetal mesenchymal stem-cell engraftment in bone after in utero transplantation in a patient with severe osteogenesis imperfecta. *Transplantation*. 2005; 79: 1607–14.

[36] Götherström C, Westgren M, Shaw SW, Astrom E, Biswas A, Byers PH, et al. Pre- and postnatal transplantation of fetal mesenchymal stem cells in osteogenesis imperfecta: a two-center experience. *Stem Cells Transl Med*. 2014; 3: 255–64.

[37] Götherström C, Hermerén G, Johansson M, Sahlin N-E, Westgren M. Stem cells and fetal therapy: is it a reality? *Obstet Gynecol Reprod Med*. 2017; 27: 166–7.

[38] MacKenzie TC, David AL, Flake AW, Almeida-Porada G. Consensus statement from the first international conference for in utero stem cell transplantation and gene therapy. *Front Pharmacol*. 2015; 6: 15.

胎儿干细胞移植

第50章　修复胎膜缺陷的策略

Tina T. Chowdhury　◆　David W. Barrett　◆　Anna L. David

引言

胎膜（fetal membranes，FM）由羊膜（amniotic membrane，AM），绒毛膜（chorionic membrane，CM）和母体蜕膜组成。它们共同为防御感染提供屏障，并使羊水（amniotic fluid）保持内环境稳定。未足月胎膜早破（preterm premature rupture of membranes，PPROM）可自发性发生，发生率为2%，导致早产、绒毛膜羊膜炎、新生儿败血症、肢体部位缺陷、呼吸窘迫综合征、肺发育不良和慢性肺部疾病。胎膜分离常见于胎儿开放性手术后，会导致医源性未足月胎膜早破（iatrogenic preterm premature rupture of membranes，iPPROM）和宫内感染，发生率为30%，早产又会进一步影响治疗结果，降低胎儿手术的临床效果[1]。胎儿镜术后胎膜不会自发愈合，在胎膜中留下可见的缺陷（图50-1），容易出现羊水渗漏和随后的iPPROM[2]。迄今为止，尚无修复已破裂胎膜的临床方法。

现已有多种密封技术来治疗或预防PPROM，其目的是修复用于抵抗感染的物理屏障并促进羊水的重新积聚。一项针对PPROM修复方法进行的系统综述只提出了两个随机对照试验（randomized controlled trial，RCT），涉及：①口服免疫膜密封剂和②宫颈机械适配器（cervical mechanical adapter）。该综述表明尚无足够的证据支持上述方法有效，且缺乏前瞻性RCT研究[3]。对双胎输血综合征（twin-twin transfusion syndrome，TTTS），先天性膈疝（congenital diaphragmatic hernia，CDH）和脊髓脊膜膨出（myelomeningocele，MMC）等疾病，以治疗为目的的宫内干预在全球范围内持续增多，目前正在研究预防iPPROM和早产的解决方案。研究集中在两个主要途径上：①用天然或合成材料密封FM缺损或②用诱导修复机制的治疗策略修复FM。在羊水存在时，可以用胎膜密封剂刺激细胞迁移和伤口愈合。另外，这种材

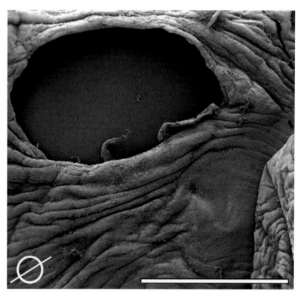

图50-1　胎儿镜检查术后10周胎膜（FM）缺损的电子显微镜扫描。该图显示了羊膜（AM）的表面。FM来自一名28岁的患者，该患者在19周3d接受了胎儿镜手术治疗双胎输血综合征（TTTS）Ⅰ期，并在29周4d通过剖宫产分娩。比例尺：2mm，直径约3mm的缺损[16]

料必须是无毒的并且不能引起母体或胎儿的异物反应。随着生物医学工程和药理学中多学科技术的发展，在未来研究中可尝试探索涉及FM组织再生的第三种策略。有研究证实通过预防羊水渗漏和恢复FM功能以成功治疗自发性和iPPROM。

羊膜的愈合潜力

正常的愈合机制

在正常的生理条件下，伤口愈合过程是包括止血、炎症、细胞增殖、迁移以及特定生长因子、细胞因子和细胞作用后基质重塑的高度协调反应[4]，从而产生：①具有原始组织结构的细胞外基质（extracellular matrix，ECM）和②生物力学功

能这两个主要结果。损伤后,分子和细胞机制受损。例如,慢性伤口显示出过度增殖和非迁移性细胞,未消退的炎症,感染以及干扰基本修复机制的炎性细胞水平升高,导致异常组织重塑。

动物模型中胎膜修复机制

动物活体实验表明,不同物种之间 FM 创伤后愈合的能力各不相同[5]。在大鼠、绵羊和恒河猴模型中,组织增殖有限,伤口边缘变厚,显示出有限的愈合能力[6,7]。相反,对猪的研究报道了剖腹手术后 44d 直径最大达 4mm 的 FM 缺损可自发愈合[8]。在小鼠中,直径为 0.47mm 的 FM 缺损损伤后 3d 自发愈合[9]。但是,发现直径大于 0.91mm 的较大伤口的愈合率为 40%,与 AM 相比,CM 的愈合能力更有限[9]。AM 中的组织修复机制涉及从羊水募集巨噬细胞,而在较大缺损中细胞迁移和 ECM 沉积减少。此外,猪和小鼠 FM 脉管系统的增加可促进组织修复。然而,在兔子中,由于妊娠期短至 31d,伤口愈合至少需要 7d,因此研究受到了限制[7]。因此,在研发医源性创伤后愈合 FM 的疗法时,动物模型的选择至关重要。尽管猪和小鼠模型具有膜自发愈合的特性,但它们可能不适合用于修复人类组织中的 FM。

女性中胎膜愈合及组织移植

表 50-1 描述了前期因 MMC 接受胎儿镜和开放式胎儿手术后女性中发生 iPPROM 后 FM 愈合反应的研究。大多数病例显示,接受 TTTS 或 MMC 激光手术的女性愈合潜力有限[10,11]。然而,通过局部 FM 封闭可以使胎儿手术后羊水停止渗漏,并且发现 AM 和 CM 的缺损不对齐,从而使液体无法漏出[2]。此外,有个案报道 FM 与底蜕膜黏附可阻止羊水漏出。人类 FM 缺乏愈合机制是由于组织无血管的特性,因此多发伤不太可能发生愈合级联反应。曾有过缺乏愈合反应可能是一种进化特征的假设,其作用是阻止 FM 修复,从而避免把潜在的感染封闭在羊膜腔内。而对于没有感染的胎儿治疗或自发性未足月胎膜早破(spontaneous preterm premature rupture of membranes,sPPROM),则非常有必要对局部损伤的胎膜进行修复,从而恢复组织的功能完整性,降低绒毛膜羊膜分离的风险,并防止羊水漏出和与羊水过少相关的胎肺发育不全、肢体挛缩以及绒毛膜羊膜炎。据推测,医源性外伤后若未发生感染,凝血酶

的产生可能导致 iPPROM。通过体外培养 FM 组织块发现针刺外伤可诱导凝血酶的产生。但在胎儿镜检查开始和结束时羊水中凝血酶-抗凝血酶的浓度相似,表明凝血酶对 FM 破裂没有直接影响[12]。

表 50-1　胎儿镜手术后的医源性 PPROM 或组织块移植后羊膜的修复机制和愈合潜力

主要发现	参考文献
当胎儿镜检查中 FM($n=19$)被局部损坏时,没有自发愈合的证据。胎儿镜检查后 3~112d 分娩。增殖指数在 CM 中非常低(范围:0~7%),在 AM 中不存在	Gratacós 等[2]
当胎儿镜检查中 FM($n=31$)被局部损坏时,没有自发愈合的证据。组织重塑的证据仅限于增厚的创缘。在 AM 的成纤维细胞层中没有成肌纤维细胞存在的迹象,表明伤口愈合机制的收缩阶段不存在	Papanna 等[8]
接受 MMC 开放性胎儿手术的患者中没有 FM 恢复的证据($n=10$)。组织学分析显示,与非缝合部位(6.1%)相比,缝合部位的 FM 中胶原染色增加(13.2%)。与非缝合部位相比,缝合部位显示羊膜上皮质缺失	Carvalho 等[11]
手术引起的胎膜缺损可提高 AM 伤口边缘 Cx43 的表达并促进胶原蛋白的结构变化,从而影响胎儿镜手术后的愈合	Barrett DA,2016

图 50-2 使用体外病灶修复实验显示了人源性单层羊膜上皮和间充质细胞主动修复机制[13]。尽管间充质细胞的修复效率不及上皮细胞,伤口的闭合通常在 40h 内发生。此外,与足月妊娠相比,早产组的细胞修复力更为强大。事实上,先前已经证明人类羊膜上皮细胞在早产组织中的增殖能力比足月组织高[14]。然而,与足月组织相比,早产儿羊膜上皮细胞的分化潜能较低,这表明从足月组织中分离出来的细胞可能对细胞治疗的发展更有效,而细胞治疗依赖于分化方案来达到修复效果[15]。尽管受缺陷的大小和宫内拉伸的影响,可尝试修复人类 FM,但成功率有限。

本课题组的研究提示了人类 AM 组织外植体在外伤和胎儿镜手术后的修复机制[16,17]。我们在 AM 伤口边缘发现了高度整齐的胶原蛋白,显示胶原蛋白水平升高、硬化和 ECM 重塑,类似于胚胎创面愈合机制,我们称之为"荷包"伤口收缩模型(图 50-3)。AM 成纤维细胞层的间充质细胞

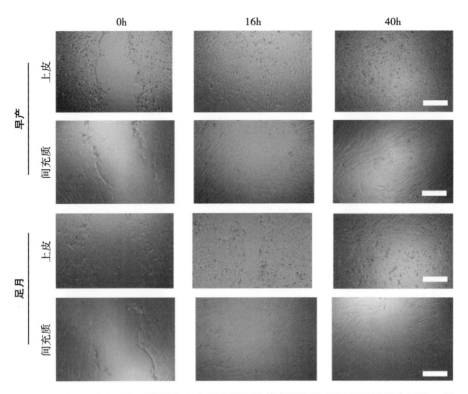

图 50-2　在 0、16 和 40h 对羊膜上皮和间充质细胞修复研究的相衬显微镜划伤试验。早产和足月组织羊膜上皮细胞在 40h 显示完全修复伤口。单层培养 40h 后,间充质细胞在早产组织中修复 80%,在足月组织中修复 40%(比例尺,1mm)[13]

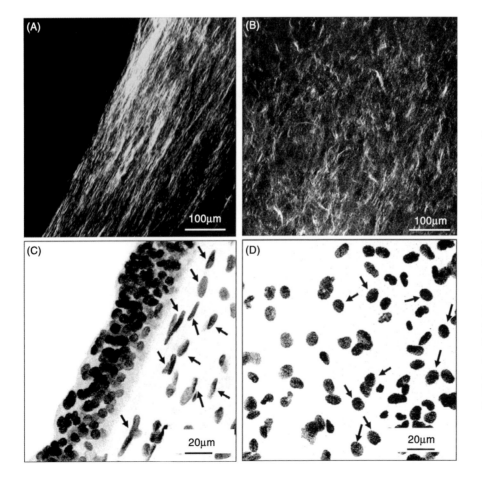

图 50-3　二次谐波发生(second harmonic generation,SHG)成像显微镜下显示胎儿镜激光治疗双胎输血综合征(TTTS)Ⅳ期的人羊膜(AM)。AM 边缘创面显示沿缺损边缘高度整齐的胶原纤维(A),胶原蛋白水平升高、硬化和 ECM 重塑。相反,从中间区域缺损部位取出的对照膜(B)显示胶原蛋白的排列方向是随机的。免疫荧光共聚焦激光扫描显微镜检查显示,极化的间充质细胞核在伤口边缘 AM(C)处存在,与对照区域的圆形间充质细胞核(D)相比,其方向与伤口边缘相切[16]

与伤口边缘相切,与整齐的胶原纤维方向相似,而且细胞伸展的影响可能导致细胞修复组织的尝试失败。此外,Mogami 等人已经确认从羊水募集巨噬细胞到 AM 伤口的重要性,发现这样可以加速小鼠的组织修复机制[9]。上皮-间充质转化(epithelial-mesenchymal transformation,EMT)涉及上皮细胞的表型变化,包括细胞间黏附和尖-基底极性的丧失,这使间充质细胞迁移以促进组织修复。巨噬细胞募集和局部释放的白介素-1β(IL-1β)和肿瘤坏死因子-β(TNFβ)促进了羊膜上皮细胞的迁移。综上所述,这些研究强调了进一步研究 FM 外植体模型中创面修复机制的必要性。

修复人类胎膜缺损的临床尝试

使用纤维蛋白封闭人类胎膜缺损

表 50-2 总结了之前在临床中使用纤维蛋白作为密封剂促进创面愈合的主要研究。1979 年,Genz 等率先报道了 2 例在 PPROM 女性中纤维蛋白密封的病例[18]。先前的一项研究利用经宫颈注射纤维蛋白并联合一种低位经阴道(麦克唐纳)宫颈环扎术[low vaginal(Macdonald)cervical cerclage]以形成粘连性密封[19]。如前在第 20 章所讨论,目前对该方法进行了轻微改良,包括羊膜补片或羊膜内血小板注射以及冷沉淀,以稳定 AM 伤口区域的纤维蛋白胶[20]。自此之后开展了各种体外研究以确定纤维蛋白密封剂修复人膜外植体 FM 缺损的效果。例如,有研究发现纤维蛋白/凝血酶组合是防止因 20G 穿刺针造成人体 FM 伤口中羊水渗漏的最佳选择[21]。然而,纤维蛋白胶增加了受损伤 FM 外植体的拉伸断裂,但仍然比未损伤对照组 FM 低[22]。纤维蛋白联合胶原黏合剂疗效已经被验证[23]。注射血小板后,对 TTTS 脐带结扎或羊膜穿刺术后的患者在内镜下给予纤维蛋白胶和粉状胶原黏合剂。8 例患者中,6 例在 8 周或更长时间无羊水渗漏迹象发生。确切的作用机制尚不清楚,但已表明血小板在 FM 破裂的部位被激活,导致它们黏附在损伤区域并形成聚集体。然后可以用冷沉淀稳定该填料,为羊膜上皮细胞和间充质细胞提供一个附着支架并启动愈合进程。

表 50-2　基于纤维蛋白的人类胎膜缺损的主要修补策略

诊断	介入治疗	主要发现	参考文献
PPROM	纤维蛋白胶	宫颈内应用纤维蛋白(n=19)	Genz[18]
PPROM	纤维蛋白黏附组织醇®	联合宫颈环扎术,反复宫颈内应用纤维蛋白达 6 次,直至羊水渗漏停止,存活率达 65%,存活新生儿多>孕 26 周(n=26)	Baumgarten[19]
iPPROM	血小板-冷沉淀填料	胎儿镜引导下单卵双胎之一无心畸胎脐带结扎术后 4d,患者再次以 PPROM 入院(n=1)。经腹羊膜内注射血小板-冷沉淀填料。羊水量恢复。未提供最终结果	Quintero RA,1996
iPPROM	羊膜补片	经腹羊膜内注射血小板和冷沉淀物。羊水量恢复(n=3),胎儿猝死(n=2)。1 例因羊水渗漏而持续羊水过少。1 例无再次漏液但发生流产	Quintero 等[20]
PPROM	纤维蛋白胶	宫颈管内应用率=53.8%。选择预后不良患者(<24 周)(n=12)	Sciscione[24]
PPROM	血小板、纤维蛋白胶、胶原黏合剂注射	治疗 iPPROM(n=4)比治疗 sPPROM(n=4)更成功	Young 等[23]
PPROM	血小板,纤维蛋白封闭剂(Tisseel)®和凝血酶	伤口是用 20G 的穿刺针造成。纤维蛋白+凝血酶为基础的配伍是预防羊水渗漏的最佳选择	Reddy 等[21]
FM 外植体	纤维蛋白胶	纤维蛋白胶增加了 FM 外植体损伤后的拉伸断裂,但仍低于未损伤对照组	Harmanli 等[22]

然而,基于纤维蛋白策略的主要局限性已经出现,包括研究组之间结果的不一致,早期的研究报告胎儿存活率为 51%~61%[20,24,25]。最近结果显示采用羊膜补片治疗 iPPROM 和 sPPROM 的成功率分别低至 21.4% 和 11.8%[26,27]。羊膜腔内注射技术是盲目进行的,因此很难将纤维蛋白凝块靶向用于 FM 破损部位。与治疗相关的并发症包括宫内胎儿死亡,急性胎儿心动过缓,羊膜束带以及母体肺水肿[22,23]。此外,制备新鲜血液制品的过程昂贵、冗长(需 48h),而且安全程序复杂。已有研究通常样本量较小、为单个患者的结局且缺乏标准化治疗方案。结局变量多为羊水停止渗漏和恢复正常,并非完整修复 FM 的结构而恢复其功能。

使用明胶和基于胶原的材料进行人类胎膜缺损封闭的策略

临床试验修复 FM 的其他的方法包括明胶海绵和胶原羊膜移植[28-31]。对绵羊和恒河猴胎儿镜检查后的初步研究表明,明胶海绵填料在内镜下放置于 FM 伤口后迅速膨胀[28]。先前已在胎儿镜检查下对妊娠中期兔子测试了纤维蛋白密封剂,自体母血填料和胶原蛋白填料的组合[32]。一部分病例用羊膜封闭,但没有一个技术显著改善预后。进一步的家兔实验尝试在人类 AM 中联合使用胶原薄片、羊膜细胞或羊水细胞培养的胶原以及富含血小板的胶原填料。在富含羊水细胞的胶原填料中细胞增殖增加,但在大多数情况下,FM 仍未封闭[33,34]。人类 FM 外植体中注入纤维蛋白原和血浆后,在体外进行了胶原填料测试。加入血浆和纤维蛋白原减少了 1/3 的羊水渗漏,并且在用纤维蛋白原和血浆浸泡的胶原填料中出现了一些纤维蛋白形成物[35]。但体内实验的结果并非如上所述。

表 50-3 总结了明胶或胶原填料预防 iPPROM 的研究数据。在病例系列研究中,胎儿镜检查后放置填料的成功率高达 90% 以上。明胶海绵填料在临床上已被测试,可以密封 TTTS 胎儿镜术后发生的缺损[36]。然而,与没有接受明胶海绵填料的患者相比,结局并没有改善。此外,一项更大规模的回顾性队列研究(n = 134)证实,接受明胶海绵填料的患者(39% 发展为 iPPROM)与未接受明胶海绵填料的患者(34% 发展为 iPPROM)中 iPPROM 发生率没有显著差异[37]。胶原填料也在进行胎儿镜下气管封堵术的先天性膈疝患者中进行了临床试验,且 iPPROM 未见减少[38]。对该方法的早期描述是通过羊膜腔灌注,宫颈环扎,Gelfoam(译者注:一种可吸收明胶海绵的商品名)给药以及围术期宫缩抑制术联合使用抗生素来持续补充羊水[30]。这项技术与胎儿猝死有关,需要进一步的羊膜腔灌注以维持羊水量;据报道新生儿存活率低,因此不受临床青睐[30]。已使用胶原羊膜移植物进行治疗 sPPROM 的临床试验,之前的研究如表 50-4 所示。内镜下把胶原羊膜移植物放置在缺损处,并用纤维蛋白胶密封。与滴注纤维蛋白胶或明胶填料相比,这项技术更复杂,需要较长的手术时间(大约 2.5h)。此外,操作同时需要用二氧化碳持续膨胀羊膜腔,这将增加胎儿的风险。

表 50-3　胶原蛋白和明胶填料预防 iPPROM 的策略

研究类型	密封剂	主要发现	参考文献
TTTS 患者胎儿镜后的回顾性病例对照研究	明胶海绵(Gelfoam)	n = 84 例。用明胶海绵封堵胎儿镜端口的疗效与未使用明胶海绵的患者相比无显著差异	Papanna 等[10]
进行胎儿镜检查的回顾性病例对照研究	可吸收明胶海绵	n = 134 例。有 74 例患者放置明胶海绵;60 例对照组患者未用明胶填料。iPPROM 发生率无差异(明胶填料病例为 39%,对照组为 34%)	Papanna 等[36]
对先天性膈疝行胎儿镜下气管封堵术患者的前瞻性队列研究	溶血性胶原填料(B. Braun)	将胶原填料卷成圆柱形放置于 54 例患者胎膜缺损处;87 例未接受胶原填料治疗 iPPROM 发生率无差异(48% 的胶原填料与 39% 的对照组)	Engels 等[38]

表 50-4　基于明胶和胶原封闭人类胎膜缺损的策略

诊断	密封剂	模型	主要发现	参考文献
sPPROM(n=8)	明胶海绵	体外注射模型	当伤口直径>7mm 时,明胶海绵可防止羊水渗漏	O'Brien[31]
sPPROM(n=14) iPPROM(n=1)	明胶海绵和羊膜腔灌注	临床试验	将明胶海绵放入羊膜腔。妊娠 13～21 周进行干预。新生儿总生存率为 30%;2 例宫内胎儿死亡	O'Brien 等[30]
sPPROM(n=1)	胶原羊膜移植	临床试验	内镜下将胶原移植物放置在 2cm 的缺损上,并用纤维蛋白胶适当密封术后羊水渗漏持续 14d。妊娠 30 周助产分娩有生机儿	Quintero[29]

体外密封和填料法修复人类胎膜缺损

最近的研究集中在三个关键目标上:①研制新型黏合密封胶或填料,使其能黏附在 FM 缺损处;②通过提高细胞迁移来促进损伤部位的愈合进程;③开发一种密封方法,使其对施加在 FM 组织上的力提供机械阻力。创新的方法包括使用脱细胞的人类 AM,具有生物活性的小肠黏膜下层细胞膜,以及最近由贻贝和沙堡蠕虫高黏性分泌物合成的水凝胶。许多技术和生物学上的挑战阻碍了胎儿镜 FM 伤口密封胶的发展。例如,当密封胶作为阻止羊水渗漏的填料时,必须考虑到 FM 缺损的大小(大约厚 250μm;直径 5mm)。胎儿镜损伤的定位和可达性也具有挑战性,因为胎儿镜术后产生的损伤会导致形状和大小不规则的裂孔。因此,理想情况下,封堵材料必须是可注射

的,并能在潮湿环境(含有羊水且常有母胎血液)中保持稳定。此外,缺乏生理愈合机制进一步使密封胶有效地与天然组织整合并诱导伤口修复机制的潜力更加复杂。

除了有限的临床研究外,临床前密封策略的评估主要集中在孕中期兔模型上(表 50-5)。基于纤维蛋白的密封剂和胶原蛋白填料在这个模型中作用有限[32-35]。其他方案包括使用来自猪小肠的生物活性膜和脱细胞的人羊膜[39-41]。胎儿镜检查后对孕中期兔子进行五种方法的比较:胶原蛋白(Lyostypt®+/纤维蛋白原),密封胶(Duraseal®)以及 AM 干细胞贴片(Tissuepatch®)[42]。Duraseal®和 Lyostypt®组的胎儿死亡率高于同窝出生未经处理的对照组。Tissuepatch®和压缩人造人类 FM 与对照组相比胎儿死亡率相当,但人造胎儿 FM 处理困难,限制了其临床应用。

表 50-5　封闭胎膜缺损的备选策略

物种	封闭剂	模型	主要发现	参考文献
人类	激光焊接	FM 外植体模型	采用冷沉淀物、50%白蛋白和聚四氟乙烯(e-PFTE)作为焊料介质 采用 e-PFTE 激光焊接羊膜成功率为 82.6%,采用冷沉淀法焊接成功率为 10.7%;使用白蛋白作为焊料介质 100%不成功	Mendoza GA,1999
兔子(n=20 雌兔,n=100 妊娠囊)	生物活性膜(猪小肠)	妊娠中期胎儿镜检查兔模型	50 例胎儿镜伤口用含 TGF-β 和 FGF-β 的猪小肠生物相容性基质封闭 插入填料后膜完整性恢复率为 70%,而未插入填料的对照组为 41%。治疗后有 1 例出现羊膜束带	Devlieger 等[40]
兔子(n=8)	人类 AM	妊娠中期胎儿镜检查兔模型	有 75%用脱细胞人类 AM 处理的囊显示出 FM 完整性,而没有接受填料的对照组为 25%	Mallik 等[39]

续表

物种	封闭剂	模型	主要发现	参考文献
兔子	工程原生 AM 支架和聚酯聚氨酯支架（DegraPol）	妊娠中期胎儿镜检查兔模型	DegraPol 封闭的囊与未封闭的囊比较，羊水量明显高于对照组 使用 AM 支架与 DegraPol 比较，填料的整合、上皮化和增殖指标得到改善	Ochsenbein-Kolble N,2007
人类	蛋清沉淀	注射器 FM 外植体模型	蛋清蛋白密封缺损长达 2 周，减少羊水渗漏超过 24h。差异约为 5ml，这可能没有临床意义	Mendez-Figue-roa GA,2010
兔子	比较人类人造 AM 与 Lyostypt®, Tissue-patch®或 Duraseal®	妊娠中期胎儿镜检查兔模型	Lyostypt® 和 Duraseal® 与较高的胎儿死亡率相关。Tissuepatch® 和人造人类 AM 与仿手术胎儿对照具有相当的胎儿死亡率，但是 Tissuepatch® 更易于手术处理，并且羊水渗漏率更低（10% vs 50%）	Engels 等[38]

TGF-β,转化生长因子 β;FGF-β,成纤维细胞生长因子 β。

未来展望

修复胎膜缺损的新型胶黏剂

表 50-6 描述了一些可注射密封剂、氰基丙烯酸酯胶和生物激发聚合物水凝胶仿生剂，它们在潮湿环境中具有高黏性，可以作为隔离屏障，阻止羊水液体渗漏[8,43-46]。2010 年 Bilic 等人在体外检测的密封剂包括氰基丙烯酸酯胶（如 Derma-bond 和 Histoacryl）和聚乙二醇（PEG）基水凝胶，它们具有光聚合性，通过水凝胶团的羊膜聚合作用可以牢固地黏附在潮湿组织上[46]。而 Derma-bond 和 Histoacryl 对 AM 的损伤较严重，具有明显的细胞毒性，并且可光聚合的 SprayGel 聚乙二醇基水凝胶对 FM 缺乏黏附。可是，DOPA 功能化的

PEG 水凝胶对 FM 的黏附性增强，细胞凋亡水平降低，且不破坏羊膜上皮质[46]。在此之前，使用体外充气装置在弹性膜上检测了仿贻贝胶，且对 FM 组织外植体进行压缩和拉伸。然而，在对妊娠中期兔模型检查后，胎儿存活率与未接受胶黏剂的对照组无明显差异[43]。沙堡蠕虫分泌一种蛋白质胶，在水下帮助沙粒黏合在一起，形成保护壳[45]。强大的黏附力是由于在分泌物中发现的蛋白质具有多酸性和多碱性特质。通过使用合成的聚（甲基）丙烯酸酯共聚物复制化学成分和摩尔比，该研究小组能够获得一种有黏性的复合物团聚体，从而改善了体外注射器模型的密封性。这种胶已经在尤卡坦小型猪模型中进行了测试。然而，出人意料的是，猪 FM 显示出自愈特性可能源于它的脉管系统，因此猪模型无法显示胎儿存活率的差异。

表 50-6 生物激发组织胶黏剂密封胎膜缺损的策略

物种	密封胶	模型	主要发现	参考文献
人	光聚合 PEG（pPEG）和儿茶酚功能化 PEG（cPEG）仿贻贝水凝胶密封剂	在体外使用一个 cellerator 设备拉伸胎膜的密封试验	只有聚乙二醇基水凝胶仿贻贝水凝胶密封剂对胎膜无破坏、无毒黏合	Bilic 等[46]
人	仿贻贝组织胶黏剂	充气装置	聚乙二醇基水凝胶用于密封弹性膜缺损。密封后达到 48mbar 的临界爆破压力	Haller 等[44]
人	仿贻贝组织胶黏剂	充气装置	聚乙二醇基水凝胶的破裂压力达到 60mbar，可单独与纤维蛋白胶媲美	Haller CM,2012

物种	密封胶	模型	主要发现	参考文献
人	仿沙堡蠕虫组织胶黏剂	FM 外植体注射器模型	该研究开发了一种液体渗漏检测方法。采用羊膜补片和胶黏剂对人工刺伤的 FM 进行密封。与单独的膜片相比,密封剂和膜片还可以额外承受 12g 压力	Mann 等[45]
兔	仿贻贝组织胶黏剂	孕中期兔胎儿镜模型	治疗组胎儿存活率无差异。与对照组纤维蛋白胶相当	Kivelio 等[43]
猪	仿沙堡蠕虫组织胶黏剂	尤卡坦小型猪胎儿镜模型	治疗组的胎儿存活率无差异。猪对照组的膜缺损可自发愈合,证明它不是适当的模型	Papanna 等[8]

综上所述,与固体密封剂和填料相比,正在开发的新型液体密封剂具有优势,因为它们具有可注射性,并且在潮湿环境中具有强大的黏附力。但是,之前尝试密封 FM 缺损的研究也存在局限性,比如使用小型猪模型有自发的 FM 愈合率。合成的仿生的液体密封胶需要交联剂,如高碘酸钠,它作为强氧化剂,使水凝胶聚合和形成。该化学物质为强刺激物,24h 后对 FM 的影响未见报道。在进行临床试验之前,还需要在体外和动物模型中对长期细胞毒性和功效进行进一步的研究。

用干细胞和再生因子增强胎膜的内源性修复

人类 AM 是胚胎干细胞、间充质干细胞和上皮干细胞的蓄库,这些干细胞可以被常规分离和纯化,用于组织工程和再生医学应用,如伤口愈合和角膜修复[47,48]。虽然胎儿干细胞已被用于心脏、角膜和皮肤再生的治疗应用,但很少有研究小组开发出能够分化 AM 干细胞,诱导 FM 修复的细胞和组织工程方案。事实上,人造 FM 已被开发出来,方法是用人羊膜基质成纤维细胞(human amniotic stromal fibroblast,hASF)包裹的 I 型胶原凝胶培养人羊膜上皮干细胞(human amniotic epithelial stem cell,hAESC)。这两种类型的细胞均从足月人类 AM 组织外植体中分离出来,并与机械诱导的胶原蛋白支架一起在体外联合培养。图 50-4 显示了人造 AM 在细胞形态、蛋白表达谱和结构上与正常生理的相似性[49]。

通过分离重链透明质酸/正五聚蛋白-3(HC-HA/PTX3)复合物来调节人类 AM 来源的干细胞分化已显示可通过骨形态发生蛋白(BMP)信号调节上皮干细胞的静止期[50]。这项工作涉及低温储藏的人脐带(human umbilical cord,HUC),其中含有 HC-HA/PTX3,作为羊模型中胎儿脊柱裂伤口再生的潜在生物材料,具备有令人惊喜的细胞迁移和生长速度[50]。然而,对于 FM 的愈合潜力和修复的研究仍然有限,临床转换的成功率不高。FM 的愈合反应已经在体外利用工程细胞诱导基质进行了检测(参考文献)。涉及血小板源性生长因子(platelet-derived growth factor,PDGF),成纤维细胞生长因子(fibroblast growth factor,FGF)和表皮生长因子(epidermal growth factor,EGF)的迁移和增殖诱导因子可用于刺激细胞增殖和产生 ECM。诸如此类的研究可能会导致材料工程的改进,从而整合天然 AM 干细胞所必需的生物线索。最近的方法是开发合成的生物相容性膜,为宫颈闭合提供可扩张屏障,该屏障可减少液体流失并为上皮向内生长提供表面,以帮助修复受损的膜[51]。相反,羊膜细胞被注入胶原支架并在体外培养[34]。干细胞,生长因子和生物材料技术的结合可能提供有用的方法,值得进一步研究。

开发可以应用机械刺激并诱导机械传导机制的生物反应器系统

为了更好地理解 FM 中机械转导信号事件,许多研究小组之前已经开发了能够将机械刺激应用于 AM 或 FM 组织外植体的生物反应器。结合工程学和生物学的多学科的方法,将有助于研究人员了解细胞内的愈合和修复机制,并提供一个能检测 AM 修复策略的生理学模型。最先进的生物反应器系统可以安置在与生理相似的恒温箱中,里面还有模拟宫颈内多重压力的充气装置。

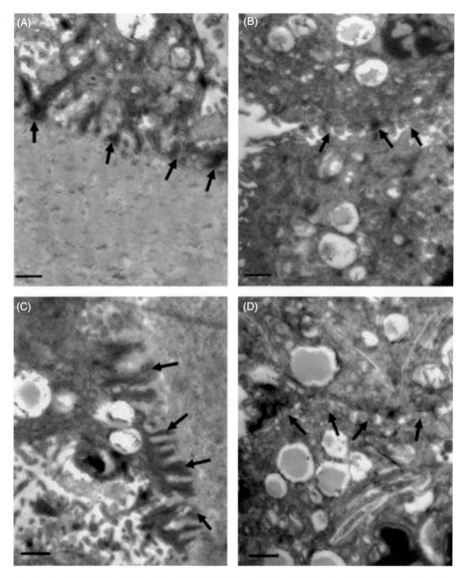

图50-4 组织工程 AM 和正常 AM 的透射电子显微镜图像。利用人羊膜上皮干细胞（hAESC）和含有包裹人羊膜基质成纤维细胞（hASF）的机械增强的胶原蛋白支架使人造压缩人类 FM 工程化[47]。（A）基底细胞通过半桥粒附件附着在被压缩的胶原支架上（箭头）。（B）相邻细胞显示桥粒连接（箭头）。（C）正常 AM 中的半桥粒附件（箭头）。（D）正常 AM 中桥粒连接（箭头）。比例尺 = 1μm

重要的是，这些装置可以被设计用以模拟羊膜腔内的生理负荷，并在允许对机械转导过程研究的模型中提供长时间周期的生理机械关联[52,53]。事实上，当人类 AM 外植体受到循环拉伸应变时，我们观察到由于连接蛋白 43（Cx43）和前列腺素 E2（PGE2）释放的蛋白和基因表达增加，组织的弱化增强[53]。相比之下，在羊膜细胞上施加静态拉伸（11%）6h 后 IL-1β、IL-6 和 IL-8 细胞因子水平会升高[54]。有趣的是，在羊水过多的妇女中，除了 TGF-α 蛋白表达外，AM 中细胞因子也增加了[55]。冲击试验是通过施加垂直于 FM 表面的压力来实现的，这对研究 FM 微结构的形变是有

用的[56]。此外，在对炎症，感染和出血进行体外建模后，可以使用穿刺实验来测量 FM 强度的变化[57]。最后，在考虑用于临床之前，在生理相关性机械系统中研究 sPPROM 后修复 FM 和预防 iPPROM 的方法是非常重要的。

优化胎儿镜仪器以减少 iPPROM

回顾性分析胎儿手术中 iPPROM 的发生率与各种因素的关系，发现进入通道的直径与早产的风险有关。使用较小直径的进入通道进行 TTTS 胎儿镜激光手术，<28 周的 iPPROM 发生率明显较低[58]。这一发现已在 TTTS、双胎动脉反向灌

注（twin reversed arterial perfusion，TRAP）和下尿路梗阻（lower urinary tract obstruction，LUTO）分流术等更广泛的有创手术系统综述中得到证实。经发现有创器械的最大直径与胎儿存活和出生时的胎龄有关[59]。开发较小直径胎儿镜和单孔胎儿镜有望降低 iPPROM 的发生率。

羊水可能渗漏，导致感染和 PPROM 的风险增加。由于缺乏治愈和修复 FM 缺损的治疗方法，使越来越多的胎儿手术适应证被限制。开发出一种适合临床且有效的装置以封闭和修复膜缺损，并提高膜的愈合能力仍然是未来重要的研究课题。更好地了解与 FM 压力减弱和破裂有关的机械转导机制将为治疗干预提供新的途径，并可能帮助降低当前与胎儿手术相关的围生期死亡率和发病率。

结论

创伤或胎儿手术后，FM 不能自行愈合，因此

（翻译　李洁　审校　王新霞）

参考文献

[1] Deprest JA, Lerut TE, Vandenberghe K. Operative fetoscopy: new perspective in fetal therapy? *Prenat Diagn*. 1997; 17: 1247–60.

[2] Gratacós E, Sanin-Blair J, Lewi L, et al. A histological study of fetoscopic membrane defects to document membrane healing. *Placenta*. 2006; 27: 452–6.

[3] Crowley AE, Grivell RM, Dodd JM. Sealing procedures for preterm prelabour rupture of membranes. *Cochrane Database Syst Rev*. 2016; 7: CD010218.

[4] Theoret C. Physiology of wound healing. In C Theoret, J Schumacher, eds., *Equine Wound Management*. Ames: John Wiley & Sons, Inc. 2017, 1–13.

[5] Devlieger D, Millar LK, Bryant-Greenwood G, Lewi L, Deprest JA. Fetal membrane healing after spontaneous and iatrogenic membrane rupture: a review of current evidence. *Am J Obstet Gynecol*. 2006; 195: 1512–20.

[6] Sopher D. The response of rat fetal membranes to injury. *Ann R Coll Surg Engl*. 1972; 51: 240–9.

[7] Devlieger R, Riley SC, Verbist L, Leask R, Pijnenborg R, Deprest JA. Matrix metalloproteinases-2 and -9 and their endogenous tissue inhibitors in tissue remodeling after sealing of the fetal membranes in a sheep model of fetoscopic surgery. *J Soc Gynecol Investig*. 2002; 9: 137–45.

[8] Papanna R, Mann LK, Tseng SC, et al. Cryopreserved human amniotic membrane and a bioinspired underwater adhesive to seal and promote healing of iatrogenic fetal membrane defect sites. *Placenta*. 2015; 36: 888–94.

[9] Mogami H, Hari Kishore A, Akgul Y, Word RA. Healing of preterm ruptured fetal membranes. *Sci Rep*. 2017; 7: 13139.

[10] Papanna R, Mann LK, Moise KJ, et al. Histologic changes of the fetal membranes after fetoscopic laser surgery for twin-twin transfusion syndrome. *Pediatr Res*. 2015; 78: 247–55.

[11] Carvalho S, Moron AF, Menon R, et al. Histological evidence of reparative activity in chorioamniotic membrane following open fetal surgery for myelomeningocele. *Exp Ther Med*. 2017; 14: 3732–6.

[12] Engels AC, Bauters D, Rynkevic R, et al. Thrombin generation by fetoscopic trauma to the fetal membranes: an *in vivo* and *in vitro* Study. *Fetal Diagn Ther*. 2016; 39: 261–8.

[13] Bilic G, Ochsenbein-Kolble N, Hall H, Huch R, Zimmermann R. In vitro lesion repair by human amnion epithelial and mesenchymal cells. *Am J Obstet Gynecol*. 2004; 190: 87–92.

[14] Ochsenbein-Kölble N, Bilic G, Hall H, Huch R, Zimmermann R. Inducing proliferation of human amnion epithelial and mesenchymal cells for prospective engineering of membrane repair. *J Perinat Med*. 2003; 31: 287.

[15] Lim R, Chan ST, Tan JL, Mockler JC, Murphy SV, Wallace EM. Preterm human amnion epithelial cells have limited reparative potential. *Placenta*. 2013; 34: 486–92.

[16] Barrett DW, David AL, Thrasivoulou C, Mata A, Becker DL, Engels AC, et al. Connexin 43 is overexpressed in human fetal membrane defects after fetoscopic surgery. *Prenat Diagn*. 2014; 36: 942–52.

[17] Barrett DW, Keethes A, Thrasivoulou C, et al. Trauma induces overexpression of Cx43 in human fetal membrane defects. *Prenat Diagn*. 2017; 37: 899–906.

[18] Genz HG. Treatment of premature rupture of the fetal membranes by means of fibrin adhesion. *Med Welt*. 1979; 30: 1557–9.

[19] Baumgarten K, Moser S. The technique of fibrin adhesion for premature rupture of the membranes during pregnancy. *J Perinat Med*. 1986; 14: 43–9.

[20] Quintero RA, Morales WJ, Allen M, Bornick PW, Arroyo J, LeParc G. Treatment of iatrogenic previable premature rupture of membranes with intra-amniotic injection of platelets and cryoprecipitate (amniopatch): preliminary experience. *Am J Obstet Gynecol*. 1999; 181: 744–9.

[21] Reddy UM, Shah SS, Nemiroff RL, et al. *In vitro* sealing of punctured fetal membranes: potential treatment for midtrimester premature rupture of membranes. *Am J Obstet Gynecol*. 2001; 185: 1090–3.

[22] Harmanli OH, Wapner RJ, Lontz JF. Efficacy of fibrin glue for in vitro sealing of human chorioamniotic membranes. *J Reprod Med*. 1998; 43: 986–90.

[23] Young BK, Roman AS, MacKenzie AP, et al. The closure of iatrogenic membrane defects after amniocentesis and endoscopic intrauterine procedures. *Fetal Diagn Ther*. 2004; 19: 296–300.

[24] Sciscione AC, Manley JS, Pollock M, et al. Intracervical fibrin sealants: a potential treatment for early preterm premature rupture of the membranes. *Am J Obstet Gynecol*. 2001; 184: 368–73.

[25] Quintero RA. New horizons in the treatment of preterm premature rupture of membranes. *Clin Perinatol*. 2001; 28: 861–75.

[26] Chmait RH, Kontopoulos EV, Chon AH, Korst LM, Llanes A, Quintero RA. Amniopatch treatment of iatrogenic preterm premature rupture of membranes (iPPROM) after fetoscopic laser surgery for twin-twin transfusion syndrome. *J Matern Fetal Neonatal Med*. 2017; 30: 1349–54.

[27] Sung JH, Kuk JY, Cha HH, et al. Amniopatch treatment for preterm premature rupture of membranes before 23 weeks' gestation and factors associated with its success. *Taiwan J Obstet Gynecol*. 2017; 56: 599–605.

[28] Luks FI, Deprest JA, Peers KH, Steegers EA, van Der Wildt B. Gelatin sponge plug to seal fetoscopy port sites: technique in ovine and primate models.

Am J Obstet Gynecol. 1999; 181: 995–6.

[29] Quintero RA, Morales WJ, Bornick PW, Allen M, Garabelis N. Surgical treatment of spontaneous rupture of membranes: the amniograft – first experience. *Am J Obstet Gynecol.* 2002; 186: 155–7.

[30] O'Brien JM, Barton JR, Milligan DA. An aggressive interventional protocol for early midtrimester premature rupture of the membranes using gelatin sponge for cervical plugging. *Am J Obstet Gynecol.* 2002; 187: 1143–6.

[31] O'Brien JM, Mercer BM, Barton JR, Milligan DA. An in vitro model and case report that used gelatin sponge to restore amniotic fluid volume after spontaneous premature rupture of the membranes. *Am J Obstet Gynecol.* 2001; 185: 1094–7.

[32] Deprest JA, Papadopulos NA, Decaluw H, Yamamoto H, Lerut TE, Gratacós E. Closure techniques for fetoscopic access sites in the rabbit at mid-gestation. *Hum Reprod.* 1999; 14: 1730–4.

[33] Liekens D, Lewi L, Jani J, et al. Enrichment of collagen plugs with platelets and amniotic fluid cells increases cell proliferation in sealed iatrogenic membrane defects in the fetal rabbit model. *Prenat Diagn.* 2008; 28: 503–7.

[34] Papadopulos NA, Kyriakidis DI, Schillinger U, Totis A, Henke J, Kovacs L, et al. Successful anatomic repair of fetoscopic access sites in the mid-gestational rabbit model using amnion cell engineering. *In Vivo.* 2010; 24: 745–50.

[35] Engels AC, Hoylaerts MF, Endo M, et al. In vitro sealing of iatrogenic fetal membrane defects by a collagen plug imbued with fibrinogen and plasma. *Prenat Diagn.* 2013: 33: 162–7.

[36] Papanna R, Mann LK, Moise KY, Johnson A, Moise KJ. Absorbable gelatin plug does not prevent iatrogenic preterm premature rupture of membranes after fetoscopic laser surgery for twin-twin transfusion syndrome. *Ultrasound Obstet Gynecol.* 2013; 42: 456–60.

[37] Papanna R, Molina S, Moise KY, Moise KJ Jr., Johnson A. Chorioamnion plugging and the risk of preterm premature rupture of membranes after laser surgery in twin-twin transfusion syndrome. *Ultrasound Obstet Gynecol.* 2010; 35: 337–43.

[38] Engels AC, Van Calster B, Richter J, et al. Collagen plug sealing of iatrogenic fetal membrane defects after fetoscopic surgery for congenital diaphragmatic hernia. *Ultrasound Obstet Gynecol.* 2014; 43: 54–9.

[39] Mallik AS, Fichter MA, Rieder S, et al. Fetoscopic closure of punctured fetal membranes with acellular human amnion plugs in a rabbit model. *Obstet Gynecol.* 2007; 110: 1121–9.

[40] Devlieger R, Ardon H, Verbist L, Gratacós E, Pijnenborg R, Deprest JA. Increased polymorphonuclear infiltration and iatrogenic amniotic band after closure of fetoscopic access sites with a bioactive membrane in the rabbit at midgestation. *Am J Obstet Gynecol.* 2003; 188: 844–8.

[41] Ochsenbein-Kolble N, Jani J, Lewi L, et al. Enhancing sealing of fetal membrane defects using tissue engineered native amniotic scaffolds in the rabbit model. *Am J Obstet Gynecol.* 2007; 196: 263. e1–7.

[42] Engels AC, Joyeux L, Van der Merwe J, Jimenez J, Prapanus S, Barrett DW, et al. Tissuepatch is biocompatible and seals iatrogenic membrane defects in a rabbit model. *Prenat Diagn.* 2018; 38: 99–105.

[43] Kivelio A, Dekoninck P, Perrini M, et al. Mussel mimetic tissue adhesive for fetal membrane repair: initial in vivo investigation in rabbits. *Eur J Obstet Gynecol Reprod Med.* 2013; 171: 240–5.

[44] Haller CM, Buerzle W, Brubaker CE, et al. Mussel-mimetic tissue adhesive for fetal membrane repair: a standardized ex vivo evaluation using elastomeric membranes. *Prenat Diagn.* 2011; 31: 654–60.

[45] Mann LK, Papanna R, Moise KJ, Jr., et al. Fetal membrane patch and biomimetic adhesive coacervates as a sealant for fetoscopic defects. *Acta Biomater.* 2012; 8: 2160–5.

[46] Bilic G, Brubaker C, Messersmith PB, et al. Injectable candidate sealants for fetal membrane repair: bonding and toxicity in vitro. *Am J Obstet Gynecol.* 2010; 202: 85. e1–9.

[47] Parolini O, Alviano F, Bagnara GP, et al. Concise review: isolation and characterization of cells from human term placenta: outcome of the First International Workshop on Placenta Derived Stem Cells. *Stem Cells.* 2008; 26: 300–11.

[48] Miki T, Lehmann T, Cai H, Stolz DB, Strom SC. Stem cell characteristics of amniotic epithelial cells. *Stem Cells.* 2005; 23: 1549–59.

[49] Mi S, David AL, Chowdhury B, Jones RR, Hamley IW, Squires AM, Connon CJ. Tissue engineering a fetal membrane. *Tissue Eng Part A.* 2012; 18: 373–81.

[50] Papanna R, Fletcher S, Moise, KJ Jr., et al. Cryopreserved human umbilical cord patch for in-utero spina bifida repair. *Ultrasound Obstet Gynecol.* 2016; 47: 168–76.

[51] Roman S, Bullock AJ, Anumba DO, MacNeil S. Development of an implantable synthetic membrane for the treatment of preterm premature rupture of fetal membranes. *J Biomater Appl.* 2016; 30: 995–1003.

[52] Perrini M, Mauri A, Ehret AE, et al. Mechanical and microstructural investigation of the cyclic behavior of human amnion. *J Biomech Eng.* 2015; 137: 061010.

[53] Chowdhury B, David AL, Thrasivoulou C, Becker DL, Bader DL, Chowdhury TT. Tensile strain increased COX-2 expression and PGE2 release leading to weakening of the human amniotic membrane. *Placenta.* 2014; 35: 1057–64.

[54] Sooranna SR, Lee Y, Kim LU, Mohan AR, Bennett PR, Johnson MR. Mechanical stretch activates type 2 cyclooxygenase via activator protein-1 transcription factor in human myometrial cells. *Mol Hum Reprod.* 2004; 10: 109–13.

[55] Adams Waldorf KM. Uterine overdistention induces preterm labor mediated by inflammation: observations in pregnant women and nonhuman primates. *Am J Obstet Gynecol.* 2015; 213: 830. e1–830. e19.

[56] Mauri A, Perrini M, Mateos JM, et al. Second harmonic generation microscopy of fetal membranes under deformation: normal and altered morphology. *Placenta.* 2013; 34: 1020–6.

[57] Kumar D, Moore RM, Nash A, et al. Decidual GM-CSF is a critical common intermediate necessary for thrombin and TNF induced *in-vitro* fetal membrane weakening. *Placenta.* 2014; 35: 1049–56.

[58] Petersen SG, Gibbons KS. The impact of entry technique and access diameter on prelabour rupture of membranes following primary fetoscopic laser treatment for twin-twin transfusion syndrome. *Fetal Diagn Ther.* 2016; 40: 100–9.

[59] Beck V, Lewi P, Gucciardo L, Devlieger R. Preterm prelabor rupture of membranes and fetal survival after minimally invasive fetal surgery: a systematic review of the literature. *Fetal Diagn Ther.* 2012; 31: 1–9.

胎儿干细胞移植

第51章 组织工程和胎儿

Joseph Davidson ◆ Paolo De Coppi

引言

随着胎儿领域的诊断和治疗变得越来越容易,再生医学(regenerative medicine)也开始随之扩展到该领域。由于组织缺乏,阻碍了胎儿和新生儿先天性畸形的解剖修复,而通常使用人工材料或非解剖性管道进行手术修复。因此,组织工程(tissue engineering)领域有可能成为几种先天性畸形的治疗途径。

在涉及胎儿组织工程学时,需要考虑以下重要因素:胎儿干细胞(fetal stem cell)的可用性,胎儿与新生儿组织之间的差异——具体考虑到离体组织的成熟度和可操控性——以及适合组织工程治疗的疾病。

支架(scaffold)是指在组织中发挥结构作用的去细胞结构。这些结构可以在植入患者体内之前,体外接种细胞,也可以体内植入细胞以实现"细胞化"。尽管假体材料的使用随着时间的推移会带来一些风险,包括脱落、异物反应和慢性排斥,但是自然产生支架的工程概念消除了其中的许多风险。应对任何组织工程挑战时,必须同时考虑细胞和支架的特性。本章将首先从干细胞(stem cell)生物学和支架的角度概述组织工程的现状,然后继续描述组织工程在治疗几种先天性畸形方面的一些实验和临床应用。

干细胞

干细胞(stem cell)在组织工程中的应用已经革新了该领域的面貌。这些细胞可以不同程度地保存在培养基中,并且可以通过环境和基因修饰来操纵以实现预期的作用。

胚胎干细胞

胚胎发育早期,胚胎干细胞(embryonic stem,

ES)存在于胚泡的内细胞群,它们具有广泛潜能(可以分别分化成 3 个胚层细胞系)。人胚胎干细胞(human embryonic stem,hES)可在体外分离培养;我们使用成纤维细胞饲养层和成纤维细胞生长因子(fibroblast growth factor,FGF)已开发出最佳增殖条件[1],已经做了一些工作来确定转录因子(transcription factor)在 hES 细胞中抑制分化基因的作用(Oct-4,NANOG,SOX2)[2]。

hES 临床应用的局限性在于其效能范围和对细胞本身的获取。hES 植入前需要非常具体的适当告知说明,以减少畸胎瘤形成或非特定分化的风险。显然,这些细胞在起源上是同种异体的;当对胎儿作出诊断时,机体内将不再持续存在 hES 了。迄今为止,ES 细胞的衍生涉及创造胚胎,获取 ES 细胞,再将胚胎破坏。显然,这种方法涉及几个伦理困境,而从胎儿本身提取干细胞避免了这些难题。最近的研究进展表明,可以从发育中的胚胎中分离 ES 细胞而不破坏其生长[3-5],但由于胚胎干细胞不能从"患者"胎儿中分离出来,因此细胞移植的免疫问题仍然存在。体细胞核移植(somatic cell nuclear transfer,SCNT)——带有供体细胞核的培育卵母细胞替代品[6]——是产生 ES 细胞系的一种替代方法,这些 ES 细胞系在细胞免疫原性方面具有自体功能。这项技术因克隆多利羊而广为人知、声名鹊起[7],并且已被证明可以成功地产生胚泡来源的 ES 细胞,进而用于体外组织工程。然而,由于卵母细胞的缺乏,SCNT 的应用受到了限制。

诱导多能干细胞(iPS)

诱导体细胞多能性(pluripotency)是近十年来发展起来的一种策略。最初 Yamanaka 等人[8]在京都详细描述了这一过程,该过程涉及 ES 细胞多能性相关因子(即 Oct3/4、Sox2、c-Myc 和 Klf4)的诱导表达,并且似乎逆转了成人细胞对细胞谱系的限定。目前,诱导多能干细胞(induced pluripotent stem cell, iPS)的治疗潜力有限,因为诱导表达的手段通常使用反转录病毒载体,而这些载体对其在基因组内的整合位点没有识别能力,有可能在受体体内长期存在肿瘤形成的风险。已经有一些方法利用非整合质粒[9]或非病毒 RNA 囊泡[10]实现多能性诱导,这些方法更容易被接受;然而,这仍然不能消除肿瘤形成的风险。从已建立遗传病的供体中创建多能干细胞(pluripotent stem cell, PSC),为基因治疗(gene therapy)和随后的再植入提供了可能性,并且在治疗血红蛋白病(如 β 珠蛋白生成障碍性贫血和镰状细胞贫血)方面具有令人兴奋的应用前景——在本书其他章节讨论[11]。

胎儿干细胞

羊水中胎儿衍生干细胞(羊水干细胞或 AFSC)的最新发现为胎儿组织工程领域提供了许多新的机会[12]。这些细胞可以通过相对无害的取样方法(羊膜穿刺术)获得,目前的临床实践证明,这种方法是安全且可接受的诊断手段。羊水内干细胞的起源尚待明确:仍需努力以确定它们的起源,并追踪它们进入羊水的路径。它们是否由胎儿脱落,还是进入羊水以发挥特定作用,以及究竟是什么作用,这些问题仍未得到解答。

羊水干细胞(amniotic fluid stem cell, AFSC)具有广泛的多能性;它们可以分化为脂肪、骨骼、肌肉、内皮、肝脏和神经组织的细胞系,从而形成任何胚层的细胞。它们大约占羊水细胞的 1%,可以通过 CD117 分子的免疫选择从羊水中纯化出来。经过筛选,AFSC 可以在体外培养和精制,而不需要饲养层(这对于考虑临床应用非常重要,因为饲养层通常使用异种细胞)。值得注意的是,AFSC 移植时,无论是重新植入供体还是移植到其他受体,都不会导致癌症。在羊水中发现的间充质干细胞(mesenchymal stem cell, MSC)(AFMSC)与 AFSC 不同-这些细胞仅具有中胚层潜能(分化为脂肪、软骨和骨组织,但不显示造血祖细胞的标记物),已被证明在细胞培养中迅速生长,并且具有产生细胞外基质(ECM)成分的巨大潜力[13]。

鉴于在产前确定异常的诊断检查过程中已经可以使用 AFSC,因此有一种预先存在的手段,可以在剩余的妊娠期间获得并操纵高效能干细胞,

为胎儿或新生儿的修复做准备。

支架

可以在工程支架中植入细胞,形成具有结构和功能的组织,这标志着细胞生物学和材料科学之间的衔接。胜任支架功能需要具备几个重要特性:生物相容性、生物降解性和与目标组织紧密匹配的机械特性。最佳的支架还具有促进细胞存活和增殖的特征。材料可以被全面概括为合成材料和天然衍生材料[14]。

合成材料

合成支架(synthetic scaffold)代表了组织工程中最直接的临床前景。可以根据他们的性质进行复制,精确而相对便宜,而且他们可以显示出一系列的机械性能。临床外科更广泛的领域内,已经普遍使用合成补丁、移植物和缝线,具有极佳的安全性,最小的免疫原性以及可以按需改变的可降解性和渗透性——当大规模组织构建需要新生血管时,后者尤其重要[15-17]。

合成支架的一个关键特征是细胞能够融入其中;不可吸收材料,如聚四氟乙烷(PTFE,通常以 Teflon 或 Gore-Tex 商标出售)在植入时会引起异物反应,目前,通常在植入补片周围发现纤维囊,这些补片用于不同病变的缺损修补。尽管 PTFE 的结构特性使其能够有效地封闭缺陷,但由于无法长入细胞,重要的是无法生成血管,致使其和其他类似材料无法用于组织工程领域。材料的持续存在也引起了人们对支架侵蚀附近结构的关注——正如成人主动脉移植物、气管和食管支架侵犯纵隔邻近结构的文献报道所述。实际上,以自然发生的分子(如胶原蛋白)为特征的合成支架,通常可以显著提高工程结构在预期受体内黏附细胞的能力,从而实现真正的组织整合。

聚酒精酸(PGA)和聚-L-乳酸(PLLA)是获得美国食品药品管理局批准用于临床的两种重要合成材料。PGA 已被证明为培养平滑肌细胞(SMCs)提供优良结构,8 周后完全降解,被 SMC 产生的细胞外基质(ECM)蛋白取代[18]。PLLA 的行为与体内类似,已被证明是成功分离内皮细胞的支架[19]。聚己内酯(PCL)是另一种降解时间比 PGA 或 PLLA(大约 2 年)更长的聚合材料。正如预期的那样,用多巴胺、胶原蛋白(collagen)

或纤维蛋白包覆 PCL,通过去除材料裸露表面的疏水区域和提供细胞黏附素受体,来增强其细胞黏附性[20-22]。

天然材料

天然形成的细胞外基质(extracellular matrix,ECM),如胶原蛋白,具有适合细胞黏附和增殖的结构优势。在商业上,可以使用酵母或细菌中的重组质粒来生产胶原蛋白,并且可以在体外和体内促进多种不同组织的分化。重要的是,当植入脂肪组织来源的干细胞时,它会刺激内部血管生成[23]。胶原蛋白具有较低的免疫原性(immuno-genicity),且可根据需要改变孔隙率、吸收和机械性能。通过在宿主体内引起异物反应(形成所谓的生物膜),已经开发出了将胶原蛋白支架构建为模板的创新方法,这种方法用于膈肌和气管缺损的补片修复,已经在动物模型中得到了令人鼓舞的结果[24,25]。自从保留了不同物种的蛋白质结构域,非人类胶原蛋白的免疫原性对于临床应用而言已不是问题——实际上,我们在临床实践中已经看到了这一点,目前猪和牛胶原蛋白已广泛用于外科手术中的表面修复和置换[26-28]。

与天然成分制成的基质一样,天然存在的组织也可以暴露于多种基于酶和洗涤剂的处理中以实现完全脱细胞[29]。这样可以保存 ECM 蛋白,而且值得注意的是,可以保存结构(一些脱细胞技术已被证明在完全保存方面比其他技术更有效)。在微观和宏观水平上维持 ECM 结构时,移植细胞或长入细胞的环境更可靠,并且机械性能和血管生成特性只是简单持续存在,而不是必须进行专门设计。一旦植入干细胞,该结构趋向于呈现与原始组织相似的组织学结构。

迄今为止,脱细胞组织已在许多有前途的体内实验中用于工程器官,但是目前相关临床技术应用于人类受到限制(尽管据多年来报道,在使用去细胞真皮基质治疗烧伤方面取得了良好效果)[30]。可以想象,空心器官工程比实现诸如肝或心脏等实体组织的功能要简单;我们的团队报道了使用自体干细胞接种的脱细胞气管移植物,成功治疗先天性气管狭窄-移植(transplantation)后两年逐渐实现了上皮化和机械强度的增强[31]。

与胎儿治疗的相关性

随着进入胎儿环境的日益安全可行,组织工程治疗与宫内治疗越来越相关。当前诊断的精确性意味着可以精准评估所需组织移植物的性质和大小。此外,在妊娠晚期生长的显著增加意味着胎儿可以使用更小的组织移植物,从而解决了与大型结构有关的工程和临床问题。

与任何胎儿干预(fetal intervention)措施一样,需要对风险受益轴进行全面评估。许多疾病可以在新生儿或年长儿期治疗而没有明显的不利影响,从而避免了胎儿干预的道德和法律困境(在本书其他地方进行讨论),同样降低了早产风险。然而,在某些情况下,胎儿治疗方法可能会改善结局,因为宫内干预可以阻止进行性疾病的进展[32-34],或者分娩和过渡到新生儿生理状态可能会对生存不利,如重度先天性膈疝发展为肺动脉高压的病例[35]。羊水中胎儿干细胞(fetal stem cell)的发现以及这些细胞潜能的实现,界定了胎儿取样的合理性,允许工程结构重新植入之前进行体外处理,这可以在产前或出生之后进行。作为组织工程植入物的接受者,胎儿有几个独特的因素需要考虑,下面将对其进行更详尽的介绍。

免疫学

胎儿免疫系统的发育和胎儿耐受(tolerance)现象是探讨胎儿是否适合作为移植物受体的一个重要领域。人类适应性免疫系统最早在妊娠第 8 周就开始发育,一般认为在妊娠第 20 周完成[36,37]。在此过程中,T 细胞前体的阳性和阴性选择都会产生原耐受调节 T 细胞(Treg),从而抑制免疫系统对"自我"分子的免疫反应。在将同种异体移植物移植到具有免疫能力的受体中时,就已经采用了这一概念,受体可以在不需要免疫调节的情况下耐受。最近,这一模式遭到了质疑,因为在传说的免疫耐受建立后[38],同种异体干细胞移植并持续存在于胎羊模型中。这一发现激起了人们的极大兴趣,即将"致耐受性"细胞用于具有免疫能力的胎儿的细胞治疗。

生理学

新生儿手术的一个主要考虑因素是恢复期:许多人会认识到,手术后心血管系统和呼吸系统不成熟的早产儿所承受的极端生理压力。胎盘和羊膜是手术后胎儿的恢复单位,胎盘血流的自动调节似乎可以实现侵入性手术后胎儿的生理稳态[39,40]。Flake 等人在费城开发子宫外支持系统方面的进一步技术进步,已经证明了人造子宫的可能性,据推测,有意或无计划的早产分娩后[41],胎儿受试者经过大手术后可以在人造子宫内康复。胎儿和新生儿在伤口愈合方面也有明显的差异,与子宫内伤口相关的瘢痕形成明显减少[42,43]。这对于涉及侵入性手术具有重要意义,而且在开发组织工程方案闭合宫内皮肤伤口方面还有待进一步发展[44]。

植入途径和方法

有好的一面也有不好的一面——进入胎儿环境植入组织并非没有困难。首先考虑的和最重要的是植入途径。超声和内镜引导技术已迅速超过了开放式胎儿手术[45,46],然而影响植入真正的挑战因素仍然是受检者的大小,同时周围的液体环境也限制了能见度和无缝固定的黏附能力。这导致手术时间延长、母体风险增加,从而明显限制广泛地临床应用。

受益情况

如先前所建议,在胎儿发育的早期阶段,通过成功的治疗可以显著改变疾病的病程,只有在这种情况下,组织工程(tissue engineering)才会在胎儿(fetal)中发挥作用。分阶段法在本章内也值得一提,通过获取胚胎细胞引导有计划的早期新生儿干预。实际上,如果组织或器官可以在妊娠期进行改造(一旦确诊),而在出生时植入,这些先天畸形就会有治疗机会。

胎儿干预

脊柱裂

一项随机对照试验显示,脊柱裂(spina bifida)或脊髓脊膜膨出(myelomeningocele,MMC)的胎儿治疗结局良好。胎儿缺陷的封闭,被认为避免了对暴露于羊水中的神经组织的继发性损伤,以及逆转了 Chiari 畸形的发展过程[33,47]。遗憾的是,目前的方法仅限于防止脊柱的进一步损伤,缺乏再生受损神经组织的潜力。许多动物模型已经考虑应用组织工程方法治疗脊柱裂;除了覆盖缺陷外,还有利用干细胞再生神经组织的潜力——通常采用的方法是在暴露的脊髓上引入再生支架并通过闭合覆盖的皮肤将其固定[48-50]。在缺损处使用覆盖有密封剂的组织工程补片(与缝合修补不同)可以尝试在早期妊娠将其闭合(根据经验,缺损较小时神经损伤程度也较轻)。Farmer 及其同事的最新研究结果表明,在 MMC 啮齿动物模型中,使用植入干细胞的支架补片封闭缺损具有明显的益处,在该模型中,脱细胞的 ECM 支架用于 MMC,显示了已植入源自人类胎盘干细胞支架的明显优势[51]。

腹裂

腹裂(gastroschisis)也越来越被认为适合胎儿期修复。这种前腹壁缺损,游离肠管暴露于羊水促炎性物质中,会对功能结局产生负面影响,预测其机制是作为起搏器系统协调肠道收缩的 Cajal 间质细胞(interstitial cell of Cajal,ICC)发育失败或缺失。用胶原蛋白支架方法已经有效关闭了腹裂的实验模型,这表明支架可以被多种细胞和细胞外基质(ECM)成分有效替代,同时尸检时肠道上炎性外皮也明显减少[52,53]。

产后干预

先天性膈疝

先天性膈疝(congenital diaphragmatic hernia,CDH)是胎儿介入治疗医生众所周知的疾病,得益于广泛采用胎儿气管阻塞(fetal trachea occlusion,FETO),这种方法可以改善气道的发育。严重病例诊断可靠,因此可以识别出由于肺发育不良而需要补片闭合和新生儿体外膜氧合(ECMO)的病例[54]。

患者可以受益于两种不同的再生医学方法,即缺陷本身和继发性肺发育不良。大的 CDH 缺损需要用补片封闭,而疝复发是较常见的长期并发症之一,这是由于补片不能与孩子一起生长[55],导致修补边缘薄弱。有一种假说,细胞补片随着个体生长而生长,从而减少再疝的发生率,许多不同的研究小组都成功证明了这一点,证明了羊水源性成纤维细胞补片的优越性[56,57]。大多数 CDH 的死亡与肺发育不良和肺动脉高压有关:由于胸部存在腹部内容物,肺芽无法发育。我们已经证明了 AFSC 的整合能力,AFSC 使硝基芬暴露肺损伤鼠模型中肺发育不良的组织学得以改善[58],显示其组织结构、运动和神经支配得到改善,不仅在 CDH 相关的肺发育不良中,而且在整个肺不成熟中,都具有宝贵的肺再生潜力。将来,这可能会以最近报道的支气管肺发育不良(bronchopulmonary dysplasia)[59]类似的方式在临床转化。

食管闭锁

组织工程食管用于治疗食管闭锁（oesophageal atresia）日益成为几个研究小组的关注焦点[60,61]。我们已经发表了用干细胞接种的鼠脱细胞模型的初步数据，显示在天然支架（natural scaffold）中有效地种植了成血管细胞和神经嵴细胞[62]。其他团队描述了成功利用上述"生物板"技术进行食管修补术，证明了一种有效的潜在组织工程解决方案，以解决目前常通过插入非特异性肠道移植物治疗的情况[63]。胎儿组织如脱细胞的人羊膜已被用于食管组织工程。成肌细胞和口腔上皮细胞分别接种在去细胞的猪回肠黏膜下层和脱细胞的人羊膜上，联合应用于猪颈段食管的环形置换[64]。两年后，同一团队描述了类似的实验，利用接种在去细胞基质上的自体间充质干细胞（mesenchymal stem cell，MSC），证明了 MSC 在促进上皮长入方面的重要作用[65]。

先天性心脏病

现在胎儿超声心动图可以对临床上最重要的先天性心脏病（congenital heart disease，CHD）进行详细诊断。对于许多人来说，如果不及时治疗，在动脉导管闭合时的循环转变会导致循环衰竭。目前的治疗通常包括输注前列腺素以维持动脉导管（ductus arteriosus，DA）的开放，以便计划和实施外科干预，如使用上述材料之一进行修补或建立管道[66]。

实验证据表明，AFSC 能够表达心肌细胞标志物，并建立电-机械连接和自发性收缩[10]。此外，他们还提供了功能性内皮细胞的来源，冠状血管和心内膜可能源于功能性内皮细胞[67]。因此，羊水可提供在围生期植入的充足材料，构建患者源性心脏移植物。

先天性气道畸形

先天性高气道阻塞综合征（congenital high airway obstruction syndrome，CHAOS）或喉气管发育不全，被许多胎儿医学专家认为是治疗 CDH 肺发育不良的气道闭塞的理论基础。这种情况需要宫内干预或产后立即行气管造口术，最好在胎儿仍处于胎盘支持状态时进行（EXIT，参见第 8 章"产时子宫外手术"）。死亡率仍然很高[68]。幸存者必须进行气道重建，采用与之前所述类似的方法，即在支架中植入妊娠期获得的自体细胞，可能是这种严重疾病的一种潜在治疗选择[31,69]。

膀胱

膀胱外翻（bladder exstrophy），无论是否伴有泄殖腔异常，都是组织工程中进一步活跃研究的领域。目前的重建方法在实现同等功能所需的收缩性或弹性方面受到限制——这为组织工程方法获得更好的功能提供了空间。2006 年，Atala 和他的同事报道，成功地将接种了自体尿路上皮细胞和平滑肌细胞的工程胶原蛋白或胶原蛋白-PGA 支架，植入那些由于脊柱裂造成的神经功能不全而导致顺应性差或高压系统的人类患者身上[70]。

骨和骨髓

现有的人类骨骼缺损重建利用游离骨移植（bone grafting）、各种支架（无论是否植入骨髓来源的成体干细胞），以及使用骨形态发生蛋白等辅助材料[71]。AFMSC 和 AFSC 已被证明能产生骨矿物基质，并延长矿物质的产生。这两种材料都被用来制作骨移植物，用于动物模型中手术矫正胸和颅面缺损[72-74]。此外，确实有可能有助于治疗某些可以在产前诊断的严重致死性疾病，例如成骨不全（osteogenesis imperfecta，OI）。OI 是由 1 型胶原蛋白合成缺陷所致，最常见的（>90% 病例）是 COL1A1 或 COL1A2 亚基突变引起的。严重的 OI 病例伴有产前骨折，现有的治疗目的是减轻症状和减少获得性畸形。在 OI 中进行同种异体间充质干细胞的产前移植似乎是安全的，I／Ⅱ期 BOOSTB4 试验目前正在进行中[34]。AFMSC 的临床前疗效也得到了证实。将人 AFMSC 腹膜内注射到 OI 小鼠模型中可降低骨折敏感性，增加骨强度，改善骨质量和微结构，使骨重塑正常化并减少 TGF-α 和 TGF-β 信号转导[75]。

AFSC 最有前途的应用之一是这些细胞展示出移植和重建造血系统的能力。长期以来，宫内干细胞移植已用于孤立性严重人类免疫缺陷的病例[32,76]，AFSC 的耐受特性似乎允许在比预期更晚的胎龄进行移植[77]。

结论

再生医学领域取得的进展直接影响产前和新生儿治疗方法的创新发展。继过去 20 年的科学研究，现在，我们正在见证这一技术初步转化为早期临床试验。在胎儿时期对胎儿干预和细胞获取，以定制组织或整个器官移植，正迅速成为可能，通过管理照顾这些患者，未来十年科学研究有望取得许多激动人心的突破。重要的是要看到行业和政府的投资，以期得到更多的实际利益而并非仅有的个案报道。

（翻译　刘云　审校　吴娟）

参考文献

[1] Amit M, Shariki C, Margulets V, Itskovitz-Eldor J. Feeder layer and serum-free culture of human embryonic stem cells. *Biol Reprod.* 2004; 70: 837–45.

[2] Fong H, Hohenstein KA, Donovan PJ. Regulation of self-renewal and pluripotency by Sox2 in human embryonic stem cells. *Stem Cells.* 2008; 26: 1931–8.

[3] Klimanskaya I, Chung Y, Becker S, et al. Human embryonic stem cell lines derived from single blastomeres. *Nature.* 2006; 444: 481–5.

[4] Chung Y, Klimanskaya I, Becker S, Marh J, Lu SJ, Johnson J, et al. Embryonic and extraembryonic stem cell lines derived from single mouse blastomeres. *Nature.* 2006; 439: 216–19.

[5] Deb KD, Sarda K. Human embryonic stem cells: preclinical perspectives. *J Transl Med.* 2008; 6: 7.

[6] Briggs R, King TJ. Transplantation of living nuclei from blastula cells into enucleated frogs' eggs. *Proc Natl Acad Sci USA.* 1952; 38: 455–63.

[7] Campbell KH, McWhir J, Ritchie WA, Wilmut I. Sheep cloned by nuclear transfer from a cultured cell line. *Nature.* 1996; 380: 64–6.

[8] Takahashi K, Yamanaka S. Induction of pluripotent stem cells from mouse embryonic and adult fibroblast cultures by defined factors. *Cell.* 2006; 126: 663–76.

[9] Slamecka J, Salimova L, McClellan S, van Kelle M, Kehl D, Laurini J, et al. Non-integrating episomal plasmid-based reprogramming of human amniotic fluid stem cells into induced pluripotent stem cells in chemically defined conditions. *Cell Cycle.* 2016; 15: 234–49.

[10] Velasquez-Mao AJ, Tsao CJM, Monroe MN, Legras X, Bissig-Choisat B, Bissig K-D, et al. Differentiation of spontaneously contracting cardiomyocytes from non-virally reprogrammed human amniotic fluid stem cells. *PLoS One.* 2017; 12: e0177824.

[11] Chang C-Y, Ting H-C, Su H-L, Jeng J-R. Combining induced pluripotent stem cells and genome editing technologies for clinical applications. *Cell Transplant.* 2018; 27: 379–92.

[12] De Coppi P, Pozzobon M, Piccoli M, Gazzola M, Boldrin L, Slanzi E, et al. Isolation of mesenchymal stem cells from human vermiform appendix. *J Surg Res.* 2006; 135: 85–91.

[13] Loukogeorgakis SP, De Coppi P. Stem cells from amniotic fluid – potential for regenerative medicine. *Best Pract Res Clin Obstet Gynaecol.* 2016; 31: 45–57.

[14] De Coppi P. Tissue engineering and stem cell research. In P Puri, ed., *Newborn Surgery*, 4th edn. Boca Raton: CRC Press, 2017, pp. 301–14.

[15] Caves JM, Kumar VA, Martinez AW, Kim J, Ripberger CM, Haller CA, et al. The use of microfiber composites of elastin-like protein matrix reinforced with synthetic collagen in the design of vascular grafts. *Biomaterials.* 2010; 31: 7175–82.

[16] Gasior AC, St. Peter SD. A review of patch options in the repair of congenital diaphragm defects. *Pediatr Surg Int.* 2012; 28: 327–33.

[17] Mayer S, Decaluwe H, Ruol M, Manodoro S, Kramer M, Till H, et al. Diaphragm repair with a novel cross-linked collagen biomaterial in a growing rabbit model. *PLoS One.* 2015; 10: e0132021.

[18] Huang AH, Niklason LE. Engineering Biological-Based Vascular Grafts Using a Pulsatile Bioreactor. *J Vis Exp.* 2011; 52: 2646.

[19] Lu H, Feng Z, Gu Z, Liu C. Growth of outgrowth endothelial cells on aligned PLLA nanofibrous scaffolds. *J Mater Sci Mater Med.* 2009; 20: 1937–44.

[20] Tillman BW, Yazdani SK, Lee SJ, Geary RL, Atala A, Yoo JJ. The *in vivo* stability of electrospun polycaprolactone-collagen scaffolds in vascular reconstruction. *Biomaterials.* 2009; 30: 583–8.

[21] Mathews A, Colombus S, Krishnan VK, Krishnan LK. Vascular tissue construction on poly(epsilon-caprolactone) scaffolds by dynamic endothelial cell seeding: effect of pore size. *J Tissue Eng Regen Med.* 2012; 6: 451–61.

[22] Zhao J, Qiu H, Chen D, Zhang W, Zhang D, Li M. Development of nanofibrous scaffolds for vascular tissue engineering. *Int J Biol Macromol.* 2013; 56: 106–13.

[23] Huang Y-C, Kuo Y, Huang Y, Chen C, Ho D, Shi C-S. The effects of adipose-derived stem cells in a rat model of tobacco-associated erectile dysfunction. *PLoS One.* 2016; 11: e0156725.

[24] Satake R, Komura M, Komura H, Kodaka T, Terawaki K, Ikebukuro K, et al. Patch tracheoplasty in body tissue engineering using collagenous connective tissue membranes (biosheets). *J Pediatr Surg.* 2016; 51: 244–8.

[25] Suzuki K, Komura M, Terawaki K, Kodaka T, Gohara T, Komura H, et al. Engineering and repair of diaphragm using biosheet (a collagenous connective tissue membrane) in rabbits. *J Pediatr Surg.* 2018; 53: 330–4.

[26] Mitchell IC, Garcia NM, Barber R, Ahmad N, Hicks BA, Fischer AC. Permacol: a potential biologic patch alternative in congenital diaphragmatic hernia repair. *J Pediatr Surg.* 2008; 43: 2161–4.

[27] Balayssac D, Poinas AC, Pereira B, Pezet D. Use of permacol in parietal and general surgery: a bibliographic review. *Surg Innov.* 2013; 20: 176–82.

[28] Cheng AW, Abbas MA, Tejirian T. Outcome of abdominal wall hernia repair with biologic mesh: Permacol™ versus Strattice™. *Am Surg.* 2014; 80: 999–1002.

[29] Gilpin A, Yang Y. Decellularization strategies for regenerative medicine: from processing techniques to applications. *Biomed Res Int.* 2017; 2017: 9831534.

[30] Wainwright DJ. Use of an acellular allograft dermal matrix (AlloDerm) in the management of full-thickness burns. *Burns.* 1995; 21: 243–8.

[31] Elliott MJ, De Coppi P, Speggiorin S, Roebuck D, Butler CR, Samuel E, et al. Stem-cell-based, tissue engineered tracheal replacement in a child: a 2-year follow-up study. *Lancet.* 2012; 380: 994–1000.

[32] Flake AW, Roncarolo M-G, Puck JM, Almeida-Porada G, Evans MI, Johnson MP, et al. Treatment of X-linked severe combined immunodeficiency by in utero transplantation of paternal bone marrow. *N Engl J Med.* 1996; 335: 1806–10.

[33] Adzick NS, Thom EA, Spong CY, Brock JW 3rd, Burrows PK, Johnson MP, et al. A randomized trial of prenatal versus postnatal repair of myelomeningocele. *N Engl J Med.* 2011; 364: 993–1004.

[34] Götherström C, Westgren M, Shaw SWS, Åström E, Biswas A, Byers PH, et al. Pre- and postnatal transplantation of fetal mesenchymal stem cells in osteogenesis imperfecta: a two-center experience. *Stem Cells Transl Med.* 2014; 3: 255–64.

[35] Deprest J, Brady P, Nicolaides K, Benachi A, Berg C, Vermeesch J, et al. Prenatal management of the fetus with isolated congenital diaphragmatic hernia in the era of the TOTAL trial. *Semin Fetal Neonatal Med.* 2014; 19: 338–48.

[36] Haynes BF. Human thymic epithelium and T cell development: current issues and future directions. *Thymus.* 1990; 16: 143–57.

[37] Pawlowski TJ, Staerz UD. Thymic education – T cells do it for themselves. *Trends Immunol.* 1994; 15: 205–9.

[38] Liechty KW, MacKenzie TC, Shaaban AF, Radu A, Moseley AM, Deans R, et al. Human mesenchymal stem cells engraft and demonstrate site-specific differentiation after in utero transplantation in sheep. *Nat Med.* 2000; 6: 1282–6.

[39] Maselli KM, Badillo A. Advances in fetal surgery. *Ann Transl Med.* 2016; 4: 394.

[40] Kitagawa H, Pringle KC. Fetal surgery: a critical review. *Pediatr Surg Int.* 2017; 33: 421–33.

[41] Partridge EA, Davey MG, Hornick MA, McGovern PE, Mejaddam AY, Vrecenak JD, et al. An extra-uterine system to physiologically support the extreme premature lamb. *Nat Commun.* 2017; 8: 15112.

[42] Larson BJ, Longaker MT, Lorenz HP. Scarless fetal wound healing: a basic science review. *Plast Reconstr Surg.* 2010; 126: 1172–80.

[43] Yagi LH, Watanuki LM, Isaac C, Gemperli R, Nakamura YM, Ladeira PRS. Human fetal wound healing: a review of molecular and cellular aspects. *Eur J Plastic Surg.* 2016; 39: 239–46.

[44] Hosper NA, Eggink AJ, Roelofs LAJ, Wijnen RMH, van Luyn MJA, Bank RA, et al. Intra-uterine tissue engineering of full-thickness skin defects in a fetal sheep model. *Biomaterials.* 2010; 31: 3910–19.

[45] Xia W, Noimark S, Ourselin S, West SJ, Finlay MC, David AL, et al. Ultrasonic needle tracking with a fibre-optic ultrasound transmitter for guidance of minimally invasive fetal surgery. *Med Image Comput Comput Assist Interv.* 2017; 10434: 637–45.

[46] Peter L, Tella-Amo M, Shakir DI, Attilakos G, Wimalasundera R, Deprest J, et al. Retrieval and registration of long-range overlapping frames for scalable mosaicking of in vivo fetoscopy. *Int J Comput Assist Radiol Surg.* 2018; 13: 713–20.

[47] Watanabe M, Kim AG, Flake AW. Tissue engineering strategies for fetal myelomeningocele repair in animal models. *Fetal Diagn Ther.* 2015; 37: 197–205.

[48] Fauza DO, Jennings RW, Teng YD, Snyder EY. Neural stem cell delivery to the spinal cord in an ovine model of fetal surgery for spina bifida. *Surgery.* 2008; 144: 367–73.

[49] Peiro JL, Fontecha CG, Ruano R, Esteves M, Fonseca C, Marotta M, et al. Single-Access Fetal Endoscopy (SAFE) for myelomeningocele in sheep model I: Amniotic carbon dioxide gas approach. *Surg Endosc Other Interv Tech.* 2013; 27: 3835–40.

[50] Brown EG, Saadai P, Pivetti CD, Beattie MS, Bresnahan JC, Wang A, et al. In utero repair of myelomeningocele with autologous amniotic membrane in the fetal lamb model. *J Pediatr Surg.* 2014; 49: 133–7; discussion 137–8.

[51] Chen YJ, Chung K, Pivetti C, Lankford L, Kabagambe SK, Vanover M, et al. Fetal surgical repair with placenta-derived mesenchymal stromal cell engineered patch in a rodent model of myelomeningocele. *J Pediatr Surg.* 2018; 53: 183–88.

[52] Roelofs LAJ, Eggink AJ, Hulsbergen-van de Kaa CA, van den Berg PP, van Kuppevelt TH, van Moerkerk HTB, et al. Fetal abdominal wall repair with a collagen biomatrix in an experimental sheep model for gastroschisis. *Tissue Eng Part A.* 2008; 14: 2033–40.

[53] Roelofs LAJ, Geutjes PJ, Van De Kaa CAH, Eggink AJ, Van Kuppevelt TH, Daamen WF, et al. Prenatal coverage of experimental gastroschisis with a collagen scaffold to protect the bowel. *J Pediatr Surg.* 2013; 48: 516–24.

[54] Coughlin MA, Werner NL, Gajarski R, Gadepalli S, Hirschl R, Barks J, et al. Prenatally diagnosed severe CDH: mortality and morbidity remain high. *J Pediatr Surg.* 2016; 51: 1091–5.

[55] Deprest J, Gucciardo L, Eastwood P, Zia S, Jimenez J, Russo F, et al. Medical and regenerative solutions for congenital diaphragmatic hernia: A perinatal perspective. *Eur J Pediatr Surg.* 2014; 24: 270–7.

[56] Fuchs JR, Kaviani A, Oh JT, LaVan D, Udagawa T, Jennings RW, et al. Diaphragmatic reconstruction with autologous tendon engineered from mesenchymal amniocytes. *J Pediatr Surg.* 2004; 39: 834–8.

[57] Turner CG, Klein JD, Steigman SA, Armant M, Nicksa GA, Zurakowski D, et al. Preclinical regulatory validation of an engineered diaphragmatic tendon made with amniotic mesenchymal stem cells. *J Pediatr Surg.* 2011; 46: 57–61.

[58] Pederiva F, Ghionzoli M, Pierro A, De Coppi P, Tovar JA. Amniotic fluid stem cells rescue both *in vitro* and *in vivo* growth, innervation, and motility in nitrofen-exposed hypoplastic rat lungs through paracrine effects. *Cell Transplant.* 2013; 22: 1683–94.

[59] Lim R, Malhotra A, Tan J, Chan ST, Lau S, Zhu D, et al. First-in-human administration of allogeneic amnion cells in premature infants with bronchopulmonary dysplasia: a safety study. *Stem Cells Transl Med.* 2018; 7: 628–35.

[60] Zani A, Pierro A, Elvassore N, De Coppi P. Tissue engineering: an option for esophageal replacement? *Semin Pediatr Surg.* 2009; 18: 57–62.

[61] Lee E, Milan A, Urbani L, De Coppi P, Lowdell MW. Decellularized material as scaffolds for tissue engineering studies in long gap esophageal atresia. *Expert Opin Biol Ther.* 2017; 17: 573–84.

[62] Scottoni F, Urbani L, Camilli C. D1.4 Oesophageal tissue engineering: preliminary evaluation of a 2 stage surgical approach in a mouse model. *Arch Dis Child.* 2017; 102 (A6).

[63] Okuyama H, Umeda S, Takama Y, Terasawa T, Nakayama Y. Patch esophagoplasty using an in-body-tissue-engineered collagenous connective tissue membrane. *J Pediatr Surg.* 2018; 53: 223–6.

[64] Poghosyan T, Sfeir R, Michaud L, Bruneval P, Domet T, Vanneaux V, et al. Circumferential esophageal replacement using a tube-shaped tissue-engineered substitute: an experimental study in minipigs. *Surgery.* 2015; 158: 266–77.

[65] Catry J, Luong-Nguyen M, Arakelian L, Poghosyan T, Bruneval P, Domet T, et al. Circumferential esophageal replacement by a tissue-engineered substitute using mesenchymal stem cells: an experimental study in mini pigs. *Cell Transplant.* 2017; 26: 1831–9.

[66] Petsche Connell J, Camci-Unal G, Khademhosseini A, Jacot JG. Amniotic fluid-derived stem cells for cardiovascular tissue engineering applications. *Tissue Eng Part B Rev.* 2013; 19: 368–79.

[67] Velasquez-Mao AJ, Tsao CJM, Monroe MN, Legras X, Bissig-Choisat B, Bissig KD, et al. Differentiation of spontaneously contracting cardiomyocytes from non-virally reprogrammed human amniotic fluid stem cells. *PLoS One.* 2017; 12: e0177824.

[68] Nolan HR, Gurria J, Peiro JL, Tabbah S, Diaz-Primera R, Polzin W, et al. Congenital high airway obstruction syndrome (CHAOS): Natural history, prenatal management strategies, and outcomes at a single comprehensive fetal center. *J Pediatr Surg.* 2019; 54:1153–1158.

[69] Lange P, Fishman JM, Elliott MJ, De Coppi P, Birchall MA. What can regenerative medicine offer for infants with laryngotracheal agenesis? *Otolaryngol Head Neck Surg.* 2011; 145: 544–50.

[70] Atala A, Bauer SB, Soker S, Yoo JJ, Retik AB. Tissue-engineered autologous bladders for patients needing cystoplasty. *Lancet.* 2006; 367: 1241–6.

[71] Corre P, Merceron C, Longis J, Khonsari RH, Pilet P, Thi TN, et al. Direct comparison of current cell-based and cell-free approaches towards the repair of craniofacial bone defects – a preclinical study. *Acta Biomater.* 2015; 26: 306–17.

[72] Steigman SA, Ahmed A, Shanti RM, Tuan RS, Valim C, Fauza DO. Sternal repair with bone grafts engineered from amniotic mesenchymal stem cells. *J Pediatr Surg.* 2009; 44: 1120–6.

521

[73] Klein JD, Turner CGB, Ahmed A, Steigman SA, Zurakowski D, Fauza DO. Chest wall repair with engineered fetal bone grafts: an efficacy analysis in an autologous leporine model. *J Pediatr Surg*. 2010; 45: 1354–60.

[74] Turner CG, Klein JD, Gray FL, Ahmed A, Zurakowski D, Fauza DO. Craniofacial repair with fetal bone grafts engineered from amniotic mesenchymal stem cells. *J Surg Res*. 2012; 178: 785–90.

[75] Ranzoni AM, Corcelli M, Hau K-L, Kerns JG, Vanleene M, Shefelbine S, et al. Counteracting bone fragility with human amniotic mesenchymal stem cells. *Sci Rep*. 2016; 6: 39656.

[76] Flake AW, Harrison MR, Adzick NS, Zanjani ED. Transplantation of fetal hematopoietic stem cells in utero: the creation of hematopoietic chimeras. *Science*. 1986; 233: 776–8.

[77] Liechty KW, Mackenzie TC, Shaaban AF, Radu A, Moseley AMB, Deans R, et al. Human mesenchymal stem cells engraft and demonstrate site-specific differentiation after in utero transplantation in sheep. *Nat Med*. 2000; 6: 1282–6.

基因治疗

第52章 基因治疗：原理和临床潜力

Suzanne M. K. Buckley ◆ Anna L. David

引言

基因治疗（gene therapy）是通过载体将基因传送到目标位置，该基因蛋白表达产生治疗效果。在过去的十年中，基因治疗获得显著突破性进展。如有关产后血友病、先天性失明、先天性免疫缺陷和神经肌肉紊乱的基因治疗的临床实验结果，均显示基因治疗有效；2012年，欧盟（European Union, EU）批准了第一个家族性高脂血症的基因治疗。

产前基因治疗的一个潜在优势是能够在器官损伤发生前将治疗基因传送给个体，如某些类型的黏多醣贮积症，在出生前就可能发生不可逆转的脑损伤，这是代谢性疾病的一个重要问题。产前基因治疗可靶向快速分裂干细胞群，为保证治疗效果提供大量的转导细胞。当一个成年患者的载体成本高达数百万美元时，胎儿的高载体与靶细胞比率是优势。由于处在发育阶段或相对不成熟，出生后难以靶向的器官，在胎儿期基因靶向治疗更容易实现。例如，胎儿的表皮经历了程序性细胞死亡的重塑，被成熟的角化细胞所取代，形成了一层厚厚的屏障，以防止出生后的基因转移（gene transfer）。胎儿时期气道内充满液体，因此胎儿的气道可能更易于基因转移，而出生后存在难以穿透的气-液界面，尤其是囊性纤维化（cystic fibrosis, CF）的患肺。

过去，产后基因治疗的主要障碍是针对转基因（治疗）蛋白或载体本身的免疫反应。在用腺相关病毒（adeno-associated virus, AAV）载体基因治疗血友病的临床试验中，糖皮质激素使用部分克服了细胞免疫反应，降低了肝毒性程度。一些人预先存在病毒载体的抗体，这将阻止转基因蛋白的长期表达，从而降低治疗效果。30%～50%的人先前存在AAV中和抗体，因此，现在的试验通常只纳入没有或低滴度AAV中和抗体者。胎儿的发育可诱导免疫耐受（immune tolerance），胎儿

期的基因治疗可利用免疫耐受的优势的概念最早是在近60年前提出的。耐受的诱导分两步，首先外源性蛋白在妊娠早期免疫系统发育完全之前得到充分表达，其次该蛋白在胎儿体内可维持足够水平表达。产前基因治疗的原理验证研究显示，在小动物[1]和大动物[2]中均有治疗水平蛋白的长期表达和免疫耐受诱导，并且在一些动物模型中治愈了先天性疾病。

本章描述了胎儿基因治疗的最新进展，并讨论了最终如何将这种方法转化为临床治疗。研究集中于动物，主要是小鼠，他们可以提供必要的人类疾病转基因模型来证明其原理。绵羊和猕猴等大型动物提供了将这种疗法转化为人类治疗的数据，例如可用于传递载体，免疫反应和转基因蛋白表达长度的技术。迄今为止，尚未在临床上使用产前基因疗法，但正在开发首批女性试验方案。

候选疾病

与任何潜在治疗方式一样，产前基因治疗的风险尚不清楚，其疗效仍未确定。在这方面，美国卫生研究院（National Institutes of Health, NIH）重组DNA咨询委员会的报告[3]提出，产前基因治疗的初步应用应仅限于以下疾病：

- 与胎儿宫内或产后严重的发病风险和死亡风险相关
- 没有有效的产后治疗，或使用现有的产后治疗效果不佳
- 与转移基因可纠正的严重异常有关
- 可在宫内明确诊断，并有明确的基因型/表型关系
- 有包含人类疾病或紊乱的宫内基因转移的动物模型

在下面的章节中，我们将列举候选疾病组（表52-1），并讨论可能影响产前基因治疗效果的因素。

表 52-1　产前基因治疗候选疾病

疾病	治疗基因产品	靶细胞/靶器官	发病年龄	发病率	预期寿命
囊性纤维化(CF)	囊性纤维化穿膜传导调节蛋白	气道,肠上皮细胞	宫内	1:4 000	35 岁左右
进行性假肥大性肌营养不良	抗肌萎缩蛋白	肌细胞	2 岁	1:4 500	25 年
脊髓性肌萎缩	存活运动神经元蛋白	运动神经元	0 型宫内,1 型 6 个月	1:10 000	2 年
血友病	人凝血因子Ⅷ或 Ⅸ	肝细胞	1 岁	1:6 000	治疗后至成年
纯合子 α 珠蛋白生成障碍性贫血	球蛋白	红细胞前体	宫内	1:2 700	致死
溶酶体贮积病	葡萄糖脑苷酶在戈谢病中的应用	肝细胞	9~11 岁	总计 1:9 000	<2 年
尿素循环缺陷,如:鸟氨酸转录淀粉酶缺乏	鸟氨酸转氨甲酰酶	肝细胞	2d	总计 1:30 000	2d(严重新生儿期发病)
重度联合免疫缺陷病(SCID)	γc 细胞因子受体(X 连锁 SCID)	造血前体细胞	出生	1:1 000 000	如果没有骨髓移植,则<6 个月
大疱性表皮松解症	Ⅶ型胶原蛋白	角质形成细胞	出生	1:40 000	成年
缺氧缺血性脑病	神经营养因子	皮质神经元	出生	1:500	成年
先天性膈疝	肺生长因子	肺泡	宫内	1:2 200	如果能通过新生儿手术存活可到成年期
胎盘功能不全导致胎儿生长受限	血管内皮生长因子	内皮细胞,子宫动脉	宫内	1:12	如果新生儿期存活,可到成年期
早产	β-防御素 1	宫颈阴道上皮	宫内	1:10	如果新生儿期存活,可到成年期

血友病

遗传性血液病是产前基因治疗中相对简单的疾病。通过脐带胎盘插入处的脐静脉(umbilical vein,UV)穿刺或胎儿肝内静脉穿刺,或通过胎儿腹膜腔穿刺,均可达到胎儿循环,这是成功为贫血胎儿输血的一种途径。先天性血液疾病在某些人群中相对常见,可以进行产前筛查和诊断。

凝血级联反应中Ⅷ因子(factor Ⅷ,FⅧ)和 F 因子Ⅸ蛋白的缺乏会分别导致 A 型和 B 型血友病(hemophilias),总发病率约为 1/8 000。目前的治疗方法是使用人类 FⅧ(human FⅧ,hFⅧ)或 hFⅨ替代疗法,这种疗法虽然昂贵,但大多有效。达到正常凝血因子水平的 1%,就会产生有益作用。遗憾的是,部分患者对替代因子产生抗体,导致治疗无效/偶发性过敏反应。

Waddington 等证明在妊娠 16d(足月=22d)通过血管内注射编码 hFⅨ蛋白的慢病毒载体对具有免疫能力的血友病小鼠进行永久表型校正[1]。接受治疗的动物血浆中凝血因子水平可维持在正常水平的 10%~15%。随后 Sabatino 等人证明在缺乏 FⅨ的胎鼠中 AAV-1-hFⅨ可诱导免疫耐受[4]。与小型动物相比,由于需要长时间的基因转染和较高的载体剂量,大型动物的翻译速度较慢,但研究表明这种递送途径具有潜力。通过剖腹手术向妊娠早期胎羊的腹膜腔内注入(delivery)反转录病毒载体,5 年后,可以证明骨髓和血液中造血干细胞的长期转导[5]。在妊娠早期,通过子宫切开术将腺病毒载体递送到胎羊的脐静脉中,导致胎儿组织的广泛转导[6]。尽管不能孕期直接注射到脐静脉内受到手术相关的高死亡率的限制,但是孕早期在超声引导下,将腺病毒载体注射到胎羊腹膜内之后，仍然证实了全身载体的扩散和广泛的组织转导[7]。

表达 *hFIX* 基因的自互补 AAV8 载体在小鼠和猕猴中具有很高的转导能力[8]，已显示在妊娠早期和晚期超声引导下向胎羊的腹膜内注射 AAV8 载体，可产生 hFIX 长期表达[9]。没有检测到针对载体或转基因产物的功能性抗体，也未观察到肝毒性（toxicity）。当动物在出生后 6 个月时用 hFIX 重组蛋白攻击时，可检测到治疗基因的抗体，这表明未实现对免疫耐受的诱导。出生后 1 年无法检测到 hFIX 表达，这可能是由于 *hFIX* 表达下降所致，因此可能需要更高的初始载体剂量才能维持 hFIX 水平。

非人类灵长类动物胎儿，在妊娠后期具有 10 倍剂量的相同自体补充 AAV 系统，通过脐静脉递送产生临床相关水平的 hFIX，并持续一年以上，具有肝脏特异性表达和非中和性免疫反应[10]。对这些动物的进一步分析显示，超过 6 年的长期基因表达没有毒性，这是由于全基因组的肝前随机病毒整合[11]。产后 AAV 攻击的耐受性良好，尽管在给药剂量下并未改善表达，但未观察到临床毒性。同样，AAV9 的全身递送也显示产生广泛基因表达，并且在非人类灵长类动物妊娠后期没有观察到副作用[12]。这些研究表明，妊娠后期 AAV-hFIX 是安全有效的，尽管对种系传播和终身监测仍需要进一步研究。

近年来，针对血友病（hemophilias）的成人基因治疗在临床上已取得了巨大的成功。使用静脉内（intravenous，IV）AAV8 给药的试验显示出持续性 hFIX 表达水平，大多数试验参与者可以停止使用重组 hFIX，并在载体给药后不再出现出血事件[13,14]。由于 hFVIII 分子量较大，其递送一直颇具挑战性，但是使用 AAV5 载体递送的较短的 B 结构域缺失基因，可使 7 名接受治疗患者中的 6 名 FVIII 活性水平正常化超过一年[15]。仍需要做进一步的工作，才能将这些疗法引入临床，成为血友病 A 和 B 的管理标准。

由于这些成人基因治疗的成功，用于治疗血友病 A 和 B 的产前临床试验不太可能进行，因为这些疾病通常要到出生后才表现出来，而且现在这些疾病得以有效治疗的潜力巨大。但是，某些凝血因子的缺乏（如先天性 FVII 缺乏）会导致中枢神经系统（central nervous system，CNS）出血，威胁新生儿生命。FVII 缺乏症是最常见的常染色体出血性疾病，约有 20% 的纯合或复合杂合基因型患者出现严重出血，其 FVII 水平低于正常的 1%[16]。即使只是略高于 1% 的表达增加也被认为足以显著降低自发性出血的风险和发生率。接受 AAV8 载体 IV 递送的 FVII 剔除小鼠模型，在新生儿期显示出对这些动物致死性出血的保护作用，显著提高了这些动物的存活率[17]。该研究还显示，宫内载体递送的胎猴 hFVII 表达显著（20.4%±3.7%）。此外，不同 AAV 血清型的重新给药导致 hFVII 水平持续 7 个月高水平表达（165%±6.2%），没有毒性迹象。这证实围生期治疗 FVII 缺乏症可能有真正的未来。

珠蛋白生成障碍性贫血和镰状细胞疾病

血红蛋白（Hb）是由两个 α-链和两个 β-链组成的四聚体珠蛋白，其遗传异常是一个全球性的共性问题，全世界范围内，每年有超过 33 万受累婴儿出生，镰状细胞疾病占 83%，珠蛋白生成障碍性贫血占 17%[18]。根据不同人群和国家的社会文化和宗教习俗，可以在婚前和/或产前筛查。许多国家从妊娠 11 周开始提供绒毛活检术，或者从 15 周开始提供经腹羊膜穿刺术进行产前诊断。

产后同种异体造血干细胞移植（hematopoietic stem cell transplantation，HSCT）在过去 40 年中得到了发展，可以治愈 β 珠蛋白生成障碍性贫血，存活率达 90%，无珠蛋白生成障碍性贫血的存活率达 80%。然而，由于缺乏合适的匹配供体，HSCT 仅可用于约 30% 的病例[19]，而且它与移植物抗宿主病等并发症相关。对于镰状细胞疾病，目前的治疗依赖于预防危险发生，以及缓解危险策略。

珠蛋白生成障碍性贫血（thalassemia）和镰状细胞疾病（sickle cell disease）的有效基因治疗将取决于对珠蛋白基因调控的理解。例如，在 β 珠蛋白生成障碍性贫血中，个体珠蛋白基因的组织和发育特异性表达受上游 β 珠蛋白位点控制区域（β-LCR）和珠蛋白启动子之间的相互作用控制。使用包含来自 LCR 区的复杂调控序列的慢病毒载体，已经改善甚至治愈人类镰状细胞疾病[20]和重度 β 珠蛋白生成障碍性贫血[21]的小鼠模型。将优化的慢病毒载体注射到妊娠中期小鼠胎儿的卵黄囊血管中，导致新生小鼠的肝脏、脾脏和外周血中的人 α-珠蛋白基因表达；表达量在 3~4 月龄达到高峰，在某些接受者中表达至

20%[22]。7 月龄(正常寿命 2~3 年)时表达下降,可能是由于 HSC 转导不足或载体注入时间晚(小鼠的孕晚期)所致。

现在已经出现了另一种用于治疗珠蛋白生成障碍性贫血的离体成体干细胞(adult stem cell)基因转移方法。使用编码 β-珠蛋白的慢病毒基因修饰的造血干细胞进行自体移植以后,那些自儿童早期就因严重 β 珠蛋白生成障碍性贫血而依赖每月输血的患者,至少 21 个月无须输血。血红蛋白维持在 9~10g/dl,其中 1/3 包含载体编码的 β-珠蛋白,其治疗效果是由于髓系细胞的克隆优势[23]。此后,进一步的 Ⅰ/Ⅱ 期临床试验使用了类似技术。在平均 26 个月的治疗中,22 名患者减少了或无须长期输血,没有发生与药物相关的严重不良事件[24]。患者接受清髓性白消安处理后,重新输注自体慢病毒 β-珠蛋白 CD34+细胞,将仍然给患者带来风险。

另一种胎儿干细胞基因治疗方法是可以使用胎儿的自体造血干细胞,例如来自羊水或胎盘的自体造血干细胞,在超声引导下收集这些干细胞,离体转导并回输到患病胎儿[25]。有关该技术的前临床实验结果如下所述。

囊性纤维化

诸如肺囊性纤维化(cystic fibrosis,CF)之类的胎儿肺部疾病是进行产前基因治疗的理想靶向疾病,与出生后肺泡形成空气-组织界面相比,充满液体的胎儿肺可能更容易实现转导。产后肺损伤也会降低基因转移效果。

尽管历经数十年,但成人 CF 的基因治疗效果大多令人失望。主要是因为转导效率低、强大的免疫反应(剂量依赖性炎症所致)以及与病毒蛋白的免疫原性有关的肺炎阻止了重复给药。在英国 CF 联盟牵头的一项试验中,每月使用一种非病毒基因治疗制剂显示出温和但积极的效果[26]。与安慰剂相比,第 1 秒用力呼气容积(forced expiratory volume,FEV₁)在 1 年后有小但显著的改善,但该联盟的结论是,可能需要更有效的基因转移载体才能进入临床实践。自那时以来,他们已经成功地使用覆盖有仙台病毒 F 和 HN 蛋白的猿猴免疫缺陷病毒(simian immunodeficiency virus,SIV)进行临床前研究。这种结构在小鼠的肺和鼻子中均有表达,在其生命周期(约 2 年)内,可反复服用,并且无证据表明有慢性毒

性[27]。该联盟现在计划将这种融合蛋白假型慢病毒应用于临床进行首次人体试验[28]。

相反,产前基因治疗 CF 的效果令人鼓舞。一项初步研究似乎表明可以治愈,据报道,囊性纤维化穿膜传导调节蛋白(cystic fibrosis transmembrane conductor regulator,CFTR)敲除小鼠可通过产前将腺病毒注入羊水而治愈[29]。然而,两个独立的小组无法重复这一发现[30,31]。由于胎儿在呼吸样运动时将羊水吸入肺部,羊膜腔注射是靶基因转移到气道的有效途径。研究显示,给予胎儿、新生儿和成人杆状病毒 gp64 包膜假型化的慢病毒载体后,鼠肺呈现基因的差异表达[32]。羊膜腔注射导致大约 14% 的气道上皮细胞转导,包括上、中、下气道的纤毛和非纤毛上皮。通过联合使用羊膜腔内茶碱给药和将母鼠暴露于较高的二氧化碳水平两种方法[33],增加胎儿的呼吸运动,从而改善胎鼠肺中的转基因表达。母体茶碱对胎羊的呼吸运动具有类似的作用[34],并可能被用于增加羊水输送药物的摄取。

肺实质的局部注射是羊膜途径的一种替代方法,但仅在胎鼠[35,36]和非人灵长类动物[37]中提供局部基因转移。与早孕晚期(胚胎期)相比,在中孕早期(假腺期)注入载体后,转基因蛋白表达更局限于肺部[38],这提示妊娠阶段在治疗效果中发挥重要作用。

在大型动物(如绵羊)中,进行孕早期羊膜内注射腺病毒载体,尽管鼻腔通道发生了转导,但不能产生明显的气道基因转移[7]。人或羊胎儿孕早期没有呼吸运动,再加上此时羊水量多,这意味着在临床实践中可能需要针对性更强的入肺途径。经胸超声引导下胎儿气管注射[39]将基因转移到中小气道[40]。经胎儿镜注射也可用于靶向气管。病毒与 DEAE-葡聚糖复合以后,在胎儿气管和支气管树中发现转基因蛋白表达增加,这使病毒带正电荷;用碳酸氢钠预处理气道,从而打开气道上皮中的紧密连接,以改善载体进入柯萨奇-腺病毒受体的通道[40,41]。对于胃肠道 CF 病理状态,在妊娠早期的胎羊中使用超声引导的胃注射可以实现广泛的肠道转导[42],并且发病率和死亡率均较低(图 52-1)。

先天性膈疝(congenital diaphragmatic hernia,CDH)显著增加肺发育不全的发病率和死亡率。产前基因治疗在肺部疾病的另一个潜在重要应用是 CDH 导致的肺发育不良。腺病毒介导的产前

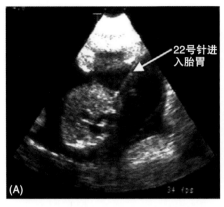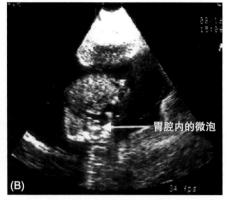

图52-1　对妊娠61d的胎羊进行胃内注射。(A)取胎儿腹部横切面,经前腹壁将针刺入胎儿胃,取出100μl胃液以确认针位正确。(B)注入载体,胃腔内观察到微泡

CFTR表达增强了CDH大鼠模型肺囊泡密度和空间[52]。在肺生长的关键阶段,生长因子的短期表达可能对这种严重疾病改善有用。经手术在胎羊中创建CDH后,气管中角质细胞生长因子的非病毒载体表达导致肺表面活性蛋白B的合成增加,提示再生的肺[43]成熟程度更好。

溶酶体贮积症和其他中枢神经系统疾病

溶酶体贮积症(lysosomal storage diseases)是因为溶酶体酶的遗传缺陷,导致细胞内底物堆积。例如,在黏多糖贮积症(mucopolysaccharidosis type,MPS)Ⅶ型中,β-葡糖醛酸糖苷酶活性的缺乏导致溶酶体中糖胺聚糖的积累,导致肝脏和脾脏肿大,生长受限,发育延迟,心力衰竭而死亡。疾病过程始于宫内。尽管很罕见,但由于小鼠模型和狗模型的可用性,Ⅶ型MPS一直是研究基因治疗的首选疾病。理论上,MPS表型的校正仅需要低水平的治疗基因产物。产后基因治疗MPS面临的主要挑战仍然是大脑的靶向,这需要面临多次脑注射的风险,[44]以及通过免疫抑制预防全脑炎,全脑炎是继发于对转基因蛋白的免疫反应[45]。

将病毒载体注入胎鼠的脑室导致整个大脑和脊髓的广泛且长期的基因表达[46]。在同一项研究中,将治疗基因传递给MPS Ⅶ型胎鼠的脑室可防止出生前和出生后4个月期间大多数脑细胞的损害。使用AAV载体进行的类似研究有类似的结果,但表达时间更长[47]。

直接向胎儿脑或脑室内注射载体进行产前基因转移困难重重。虽然经超声引导在非人类灵长类[48,49]和绵羊(A. L. David,未发表的研究,2004)中已经实现,但是利用微创注射技术通过颅骨注

射胎儿大脑仍存在技术困难。相反,在临床实践中,超声引导下进入人胎儿循环常用于胎儿血液采样和输血,具有最小的胎儿丢失率或并发症。这引发了对能穿过血脑屏障的载体的寻找。

1型脊髓性肌萎缩(spinal muscular atrophy type 1,SMA1)的基因治疗已经取得了临床成功,该疾病是一种婴儿期发病的进行性单基因运动神经元疾病。患病儿童无法达到动作发展指标,该疾病导致儿童2岁前死亡或需要机械通气。单剂量静脉注射带有所需存活运动神经元1基因的AAV9载体[50]后,取得了比以往同类研究更长的存活时间,更出色的动作发展指标,以及更好的运动功能。此外,这项研究还表明早期治疗的益处,在那些接受治疗的儿童中,2名在早期治疗后能够在没有支持的情况下爬行、站立和行走。对于那些有家族史的人来说,可以提供SMA的产前诊断,所以对这种疾病的胎儿治疗是切实可行的。

血清型2/9的AAV载体具有惊人的转导神经系统细胞的能力,这不是通过颅内注射而是通过静脉注射新生小鼠[51,52]和猫[52]来实现的。载体穿越血脑屏障的能力可能取决于大脑中特定受体群体,这些受体促进特定AAV血清型的转移[53]。一项描述以单链或自身互补形式胎儿静脉内注射AAV 2/9的研究显示,中枢神经系统(包括大脑和视网膜的所有区域)和周围神经系统(包括肌间神经丛)都有全面的转导[54]。

肌营养不良

靶向肌肉进行基因传递可能是治疗肌营养不良(muscular dystrophies)的一种成功策略。进行性假肥大性肌营养不良(Duchenne muscular dystrophy,迪谢内肌营养不良,DMD)是最常见的类型,是 X 连锁。抗肌萎缩蛋白(dystrophin)的异常或缺失导致儿童早期进行性肌无力,最终在生命的头三十年因继发性呼吸衰竭或心脏衰竭而死亡。

在成人临床试验中,由于对转基因抗肌萎缩蛋白基因的细胞免疫和体液免疫,使用病毒和非病毒载体将抗肌萎缩蛋白基因转移至横纹肌的效率低下。此外,营养不良肌纤维的纤维肌膜在DMD 中严重受损,导致治疗药物的丢失,该纤维肌膜的完整性对于有效和长期的基因治疗至关重要。有关犬的临床前研究表明,表达高功能犬微营养不良蛋白基因的 AAV2/8 载体在超过 2 年的时间里可有效恢复抗肌萎缩蛋白的表达并使临床症状稳定[55]。

产前应用将针对胎儿迅速增生的肌细胞群,这些细胞相对未受损害,因此具有更强的转导能力。肌内慢病毒载体递送至胎鼠后,转导能够再生肌纤维的卫星细胞[56]。DMD 的 mdx 小鼠模型临床前研究发现,对胎鼠肌内注射腺病毒或通过多种途径注射含有全抗肌萎缩蛋白基因的慢病毒

载体,可获得转基因抗肌萎缩蛋白表达[57,58]。腹腔内注射 AAV8 微抗肌萎缩蛋白载体至 mdx 胎鼠,可使重组抗肌萎缩蛋白在骨骼肌中广泛表达,改善肌肉病理,与未治疗的同窝鼠对照[59],可改善膈肌功能。

超声引导下注射腺病毒载体,将基因传递至早孕胎羊的后肢肌肉组织,可实现高效基因表达,且手术并发症发生率较低[18]。在这种大型动物模型中,我们也评估了与呼吸肌基因转导相关的临床方法,结果显示,超声引导下建立胸水模型,将腺病毒载体[60]注入胸水后,出现了肋间肌的转导(图 52-2)。

皮肤遗传病

皮肤遗传病(genodermatoses)是一组遗传性皮肤病。大疱性表皮松解症(epidermolysis bullosa,EB)、鱼鳞病和色素沉着病(如眼皮肤白化病)可能跟较高的发病率和死亡率有关。

皮肤遗传病可能是产前基因治疗效果好的候选疾病,通过羊水将基因转移到皮肤比复杂的产后治疗具有明显的优势。超声引导下[18]将腺病

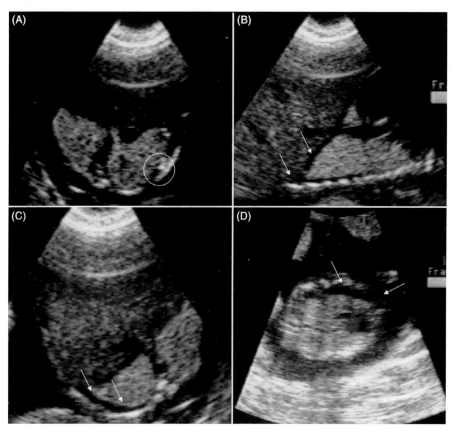

图 52-2　通过超声引导建立胸腔积液模型,将载体递送入胸腔积液中,实现肋间肌肉的基因转导

毒载体经羊膜腔注入小鼠(受孕 12d 后[42])和孕早期羊(妊娠期 145d 的第 33d),可以看到皮肤中转基因蛋白的表达。在致命性皮肤病 Herlitz 交界性 EB(JEB)的小鼠模型中,将腺病毒和 AAV 载体组合注入胎鼠的羊膜腔(胚胎第 14d)可促进层粘连蛋白-5 转基因蛋白的表达,尽管治疗组小鼠的寿命只有轻微增加[61]。在所有这些研究中,仅转导了皮肤的最浅层,即周皮和表皮。在小动物中已经采用了几种策略来靶向更深层次,例如羊膜内注射及随后的电穿孔[62]或应用微泡增强超声(鸟枪法)[63,64]。

在妊娠早期,表皮干细胞可经羊膜内注射实现基因转导。向第 8~12d 的胎鼠注射慢病毒载体,可使基底表皮干细胞长期表达转基因蛋白[65]。使用皮肤特异性角蛋白 5 启动子而不是巨细胞病毒启动子也促进了表皮基因的转移。在严重 JEB 鼠模型妊娠 8d 前,经羊膜注射可使近 12% 的患病小鼠皮肤表型得以校正,并在皮肤和黏膜的基底膜区检测到转基因层粘连蛋白,但没有增加存活率,这可能是由于疾病的严重性所致[66]。

临床上,妊娠期羊水中及时出现的一种蛋白质可纠正 A 型外胚叶发育不全的遗传缺陷,该缺陷会导致 X 连锁少汗性外胚层发育不良(X-linked hypohidrotic ectodermal dysplasia,XLHED),不可逆转地汗腺发育受损,可导致危及生命的高热。向 3 例妊娠晚期的胎儿经羊膜腔内注射包含 A 型外胚叶发育不全结合域受体的重组蛋白,纠正了新生儿表型,可正常出汗[67]。

产科疾病

产科疾病的产前基因治疗正在研究中。大约 40% 的早产病例发生前会有微生物侵入宫腔,最常见的入侵途径是经阴道上行感染。抗菌肽可与黏蛋白和免疫细胞结合,在宫颈管内形成屏障,防止上行感染。是通过对孕鼠阴道局部联合应用载体与不耐热的 pluronic 凝胶靶向孕鼠的宫颈黏膜,可实现人 β-防御素 3(一种有效的抗菌肽)的过度表达。转基因蛋白的表达阻止了细菌从阴道上行到孕鼠的宫腔,表明这种方法可能有助于防止高危妇女早产[68]。

严重胎儿生长受限(fetal growth restriction,FGR)的发生率为 1:500,是导致新生儿发病和死亡的主要原因。在许多病例中,潜在的异常是子宫胎盘功能不全,即滋养细胞浸润至子宫螺旋动脉并将其转化为高流量大血管的正常生理过程发生障碍。目前,尚无可用于促进胎儿生长或延迟分娩以允许胎儿成熟的治疗方法。常规超声检查发现胎儿生长速度低于预期胎龄时,可诊断 FGR。孕中期超声也常提示子宫动脉多普勒血流异常低下和/或血管阻力增加。

使用可通过胎盘的药物可降低全身血压,出现"胎盘-窃取"效应,为避免上述情况,最好的解决方案是针对子宫胎盘循环的靶向治疗[69]。将腺病毒载体注入孕羊子宫动脉,介导血管内皮生长因子(vascular endothelial growth factor,VEGF)的瞬时局部过表达,增加子宫动脉的血流量并显著降低血管的收缩力[70]。VEGF 聚集在子宫动

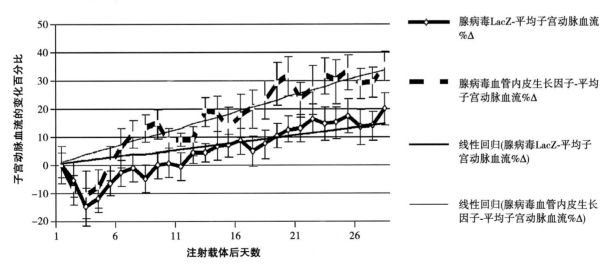

图 52-3　与用对照载体转导的血管相比,用含有血管内皮生长因子(VEGF)基因的腺病毒载体转导的血管,子宫动脉血流至少 30d 内增加

脉血管外膜,促进新血管形成,支持基因转移的局部效应。这些影响是长期的,从妊娠中期(80d)持续到足月(145d)[71,72],内膜与中膜的比例降低,提示血管重塑和外膜血管生成。妊娠中期向子宫血流减少35%的FGR羊模型的子宫动脉注射相同剂量的腺病毒血管内皮生长因子(AVEGF),可显著改善妊娠晚期胎羊生长[73](图52-3),并在新生儿期和产后早期继续茁壮成长[74]。这种效应已经在FGR豚鼠中得到复制,雌性FGR豚鼠产后持续生长[75,76]。

临床上,通过介入放射学可将载体输送到子宫动脉,这作为产后出血高危妇女分娩前的预防措施得到英国皇家妇产科医师协会(Royal College of Obstetricians and Gynaecologists,RCOG)的支持。虽然比口服药物更具侵袭性,但在将血管活性药物效应靶向于母体子宫胎盘循环方面具有潜在的优势。EVERREST项目(www. EVERREST-fp7. eu)旨在进行Ⅰ/Ⅱa期临床试验,以评估母体子宫动脉AVEGF基因治疗严重早发性FGR的安全性和有效性。该项目由欧盟资助,涉及一个多学科的跨国联盟,包括生物伦理学、胎儿医学、胎儿治疗、产科和新生儿学方面的专家[77]。

产前基因转移载体

产前基因治疗的理想载体是可以通过使用单一、有效的基因递送方法产生转移基因的长期调控和治疗性表达,对母亲和胎儿都是安全的,可纳入临床实践。这些和其他基本特征见表52-2。产前基因治疗临床前研究中最常测试的载体是腺病毒(adenovirus)和腺相关病毒(adeno-associated virus,AAV)、慢病毒(lentivirus)及反转录病毒(retrovirus)。对其他病毒载体和非病毒载体的产前影响知之甚少。

表 52-2 产前基因治疗理想载体的特性

特性	原因
高效率,调节转基因表达	提供治疗性蛋白表达
适应疾病的转基因表达时间长度	例如:①单基因疾病的长期转基因表达,需要蛋白表达来维持个体的生命周期,如血友病。②发育性疾病或产科疾病,需要蛋白表达在胎儿发育或妊娠的关键时刻的短暂转基因表达,如胎儿生长受限
对靶器官的特殊趋向性	避免系统性基因转移
承载能力大	容纳治疗基因和任何所需的调节元件
无毒性	对母亲、胎儿和未来后代安全
无免疫原性	避免产生胎儿免疫反应
无诱变属性	对胎儿和未来后代安全

产前基因转移的主要载体(vectors)见表52-3。操纵载体结构和转基因可以改变载体特性。例如,假型包装,涉及将病毒衣壳(外壳)改变为另一种不同的血清型或一种完全不同的病毒,从而改变其感染特定细胞类型或器官的能力[78]。使用不同的增强子-启动子可以改善基因向特定器官或组织的转移。启动子是DNA上RNA聚合酶可以结合并启动转录的位点,而增强子是一个顺式调控序列,可以提高相邻启动子的转录水平。这些可以来源于哺乳动物、病毒或其他生物体的基因组,甚至在必要时可以被操纵以允许可调节的基因表达。病毒成分的去除或修饰,例如突变慢病毒载体中的整合酶,使其无法整合,大大降低了插入突变的风险。关于胎儿基因治疗载体的更多详细信息,作者请读者参考其他文献[79]。

表 52-3 载体的类型和产前基因治疗应用的思考

载体	DNA(脱氧核糖核酸)	效能	趋向性	优势	劣势	产前思考
非病毒-DNA	不限	+	受限	低毒性 低免疫原性	转导效率低	表达可能不会持续整个妊娠期
腺病毒	7.5kb	+++	取决于血清型	可以长到高滴度。高效基因转移	短期内表达,免疫原性	与一些胎儿畸形有关

载体	DNA（脱氧核糖核酸）	效能	趋向性	优势	劣势	产前思考
辅助-依赖腺病毒	35kb	+++	广泛	免疫原性低,容量大,在静止细胞中长期表达	生产效率低下	
腺病毒相关病毒	一般是4.7kb	++	取决于血清型	长期表达,免疫原性低,滴度高	成人反衣壳T细胞试验的肝毒性	一些血清型与流产有关。低水平整合到活性基因,因此理论上存在突变风险
反转录酶病毒	10kb	+	取决于假型	长期的基因转移	潜在的插入突变仅仅感染分裂细胞	种系传播和插入突变病毒被羊水灭活的风险
慢病毒	10kb	++	取决于假型	长期的基因转移感染分裂和非分裂细胞	潜在的插入突变	种系传播和插入突变的风险
单纯性疱疹	30kb	++	广义:中枢神经系统	轴突后转导作用感染非分裂细胞	潜在性感染	

在设计用于基因治疗策略的新载体时,欧洲药品管理局(European Medicines Agency,EMA)指出,必须考虑对人类和其他动物物种的致病性和毒力,最小化非必需辅助载体成分,最小化与任何人类病原体的序列同源性、组织趋向性、转导效率和种系传播。

事实证明,从实验室和临床前研究中使用的小批量扩大到临床试验所需的更大数量是困难的、昂贵的和费时的。大多数载体的生产方法是基于贴壁细胞生长和瞬时转染,这是一个费力的过程。大规模的病毒生产主要是通过扩展方法实现的,这种方法仅仅是增加细胞工厂或细胞堆中的细胞生长表面积[80]。这有明显的局限性,因此,悬浮细胞培养的发展和生物反应器的使用是迈向载体生产临床水平的又一步。另一个优势是培养基中没有动物来源成分,这降低了污染的可能性,因此有利于临床生产[81]。

在该领域的最新成就以及一系列研究现已进入临床试验(clinical trial),在此过程中产生了某些"瓶颈"。例如,缺乏可以为良好生产规范(good manufacturing practice)和认证问题提供建议的"合格人员",这将会大大推迟临床试验的开始。学术和临床研究人员必须与资助机构、生物技术公司及其当地监管机构密切合作,以确保载体适合临床使用。在临床前研究完成之前,将这些观点纳入任何新的研究设计中同样至关重要。

载体对胎儿的影响是必须考虑的重要因素,因为胎儿应用的许多途径都需要将其运送到诸如血清、气道或羊水之类的液体腔室中。人血清可以灭活反转录病毒[82],羊水抑制反转录病毒感染[83]。改变载体可使作用更强[84],并且慢病毒相对不受损害。

基因编辑

基因编辑(gene editing)是基因组医学的另一种形式,他利用遗传学知识来指导患者的管理并创造新的治疗方法。基因治疗不能去除或修饰缺陷 DNA,相反,基因编辑可以在其固有位置纠正缺陷 DNA。基因编辑技术不是新事物。使用Cre-lox 重组、锌指核酸酶和 TALEN(转录激活因子样效应核酸酶)进行基因组工程已经存在很多年了。然而,该领域的一项突破是在 2012 年,当时 CRISPR/Cas 系统首次用于体外靶向 DNA 断裂[85]。CRISPR(规律成簇间隔短回文重复序列)序列最初是在细菌中发现的,他们可以抵抗病毒感染。他们作为精确的工具已经被用来定位和编辑特定的基因组序列。他们的作用模式包括递送特定设计的指导 RNA（guide RNA，gRNA）和CRISPR 相关蛋白（CRISPR-associated protein，Cas），他们共同在基因组中的特定位点产生双链断裂（double-stranded break，DSB）。然后，通过提供正确序列的 DNA 模板并允许同源依赖重组（homology-dependent recombination，HDR）发生，这个 DSB 可以被修复，并纠正突变。另外，可以通过鼓励非同源末端连接（non-homologous end joining，NHEJ）来创建基因敲除——一种常见而有效的 DNA 修复过程，该过程经常导致小的核苷酸插入（insertions）或缺失（deletion），出现移码，进而阻止正确蛋白质序列的产生。

使用 RNA 靶向可编辑的基因组序列使CRISPR 具有比其他基因编辑系统更大的优势，因为他使编辑过程更快，更便宜。因此，该系统对于高通量基因组工程具有不可估量的价值，并且还可以针对同一生物中的多个基因座。对原始CRISPR/Cas 组件进行了许多更改和改进，以优化功能和递送并减少脱靶效应。一个只切割一条DNA 链的"切口酶"突变体[86]，更小的 gRNA[87]，以及使用不同的 Cas9 变体[88,89]都已成功。

尽管这些新技术令人兴奋，但仍有许多障碍需要克服，其中最重要的问题与所有基因治疗策略雷同：如何有效地将分子成分输送到正确的细胞。CRISPR 试剂可通过转染、核转染、病毒感染或以蛋白质、RNA 或 DNA 注射的形式递送。包装限制仍然与较为传统的基因治疗策略相同，例如，由于腺相关病毒（AAV）的最大容量约为4.5kb，该载体只能递送较小的 Cas9 同源物（来自金黄色葡萄球菌的 SaCas9）[90]。

迄今为止，应用 CRISPR/Cas 已经发表了3 000 多篇论文，两家生物技术公司已申请在人类临床试验中测试基因编辑的许可：针对严重的 β-珠蛋白生成障碍性贫血和一种罕见的早发性失明（莱贝尔先天性黑矇）。如果这些试验成功，他们将为未来大量应用这项技术治疗各种疾病铺平道路。

CRISPR-Cas 首次用于修复人类胚胎疾病中的相关基因发于 2015 年[91]。如果这种方法应用到临床，需要先进行体外受精（in vitro fertilization，IVF）和植入前基因诊断，目的是在随后的宫内植入前纠正胚胎。当时，围绕此类应用程序的伦理学讨论非常活跃，但是自那时以来，尽管目前严格以研究为基础，但世界上其他几个小组也获得了编辑人类胚胎的许可。英国人类受精和胚胎学管理局（human Fertilisation and Embryology Authority，HFEA）已经批准研究人员在人类胚胎中使用基因编辑来研究胚胎发育的机制。这项工作表明，OCT4 对极早期人类胚胎发育至关重要，且比以前的小鼠研究更早[92]。

当使用基因编辑技术来编辑胚胎时有几个安全问题：①编辑过程的可靠性；②不需要的基因改变风险，即非目标突变；③产生嵌合体的风险，即胚胎中不同的细胞含有不同的基因序列；④CRISPR 最有可能成功的发展阶段。其中的一些问题在一项研究中得到了解决，研究人员针对已知导致人类胚胎肥厚型心肌病（MYBPC3）的突变基因进行了研究[93]。作者没有显示出脱靶突变的证据，而且 58 个胚胎中只有 1 个是嵌合体。这是通过在受精后 18h 直接将 Cas9 蛋白，单链寡脱氧核苷酸（single-stranded oligodeoxynucleotide，ssODN）模板和单个 gRNA 注射到原核受精卵的细胞质中来实现的，这缩短了酶的活性时间，因此减少了脱靶效应。此外，他们在受精卵发育早期（受精时）就将 CRISPR-Cas9 成分注入受精卵，这项技术被证明可以消除小鼠胚胎中的嵌合体[94]。尽管尚不清楚其中的精确机制，但该技术正在飞速发展，并有望成为治疗人类疾病的有效工具。

将载体靶向运到胚胎、胎儿器官和组织

将载体靶向到器官或特定组织是最终目标，很可能需要使用联合的方法，通过选择合适的递送途径和操作载体来实现特定的组织表达。最合适的递送路径取决于靶向器官、最安全的通路以及最佳治疗胎龄；这些汇总在表 52-4 中。

基因靶向治疗的许多工作都是利用孕羊，利用胎儿医学实践中现有的超声引导注射技术，或者开发新的方法。超声引导下将腺病毒（adenovirus）载体递送至胎羊气管可诱发胎儿气道中的基因表达，而注入胎羊胃则将基因表达靶向至小肠[40,42]。胸膜内注射使基因转移到呼吸肌[60]。孕羊的死亡率可忽略不计，胎羊死亡率在 3%～15%，具体取决于注射途径。经胸气管注射等侵入性手术的并发症发生率为 6%，与胸腔内血管损伤有关[95]。这项技术被一些胎儿医学中心用于 CDH 的闭塞气管球囊[96]。心内注射和脐静脉

表 52-4　器官靶向胎儿基因转移

靶器官	目前最优载体	注入路径	限制因素
肺	腺相关病毒	羊膜腔内 肺内 气管内	羊水稀释效应大;依赖胎儿 BM 表达仅保持在局部注射部位 从妊娠中期经胸注射或胎儿镜气管递送
血液	慢病毒	脐静脉 腹腔内	如果在孕早期进行,种系基因转移的风险增加
骨骼肌	腺相关病毒	肌肉内 腹腔内 胸腔积液	也靶向膈肌 对于人类在技术上有困难
肝脏	腺相关病毒 慢病毒	腹腔内 肝内	胎儿肝脏的快速分裂可能限制载体(如腺病毒) 只有最小整合的转导,注射慢病毒可导致全身转基因蛋白表达
脑	腺相关病毒 慢病毒	心室内 脐静脉或腹腔内	技术上在人类很难做到——在绵羊和非人类灵长类动物中可以实现 依靠载体穿过血脑屏障;腺相关病毒假型可能使中枢神经系统靶向
皮肤	慢病毒 腺相关病毒	羊膜腔内	妊娠早期注射需要靶向于深层表皮质
感觉器官	慢病毒	羊膜腔内 平衡器或视网膜注射	妊娠的早期阶段对发育中的耳或眼至关重要 对于人类技术上有困难
消化道	慢病毒	羊膜腔内 胃内 口咽	羊水稀释效应大 胃液对载体的潜在限制作用 胎儿镜引导
心脏	腺相关病毒	腹腔内	
肾脏	慢病毒 腺相关病毒	羊膜腔 泌尿道	在肾脏中表达的转基因蛋白,但在其他地方产生了
胎盘	腺病毒	胎盘	仅限于注射部位的转导
子宫胎盘血液循环	腺病毒	子宫动脉内皮	
宫颈,阴道	腺相关病毒	宫颈外口	联合使用载体和不耐热普朗尼克(商品名 pluronic)凝胶来实现

BM,呼吸运动。

注射在孕早期胎羊中的死亡率高得令人难以接受,而且脐静脉注射仅在妊娠 70d 后(相当于人类的 20 周)才能实现[7,97]。在非人灵长类动物中,超声引导已被用于将基因治疗直接递送到肺实质或脑室[37,49]。

发育中胎儿的载体受体和细胞对载体感染的物理可用性可能与成年人中的不同。腺病毒载体递送后,新生小鼠和成年小鼠受体谱的差异可能是选择性靶向的原因[98]。Endo 和他的同事比较交配后第 8~18d 经羊膜内注射慢病毒载体后的基因表达,完美地证明了发育过程中细胞可利用性的差异。第 8d 时,在中胚层和神经外胚层来源的组织中观察到绿色荧光蛋白(green fluorescent Protein,GFP)表达,而超过 11d,表达仅限于上皮细胞。该表达谱与在这些不同发育阶段暴露于羊水的细胞类型密切相关[99]。

微小核糖核酸(MicroRNA,MiRNA)技术可用于基因转移载体,下调某些细胞类型的基因表达。将两个 miRNA 位点整合到慢病毒载体中,将转基因 GFP 的表达限制在肝细胞中,其中基本载体指导在肝细胞、肝内皮细胞和库普弗(Kupffer)细胞中表达[100]。在体内,这导致人类因子Ⅸ在肝细胞中特异性表达,避免了由于不需要的库普弗细胞中转基因蛋白表达而导致的免疫反应。

当选择基因靶向方法时,靶细胞中有丝分裂率对于发育中的胎儿具有相当重要的意义。γ-反转录病毒和慢病毒载体以高频率整合到宿主基因组中,而整合缺陷型慢病毒载体以及基于腺病毒和腺相关病毒(AAV)的载体仍然主要是游离型。保持游离的载体基因组在感染活跃分裂的细胞(如存在于胎儿中的细胞)时将被稀释,将持续存在于几乎没有或根本没有有丝分裂的组织中。如果疾病的目标是到达分化终末期的神经元,那么保持游离状态的载体可能是最合适的。相反,整合载体可能更适合于造血干细胞作为目标应用于血液病,如镰状细胞贫血或珠蛋白生成障碍性贫血。

胎儿干细胞基因治疗

靶向基因治疗某些组织的复杂方法可能是使用自体或同种异体干细胞基因转移[101]。干细胞来源于胎儿血液、肝脏、羊水和胎盘等。孕早期,胎儿肝脏或血液取样有流产的重大风险,但同种异体的方法可以使用大量的细胞。使用自体细胞可能优于同种异体细胞。越来越多的证据表明母胎 T 细胞运输和母源抗体可以限制干细胞的宫内移植。现在很清楚,多能干细胞可以很容易地从羊膜穿刺术或绒毛活检术收集的胎儿样本中获取——这些操作具有较低的胎儿死亡率。人类羊水干细胞具有分化为多种细胞类型的潜力,并且在不改变其特性的情况下容易被转导。这种自体胎儿干细胞移植与基因治疗相结合的可能性已经在羊身上显示出来,在绵羊中,羊水来源的间充质或造血干细胞被收集、转导,并使用超声引导的羊膜穿刺术移植,随后腹腔注射到供体胎儿。各种器官(包括主要的造血器官)和血液中都存在广泛的细胞迁移和移植[25,102],如图 52-4 所示[103]。在大型动物模型中的发现支持临床翻译治疗宫内先天性造血疾病的理念。

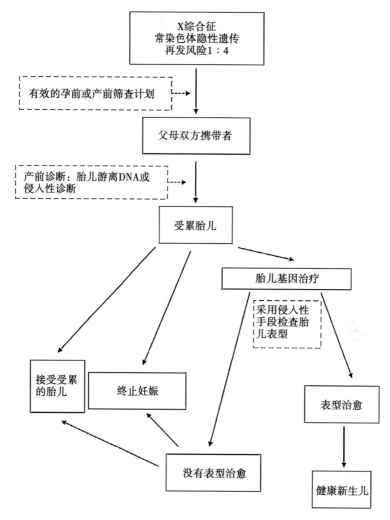

图 52-4　产前基因治疗的实践,使用假设的常染色体隐性疾病,X 综合征

英国基因治疗咨询委员会(Gene Therapy Advisory Committee,GTAC)在他们对胎儿基因治疗更广泛的判断中考虑了宫内干细胞基因治疗(in utero stem cell gene therapy, IUSCGT)的方法。GTAC 的新兴技术亚组发现,将基因修饰的干细胞用于胎儿干细胞移植的可能性,指出"与已经获得批准的产后体细胞基因治疗试验相比,这种体外修饰不太可能对生殖系带来更高的风险。"

产前基因治疗的临床实际考虑

表达时长

胎儿和新生儿期是生长最快的时期之一。不同体重胎儿,需要不同数量的转导细胞表达足量治疗性蛋白,但随着体重的增加,基因不足以维持高水平长时间表达。靶向细胞周转率高的器官的非整合载体尤其如此,其中随着器官的生长和细胞的丢失,遗传物质被稀释,从而限制了表达的持续时间和水平。例如,呼吸道上皮细胞,甚至是细胞周转率低的脏器(如肝脏)等,这种情况都很明显。在一项将 AAV8-hFIX 基因转移至免疫前胎羊的长期研究中,进行宫内载体递送 3 周后检测到高水平的因子IX 表达,但是,尽管没有中和抗体,hFIX 水平却随着胎儿肝脏和羔羊体重的增加而迅速下降[9]。

载体沉默

载体沉默(silencing of vector)是公认的缺点,会限制其基因治疗的应用,在鼠白血病病毒(murine leukemia virus, MLV)载体中尤其有据可查[84]。感染后不久观察到的完全转录沉默被认为是通过甲基化发生的。灭绝是指最初表达的前病毒在长期培养或分化过程中逐渐沉默,这对于细胞相对不成熟的胎儿可能是一个特殊问题[104]。去除 MLV 长末端重复序列中的沉默元件,例如在产生自灭活的 γ-反转录病毒(self-inactivating gammaretrovirus,SIN)载体时发生的现象,或引入绝缘子元件,可以用来抵消沉默。慢病毒载体也同样受到沉默的影响,但由于他们可以感染非循环细胞,且由于多重拷贝整合而有效表达,因此他们可以提供更有效的基因转移。

对载体和转基因蛋白的免疫应答

胎儿免疫应答(immune response)仍然是长期转基因蛋白表达的相对障碍。通过多种途径和剂量,对 13~15d 胎鼠宫内注射携带标记基因 β-牛乳糖的腺病毒和腺相关病毒载体,可产生低滴度的中和抗病毒和抗-半乳糖苷酶抗体[105]。这种初次免疫应答仅部分阻断出生后重新给予病毒载体后的转基因表达(transgene expression)。然而,在第三次注射病毒后,病毒在出生后的递送引发了免疫反应,完全阻断了转基因的表达。另一个例子是在鼠 Crigler-Najjar 模型中进行了出生前的基因治疗,该模型尽管经过长期表达,但大鼠仍产生了针对胆红素 UDP-葡萄糖醛酸转移酶的抗体[106],这可能与治疗时机晚有关。

胎儿和母体对载体和转基因的潜在免疫反应提醒我们,产前基因治疗仍然受到免疫障碍的影响,这与生物分布、表达时间和表达水平的差异有关。设计免疫原性较低的载体,在基因递送之前进行免疫抑制,虽不是最理想的解决方法,但可部分克服这些问题。

此外,母体 IgG 抗体可穿过胎盘屏障,并在理论上长期抑制表达。这在腺相关病毒(AAV)介导的基因转移中尤为重要,限制因素似乎是人类对 AAV2 的预先存在的记忆 T 细胞免疫力,而人类是 AAV2 的唯一自然宿主[107]。可以通过应用人类自然接触不到的血清型(如 AAV8)来规避类似情况。

胎儿基因治疗的潜在不良后果

安全性显然是引入任何新疗法的必要先决条件,因此,监测载体和转基因给胎儿带来的影响尤为重要。胎儿发育的独有特征使其成为基因治疗的诱人目标,例如其不成熟的免疫系统和快速分裂的干细胞群,同时也意味着妊娠期的任何干预均可能会产生显著的短长期后果。病毒载体的特性、待转基因的产物以及侵入性操作将复合物递送至宫内胎儿,都增加了造成伤害的可能性。

对胎儿生长发育的影响

胎儿的生长和发育是遗传和环境因素之间复杂相互作用的结果,并依赖于健康母亲提供稳定、均衡的营养供应,以及功能正常的胎盘和发育良好的胎儿-胎盘循环。病毒载体介导的基因递送到母亲或胎儿可以干扰这一系列事件的任何阶段。先天性病毒感染（viral infections）如风疹或巨细胞病毒与胎儿生长受限（FGR）和一些发育异常有关，如感音神经性听力减退、视力障碍和脑性瘫痪。早期研究也通常在患有 FGR 或胎儿异常的孕妇羊水中检测到腺病毒 DNA，但更大规模和更严格的研究发现，妊娠期感染腺病毒，没有增加并发症的风险[108]。

身体的敏感性，特别是对特定发育"时间窗"干预措施的敏感性，可以通过对母体注射糖皮质激素的胎羊研究来说明，根据注射糖皮质激素的妊娠时间点，显示出肺成熟或血压的长期变化。将载体/基因产物递送至母体或胎儿循环可对胎盘功能和血液供应产生不利影响，这两者均会降低胎儿的生长速度。合体滋养层或其下的细胞滋养细胞的转导可能会对氨基酸和脂质的主动转运机制的功能产生不利影响，导致生长受限。因此，进行任何临床产前基因治疗后都需要长期随访。

载体扩散

大多数基因治疗系统都存在非靶向组织的转导和基因表达以及载体渗漏的风险。这些风险之一是雄性种系的无意转导，已经在绵羊、小鼠和猴子中进行了评估。通过腹腔注射反转录病毒载体，尤其是在妊娠中期和晚期注射载体时，对出生后纯化的公羊精子进行 PCR 扩增，以及对睾丸进行免疫组织化学，均显示转导的生殖细胞数量非常少。作者估计生殖细胞转导率为 1/6 250，并指出这比自然发生的内源性插入的计算率低了几个数量级，也低于美国食品药品管理局（Food and Drug Administration，FDA）设定的容许上限[109]。

第二个风险是载体通过胎盘，导致母亲或胎儿不必要的转染。大型和小型动物胎儿基因治疗研究的证据表明，向胎儿注射载体以后，仅有母体低水平传播。载体在递送后向胎儿的传播可能受到胎盘的限制。孕兔子宫动脉输注腺病毒、质粒/PEI 或质粒/脂质体可有效诱导滋养细胞，但只有通过灵敏的 PCR 方法才能检测到向胎儿组织的基因转移[110]。腺病毒在体外感染人滋养细胞的能力与滋养细胞的分化状态有关[111]。重组腺病毒有效地转导了整个妊娠过程中存在于胎儿一侧的人胎盘内部细胞滋养层（cytotrophoblast），但是在单核细胞滋养层细胞最终分化为多核合体滋养层（syncytiotrophoblast）细胞后，这些载体的转导效率显著降低。这已在腺病毒的生殖毒理学研究中得到证实，该项研究将腺病毒施于离体双灌流的人胎盘母体侧，仅检测到有限的载体跨入胎儿侧的循环[112]。这一定程度上可能是由于合体滋养细胞上缺乏柯萨奇腺病毒受体（Coxsackie adenovirus receptor，CAR）表达[113]，从而使其抵抗母体腺病毒感染，并限制了经胎盘的传播。

载体毒性

许多病毒载体主要由于其免疫原性在高浓度下具有毒性（toxicity）。在一项针对鸟氨酸转氨甲酰酶缺乏症的成人基因治疗人类试验中观察到了严重的反应，其中一例出现全身炎症反应，导致患者死亡[114]。这种效应可能具有高度物种特异性，例如 VSVG 假型慢病毒，在小鼠研究中被成功使用，但是即使低剂量给予妊娠早期胎羊也会导致胎儿腹水和死亡（未发表的数据，A. L. David）。可以检测到更细微的毒性迹象；例如，VSVG 假型 HIV 将 GFP cDNA 传递到胎儿鼠耳蜗，注射数周后，耳蜗内外毛细胞均有良好表达，但也有轻度听力减退的迹象[115]。

载体介导的基因毒性

病毒载体用于基因治疗引发了对插入诱变（insertional mutagenesis）可能的安全性担忧，其中插入重组病毒 DNA 会破坏基因功能，导致致癌事件。在开创性研究中，用反转录病毒载体离体感染骨髓干细胞有效地"治愈"了 X 连锁重症联合免疫缺陷病（X-linked severe combined immunodeficiency，X-SCID），但 1/4 接受治疗的患者因发生白血病而受到损害[116]。载体介导的基因毒性可受多种因素影响，包括病毒类型，靶细胞类型，整合靶位点和载体剂量[117]。也有人认为，载体整合入宿主基因组后，胎儿高水平的细胞增殖、大量的生长因子以及与生长和分化调节相关的基因转录活性状态，可能增加机体患癌症的风险。使用马感染性贫血病毒（equine infectious anemia virus，EIAV）载体递送 lacZ 或 FIX cDNA 后，在小鼠中发现肝细胞癌发病率较高，但使用 HIV 载体后则没有[118]。这表明胎儿可能对基因转移引起的遗传干扰特别敏感，而 EIAV 已用于成年动物的神经系统转导，没有不良事件的报道。此外，在新生儿基因转移后观察到 AAV 诱导的插入突变，但在向成年小鼠传递类似的组件后没有观察到突变[119]。在这些研究中看到的差异可能是由于发生整合的位点在新生期小鼠肝脏中高度表达。开展了大量研究工作,以设计基因治疗载体降低插入诱变(insertional mutagenesis)的风险,包括开发自灭活载体,阻止整合载体与靶细胞基因组之间相互作用的染色质绝缘体以及无启动子载体[117]。然而,到目前为止,这些策略都无法完全消除这一问题。

转基因蛋白表达的不良影响

在胎儿发育的特定阶段,治疗基因的表达可能对胎儿造成损害。使用囊性纤维化穿膜传导调节蛋白(CFTR)对此进行了探索,腺病毒介导的 CFTR 在胎鼠和小鼠中的表达改变了肺的发育和形态[120,121]。异位或转基因蛋白表达失调的不良影响无法预测,因此在临床翻译之前需要对每个基因进行严格评估。将含有 FGF-10 的腺病毒载体递送到胎鼠肺实质,导致了囊性病变的形成,这似乎再现了人类先天性肺气道畸形的大体和组织学特征[122]。转化生长因子-β 在胎猴肺中的过表达,导致肺发育不全和严重的肺、胸膜纤维化[123]。

载体递送过程引起的风险

应用产前基因治疗方法的母亲和胎儿,其健康也存在风险。宫内手术,如在超声引导下进行的手术存在明确的流产、感染和早产的风险。更早的基因转移可能是有益的,因为在胎儿生命的 12~14 周期间,循环 T 细胞的数量显著增加[124]。然而,在此之前基因治疗的应用限制了安全使用的途径。此外,在某次怀孕期间进行的胎儿基因治疗可能会通过基因治疗或递送过程本身影响母亲的健康,从而对未来的怀孕构成风险。例如,据报道,使用胎镜手术引起严重出血并发症需要子宫切除术,甚至产妇死亡。

人类应用规划

伦理考虑

基因治疗在人类胎儿中的应用引发了多个伦理问题,但是社会是否接受产前基因治疗作为一种有用技术,针对这一问题的研究某些情况下仍在进行中。随着基因治疗成为某些疾病临床治疗的首选方法,公众对基因治疗的认识也越来越深入。

应考虑短期和长期安全、平衡胎儿和母亲的最大利益、进行风险效益分析以及选择终止妊娠或植入前基因诊断(pre-implantation genetic diagnosis,PGD)等其他可用性问题。尽管存在这些担忧,产前基因治疗为父母提供了第三种选择,而目前父母的选择仅限于终止妊娠或继续孕育受累的胎儿,而且预后也不确定。当面临严重遗传病的诊断时,一些父母将终止妊娠。然而,一些夫妇(如果不是全部的话)认为终止妊娠是一个非常痛苦的选择,并选择不终止。

临床前实验和毒理学

在实现临床转化之前,重要的一步是在疾病动物模型中进行临床前实验(preclinical testing)。因为没有理想的动物模型,在临床实验开展前需要考虑靶器官发育特点、胎盘类型,胎儿大小、胎儿个数和寿命,分娩方式以及胎儿和母体的免疫反应方式。

毒理学研究是必需的。通常使用孕兔之类的动物进行生殖毒理学研究可获得可靠数据,并可被监管机构认可。在制订临床前研究方案时,需要考虑各种指南和法规,例如欧洲药品管理局(EMA)人用药品委员会(Committee for Medicinal Products for human Use,CHMP)所描述的那些。这些可能包括,例如,关于基因转移载体的无意种系传递的非临床实验指南,或基因治疗药物首次临床使用前需要进行的非临床研究指南。

除了动物研究,有两个模型可用于体外评估基因治疗载体对人胎盘的影响:培养的绒毛外植体或灌注的整个胎盘子叶。从胎盘的不同小叶中分离出的绒毛可在网孔中培养,然后浸入培养基中。在该模型中,合体滋养细胞通常在培养约 1d 后发生体外脱落,但这一屏障在 2d 后通过底层细胞滋养细胞的分化持续再生。细胞完整性和凋亡可通过释放到培养基中的乳酸脱氢酶水平等特定标志物来评估。胎盘灌注的方法已被改良,以便保留细胞和组织结构,同时允许维持胎儿侧和母体侧的双重血流动力学分隔。该模型提供了丰富的人体胎盘正常生理和病理数据,可用于监测胎盘递送后 5~9h 物质穿过胎盘屏障的运动情况[112]。

Ⅰ期试验

以孕妇为受试对象进行毒理学研究是禁忌，因此在孕妇中进行新药一期临床试验研究难度很大，会面临障碍。在任何临床试验中，广泛而无偏见的父母咨询和知情同意都是至关重要的，因为胎儿基因治疗的有效性和长期安全性不确定，可能要到个体生命的后期才会显现。当决定参加胎儿基因治疗试验的时间接近产前诊断时，可能很难获得知情同意。由于风险涉及母亲、胎儿，可能还有未来的后代，还需要父母同意其子女和自己进行终身随访。一项对胎儿基因治疗的批评认为，怀有患病孩子的夫妇不应该继续进行产前治疗，而是选择终止治疗。然而，这种担忧不仅适用于胎儿基因治疗，也适用于任何胎儿治疗，如胎儿手术和宫内干细胞移植。

我们评估了一项提议使用母体子宫动脉 *VEGF* 基因疗法治疗严重早发性 FGR 临床试验的伦理和社会可接受性[125]。一篇关于孕妇实验治疗的伦理和合法性的文献综述得出结论：没有道德或法律上的异议。从文献中发现的问题帮助建立了半结构化、定性访谈的访谈指南，在四个欧洲国家进行访谈，涉及 34 个主要利益攸关方（残疾团体、专业机构和患者支持团体）和 24 名曾妊娠严重早发性 FGR 的妇女/夫妇。总体而言，受访者以积极的态度看待提议的试验。女性通常对参加临床试验感兴趣，这些试验给未出生的孩子带来了潜在的好处。早产儿残疾的风险是一个值得关注的问题，但不被认为是孕妇 *VEGF* 基因治疗的主要障碍。

临床转化问题

需要考虑待治疗的疾病是否罕见，是否符合罕见疾病标准。当治疗进入临床时，来自欧洲药品管理局（EMA）和美国食品药品管理局（FDA）等监管机构关于先进治疗研究药物（advanced therapy investigational medicinal product，ATIMP）的生产、临床试验设计和主要疗效措施的早期科学建议对于避免延误疾病治疗和成本上升是至关重要的[126]。这给赞助商（通常是制药公司）带来了好处，例如，如果药物被批准使用，监管者提出降低成本的科学建议和 10 年免受市场竞争的保护。罕用药（orphan drug）立法最初于 1983 年在美国提出，其目的是鼓励开发治疗罕见疾病的药物，否则生产这种药物在经济上不可行。在监管机构之间，罕见疾病的构成标准和罕见药物指定带来的好处各不相同。要获得 EMA 罕见药资格，必须满足三个关键条件（表 52-5）。

表 52-5 **欧洲药品管理局罕见药指定要求**

1. 该药物用于治疗、预防或诊断危及生命或使人长期衰弱的疾病

2. 这种病在欧盟的发病率不超过万分之五，或者这种药物的市场营销不太可能产生足够的回报来证明开发这种药物所需的投资是合理的

3. 没有令人满意的诊断、预防或治疗相关疾病的方法可以被授权，或者，如果存在这样的方法，则该药物必须对患有该疾病的患者具有显著的益处

产前基因治疗的实践

假设存在一种安全有效的基因治疗方法，那么他在实践中如何治疗胎儿先天性疾病呢？图 52-4 显示了假设综合征 X 的可能解决方案，该综合征是一种常染色体隐性遗传病，发病率高，预后差。理想情况下，可以使用有效的产前筛查手段对 X 综合征进行准确的产前诊断，否则许多家庭在患病的孩子出生之前不会意识到疾病存在。再次妊娠时，父母可选择在最佳基因治疗孕龄前进行产前诊断，如胎儿游离细胞 DNA 无创产前诊断，或者绒毛活检术。以确保孕妇在最佳时间接受基因治疗，以靶向修复受影响的胎儿器官。并可进一步在妊娠晚期对转基因蛋白表达量进行检测。

另一种方案是植入前基因诊断（PGD），是有胎儿受累风险的父母最明智的选择。体外受精（IVF）和 PGD 的主要限制是需要进行排卵诱导和侵入性手术。每个周期只有 20% ~ 30% 的夫妇受孕成功并且丢弃一些胚胎已经引起了一些人的关注。此外，对那些怀有受累胎儿有生育意愿的夫妇，这种方案没有提供任何帮助。

结论

与产后治疗相比，胎儿期基因治疗具有许多优势。然而，要成为临床可接受的治疗方法，必须保证母胎安全，并且长期有效，尤其是在胎儿娩出后仍能安全有效。具体疾病的靶向将取决于使用各种技术操纵载体，以及选择最合适的胎龄和分

娩途径。大型动物的临床前研究正在使用从现有的胎儿医学技术中发展而来的超声引导技术将动物治疗转化为人类治疗。特定的严重衰弱性遗传病可能会进入临床治疗，这些疾病始于宫内，否则依然无法治疗。

（翻译 刘云　审校 吴娟）

参考文献

[1] Waddington SN, Nivsarkar MS, Mistry AR, Buckley SMK, Kemball-Cook G, Mosley KL, et al. Permanent phenotypic correction of hemophilia B in immunocompetent mice by prenatal gene therapy. *Blood*. 2004; 104: 2714–21.

[2] Tran ND, Porada CD, Almeida-Porada G, Glimp HA, French Anderson W, Zanjani ED. Induction of stable prenatal tolerance to β-galactosidase by in utero gene transfer into preimmune sheep fetuses. *Blood*. 2001; 97: 3417–23.

[3] US National Institutes of Health Recombinant DNA Advisory Committee. Prenatal gene transfer: scientific, medical, and ethical issues: a report of the Recombinant DNA Advisory Committee. *Hum Gene Ther*. 2000; 11: 1211–29.

[4] Sabatino DE, MacKenzie TC, Peranteau W, Edmonson S, Campagnoli C, Liu YL, et al. Persistent expression of hF.IX after tolerance induction by in utero or neonatal administration of AAV-1-F.IX in hemophilia B mice. *Mol Ther*. 2007; 15: 1677–85.

[5] Porada CD, Tran N, Eglitis M, Moen RC, Troutman L, Flake AW, et al. In utero gene therapy: transfer and long-term expression of the bacterial neo(r) gene in sheep after direct injection of retroviral vectors into preimmune fetuses. *Hum Gene Ther*. 1998; 9: 1571–85.

[6] Yang EY, Cass DL, Sylvester KG, Wilson JM, Adzick NS. Fetal gene therapy: efficacy, toxicity, and immunologic effects of early gestation recombinant adenovirus. *J Pediatr Surg*. 1999; 34: 235–41.

[7] David A, Peebles D, Miah M, Themis M, Nivsarkar M, Tucker N, et al. Ultrasound-guided delivery of viral vectors encoding the beta-galactosidase and human factor IX genes to early gestation fetal sheep in utero. *Hum Gene Ther*. 2002; 364: 353–64.

[8] Nathwani AC, Gray JT, Ng CYC, Zhou J, Spence Y, Waddington SN, et al. Self-complementary adeno-associated virus vectors containing a novel liver-specific human factor IX expression cassette enable highly efficient transduction of murine and nonhuman primate liver. *Blood*. 2006; 107: 2653–61.

[9] David AL, McIntosh J, Peebles DM, Cook T, Waddington S, Weisz B, et al. Recombinant adeno-associated virus-mediated in utero gene transfer gives therapeutic transgene expression in the sheep. *Hum Gene Ther*. 2011; 22: 419–26.

[10] Mattar C, Nathwani A, Waddington S, Dighe N, Kaeppel C, Nowrouzi A, et al. Stable human FIX expression after 0.9G intrauterine gene transfer of self-complementary adeno-associated viral vector 5 and 8 in macaques. *Mol Ther*. 2011; 19: 1950–60.

[11] Mattar CN, Gil-Farina I, Rosales C, Johana N, Yi Wan Tan Y, McIntosh J, et al. In utero transfer of adeno-associated viral vectors produces long-term factor IX levels in a cynomolgus macaque model. *Mol Ther*. 2017; 25: 1843–53.

[12] Mattar CN, Wong AMS, Hoefer K, Alonso-Ferrero ME, Buckley SMK, Howe SJ, et al. Systemic gene delivery following intravenous administration of AAV9 to fetal and neonatal mice and late-gestation nonhuman primates. *FASEB J*. 2015; 29: 3876–88.

[13] Nathwani AC, Tuddenham EGD, Rangarajan S, Rosales C, McIntosh J, Linch DC, et al. Adenovirus-associated virus vector–mediated gene transfer in hemophilia B. *N Engl J Med*. 2011; 365: 2357–65.

[14] George LA, Sullivan SK, Giermasz A, Rasko JEJ, Samelson-Jones BJ, Ducore J, et al. Hemophilia B gene therapy with a high-specific-activity factor IX variant. *N Engl J Med*. 2017; 377: 2215–27.

[15] Rangarajan S, Walsh L, Lester W, Perry D, Madan B, Laffan M, et al. AAV5–Factor VIII gene transfer in severe hemophilia A. *N Engl J Med*. 2017; 377: 2519–30.

[16] McVey JH, Boswell E, Mumford AD, Kemball-Cook G, Tuddenham EG. Factor VII deficiency and the FVII mutation database. *Hum Mutat*. 2001; 17: 3–17.

[17] Binny C, McIntosh J, Della Peruta M, Kymalainen H, Tuddenham EGD, Buckley SMK, et al. AAV-mediated gene transfer in the perinatal period results in expression of FVII at levels that protect against fatal spontaneous hemorrhage. *Blood*. 2012; 119: 957–66.

[18] Modell B, Darlison M. Global epidemiology of haemoglobin disorders and derived service indicators. *Bull World Health Organ*. 2008; 86: 480–7.

[19] Lucarelli G, Isgrò A, Sodani P, Gaziev J. Hematopoietic stem cell transplantation in thalassemia and sickle cell anemia. *Cold Spring Harb Perspect Med*. 2012; 2: a011825.

[20] Pawliuk R, Westerman KA, Fabry ME, Payen E, Tighe R, Bouhassira EE, et al. Correction of sickle cell disease in transgenic mouse models by gene therapy. *Science*. 2001; 294: 2368–71.

[21] Rivella S, May C, Chadburn A, Rivière I, Sadelain M. A novel murine model of Cooley anemia and its rescue by lentiviral-mediated human β-globin gene transfer. *Blood*. 2003; 101: 2932–9.

[22] Han X-D, Lin C, Chang J, Sadelain M, Kan YW. Fetal gene therapy of alpha-thalassemia in a mouse model. *Proc Natl Acad Sci U S A*. 2007; 104: 907–11.

[23] Cavazzana-Calvo M, Payen E, Negre O, Wang G, Hehir K, Fusil F, et al. Transfusion independence and HMGA2 activation after gene therapy of human β-thalassaemia. *Nature*. 2010; 467: 318–22.

[24] Thompson AA, Walters MC, Kwiatkowski J, et al. Gene therapy in patients with transfusion-dependent β-thalassemia. *N Engl J Med*. 2018; 378: 1479–93.

[25] Shaw SWS, Blundell MP, Pipino C, Shangaris P, Maghsoudlou P, Ramachandra DL, et al. Sheep CD34+ amniotic fluid cells have hematopoietic potential and engraft after autologous in utero transplantation. *Stem Cells*. 2015; 33: 122–32.

[26] Alton EWFW, Armstrong DK, Ashby D, Bayfield KJ, Bilton D, Bloomfield EV, et al. Repeated nebulisation of non-viral CFTR gene therapy in patients with cystic fibrosis: a randomised, double-blind, placebo-controlled, phase 2b trial. *Lancet Respir Med*. 2015; 3: 684–91.

[27] Griesenbach U, Inoue M, Meng C, Farley R, Chan M, Newman NK, et al. Assessment of F/HN-pseudotyped lentivirus as a clinically relevant vector for lung gene therapy. *Am J Respir Crit Care Med*. 2012; 186: 846–56.

[28] Alton EWFW, Beekman JM, Boyd AC, Brand J, Carlon MS, Connolly MM, et al. Preparation for a first-in-man lentivirus trial in patients with cystic fibrosis. *Thorax*. 2017; 72: 137–47.

[29] Larson JE, Morrow SL, Happel L, Sharp JF, Cohen JC. Reversal of cystic fibrosis phenotype in mice by gene therapy in utero. *Lancet*. 1997; 349: 619–20.

[30] Buckley SMK, Waddington SN, Jezzard S, Bergau A, Themis M, MacVinish LJ, et al. Intra-amniotic

delivery of CFTR-expressing adenovirus does not reverse cystic fibrosis phenotype in inbred CFTR-knockout mice. *Mol Ther.* 2008; 16: 819–24.

[31] Davies LA, Varathalingam A, Painter H, Lawton AE, Sumner-Jones SG, Nunez-Alonso GA, et al. Adenovirus-mediated in utero expression of CFTR does not improve survival of CFTR knockout mice. *Mol Ther.* 2008; 16: 812–18.

[32] Buckley SMK, Howe SJ, Sheard V, Ward NJ, Coutelle C, Thrasher AJ, et al. Lentiviral transduction of the murine lung provides efficient pseudotype and developmental stage-dependent cell-specific transgene expression. *Gene Ther.* 2008; 15: 1167–75.

[33] Buckley SMK, Waddington SN, Jezzard S, Lawrence L, Schneider H, Holder M V, et al. Factors influencing adenovirus-mediated airway transduction in fetal mice. *Mol Ther.* 2005; 12: 484–92.

[34] Moss IR, Scarpelli EM. Stimulatory effect of theophylline on regulation of fetal breathing movements. *Pediatr Res.* 1981; 15: 870–3.

[35] Henriques-Coelho T, Gonzaga S, Endo M, Zoltick PW, Davey M, Leite-Moreira AF, et al. Targeted gene transfer to fetal rat lung interstitium by ultrasound-guided intrapulmonary injection. *Mol Ther.* 2007; 15: 340–7.

[36] Toelen J, Deroose CM, Gijsbers R, Reumers V, Sbragia LN, Vets S, et al. Fetal gene transfer with lentiviral vectors: long-term *in vivo* follow-up evaluation in a rat model. *Am J Obstet Gynecol.* 2007; 196. 352. e1–6.

[37] Tarantal AF, Lee CI, Ekert JE, McDonald R, Kohn DB, Plopper CG, et al. Lentiviral vector gene transfer into fetal rhesus monkeys (Macaca mulatta): lung-targeting approaches. *Mol Ther.* 2001; 4: 614–21.

[38] Tarantal AF, McDonald RJ, Jimenez DF, Lee CCI, O'Shea CE, Leapley AC, et al. Intrapulmonary and intramyocardial gene transfer in rhesus monkeys (Macaca mulatta): safety and efficiency of HIV-1-derived lentiviral vectors for fetal gene delivery. *Mol Ther.* 2005; 12: 87–98.

[39] David AL, Peebles DM, Gregory L, Themis M, Cook T, Coutelle C, et al. Percutaneous ultrasound-guided injection of the trachea in fetal sheep: A novel technique to target the fetal airways. *Fetal Diagn Ther.* 2003; 18: 385–90.

[40] Peebles D, Gregory LG, David A, Themis M, Waddington SN, Knapton HJ, et al. Widespread and efficient marker gene expression in the airway epithelia of fetal sheep after minimally invasive tracheal application of recombinant adenovirus *in utero*. *Gene Ther.* 2004; 11: 70–8.

[41] Gregory LG, Harbottle RP, Lawrence L, Knapton HJ, Themis M, Coutelle C. Enhancement of adenovirus-mediated gene transfer to the airways by DEAE dextran and sodium caprate *in vivo*. *Mol Ther.* 2003; 7: 19–26.

[42] David AL, Peebles DM, Gregory L, Waddington SN, Themis M, Weisz B, et al. Clinically applicable procedure for gene delivery to fetal gut by ultrasound-guided gastric injection: toward prenatal prevention of early-onset intestinal diseases. *Hum Gene Ther.* 2006; 17 : 767–79.

[43] Saada J, Oudrhiri N, Bonnard A, de Lagausie P, Aissaoui A, Hauchecorne M, et al. Combining keratinocyte growth factor transfection into the airways and tracheal occlusion in a fetal sheep model of congenital diaphragmatic hernia. *J Gene Med.* 2010; 12: 413–22.

[44] Berges BK, Yellayi S, Karolewski BA, Miselis RR, Wolfe JH, Fraser NW. Widespread correction of lysosomal storage in the mucopolysaccharidosis type VII mouse brain with a herpes simplex virus type I vector expressing beta-glucuronidase. *Mol Ther.* 2006; 13: 859–69.

[45] Ciron C, Desmaris N, Colle MA, Raoul S, Joussemet B, Vérot L, et al. Gene therapy of the brain in the dog model of Hurler's syndrome. *Ann Neurol.* 2006; 60: 204–13.

[46] Shen JS, Meng XL, Yokoo T, Sakurai K, Watabe K, Ohashi T, et al. Widespread and highly persistent gene transfer to the CNS by retrovirus vector in utero: implication for gene therapy to Krabbe disease. *J Gene Med.* 2005; 7: 540–51.

[47] Karolewski BA, Wolfe JH. Genetic correction of the fetal brain increases the lifespan of mice with the severe multisystemic disease mucopolysaccharidosis type VII. *Mol Ther.* 2006; 14: 14–24.

[48] Tarantal AF, Chu F, O'Brien WD, Hendrickx AG. Sonographic heat generation in vivo in the gravid long-tailed macaque (Macaca fascicularis). *J Ultrasound Med.* 1993; 12: 285–95.

[49] Massaro G, Mattar CNZ, Wong AMS, Sirka E, Buckley SMK, Herbert BR, et al. Fetal gene therapy for neurodegenerative disease of infants. *Nat Med.* 2018; 24: 1317–23.

[50] Mendell JR, Al-Zaidy S, Shell R, Arnold WD, Rodino-Klapac LR, Prior TW, et al. Single-dose gene-replacement therapy for spinal muscular atrophy. *N Engl J Med.* 2017; 377: 1713–22.

[51] Foust KD, Nurre E, Montgomery CL, Hernandez A, Chan CM, Kaspar BK. Intravascular AAV9 preferentially targets neonatal neurons and adult astrocytes. *Nat Biotechnol.* 2009; 27: 59–65.

[52] Duque S, Joussemet B, Riviere C, Marais T, Dubreil L, Douar A-M, et al. Intravenous administration of self-complementary AAV9 enables transgene delivery to adult motor neurons. *Mol Ther.* 2009; 17: 1187–96.

[53] Manfredsson FP, Rising AC, Mandel RJ. AAV9: A potential blood-brain barrier buster. *Mol Ther.* 2009; 17: 403–5.

[54] Rahim AA, Wong AMS, Hoefer K, Buckley SMK, Mattar CN, Cheng SH, et al. Intravenous administration of AAV2/9 to the fetal and neonatal mouse leads to differential targeting of CNS cell types and extensive transduction of the nervous system. *FASEB J.* 2011; 25: 3505–18.

[55] Le Guiner C, Servais L, Montus M, Larcher T, Fraysse B, Moullec S, et al. Long-term microdystrophin gene therapy is effective in a canine model of Duchenne muscular dystrophy. *Nat Commun.* 2017; 8: 16105.

[56] MacKenzie TC, Kobinger GP, Louboutin JP, Radu A, Javazon EH, Sena-Esteves M, et al. Transduction of satellite cells after prenatal intramuscular administration of lentiviral vectors. *J Gene Med.* 2005; 7: 50–8.

[57] Reay DP, Bilbao R, Koppanati BM, Cai L, O'Day TL, Jiang Z, et al. Full-length dystrophin gene transfer to the mdx mouse in utero. *Gene Ther.* 2008; 15: 531–6.

[58] Gregory LG, Waddington SN, Holder MV, Mitrophanous KA, Buckley SMK, Mosley KL, et al. Highly efficient EIAV-mediated in utero gene transfer and expression in the major muscle groups affected by Duchenne muscular dystrophy. *Gene Ther.* 2004; 11: 1117–25.

[59] Koppanati BM, Li J, Reay DP, Wang B, Daood M, Zheng H, et al. Improvement of the mdx mouse dystrophic phenotype by systemic in utero AAV8 delivery of a minidystrophin gene. *Gene Ther.* 2010; 17: 1355–62.

[60] Weisz B, David AL, Gregory LG, Perocheau D, Ruthe A, Waddington SN, et al. Targeting the respiratory muscles of fetal sheep for prenatal gene therapy for Duchenne muscular dystrophy. *Am J Obstet Gynecol.* 2005; 193: 1105–9.

[61] Mühle C, Neuner A, Park J, Pacho F, Jiang Q, Waddington SN, et al. Evaluation of prenatal intra-amniotic LAMB3 gene delivery in a mouse model of Herlitz disease. *Gene Ther.* 2006; 13: 1665–76.

[62] Sato M, Tanigawa M, Kikuchi N. Nonviral gene transfer to surface skin of mid-gestational murine embryos by intraamniotic injection and subsequent electroporation. *Mol Reprod Dev.* 2004; 69: 268–77.

[63] Endoh M, Koibuchi N, Sato M, Morishita R, Kanzaki T, Murata Y, et al. Fetal gene transfer by intrauterine injection with microbubble-enhanced ultrasound. *Mol Ther*. 2002; 5: 501–8.

[64] Yoshizawa J, Li XK, Fujino M, Kimura H, Mizuno R, Hara A, et al. Successful in utero gene transfer using a gene gun in midgestational mouse fetuses. *J Pediatr Surg*. 2004; 39: 81–4.

[65] Endo M, Zoltick PW, Peranteau WH, Radu A, Muvarak N, Ito M, et al. Efficient in vivo targeting of epidermal stem cells by early gestational intraamniotic injection of lentiviral vector driven by the keratin 5 promoter. *Mol Ther*. 2008; 16: 131–7.

[66] Endo M, Zoltick PW, Radu A, Qiujie J, Matsui C, Marinkovich PM, et al. Early intra-amniotic gene transfer using lentiviral vector improves skin blistering phenotype in a murine model of Herlitz junctional epidermolysis bullosa. *Gene Ther*. 2012; 19: 561–9.

[67] Schneider H, Mallepell SS, Körber I, Wohlfart S, Dick A, Wahlbuhl M, et al. Prenatal correction of X-linked hypohidrotic ectodermal dysplasia. *N Engl J Med*. 2018; 378: 1604–10.

[68] Suff N, Karda R, Bajaj-Elliott M, Buckley SMK, Tangney M, Waddington SN, et al. Cervical gene delivery of human beta-defensin-3 (HBD-3) prevents ascending bacterial infection in pregnant mice. *Reprod Sci*. 2017; 24 (Suppl. 1): 55A.

[69] Miller SL, Loose JM, Jenkin G, Wallace EM. The effects of sildenafil citrate (Viagra) on uterine blood flow and well being in the intrauterine growth-restricted fetus. *Am J Obstet Gynecol*. 2009; 200: 102. e1–7.

[70] David AL, Torondel B, Zachary I, Wigley V, Nader KA, Mehta V, et al. Local delivery of VEGF adenovirus to the uterine artery increases vasorelaxation and uterine blood flow in the pregnant sheep. *Gene Ther*. 2008; 15: 1344–50.

[71] Mehta V, Abi-Nader KN, Peebles DM, Benjamin E, Wigley V, Torondel B, et al. Long-term increase in uterine blood flow is achieved by local overexpression of VEGF-A165 in the uterine arteries of pregnant sheep. *Gene Ther*. 2012; 19: 925–35.

[72] Mehta V, Abi-Nader KN, Shangaris P, Shaw SWS, Filippi E, Benjamin E, et al. Local over-expression of VEGF-DΔNΔC in the uterine arteries of pregnant sheep results in long-term changes in uterine artery contractility and angiogenesis. *PLoS One*. 2014; 9: e100021.

[73] Carr DJ, Wallace JM, Aitken RP, Milne JS, Mehta V, Martin JF, et al. Uteroplacental adenovirus vascular endothelial growth factor gene therapy increases fetal growth velocity in growth-restricted sheep pregnancies. *Hum Gene Ther*. 2014; 25: 375–84.

[74] Carr DJ, Wallace JM, Aitken RP, Milne JS, Martin JF, Zachary IC, et al. Peri- and postnatal effects of prenatal adenoviral VEGF gene therapy in growth-restricted sheep. *Biol Reprod*. 2016; 94: 142.

[75] Swanson AM, Rossi CA, Ofir K, Mehta V, Boyd M, Barker H, et al. Maternal therapy with Ad.VEGF-A165 increases fetal weight at term in a guinea pig model of fetal growth restriction. *Hum Gene Ther*. 2016; 27: 997–1007.

[76] Vaughan OR, Rossi CA, Ginsberg Y, White A, Hristova M, Sebire NJ, et al. Perinatal and long term effects of maternal uterine artery adenoviral VEGF-A165 gene therapy in the growth restricted guinea pig fetus. *Am J Physiol Regul Integr Comp Physiol*. 2018; 315: R344–53.

[77] Gancberg D, Hoeveler A, Draghia-Akli R. Gene therapy and gene transfer projects of the 7th Framework Programme for Research and Technological Development of the European Union. *Hum Gene Ther Clin Dev*. 2015; 26: 77.

[78] Guo ZS, Li Q, Bartlett DL, Yang JY, Fang B. Gene transfer: the challenge of regulated gene expression. *Trends Mol Med*. 2008; 14: 410–18.

[79] Coutelle C, Waddington SN. Vector systems for prenatal gene therapy: choosing vectors for different Applications. In *Prenatal Gene Therapy*. Totowa, NJ: Humana Press, 2012, pp. 41–53.

[80] Merten OW, Hebben M, Bovolenta C. Production of lentiviral vectors. *Mol Ther Methods Clin Dev*. 2016; 3: 16017.

[81] Manceur AP, Kim H, Misic V, Andreev N, Dorion-Thibaudeau J, Lanthier S, et al. Scalable lentiviral vector production using stable HEK293SF producer cell lines. *Hum Gene Ther Methods*. 2017; 28: 330–9.

[82] Douar AM, Themis M, Sandig V, Friedmann T, Coutelle C. Effect of amniotic fluid on cationic lipid mediated transfection and retroviral infection. *Gene Ther*. 1996; 3: 789–96.

[83] Engelstädter M, Buchholz CJ, Bobkova M, Steidl S, Merget-Millitzer H, Willemsen RA, et al. Targeted gene transfer to lymphocytes using murine leukaemia virus vectors pseudotyped with spleen necrosis virus envelope proteins. *Gene Ther*. 2001; 8: 1202–6.

[84] Challita P-M, Kohn DB. Lack of expression from a retroviral vector after transduction of murine hematopoietic stem cells is associated with methylation *in vivo*. *Proc Natl Acad Sci USA*. 1994; 91: 2567–71.

[85] Jinek M, Chylinski K, Fonfara I, Hauer M, Doudna JA, Charpentier E. A programmable dual-RNA-guided DNA endonuclease in adaptive bacterial immunity. *Science* . 2012; 337: 816–21.

[86] Cong L, Ran FA, Cox D, Lin S, Barretto R, Habib N, et al. Multiplex genome engineering using CRISPR/Cas systems. *Science*. 2013; 339: 819–23.

[87] Fu Y, Sander JD, Reyon D, Cascio VM, Joung JK. Improving CRISPR-Cas nuclease specificity using truncated guide RNAs. *Nat Biotechnol*. 2014; 32: 279–84.

[88] Slaymaker IM, Gao L, Zetsche B, Scott DA, Yan WX, Zhang F. Rationally engineered Cas9 nucleases with improved specificity. *Science*. 2016; 351: 84–8.

[89] Kleinstiver BP, Pattanayak V, Prew MS, Tsai SQ, Nguyen NT, Zheng Z, et al. High-fidelity CRISPR–Cas9 nucleases with no detectable genome-wide off-target effects. *Nature*. 2016; 529: 490–5.

[90] Ran FA, Cong L, Yan WX, Scott DA, Gootenberg JS, Kriz AJ, et al. *In vivo* genome editing using *Staphylococcus aureus* Cas9. *Nature*. 2015; 520: 186–91.

[91] Liang P, Xu Y, Zhang X, Ding C, Huang R, Zhang Z, et al. CRISPR/Cas9-mediated gene editing in human tripronuclear zygotes. *Protein Cell*. 2015; 6: 363–72.

[92] Fogarty NME, McCarthy A, Snijders KE, Powell BE, Kubikova N, Blakeley P, et al. Genome editing reveals a role for OCT4 in human embryogenesis. *Nature*. 2017; 550: 67–73.

[93] Ma H, Marti-Gutierrez N, Park S-W, Wu J, Lee Y, Suzuki K, et al. Correction of a pathogenic gene mutation in human embryos. *Nature*. 2017; 548: 413–19.

[94] Suzuki T, Asami M, Perry ACF. Asymmetric parental genome engineering by Cas9 during mouse meiotic exit. *Sci Rep*. 2014; 4: 7621.

[95] David AL, Weisz B, Gregory L, Themis M, Cook T, Roubliova X, et al. Ultrasound-guided injection and occlusion of the trachea in fetal sheep. *Ultrasound Obstet Gynecol*. 2006; 28: 82–8.

[96] Jiménez JA, Eixarch E, DeKoninck P, Bennini JR, Devlieger R, Peralta CF, et al. Balloon removal after fetoscopic endoluminal tracheal occlusion for congenital diaphragmatic hernia. *Am J Obstet Gynecol*. 2017; 217: 78. e1–78. e11.

[97] Coutelle C, Themis M, Waddington SN, Buckley SMK, Gregory LG, Nivsarkar MS, et al. Gene therapy progress and prospects: fetal gene

therapy – first proofs of concept – some adverse effects. *Gene Ther.* 2005; 12: 1601–7.

[98] Huard J, Lochmuller H, Acsadi G, Jani A, Holland P, Guerin C, et al. Differential short-term transduction efficiency of adult versus newborn mouse tissues by adenoviral recombinants. *Exp Mol Pathol.* 1995; 62: 131–43.

[99] Endo M, Henriques-Coelho T, Zoltick PW, Stitelman DH, Peranteau WH, Radu A, et al. The developmental stage determines the distribution and duration of gene expression after early intra-amniotic gene transfer using lentiviral vectors. *Gene Ther.* 2010; 17: 61–71.

[100] Brown BD, Gentner B, Cantore A, Colleoni S, Amendola M, Zingale A, et al. Endogenous microRNA can be broadly exploited to regulate transgene expression according to tissue, lineage and differentiation state. *Nat Biotechnol.* 2007; 25: 1457–67.

[101] Shaw SWS, David AL, De Coppi P. Clinical applications of prenatal and postnatal therapy using stem cells retrieved from amniotic fluid. *Curr Opin Obstet Gynecol.* 2011; 23: 109–16.

[102] Steven Shaw SW, Bollini S, Nader KA, Gastadello A, Mehta V, Filppi E, et al. Autologous transplantation of amniotic fluid-derived mesenchymal stem cells into sheep fetuses. *Cell Transplant.* 2011; 20: 1015–31.

[103] Shaw SWS, Blundell MP, Pipino C, Shangaris P, Maghsoudlou P, Ramachandra DL, et al. Sheep CD34+ amniotic fluid cells have hematopoietic potential and engraft after autologous in utero transplantation. *Stem Cells.* 2015; 33: 122–32.

[104] Ellis J. Silencing and variegation of gammaretrovirus and lentivirus vectors. *Hum Gene Ther.* 2005; 16: 1241–6.

[105] Jerebtsova M, Batshaw ML, Ye X. Humoral immune response to recombinant adenovirus and adeno-associated virus after in utero administration of viral vectors in mice. *Pediatr Res.* 2002; 52: 95–104.

[106] Seppen J, van Til NP, van der Rijt R, Hiralall JK, Kunne C, Oude Elferink RPJ. Immune response to lentiviral bilirubin UDP-glucuronosyltransferase gene transfer in fetal and neonatal rats. *Gene Ther.* 2006; 13: 672–7.

[107] Manno CS, Pierce GF, Arruda VR, Glader B, Ragni M, Rasko JJ, et al. Successful transduction of liver in hemophilia by AAV-Factor IX and limitations imposed by the host immune response. *Nat Med.* 2006; 12: 342–7.

[108] Wenstrom KD, Andrews WW, Bowles NE, Towbin JA, Hauth JC, Goldenberg RL. Intrauterine viral infection at the time of second trimester genetic amniocentesis. *Obstet Gynecol.* 1998; 92: 420–4.

[109] Porada CD, Park PJ, Tellez J, Ozturk F, Glimp HA, Almeida-Porada G, et al. Male germ-line cells are at risk following direct-injection retroviral-mediated gene transfer in utero. *Mol Ther.* 2005; 12: 754–62.

[110] Heikkilä A, Hiltunen MO, Turunen MP, Keski-Nisula L, Turunen A-M, Räsänen H, et al. Angiographically guided utero-placental gene transfer in rabbits with adenoviruses, plasmid/liposomes and plasmid/polyethyleneimine complexes. *Gene Ther.* 2001; 8: 784–8.

[111] MacCalman CD, Furth EE, Omigbodun A, Kozarsky KF, Coutifaris C, Strauss JF. Transduction of human trophoblast cells by recombinant adenoviruses is differentiation dependent. *Biol Reprod.* 1996; 54: 682–91.

[112] Desforges M, Rogue A, Pearson N, Rossi C, Olearo E, Forster R, et al. *In vitro* human placental studies to support adenovirus-mediated VEGF-D$^{\Delta N\Delta C}$ maternal gene therapy for the treatment of severe early-onset fetal growth restriction. *Hum Gene Ther Clin Dev.* 2018; 29: 10–23.

[113] Koi H, Zhang J, Makrigiannakis A, Getsios S, MacCalman CD, Kopf GS, et al. Differential expression of the coxsackievirus and adenovirus receptor regulates adenovirus infection of the placenta. *Biol Reprod.* 2001; 64: 1001–9.

[114] Raper SE, Chirmule N, Lee FS, Wivel NA, Bagg A, Gao GP, et al. Fatal systemic inflammatory response syndrome in a ornithine transcarbamylase deficient patient following adenoviral gene transfer. *Mol Genet Metab.* 2003; 80: 148–58.

[115] Bedrosian JC, Gratton MA, Brigande JV, Tang W, Landau J, Bennett J. *In vivo* delivery of recombinant viruses to the fetal murine cochlea: transduction characteristics and long-term effects on auditory function. *Mol Ther.* 2006; 14: 328–35.

[116] Hacein-Bey-Abina S, Pai S-Y, Gaspar HB, Armant M, Berry CC, Blanche S, et al. A modified γ-retrovirus vector for X-linked severe combined immunodeficiency. *N Engl J Med.* 2014; 371: 1407–17.

[117] David RM, Doherty AT. Viral Vectors: The road to reducing genotoxicity. *Toxicol Sci.* 2017; 155: 315–25.

[118] Themis M, Waddington SN, Schmidt M, von Kalle C, Wang Y, Al-Allaf F, et al. Oncogenesis following delivery of a nonprimate lentiviral gene therapy vector to fetal and neonatal mice. *Mol Ther.* 2005; 12: 763–71.

[119] Chandler RJ, LaFave MC, Varshney GK, Trivedi NS, Carrillo-Carrasco N, Senac JS, et al. Vector design influences hepatic genotoxicity after adeno-associated virus gene therapy. *J Clin Invest.* 2015; 125: 870–80.

[120] Morrow SL, Larson JE, Nelson S, Sekhon HS, Ren T, Cohen JC. Modification of development by the CFTR gene in utero. *Mol Genet Metab.* 1998; 65: 203–12.

[121] Larson JE, Delcarpio JB, Farberman MM, Morrow SL, Cohen JC. CFTR modulates lung secretory cell proliferation and differentiation. *Am J Physiol Lung Cell Mol Physiol.* 2000; 279: L333–41.

[122] Gonzaga S, Henriques-Coelho T, Davey M, Zoltick PW, Leite-Moreira AF, Correia-Pinto J, et al. Cystic adenomatoid malformations are induced by localized FGF10 overexpression in fetal rat lung. *Am J Respir Cell Mol Biol.* 2008; 39: 346–55.

[123] Tarantal AF, Chen H, Shi TT, Lu CH, Fang AB, Buckley S, et al. Overexpression of transforming growth factor-β1 in fetal monkey lung results in prenatal pulmonary fibrosis. *Eur Respir J.* 2010; 36: 907–14.

[124] Pahal GS, Jauniaux E, Kinnon C, Thrasher AJ, Rodeck CH. Normal development of human fetal hematopoiesis between eight and seventeen weeks' gestation. *Am J Obstet Gynecol.* 2000; 183: 1029–34.

[125] Sheppard M, Spencer RN, Ashcroft R, David AL. Ethics and social acceptability of a proposed clinical trial using maternal gene therapy to treat severe early-onset fetal growth restriction. *Ultrasound Obstet Gynecol.* 2016; 47: 484–91.

[126] European Medicines Agency. (2018). *Guideline on the quality, non-clinical and clinical aspects of gene therapy medicinal products.* https://www.ema.europa.eu/en/documents/scientific-guideline/guideline-quality-non-clinical-clinical-aspects-gene-therapy-medicinal-products_en.pdf

第 53 章

胎儿治疗和转化研究：全球结盟、协调和合作围生期研究——全球产科网络倡议

Janneke van 't Hooft ◆ Ben W. Mol（GONet 代表） ◆ Mark D. Kilby

引言

理想状况下，当只有通过医疗干预才能降低发病率和死亡率来改善患者结局时，我们才会提供医疗干预。目前一致认为，在将医疗干预纳入指南之前，应对其有效性进行评估。

自胎儿医学作为一个亚专科，并开始胎儿宫内治疗以来，多数学者开展了队列研究作为疗效的支持证据，也有少数学者提供了随机试验的证据。最初，这些队列研究（主要是回顾性研究）是基于三级研究中心的经验，但在过去几十年里，更多地关注"基于人群"的队列研究，这些队列研究至少有准确的具有共同特性的数据来计算结果[1]。

批判性评价各种形式的胎儿治疗研究，可以通过对结果的系统性回顾和可行性荟萃分析来进行。然而，尽管这些方法提供有用信息，但它们收集的证据来自相对较小且常常是异质性的病例队列研究。随机对照试验被认为是评价医疗干预效果的最佳研究工具，并被广泛认可为评价内科和外科治疗的首选方法[2-4]。

优秀的临床研究从相关问题和可靠设计开始。然而，只有当它们有足够的效能时，它们才能提供可靠的答案[1]。令人欣慰的是，在怀孕和分娩中，最有力的结局衡量指标（产妇或胎儿死亡或严重残疾）很少发生。这样做的一个"缺点"是，只有通过研究女性及其后代的大群体，才能获得充足的临床研究（clinical study）效能。尽管从理论上讲，人们可以进行长时间的单中心研究，但这样做的缺点是，在试验完成时，医学的发展可能会使正在研究的临床问题变得不那么相关。

低参与率（low participation rate）导致研究无法达到计划的数字，从而导致结论的不确定性。这个问题以前已经被认识到。老生常谈的 Lasagna 定律就是用来描述招募估算中这种方法上的错误。1979 年，Lasagna 对 8 027 名可能的候选人中有 100 人参与的一项试验发表了评论[5]。这就导致形成了现在流行的所谓的 Lasagna 定律：任何试验中，所研究疾病的发病率将会减少至最初估计的 10%。

这是一个潜在的问题，特别是在低发病率的罕见疾病中，这些疾病可能会影响胎儿，并可能需要治疗。在这样的研究中，病例招募较为困难，患者的选择或临床医生偏好亦会增加招募难度。此外，疾病可能会导致胎儿出生后严重的不良结局，他们父母可能会选择终止妊娠，这进一步减少了在试验中接受治疗的人数。这可能使 RCT 在评估胎儿治疗方面的使用变得困难（参见第 1 章）。

一个值得关注的领域是在 RCT 中使用不同的（无法比较的）结局[6]。以早产研究为例，103 个试验报道了 72 种不同的主要结局，而 33 个 Cochrane 综述报道了 29 种不同的结局[7]。结局缺乏共性阻碍了对不同 RCT 进行有意义的数据综合。如果数据源不能合并，那么很难达到适当的统计效能，从而限制了研究对临床实践的影响。另一个值得关注的领域是，所报道的结局并不总是患者认为相关的那些结局[8]。

此外，很明显的是发病症状，特别是神经功能障碍，可能需要一段时间才能显现出来，干预措施对短期结局（如分娩时的孕龄和生命最初几周新生儿发病率）和长期结局产生的影响是不同的。关于后一问题的一个很好的例子是 ORACLE 研究的长期随访结果，其中 7 岁儿童的随访表明，母体使用抗生素有危害，而最初的报道则认为是有益的[9,10]。

一种积累试验中充足患者数量的方法是采用多中心设计（multicentre design）。这要求增加研究人员之间的合作，并可能导致具备作者资格的研究人员数量增加。这可能还涉及资金问题，因为多中心试验往往需要更多关注监测试验方案的

依从性,因此通常需要更多的财政资源。Raza 等评估了 4 份产科和妇科专业期刊中多中心 RCT 的发展趋势,发现在过去 30 年里发表的多中心 RCT 有所增加,从 1975 年占所有 RCT 的 13% 增加到 2005 年的 24%[11]。相较单中心 RCT 而言,多中心 RCT 常常是由更多作者发表($OR=2.9$,$95\%CI:2.0\sim4.2$)和更大程度地获得外来资助($OR=2.4$,$95\%CI:1.7\sim3.5$)。这反映了加强基于循证实践所必需的医学研究日益复杂。

Kuroki 等研究表明,在妇产科领域,高影响因子期刊更有可能出版 RCT。这表明努力提供更好水平的证据可能会对临床决策产生更大的影响[12]。考虑到多中心 RCT 的必要性,在许多国家,已经开始在临床研究方面合作。

美国国立儿童健康和人类发展研究所(NICHD)于 1986 年创建了 NICHD 母胎医学单位网络(www.bsc.gwu.edu/mfmu),以进行围生期医学方面的随机试验和观察性研究,来改善不良妊娠和婴儿结局[13]。自该网络启动以来,NICHD 还建立了其他产科网络和研究小组来处理特定问题,如死胎合作研究网络(SCRN)[14],脊髓脊膜膨出试验管理(MOMS)[15],基因组学和蛋白质组学网络(GPN)[16],和产前酒精、婴儿猝死综合征和死胎网络(PASS)[17]。

在加拿大,母亲/婴儿/儿童研究中心启动大型国际多中心试验,其中足月臀位试验(TBT),产前多疗程糖皮质激素用于早产(MACS),和控制妊娠期高血压研究(CHIPS)引用最多[18-20]。在牛津大学的国家围产医学流行病学中心的支持下,英国还在多中心临床试验中追踪记录所测试的产科干预措施[9,10,21-25]。美国卫生研究所(NIHR)建立了专题、初级保健和综合研究网络,为涉及国民保健服务(NHS)患者的高质量研究提供基础设施。新的产科研究发展由英国皇家妇产科医师协会(RCOG)监督的临床研究小组提供支助,由生殖健康和分娩专业小组进行招募。

至关重要的是在产科,制药业对开发新的干预措施几乎没有兴趣,这主要由低风险回报比率所致[26]。因此,评估现有药物(如黄体酮或二甲双胍)或非药物干预(如分娩方式)的效果,很大程度上依赖于学术机构及其合作者。

考虑到世界范围内进行母胎医学(MFM)和产科研究的团队数量,2010 年非正式会议后成立了全球产科网络(Global Obstetrics Network,GON-et)协作组织[27]。全球范围的合作使研究人员在研究重点上透明,并向彼此通报计划中的或正在进行的研究。加强这一点可以对增加研究价值和避免研究浪费产生重大影响[28]。下面我们将进一步详细阐述 GONet 的使命、合作者、不同的项目、成果和未来计划。

GONet

全球产科网络(Global Obstetrics Network,GONet)的使命被定义成“为进行母胎医学和产科学的临床试验和观察性研究的小组之间的互动和合作提供一个国际论坛。其目的是促进小组之间的交流,以改进正在进行的和未来的试验”。其目标是在设计和开展大型国际试验/研究、寻求资金和突出证据方面为合作开辟新途径(框 1)。

框 1　GONet 的目标[27]

- 通过建立正在进行和已计划研究的数据库,促进交流和合作的衔接
- 定义产科试验/研究术语/定义并创建定义注册表
- 提供产科试验中不同临床问题所需收集的建议表格/最少数据
- 协调研究方案,促进和启动前瞻性荟萃分析研究和回顾性个体参与者数据(IPD)荟萃分析
- 确定参与和支持当前研究的机会
- 为 GONet 小组确定新的研究机会,为在 GONet 会议上提交和讨论的协议开发路径
- 确定资助机构为支持试验开展的国际合作是否可行
- 讨论产科中至关重要的领域,并确定需要进行的试验/研究
- 加强研究、临床试验设计和执行方面的国际教育和培训

合作伙伴

自 2010 年 GONet 上线以来,已有不同的网络加入了该网站。以下是不同网络的简要概述。

母胎医学专业网络(NICHD)

为了应对母胎医学精心设计的临床试验的需要,美国国立卫生研究院的 NICHD 在 1986 年建立了一个母胎医学专业网络(MFMU)。最初选定了七个大学单位,以及一个独立的数据协调中心。该网络每 5 年开放和主动更新一次,目前有 14 个临床站点(美国国立大学医学中心,每年超过 14

万次分娩）和一个独立的数据中心。该网络有一个指导委员会，由各临床中心、NICHD 和数据协调中心的代表组成。

该网络主要参与 RCT，但队列研究和登记注册也在进行中。该网络对各场址的基础设施和试验/研究的运营成本提供持续的支持。基础设施包括对主要研究者、一位研究型护士协调员和一名助理的部分支持。

新研究以概念的形式呈现给小组，然后发展成一个"小型"方案，之后形成一个"完整"方案；每一阶段必须经指导委员会批准。优先权委员会根据可获得的人口资源、资金和科学优先级，决定已批准的完整方案中哪个作为下一个应该进行的研究。一个独立的咨询委员会和数据、安全监测委员会（DSMC）就研究设计问题、数据质量和分析、伦理和人体受试者保护方面向 NICHD 提供咨询；DSMC 提供所有试验的持续审查。MFMU 网络研究和试验的结果已经发表在顶级期刊并被社会整合成临床建议和指南，包括咨询剖宫产后阴道分娩（VBAC）和限制多疗程的产前糖皮质激素和黄体酮预防早产。更多的信息可通过浏览 www.bsc.gwu.edu 得到。

NAFTNet

北美胎儿治疗网（NAFTNet）是美国和加拿大专注于胎儿治疗的医疗中心合作网络。这是多个中心的一个自愿协会，这些中心在胎儿手术和复杂胎儿疾病的其他形式多学科治疗方面建立了专家意见。NAFTNet 的目标是分享有关复杂胎儿疾病（如脊柱裂、双胎输血综合征）和手术（如产时子宫外手术治疗）的知识，促进对这些疾病的研究，进而促进诊断和治疗。在 NAFTNet 中还存在胎儿脊髓脊膜膨出联合会（fMMC）。NAFTNet 项目的部分资金来自美国 NIH。

加拿大的母胎医学研究

加拿大约有 125 名母胎医学专家。母胎医学集中在加拿大的 16 所大学，所有这些大学都有一个Ⅲ级新生儿重症监护室。虽然他们都参与研究并参加临床试验，但只有少数人担任了领导试验的角色（尤其是蒙特利尔、多伦多和温哥华）。蒙特利尔（蒙特利尔大学圣贾斯汀医院）和多伦多（多伦多大学桑尼布鲁克健康科学中心的母体/婴儿/儿童研究中心）设有围产医学临床试验研

究单位。加拿大围产和新生儿医学得到了加拿大围产医学网（CPN）、加拿大新生儿网（CNN）和加拿大新生儿随访网（CNFUN）给予的基础设施和数据支持。

NIHR 综合地方研究网络和生殖健康和分娩专业小组（由 RCOG 主持）

英国的年分娩量大约是每年 70 万。由于不同的种族背景，市中心地区通常有较高的早产率（约 10%），肥胖的发病率逐年上升（目前大约有 1/5 的孕妇肥胖）。英国国家医疗服务体系（NHS）的研究部门 NIHR 已经建立了一个全面的临床研究网络（CCRN），为 25 个地区的研究提供资金支持。生殖健康和分娩是有代表性的 27 个专业之一，目前在临床研究招募中排前 5 名。

CCRN 的目标是确保来自全国各地和医疗保健各领域的患者和医疗保健专业人员能够参与临床研究并从中受益，并提高临床研究的质量和协调性。该网络还旨在确保及时有效地支付研究成本，统一和简化与监管、治理、报告和批准有关的行政程序，并促进业界合作。

为了实现这些目标，CCRN 提供 NHS 服务支持成本，并为研究管理提供和部署资源，以确保研究投资组合达到治理的最高标准。这项资助包括提供研究型护士、研究型助产士和数据录入员。这笔资金也可以用于招募英国以外的学术中心管理的试验人员。

CCRN 由许多综合的本地研究网络（CLRN）组成，这些网络在当地进行管理，并支持参与 NIHR CCRN 研究的全国组合。

生殖健康和分娩网络支持英国所有产科和妇科临床研究。为了进一步提高研究的协调性和质量，RCOG 还支持了几个由相关学者组成的产科临床研究小组（CSG）。这些研究小组（如早产 CSG、孕产妇和胎儿医学 CSG）支持开展试验以获得资助，也可能向政府建议优先资助。所有临床试验和观察性研究在申请资助前都需要获得相关 CSG 的批准。为了获得支持，研究必须登录到组合中。这是通过对资金来源做出适当认可或相关专业委员会采纳来达成的。

澳大利亚和新西兰

澳大利亚每年大约有 28 万名新生儿，其中 60% 新生儿在公立医院出生，其余在私立医院出

生。澳大利亚产科的典型特征与美国非常相似，高剖宫产率（大约30%），肥胖患病率也很高。

澳大利亚系统的优势之一是建立了完善的产科和围生期结局数据库，它们提供系统中所有患者的详细资料，全国围生期死亡数据，以及AMOSS（类似于UKOSS），澳大利亚产妇结局监督系统。通过围生期试验，澳大利亚和新西兰在制订妊娠和新生儿时期的最佳实践指南方面作出了重大贡献。大量大型合作的多中心试验已经完成。从而在1994年形成了一个名为澳大利亚跨学科孕妇围产医学临床试验（IMPACT）网络。IMPACT是一个多学科小组，每年在围产医学会议之前召开一次会议。这是为了确定研究的优先级，并讨论计划阶段的研究方案。

荷兰产科联合体

在荷兰，每年大约有18万名妇女分娩，其中13.5万名在近90家医院分娩，4.5万名妇女在家分娩。2003年，荷兰卫生部部长宣布需要对围生期干预措施进行研究。由此产生了几个被优先考虑的围生期难题的列表，并促成了五个围产中心之间的合作，他们决定申请五个项目并互相招募。多年来，该网络不断扩大，现已覆盖荷兰所有10个围产中心和70多个医疗中心。大部分执行项目是由荷兰卫生研究与发展组织（ZonMW）资助的，现在已经并入荷兰妇产科学会（NVOG），该学会也参与确定研究优先级。该联合体的骨干是由研究型助产士和护士组成的基本框架，他们位于10个围产医学中心，涵盖研究方案的实施、患者的招募和随访。在一些地区，基础框架还覆盖生殖医学、妇科肿瘤学和妇科学的研究。有关荷兰产科网络的更多信息，请访问 www.studies-obsgyn.nl。

法国网络（妇产科研究，GROG）

GROG网由一群促进研究的妇产科医生组成。他们是法国国立妇产科学院（CNGOF）科学委员会的成员。他们每年至少聚三次，以确定研究的优先次序，从而增加获得政府资助的机会。

GONet 联合协作的成果

在所有上述网络（和其他）的共同努力下，GONet已经显示是一个富有成效的论坛，并且硕果累累：①一些教学课程为GONet成员增加临床

试验设计的知识；②高质量的研究，特别是在IPD荟萃分析；③发展和传播常用的结果（即核心结果集）来提高试验结果的可比性和加强数据合成。所有这些行为通过提高资源使用效率，减少临床试验重复，都有助于增加研究价值。下面我们将进一步阐述这三个主题。

教育

GONet提供了几门会前教学课程，内容涵盖"产科临床试验设计"。母胎医学学会会议（SMFM），欧洲围产医学协会（ECPM），国际妇产科联合会（FIGO）和围产医学世界大会上探讨这些课程中的研究方法，以及过去的实际试验设计，正在进行的和已计划的研究。

个体参与者数据荟萃分析

传统的荟萃分析更容易进行，因为他们是基于公开的数据和广泛可用的方法，问题是，它们是否对不同干预措施的相对有效性提供了有效的估计，还是仅仅因为，初步研究在结局、亚组定义和分析方法上可能存在差异。人们常常认可，IPD的使用可以克服这些问题，因为它允许：①增加灵活性和标准化；②提高（亚组）分析的有效性；③纠正病例组合差异的机会（效果修正）；④复杂统计分析；⑤审查跨研究的（亚组）影响的一致性；⑥核算缺失数据；⑦调查网络荟萃分析有效性假设；⑧最重要的是在亚群分析中有更强大，这允许更个性化医疗（哪种治疗对谁有效？）

这些优势，再加上愿意在GONet内部分享IPD，意味着IPD在疗效比较研究中具有巨大的潜力。GONet主导的IPD项目包括：

（1）双胎孕激素的使用：探讨孕激素对改善双胎妊娠围生期结局的作用。数据来自下列国家的网络：奥地利、加拿大、丹麦、埃及、法国、黎巴嫩、荷兰、西班牙、土耳其、英国和美国[29]。

（2）三胎孕激素的使用：17-己酸羟黄体酮（17OHPC）对三胎妊娠的影响。数据来自以下国家的网络：荷兰和美国[30]。

（3）体重管理：体重管理干预对妊娠期母胎结局的影响。使用了来自16个不同国家的网络数据：欧洲（比利时、丹麦、芬兰、德国、意大利、爱尔兰、荷兰、挪威和英国）、加拿大、美国、澳大利亚、巴西、埃及和伊朗[31]。

（4）高血压疾病：复发性妊娠期高血压疾

病。数据来自下列国家的网络：澳大利亚、巴西、中国、丹麦、以色列、意大利、荷兰、挪威、乌干达、英国和美国[32]。

（5）产时胎儿监护：胎心监护附加 ST-分析（STAN）。数据来自下列国家的网络：芬兰、法国、荷兰和瑞典[33]。

（6）双胎死胎风险（传统荟萃分析）：我们获得了 32 项研究数据。对于传统荟萃分析来说数据检索量已非常高[34]。

有关不同 IPD 项目的结果摘要，请参阅附录。

正在进行的预期 IPD 项目

在成功完成上述 IPD 项目后，GONet 成员也有了对 IPD 项目进行前瞻性设计的冲劲。前瞻性设计 IPD 分析有几个优点。首先，可以在研究开始前对收集的基础特征和结局（及其定义）进行调整。其次，预先指定的研究问题和适当的效能计算可以提供 IPD 所需患者的指示。

在撰写本文时，有两个正在进行的前瞻性 IPD 项目：

（1）单胎和双胎妊娠的早产预防：子宫托试验的前瞻性荟萃分析（PROMPT 项目）。使用子宫托预防早产与不干预、孕激素或宫颈环扎预防早产的效能相比较。数据来自下列国家的网络：巴西、法国、意大利、荷兰、英国、美国和越南[35]。

（2）胎儿生长受限：西地那非（sildenafil）治疗不良预后的早发性胎儿生长受限（STRIDER 项目）。使用来自下列国家网络的数据：加拿大、丹麦、爱尔兰、荷兰、新西兰和英国[36]。

核心结局指标开发：GONet 与 CROWN 合作

考虑到前瞻性 IPD 项目的设计并不适用于产科的所有主题，RCT 中使用不同的（无法比较的）结局指标妨碍了对不同 RCT 进行有意义的数据整合，开发疾病特定的"核心结局指标"对于克服这些问题至关重要。"核心结局指标集"是指对干预措施的效果进行特定评价的一系列评价指标，该系列指标为最关键的，以及该治疗措施必须达到的最低限度效果[37]。

制订和实施核心结局集方面取得的进展，以及其必要性得到了充分认可，其导致研究的质量和相关性发生了重大变化，例如 20 世纪九十年代

的类风湿关节炎试验。通过确定相关结局指标，该领域的成功实施丰富了临床实践，现在由世界各地的医疗保健专业人员例行监测[38]。

产科和妇科领域，2014 年启动了 CROWN（CoRe outcomes in Women and Newborn health 妇女和新生儿健康的核心结局指标）倡议[39]。这是一个由 82 份多种语言的女性健康杂志组成的独特且规模可观的协会，承诺鼓励研究人员使用稳健的共识方法开发特定疾病的核心结局指标集，并使其利益相关者具有全球代表性。

GONet 与 CROWN 已经在几个核心结果集项目上进行了合作。由于 GONet 的全球代表性，一些成员作为利益相关者参与了不同的核心结局指标集项目，以及核心结局指标集的设计和开发。

在撰写本文时，已经有一个关于预防早产[40]、妊娠期癫痫[41]和引产[42]的研究的核心结局指标集。其他研究的核心结局指标集，例如子痫前期/妊娠期高血压、死胎和胎儿生长受限正在制订中。有关妇产科领域正在进行的和已完成的核心结局集的最新信息，请参见 www. comet-initiative. org。

讨论

在世界上的一些国家，多中心试验已经建立了几十年。一些此类试验的发起者已经建立了国际合作，使得研究招募了分布在各大洲的不同国家的患者。我们认为，通过像 GONet 这样的全球合作来促进这些活动已经带来了若干改进。首先，GONet 已经证明是一个交换研究协议的独特论坛，允许早期合作，例如，前瞻性 IPD 项目。其次，GONet 结构中共享数据的意愿促进了荟萃分析中有意义的数据合成，为临床决策提供了至关重要的指导。再次，因为大多数 GONet 成员领衔或参与了这些多中心试验，导致了在个体临床试验中采用这些核心结局指标增加。例如，在核心结局集发表后的 2 年内，12 项正在进行的早产试验对早产核心结局集进行了推广[43]。

未来的合作还可能致力于对罕见疾病的研究，或者样本规模太大，无法由单一资助机构资助，需要在全球范围内招募受试者，资助机构之间可以合作，鼓励资助机构支持试验的一部分。

致谢

我们感谢 GONet 董事会做出的贡献（Ben W. Mol 作为合作的一部分进行撰写）。

参考文献

[1] Hills RK, Daniels J. Assessing new interventions in women's health. *Best Pract Res Clin Obstet Gynaecol*. 2006; 20: 713–28.

[2] Altman DG. Better reporting of randomised controlled trials: the CONSORT statement. *BMJ*. 1996; 313: 5701.

[3] Pocock SJ. *Clinical Trials: A Practical Approach*. Chichester: Wiley, 1983.

[4] Senn S. *Statistical Issues in Drug Development*. Chichester: Wiley, 1997.

[5] Lasagna L. Problems in publication of clinical trial methodology. *Clin Pharmacol Ther*. 1979; 25: 751–753.

[6] Macleod MR, Michie S, Roberts I, Dirnagl U, Chalmers I, Ioannidis JPA, et al. Biomedical research: increasing value, reducing waste. *Lancet*. 2014; 383: 101–4.

[7] Meher S, Alfirevic Z. Choice of primary outcomes in randomised trials and systematic reviews evaluating interventions for preterm birth prevention: a systematic review. *BJOG*. 2014; 121: 1188–94.

[8] Kirwan JR, Minnock P, Adebajo A, Bresnihan B, Choy E, de Wit M, et al. Patient perspective: fatigue as a recommended patient centred outcome measure in rheumatoid arthritis. *J Rheumatol*. 2007; 34: 1174–7.

[9] Kenyon SL, Taylor DJ, Tarnow-Mordi W, ORACLE Collaborative Group. Broad-spectrum antibiotics for preterm, prelabour rupture of fetal membranes: the ORACLE I randomised trial. *Lancet*. 2001; 357: 979–88.

[10] Kenyon S, Pike K, Jones DR, Brocklehurst P, Marlow N, Salt A, Taylor DJ. Childhood outcomes after prescription of antibiotics to pregnant women with spontaneous preterm labour: 7-year follow-up of the ORACLE II trial. *Lancet*. 2008; 372: 1319–27.

[11] Raza A, Chien PF, Khan KS. Multicentre randomised controlled trials in obstetrics and gynaecology: an analysis of trends over three decades. *BJOG*. 2009; 116: 1130–4.

[12] Kuroki LM, Allsworth JE, Peipert JF. Methodology and analytic techniques used in clinical research: associations with journal impact factor. *Obstet Gynecol*. 2009; 114: 877–84.

[13] Thom EA, Rouse DJ, National Institute of Child Health and Human Development maternal-fetal medicine units network. What we have learned about conducting randomized controlled trials in the NICHD MFMU network. *Semin Perinatol*. 2003; 27: 253–60.

[14] Stillbirth Collaborative Research Network Writing Group. Causes of death among stillbirths. *JAMA*. 2011; 306: 2459–68.

[15] Farmer DL, Thom EA, Brock JW, Burrows PK, Johnson MP, Howell LJ, et al. The management of Myelomeningocele Study: full cohort 30-month pediatric outcomes. *Am J Obstet Gynecol*. 2018; 218: 256.

[16] Manuck TA, Watkins WS, Esplin MS, Biggio J, Bukowski R, Parry S, et al. Pharmacogenomics of 17-alpha hydroxyprogesterone caproate for recurrent preterm birth: a case-control study. *BJOG*. 2018; 125: 343–50.

[17] Dukes KA, Burd L, Elliott AJ, Fifer WP, Folkerth RD, Hankins GD et al. The safe passage study: design, methods, recruitment, and follow-up approach. *Paediatr Perinatal Epidemiol*. 2014; 28: 455–65.

[18] Hannah ME, Hannah WJ, Hewson SA, Hodnett ED, Saigal S, Willan AR. Planned caesarean section versus planned vaginal birth for breech presentation at term: a randomised multicentre trial. Term Breech Trial Collaborative Group. *Lancet*. 2000; 356: 1375–83.

[19] Murphy KE, Hannah ME, Willan AR, Hewson SA, Ohlsson A, Kelly EN, et al. Multiple courses of antenatal corticosteroids for preterm birth (MACS): a randomised controlled trial. *Lancet*. 2008; 20: 2143–51.

[20] Magee LA, von Dadelszen P, Rey E, Ross S, Asztalos E, Kellie E, et al. Less-tight versus tight control of hypertension in pregnancy. *N Engl J Med*. 2015; 372: 407–17.

[21] Poston L, Briley AL, Seed PT, Kelly FJ, Shennan AH, Vitamins in Pre-eclampsia (VIP) Trial consortium. Vitamin C and vitamin E in pregnant women at risk for pre-eclampsia (VIP trial): randomised placebo-controlled trial. *Lancet*. 2006; 367: 1145–54.

[22] Norman JE, Mackenzie F, Owen P, Mactier H, Hanretty K, Cooper S, et al. Progesterone for the prevention of preterm birth in twin pregnancy (STOPPIT): a randomised, double-blind, placebo-controlled study and meta-analysis. *Lancet*. 2009; 373: 2034–40.

[23] Shennan AH, Crawshaw S, Briley A, Seed P, Jones G, Poston L. A randomised controlled trial of metronidazole for the prevention of preterm birth in women positive for cervico-vaginal fetal fibronectin: the PREMET Study. *BJOG*. 2006; 113: 65–74.

[24] Groom KM, Shennan AH, Jones BA, Seed P, Bennett P. Randomised double blind placebo controlled trial of rofecoxib (a cox-2 specific prostaglandin inhibitor) for the prevention of preterm delivery in women at high risk. *BJOG*. 2005; 112: 725–30.

[25] Comparative Obstetric Mobile Epidural Trial (COMET) Study Group UK. Effect of low-dose mobile versus traditional epidural techniques on mode of delivery: a randomised controlled trial. *Lancet*. 2001: 358: 19–23.

[26] Fisk NM, Atun R. Market failure and the poverty of new drugs in maternal health. *PLoS Med*. 2008; 5: e22.

[27] Mol BW, Ruifrok AE. Global alignment, coordination and collaboration in perinatal research: the Global Obstetrics Network (GONet) Initiative. *Am J Perinatol*. 2013; 30: 163–6.

[28] Chalmers I, Bracken MB, Djulbegovic B, Garattini S, Grant J, Gulmezoglu AM, et al. How to increase value and reduce waste when research priorities are set. *Lancet*. 2014; 383: 156–65.

[29] Schuit E, Stock S, Rode L, Rouse DJ, Lim AC, Norman JE. Effectiveness of progestogens to improve perinatal outcome in twin pregnancies: an individual participant data meta-analysis. *BJOG*. 2015; 122: 27–37.

[30] Combs CA, Schuit E, Caritis SN, Lim AC, Garite TJ, Maurel K, et al. 17-hydroxyprogesterone caproate in triplet pregnancy: an individual patient data meta-analysis. *BJOG*. 2016; 123: 682–90.

[31] The International Weight Management in Pregnancy (i-WIP) Collaborative Group. Effect of diet and physical activity based interventions in pregnancy on gestational weight gain and pregnancy outcomes: meta-analysis of inividual participant data from randomised trials. *BMJ*. 2017; 358: j3119.

[32] Van Oostwaard MF, Langenveld J, Schuit E, Papatsonis DNM, Brown MA, Byaruhanga RN, et al. Recurrence of hypertensive disorders of pregnancy: an individual patient data metaanalysis. *Am J Obstet Gynecol*. 2015; 212: 624.

[33] Schuit E, Amer-Wahlin I, Ojala K, Vayssière C, Westerhuis MEMH, Maršál K, et al. Effectiveness of electronic fetal monitoring with additional ST analysis in vertex singleton pregnancies at >36 weeks of gestation: an individual participant data meta-analysis. *Am J Obstet Gynecol*. 2013; 208: 187. e1–87. e13.

[34] Cheong-See F, Schuit E, Arroyo-Manzano D, Khalil A, Barrett J, Joseph KS, et al. Prospective risk of stillbirth and neonatal complications in twin pregnancies: systematic review and meta-analysis. *BMJ*. 2016; 354: i4353.

[35] PROMPT: Prospective Meta-Analysis for Pessary Trials. Protocol registered in PROSPERO [cited March 2018]. www.crd.york.ac.uk/PROSPERO/display_record.php?ID= CRD42018067740.

[36] Ganzevoort W, Alfirevic Z, von Dadelszen P, Kenny L, Papageorghiou A, van Wassenaer-Leemhuis, et al. STRIDER: Sildenafil Therapy In Dismal prognosis Early-onset intrauterine growth Restriction—a protocol for a systematic review with individual participant data and aggregate data meta-analysis and trial sequential analysis. *Syst Rev.* 2014; 3: 23.

[37] Williamson PR, Altman DG, Blazeby JM, et al. Developing core outcome sets for clinical trials: issues to consider. *Trials.* 2012; 13: 132.

[38] Kirkham JJ, Boers M, Tugwell P, Clarke M, Williamson PR. Outcome measures in rheumatoid arthritis randomised trials over the last 50 years. *Trials.* 2013; 14: 324.

[39] Khan K. The CROWN Initiative: journal editors invite researchers to develop core outcomes in women's health. *BJOG.* 2014; 121: 1181–2.

[40] van 't Hooft J, Duffy JM, Daly M, Williamson PR, Meher S, Thom E, et al. A core outcome set for evaluation of interventions to prevent preterm birth. *Obstet Gynecol.* 2016; 127: 49–58.

[41] Al Wattar BH, Tamilselvan K, Khan R, Kelso A, Sinha A, Pirie AM, et al. Development of a core outcome set for epilepsy in pregnancy (E-CORE): a national multi stakeholder modified Delphi consensus study. *BJOG.* 2017; 124: 661–7.

[42] Dos Santos F, Drymiotou S, Antequera Martin A, et al. Development of a core outcome set for trials on induction of labour: an international multistakeholder Delphi study. *BJOG.* 2018; 125: 1673–80.

[43] Van 't Hooft J, Alfirevic Z, Asztalos EV, Biggio JR, Dugoff, Hoffman M, et al. CROWN initiative and preerm birth prevention: researchers and editors commit to implement core outcome sets. *BJOG.* 2017; 125: 8–11.

附录

总结 GONet 主导的 IPD 项目成果：

双胎妊娠孕激素的使用[29]

结果：IPD 来自 13 个随机试验（3 768 名孕妇和 7 536 名子女）。17-己酸羟黄体酮（17Pc）和阴道用黄体酮均不能降低围生期不良结局的发生率（17Pc $RR=1.1,95\%CI:0.97\sim1.4$；阴道用黄体酮 $RR=0.97,95\%CI:0.77\sim1.2$）。在女性宫颈长度 ≤25mm 的人群中，在宫颈长度测量随机化时（$RR=0.57,95\%CI:0.47\sim0.70$）或妊娠 24 周之前（$RR=0.56,95\%CI:0.42\sim0.75$）阴道用黄体酮可减少不良围生期结局。

结论：对于无并发症的非选择性双胎妊娠孕妇，使用孕激素（肌内注射或阴道用天然孕激素）并不能改善围生期结局。阴道用黄体酮可有效地减少宫颈长度 ≤25mm 的双胎孕妇不良围生期结局；然而，尚需要进一步的研究来证实这一发现。

三胎妊娠孕激素的使用[30]

结果：IPD 来自 3 个随机试验（232 名三胎妊娠孕妇及其 696 名子女）。偏倚风险评分和研究间异质性较低。基线特征在 17Pc 和安慰剂组之间具有可比性。综合不良围生期结局的比率在接受 17Pc 治疗和接受安慰剂治疗的患者中是相似的（分别为 34% 和 35%；$RR=0.98,95\%CI:0.79\sim1.2$）。两组小于 32 周的出生率相似（分别为 35 和 38%；$RR=0.92,95\%CI:0.55\sim1.56$）。在围生期死亡率、随机分娩间隔或其他特定结局方面，两组间无显著差异。

结论：对三胎妊娠的孕妇给予预防性使用 17Pc，对围生期结局和妊娠持续时间没有显著影响。

体重管理[31]

结果：IPD 来自 36 个随机对照试验（12 526 名妇女）。干预组体重增加低于对照组（平均相差−0.70kg，95%CI −0.92～+0.48kg）。虽然综合效应估计支持干预，但产妇（$OR=0.90,95\%CI:0.79\sim1.03$）和后代（$OR=0.94,95\%CI:0.83\sim1.08$）体重综合结局的减少没有统计学差异。对于妊娠期体重增加或综合结局，没有证据表明不同亚组的干预效果存在差异。强有力的证据表明，干预降低了剖宫产的概率（$OR=0.91,95\%CI:0.83\sim0.99$），但不能降低其他单个并发症的发生率。

结论：妊娠期间以饮食和运动为基础的干预可以减少妊娠期体重增加和降低剖宫产的概率。没有证据表明这些影响在不同的妇女群体中有所不同。

复发性高血压疾病[32]

结果：在 94 个符合条件的队列研究中，我们获得了 22 项研究的 IPD，包括总共 99 415 名女性。使用已发表资料（IPD 可用）的 64 项研究的汇总数据显示，复发率为 18.1%（$n=152\ 213,95\%CI:17.9\%\sim18.3\%$）。在包含我们 IPD 分析的 22 个研究中，妊娠期高血压疾病（HDP）的复发率为 20.7%（95%CI：20.4%～20.9%）。

复发表现为子痫前期的研究占 13.8%（95%CI：13.6%～14.1%），妊娠期高血压的研究占 8.6%（95%CI：8.4%～8.8%），溶血、肝酶升高和低血小板（HELLP）综合征的研究占 0.2%（95%CI：0.16%～0.25%）。在 3.4% 的研究中，伴随 HDP 复发出生的小于胎龄儿占研究的 3.4%（95%CI：3.2%～3.6%）。

合并 HELLP 综合征或小于胎龄儿分娩增加了 HDP 复发的风险。分娩时孕周越小，在再次妊娠中，复发率越高。

总之，如果 HDP 复发，最大舒张压、蛋白尿的严重程度将会降低、口服降压药和抗抽搐药物的使用将会减少及小于胎龄儿分娩、早产和围产儿死亡的发生率将会降低。

发生复发性妊娠高血压疾病的妇女在孕后更容易

出现慢性高血压($OR=3.7,95\%CI:2.3\sim6.1$)。

结论:患有妊娠期高血压的妇女,下次妊娠的复发率相对较低,且大多数病程较轻。这些令人安心的数据可有助于那些在前次妊娠并发高血压并发症并有意愿再次妊娠的妇女作出决策。

分娩时胎儿监测[33]

结果:我们分析了 12 987 名妇女及其新生儿的数据。代谢性酸中毒在 EFM+ST 组(胎儿电子监护加 ST 分析)中有 57 例(0.9%),单独 EFM 组中有 73 例(1.1%)($RR=0.76,95\%CI:0.53\sim1.10$)。与单独使用 EFM 相比,使用 EFM+ST 可降低器械助产($RR=0.90,95\%CI:0.83\sim0.99$)和胎儿采血($RR=0.49,95\%CI:0.44\sim0.55$)的频率。两组的剖宫产率相当($RR=0.99,95\%CI:0.91\sim1.09$)。亚组分析表明,EFM+ST 可减少怀孕 >41 周的妇女的新生儿重症监护病房(NICU)的入院率($RR=0.61,95\%CI:0.39\sim0.95$)。

结论:EFM+ST 不能降低代谢性酸中毒的风险,但可以减少器械助产和胎儿采血的需要。

双胎死胎风险[34]

结果:数据来自 32 项研究(29 685 例双绒毛膜妊娠,5 486 例单绒毛膜妊娠)。在超过 34 周的双绒毛膜双胎妊娠中(15 项研究,17 830 例妊娠),预计每周源于期待治疗的死胎风险和源于分娩的新生儿死亡风险会平衡在妊娠 37 周(风险差异 1.2/1 000,95%CI:$1.3\sim3.6,I^2=0$)。与前一周相比,分娩延迟一周(至 38 周)会导致每 1 000 例妊娠中增加 8.8 例围产儿死亡(95%$CI:3.6/1 000\sim14.0/1 000,I^2=0$)。

相对于妊娠 36 周后新生儿死亡而言,超过 34 周的单绒毛膜妊娠中(13 项研究,2 149 例妊娠),死胎的趋势会增加,每 1 000 例围生期死亡中增加了 2.5 例死胎,差异并不显著($-12.4/1 000\sim17.4/1 000,I^2=0$)。在单绒毛膜妊娠和双绒毛膜妊娠中,新生儿并发症随胎龄的增加而持续下降,而进入 NICU 是最常见的新生儿并发症。由于双胎妊娠的计划分娩政策,死胎的实际风险可能比报道所估计还要高。

结论:为了减少围生期死亡,对于无并发症的双绒毛膜双胎妊娠,应考虑妊娠 37 周分娩;对于无并发症的单绒毛膜双胎妊娠应考虑 36 周分娩。

(翻译 许婷婷 审校 顾圆圆)

先天性畸形登记：欧洲的经验

第54章

Judith Rankin

引言

准确记录和监测疾病发生的重要性是众所周知的。建立疾病登记有很长的历史，这也适用于先天性畸形。本章概述了 2 个先天性畸形登记网络，目的在于记录影响手术成功的因素，并对其进行分析总结。

有许多术语用来描述胎儿畸形；根据先天结构畸形的欧洲监测网络（EUROCAT）的建议，我使用"先天性畸形"一词，指结构缺陷（先天畸形、变形、毁坏和发育不良）和染色体异常[1]。

什么是疾病登记？

疾病登记是指对特定人口中发生某种疾病的所有病例的健康状况进行的记录。与产妇年龄、住址/位置和父母职业等社会人口信息一样，临床数据的定期收集通常是前瞻性的，但实际提交的数据可能因注册、疾病和提交时间的不同而有所差异。多渠道获取信息可实现数据的最大化。

疾病登记可以是基于医院、诊所或人群的[2,3]。以医院/诊所为基础的登记包含在特定医院或诊所治疗特定疾病及其健康状况的所患病人数据。背景人群的分母通常是未知的，由于纳入医院/诊所和未纳入医院/诊所患者的特征及行为不同，因此可以确定疾病记录情况会有偏差。基于人口的登记主要依赖于居住地。主要登记特定地理范围内的病例，基于人群的登记分母是确定的，无论病例特征如何，这些登记往往具有较高的查证率。

疾病登记的用途

疾病登记（disease register）的主要目的是：为患者提供疾病信息、支持临床医疗、提高医学认知、增强公共卫生和改善信息供给。从患者医疗护理的角度来看，疾病登记的信息可以用来监测高危人群，处理医疗护理需求，确定正确的医疗护理路径，并进行鉴别诊断。疾病登记为临床医生提供重要信息以支持临床实践，并保证疾病的发生率有可比性。在公共卫生方面，疾病登记承担了对人口中某一特定疾病或健康状况的监测，有助于制订针对该疾病/状况的医疗保健计划，并可以监测医疗负担和医疗干预措施的影响。通过对疾病/健康状况的模式和原因的研究，疾病登记也有助于促进医学进展。

先天性畸形登记

在确认沙利度胺和风疹是致畸原，是可致胚胎畸形的一种媒介或因素之后，建立了先天性异常登记网络，以监测环境因素和早期预警新致畸因素暴露。大多数先天性畸形都很罕见（如脊柱裂，一种较为常见的先天性异常，每 2 000 个婴儿中只有 1 个发生），因此有必要在大量人口中收集这些异常的信息。本章节概述了两个先天性畸形登记（congenital anomaly register）网络，即欧洲先天性畸形监测（European surveillance of congenital anomaly，EUROCAT）网和国家先天性畸形和罕见病登记服务（NCARDRS）。

欧洲先天性畸形监测

欧洲先天性畸形监测（European surveillance of congenital anomaly，EUROCAT）网（www. eurocat-network.eu/），成立于 1979 年，是欧洲基于人口的登记网络，用于先天性异常的流行病学监测[4]。建立后，欧洲先天畸形的监测被视为评估跨国界收集数据可行性的模型，包括定义、诊断、术语和保密的标准化。EUROCAT 发源地在比利时鲁汶天主教大学，2000—2014 年迁至北爱尔兰的阿尔斯特大学。2015 年，EUROCAT 的欧洲监测中心数据库被转移到意大利伊斯普拉的联合研究委员会（JRC），现在是罕见疾病登记欧洲平台（EU RD 平台）的一部分，由 JRC 与欧洲委员会（EC）的卫生和食品安全理事会（DGSante）密切合作开发[5]。

先天性畸形病例，编码使用世界卫生组织的国际疾病分类版本 9 或 10BPA 扩展 1 位数，发生活产、死胎，在终止妊娠合法的国家产前诊断后因胎儿异常终止妊娠（TOPFA）和晚期流产（≥孕 20 周）时，均会被 EUROCAT 收录。EUROCAT 编制了一份微小畸形清单，这些畸形如果单独发生，不会对儿童的身体或智力造成影响，将不会被 EUROCAT 记录[1]。病例可能有 1 种综合征和多达 8 种畸形编码。当比较登记病种的发生率时，必须制订确切的纳入和排除标准，才能进行准确的比较。

截止 2018 年 4 月，来自 23 个国家的 39 个以活跃人口为基础的 EUROCAT 登记，覆盖了欧洲每年出生人数的 29% 以上（约 170 万）。大多数 EUROCAT 登记是基于人口的，根据孕妇出生时的居住地为标准在各地区范围内进行登记。换句话说，居住在某地区的孕妇，即使她们是在该地区以外的地方分娩，相关信息也应该被记录。数据以标准格式收集，并经过严格的校验检查，以确保高质量。所有 EUROCAT 登记都有明确的地理覆盖范围。在一些国家，如马耳他、挪威和威尔士，所有出生都有登记，而在另一些国家，只有一小部分出生人口得到登记，如比利时的海诺-纳穆尔、丹麦的欧登塞和德国的美因茨。注册会员可以是正式会员、准会员或附属会员[5]。正式会员向 EUROCAT 提供不确定身份的病例数据，而准会员向先天性异常的欧洲监测提交汇总数据。附属会员注册机构（如保加利亚的普莱文）可以参加会议和项目，但不提交数据[5]。

EUROCAT 每年代表成员登记国对 82 个异常亚群的趋势和群聚发病及时进行统计监测，并对地方登记人员已确定的群聚发病进行初步调查。如果在地方一级进一步调查后，一个群聚发病仍然存在，当地登记人员将通知该群聚发病的地方公共卫生当局采取适当行动。EUROCAT 年度统计监测报告详细说明了 EUROCAT 中央登记处进行统计监测所发现的群聚发病和趋势[6]。

EUROCAT 所报道的病例用于欧洲先天性畸形的流行病学监测，包括估算患病率及其随时间的变化趋势、产前诊断的影响力、围生期死亡率监测和致畸风险暴露监测。登记数据也用于遗传学研究和了解遗传和环境因素在出生缺陷中的相互作用。例如，通过合并数据，可得出罕见疾病的发生率。考虑到发生率随时间的变化趋势，通过关联研究，提供关于生存和生存预测的信息，从而为医疗保健规划提供信息，进而有助于病原学研究。有关 EUROCAT 数据的完整出版物列表可以在其网站上找到[7]。登记出生缺陷本身是一项重要的事情，而且是与致畸暴露有关的其他不良妊娠结局指标，如流产和神经行为异常。

英格兰和威尔士的先天性畸形登记

国家先天性畸形系统

1964 年，在英格兰和威尔士建立了国家先天性疾病系统（National Congenital Anomaly System，NCAS），由国家统计局负责运转。这一自发系统包括被动收集上报的活产和死胎中的先天性畸形病例。由于 TOPFA 在英格兰和威尔士不合法，故直到 NCAS 成立 4 年后，发生 TOPFA 的先天性畸形才被包括在内。最初，要求病例在出生后 7d 内上传，但随后又取消了这一规定。因考虑到数据的质量和完整性，NCAS 在 2010

年停止收集数据；例如，76% 病例上报孕龄[8]，未确诊案例在出生后确诊的发生率高[9]。这种未确诊案例因先天性畸形类型而异，神经管缺陷和心脏异常尤为明显，因为 TOPFA 曾未被 NCAS 收录导致前者漏登，而后者在童年期以后被确诊率高[10]。

不列颠群岛先天性畸形登记网络

1985—2003 年，英格兰建立了 7 个地区先天性畸形登记库，1998 年建立了 1 个覆盖整个威尔士的登记库，以满足当地需要，并开展审查和研究项目，包括产前诊断审查和对当地特殊异常病因的研究。这些登记覆盖了英格兰 49% 的出生人口和威尔士全部出生人口。爱尔兰部分地区也建立了登记库。这些登记库在 2002 年联合起来形成了不列颠群岛先天性畸形登记网（BINOCAR）。直到 2015 年区域数据每年在伦敦大学玛丽皇后学院沃尔夫森研究所的 BINOCAR 中心进行整理[11]。从 2015 年 4 月开始，该地区的登记数据整理成为国家先天性畸形和罕见病登记服务（NCARDRS）的一部分。

BINOCAR 的目的是通过国家、地区和疾病特异性的先天性畸形登记，对不列颠群岛人口发生先天性畸形的频率、性质和结果提供持续的流行病学监测。目标是：对先天性畸形进行监测和分析；监测和审计先天性畸形的保健条文检出和临床结局；为受先天性畸形影响的妊娠女性和婴儿提供关于支持规划和管理的卫生和社会保健资料；对先天性畸形的原因和结果进行经研究伦理委员会批准的医学研究；并为临床医生提供信息以支持他们的临床实践。

这些登记库通过多种来源来收集病例。这些机构包括产科、新生儿科、诊断科室（如儿科、新生儿、临床遗传学、产前超声、胎儿医学和病理学）、细胞遗传学实验室、NHS（国民医疗服务体系）信托 IT 部门和儿童保健系统。BINOCAR 多源报告收集信息的方法最大限度保证了先天性畸形病例的登记。

收集所有宫内、出生时或儿童期被怀疑/确认的先天性畸形数据，除了包含先天性畸形相关的活产和死胎外，还包含了有关先天畸形的 TOPFA 和晚期流产的资料。向 BINOCAR 报告的母婴相关信息，包括母亲的住址和年龄、妊娠时长、妊娠结局、何时和如何发现异常以及异常的详细情况。一些关于母婴的可识别信息足以使区域登记避免重复和进行病例验证，以确保产前诊断异常和产后告知之间的准确匹配。

区域登记共享标准化的最小数据集、方法、多源申报和机密性，以及信息技术安全协议。在与临床医生的密切合作下，他们积极主动地收集数据，并定期审查先天性异常组申报的完整性。这些登记提供了全面和准确的高质量数据，在病例确定、使用多种来源和采用国际认可的编码、记录和分析方法方面受到了严格的质量控制。

BINOCAR 还包括 2 个特殊疾病登记库，即国家唐氏综合征细胞遗传学登记库（NDSCR）和唇腭裂登记与审计网络（CRANE）。NDSCR 成立于 1989 年，收集了所有在英格兰和威尔士发生的唐氏综合征（21 三体）、Edwards 综合征（18 三体）、Patau 综合征（13 三体）的细胞遗传学和细胞遗传变异的诊断病例申报[12]。数据用于：监测唐氏综合征产前筛查和诊断服务，以及对 Edwards 和 Patau 综合征诊断的影响；提供每年受影响的出生人数的数据，以帮助制订保健计划；并为研究 Down，Edwards 和 Patau 综合征提供资料。2013 年，有 1 872 例诊断为唐氏综合征，其中 65% 是产前诊断，每千名新生儿中有 2.7 例是唐氏综合征。同年，有 179 例诊断为 Patau 综合征，473 例诊断为 Edwards 综合征，其中分别有 18 例和 33 例为活产——Patau 综合征的比率为千分之 0.3，Edwards 综合征的比率为千分之 0.7。2015 年，NDSCR 转到了 NCARDRS。

CRANE 数据库（https：//www.crane-database.org.uk）成立于 2000 年，收集英格兰、威尔士和北爱尔兰出现的所有先天性唇腭裂异常的儿童的出生、人口统计和诊断数据。该数据库还记录了与唇腭裂相关的治疗和结局。CRANE 数据库由 NHS 通过专业服务专员提供资金，并设立在英国皇家外科学院。英国 NHS 唇腭裂发展委员会是一个代表患者群体、临床医生和专员的独立机构，负责数据库的运行[13]。2000—2016 年，超过 17 840 名儿童在 CRANE 注册,每年大约有 1 050 个新增病例。在其最新的年度报告中,腭裂占 2016 年登记病例的 39.4%,28.1% 的儿童腭裂被延误诊断,这凸显了延误诊断是一个重要的问题[13]。

建立数据库有许多重要功能,包括监测医疗保健干预措施。NHS 胎儿异常筛查计划(FASP)(http://fetalanomaly.screening.nhs.uk)成立于 2003 年,旨在为英格兰所有妇女制订标准并监督高质量筛查项目的实施。NHS FASP 已经指定了 9 个结构和 2 个染色体异常的目标检出率。BINOCAR 登记提供当代产前诊断数据和出生患病率,能够在区域层面监测 FASP 的超声结果,允许人口之间进行比较,促进资源规划,为父母做出是否进入筛查程序的决定提供帮助。

国家先天性畸形和罕见病登记服务机构

BINOCAR 覆盖了威尔士的所有出生人口,覆盖了英格兰 49% 的出生人口,但包括伦敦和曼彻斯特等大城市在内的一些地理区域没有覆盖。英国首席医疗官认识到先天性疾病登记在医疗保健计划和临床实践中扮演着关键角色。2015 年,为响应罕见疾病战略,英国公共卫生部建立了国家先天性畸形和罕见病登记服务(NCARDRS)[14],它是覆盖全国先天性疾病的登记库。NCARDRS 的目的在于为英国诊断和治疗所有先天性畸形和罕见疾病提供全面的国家登记服务。这将转而为临床医生提供资源,以支持高质量的临床实践;通过提供与患者疾病有关的信息,支持和增强患者及其护理人员的能力;监测这些疾病的发病频率、性质、原因和结局,并提供流行病学信息;支持先天性畸形、罕见病和精准医疗研究,包括基础科学、病因、预防、诊断、治疗和管理;为公共卫生和社会护理的规划和运作提供信息;并提供一种资源来监测、评估和审计卫生和社会护理服务,包括筛查项目的效率和结局[15,16]。截至 2018 年 4 月,新的国家级系统已经在地区先天性畸形库基础上建立起来。

NCARDRS 使用多源报告来高水平确保病例的准确。已经开发了一个单一的数据管理系统,并以电子方式发出通知。收集所有宫内、出生时或儿童任一时期被怀疑和确定的先天性畸形数据。收集活产、死胎中受先天性畸形影响的病例,诊断先天性畸形者选择 TOPFA 或发生晚期流产的病例[16]。

NCARDRS 已获得卫生研究局(HRA)保密咨询小组的批准,可根据 NHS 法案 2006 第 251 条收集数据。这项批准必须每年更新。NCARDRS 制订了经 HRA 批准的收集、存储和发布数据申报的政策。患者有权选择退出,因为他们的数据保存在 NCARDRS 上。如果数据用于研究目的,研究人员在申请 NCARDRS 数据前必须获得伦理委员会的批准。

第一个先天性畸形统计报告为 2015 年 4 个 NCARDRS 区域病例统计资料,代表英国出生总数的 21%,整个出生患病率为每 10 000 个出生总数中有 205 例异常(95% CI:198～213),相当于每出生 49 例中有 1 例受先天性畸形的影响[15]。

先天性畸形登记库的用途

先天性畸形登记的数据有许多不同的用途。不可能在这里详细总结所有这些用途,所以我关注的是这些数据对监测先天性畸形的贡献(发病率和发病率随时间变化的趋势),罕见疾病资讯,产前诊断策略的性能评价,和对先天性畸形原因的理解。

先天性畸形的监测

EUROCAT 的两个目标与先天性畸形数据的统计监测有关:提供欧洲先天性畸形的基本流行病学信息,协助调整对致畸因素暴露的早期预警的监测和应对方法。每年进行统计监测,并将结果反馈给登记表,从而在本地登记表水平进行进一步调查[6]。

患病率

监测患病率——在特定时期内受疾病或健康状况影响的人数——先天性畸形组及其亚型是先天性畸形登记库的一项关键功能。随着时间的推移,区域和国家之间的患病率一定存在差异。在先天性畸形流行病学中使用的两种最常见的流行测量指标是总体患病率和活产患病率。总体患病率是指受先天性畸形影响的妊娠数量,包括活产、死胎、晚期流产和 TOPFA,除以分娩总数(通常指活产和死胎,但有些研究分娩总数包括 TOPFA)。活产患病率是指发生先天性畸形的活产数除以活产总数。患病率通常表示为每 10 000 人。

1991—1999 年,对 5 个英国登记库的研究发现,尽管登记的总的先天性畸形的发生率相似,但特定先天性畸形的患病率存在区域差异[17]。例如,Glasgow 登记的大动脉转位(TGA)发生率较高,而 Oxford 登记的唐氏综合征患病率较高(图54-1)。在这项比较中,产前易诊断的心脏畸形率,如 TGA 的登记率相似,但在出生后晚期诊断的心脏畸形如法洛四联症(TOF)中差异较大。这种报告上的差异可能反映在登记处与儿科心脏病科之间的关系上,后者促进新生儿后期心脏异常诊断的申报。

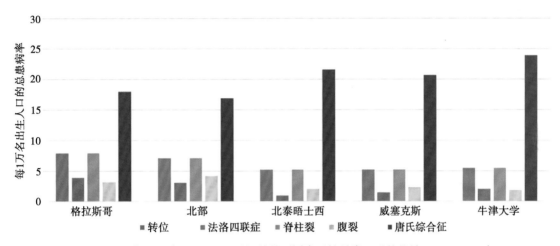

图 54-1　汇报至五个 BINOCAR 登记处的不同先天性异常亚型的差异,1991—1999 年

患病率趋势

先天性畸形也会随着时间的推移而变化。最近对 1980—2012 年 25 个 EUROCAT 登记的 61 个先天畸形亚群(不包括染色体异常、基因综合征或微缺失)的患病率进行分析,结果显示 17 个亚群有显著的上升趋势,5 个亚群有显著的下降趋势(图 54-2)[18]。严重的先天性心脏畸形(CHD)包括单心室、左心发育不良、右心发育不良、Ebstein 畸形、三尖瓣闭锁、肺动脉瓣闭锁、共同动脉干、房室间隔缺损(AVSD)、主动脉瓣闭锁/狭窄、TGA、TOF、全肺静脉异位引流、主动脉缩窄。这是基于 EUROCAT 之前的一项研究,根据围产儿死亡率将 CHD 分为 3 个严重程度组[19]。其中一些趋势(图 54-2)可以得到解释。例如,肾发育不良的增加趋势可能是因为筛查增多,而严重CHD、单心室、房室间隔缺损和 TOF 患病率的增加可能反映了肥胖和糖尿病产妇的数量增加,肥胖和糖尿病都是危险因素。小头畸形和先天性肾积水的增加趋势不能用诊断标准的差异来解释。其他随着时间的推移而发生变化的患病率,例如,肢体减少畸形患病率下降,是无法解释的。令人失望的是,尽管补充叶酸可预防神经管缺陷的发生,但最近的分析并没有发现神经管缺陷的发生率降低[18]。

许多潜在因素可以解释各登记库和随时间变迁患病率的差异:病例确定方法包括数据收集方法;信息来源;人口统计数据(如产妇年龄);和环境因素(如孕前补充维生素)。其他确定差异的来源包括确定轻型的先天性畸形。然而,并不是所有的患病率差异都能被解释并反映出患病率的真正差异。例如,英格兰北部地区腹裂(一种腹壁缺损)患病率较高[20,21],且有报道称英格兰北部到南部的患病率存在地理梯度[17]。重要的是,了解特定地区先天性异常的潜在发病率,并考虑在研究设计中调查先天畸形风险暴露的促成作用,以避免错误的解读。

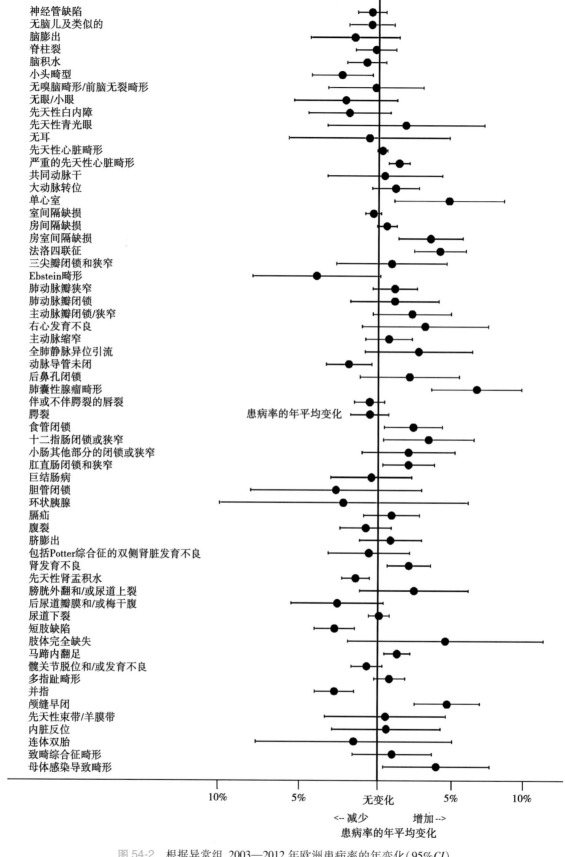

神经管缺陷
无脑儿及类似的
脑膨出
脊柱裂
脑积水
小头畸型
无嗅脑畸形/前脑无裂畸形
无眼/小眼
先天性白内障
先天性青光眼
无耳
先天性心脏畸形
严重的先天性心脏畸形
共同动脉干
大动脉转位
单心室
室间隔缺损
房间隔缺损
房室间隔缺损
法洛四联征
三尖瓣闭锁和狭窄
Ebstein畸形
肺动脉瓣狭窄
肺动脉瓣闭锁
主动脉瓣闭锁/狭窄
右心发育不良
主动脉缩窄
全肺静脉异位引流
动脉导管未闭
后鼻孔闭锁
肺囊性腺瘤畸形
伴或不伴腭裂的唇裂
腭裂
食管闭锁
十二指肠闭锁或狭窄
小肠其他部分的闭锁或狭窄
肛直肠闭锁和狭窄
巨结肠病
胆管闭锁
环状胰腺
膈疝
腹裂
脐膨出
包括Potter综合征的双侧肾脏发育不良
肾发育不良
先天性肾盂积水
膀胱外翻和/或尿道上裂
后尿道瓣膜和/或梅干腹
尿道下裂
短肢缺陷
肢体完全缺失
马蹄内翻足
髋关节脱位和/或发育不良
多指趾畸形
并指
颅缝早闭
先天性束带/羊膜带
内脏反位
连体双胎
致畸综合征畸形
母体感染导致畸形

患病率的年平均变化

10%   5%   无变化   5%   10%

<-- 减少   增加 -->
患病率的年平均变化

图 54-2　根据异常组,2003—2012 年欧洲患病率的年变化(95%CI)

罕见疾病

在欧盟,如果一种疾病的发病率不超过5/10 000,就被认为是罕见的。罕见病包括遗传疾病、先天性畸形、罕见癌症、自身免疫性疾病、毒性疾病和传染病。5 000~8 000 种不同的罕见疾病影响着 6%~8% 人口的一生。

使用这个患病率定义,大多数先天性畸形是罕见的。EUROCAT 估计,在欧洲患罕见疾病的估计总人数中,有 12%~15% 的人数患有罕见的先天性畸形[22]。鉴于这些罕见的先天性畸形的发病率很低,EUROCAT 处于一个独特的位置,能够汇集其所有登记的数据,提供关于它们的流行病学的准确信息,因为它的登记是申报一个特定地理区域的所有病例。最近涉及 EUROCAT 登记的研究调查了一些罕见的先天性畸形,包括:罕见的染色体异常[23]、遗传性心血管上肢畸形综合征(Holt-Oram syndrome,HOS)[24]、梅克尔-格鲁贝尔综合征(Meckel-Gruber syndrome)[25]、眼-耳-脊柱疾病谱[26]和 Fraser 综合征[27]。

产前筛查试验的效果评价

先天性畸形登记库的一个最重要用途是为审查产前筛查实践提供一个机制。数据库可提供以下方面的数据:产前和相应孕周内诊断出的先天性畸形病例的比例;产前筛查阳性结果被确认为先天性畸形病例的比例;产前诊断导致 TOPFA 的比例;产前筛查方法。这是一项特别重要的功能,因为产前技术迅速发展,需要对这些技术进行有力的评估,以确保向可能需要作出终止妊娠选择的父母提供准确的信息。

NHS FASP 最初选择 9 种先天结构性畸形或多发畸形(无脑畸形、脊柱裂、严重心脏畸形、膈疝、腹裂、脐膨出、双侧肾发育不良、致命或严重骨骼发育不良、伴或不伴腭裂的唇裂)和 2 种染色体异常(13 三体和 18 三体)作为孕期最基本的筛查项目。一项研究包括了 2005 年和 2006 年在英格兰和威尔士 7 个先天性畸形登记库的数据,提供了基于人口的 FASP 异常患病率和产前诊断率,以监测 NHS FASP 的超声成分[28]。在所选的异常组中,最常报告的是严重心脏畸形和唇裂,而最不常报告的是双侧肾脏发育不良和致死/严重骨骼发育不良。产前诊断率随着畸形的不同而变化,从严重心脏畸形的 53.1% 到无脑畸形的99.6%。无脑畸形和腹裂的产前检出率变化最小(分别为 98.9%~100% 和 93.5%~100%)。最大的变异是严重心脏畸形(43.5%~65.2%)和致命/严重骨骼发育不良(50%~100%)[28]。

NCARDRS 正与 NHS FASP 密切合作,利用常规收集的异常登记数据,为 FASP 可审查的情况制订标准化的检出率。最近的一项涉及英国 46 所 NHS 信托机构(总数的 33.8%)的分析发现,在接受超声筛查的合格人群中,11 项可审查疾病中有 8 项达到了国家检出率目标:无脑畸形,脊柱裂,唇裂和/或腭裂,膈疝,腹裂,脐膨出,严重的心脏异常,致死性骨骼发育不良。所提供的资料将有助于制订绩效管理的产前诊断标准。它还将允许进行人口之间的比较,为资源规划提供信息,并为父母提供必要的信息,以做出是否进行异常扫描的明智决定[29]。

超声诊断胎儿异常的敏感性和特异性取决于许多因素,与异常的类型、扫描时间、操作人员的技能、机器的类型和母体因素如体重指数有关。父母需要知道预期的检出率,这样他们就能对是否进行异常扫描做出知情的决定,而临床医生也需要有标准来比较他们自己的表现。

有助于理解先天性畸形的原因

大多数先天性畸形的病因学仍然不太清楚,许多可能是由遗传和环境因素之间复杂的相互作用造成的。先天性畸形登记数据资料对病因学的进一步研究起到了重要作用;例如,调查研究孕妇感染、药物使用、辅助生殖技术的使用、孕妇肥胖和妊娠糖尿病的先天性异常风险的影响。在先天性畸形的环境因素方面,对垃圾填埋场、空气污染和饮用水中氯化副产物等暴露情况的调查涉及使用先天性畸形登记库数据。许多先天性畸形的原因不明,意味着目前初级预防的作用是有限的。先天性畸形登记库提供了一种方法来调查风险暴露如何影响先天性畸形的发生,并在其发生中发挥重要的作用。鉴于这些先天性畸形的罕见性,如 EUROCAT 和 NCARDRS 等网络为此类调查提供了一个框架以协助促进病因学研究。

先天性畸形儿童远期预后

医疗方面的进展改善了一些先天性畸形组及

其亚型的预后,但仍缺乏其他许多生存状况的信息,特别是一岁以后的生存状况。利用与死亡登记有关的先天性畸形登记数据,对一系列先天性畸形组及其亚型的生存状况进行全面分析,提供一些在不同时间点状况的估计——对于一些异常分析,时长最高可达 20 年[30]。还需要进一步研究生存预测因子[31]。当检查出先天性畸形时,关于生存和生存预测因子的研究为家庭和卫生专业人员提供了有价值的信息,并协助计划生育和帮助提供受影响个体未来的医疗护理需求。关于先天性畸形儿童的健康和社会护理需求其他方面的信息很少。最近一项 EC 倡议资助的 2020Horizon 起跑线研究项目,EUROLinkCAT(https://www. eurolinkcat. eu),旨在建立欧洲先天畸形儿童的相关队列,调查他们生命中第一个 10 年的健康和教育结局。该项目将提供必要的信息,使这些儿童能够优化个体化医疗和治疗决策。

结论

先天性畸形登记库在医疗保健计划和分娩以及为公共卫生政策的发展提供信息方面发挥着重要作用。它们的高质量数据可以与其他卫生、社会护理和环境数据集相关联。随着数据科学的进步,这一领域的研究可以证明未来在阐明许多先天性畸形的原因方面特别富有成效。如果没有先天性畸形登记库存在,为特殊情况儿童提供的医疗保健和社会护理计划就不会准确,就不能评估医疗保健和公共卫生干预措施,不能对风险暴露的影响进行正式评估,不可能进行病因学研究。

致谢

我要感谢登记处的工作人员和来自欧洲各地的合作者,感谢他们一直以来为登记所做的努力和奉献。

利益冲突

JR 是联合研究理事会/欧洲先天性异常监测管理委员会的成员和国家先天性异常和罕见疾病登记服务(NCARDRS)外部科学和临床咨询小组的成员。

（翻译　许婷婷　　审校　顾圆圆）

参考文献

[1] EUROCAT (2016). EUROCAT Guide 1.4. www.eurocat-network .eu/aboutus/datacollection/ guidelinesforregistration/guide1_4

[2] Newton J, Garner S. *Disease Registers in England.* Oxford: Institute of Health Sciences, University of Oxford, 2002. http://citeseerx.ist.psu.edu/viewdoc/ download?doi=10.1.1.453.1990&rep= rep1&type=pdf

[3] Rankin J, Best K. Disease registers in England. *Paed Child Health.* 2012; 24: 337–42.

[4] Boyd P, Barisic I, Haeusler M, et al. Paper 1: The EUROCAT network: organization and processes. *Birth Def Res (Part A).* 2011; 91: 2–15.

[5] Kinsner-Ovaskainen A, Lanzoni M, Garne E, Loane M, Morris J, Neville A, et al. A sustainable solution for the activities of the European Network for Surveillance of Congenital Anomalies: EUROCAT as part of the EU Platform on Rare Diseases Registration. *Eur J Med Genet.* 2018; 61: 513–17.

[6] Lanzoni M, Morris J, Garne E, et al. *European Monitoring of Congenital Anomalies: JRC-EUROCAT Report on Statistical Monitoring of Congenital Anomalies (2006–2015).* Luxembourg: Publications Office of the European Union, 2017.

[7] EUROCAT (2018). Publications. www.eurocat-network.eu/aboutus/ publications/publications

[8] Misra T, Dattani N, Majeed A. Evaluation of the national congenital anomaly system in England and Wales. *Arch Dis Child Fetal Neonat Ed.* 2005; 90: F368–73.

[9] Knox EG, Armstrong EH, Lancashire R. The quality of notification of congenital malformations. *J Epid Comm Health.* 1984; 38: 296–305.

[10] Boyd PA, Armstrong B, Dolk H, et al. Congenital anomaly surveillance in England – ascertainment deficiencies in the national system. *BMJ.* 2005; 330: 27–31.

[11] Springett A, Budd J, Draper ES, et al. *Congenital Anomaly Statistics 2012: England and Wales.* London: British Isles Network of Congenital Anomaly Registers, 2014.

[12] Morris JK, Springett A. *The National Down Syndrome Cytogenetic Register for England and Wales 2013 Annual Report.* London: Queen Mary University of London, Barts and The London School of Medicine and Dentistry, 2014.

[13] The Royal College of Surgeons (2017). *CRANE Database Annual Report of Cleft Lip and/or Palate 2017.* www.rcseng.ac.uk/-/media/files/.../ 2017/crane-annual-report-2017-v11.pdf

[14] Department of Health (2013). *The UK Strategy for Rare Diseases.* www.rcseng.ac.uk/-/media/files/.../ 2017/crane-annual-report-2017-v11.pdf

[15] Public Health England (2017). *National Congenital Anomaly and Rare Disease Registration Service: Congenital Anomaly Statistics 2015.* https:// assets.publishing.service.gov.uk/ government/uploads/system/uploads/ attachment_data/file/716574/ Congenital_anomaly_statistics_2015_ v2.pdf

[16] Stevens S, Miller N, Rashbass J. Development and progress with the National Congenital Anomaly and Rare Disease Registration Service. *Arch Dis Child Fetal Neonat Ed.* 2018; 103: 215–18.

[17] Rankin J, Pattenden S, Abramsky L, et al. Prevalence of congenital anomalies in five British regions, 1991-99. *Arch Dis Child Fetal Neonat Ed.* 2005; 90: 374–9.

[18] Morris JK, Springett AL, Greenlees R, et al. Trends in congenital anomalies in Europe from 1980 to 2012. *PLOS One*. 2018; 13: e0194986.

[19] Dolk H, Loane M, Garne E, et al. Congenital heart defects in Europe: prevalence and perinatal mortality, 2000 to 2005. *Circulation*. 2011; 123: 841–9.

[20] Rankin J, Dillon E, Wright C. Congenital anterior abdominal wall defects in the North of England, 1986–1996: Occurrence and outcome. *Prenat Diag*. 1999; 19: 662–8.

[21] Fillingham A, Rankin J. Prevalence, prenatal diagnosis and survival of gastroschisis. *Prenat Diag*. 2008; 28: 1232–7.

[22] EUROCAT (2012). *Special Report: Congenital anomalies are a major group of mainly rare diseases*. www.eurocat-network.eu/content/Special-Report-Major-Group-of-Mainly-Rare-Diseases.pdf

[23] Wellesley D, Dolk H, Boyd PA, et al. Rare chromosome abnormalities, prevalence and prenatal diagnosis rates from population-based congenital anomaly registers in Europe. *Eur J Hum Genet*. 2012; 20: 521–6.

[24] Barisic I, Boban L, Greenlees R, et al. Holt Oram syndrome: a registry-based study in Europe. *Orphanet J Rare Dis*. 2014; 9: 156.

[25] Barisic I, Boban L, Loane M, et al. Meckel-Gruber syndrome: a population-based study on prevalence, prenatal diagnosis, clinical features, and survival in Europe. *Eur J Hum Genet*. 2015; 23: 746–52.

[26] Barisic I, Odak, L, Loane M, et al. Prevalence, prenatal diagnosis and clinical features of oculo-auriculo-vertebral spectrum: a registry-based study in Europe. *Eur J Hum Genet*. 2014; 22: 1026–33.

[27] Barisic I, Odak, L, Loane M, et al. Fraser syndrome: epidemiological study in a European population. *Am J Med Genet*. 2013; 161A: 1012–18.

[28] Boyd PA, Tonks A, Rankin J, et al. Monitoring the prenatal detection of structural fetal congenital anomalies in England and Wales: register-based study. *J Med Screen*. 2011; 18: 2–7.

[29] Tonks A, Miller N, Broughan J, et al. Do detection rates for auditable conditions meet the NHS Fetal Anomaly Screening Programme (FASP) targets? Using data from the National Congenital and Rare Disease Registration Service (NCARDRS). *BJOG*. 2018; 125: 24.

[30] Tennant PWG, Pearce MS, Bythell M, et al. 20-year survival of children born with congenital anomalies: a population-based study. *Lancet*. 2010; 375; 649–56.

[31] Rankin J, Tennant PWG, Bythell M, et al. Predictors of survival in children born with Down syndrome: a registry based study. *Pediatrics*. 2012; 129: e1373–81.

第55章

发展中国家产前诊断面临的挑战：以寨卡病毒为例

Léo Pomar ◆ David Lissauer ◆ David Baud

引言

世界卫生组织（WHO）的《妇女、儿童和青少年健康全球战略》旨在通过提供基于身心健康和福利权益的合适的筛查、诊断和护理策略，促进获得医疗保健的平等机会。即使在胎儿时期，产前诊断和胎儿治疗的目的在于像出生后一样评估和治疗胎儿疾病；产前诊断和胎儿治疗也面临公平性和可行性问题，尤其在低收入国家。

在本章中，我们将以最近暴发的寨卡病毒，一种主要影响发展中国家的新兴胎儿病为例，讨论低收入国家产前诊断和治疗方面的挑战。

发展中国家的产前诊断

产前诊断是产科实践中相对较新的发展，为孕妇提供了新的选择。在许多发达国家，产前诊断、预后咨询和胎儿治疗蓬勃开展，现在建议对先天性病原体［弓形虫病、风疹、巨细胞病毒（CMV）、梅毒］进行血清学筛查，特别是胎儿异常提示感染时。中期妊娠常规检查发现的胎儿异常可提示未被生物学识别的感染[1,2]。

有了这些进展，我们可以用类似于生后的方式对患病胎儿在特定情况下进行检查、研究和治疗。

在资源匮乏的国家，产前诊断开展时间不长，通常局限于私人诊所，因此不适用于保健系统，也不是保健系统的优先事项。在孕产妇死亡率和胎儿/新生儿发病率/死亡率仍然很高的地区[3]，优先事项是安全管理高危分娩和减少最严重的不良后果，而不是检测胎儿感染或畸形。然而，发展中国家正在努力减少其医疗保健系统与发达国家之间的差异。在人们必须付费才能获得某些医疗保健服务的地区，获得医疗保健方面的不平等性仍然是一个挑战。例如，在拉丁美洲，20%～40%的

人无法获得任何类型的医疗保险，因此完全脱离了医疗保健系统[4]。孕妇是一类特别的高风险群体，通常可从基本的孕前检查中获益。然而，提供的筛查策略必须与分配给筛查和治疗胎儿和新生儿疾病的资源相关联。此外，产前诊断可能受到患者和医疗保健提供者文化信仰的制约[5]。16%的妊娠发生在青少年中，这一事实也可能阻碍咨询和基于选择的决策过程[6]。产前诊断应在系统和公平的基础上提供，而不论社会、文化或经济条件如何[7]。

许多国家正在经历以减少每对夫妇生育子女数量为目标的流行病学和文化转型，因为避孕变得更容易获得和负担得起。自从多产的比率和相关风险降低，先天性疾病现在对围生期发病率和死亡率的影响更大[8]。此外，随着妊娠率下降，可用于单次妊娠的资源有所增加，并增加了用于筛查先天性疾病的投入。

亚洲、非洲和南美洲的大多数国家缺乏胎儿异常筛查的全国性政策。产前诊断主要基于对妊娠中期或晚期胎儿的超声检查。这种检查在没有严格的指导方针和质量保证程序下进行，最常见的是胎儿生物测量，与人群需求相比，高级转诊中心的数量仍然极少[9]。此外，许多妇女只在妊娠后半时间段或出现临床并发症时才寻求专业意见，延误了对胎儿缺陷、非整倍体或宫内感染的诊断。

此外，有创性操作主要局限于羊膜腔穿刺（amniocentesis），由于成本高、技术资源有限，这一操作的实施往往受到限制[5]。由于潜在的流产风险，许多孕妇拒绝接受侵入性手术，即使筛查呈阳性也是如此[10]。

在发展中国家，先天性缺陷和不良妊娠结局的危险因素也有所不同。患者发生营养不良（如叶酸缺乏症）、高血压和子痫前期、母胎感染、铅

中毒和贫血的风险较高[11]。与发达国家相比,未确认或延迟确认怀孕的情况可能更频繁,可能更长时间暴露于毒素中(如酒精、药物)。

在不允许人工流产的国家,提供产前诊断仍然存在争议[12]。由于发展中国家的人工流产法通常更具限制性,这些地区的孕妇比发达国家的孕妇更有可能进行非法人工流产。全世界 13% 的孕产妇死亡被认为是由于不安全人工流产造成的。在拉丁美洲,估计每年有 450 万例妊娠被终止。其中 95% 是非法的,占产妇死亡的 25%[12]。不成功的非法终止妊娠的后果很难调查,但可能导致更严重的胎儿畸形。在巴西,孕妇可进行产前诊断,但由于有限制人工流产的立法存在,导致了这样一种矛盾现象,妇女被告知胎儿异常,但不能选择安全合法地终止妊娠,因为法律只允许在发生强奸或产妇生命受到威胁的情况下终止妊娠[13]。

即使在不允许人工流产的地方,如果产前诊断结果正常,可使孕妇安心。相反,当发现异常时,夫妻有更多的时间来为异常情况做准备。胎儿宫内状况的评估也可以帮助医疗保健提供者制订分娩计划,必要时转诊到三级医疗中心。

关于终止妊娠的限制性法律可能促进胎儿治疗的发展,但由于费用、缺乏专业技术和设备,获得这些治疗的机会是不平等的。

为什么寨卡病毒会在南美洲流行?

寨卡病毒已经传播了几十年,偶尔或悄无声息地传播给人类,当它突然成为一个重大的公共卫生问题时,令人感到惊讶。热带发展中国家的经济增长驱动了城市化浪潮空前增长,为与拥挤人口密切接触的伊蚊种群提供了理想的生态条件。无效的蚊虫控制和现代运输,为蚊子和病毒在世界各地传播提供了理想的途径[14]。

一名来自法属波利尼西亚群岛的旅行者可能将病毒带到了巴西,因为分子研究表明,这两个国家源自亚洲血统的病毒株有相似之处。回顾性调查显示,该病毒早在 2014 年底,即波利尼西亚流行之后不久,就已经出现在巴西东北部。分别于 2015 年 1 月和 2014 年 12 月在里约热内卢和海地回顾性研究发现这些病例。寨卡病毒一旦出现在巴西,就立刻在该国北部地区暴发,然后蔓延到整个拉丁美洲和加勒比地区。全民对寨卡病毒缺乏

免疫力是这一流行病传播的另一个因素。通过一种称为抗体依赖性增强(ADE)的现象,对抗其他虫媒病毒的交叉免疫可能是临床上感染更严重寨卡病毒的另一个辅助因素。为什么寨卡疫情在以前登革热病毒流行的国家出现? ADE 被认为是一个重要因素[15]。

孕前期的建议

为了最大限度地预防,来自不同拉丁美洲国家的卫生部长建议女性推迟怀孕 6 个月至 2 年,以防潜在的风险暴露[16]。这些建议似乎难以遵循,因为该地区 56% 的妊娠是意外的[17]。性教育质量差、获得避孕措施的机会有限、强奸的普遍发生以及文化障碍导致大批妇女无法控制她们的性生活和生殖行为。

诊断产妇感染的建议

根据美国疾病控制和预防中心(Centers for Disease Control and Prevention,CDC)的建议,每一位前往或生活在寨卡病毒高危地区的孕妇都应该在怀孕期间进行寨卡病毒血清学检查[18]。如果发现了与寨卡病毒感染相符的症状(皮疹、轻度发热、结膜炎、关节痛),应在血液和尿液中进行寨卡病毒 RNA 扩增检测。最近更新的 WHO 关于寨卡病毒疾病分类将疑似病例定义为出现皮疹和/或发热以及至少有关节痛、关节炎或结膜炎者。可能病例定义为存在与流行病学相关的寨卡病毒特异性 IgM 抗体。确诊病例定义为寨卡病毒 RNA 的存在,或血清或其他样品(唾液、组织、尿液、全血)中存在抗原,或在排除其他黄病毒属后,寨卡病毒特异性 IgM 抗体检测+PRNT(蚀斑减少中和试验)寨卡病毒滴度≥20 以及与其他黄病毒相比滴度比≥4[19]。

在法属波利尼西亚群岛,寨卡疫情期间,70% 的人口 6 个月后出现血清阳性[20]。确定有风险的妊娠需要相匹配的固定资源,以收集样本和诊断所有暴露风险孕妇的感染。然而,在这种流行病中,对进行这种检查所需的人力和技术资源的需求迅速增加,可行性问题被提出。在孕期保健不完善的地区,以及这种评估的费用很高的地区,特别是对那些没有资源或医疗保险的地区,这些措施都不能有效开展。

先天性寨卡病毒综合征的筛查和诊断策略

诊断先天性寨卡病毒感染的筛查策略仍然是发展中国家面临的挑战:这种筛查必须是可重复的,对所有孕妇都可进行,而不管她们的社会经济地位如何,并且要有良好的敏感性,同时也不存在出现假阳性病例的不合理风险。下面讨论几种策略的好处和局限性。实际建议见图 55-1。

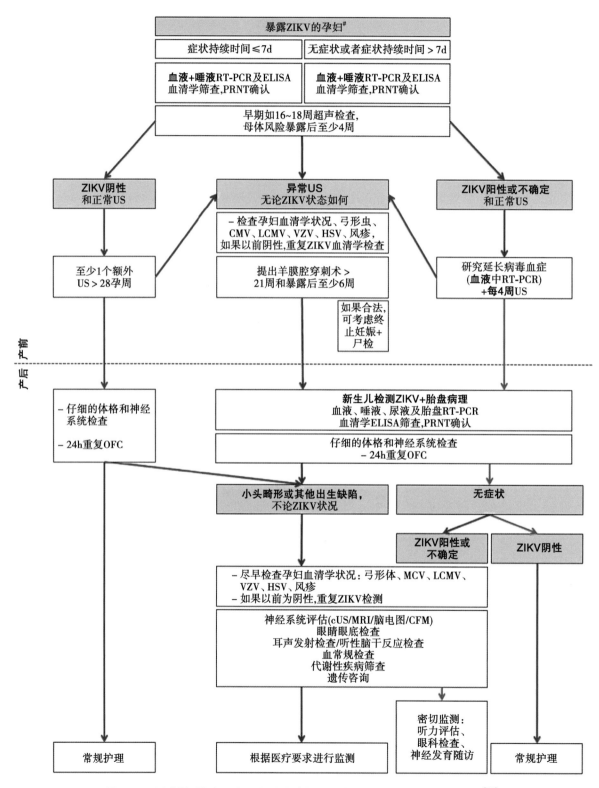

图 55-1 风险暴露妊娠和新生儿随访建议。改编自 Vouga et al, Lancet, 2016[27]

妊娠期超声监测

最初的策略之一是仅为症状一致和/或 RNA 扩增阳性的女性提供详细的超声检查。在第一次流行期间，几个中心采用了这一策略，但由于敏感性差，很快就弃用了，因为大多数感染的孕妇都是无症状的（80%）[21]。此外，由于寨卡病毒感染症状一般是非特异性的，大量的假阳性病例将接受不必要的超声检查，这对那些可能从更多的检查中获益的病例不利。

第二项策略加强了对所有前往疫区或生活在疫区的孕妇的超声监测，不论其症状和病毒学结果如何。这种方法增加了先天性寨卡病毒感染的敏感性，但由于其他病因（毒性、遗传或 TORCH 感染）导致许多假阳性结果。另一个限制是由于先天性感染症状延迟发作的风险，产前超声的阴性预测值仍然未知。

大多数中心采用的最新策略是对所有暴露孕妇进行寨卡病毒感染的血清学评估，并根据病毒学结果进行适当的超声随访[22]。血清学结果的敏感性和阴性预测值存在争议，因为病毒血症/病毒尿是一过性的，而且一些患者尽管被证实感染（RNA 扩增），血清学结果仍然是阴性的[23]。加强对所有孕妇的超声随访，无论其身份如何，并为病毒学结果呈阳性的孕妇提供详细的胎儿神经系统超声检查，旨在减少假阴性的数量，增加先天性寨卡病毒综合征（CZS）筛查的特异性。最新策略代表了大多数发达国家的金标准。但是，对发展中国家来说，没有足够的人力、技术和财政资源为每个孕妇提供病毒学检查和妊娠期间几次详细超声检查是一个重大的限制。关于随访频率，国际妇产科超声学会（ISUOG）和一些国家组织建议每月进行详细的超声检查[21,22,24]。

对于 CZS 病例的定义仍缺乏共识。许多病例系列和队列显示，小头畸形在 CZS 中并不总是存在，超声检查必须特别注意脑解剖（表 55-1）：钙化、脑室周围或脑室内回声、不规则侧脑室、胼胝体或小脑蚓部发育不良、脑干发育不全和皮质发育畸形是产前常被描述的表现，但可能只代表最严重的病例[21,25]。与先天性寨卡病毒感染相关的超声检查频率仍有待确定（表 55-1）。

表 55-1　先天性寨卡病毒综合征的体征和症状

	主要体征	次要体征
超声和磁共振		
大脑	脑室扩张>12mm	轻度脑室扩张（10~12mm）
	多发性线状或点状钙化	脑室内粘连
	小脑延髓池增宽>10mm	孤立的颅内钙化灶
	小脑蚓部发育不良	室管膜下囊肿
	脑穿通畸形	脉络丛囊肿
	无脑回畸形	豆纹血管病变
	脑室周围白质囊性病变	胼胝体发育不良
	胼胝体缺如	脑室周围规则高回声
	脑室周围不规则高回声	小脑蚓部发育不良
	脑干发育不良	
大脑外	胎儿水肿	羊水过多
	关节挛缩	羊水过少
	眼部畸形	胎儿生长受限
		肠管回声增强
		腹水，皮下水肿
		巨大胎盘厚度>40mm
		肝大
		脾肿大
临床体征	肌张力过高	黄疸
	吞咽障碍	肝大
	HC<3SD	肌张力减退
	关节挛缩	HC<2SD
生物学参数		Hb<140g/L
		Tc<100G/L
		AST>100U/L
		ALT>100U/L

改编自 Pomar et al，BMJ，2018 和 Prenat diagn，2019[34,39]。

当孕妇感染寨卡病毒被确诊时,应在转诊中心对胎儿进行神经超声检查,就像对妊娠期间的其他 TORCH 感染一样。这一建议仍然是转诊中心面临的一项重大挑战,疫情地区多达 70% 的孕妇可能需要进行详细的超声检查。

羊膜腔穿刺

第一个 CDC 指南建议,为所有最近旅行过疫区或生活在一个持续寨卡病毒循环呈现阳性或不确定寨卡病毒检测的国家或超声发现与寨卡病毒感染一致的孕妇提供羊膜腔穿刺术[26],羊膜腔穿刺最早可在妊娠 15 周实施。类似于其他先天性感染,如巨细胞病毒或弓形虫病,病毒只有在经过足够的时间后才会进入羊水中,从而突破胎盘屏障(至少感染后 6~8 周),胎儿肾脏产生足够的尿液(妊娠 18~21 周后)[27]。由于缺乏关于病毒血症进化的知识,羊膜腔穿刺的敏感性也是有争议的。Schaub 等人的研究表明,寨卡病毒 RNA 扩增在羊水、胎儿血液和胎盘中可能是短暂的[28]。寨卡病毒可能在初次感染后一段未知的时间内无法检测到,因为病毒从胎儿肾脏分泌的时间可能是短暂的,而且 RNA 的稳定性不如 DNA(即 CMV)。基于这些原因,建议只有在胎儿超声有迹象时,至少在疑似产妇暴露 6~8 周后,以及在妊娠 21 周后进一步严密的超声随访,才能行羊膜腔穿刺,以避免不必要的流产和假阴性结果的风险[27]。

这些建议在流行地区仍然难以实现,在这些地区,由于必要的人力和技术资源、羊膜腔穿刺的成本以及围绕其可接受的文化限制,对所有暴露的孕妇进行羊膜腔穿刺是不可能的。

CZS 的诊断与预后

尽管仍存在争议,但 CDC 将 CZS 定义为已证实的寨卡病毒宫内感染,并与下列症状有关:颅骨部分塌陷的严重小头畸形,具有特定的脑损伤模式的脑组织减少(包括皮质下钙化),眼睛后部损伤(包括黄斑瘢痕和局灶性视网膜色素斑),先天性挛缩(足内翻或关节挛缩),出生后不久肌张力升高或活动受限。

这些特征的大部分可以通过产前超声识别。CZS 疾病谱很大,从妊娠早期胎儿感染后伴有多发点状钙化和脑畸形的胎儿脑损伤序列,到晚期胎儿感染时伴有脑容量减少的豆纹动脉钙化。一些非中枢神经系统的超声发现也提示大脑损伤,例如因累及脑干而导致羊水过少或关节挛缩。眼部病变是症状之一,但产前超声仍很难确定。超声的预测价值仍不清楚,许多其他原因或相关因素亦与可观察到的胎儿畸形相关[29]。排除脑损伤的其他原因仍然是发展中国家面临的挑战。其中一些特征可能是寨卡特有的,但大多数胎儿症状对其他 TORCH 感染是常见的[30]。可能有必要进行靶向神经超声检查以评估特异性征象以识别 CZS(图 55-2),并通过对胎儿/新生儿样本进行病毒和基因检测(如寨卡病毒和 TORCH 的 RNA 或 DNA 扩增、核型、微阵列)来排除相关因素。

Schaub 等人描述了胎儿血液对寨卡病毒感

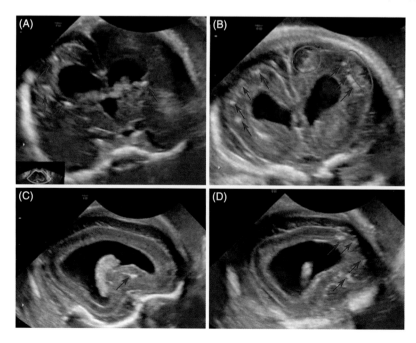

图 55-2　先天性寨卡病毒综合征-26 周胎儿脑。(A, B)冠状面:脑室扩大,皮质下白质多发点状钙化(红色箭头),局灶性多细小脑回(蓝色圆圈);(C,D)旁矢状面:脑室扩大,脑室边界不规则且不均匀,薄的皮质外壳,钙化

染的生物反应,包括短暂性贫血和/或肝酶水平升高[28]。目前尚不清楚这些感染标志物或胎儿血液中的病毒载量是否像在先天性巨细胞病毒感染一样也可能是影响预后的因素[31]。

除了超声和侵入性胎儿检查,MRI 是评估先天性寨卡病毒感染的补充手段[32]。感染性病变的发展和相关表现,如脑脊液增加,神经元迁移障碍或皮质发育畸形,可以通过 MRI 发现,并为更准确的儿科多学科咨询提供相关信息。

这种侵入性检查和复查影像学方案在寨卡流行病影响最严重的地区提出了可行性问题。用于常规诊断和预后评估的超声检查、MRI 和入侵性检查费用昂贵,需要专门培训,并且在资源不足地区可能难以获得。

母胎传播及 CZS 和先天性症状性感染的风险

母胎传播

在羊水中发现寨卡 RNA 的病例报告中首次提出寨卡病毒的垂直传播[33]。在 French Guiana 进行的一项队列研究中,母胎传播(maternal-fetal transmission)率最初估计为 10.9%,主要来源于产前侵入性手术[21]。在对该队列 291 名胎儿和新生儿进行深入研究后,垂直传播率估计约为 26.1%[34]。

出生时 CZS 和症状性感染的风险

与先天性巨细胞病毒和弓形虫病感染类似,垂直传播不是系统性的,并不总是导致有症状的胎儿/婴儿出现。

在寨卡流行之初,首次报道称,在高达 40% 的病例中,胎儿畸形与孕妇寨卡感染有关[35]。这些报告包括"任何异常",如孤立的多普勒变化或"小头围<-1SD",导致全球高估寨卡感染的后果。此外,没有排除其他相关因素,导致病因学研究的严重偏倚。

最近的报道对已证实感染寨卡病毒的胎儿和新生儿进行了更广泛的调查,显示当暴露被定义为母体感染时,暴露于寨卡病毒的孕妇中多达 3.1%~5% 出现 CZS[32,36,37]。当感染发生在早期

妊娠时,这种风险似乎更高[32,37]。

研究的困难和精确认知先天性寨卡病毒感染的负担

自从寨卡流行病最初在资源匮乏或发展中国家传播,妊娠期间,获得足够的医疗保健对大多数人口是一个挑战,最初的目标是迅速增加可用的筛查项目以为暴露孕妇提供合适医疗,其次是研究这一新兴胎儿疾病。发生这种流行病的一些最贫穷地区(海地玻利维亚,圭亚那),所报道的孕妇受感染率低,也可能是由于缺乏病毒学调查。由于难以向人群提供适当的筛查方案,而且病毒学工具缺乏敏感性,因此在疫情期间正确估计孕妇的感染率和随后的胎儿感染率仍然是一项挑战。

母胎传播的研究需要为每个病例提供多个样本,以正确解释由于某些样本呈短暂阳性(即病毒尿症和病毒血症[28])而产生的病毒学数据。识别胎儿和新生儿寨卡病毒感染的神经系统后果需要多种成像方式和临床检查。侵入性检查意味着巨大的成本,由于人群缺乏医疗保险或对侵入性手术的恐惧,侵入性操作可能会被拒绝[4,10]。

报道的 CZS 低发病率需要大量的队列提供足够病例来研究先天性寨卡感染的确切负担,并证明在国家或国际登记中共享数据是合理的[37,38]。由于一些婴儿可能出生后出现症状,如听力丧失或运动、认知或视力障碍,因此需要对受感染婴儿进行长期随访,以描述出生时未发现的迟发表现。

结论

根据研究和临床评估,美洲出现的寨卡病毒流行病表明,受此流行病的影响,资源匮乏和发展中国家无法提供必要的资源,为人群提供适当的筛查方案。当这种流行病出现时,需要紧急援助和国际合作。目前已形成的无法与低收入/中等收入国家疾病管理能力相适应的建议和指南,以及影响拉丁美洲妊娠管理的地方法规,都表明在这些地区进行相关产前诊断仍需进一步努力。

(翻译 许婷婷　审校 顾圆圆)

参考文献

[1] National Newborn Screening and Global Resource Center (2014). *Newborn Screening Reports and Publications.* https://genes-r-us.uthscsa.edu/newborn_reports

[2] World Health Organization. *WHO Recommendations on Antenatal Care for a Positive Pregnancy Experience.* Geneva: WHO, 2016.

[3] World Health Organization. *Neonatal and Perinatal Mortality: Country, Regional and Global Estimates.* Geneva: WHO, 2006.

[4] Pan American Health Organization. *Social Protection in Health Schemes for Mother, Newborn and Child Populations: Lessons Learned from the Latin American Region.* Washington, DC: PAHO/WHO, 2008.

[5] Christianson A, Modell B. Medical genetics in developing countries. *Annu Rev Genomics Hum Genet.* 2004; 5: 219–65.

[6] Ventura W, Ventura-Laveriano J, Nazario-Redondo C. Perinatal outcomes associated with subsequent pregnancy among adolescent mothers in Peru. *Int J Gynaecol Obstet.* 2012; 117: 56–60.

[7] Ventura W, Nazario-Redondo C, Sekizawa A. Non-invasive prenatal diagnosis from the perspective of a low-resource country. *Int J Gynaecol Obstet.* 2013; 122: 270–3.

[8] World Health Organization. *Human Genetics: Services for the Prevention and Management of Genetic Disorders and Birth Defects in Developing Countries. WHO/WOAPBD Meeting 1999.* Geneva: WHO, 1999.

[9] Seffah JD, Adanu RM. Obstetric ultrasonography in low-income countries. *Clin Obstet Gynecol.* 2009; 52: 250–5.

[10] Wong AE, Kuppermann M, Creasman JM, Sepulveda W, Vargas JE. Patient and provider attitudes toward screening for Down syndrome in a Latin American country where abortion is illegal. *Int J Gynaecol Obstet.* 2011; 115: 235–9.

[11] Guidotti RJ. Anaemia in pregnancy in developing countries. *BJOG.* 2000; 107: 437–8.

[12] Ballantyne A, Newson A, Luna F, Ashcroft R. Prenatal diagnosis and abortion for congenital abnormalities: is it ethical to provide one without the other? *Am J Bioeth.* 2009; 9: 48–56.

[13] Boland R, Katzive L. Developments in laws on induced abortion: 1998-2007. *Int Fam Plan Perspect.* 2008; 34: 110–20.

[14] Baud D, Gubler DJ, Schaub B, Lanteri MC, Musso D. An update on Zika virus infection. *Lancet.* 2017; 390: 2099–109.

[15] Bardina SV, Bunduc P, Tripathi S, Duehr J, Frere JJ, Brown JA, et al. Enhancement of Zika virus pathogenesis by preexisting antiflavivirus immunity. *Science.* 2017; 356: 175–80.

[16] BBC (2016). Zika virus triggers pregnancy delay calls. www.bbc.co.uk/news/world-latin-america-35388842

[17] Sedgh G, Singh S, Hussain R. Intended and unintended pregnancies worldwide in 2012 and recent trends. *Stud Fam Plann.* 2014; 45: 301–14.

[18] Oduyebo T, Polen KD, Walke HT, Reagan-Steiner S, Lathrop E, Rabe IB, et al. Update: Interim Guidance for Health Care Providers Caring for Pregnant Women with Possible Zika Virus Exposure – United States (Including U.S. Territories), July 2017. *MMWR Morb Mortal Wkly Rep.* 2017; 66: 781–93.

[19] Oladapo OT, Souza JP, De Mucio B, de Leon RG, Perea W, Gulmezoglu AM, et al. WHO interim guidance on pregnancy management in the context of Zika virus infection. *Lancet Glob Health.* 2016; 4: e510–11.

[20] Jouannic JM, Friszer S, Leparc-Goffart I, Garel C, Eyrolle-Guignot D. Zika virus infection in French Polynesia. *Lancet.* 2016; 387: 1051–2.

[21] Pomar L, Malinger G, Benoist G, Carles G, Ville Y, Rousset D, et al. Association between Zika virus and fetopathy: a prospective cohort study in French Guiana. *Ultrasound Obstet Gynecol.* 2017; 49: 729–36.

[22] Baud D, Van Mieghem T, Musso D, Truttmann AC, Panchaud A, Vouga M. Clinical management of pregnant women exposed to Zika virus. *Lancet Infect Dis.* 2016; 16: 523.

[23] Calvet G, Aguiar RS, Melo ASO, Sampaio SA, de Filippis I, Fabri A, et al. Detection and sequencing of Zika virus from amniotic fluid of fetuses with microcephaly in Brazil: a case study. *Lancet Infect Dis.* 2016; 16: 653–60.

[24] Papageorghiou AT, Thilaganathan B, Bilardo CM, Ngu A, Malinger G, Herrera M. ISUOG Interim Guidance on ultrasound for Zika virus infection in pregnancy: information for healthcare professionals. *Ultrasound Obstet Gynecol.* 2016; 47: 530–2.

[25] Vouga M, Baud D. Imaging of congenital Zika virus infection: the route to identification of prognostic factors. *Prenat Diagn.* 2016; 36: 799–811.

[26] Oduyebo T, Petersen EE, Rasmussen SA, et al. Update: interim guidelines for health care providers caring for pregnant women and women of reproductive age with possible Zika virus exposure – United States, 2016. *MMWR Morb Mortal Wkly Rep.* 2016; 65: 122–7.

[27] Vouga M, Musso D, Van Mieghem T, Baud D. CDC guidelines for pregnant women during the Zika virus outbreak. *Lancet.* 2016; 387: 843–4.

[28] Schaub B, Vouga M, Najioullah F, Gueneret M, Monthieux A, Harte C, et al. Analysis of blood from Zika virus-infected fetuses: a prospective case series. *Lancet Infect Dis.* 2017; 17: 520–7.

[29] Panchaud A, Stojanov M, Ammerdorffer A, Vouga M, Baud D. Emerging role of Zika virus in adverse fetal and neonatal outcomes. *Clin Microbiol Rev.* 2016; 29: 659–94.

[30] Lambert V, Pomar L, Malinger G. The Zika virus epidemic in French Guiana: proposition of an ultrasound based score for the diagnosis of fetal congenital Zika virus syndrome. *Ultrasound Obstet Gynecol.* 2017; 50(Suppl. 1): 1–47.

[31] Leruez-Ville M, Stirnemann J, Sellier Y, Guilleminot T, Dejean A, Magny JF, et al. Feasibility of predicting the outcome of fetal infection with cytomegalovirus at the time of prenatal diagnosis. *Am J Obstet Gynecol.* 2016; 215: 342. e1–9.

[32] Sanz Cortes M, Rivera AM, Yepez M, Guimaraes CV, Diaz Yunes I, Zarutskie A, et al. Clinical assessment and brain findings in a cohort of mothers, fetuses and infants infected with ZIKA virus. *Am J Obstet Gynecol.* 2018; 218: 440. e1–36.

[33] Oliveira Melo AS, Malinger G, Ximenes R, Szejnfeld PO, Alves Sampaio S, Bispo de Filippis AM. Zika virus intrauterine infection causes fetal brain abnormality and microcephaly: tip of the iceberg? *Ultrasound Obstet Gynecol.* 2016; 47: 6–7.

[34] Pomar L, Vouga M, Lambert V, Pomar C, Hcini N, Jolivet A, et al. Maternal-fetal transmission and adverse perinatal outcomes in pregnant women infected with Zika virus: prospective cohort study in French Guiana. *BMJ.* 2018; 363: k4431.

[35] Brasil P, Pereira JP Jr., Moreira ME, Ribeiro Nogueira RM, Damasceno L, Wakimoto M, et al. Zika virus infection in pregnant women in Rio de Janeiro. *N Engl J Med.* 2016; 375: 2321–34.

[36] Shapiro-Mendoza CK, Rice ME, Galang RR, Fulton AC, VanMaldeghem K, Prado MV, et al.

Pregnancy Outcomes After Maternal Zika Virus Infection During Pregnancy – U.S. Territories, January 1, 2016-April 25, 2017. *MMWR Morb Mortal Wkly Rep.* 2017; 66: 615–21.

[37] Hoen B, Schaub B, Funk AL, Ardillon V, Boullard M, Cabie A, et al. Pregnancy outcomes after ZIKV infection in French territories in the Americas. *N Engl J Med.* 2018; 378: 985–94.

[38] Panchaud A, Vouga M, Musso D, Baud D. An international registry for women exposed to Zika virus during pregnancy: time for answers. *Lancet Infect Dis.* 2016; 16: 995–6.

索引